U0232495

髋关节炎的手术治疗：
重建、置换与翻修

Surgical Treatment of Hip Arthritis：
Reconstruction，Replacement，and Revision

髋关节炎的手术治疗：
重建、置换与翻修

Surgical Treatment of Hip Arthritis：
Reconstruction，Replacement，and Revision

原　著　William J. Hozack
　　　　Javad Parvizi
　　　　Benjamin Bender

主　译　李子荣　郭万首

副主译　史振才　孙　伟　王卫国

译　者（以姓氏笔画为序）

王卫国　王冉东　王佰亮　石少辉　史振才　刘丙立

刘朝晖　许有银　孙　伟　李子荣　杨雨润　张念非

陈　瀛　岳德波　高富强　郭万首　程立明

北京大学医学出版社

KUANGUANJIEYAN DE SHOUSHU ZHILIAO：CHONGJIAN，ZHIHUAN YU FANXIU

图书在版编目（CIP）数据

髋关节炎的手术治疗：重建、置换与翻修 /（美）帕尔维齐（Parvizi，J.），
（美）霍萨克（Hozack,W.J.），（以）本德（Bender，B.）原著；李子荣，郭万首译：
—北京：北京大学医学出版社，2014.1
书名原文：Surgical treatment of hip arthritis:reconstruction,replacement,and revision
ISBN 978-7-5659-0664-0

Ⅰ．①髋… Ⅱ．①帕… ②霍… ③本… ④李… ⑤郭… Ⅲ．①髋关节－关节炎－
外科手术 Ⅳ．① R687.4
中国版本图书馆 CIP 数据核字（2013）第 234110 号

北京市版权局著作权合同登记号：图字：01-2012-6758

Surgical Treatment of Hip Arthritis：Reconsturction，Replacement，and Revision
William J. Hozack，Javad Parvizi，Benjamin Bender
ISBN-13：978-1-4160-5898-4
ISBN-10：1-4160-5898-2
Copyright © 2009 by Saunders，an imprint of Elsevier Inc.

Authorized Simplified Chinese translation from English language edition published by the Proprietor.

Elsevier（Singapore）Pte Ltd.
3 Killiney Road，#08-01 Winsland House I，Singapore 239519
Tel：（65）6349-0200，Fax：（65）6733-1817
First Published 2014
2014年初版

髋关节炎的手术治疗：重建、置换与翻修

主　　译：李子荣　郭万首
出版发行：北京大学医学出版社（电话：010-82802230）
地　　址：（100191）北京市海淀区学院路38号　北京大学医学部院内
网　　址：http://www.pumpress.com.cn
E-mail：booksale@bjmu.edu.cn
印　　刷：北京佳信达欣艺术印刷有限公司
经　　销：新华书店
责任编辑：刘　燕　　责任校对：金彤文　　责任印制：苗　旺
开　　本：889mm×1194mm　1/16　　印张：32.5　　字数：955千字（附光盘）
版　　次：2014年1月第1版　2014年1月第1次印刷
书　　号：ISBN 978-7-5659-0664-0
定　　价：369.00元

版权所有，违者必究
（凡属质量问题请与本社发行部联系退换）

主译的话

我曾读到一位哲人的话，意思是大海航行光靠舵手也是不行的。即使是英明的舵手，如果离开标识清晰、包罗万象的航海图，他指挥的船只即使不被惊涛骇浪推翻，也会在暗礁潜流中沉没。一位关节置换术的主持医生，在某种程度上也是一名舵手，他要指挥他的手术团队（包括助手、麻醉师、手术护士等）选择合适的患者，采用方便的手术入路，选用最适合患者的人工关节假体，并以最安全、并发症最少、创伤最轻的方法植入患者体内，使患者获得一个功能良好、经久耐用的人工关节。无疑，除医生的经验外，一本叙述清楚、简明扼要、重点突出、图文并茂的参考书籍的重要性也是不言而喻的。由霍萨克（W. J. Hozack）、帕尔维齐（J. Parvizi）及本德（B.Bender）主编的《髋关节炎的手术治疗：重建、置换和翻修》一书如同髋关节置换术的航行图。

据我所知，三位主编中的前两位（霍萨克和帕尔维齐）是当代美国髋关节置换领域久享盛名的人物。他们是美国费城托马斯·杰斐逊大学（Thowas-Jefferson Universtiy）医学院罗斯曼骨科学院（Rothman Institute Orthopaedics）的教授，据说他们每人每年髋关节置换手术超过 700 髋。他们也是微创髋关节置换术的开创者之一，他们的丰富临床经验充分地反映在此书中。

由于翻译的需要，我自始至终细读了此书，有的章节甚至不止一遍。作为一个有三十余年超过 2000 髋人工关节置换术经历的医师，读后我仍觉受益匪浅。除了与其他参考书相似的全面系统叙述外，此书的突出优点是强调了在患者选择、手术入路、手术过程、假体选择等方面有哪些陷阱（pitfall），以及如何避免这些陷阱，即使掉进去又如何爬出来。每当读到相关章节，我常会联想起自己遭遇此类困难的情景。此书是具有丰富实践经验的大师的大作，叙述简明扼要、重点突出。本书罗列的参考书不多但很精练。此书分五个部分，包括患者诊断和评估、重建、初次置换、翻修及现代进展和争论，全面反映了髋关节置换术的现状和发展趋势。本书无论是对于刚着手开展此类手术的初学者，还是有数千例经验的积累者，都不失为髋关节置换术的航海图，她给我们指明了安全的航行路径，标明了惊涛骇浪、暗流浅滩的部位，教育我们如何躲过暗礁，到达胜利的彼岸。她确实是值得一读的一本好书。

本书系中日友好医院骨关节外科全体医师以及曾在骨坏死与关节保留重建中心攻读博士学位及博士后，但现已不在我院工作的几位医师共同翻译。多数章节都经过 2 次以上的校对修改。尽管如此，偏差与错误仍在所难免。由于各译者文字叙述的风格不一，读者可能会有感觉不顺之处。同时，书中有一些词句直接翻译困难，只能意译，准确性难以保证。这一切都请各位读者谅解，并为我们指正。特别的是我建议，如有相当的英文水准，通读原文可能会获得更多的收获，同时也为我们的翻译不当之处校正，这也是我的心愿。

我热情地为骨科医师，特别是关节置换术的医师推荐此书。

李子荣

2013 年 12 月 1 日

原著前言

期望本书成为施行全髋关节置换术及翻修手术的全面指导。本书的作者团队由世界范围内的著名专家组成。本书的第一部分叙述了髋臼疼痛的诊断及髋部影像。第二部分详细描述了髋部不同病变重建和置换及非置换的选择。对最新进展，如计算机辅助导航、微创技术及特殊器械也作了详细说明。第三部分阐述了髋关节手术的围术期管理。第四部分专门介绍了髋关节置换翻修术。第五部分着重讨论了有关髋关节置换术一系列争议的话题。

全髋关节置换术是最为成功的外科手术之一，其在缓解疼痛、恢复活动及改善患者生存质量等方面均获成功。在美国，每年施行全髋关节置换术的数量达 250 000 万髋。到 2030 年，此数字预计增至 572 000 髋（另外有 97 000 髋施行翻修术）。有多种原因可导致髋关节炎，包括儿童疾病（如髋关节发育不良或脱位、儿童股骨头骨骺坏死及骨骺滑脱）、炎症性关节炎、骨坏死、创伤及感染。然而，对于大多数患者，日益增加的大量证据显示，髋部隐匿性形态学改变，如髋臼后倾、髋臼轻度发育不良、隐匿性骨骺滑脱均为髋关节炎的潜在病因。

本书全面叙述了髋关节炎的非置换治疗。髋关节镜技术已发展成为治疗髋关节内、外病变的一种方法。髋关节骨软骨成形术包括骨赘切除术、改善股骨头/颈比率的股骨前缘皮质切除术、损伤软骨的清创术。成年髋部截骨术的适应证为髋关节发育不良、股骨头骨骺滑脱的残存畸形、合并髋关节不稳的大脑瘫及骨坏死。选择股骨还是髋臼截骨取决于存在的畸形类型。

全髋关节置换术的植入材料、假体设计及手术技术对获得良好功能且耐久性极其重要。初次全髋关节置换术患者的平均年龄在下降。[*] 年轻且活跃的患者需要进行髋植入，可使用数十年。因此，本书对关节承重面选择如高交联聚乙烯、陶瓷对陶瓷、金属对金属等也进行了详细的评估。例如，随着陶瓷力学性能的不断改进，罕见发生碎裂。但又出现了新的问题，即现代陶瓷表面的异响。承重面改变的便利性允许骨科医师对较年轻患者施行髋关节置换术，而这些患者在置换术发展的初期并不是合适的对象。本书描述了与手术有关或无关的各类并发症——感染、松动、不稳、磨损，也详细描述了将并发症降至最低的方法。[**]

近年来人们对髋关节表面置换术重获兴趣。当前有数种表面置换的假体可供选择，但最重要的因素是医师选择合适的患者。表面置换的主要顾虑依然是术后股骨颈骨折。股骨颈内翻或切骨造成凹口等均会造成股骨颈骨折而使手术遭受早期失败。另外，女性、骨质量差及股骨头内囊变直径大于 1cm 等有发生术后股骨颈骨折的较大可能。

全髋关节置换术的微创技术仍存争议。患者选择及术者经验依然是决定置换手术时软组织创伤程度的重要因素。本书将介绍多种不同的微创技术并作详细评估。

全髋关节置换术不可避免地需要翻修。有多种需要翻修的原因，包括无菌性松动、感染、复发性脱位、植入假体失败、假体周围骨折及下肢不等长等均为常见原因。应考虑到髋臼骨缺损。术前评估至关紧要，对全髋关节翻修术的骨缺损处理虽有共同意见，但此依然为挑战性难题。

此书的目标是宏伟的，但我们依然感到：挑战与成功并存。

Willian J. Hozack，MD
Javad Parvizi，MD
Benjamin Bender，MD

---

[*] E. Dunstan，D. Ladon，and P. Whittingham-Jones，et al. Chromosomal aberrations in the peripheral blood of patients with metal-on-metal bearing. J Bone Joint，2008，Surg Am 90（3）：517-22.

[**] D.E. McCollum and W.J. Gray. Dislocation after total hip arthroplasty. Causes and prevention. Clin Orthop Relat Res，1990，261：159-70.

致　谢

感谢我的妻子 Vesna，感谢她的爱以及四个孩子对我的理解。感谢 Richard Rothman，MD，他点燃了我对髋关节外科的热情，并用智慧帮助我顺利度过职业生涯。

——*William J.Hozack*

感谢我的妻子 Fariba，感谢她对医学无止境的付出，以及永恒的耐心和爱。感谢我的患者，在康复之路上他们甘愿承受所有的苦难。

——*Javad Parvizi*

感谢我的儿子 Jonathan，以及他的出色的妈妈——Korinna，感谢我的母亲 Hanna 和父亲 Reuben，我的兄弟 Guy，我所有的家庭成员，我所有的导师，以及所有给予我理解和支持的人们。

——*Benjamin Bender*

编著者名单

Omar Abdul-Hadi, MD
Rothman Institute of Orthopaedics
Thomas Jefferson University Hospital
Philadelphia, PA

Ashutosh Acharya, FRCS
Hip Fellow
The Hip Unit
Princess Elizabeth Orthopaedics Centre
Exeter, UK

Mir H. Ali, MD, PhD
Department of Orthopedic Surgery
Mayo Clinic
Rochester, MN

Carles Amat, MD
Department of Orthopaedic Surgery
Reconstructive and Septic Surgery Division
Hospital Universitario Vall d'Hebron
Barcelona, Spain

G. Rebecca Aspinall, MBChB, FRCS
Orthopaedic Fellow
Division of Orthopaedics
Dalhousie University
Halifax, Nova Scotia
Canada

Matthew S. Austin, MD
Assistant Professor of Orthopaedic Surgery
Rothman Institute of Orthopaedics
Thomas Jefferson University Hospital
Philadelphia, PA

Khalid Azzam, MD
Rothman Institute of Orthopaedics
Thomas Jefferson University Hospital
Philadelphia, PA

B. Sonny Bal, MD, MBA
Department of Orthopaedic Surgery
University of Missouri School of Medicine
Columbia, MO

Paul E. Beaulé, MD, FRCSC
Associate Professor
University of Ottawa
Head, Adult Reconstruction Service
The Ottawa Hospital
Ottawa, Ontario
Canada

Benjamin Bender, MD
Orthopaedic Surgeon
Holon, Israel

Keith R. Berend, MD
Joint Implant Surgeons, Inc.
New Albany, OH

Michael E. Berend, MD
Fellowship Director, Center for Hip and
Knee Surgery
St. Francis Hospital–Mooresville
Mooresville, IN

Gurdeep S. Biring, MSc, FRCS
Clinical and Research Fellow
Department of Orthopaedics
Division of Adult Lower Limb
Reconstruction and Oncology
University of British Columbia
Vancouver, British Columbia
Canada

Petros J. Boscainos, MD
Clinical Fellow
Division of Orthopaedic Surgery, Toronto
East General Hospital
University of Toronto
Research Fellow
Division of Orthopaedic Surgery
Mount Sinai Hospital
Toronto, Ontario
Canada

R. Stephen J. Burnett, MD, FRCS(C)
Department of Orthopaedic Surgery
Washington University School of Medicine
St. Louis, MO

William N. Capello, MD
Department of Orthopaedic Surgery
Indiana University School of Medicine
Indianapolis, IN

Isabelle Catelas, PhD
Associate Professor
Canada Research Chair–Tier II
Mechanical Engineering and Department of
Surgery
University of Ottawa
Ottawa, Ontario
Canada

John C. Clohisy, MD
Professor of Orthopaedic Surgery
Co-Chief Adult Reconstructive Surgery
Director Adolescent and Young Adult
Hip Service
Washington University Orthopaedics
St. Louis, MO

Pablo Corona, MD
Department of Orthopaedic Surgery
Reconstructive and Septic Surgery Division
Hospital Universitario Vall d'Hebron
Barcelona, Spain

Ross Crawford, DPhil, FRACS, MBBS
Institute of Health and Biomedical
Innovation
School of Engineering Systems
Queensland University of Technology
Brisbane, Queensland
Australia

J. de Beer, FRCSC
Assistant Clinical Professor
McMaster University
Director of Hamilton Arthroplasty Group
Chief of Orthopaedic Surgery
Henderson Hospital
Hamilton, Ontario
Canada

Ronald E. Delanois, MD
Center for Joint Preservation and
Reconstruction
Rubin Institute for Advanced Orthopedics
Sinai Hospital of Baltimore
Baltimore, MD

Douglas A. Dennis, MD
Department of Biomedical Engineering
University of Tennessee
Knoxville, TN
Rocky Mountain Musculoskeletal Research
Laboratory
Denver, CO

Anthony M. DiGioia, III, MD
Department of Orthopaedic Surgery
University of Pittsburgh Medical Center
Magee-Women's Hospital
Pittsburgh, PA

Bill Donnelly, MB, BS, B Med Sci, FRACS
Brisbane Orthopaedic Specialist Services
Ground Floor Medical Centre
Holy Spirit Northside Private Hospital
Chermside, Queensland
Australia

Lawrence D. Dorr, MD
Arthritis Institute
Inglewood, CA

1

Gavan P. Duffy, MD
Department of Orthopedics
Mayo Clinic
Jacksonville, FL

John Dumbleton, PhD, DSc
Consultancy in Medical Devices and
Biomaterials
Ridgewood, NJ

Michael J. Dunbar, MD, FRCSC, PhD
Director of Orthopaedic Research
Clinical Research Scholar
Assistant Professor of Surgery
Dalhousie University
Halifax, Nova Scotia
Canada

Clive P. Duncan, MB, FRCSC
Professor and Chairman
Department of Orthopaedics
Division of Adult Lower Limb
Reconstruction and Oncology
University of British Columbia
Vancouver, British Columbia
Canada

Thomas A. Einhorn, MD
Professor and Chairman of Orthopaedic
Surgery
Department of Orthopaedic Surgery
Boston University Medical Center
Boston, MA

C. Anderson Engh, Jr, MD
Anderson Orthopaedic Research Institute
Alexandria, VA

Xavier Flores, MD
Department of Orthopaedic Surgery
Chief of Reconstructive and Septic Surgery
Division
Hospital Universitario Vall d'Hebron
Barcelona, Spain

Reinhold Ganz, MD
Consultant Department of Orthopedic
Surgery
Balgrist University Hospital
Zürich, Switzerland

Donald S. Garbuz, MD, FRCSC
Assistant Professor
Department of Orthopaedics
Division of Adult Lower Limb
Reconstruction and Oncology
University of British Columbia
Vancouver, British Columbia
Canada

J.W.M. Gardeniers, MD, PhD
Orthopaedic Surgeon
University Medical Center St. Radboud
Radboud University Nijmegen
Heyendaal
Nijmegen, Netherlands

Kevin L. Garvin, MD
Professor and Chair
Department of Orthopaedic Surgery
University of Nebraska Medical Center
Omaha, NE

G.A. Gie, MBBS, FRCS Ed
Consultant Orthopaedic Surgeon
Princess Elizabeth Orthopaedic Centre
Exeter, UK

Kenneth A. Greene, MD
Associate Professor of Orthopaedics
Northeast Ohio Universities College of
Medicine
Rootstown, OH
Head of Adult Reconstructive Surgery
Summa Health System
Akron, OH

Allan E. Gross, MD, FRCSC, O Ont
Professor of Surgery
Faculty of Medicine
University of Toronto
Bernard I. Ghert Family Foundation Chair
Lower Extremity Reconstructive Surgery
Mount Sinai Hospital
Toronto, Ontario
Canada

Ernesto Guerra, MD
Department of Orthopaedic Surgery
Reconstructive and Septic Surgery Divison
Hospital Universitario Vall d'Hebron
Barcelona, Spain

Mahmoud A. Hafez, MD, FRCS Ed
Professor and Head—Orthopedic Unit
October 6 University
Cairo, Eygpt
Professor
Institute for Computer Assisted Orthopaedic
Surgery
The Western Pennsylvania Hospital
Pittsburgh, PA

Arlen D. Hanssen, MD
Professor of Orthopedics
Mayo Clinic College of Medicine
Mayo Clinic
Rochester, MN

Curtis W. Hartman, MD
Department of Orthopaedic Surgery and
Rehabilitation
University of Nebraska Medical Center
Omaha, NE

James W. Heitz, MD
Assistant Professor of Anesthesiology
Jefferson Medical College
Thomas Jefferson University
Philadelphia, PA

Kirby Hitt, MD
Scott and White Clinic
Temple, TX

Ginger E. Holt, MD
Vanderbilt University Medical Center
Nashville, TN

William J. Hozack, MD
Professor of Orthopaedic Surgery
Rothman Institute of Orthopaedics
Thomas Jefferson University Medica
School
Philadelphia, PA

Bill K. Huang, MD
Everett Bone and Joint
Adult Joint Reconstruction
Everett, WA

B. Jaramaz, PhD
Institute for Computer Assisted Orth
Surgery
The Western Pennsylvania Hospital
Pittsburgh, PA

Eric Jones, PhD
Stryker Orthopaedics
Limerick, Ireland

Michael Kain, MD
AO Hip Fellowship for
Joint Reconstructive Surgery
Bern, Switzerland

Eoin C. Kavanagh, FFR RCSI
Consultant Radiologist
Mater Misericordiae Hospital
Dublin, Ireland

**Stephen Kearns, MD, FRCS (T
Orth)**
Consultant Orthopaedic Surgeon
Galway Regional Hospitals
Galway, Ireland

**Catherine F. Kellett, BSc, BM,
FRCS**
Clinical Fellow
University of Toronto
Division of Orthopaedic Surgery
Mount Sinai Hospital
Toronto, Ontario
Canada

Tracy L. Kinsey, RN
Athens Orthopedic Clinic
Athens, Georgia

Brian A. Klatt, MD
Assistant Professor
Department of Orthopaedic Surgery
University of Pittsburgh
Pittsburgh, PA

Gregg R. Klein, MD
Rothman Institute of Orthopaedics
Thomas Jefferson University
Philadelphia, PA

Frank R. Kolisek, MD
Center for Joint Preservation and
Reconstruction
Rubin Institute for Advanced Orthopedics
Sinai Hospital of Baltimore
Baltimore, MD

**George Koulouris, MBBS,
GrCertSpMed, MMed, FRANZCR**
Musculoskeletal Radiologist
Melbourne Radiology Clinic
East Melbourne, Australia

Steven Kurtz, PhD
Exponent, Inc.
Philadelphia, PA
Drexel University
Philadelphia, PA

Paul F. Lachiewicz, MD
Professor of Orthopaedics
Department of Orthopaedics
University of North Carolina–Chapel Hill
Chapel Hill, NC

Jo-Ann Lee, MS
New England Baptist Hospital
Boston, MA

P.D. Michael Leunig, MD
Lower Extremity/Hip Specialist
Schulthess Klinik
Zürich, Switzerland

David G. Lewallen, MD
Department of Orthopedic Surgery
Mayo Clinic/Mayo Foundation
Rochester, MN

Jay R. Lieberman, MD
The Musculoskeletal Institute
Department of Orthopaedic Surgery
University of Connecticut School of
Medicine
Farmington, CT

Adolph V. Lombardi, Jr, MD, FACS
Joint Implant Surgeons, Inc.
New Albany, OH

William T. Long, MD
Arthritis Institute
Inglewood, CA

P.J. Lusty, FRCS
Orthopaedic Fellow
Sydney Hip and Knee Surgeons
Sydney, Australia

Steven J. MacDonald, MD, FRCSC
Orthopaedic Surgeon
Department of Orthopaedic Surgery
London Health Sciences Centre
University Campus
Ontario, Canada

Aditya Vikram Maheshwari, MD
Arthritis Institute
Inglewood, CA

Ormonde M. Mahoney, MD
Athens Orthopedic Clinic
Athens, Georgia

Arthur L. Malkani, MD
University of Louisville
Department of Orthopaedic Surgery
Louisville, KY

W. James Malone, DO
Chief of Musculoskeletal Radiology
Department of Radiology
Geisinger Medical Center
Danville, PA

John Manfredi, MD
Rothman Institute of Orthopaedics
Thomas Jefferson University Hospital
Philadelphia, PA

Michael Manley, PhD
Homer Stryker Center for Orthopaedic
Education
Mahwah, NJ

Bassam A. Masri, MD, FRCSC
Professor and Head
Department of Orthopaedics
University of British Columbia and
Vancouver Acute HSOA
Vancouver, British Columbia
Canada

James P. McAuley, MD
Anderson Orthopaedic Clinic
Alexandria, VA

Joseph C. McCarthy, MD
Clinical Professor of Orthopedic Surgery
New England Baptist Hospital
Boston, MA

John B. Medley, PhD, PEng
Professor and Associate Chair for Graduate
Studies
Department of Mechanical and
Mechatronics Engineering
University of Waterloo
Waterloo, Ontario
Canada

Michael A. Mont, MD
Center for Joint Preservation and
Reconstruction
Rubin Institute for Advanced Orthopedics
Sinai Hospital of Baltimore
Baltimore, MD

William Morrison, MD
Professor of Radiology
Department of Radiology
Thomas Jefferson University Hospital
Philadelphia, PA

Joseph P. Nessler, MD
Director of Orthopedics
St. Cloud Hospital
Private Practice
St. Cloud Orthopedics Associates
St. Cloud, MN

Michael Nogler, MD, MA, MAS, MSc
Associate Professor
Vice Chairman, Department of Orthopaedic
Surgery
Medical University of Innsbruck
Innsbruck, Austria

Michelle O'Neill, MD, FRCSC
Associate Professor
University of Ottawa
Adult Reconstruction Service
The Ottawa Hospital
Ottawa, Ontario
Canada

Alvin Ong, MD
Rothman Institute of Orthopaedics
Thomas Jefferson University Hospital
Philadelphia, PA

Fabio R. Orozco, MD
Rothman Institute of Orthopaedics
Thomas Jefferson University Hospital
Philadelphia, PA

Mark W. Pagnano, MD
Department of Orthopedic Surgery
Mayo Clinic
Rochester, MN

**Panayiotis J. Papagelopoulos, MD,
DSc**
Associate Professor of Orthopaedics
Athens University Medical School
Athens, Greece
Consultant, First Department of
Orthopaedics
ATTIKON University General Hospital
Athens, Greece

Wayne G. Paprosky, MD, FACS
Associate Professor Orthopaedic Surgery
Chicago, IL
Attending Physician
Central Dupage Hospital
Winfield, IL

Javad Parvizi, MD, FRCS
Professor of Orthopaedic Surgery
Rothman Institute of Orthopaedics
Thomas Jefferson University Hospital
Philadelphia, PA

Frank A. Petrigliano, MD
Department of Orthopaedic Surgery
David Geffen School of Medicine
University of California–Los Angeles
Los Angeles, CA

Simon Pickering, BSc, MB ChB, FRCS, MD
Consultant Orthopaedic Surgeon
The Royal Derby Hospital
Derby, UK

James Purtill, MD
Assistant Professor of Orthopaedic Surgery
Rothman Institute of Orthopaedics
Thomas Jefferson University Hospital
Philadelphia, PA

Amar S. Ranawat, MD
Attending Surgeon
Department of Orthopaedic Surgery
Lenox Hill Hospital
New York, NY

Chitranjan S. Ranawat, MD
The James A. Nicholas Chairman
Department of Orthopaedic Surgery
Lenox Hill Hospital
New York, NY

Camilo Restrepo, MD
Rothman Institute of Orthopaedics
Thomas Jefferson University Hospital
Philadelphia, PA

Raymond R. Ropiak, MD
Fellow
Department of Orthopaedic Surgery
Thomas Jefferson University Hospital
Philadelphia, PA

Richard H. Rothman, MD, PhD
Rothman Institute of Orthopaedics
Thomas Jefferson University Hospital
Philadelphia, PA

B.W. Schreurs, MD, PhD
University Medical Center St. Radboud
Radboud University Nijmegen
Heyendaal
Nijmegen, Netherlands

Peter F. Sharkey, MD
Rothman Institute of Orthopaedics
Thomas Jefferson University
Philadelphia, PA

Klaus A. Siebenrock, MD
Department of Orthopaedic Surgery
University of Bern
Bern, Switzerland

Rafael J. Sierra, MD
Assistant Professor
Department of Orthopedic Surgery
Mayo Clinic
Mayo College of Medicine
Rochester, MN

Franklin H. Sim, MD
Department of Orthopedics
Mayo Clinic
Rochester, MN

Mark J. Spangehl, MD
Assistant Professor of Orthopaedics
Mayo Clinic College of Medicine
Mayo Clinic–Arizona
Phoenix, AZ

Scott M. Sporer, MD, MS
Assistant Professor Orthopaedic Surgery
Rush University Medical Center
Chicago, IL
Attending Physician
Central Dupage Hospital
Winfield, IL

R.G. Steele, MBBS, FRACS
Consultant Orthopaedic Surgeon
Dandenong Hospital
Melbourne, Australia

Kate Sutton, MA, ELS
Homer Stryker Center for Orthopaedic
Education
Mahwah, NJ

Moritz Tannast, MD
Resident in Orthopaedic Surgery
Department of Orthopaedic Surgery
Inselspital, University of Bern
Bern, Switzerland

Marco Teloken, MD
Rothman Institute of Orthopaedics
Thomas Jefferson University Hospital
Philadelphia, PA

Andrew John Timperley, MB, ChB, FRCS Ed, DPhil
Consultant Orthopaedic Surgeon
The Hip Unit
Princess Elizabeth Orthopaedic Centre
Exeter, UK

Slif D. Ulrich, MD
Fellow
Center for Joint Preservation and
Reconstruction
Rubin Institute for Advanced Orthopedics
Sinai Hospital of Baltimore
Baltimore, MD

Thomas Parker Vail, MD
Professor and Chairman
Department of Orthopaedic Surgery
University of California–San Francisco
San Francisco, CA

Eugene R. Viscusi, MD
Director, Acute Pain Management Service
Jefferson Medical College
Thomas Jefferson University
Philadelphia, PA

W.L. Walter, MBBS, FRACS, FAOrthA
Consultant Orthopaedic Surgeon
Sydney Hip and Knee Surgeons
Sydney, Australia

Aiguo Wang, PhD
Stryker Orthopaedics
Mahwah, NJ

Madhusudhan R. Yakkanti, MD
University of Louisville
Department of Orthopaedic Surgery
Louisville, KY

D. Young, MBBS, FRACS, FAOrthA
Consultant Orthopaedic Surgeon
Melbourne Orthopaedic Group
Victoria, Australia

Eric J. Yue, MD
Department of Orthopedics
Mayo Clinic–Jacksonville
Jacksonville, FL

Adam C. Zoga, MD
Assistant Professor of Radiology
Director of Musculoskeletal MRI
Musculoskeletal Fellowship Program
Director
Department of Radiology
Thomas Jefferson University Hospital
Philadelphia, PA

目　录

第一部分

诊断和评估

本部分概要

第 1 章

成人髋部疼痛的评估

Gregg R. Klein, Peter F. Sharkey

所谓成人髋部疼痛，既可能源于髋关节，也可因其他部位（骨盆、腰椎、骶髂关节）的病变，甚至是全身性疾病导致。诊断这种疼痛需要细致详尽的病史和体格检查，需要考虑骨科及骨科之外的因素，因为很多骨科以外的情况也可表现为髋部疼痛。对髋部疼痛的诊断既需要对髋关节肌肉骨骼系统疾病进行评估，也需要认识远离髋关节部位的一系列非骨科疾病。

同所有系统一样，首先从全面的病史和体格检查入手。多数时候，可通过病史和体格检查来确定疼痛的原因，然后通过 X 线平片、MRI 和 CT 证实。引起髋部疼痛的疾病通常有应力骨折、缺血性骨坏死、盂唇损伤、滑囊炎、滑膜炎、骨折、肌肉拉伤、耻骨骨炎、神经压迫、髋关节撞击综合征、发育不良、骨质疏松和关节炎（骨关节炎和炎性关节炎）。感染、挫伤、骨折、脱位也可引起急性髋部疼痛，虽然不在本章讨论范围，也应结合病史和体格检查引起重视。将髋部疾病的评估简化为记住 CTVMIND 有助于记忆。

C（congenital）——先天性（发育不良）

T（traumatic）——创伤性（应力骨折、骨折）

V（vascular）——血管性（缺血性骨坏死）

M（metabolic）——代谢性（骨质疏松）

I（inflammatory）——炎症性、感染和撞击

N（neoplasia）——肿瘤

D（degenerative）——退行性变、药物

病史

评估患者髋部不适时应当重点考虑疼痛的位置、频率、病程和缓解因素。很多患者将下肢疼痛都描述为"髋部疼痛"。清楚地引出疼痛的位置非常重要。患者常诉说髋部疼痛。经过仔细询问之后，发现疼痛位于臀部、腹股沟区、大腿外侧或前侧，或下腰部。臀部或大腿外侧的疼痛可能与腰椎或大腿肌肉疾患相关。

疼痛具有放射性有助于判断病因。疼痛起源于臀部，放射至大腿外侧和小腿，直至足部，常提示与脊柱相关。腹股沟和大腿的疼痛并放射至膝部常常是髋关节囊或滑膜疾患所致[1]。

疼痛发作和持续的时间对于鉴别多种疾病至关重要。急性突发的疼痛通常见于创伤或运动损伤。致伤原因如骨折或脱位较易诊断，并应即刻处置。非创伤性的急性损伤仅在做有兴趣或反复做的动作时出现功能障碍。盂唇撕裂常发生于体育运动突然扭转时，并导致明显的活动障碍。静息时患者可能无症状，但无法参与体育活动。较慢的症状也可是盂唇损伤的特点，它可经历数年，并伴随活动范围受限和功能降低。

还应当询问疼痛的下述特点：疼痛是否缓解或加重，或维持现状？是否导致患者夜间痛醒？何种因素可使症状缓解（体位或药物）？何种因素又使症状加重？有无某一种动作或体位可加重症状？

应当向所有患者询问既往史。重要的是要确定患者在儿童时期是否有髋部疾病史（如髋关节发育不良、股骨头骨骺滑脱、Legg-Calve-Perthes

病），或是否有髋部手术史。与髋部疾病相关的系统性疾病有凝血病、胶原血管疾病和恶性肿瘤。哮喘或皮肤病经口服或静脉注射糖皮质激素治疗导致的缺血性骨坏死也是导致疼痛的原因。个人史同样重要，具有酗酒史的患者应当怀疑是否有缺血性骨坏死。

应当询问患者的业余爱好。已显示足球、橄榄球、马拉松长跑都可增加髋关节退行性变的发生概率[2-6]。长跑距离剧增者和入伍新兵有较高的发生髋部应力骨折的倾向。也应对家族史进行评价。髋和手部的骨关节炎有高的遗传影响[7]。

全面的系统回顾对髋部疼痛患者很重要。髋和腹股沟区疼痛的鉴别诊断包括许多非骨骼肌肉系统疾患。如腹股沟区疼痛明显不是源于髋部，系统检查可提示源于其他潜在疾病，转至首诊医师、外科医师、泌尿科医师、妇科医师处是适宜的。应当询问患者的全身情况，诸如有无体重减轻、发热、寒战、委靡等情况。无法解释的体重减轻提示恶性疾病，发热和寒战提示检查者应考虑是否存在感染。

腹壁疾病如腹股沟疝或腹直肌劳损可导致髋部疼痛。应询问患者腹股沟区是否有膨出、可触及的包块，此提示疝的存在。在咳嗽或做 Valsalva 动作时疝更易判断。

胃肠道和泌尿生殖系统的系统回顾也很重要，因为髋和腹股沟区的疼痛可能来源于腹部或盆腔疾病。恶心、呕吐、便秘、腹泻和胃肠道出血提示疼痛源于胃肠道，如炎性肠病、肠憩室、憩室炎、腹主动脉瘤或阑尾炎。泌尿系统症状如尿频、多尿、夜尿、血尿提示泌尿道感染或结石。

应当重点询问男、女生殖系统，对可能引起疼痛的疾病加以排除，如前列腺炎、附睾炎、阴囊积水、精索静脉曲张、睾丸扭转、睾丸肿瘤均可导致男性腹股沟区疼痛。育龄期妇女应当询问月经史，明确是否有异位妊娠、痛经或子宫内膜异位症等可引起疼痛的疾病。应当询问女性患者是否有性传播疾病史，后者可导致盆腔炎症。饮食障碍、闭经、骨质疏松的高运动量的妇女（即所谓的女运动员三联征）有很高的应力骨折发生的概率[8]。最后，也应考虑与髋部无关的肌肉骨骼系统的原因，如后背痛、椎间盘突出史、骶髂损伤。

体格检查

体格检查应在检查者的手接触患者前即开始。当患者进入诊室或在候诊区，检查者应观察其步态和站姿。患者是否有抗痛性步态？患者的站姿如何？步行时是否用步行辅助装置？应当特意要求患者走向检查者。当患肢负重时，患者的站立相或跨步相缩短，而使负重时间受到限制。如果患者外展肌无力，则走路时出现 Trendelenburg 样倾斜。通过向患髋倾斜，使重心转移至患侧，以弥补外展肌力不足。患者脱去外衣后，检查者观察其有无皮肤病损、明显畸形及手术瘢痕。

应观测包括体温在内的完整的生命体征数据，明确是否存在感染。体温升高提示存在化脓性关节炎或髋部之外的感染，如前列腺炎、泌尿道感染、盆腔炎性疾病、腰大肌脓肿。对与髋关节无关的疼痛，应详细检查髋关节以远的部位[9]。腰椎、骶髂关节、腹股沟区、腹股沟（对股或腹股沟疝）和膝均应做检查。检查股动脉搏动以排除动脉瘤和假性动脉瘤，后者可表现为可触及的搏动的包块。比较健侧和患侧髋关节的主动及被动活动度。检查屈伸、内收、外展以及内、外旋髋关节重要肌肉的肌力，使用经典的 0 ~ 5 评分系统。5 分代表肌力可对抗重力和阻力；4 分代表可对抗部分阻力；3 分代表只能对抗重力；2 分代表在除去重力情况下活动；1 分代表仅有肌肉收缩；0 分代表无肌肉收缩。对感觉进行评估，以密切观察脊髓腰段的皮肤分布。L1 神经支配耻骨弓和腹股沟区；L2 神经支配大腿前侧；L3 神经支配大腿前下部和膝部；L4 神经支配小腿中部；L5 支配小腿外侧。需评估远端的感觉以排除神经损伤，后者可能导致髋和腹股沟区疼痛。最后，应当检查外周动脉搏动。

一般检查

下肢长度测量

需测量双下肢是否等长。辨别是真性还是假性的下肢不等长很重要。外观性或功能性的下肢不等长可能是由骨盆倾斜、挛缩和脊柱侧凸引起。为测量真正的下肢不等长，患者应仰卧在检查床上，确保骨盆位于水平位置（双侧髂前上棘在一直线上，双下肢垂直于此线）。应将双下肢对称放置，距离保持 10～20cm，互相平行。测量双侧从髂前上棘至内踝的距离。多数患者可耐受双下肢存在 1～2cm 的不等长。如果存在下肢不等长，通过测量髂前上棘到大转子、大转子到膝关节、膝关节到内踝的距离，与健侧对比确定长度缺失的部位。

评估双下肢不等长也可从身体中心一个固定点如脐或剑突来测量。或者，让患者站立在逐渐增加的垫块上直至双下肢等长。

Thomas 试验

Thomas 试验用来估计髋关节是否有屈曲挛缩。屈曲健侧下肢以稳定骨盆，并消除腰椎前凸[10]。患者仰卧于检查床上，屈曲对侧髋关节，使膝盖贴近胸部；腰椎前凸变平，如果该侧下肢仍可放平，即证明不存在屈曲挛缩，反之则存在屈曲挛缩。可通过检测下肢与床面的角度定量该屈曲挛缩。

Trendelenburg 试验

Trendelenburg 试验即单足站立试验，是用来检测髋关节外展力量及稳定骨盆的力量。要求患者用患肢单足站立，对侧下肢屈曲。正常或阴性者表现为对侧骨盆升高。阳性者为对侧骨盆下降，系外展肌不能稳定骨盆。

4 字试验（屈曲、外展、外旋）

该试验用来区分疾患源于髋还是骶髂关节。将患侧足置于对侧膝关节上，使髋关节处于屈曲、外展、外旋位置，呈"4"字状。下压该侧膝关节，如臀部出现疼痛，提示疾患位于骶髂关节处。如腹股沟区出现疼痛，病变多半在髋关节。

对抗直腿抬高试验

对抗直腿抬高试验即 Stinchfield 试验，是用来复制关节内病变。患者取仰卧位，屈髋的同时伸直下肢。检查者对小腿施加阻力。腹股沟区疼痛或力弱则为阳性，提示存在关节内疾患。

Ober 试验

Ober 试验用来检测髂胫束和阔筋膜的挛缩或紧张程度。患者取侧卧位，患侧向上，健侧屈膝、屈髋，患髋伸直并屈膝至 90°。将髋关节伸直，使髂胫束置于大转子上。检查者外展下肢，松手后

下肢可触到床面，即为阴性。如果下肢仍保持外展，即为阳性。

特殊诊断

应力骨折

骨盆和股骨应力骨折常被误诊，股骨颈骨折漏诊的后果是灾难性的，导致骨折移位、不愈合、内翻畸形和缺血性坏死[12,13]。尽管应力骨折的病因尚不完全明了，多数研究者认为这种骨折是由于正常的骨组织动态性地承受次于最大的应力而发生。重复的应力作用于骨，超越骨的修复能力，在最大强度处骨吸收大于骨重塑[14]。长距离行走者及入伍新兵发生概率较高[13]。

骨盆处的应力骨折常发生于坐骨和耻骨下支连接处，出现腓侧、内收肌和腹股沟区疼痛。休息后缓解，活动后加重。长跑者（主要是女性）常无法继续训练。体格检查时表现为活动度正常，伴有耻骨区压痛。当使受检者用患肢单腿站立时，腹股沟区疼痛或无法站立，即为阳性，提示存在耻骨应力骨折[15,16]。

应重视股骨颈的应力性骨折，因其有潜在的移位的风险。活动后腹股沟区疼痛加重，休息时缓解。通常没有压痛，但内旋时活动范围受限。患者通常有抗痛性步态。

弹响髋

弹响髋综合征的患者常在髋关节活动时出现疼痛并伴有弹响声。包括三种类型，第一种为关节外型，髂胫束滑过大转子。当髋关节伸直时，髂胫束位于大转子后方；当髋关节屈曲时，髂胫束移至大转子前方，并产生听得见的弹响声伴有疼痛。第二种为关节内型，髂腰肌腱接触股骨头或髋后部，如髂耻结节。当髋关节伸直时，髂腰肌位于股骨头中间，当髋关节屈曲时，其移至外侧并产生弹响感。第三种类型为继发于关节内疾病，如软骨碎片和滑膜软骨瘤病[17]。详尽地询问病史可用来鉴别弹响髋的原因。症状位于侧面通常代表关节外型，而另外两型则引起腹股沟区疼痛。

患者通常可重复出现这些症状。应要求患者模拟弹响感。Ober 试验可用来检测髂胫束的紧张程度。如果弹响发生在外侧，检查者在患者由伸

直转为屈曲时，用手按压大转子，阻止弹响的发生。按压大转子可阻止髂胫束滑至前方产生弹响。患者仰卧时，类似方法可检测关节内型。检查者向股骨头施压，阻止髂腰肌从股骨上滑动。活动髋关节可复制出关节内弹响。

髋臼盂唇损伤

盂唇损伤常由髋关节外伤引起，常见机制为屈曲和外展。患者不一定能回想起致伤的事件。静息或日常活动时通常无疼痛，但患者试图做剧烈活动时，疼痛明显。因有咔嗒声或弹响声，故与源于髂腰肌的弹响难于鉴别。患者常抱怨髋关节内收或外旋时出现疼痛或无法站立。

当髋关节屈曲、内收和内旋时，盂唇前部损伤的症状可重复。髋关节由屈曲外旋、外展位转为伸直、内收、内旋位时也可引出。同样，髋关节由屈曲、内旋、内收位转为外展、外旋位时，可引出盂唇后部撕裂的症状。

股骨髋臼撞击综合征

作为髋部疼痛的原因之一，股骨髋臼撞击综合征（femoroacetabular impingement，FAI）常不易被查出，多见于青年。患者通常做过多项检查，而未作出正确诊断。该病导致髋臼软骨损伤，出现早期骨性关节炎[18]。髋关节撞击综合征的理论是异常的髋关节形态导致股骨近端与髋臼缘在极度活动髋关节时，发生接触，进而导致髋臼盂唇或软骨损伤。该病包括两种类型，第一种为凸轮形撞击，多见于男性运动员，机制为屈髋时形态不规则的股骨头在髋臼内发生卡压。这种运动引起剪切力，导致由外向内发生的髋臼软骨的磨损或盂唇撕裂，或两者兼有。另一种为钳夹样撞击，股骨头-颈交界处和髋臼相接触，此型常见于中年女性运动员[18]。

患者常诉说缓慢的、间断出现的腹股沟区疼痛，剧烈运动时则加重。疼痛常与久坐相关。检查时，髋关节在极度屈曲情况下内旋、外展受限。患者取仰卧位，髋关节内旋，内收15°，屈曲至90°，该姿势导致股骨头和髋臼缘产生撞击。进一步内旋则出现剪力，如伴有软骨损伤或盂唇损伤则会出现疼痛。相反，让患者仰卧于床边缘，可检查发生于后部的撞击[18]。如果后下方存在损伤，

伸直和外旋可导致腹股沟区疼痛。

骨坏死

每年有1万～2万的患者发生股骨近端骨坏死。其病因尚未完全明了，但许多理论认为股骨头内的血液循环破坏导致骨细胞坏死，最终导致塌陷。包括创伤性和非创伤性。病因包括血管栓塞、静脉压迫和脂肪栓塞等假说。创伤性原因包括骨折和髋关节脱位。非创伤性的原因众多，需详细询问病史，包括既往服药史和个人史。其高危因素包括酗酒、糖皮质激素应用史、镰刀细胞病、类风湿性关节炎、系统性红斑狼疮、减压病、慢性胰腺炎、Crohn病、Gancher病、骨髓增殖性疾病和放疗。

骨坏死表现的症状取决于疾病所处的分期。早期患者常诉说腹股沟区或髋周的非特异性钝痛。当股骨头出现塌陷时，患者描述疼痛及活动受限加重。体格检查因疾病分期和严重程度而异。早期患者在体检时几乎无任何症状，然而到后期表现为同退行性骨关节病一样的活动受限和抗痛性跛行步态。

耻骨炎（耻骨联合炎）

耻骨炎患者常主诉耻骨区的疼痛，疼痛放射至腹股沟区及大腿内侧。男性患者主诉阴囊疼痛，女性则出现会阴区疼痛。既往有手术史或经常从事体育活动者应引起重视。耻骨炎与从事长跑、自行车、冰球、网球、举重、击剑和足球等项目有关[18]。体检时耻骨区有压痛，被动外展及抗阻力下内收常出现疼痛。

滑囊炎

髋关节周围的任何滑囊都可能发生炎症和增生，从而引起疼痛。三种最常见的髋部滑囊炎为大转子滑囊炎、髂腰肌滑囊炎和坐骨结节滑囊炎。大转子滑囊炎表现为大转子区或外展肌附着处的压痛。夜间痛常见，无法转向患侧入睡。许多患者表现为由坐位站起时疼痛，随即很快消失，持续行走后再次出现。髋关节内收时出现疼痛。坐骨结节滑囊炎常见于久坐后，通常原因为滑囊直接与坐骨结节摩擦所致。髋关节伸直常牵拉髂腰肌肌腱，导致髂腰肌滑囊处出现疼痛。髂腰肌滑囊炎或肌腱炎既可出现于髂耻结节，也可出现于

小转子。芭蕾舞演员、短跑运动员和跨栏选手常发生滑囊炎。对抗阻力下屈曲髋关节则可重现腹股沟区疼痛。

骨髓水肿综合征（暂时性髋部骨质疏松）

骨髓水肿综合征常见于两种截然不同的人群：中年男性和妊娠晚期的女性。这类患者病史通常明确，他们诉说腹股沟区和大腿前面的疼痛。活动后加剧，休息后缓解。体检时可见痛性步态，以及最大范围活动时疼痛。

神经卡压综合征

髋关节围绕的周围神经卡压也会引起髋部、大腿及下肢的疼痛。已报道的神经卡压综合征包括股外侧皮神经、坐骨神经、闭孔神经和髂腹股沟神经卡压综合征。

股外侧皮神经卡压常表现为大腿外侧的烧灼痛或感觉减退。详细询问病史有助于诊断及正确治疗。感觉异常性股痛可由多种原因所致，如肥胖、糖尿病、骨盆区手术史（如髂骨取骨术）、束腰紧身衣等。在髂前上棘内侧 1cm 处和下方 1cm 处 Tinel 征阳性。在该神经支配区皮肤感觉减退或迟钝。

梨状肌综合征或坐骨神经卡压常导致臀部或大腿后方疼痛。既往多有大腿后方的钝挫伤。抬腿常使症状加重，屈曲或内旋时也如此。体检发现梨状肌区域的包块，叩触该包块则出现疼痛。触诊梨状肌肌腱时出现压痛。被动内旋伸直的大腿则会出现疼痛[19]。

髂腹股沟区神经卡压常与腹肌肥大、怀孕或取骨术有关。疼痛常由腹股沟区放射至会阴部。在髂前上棘下 3cm、内侧 3cm 触诊，Tinel 征阳性。过伸髋关节可重复出现疼痛。

闭孔神经卡压常导致大腿内侧疼痛或麻木，活动后加重，休息后缓解。本病常见于骨盆处手术或肿物。站立位时外旋和内收均可加重症状。常出现内收肌无力和大腿内侧感觉减退。

运动员耻骨痛

该病表现为耻骨区慢性疼痛，常见于运动员用力时。通常位于腹直肌、腹外斜肌及内收肌和长收肌的附着点。常见于躯干过伸损伤伴大腿过度外展损伤史。患者常诉下腹部疼痛，活动后加重，休息后缓解。

炎症性关节炎

髋部炎症性关节炎属于偶尔引起髋部疼痛的一大组全身性疾病，如类风湿性关节炎、强直性脊柱炎和系统性红斑狼疮，通常为宿主对自身抗原的免疫反应。

患者多有腹股沟区进行性加重的钝痛。常见于晨起疼痛、僵硬，持续 1 小时，活动后改善，更剧烈活动后症状再次加重。体检时，可见患者髋关节保持外旋、屈曲和外展位，因为此体位使髋关节囊容积达到最大。常伴抗痛性步态，多数患者活动受限。

骨关节炎

原发性或继发性骨关节炎常为髋部疼痛的来源。应当仔细询问患者既往有无感染、髋关节疾病、手术、缺血性坏死以及创伤史。已显示既往从事体育运动或家族史与骨关节炎相关。患者诉逐渐出现腹股沟和大腿前侧的疼痛，有时伴有大腿外侧和臀部，甚至膝关节的疼痛。随着疾病进展，活动范围逐渐减少（内旋最先受累），可发生屈曲挛缩。患者常出现抗痛性步态，站立相或跨步距离缩短。体检时发现活动范围减少（外展和内旋最为严重），Thomas 征可显示屈曲挛缩。外展肌无力，故单足站立试验为阳性。随畸形进展可产生双下肢不等长。

其他原因引起的髋部疼痛

急性创伤如挫伤、骨折及脱位不在本章讨论之列。然而，对髋部和腹股沟疼痛患者，检查者应当排除上述疾病。儿童的髋部及腹股沟区疼痛超出了本章讨论范畴。儿童出现髋部疼痛时应考虑是否有骨骺骨折、骨骺滑脱、Legg-Calvé-Perthes 病和撕脱骨折。

伴发热、发冷、寒战、出汗的下肢发红和不能解释的体重减轻提示骨盆或髋关节的恶性疾病。应对肿块、畸形、神经血管改变和肌萎缩作全面评估，常提示有恶性肿瘤的可能。

（杨雨润　译　李子荣　校）

参考文献

1. Garvin KL, McKillip TM: History and physical examination. In Callaghan JJ, Rosenberg AJm, and Rubash HE (eds): The Adult Hip. Lippincott-Raven, Philadelphia, 1998, p 315

2. Klunder KB, Rud B, Hansen J: Osteoarthritis of the hip and knee joint in retired football players. Acta Orthop Scand 51:925-927, 1980.

3. Kujala UM, Kaprio J, Sarna S: Osteoarthritis of weight bearing joints of lower limbs in former elite male athletes. BMJ 308:231-234, 1994.

4. Marti B, Knobloch M, Tschopp A, et al: Is excessive running predictive of degenerative hip disease? Controlled study of former elite athletes. BMJ 299:91-93, 1989.

5. Spector TD, Harris PA, Hart DJ, et al: Risk of osteoarthritis associated with long-term weight-bearing sports: A radiologic survey of the hips and knees in female ex-athletes and population controls. Arthritis Rheum 39:988-995, 1996.

6. Vingard E, Alfredsson L, Goldie I, et al: Sports and osteoarthrosis of the hip: An epidemiologic study. Am J Sports Med 21:195-200, 1993.

7. Felson DT, Lawrence RC, Dieppe PA, et al: Osteoarthritis: New insights, part 1: The disease and its risk factors. Ann Intern Med 133:635-646, 2000.

8. Putukian, M: The female triad: Eating disorders, amenorrhea, and osteoporosis. Med Clin North Am 78:345-356, 1994.

9. DeAngelis NA, Busconi BD: Assessment and differential diagnosis of the painful hip. Clin Orthop 406:11-18, 2003.

10. Thomas HO: Hip, Knee and Ankle. Dobbs, Liverpool, 1976.

11. Ober FB: The role of the iliotibial and fascia lata as a factor in the causation of low-back disabilities and sciatica. J Bone Joint Surg Am 18:105, 1936.

12. Skinner HB, Cook SD: Fatigue failure stress of the femoral neck: A case report. Am J Sports Med 10:245-247, 1982.

13. Fullerton LR Jr, Snowdy HA: Femoral neck stress fractures. Am J Sports Med 16:365-377, 1988.

14. Lombardo SJ, Benson DW: Stress fractures of the femur in runners. Am J Sports Med 10:219-227, 1982.

15. Noakes TD, Smith JA, Lindenberg G, et al: Pelvic stress fractures in long distance runners. Am J Sports Med 13:120-123, 1985.

16. Noakes TD: Diagnosis of stress fractures in athletes. JAMA 254:3422-3423, 1985.

17. Allen WC, Cope R: Coxa saltans: The snapping hip revisited. J Am Acad Orthop Surg 3:303-308, 1995.

18. Ganz R, Parvizi J, Beck M, et al: Femoroacetabular impingement: A cause for osteoarthritis of the hip. Clin Orthop 417:112-120, 2003.

19. Arendt EA: American Orthopaedic Society for Sports Medicine, American Academy of Orthopaedic Surgeons: OKU, Orthopaedic Knowledge Update. American Academy of Orthopaedic Surgeons, Rosemont, Ill, 1999.

第 2 章

髋关节置换的影像学检查

George Koulouris，Eoin C. Kavanagh，William Morrison

髋关节置换的术前、术后 X 线检查是影像学评价的基础。放射学检查在髋关节疼痛的检查中排在首位，它与临床评估和实验室检查共同反映髋关节的整体情况。断层成像可用于确诊疾病并判断严重程度和范围。与相对简易的 X 线检查比较，断层成像可以更准确地监测疾病的进展。对于关节置换术后的患者而言，细微的变化往往可能是松动和假体失败的征兆。更精密的影像学检查及影像引导下的干预方法可用来明确假体失败的原因。首先要排除感染。

关节置换术

随着髋关节疾病的高患病率和髋关节置换手术取得的广泛成功，髋关节置换术成为一种常规手术。在美国，每年有 17 万例初次髋关节置换术，大约 3.5 万例髋关节翻修术[1]。髋关节的假体类型已得到不断的发展，可简单地分为单极、双极和全髋假体，后者又可按照界面进一步划分（金属对聚乙烯、金属对金属、陶瓷对陶瓷、陶瓷对聚乙烯）。髋关节置换术并发症的发生与假体类型、手术技术、手术医生和患者等因素有关。

如果使用时间足够长，所有的假体最终都会失败。关节置换术后并发症的诊断需要结合患者的临床表现、病史、查体，并借助影像学和实验室检查才能得出。因为假体的失败可能有一段延迟的亚临床阶段，当出现任何功能障碍时，很大程度上要依靠常规的 X 线检查来发现，这些表现有可能是很细微的，所以要保持高度的警惕。术后并发症会影响将来翻修术的成功率，如骨量的丢失，所以要进行密切监视。

和术前一样，髋关节置换术后放射学评价首选基本的髋关节正、侧位 X 线检查，辐射量也较低。这些图像应该能够显示全部假体的整体情况，范围应延伸到假体周围几厘米，这样，邻近的软组织、骨骼和骨水泥都能显示。髋关节置换术后常规即刻行 X 线检查，并定期复查。在人工关节置换术后整个生存期，患者每年或两年要进行一次临床和 X 线的复查。X 线片检查不但可以显示关节的一般情况，还可以与最近的检查比较，以便发现任何细微的变化。

虽然假体失败的具体原因和机制各不相同，但最常见的原因是松动。髋关节影像学评价的目的要是发现松动改变。假体松动最重要的问题可能是要确定是否是由于感染引起。确诊感染后需要关键的后续治疗，往往导致二期髋关节翻修术。在第一阶段，需要取出假体，并植入抗生素骨水泥间隔器。6 周后，在第二阶段，植入新的假体。这与假体失败的其他原因所导致的典型的一期假体翻修术形成对比。可行的影像学检查包括关节成像，可以同期行关节穿刺、B 超、CT、MRI 和核素扫描。除了用于确定有无假体失败的影像学或临床评价外，软组织病变应该考虑为疼痛的可能原因之一。

松动

无菌性（或机械性）松动是翻修最常见的原

因[2]，骨溶解（"微粒病"）和感染（感染性松动）次之。无菌性松动往往是一个排除性诊断，感染学指标为阴性，影像学也不支持典型的骨溶解。

对松动而言，单纯依靠 X 线检查来精确地判断毫米级以下的微动是不现实的。特别是在关节置换后的头两年内，早期松动往往预示预后结果较差[3]。应用模板匹配算法可进行精确的测量，结合骨标记和立体测量的方法又可使其精确度进一步提高[4]。尽管有这些先进的方法，但更常用于检查松动的 X 线表现仍是非常重要的，因为上述新技术尚未得到普及。

与以前的 X 线片比较假体位置的改变可确诊假体松动，应力位摄片假体移动也有诊断意义。在应力位 CT 上，股骨假体在最大内、外旋位的变化大于 2° 有诊断意义[5]。

假体松动的诊断标准在很大程度上与是否使用骨水泥固定假体有关。对于骨水泥型假体，水泥 - 骨界面厚度的简单测量即可对松动与否提供可重复性的且标准的评估方法。无论什么病因，有 2mm 及 2mm 以上的骨 - 骨水泥界面上假体周围透亮线增加就提示假体松动。透亮线进展（即使＜2mm）、骨水泥层断裂以及假体的移动也表明松动的发生[6]。对于翻修术，＞2mm 的透亮线是允许的，但是应该参考翻修术后早期的 X 线片。

理想的情况是，股骨柄的翼应该与股骨干的切割面平齐。低于此平面或下陷表明股骨假体松动。股骨柄周围的透亮线应参照标准化 Gruen 分区来描述（图 2-1）[7]。

股骨假体的插入造成局部失用性骨质疏松的形成，也就是"应力遮挡"，是继发于机械力分散的现象。对于多孔涂层假体，多数情况下应当仅有邻近的骨量丢失[8]。在有些病例，沿整个股骨柄假体周围的骨密度丢失可能会造成松动的发生（图 2-2）。在这些情况下，骨量丢失在沿股骨柄外侧以及大转子区域更明显（图 2-3），后者在 CT 片上更容易观察到[9]。应力遮挡容易导致假体周围骨折，常发生在股骨柄的尖端（图 2-4），很少发生假体断裂。股骨远端塞可阻止骨水泥向远端蔓延，从而使其与假体接触更优化。常常可看到小段滞留气体，这种表现并不是感染。

股骨假体的松动可以在标准的髋关节正侧位像上进行评估，而髋臼的影像学评价却因其形态的复杂性而更难。非骨水泥型髋臼假体松动的

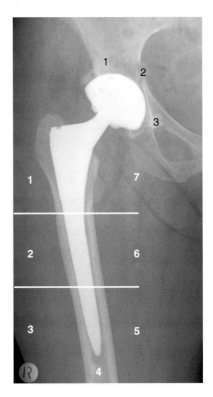

■ 图 2-1　正位片 Gruen 分区：股骨侧 7 个区，髋臼侧 3 个区，便于描述髋关节的异常表现

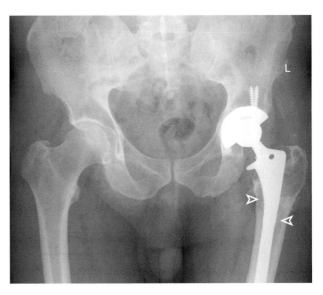

■ 图 2-2　髋关节正位片，可看到大、小转子处应力遮挡，假体周围的透亮带（箭头所示）向远端延伸，最终导致股骨柄假体的松动

诊断标准与骨水泥型不同，半球形的多孔涂层髋臼杯松动的早期最具预测性的影像表现为：术后 2 年以上透亮线进展，或超过术后 2 年新出现的 1mm 及更宽的新透亮线。3 个区均有透亮线（即

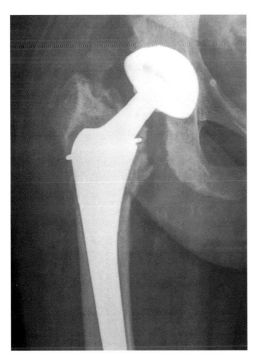

■ 图 2-3　右髋关节正位片，可看到在股骨柄翼处股骨近端皮质的裂开，可诊断为松动

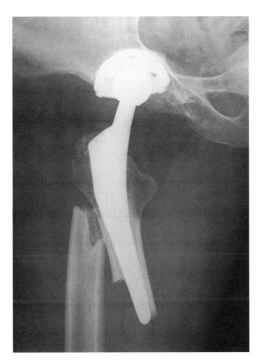

■ 图 2-4　右髋关节正位片，可以看到松动引起的假体周围骨折移位

使并不连续）、在任一区透亮线达到 2mm 及以上以及假体出现移位也被看做假体松动诊断的标准（图 2-5）。为了更进一步精确地判定多孔涂层半球形髋臼的松动，可进行连续的正、侧位 X 线检查以评价透亮线的出现和进展。这些表现的敏感性与特异性分别为 94% 和 100%。一般来说，细小的透亮线在早期很难检查出，只有当假体出现移位（通常向内或向上或两者兼有）时才能作出松动的影像学诊断[11-12]。

　　髋臼假体的外展角是指其与水平线之间的夹角，外展角非常重要而且容易测量。不管患者采

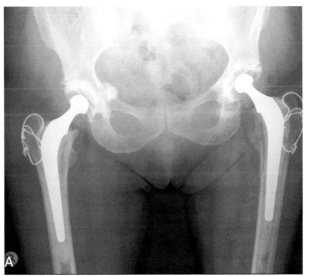

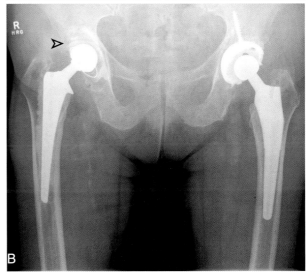

■ 图 2-5　双髋关节置换术后骨盆的正位片（A，B）。左侧髋臼（A）和右侧髋臼（B）骨 - 水泥界面在所有三个 Gruen 分区均有透亮线

取什么体位，都以标准的水平线作为参考，可取双侧坐骨结节下极的连线或者双侧泪滴的连线。理想状况下这个角度应该约为45°（35°~55°），外展角的变化超过4°或臼杯移位＞4mm则考虑松动的发生[13]。随后可使用从 Köhler 线（髂耻线）到髋臼缘或股骨头的连线来排除内侧移位。任何形式的内突或骨盆内移动也表明髋臼假体松动[14]。

多方向 CT 能有效地减少杯形伪影（它明显限制螺旋 CT 的使用），对髋臼周围透亮线的检出具有更高的敏感性（图2-6），对早期假体松动具有更高的诊断率[15]。虽然 CT 的高费用和高辐射量限制了它作为常规方法来检查髋臼松动，但是当 X 线片检查存在可疑或者临床高度怀疑而放射线检查为阴性时，可考虑行 CT 检查[15]。

CT 可用来更精确地评价髋臼杯的位置，而不受骨盆的倾斜或旋转的影响[16,17]。虽然髋臼前倾可以在侧位片上粗略地评估，但这种技术并不可靠，并不能精确地评估术后假体移位的情况。侧位片受患者体位的影响较大，不能进行精确的测量[18]。可以通过在 CT 上画一条与髋臼开口相切的线并与正位片上比较，对髋臼前倾进行精确的测量。可以画一条真实的水平线来判断正位片的解剖方向，

这会因患者体位的不同而变化。沿着后柱的后面画一条线作为基线，然后在正位片上做它的垂线，髋臼的切线与之相交，依此来确定髋臼的倾斜角[19]。

CT 还能够精确地测量髋臼的几何参数，特别是髋臼深度及前、后壁的覆盖程度[20,21]。这些测量对于髋关节翻修病例的术前计划特别有用[22]，也可以对螺钉的固定情况[23]和角度以及骨长入的情况[24]进行评估。骨的残留量及质量[25]可通过 CT 进行评估，双能 X 线骨密度仪[26]也可以作为替代的检查方法。最后，CT 引导下闭孔神经阻滞能够控制慢性顽固性髋部疼痛，对于不适合手术治疗的患者也是一种可选择的治疗方式[27,28]。

一些关节造影技术也被用于假体松动的诊断。在髋关节置换术后进行关节腔穿刺，观察造影剂在转子间线水平以下的充盈情况，特别是在骨-骨水泥界面间的渗入情况。透视检查是最简单的检查方式，但数字减影技术更有优势[29,30]。行走活动后造影剂会更容易渗透到骨与水泥界面[31]。高压技术降低了该检查的假阳性率，但是当纤维组织粘连限制对照剂的扩散时可能会出现假阴性。即使存在假体松动，依然可能出现阴性结果，因为在有疏松的假包膜或者连通的滑囊时，将无法获得足够的高压和弥散。如果加入低黏度放射性硫胶体，这项检查的敏感性与特异性可能达到100%[32-34]。总体而言，关节造影对髋臼假体松动的判断具有较低的准确度[35]。

Tc[99m]-亚甲基二磷酸盐（methylene disphosphonate，MDP）骨扫描对诊断髋关节假体无菌性松动是一个相当敏感但缺乏特异性的检查。在术后12个月内，机体摄取示踪剂增加，说明边缘的成骨细胞活性增加，这是正常的生理反应。超过这个时间范围，摄取异常增加表明存在微动或可诊断为松动，特别是在股骨干中到下段及大转子附近（图2-7）。这种现象也可以在感染病例看到。但如果其他试验检查示感染阴性，包括硫胶质检查或标记的白细胞扫描阴性，可以排除感染。Tc[99m]-MDP 骨扫描阴性可以排除任何原因导致的假体松动，包括感染。

为了提高稳定性，近年来非骨水泥假体得到了普及。这些更适合于年轻患者，因为在年轻患者保存骨量很关键，因为年轻患者在若干年后可能需要翻修。简单地讲，非骨水泥技术是通过假体金属-骨界面骨长入或化学结合达到固定的。骨

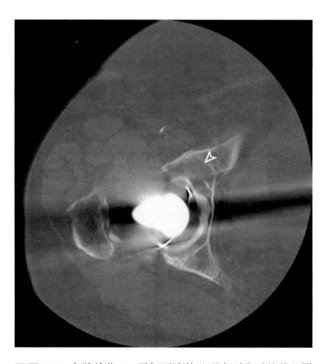

■图2-6　右髋关节 CT 平扫可清楚地观察到广泛的髋臼周围透亮区（箭头所示），假体松动，伴有骨量的丢失

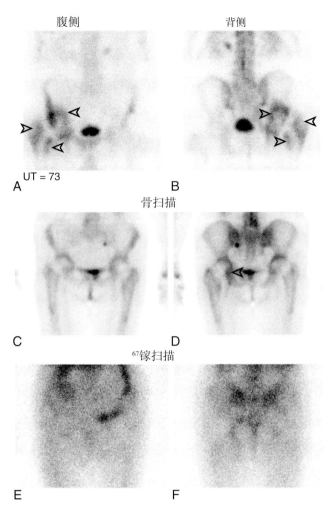

| 腹侧 | 背侧 |

UT = 73

A   B

骨扫描

C   D

[67]镓扫描

E   F

■ 图 2-7 **A-F**，两例患者的 Tc[99m]-MDP 骨扫描图像的前、后面观。假体周围有异常核素摄取（箭头），可能存在假体松动。[67]镓骨扫描显像在这两个病例是阴性的（**E、F**），可以排除感染引起的松动

长入系统通过纤维和骨长入假体表面的金属珍珠样涂层来实现固定，化学结合则是通过假体表面的羟基磷灰石涂层来达到。通过有限地股骨扩髓，达到假体与股骨髓腔骨内膜良好的压配，可进一步增加稳定性。由于不存在骨水泥 - 骨界面，从 X 线片上诊断假体松动很困难。在骨 - 假体界面透亮线产生可能意味着纤维连接，但它不应与松动混淆。如果 2 年后透亮线进展和游离金属珠增加，或 "金属珠脱落"，则符合松动。继发于应力遮挡的假体松动在非骨水泥假体中更常见。连续核素骨扫描对诊断假体松动有帮助，而关节造影可能会导致假阳性。

脱位

脱位是翻修的第二大原因[36]。在以前使用传统后方入路时更容易发生脱位，在使用侧方（Hardinger）和前方入路后脱位率明显下降[36]。术后不久发生的脱位通常是由于假包膜松弛所致（图 2-8）。这可以由关节造影证实，在术后急性脱位的病例会有对照剂的泄漏，原因是未能形成充分的假包膜[37]。术后前 3 个月，脱位主要由于髋臼位置不良，如过度的前倾角（> 20°）或外展角（> 60°）所致[39]。

5 年之后发生脱位通常是由于进行性的假包膜松弛，较常见于老年妇女。在这一类患者中，关节造影检查并没有看到对照剂的泄漏，可能与假包膜慢性拉伸有关[37]。术后外展肌撕脱将导致髋关节失去重要的动力以及稳定性，是脱位的一个危险因素。MRI、超声和 CT 可很好地检查外展肌的完整性和撕裂的后遗症，尤其是肌肉失神经支配和肌萎缩[38,39]。

感染

无菌技术、手术方法和患者护理的改进使感染率下降，因此现在感染仅是关节置换术后翻修的第三大原因，髋关节置换的感染发生率为 1% ～

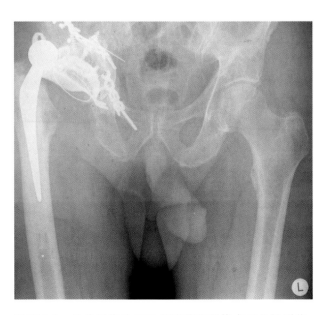

■ 图 2-8 骨盆正位片显示右髋关节翻修术后急性脱位，之前有过复杂的骨盆骨折

5%[36]。感染的影像学征象可以与机械性无菌性松动的表现一样，特别是在低毒力慢性感染的病例。随着病情进展，患者可能出现一些伴随的症状，可以提醒临床医生感染的诊断。快速发展和破坏性强的影像学异常表现都提醒医生出现感染。无菌性松动的症状是一个循序渐进的过程，并与 X 线相符。化脓性关节炎和骨髓炎出现明显而特征性的影像学表现，如迅速发展的骨侵蚀及骨膜反应，也有助于诊断。关节造影、超声、CT、增强 MRI 显示不规则关节囊、小囊腔、明显的渗出、假性囊肿、窦道、瘘管和脓肿也提示感染的诊断。

诊断感染所选择的骨扫描显像模式是闪烁扫描。使用标准的 Tc[99m]-MDP 显像，核素摄取增加证明存在松动，但对于判断感染是非特异性的，因为它不能将感染性松动与机械性松动或微粒疾病区分开。非骨水泥型髋关节置换在术后很长时间里，由于假体的骨长入而在骨扫描上表现为阳性。其他放射性同位素可增加检查的特异性。[67]镓对感染具有高度敏感性，因为在炎症级联反应中存在中性粒细胞募集。如果 [67]镓显像阴性，可排除感染。当其吸收度小于 Tc[99m]-MDP 扫描的摄取，或者两者相同时，也可以排除感染。如果关节内出现特异的 [67]镓摄取，提示存在化脓性关节炎。

将骨髓易感性研究（特别是 Tc[99m]-MDP 标记的硫胶体）与白细胞标记的研究（Tc[99m]-MDP 或 [111]铟）结合，诊断准确度可以大于 90%。也可以选择 [111]铟标记的白细胞骨扫描显像，但是，它相当费时间，且劳动强度大，花费大[40]。标记的白细胞在感染部位积聚，即使比不上正常骨髓的浓聚，这种放射性示踪剂的不均匀对于感染都具有诊断意义（图 2-9）。

相反，硫胶体积累可发生在正常骨髓，虽然硫胶的积累在感染部位和正常骨髓范围不同，骨扫描诊断感染存在其他标准，包括 [111]铟摄取超过 Tc[99m]-MDP[41] 显像标准摄取。术后 2 年白细胞标记摄取成像可能是正常反应，但低于在 Tc[99m]-MDP 中看到的程度。

最近发现，正电子发射断层扫描（positron emission tomography，PET）在肌肉、骨骼成像有更广泛的应用，PET 与 CT 结合可诊断感染。使用脱氧葡萄糖（fluorodeoxyglucose，FDG）PET 检查可见假体周围葡萄糖代谢增加[42,43]，意味着存在

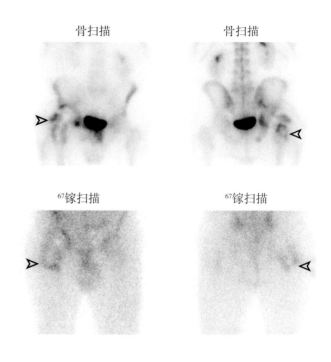

骨扫描　　　　　　骨扫描

[67]镓扫描　　　　　　[67]镓扫描

■ 图 2-9　Tc[99m]-MDP 骨扫描（上排，前、后面观）和镓 -67 扫描（下排，前、后面观）相结合，显示右全髋关节置换术后摄取区域一致（箭头），支持感染

炎症反应。但当 FDG-PET 用于诊断髋关节置换术后假体周围感染时，FDG 摄取增加的位置要比 FDG 的摄取增加的强度更重要。使用摄取增加作为诊断感染的唯一标准可能会导致假阳性结果[44]。与感染相关的葡萄糖代谢异常增加发生在沿股骨假体的假体 - 骨界面。假体的头部和颈部周围的葡萄糖代谢增加是一种非特异性的发现，因为它可以在正常时发现，也可在无菌性松动看到。

术前关节穿刺抽液检查和细菌培养对关节置换术后关节疼痛的评估具有重要的价值。但是有些研究显示，关节穿刺的灵敏度差异较大，从 50% 到超过 90%，而阴性预测值接近 99.2%[47,48]。在一些系列研究中，关节穿刺对于慢性、低毒性和隐匿感染检测灵敏度低[47]。假阳性的结果可能是由于皮肤的污染。关节穿刺技术规范操作是至关重要的。可以将穿刺针绕过股骨干进入假体周围的假包膜腔，以避免干抽[49]。

用以降低磁敏感伪影的新技术越来越多，使 MRI 评价髋关节置换术感染的可能性增大。MRI 对于确定周围软组织感染，如脓肿、窦道和瘘管，有特殊的优势。虽然短头反转恢复（short tau inverson recovery，STIR）序列较常规 T2 加权脂肪抑制成像分辨率差，但通过用 STIR 序列替换标准的脂肪饱和技术能使金属伪影最小化。与 T2 加权脂肪饱和序列相比，STIR 成像的优点是信号更强。而不均匀抑制的脂肪信号可能会与高信号混淆，而被误诊为病理改变。

其他 MRI 技术包括增加接收器和层片宽度（通过增加激发的数目抵消了分辨率的下降），最大限度地减少回波时间（使用快速自旋回波），增加频率编码梯度的强度，可沿假体的长轴确定频率编码方向[50]。此外，较低的磁场强度（< 1.0 T）可降低金属的磁敏感性伪影。MRI 能可靠地诊断蜂窝组织炎、脓肿、窦道、瘘管、假体周围聚集、骨髓炎和化脓性关节炎。它也可以对骨扫描可疑的病例进行解剖轮廓的观察和进一步确定。CT 对软组织的类似病变也很敏感[51]，包括骨盆内扩散和腰大肌受累[52]。

超声对软组织炎性聚集和关节内渗出特别敏感，可用于引导下关节穿刺和术后炎性聚集的评价，能可靠地对血肿或脓肿与血清鉴别。彩色多普勒血流检查可作为附加检查，能够检测炎症充血性病变，这将有助于炎性渗出或积液的诊断。超声波显示股骨皮质前方积液小于 3.2mm 不太可能是感染，相反，假体周围感染产生的积液通常可使假包膜平均前移 10.2mm[53]。

假体周围骨折

虽然假体周围骨折的发生在增加，但它仍是全髋关节置换术后一种少见的并发症[54]。增加的原因主要是因为髋关节翻修的数量（骨量较差）日益增长，以及非骨水泥假体的流行（需要骨长入的紧密压配）。假体周围骨折通常发生在股骨柄的尖端，特别是在皮层增厚或"应力增强"区域形成之前发生（图 2-10）。可以用钢丝环扎加固。如果发生骨折，通常需要超过骨折端的加长股骨柄假体。髋臼假体周围骨折非常少见[55]。

髋臼内衬磨损

在关节置换后的几年内髋臼聚乙烯内衬通常以恒定的速度磨损，首先发生于上方负重部分。理想的情况下，在正位 X 线片上，股骨头应与髋

臼杯的上、下缘距离相等。磨损的表现是股骨头位置移动，导致股骨头与髋臼上缘的距离减小，与髋臼下缘的距离相应增加。X 线片系列检查比较是必要的，每年磨损在 1.5mm 以下属正常范围。少数情况下髋臼衬垫可破裂或完全脱位，股骨头直接与上方的髋臼杯相关节，内衬显示为特殊的透光区（图 2-11）。由于继发的炎症反应，聚乙烯

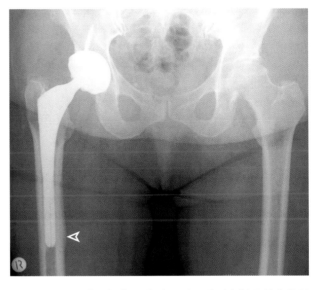

■ 图 2-10　骨盆正侧位 X 线片上可以看到右侧股骨中段股骨柄尖端的皮层增厚区域（箭头）

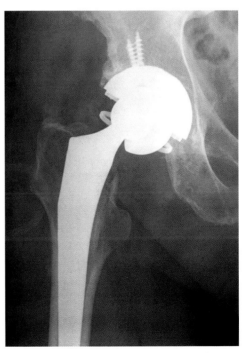

■ 图 2-11　右髋关节 X 线正位片显示聚乙烯内衬脱位，可见金属标记环及环绕股骨头的透光影

磨损时 PET 检查可为阳性，但应与感染相区别[56]。

微粒病

微粒病也称为微粒包涵体病或巨细胞肉芽肿反应，最常继发于假体的任何部分的细微磨损和脱落，来自髋臼聚乙烯衬垫或（和）聚甲基丙烯酸甲酯水泥的颗粒会比金属或陶瓷颗粒产生更强的炎性反应。异物被巨噬细胞吞噬后，刺激细胞因子的释放和炎症细胞聚集。随着时间的推移产生慢性炎症，然后是肉芽肿反应和巨细胞（组织细胞）聚集。经过一系列病理过程后，最终导致破骨细胞活性增加，X 线表现为骨溶解。骨溶解的早期发现非常重要，因为在发生大量骨丢失前往往是没有症状的，骨丢失会使后期的手术方案受到限制或更为复杂。

微粒病通常发生在全髋关节置换术后 1 ~ 5 年，在此期间可以在假体 - 骨（或骨 - 水泥）界面上看到透亮线。髋臼衬垫磨损往往伴有微粒病的发生。这种病变是溶骨性的，呈典型的膨胀性改变，表现为骨内光滑的贝壳状影（图 2-12）[57]。这种贝壳状形态区别于无菌性机械松动的骨吸收形成的线样透光区。CT 和 MRI 可以对微粒病形成的骨溶解病灶的面积进行测算，软组织内的液体通常也与之有关。虽然这些液体聚集是由炎性病变所致，但如果液体扩散到骨盆或皮肤则意味着存在感染，这是一个重要的鉴别特征。

为了减少微粒病的发生率，聚乙烯衬垫的使用已减少，取而代之的是陶瓷对陶瓷或金属对陶瓷的设计。但是这些设计有其自身的缺点，陶瓷对陶瓷会有吱吱声，2% 的患者可能发生灾难性的碎裂；而金属对金属的致癌可能限制了其普及，尚需长期的随访数据来验证其安全性。

异位骨化

异位骨化是关节置换术后的一种常见现象，但很少有临床意义。广泛的异位骨化可限制关节运动，其危险因素包括强直性脊柱炎、弥漫性特发性骨肥大症、男性、Paget 病、融合髋、创伤性关节炎、肥大性关节炎、异位骨化病史等。严重的异位骨化可能导致关节完全强直（图 2-13）。在这种情况下，对骨化的稳定或成熟的判断是非常重要的，因为早期手术可能会使骨化的程度恶化。可以通过 X 线评估骨化的稳定性和范围，病灶超过 3 个月的稳定视为静止。Tc^{99m}-MDP 骨扫描摄取强度类似或低于正常骨组织，也意味着成骨细

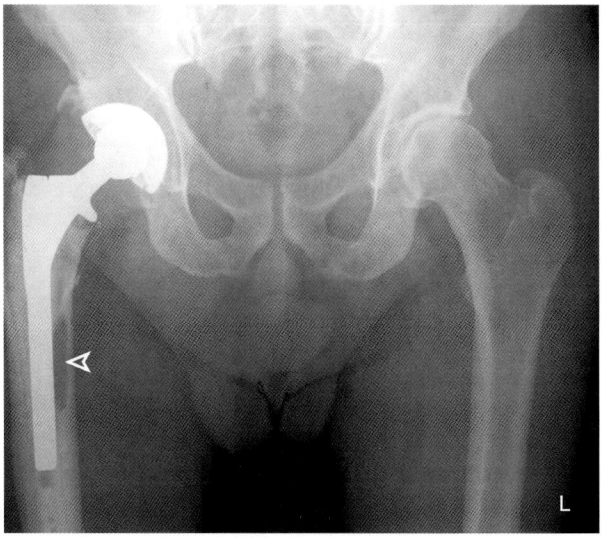

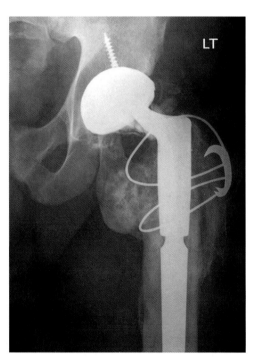

图 2-12 右侧髋关节假体置换术后正位片显示在 Gruen 6 区贝壳状透光区，是典型的微粒病

图 2-13 左髋关节翻修术后髋关节 X 线正位片显示继发于术后异位骨化的髋关节完全强直

胞活性减弱，其意义与 MRI 所显示的骨化灶里水肿消失一样[58]。多探头 CT 有助于对骨化形成的分期以及引导下放疗和手术。对于常规透视穿刺困难的患者，也可以在 CT 引导下穿刺[59]。

炎性假瘤

全髋关节置换术后的炎性假瘤通常发生于大、小转子周围[60]，可能会限制关节内压力达到最大，在关节造影时容易造成假阴性结果。炎性假瘤可用 MRI、CT 及超声进行检查。在超声检查的同时可行引导下穿刺和糖皮质激素注射。如果怀疑假瘤存在感染，还可以进行抽吸。

髂腰肌撞击

髂腰肌肌腱撞击主要继发于髋臼杯过大。如果臼杯悬出大于 12mm（CT 评估），结合阳性临床表现即可诊断[61]。髋关节积液可继发于假体松动[62]，会导致髂腰肌滑囊炎，产生髂腰肌撞击症的表现[63]。少数情况下，髂耻滑囊炎的症状也会与之类似[64]。髂腰肌撞击也可以通过超声来诊断[65]，表现为正常肌腱纤维状回声减弱（与肌腱炎类似）和动态评价时正常肌腱的平滑移动消失。可在超声引导下经皮髂腰肌滑囊穿刺注射糖皮质激素来缓解症状。根据髂腰肌撞击发生的原因，有时需要手术松解[66]。

小结

髋关节置换的术后影像学评估应从术前影像学检查开始，常需要复杂的断层成像研究。全髋关节置换术后，常规 X 线片是最重要的方法。与之前的 X 线片假体位置对比非常重要。关节置换术后疼痛的鉴别诊断很多，但临床和放射科医生所面对的最常见的情况仍是机械性和无菌性松动。由于无菌性松动是一种排除性诊断，必须明确排除感染因素，可能需要断层成像、核素扫描和关节穿刺术。

（高富强 译　王卫国 校）

参考文献

1. American Academy of Orthopaedic Surgeons: Osteoarthritis of the Hip: A Compendium of Evidence-based Information and Resources; Joint Replacement. Available at http://www.aaos.org/Research/documents/oainfo_hip.asp. Accessed November 13, 2006.
2. Clohisy JC, Calvert G, Tull F, et al: Reasons for revision hip surgery: A retrospective review. Clin Orthop Relat Res 429:188-192, 2004.
3. Burkhardt K, Szekely G, Notzli H, et al: Submillimeter measurement of cup migration in clinical standard radiographs. IEEE Trans Med Imaging 24:676-688, 2005.
4. Karrholm J, Hultmark P, Carlsson L, et al: Subsidence of a non-polished stem in revisions of the hip using impaction allograft: Evaluation with radiostereometry and dual-energy x-ray absorptiometry. J Bone Joint Surg Br 81:135-142, 1999.
5. Berger R, Fletcher F, Donaldson T, et al: Dynamic test to diagnose loose uncemented femoral total hip components. Clin Orthop Relat Res 330:115-123, 1996.
6. Weissman BN: Current topics in the radiology of joint replacement surgery. Radiol Clin North Am 28:1111-1134, 1990.
7. Gruen TA, McNiece GM, Amstutz HC: "Modes of failure" of cemented stem-type femoral components: A radiographic analysis of loosening. Clin Orthop Relat Res 141:17-27, 1979.
8. Boden H, Adolphson P, Oberg M: Unstable versus stable uncemented femoral stems: A radiological study of periprosthetic bone changes in two types of uncemented stems with different concepts of fixation. Arch Orthop Trauma Surg 124:382-392, 2004.
9. Schmidt R, Muller L, Kress A, et al: A computed tomography assessment of femoral and acetabular bone changes after total hip arthroplasty. Int Orthop 26:299-302, 2002.
10. Udomkiat P, Wan Z, Dorr LD: Comparison of preoperative radiographs and intraoperative findings of fixation of hemispheric porous-coated sockets. J Bone Joint Surg Am 83:1865-1871, 2001.
11. Bassett LW, Gold RH, Hedley AK: Radiology of failed surface-replacement total-hip arthroplasty. AJR Am J Roentgenol 139:1083-1088, 1982.
12. Puri L, Wixson RL, Stern SH, et al: Use of helical computed tomography for the assessment of acetabular osteolysis after total hip arthroplasty. J Bone Joint Surg Am 84:609-614, 2002.
13. Yoder SA, Brand RA, Pederson DR, et al: Total hip acetabular component position affects component loosening rates. Clin Orthop 220:79-87, 1988.
14. Sudanese A, Giardina F, Garagnani L: Intrapelvic migration of prosthetic acetabular component. Chir Organi Mov 89:223-232, 2004.
15. Claus AM, Engh CA Jr, Sychterz CJ, et al: Computed tomography to assess pelvis lysis after total hip replacement. Clin Orthop Relat Res 422:167-174, 2004.
16. Tannast M, Langlotz U, Siebenrock KA, et al: Anatomic referencing of cup orientation in total hip arthroplasty. Clin Orthop Relat Res 436:144-150, 2005.
17. Olivecrona H, Weidenheim L, Olivecrona L, et al: A new CT method for measuring cup orientation after total hip arthroplasty: A study of 10 patients. Acta Orthop Scand 75:252-260, 2004.
18. Marx A, von Knoch M, Pfortner J, et al: Misinterpretation of cup anteversion in total hip arthroplasty using planar radiography. Arch Orthop Trauma Surg 126:487-492, 2006.
19. Goodman SB, Adler SJ, Fyhrie DP, et al: The acetabular teardrop and its relevance to acetabular migration. Clin Orthop 236:199-204, 1988.
20. Dias JJ, Johnson GV, Finlay DB, et al: Pre-operative evaluation for uncemented hip arthroplasty: The role of computerized tomography. J Bone Joint Surg Br 71:43-46, 1989.
21. Chiang PP, Burke DW, Freiberg AA, et al: Osteolysis of the pelvis: Evaluation and treatment. Clin Orthop Relat Res 417:164-174, 2003.
22. Berman AT, McGovern KM, Paret RS, et al: The use of preoperative computed tomography scanning in total hip arthroplasty. Clin Orthop Relat Res 222:190-196, 1987.

23. Seel MJ, Hafez MA, Eckman K, et al: Three-dimensional planning and virtual radiographs in revision total arthroplasty for instability. Clin Orthop Relat Res 442:35-38, 2006.

24. Nishii T, Sugano N, Miki H, et al: Multidetector-CT evaluation of bone substitutes remodeling after revision hip surgery. Clin Orthop Relat Res 442:158-164, 2006.

25. Howard JL, Hui AJ, Bourne RB, et al: Computed tomographic analysis of bone support for three acetabular cup designs. Clin Orthop Relat Res 434:163-169, 2005.

26. Laursen MB, Nielsen PT, Soballe K: DXA scanning of acetabulum in patients with cementless total hip arthroplasty. J Clin Densitom 8:476-483, 2005.

27. Heywang-Kobrunner SH, Amaya B, Okoniewski M, et al: CT-guided obturator nerve block for diagnosis and treatment of painful conditions of the hip. Eur Radiol 11:1047-1053, 2001.

28. House CV, Ali KE, Bradshaw C, et al: CT-guided obturator nerve block via the posterior approach. Skeletal Radiol 35:227-232, 2006.

29. Walker CW, FitzRandolph RL, Collins DN, et al: Arthrography of painful hips following arthroplasty: Digital versus plain film subtraction. Skeletal Radiol 20:403-407, 1991.

30. Ginai AZ, van Biezen FC, Kint PA: Digital subtraction arthrography in preoperative evaluation of painful total hip arthroplasty. Skeletal Radiol 25:357-363, 1996.

31. Hardy DC, Reinus WR, Totty WG, et al: Arthrography after total hip arthroplasty: Utility of postambulation radiographs. Skeletal Radiol 17:20-23, 1988.

32. Resnik CS, Fratkin MJ, Cardea A: Arthroscintigraphic evaluation of the painful total hip prosthesis. Clin Nucl Med 11:242-244, 1986.

33. Swan JS, Braunstein EM, Wellman HN, et al: Contrast and nuclear arthrography in loosening of the uncemented hip prosthesis. Skeletal Radiol 20:15-19, 1991.

34. Koster G, Munz DL, Kohler HP: Clinical value of combined contrast and radionuclide arthrography in suspected loosening of hip prostheses. Arch Orthop Trauma Surg 112:247-254, 1993.

35. Tehranzadeh J, Gubernick I, Blaha D: Prospective study of sequential technetium-99m phosphate and gallium scanning in painful hip prostheses (comparison of diagnostic modalities). Clin Nucl Med 13:229-236, 1988.

36. Bauer TW, Schils J: The pathology of total joint arthroplasty, II: Mechanisms of implant failure. Skeletal Radiol 28:483-497, 1999.

37. Miki H, Masuhara K: Arthrographic examination of the pseudocapsule of the hip after posterior dislocation of total hip arthroplasty. Int Orthop 24:256-259, 2000.

38. Connell DA, Bass C, Sykes CA, et al: Sonographic evaluation of gluteus medius and minimus tendinopathy. Eur Radiol 13:1339-1347, 2003.

39. Roy BR, Binns MS, Horsfall H: Radiological diagnosis of abductor denervation after hip surgery. Skeletal Radiol 30:117-118, 2001.

40. Palestro CJ, Roumanas P, Swyer AJ, et al: Diagnosis of musculoskeletal infection using combined In-111 labeled leukocyte and Tc-99m SC marrow imaging. Clin Nucl Med 17:269-273, 1992.

41. Love C, Tomas MB, Marwin SE, et al: Role of nuclear medicine in diagnosis of the infected joint replacement. Radiographics 21:1229-1238, 2001.

42. Zhuang H, Duarte DS, Pourdehnad M, et al: Exclusion of chronic osteomyelitis with F-18 fluorodeoxyglucose positron emission tomographic imaging. Clin Nucl Med 25:281-284, 2000.

43. Zhuang H, Chacko TK, Hickeson M, et al: Persistent non-specific FDG uptake on PET imaging following hip arthroplasty. Eur J Nucl Med 29:1328-1333, 2002.

44. Chacko TK, Zhuang H, Stevenson K, et al: The importance of the location of fluorodeoxyglucose uptake in periprosthetic infection in painful hip prostheses. Nucl Med Commun 23:851-855, 2002.

45. Levitsky KA, Hozack WJ, Balderston RA, et al: Evaluation of the painful prosthetic joint: Relative value of bone scan, sedimentation rate and joint aspiration. J Arthroplasty 6:237-244, 1991.

46. Ali FD, Wilkinson JM, Copper JR, et al: Accuracy of joint aspiration for the preoperative diagnosis of infection in total hip arthroplasty. J Arthroplasty 21:221-2226, 2006.

47. Fehring TK, Cohen B: Aspiration as a guide to sepsis in revision total hip arthroplasty. J Arthroplasty 11:543-547, 1996.

48. Tigges S, Stiles RG, Meli RJ, et al: Hip aspiration: A cost effective and accurate method of evaluating the potentially infected hip prosthesis. Radiology 189:485-488, 1993.

49. Brandser EA, El-Khoury GY, FitzRandolph RL: Modified technique for fluid aspiration from the hip in patients with prosthetic hips. Radiology 204:580-582, 1997.

50. White LM, Kim JK, Mehta M, et al: Complication of total hip arthroplasty: MR imaging—initial experience. Radiology 215:254-262, 2000.

51. Jacquier A, Champsaur P, Vidal V, et al: CT evaluation of total hip infection. J Radiol 85:2005-2012, 2004.

52. Buttaro M, Della Valle AG, Piccaluga F: Psoas abscess associated with infected total hip arthroplasty. J Arthroplasty 17:230-234, 2002.

53. Van Holsbeeck MT, Eyler WR, Sherman LS, et al: Detection of infection in loosened hip prostheses: Efficacy of sonography. AJR Am J Roentgenol 163:318-384, 1992.

54. Younger ASE, Dunwoody J, Duncan CP: Periprosthetic hip and knee fractures: The scope of the problem. Instr Course Lect 47:251-256, 1998.

55. Peterson CA, Lewallen DG: Periprosthetic fracture of the acetabulum after total hip arthroplasty. J Bone Joint Surg Am 78:426-431, 1996.

56. Kisielinski K, Cremerius U, Reinartz P, et al: Fluorodeoxyglucose positron emission tomography detection of reactions due to polyethylene wear in total hip arthroplasty. J Arthroplasty 18:528-532, 2003.

57. Reinus WR, Gilula LA, Kyriakos M, et al: Histiocytic reaction to hip arthroplasty. Radiology 155:315-318, 1985.

58. Magid D: Preoperative interactive 2D-3D computed tomography assessment of heterotopic bone. Semin Arthroplasty 3:191-199, 1992.

59. Chew FS, Bwon JH, Palmer WE, et al: CT-guided aspiration in potentially infected total hip replacements complicated by heterotopic bone. Eur J Radiol 20:72-74, 1995.

60. Berquist TH, Bender CE, Maus TP, et al: Pseudobursae: A useful finding in patients with painful hip arthroplasty. AJR Am J Roentgenol 148:103-106, 1987.

61. Cyteval C, Sarrabere MP, Cottin A, et al: Iliopsoas impingement on the acetabular component: Radiologic and computed tomography findings of a rare hip prosthesis complication in eight cases. J Comput Assist Tomogr 27:183-188, 2003.

62. Morrison KM, Apelgren KN, Mahany BD: Back pain, femoral vein thrombosis, and an iliopsoas cyst: Unusual presentation of a loose total hip arthroplasty. Orthopedics 20:347-348, 1997.

63. Matsumoto K, Hukuda S, Nishioka J, et al: Iliopsoas bursal distension caused by acetabular loosening after total hip arthroplasty: A rare complication of total hip arthroplasty. Clin Orthop Relat Res 279:144-148, 1992.

64. Lin YM, Ho TF, Lee TS: Iliopectineal bursitis complicating hemiarthroplasty: A case report. Clin Orthop Relat Res 392:366-371, 2001.

65. Cheung YM, Gupte CM, Beverly MJ: Iliopsoas bursitis following total hip replacement. Arch Orthop Trauma Surg 124:720-723, 2004.

66. Della Valle CJ, Rafii M, Jaffe WL: Iliopsoas tendonitis after total hip arthroplasty. J Arthroplasty 16:923-926, 2001.

第 3 章

髋关节断层成像

Adam C. Zoga, W. James Malone

断层成像模式

在过去的二十年，随着技术的飞速发展，断层成像，尤其是 CT 和 MRI，已成为肌肉骨骼疾病的诊断和治疗中不可或缺的工具。虽然 MRI 成为肩关节和膝关节的标准检查方法已达十余年，但是最近 MRI、MR 关节造影（MR arthrography, MRA）、多排螺旋 CT 在髋关节疾病的诊断中也正扮演着越来越重要的角色。MRI 和螺旋 CT 的主要优势是实现髋关节的三维立体、多层面的评价。这两种检查方式都有各自的优劣势，根据其自身特点，在对特定疾病的评价时可达到优势互补。

CT 的一个主要优点是易实施和易接受。当优先考虑时间和有效性时，它通常是一种简洁而准确的检查方式。最近出现的多排螺旋 CT 可以同时采集 4、16 或 64 薄层或重叠断层切片。与前几代多排螺旋 CT 相比，大大降低了成像时间，减少了伪影，图像分辨率得到显著提高。扫描后几天内即可完成高分辨率的多维重建。与 MRI 或传统的 CT 相比，多排螺旋 CT 对于骨的细节可提供无可比拟的高分辨率显示。它与金属假体或其他金属内植物，如心脏起搏器，不存在兼容性问题，使用多排螺旋 CT 的一些设计可高清显示假体 - 骨界面。CT 使患者遭受不同程度的电离辐射，而研究表明更高分辨率的多排螺旋 CT 往往会使辐射量增加。另外，虽然 CT 也可以很容易地检测到髋关节积液，但它对髋关节周围的软组织损伤是不敏感的。

与 CT 的灰阶图像相比，MRI 可产生良好的组织对比度。它不仅可以检查骨的完整性及髋关节周围软组织的异常，也可对组织的生理状态进行评价，比如创伤性骨挫伤后的骨髓水肿。此外，MRI 使各种组织间界面的对比成为可能，这也是该成像模式独一无二的特征。这意味着在患者不承受具有电离辐射的 CT 和 X 线检查的情况下，也可以对纤维软骨和透明软骨的结构进行可靠的评估。

MRI 的缺点之一是检查时间较长（通常为 30 ~ 45 分钟），要求患者长时间保持不动，以获得最佳的图像。同时，体内有心脏起搏器以及眼眶或脊髓附近有尖锐金属物者都不能行 MRI 检查，真性幽闭恐惧症也仍然是许多 MRI 检查的一个问题。然而轻度幽闭恐惧症和广泛性焦虑症不应该被排除在 MRI 检查之外，对于这些患者，应该考虑用更"开放"或"短镗"的更容易耐受的新设计来进行 MRI 检查。

MRI 和 CT 的一个局限性是骨科植入物所产生的伪影。虽然剪辑技术可以最大限度地减少"磁敏感性伪影"，但残留的伪影仍会影响对检查区域进行最佳评估。CT 检查时假体的"线束硬化"伪影问题已存在多年，但多排螺旋 CT 事实上已经解决了这个问题。现在，使用金属解决方案的多排螺旋 CT 已成为假体周围病变的影像学检查方法，如假体松动和微粒病等。

使用这两种成像模式时，须记得还有其他的考虑，如对照剂。静脉注射造影剂对比增强检查通常用于感染、炎症性关节病、肿瘤和血管病变[1-4]。对于上述疾病，多数使用 MRI 检查，极少适于螺旋 CT 对比增强扫描。此外，直接 MR 关节造影和 CT 关节造影（将造影剂直接注入关节）

能够对小的关节内游离体及软骨结构，如盂唇和关节软骨，进行更好的评估。类似的情况也可使用间接 MR 关节造影（对比剂静脉给药，在短暂的延迟后容易在关节积聚）。但如果没有关节腔积液，这种方法不能获得足够的关节腔充盈。因此，对于可疑盂唇撕裂而不能施行直接关节造影时，或一些术后情况下，间接关节造影是一种备用的检查方法。放射科医生对于最佳检查方法的决定要有一定的发言权，但关节内注射或静脉注射对照剂通常需要就诊医生的医嘱或处方。

髋关节断层成像检查的读片工作最好留给放射科医生，但骨科和急诊科临床医生往往发现自己却要对 CT 或 MRI 检查提供一个初步的解读。使用多排螺旋 CT，可以像读 X 线平片一样舒服地进行可靠的病情判断，当然，获得这样可读的图片也是最困难的部分。多排 CT 的所有的信息都在一系列轴位图像上，而冠状位、矢状位和三维重建模型也可以帮助确认病理。使用软件进行三维重建对于关节内骨折非常有用，可以确定关节面受累的程度（图 3-1）。

对于大多数病例，可以用与 X 线片类似的方式对骨关节多排螺旋 CT 读片。骨折移位往往很容易发现，几乎不会误诊，一些慢性骨折却很难诊断。关节炎的 CT 表现与 X 线片类似。对于一些特殊的 X 线表现也一样，例如骨髓炎的骨膜反应可以通过 CT 明确诊断。

MRI 的读片更加复杂一些。即使是最基本的读片，每个 MRI 序列都必须分成液体敏感性和脂肪敏感性两种。液体敏感序列包括所有 T2 加权序列和短头反转复原（STIR）序列。在这些图像中，所有液体（包括水、血液和水肿）是亮信号或高信号。在脂肪敏感性 T1 加权序列，液体是暗信号，但正常的骨髓是亮信号的。通过这些图像，正常骨髓高信号的缺失往往有助于疾病的诊断。充分了解 MRI 序列分类后，加上对疾病的认识，临床医生就可以对例如骨折和关节积液等疾病进

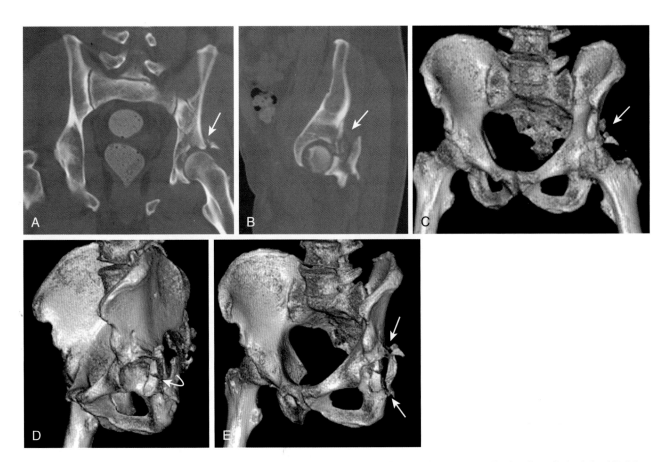

■ 图 3-1　**A** 和 **B**，16 排螺旋 CT（Philips）所得冠状位（**A**）和矢状位（**B**）图像：髋臼后柱粉碎骨折，伴有移位（箭头）。**C**，冠斜位三维重建 CT 显示移位的髋臼骨碎片，髋关节完整（箭头）。**D** 和 **E**，股骨三维重建数字减影图像，髋臼面的骨折线清晰可见（**D** 上的弧形箭头），以及与髋臼缘碎片（**E** 上的直箭头）移位的程度

行基本和初步的解读[5]。

损伤特有的成像

髋部隐匿性骨折

当 X 线检查发现髋部可疑骨折或没有骨折，但临床高度怀疑为隐匿性骨折时，可以行 MRI 和螺旋 CT 检查来进一步确定。我们认为，文献也支持，MRI 是排除髋部隐匿性骨折首选的影像学检查。如果是采用液体敏感序列（STIR 或脂肪抑制 T2 加权像），即使是受限制的 15 分钟的 MRI 检查，诊断隐匿性髋部骨折敏感性接近 100%。上述序列可显示骨折部位周围骨髓水肿的高信号（亮），T1 加权序列的低信号（暗）骨折线，可用于骨折的进一步确认和分类（图 3-2）[6-9]。

对于骨质疏松且有轻微无移位的骨折的复杂病例，MRI 上的水肿提醒放射科医生有 CT 上未发现的骨折。同样，股骨颈、髋臼、耻骨联合、骶骨的轻微应力性骨折也是常见的，同样可以用 MRI 检查作最好的评价。股骨颈近端头下型骨折通过 CT 和常规 X 线诊断是特别困难的。当体格检查和 X 线片或 CT 检查不一致，CT 和 X 线检查可疑骨折时，髋部或骨盆的 MRI 检查应成为诊断的标准。当然，多排螺旋 CT 检查对确诊大多数髋部骨折是一个合理的选择，尤其是当患者已经接受 CT 扫描是创伤后处理的一部分时。如果 CT 扫描阴性，但临床怀疑股骨近端骨折，MRI 则有助于诊断。相反，即使一个普通质量的 MRI 检查都显示髋部骨折阴性，则可排除急性或亚急性髋部骨折[10]。

骨折的特征

由于多排螺旋 CT 的高分辨率和多维重建能力，它可以对复杂性骨折，如髋臼骨折、严重的髋部粉碎性骨折、髋关节脱位（复位后再脱位），作出最好的评价。MRI 易漏诊小碎骨片，难以量化较小的移位。我们的策略是对所有髋臼骨折进行多排螺旋 CT 的冠状面、矢状面和三维重建成像。相反，当 MRI 确诊股骨近端骨折时，其特点则更一致。MRI 骨髓水肿有助于观察骨折的范围和生物机械力学改变。股骨颈头下型骨折在 X 线片和 CT 上表现隐匿，而在非造影 MRI 则易于识别。对于亚急性骨折，MRI 对早期股骨头缺血性

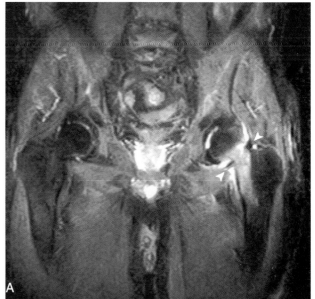

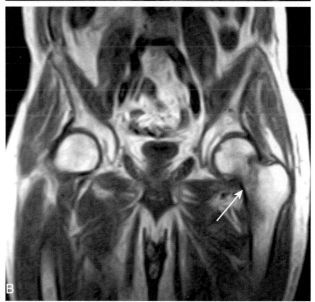

■ 图 3-2　**A** 和 **B**，采用 0.3T 开放系统（Hitachi Airis Ⅱ）获得的冠状位 STIR（**A**）和 T1 加权自旋回波 MR（**B**）图像显示，整个股骨颈骨折周围广泛的骨髓水肿（箭头）。低信号骨折"线"更不明显，但能明确诊断。上述两个序列和没有列出的快速自旋回波 T2 加权共同组成髋部骨折快速检查程序，仅需共 11 分钟的成像时间，但对骨折、股骨头缺血性坏死、积液、骨关节炎和许多其他的关节病具有较高的敏感性和特异性

坏死是非常敏感的。同样，通过 MRI 上骨髓水肿的形式可以将既往的股骨颈隐匿性骨折与股骨转子间骨折相鉴别。如果要观察血肿的大小或形态，应选择 MRI 检查；但如果主要目标是描绘骨折线的形态，CT 可能是一种更好的检查方法。

髋臼盂唇撕裂

髋臼盂唇的首选检查方法是直接 MR 关节造影。髋臼盂唇撕裂时可以看到顺磁性对照剂（大多数在 MRI 序列上是亮信号）渗透到盂唇损伤部位或者直接渗入盂唇（通常在 MRI 序列上为暗信号）内（图 3-3）。需要区分较小的表面下的撕裂

与正常解剖变异，如盂唇下隐窝（放射学文献仍存争议），区别主要在于它们的位置和缺损的形态。年轻患者很少有关节磨损及撕裂，正常盂唇前上缘应该清晰可见，在所有序列上均为低信号的三角形。盂唇前缘没有隐窝，所以盂唇前缘的表面下缺损改变了其三角形态，应被视为盂唇撕裂。盂唇内信号改变（尤其是液体亮信号缺损或对照剂渗入）也应高度怀疑撕裂。

非对照剂液体敏感性 MRI 上的盂唇囊肿也有助于盂唇撕裂的诊断。即使没有看到盂唇的缺损，囊颈部朝向盂唇多房性盂唇周围囊肿也提示隐匿性盂唇撕裂。单独使用该标准进行盂唇撕裂的诊断时不能达到损伤的精确定位，使关节镜医师在关节镜手术入路的选择时可能会遇到困难 [15,16]。

撞击综合征

对两种类型股骨髋臼撞击综合征（凸轮型和钳夹型）的影像学评估正在不断发展。凸轮型报道更多，被认为是临床上撞击综合征的一种更常见的类型。放射学杂志上已有几篇文章对凸轮型股骨髋臼撞击综合征的影像学表现进行了描述。虽然目前最广为接受的标准是基于 X 线检查表现 [17]，但 MRI 表现也是凸轮型撞击综合征的可靠指标。多个针对凸轮型股骨髋臼撞击综合征 MRI 表现的研究都对关节囊肥厚、盂唇前缘损伤和股骨头 - 颈交界区前外侧肥厚性骨性隆起进行了描述 [18,19]。

虽然上述表现可以用标准的非造影剂进行髋关节 MRI 确定，但在临床上怀疑撞击综合征时，我们目前多采用直接关节造影技术，以确定形态异常及其转归。根据直接 MR 关节造影的研究，三联征——前上方盂唇撕裂、髋臼侧关节软骨缺损和沿股骨颈轴线的斜轴位相的 α 角异常，与临床查体和手术所见的凸轮型股骨髋臼撞击综合征具有显著的相关性（图 3-4）[20,21]。

肌肉损伤

因为很多肌肉的起止在髋部和骨盆周围，在常规髋关节检查时可能会遇到许多肌肉病变，最好通过 MRI 检查来评价。液体敏感性序列 MRI 可显示水肿的位置和程度，所以对检查常见的损伤是非常有用的，包括肌肉变性、肌肉劳损拉伤

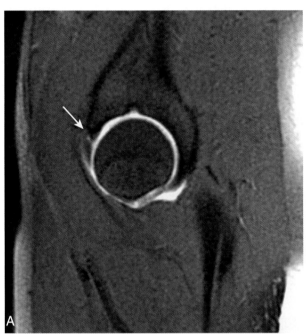

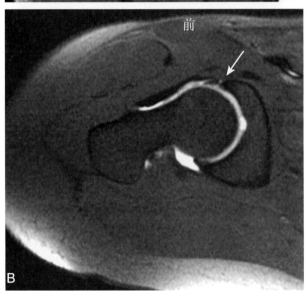

■ 图 3-3 **A** 和 **B**，矢状位（**A**）和轴位（**B**）T1 加权自旋回波脂肪抑制 MR 1.5 T（Philips Intera）图像显示，向左髋关节腔内直接注入稀释的钆剂（Magnevist；Berlex）后，看到髋臼盂唇前缘的表面下缺损（箭头），对照剂渗入盂唇内部，可以诊断盂唇撕裂。直接 MR 关节造影是目前髋臼盂唇撕裂影像学诊断的标准方法

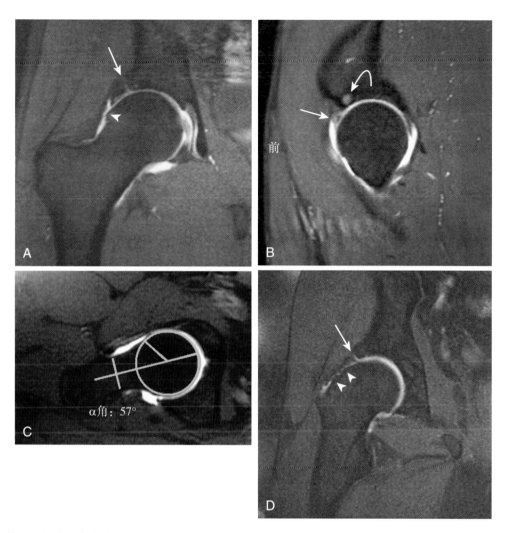

图 3-4　凸轮型股骨髋臼撞击综合征 MR 关节造影图像。A 和 B，冠状位（A）和矢状位（B）1.5 T T1 加权自旋回波脂肪抑制（General Electric Signa，Berlex Magnevist）获得的图像显示，髋臼前上方盂唇撕裂（箭头），股骨头 - 颈交界处前外侧的骨性突起（箭头）和髋臼缘前部关节软骨缺损（弧形箭头）。C，沿股骨颈轴线的斜轴位相上 α 角大于 55°。D，FABER（股骨外展外旋）体位的冠状位图像可清晰地看到股骨的骨性突起及盂唇撕裂

以及肌肉完全撕裂（通常出现在臀中肌、股后侧肌群、髂腰肌、股四头肌、内收肌等肌肉）。T1 加权相可将肌肉萎缩与慢性损伤、软组织血肿进行鉴别。同时，MRI 可看到内收肌及腹直肌腱的走行，可帮助放射科医生对"运动性耻骨痛"或"运动疝"作出诊断。

　　肌肉损伤的 MRI 检查方法有很多方案，因为在 MRI 检查之前往往难以通过病史和体格检查来确定肌肉损伤的位置。肌肉损伤最常见的位置集中在肌腹与肌腱的连接处，通常采用大视窗的 MRI 序列方能覆盖关节（髋关节）及其邻近的腱 - 肌交界处。这种序列具有较低的分辨率，所以较难准确地显示局部的病理特点。

　　对于骨盆周围肌肉损伤的病例，我们推荐开始使用大视窗（40cm）、脂肪抑制、液体敏感性序列（STIR 冠位、T2 加权快速自旋回波轴位）MRI 检查。通过对这些序列的观察，一般都可以对病变进行定位。当确认了损伤的准确部位后，小视窗的解剖特异性（T1 加权）和液体敏感性（T2 加权）序列检查可以从三个常规的平面对损伤的程度进行准确评估。对于腱 - 肌交界处的肌肉损伤，放射科医生基于影像学表现提出了骨科分类系统：Ⅰ 级为拉伤，表现为肌肉羽毛状或者羽翼状水肿，无明显纤维撕裂；Ⅱ 级为部分撕裂，表现为部分肌

肉间存在液体充填的间隔或部分撕裂；Ⅲ级为完全断裂，表现为肌腱完全断裂，伴有肌腱和肌肉纤维的回缩，原腱 - 肌交界处被液体完全充填（图3-5）。

由于对于骨盆周围肌肉撕脱损伤的读片有所不同，放射科医师已经意识到准确定位的临床意义。在 MRI 上，骨膜撕脱表现为波浪状回缩的肌腱末端连接着骨膜碎片，后者在所有 MRI 序列均显示为黑色信号。一般来说，在 MRI 上可以通过观察原附着点的撕脱性骨髓水肿来确认骨膜撕脱。相反，肌腱由其附着点的撕脱不太可能出现骨髓水肿。对于这种损伤，重要的是要确定和测量仍然与骨相连的肌腱残端的宽度和长度[22,23]。

髋关节 MRI 常见的肌腱末端病是羟基磷灰石沉积病，该病也称为钙化性肌腱炎，常见于臀中肌的股骨大转子止点。如果没有相关的 X 线片作为参考，MRI 阅片时很容易被忽略。在 MRI 上，羟基磷灰石在所有序列均为灰色或黑色信号，其特点是呈"花簇"状，或在梯度回波序列上看起来更宽广。臀中肌肌腱本身也为黑色信号，所以羟基磷灰石沉积很容易被忽略。如果临床或 X 线片怀疑羟基磷灰石沉积性疾病，最好要提醒一下放射科医生，以避免漏诊（图3-6）。

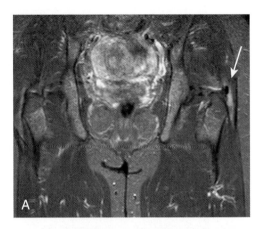

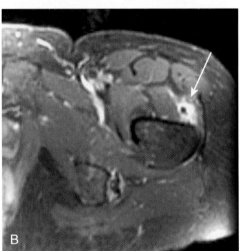

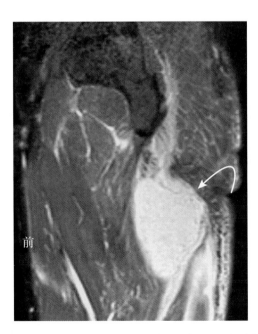

图 3-5　1.5T T2 加权快速自旋回波脂肪抑制 MRI（General Electric Signa）矢状位图像，可看到半膜肌、半腱肌、股二头肌从坐骨结节完全撕裂，伴有巨大的液性血肿（箭头），属于腘绳肌Ⅲ级撕裂

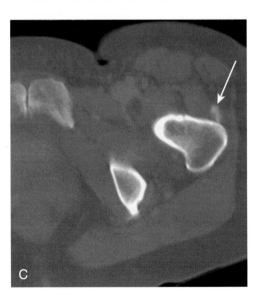

图 3-6　A 和 B，1.5 T STIR 冠状位（A）和 T2 加权快速自旋回波脂肪抑制轴位相（B）显示，臀中肌肌腱末端典型的低信号钙化灶（箭头），周围环绕着高信号软组织水肿。C，轴位 CT 证实了臀中肌末端羟基磷灰石沉积病的诊断（箭头）

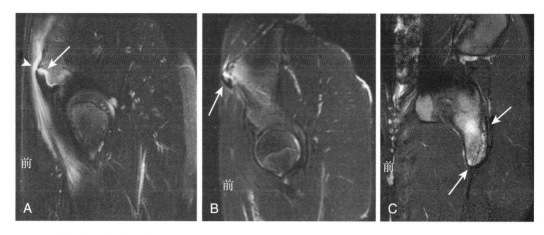

■ 图 3-7　1.5T T2 加权快速自旋回波脂肪抑制相矢状位图像。**A**，19 岁田径女运动员，股直肌从髂前下棘撕脱（长箭头），并可见反应性髂腰肌滑囊炎（短箭头）。**B**，23 岁田径女运动员，相似的累及髂前上棘的缝匠肌撕脱病变（长箭头）。**C**，15 岁足球男运动员，腘绳肌在坐骨结节起始点处断裂（长箭头）

在青少年，腱 - 肌交界处比骨盆周围肌腱末端止点处未完全闭合的骺板更为坚固。穿过过渡软骨骨化的持久中心的骨髓水肿是反复撕脱暴力或单次创伤的结果，在青少年的髋关节 MRI 影像上是常见的情况，在影像报告中通常称其为"骨突炎"。除了膝关节伸膝装置外，骨突炎最好发的一些部位包括坐骨结节、髂前上棘和髂前下棘。骨突炎也可以在骨盆或髋关节 MRI 上看到，而在 CT 上则表现隐匿。在液体敏感性序列上表现为骨骺内的高信号（亮），但不很强烈，在骺板两侧的骨髓骨内则信号更不强。此外，骨突炎在 MRI 上常为双侧但不对称，虽然症状可能是单侧的，但还是建议做整个骨盆扫描（图 3-7）[24]。

骨坏死

多排 CT 和 MRI 可以对中、晚期股骨头坏死进行很好的观察。由于对早期骨坏死较敏感（对分期具有敏感性和特异性），MRI 是更好的选择[18]。它不仅可以清楚地看到软骨下骨折所表现出的"双线征"和"新月征"，而且可显示与解剖术语联邦国际委员会（Federative International Committee on Anatomical Terminology，FICAT）X 线分期的相关特征，包括皮质塌陷存在与否、不稳定碎片以及继发性骨关节炎的典型征象（图 3-8）。因为双侧发病的概率大，当对可疑股骨头坏死病例进行 MRI 检查时，我们建议采用大视窗的冠状位和轴位相以将双侧髋关节包括在内，对怀疑的一侧加以矢状位扫描。

诊断急性股骨头缺血性坏死时需要与髋部一过性骨质疏松症相鉴别。两者早期的影像学表现相同，均有股骨头软骨下广泛的骨髓水肿。两种情况都可看到软骨下新月征。这些病例中有些可能自行修复，即为一过性骨质疏松症；有些进展为皮质塌陷和晚期股骨头坏死。目前认为这是软骨下不完全骨折的表现，更常见于膝关节股骨内髁（图 3-9）。我们建议在初次检查 3～6 周后复查非对照剂 MRI，以监测病变是消退还是进展，指导治疗[18,19,25]。

滑囊炎

髋关节周围存在许多滑囊，但髂腰肌滑囊和多个转子滑囊最易成为疼痛的来源，使关节活动受限。MRI 具备最佳的软组织对比显像，很容易在液体敏感序列上识别液性膨胀的滑囊。任何序列上发现髋关节囊前方聚集的液体将腰大肌腱"抬离"关节囊即可称为髂腰肌滑囊炎，但在前后平面上的膨胀最能解释症状（图 3-10）。股骨转子部滑囊炎的诊断更为复杂，因为在股骨大转子周围的臀大肌、臀中肌和臀小肌止点附近有 6 个滑囊。许多患者的股骨大转子周围存在液性条带，尤其是肥胖患者，这可能属于生理性变化。在横断面上测量大转子周围流体厚度超过 2mm 或不对称，并存在同侧的相应症状，可考虑转子滑囊炎。对于感染性滑囊炎，对比增强序列前后的显像更有诊断价值[26]。

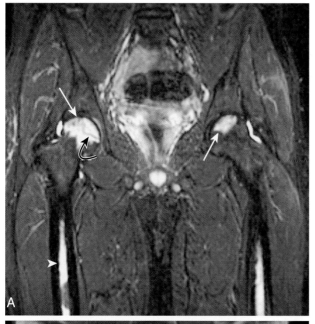

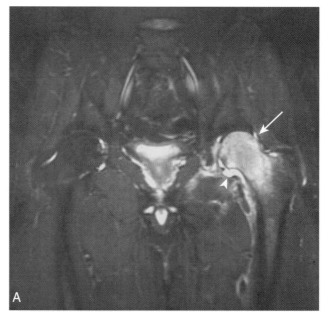

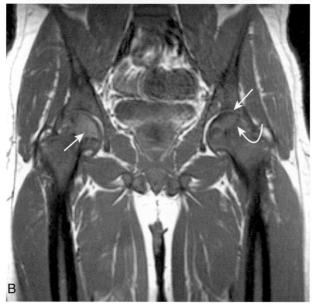

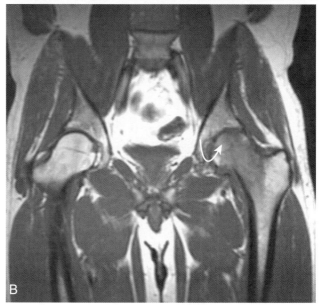

■ 图 3-8　**A** 和 **B**，1.5T 冠状位 STIR（**A**）和 T1 加权自旋回波（**B**）MRI 显示急性缺血性股骨头坏死的典型 MRI 特征（直箭头）。**A**，STIR 影像显示股骨近端骨骺的高信号，表明存在骨髓水肿；低信号、新月形的软骨下线代表骨坏死的边界（弯箭头）。该患者为镰状细胞骨病，股骨干内高信号代表典型的髓内骨梗死（箭头）。**B**，在更高的分辨率 T1 加权相，骨骺内仍呈高信号（箭头），为坏死的股骨头内以低信号的新月形线为界的干化的脂肪组织（弯箭头）

■ 图 3-9　**A** 和 **B**，1.5T 冠状位 STIR（**A**）和 T1 加权自旋回波（**B**）MRI 检查发现，一个髋关节疼痛隐袭起病的 60 岁男性患者股骨头广泛的骨髓水肿，未见软骨下新月征（长箭头）。髋关节积液（短箭头）和模糊的软骨下线（弯箭头）提示不完全骨折，这在髋关节一过性骨质疏松症中也可见到，所以须随访复查来确认这些表现的消失以明确诊断

感染

　　除感染性滑囊炎，髋关节周围的感染性疾病还包括骨（骨髓炎）、关节（化脓性关节炎）和周围软组织（蜂窝织炎、脓肿、肌炎）的感染。在

增强 MRI 和 CT 上，蜂窝织炎和脓肿表现为皮下软组织增强（蜂窝织炎）和边缘增强的聚集（脓肿）。由于敏感性好，对于化脓性髋关节炎和骨髓炎，MRI 是极佳的选择。结合临床情况，非对称性髋关节积液可支持化脓性髋关节炎的诊断。髋

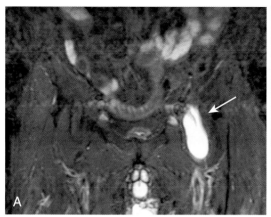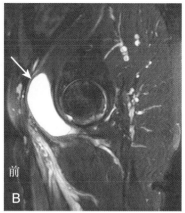

■图 3-10　**A** 和 **B**，1.5T 冠状位 STIR（**A**）和矢状位 T2 加权快速自旋回波脂肪抑制相（**B**）MRI，在髋关节前方可见一巨大的关节外液体聚集（箭头），支持髂腰肌滑囊炎的诊断

关节内复合型渗出（滑膜炎）和使用对比剂后的增强都可进一步表明感染的存在，但这些表现在其他疾病中也可见到。软骨下的骨髓反应在化脓性髋关节炎时经常出现，但是单凭这一表现不代表深层骨组织感染。MRI 液体敏感性序列显示骨髓水肿超出软骨下骨并一直延伸至骨髓腔，T1 加权非脂肪抑制序列上骨髓替代（低信号），可考虑诊断骨髓炎。

　　MRI 可以检测肌肉的感染，称为化脓性肌炎。通过在增强后脂肪抑制 T1 加权相上看到肌肉信号增强，可将此病与单纯肌肉水肿和见于糖尿病性肌坏死的水肿相鉴别。去神经化的肌肉水肿看上去与感染类似，应加以注意。虽然目前 MRI 的应用对诊断化脓性关节炎和骨髓炎具有很高的灵敏度和特异性，但是关节穿刺抽液仍是确诊的金标准，因为其他炎症性关节病在 MRI 上可与之混淆[27]。

关节病

　　虽然关节炎仍然是一个重要表现，但很少因为关节炎的诊断问题来申请髋关节 MRI 检查。与骨髓炎和骨肿瘤一样，X 线片仍然是为大多数髋关节骨关节炎提供临床查体支持和指导治疗的最主要的影像学检查。然而对于不典型性关节病，髋关节 MRI 可能是最有价值的影像学检查方法。在液体敏感及增强序列影像上，与滑膜炎和血管翳相关的非对称性关节积液可作为关节存在炎症的指标[24]。

　　MRI 也可在慢性幼年型关节炎的年轻患者检测到轻微的骨膜炎。当髋关节是唯一累及的关节时，MRI 的特征性表现如界限不清、团块状的关节内的沉积伴或不伴有继发的骨髓侵蚀，强烈支持原发性滑膜细胞增殖病变，如色素沉着绒毛结节性滑膜炎。滑膜骨软骨瘤病也有类似的 MRI 表现，但在 X 线片或 CT 上表现为钙化的包块。尽管如此，在许多发病累及多个关节的疾病还是会有类似的影像学表现，包括类风湿性关节炎、淀粉样关节病、色素沉着绒毛结节性滑膜炎以及感染，要确诊这些不常见的髋部病变，组织诊断是必要的（图 3-11）。

肿瘤

　　MRI 检查正迅速成为骨肿瘤评估中不可缺少的一部分。它不仅可提供病变特征的信息，对 X 线片上未能发现的侵袭性肿瘤细微改变也更具敏感性，还提供了更为准确的分期信息。MRI 是诊断软组织肿瘤的毫无疑问的选择方式，根据 MRI 上的组织特点可以进行肿瘤的特异性诊断。CT 可以提供额外的信息，如其他检查方式未能发现的细微的基质钙化。在我们看来，当患者已被确诊肿瘤时，应该有一个完整的影像学检查评估，除了最初的 X 线片，还包括多排 CT 和 MRI。全身骨扫描可以对多发病变进行评估，可用于大多数恶性肿瘤。骨扫描为阅片的医生提供了诊断和分期最准确的信息[28]。

骶髂关节及腰骶部病变

　　一般情况下，骶髂关节病变（如关节病变和

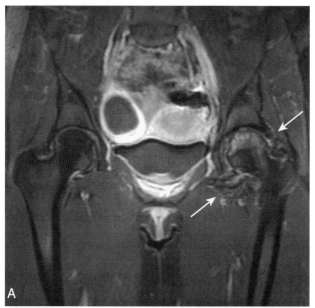

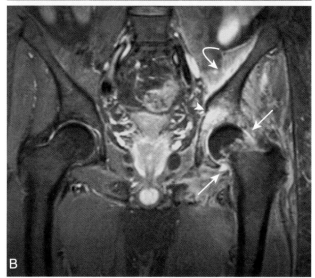

■图 3-11　**A** 和 **B**，静脉注射钆造影剂后，1.5T 冠状位 T1 加权自旋回波脂肪抑制相显示关节内病变。**A**，未见骨组织增强信号，混杂的髋关节积液中含有含铁血黄素和低信号物质（箭头），支持原发于滑膜的色素沉着绒毛结节性滑膜炎。**B**，混杂的关节腔积液，关节面和软骨下区的骨组织增强（箭头），支持化脓性髋关节炎

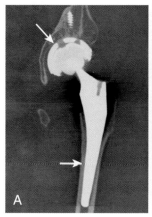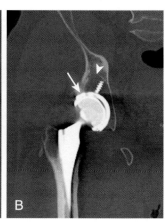

■图 3-12　**A** 和 **B**，全髋关节置换术后髋关节疼痛患者，使用 16 排螺旋 CT 检查获得的两个冠状位重建图像。**A**，假体位置正常，股骨和髋臼的假体 - 骨界面良好（箭头）。**B**，完好的骨 - 假体界面（长箭头）直接与髋臼假体周围骨溶解区（短箭头）相邻。该患者因微粒病而出现髋臼假体松动。对于怀疑假体周围骨溶解的病例，多排 CT 可用作诊断的标准

感染）和腰骶部病变（如囊肿、神经瘤和神经鞘瘤压迫坐骨神经）都是在髋部 MRI 检查时偶然发现的。对于上述两种情况，对比增强序列可提供最佳评价。对于髋关节疼痛和有神经根性症状的患者而言，要确认的一个重要结构就是坐骨神经。有时坐骨神经的一个分支会发生走行异常，从梨状肌上方或在梨状肌肌腹之间穿过。当梨状肌收缩时可引起坐骨神经的撞击，在临床上称为梨状肌综合征。

术后随访

几乎所有类型的骨科假体在大多数 MRI 序列上都使周围组织信号降低。如何采取措施减少磁敏感性伪影成为髋关节术后 MRI 检查的挑战，但近年来多排 CT 的进步使其成为人工假体松动、巨细胞性滑膜炎、假体失败、异位骨化等疾病检查的优先选择[29-31]。通过运用金属处理方案和软件重建，多排 CT 可获得骨 - 金属界面精美的、高清晰度的图像，可以早期、准确地诊断假体周围骨溶解和骨量丢失。使用类似的方案，也可以得到假体骨折的影像，当然 X 线片在这种情况下仍发挥主要作用。多排 CT 三维重建技术已被证明能够准确地评估假体的位置和型号（图 3-12）[32]。

有一种情况 MRI 要优于多排 CT，那就是怀疑术后假体周围感染病例。虽然 CT 可显示局灶性进展性的骨吸收和破坏，但静脉注射对照剂后 MRI 可显示骨髓和积液内的增强。如果怀疑假体

周围感染，或需要对感染清除情况进行评估。比如对于两期翻修的病例，消减伪影的 MRI 结合多排 CT 检查使评估更加可靠[33]。

（高富强　译　王卫国　校）

参考文献

1. Nomikos GC, Murphey MD, Kransdorf MJ, et al: Primary bone tumors of the lower extremities. Radiol Clin North Am 40:971-990, 2002.
2. Lee SK, Suh KJ, Kim YW, et al: Septic arthritis versus transient synovitis at MR imaging: Preliminary assessment with signal intensity alterations in bone marrow. Radiology 211:459-465, 1999.
3. Huang AB, Schweitzer ME, Hume E, Batte WG: Osteomyelitis of the pelvis/hips in paralyzed patients: accuracy and clinical utility of MRI. J Comput Assist Tomogr 22:437-443, 1998.
4. Czerny C, Krestan C, Imhof H, Trattnig S: Magnetic resonance imaging of the postoperative hip. Top Magn Reson Imaging 10:214-220, 1999.
5. Zoga AC, Morrison WB: Technical considerations in MR imaging of the hip. Magn Reson Imaging Clin N Am 13:617-634, 2005.
6. Haramati N, Staron RB, Barax C, Feldman F: Magnetic resonance imaging of occult fractures of the proximal femur. Skeletal Radiol 23:19-22, 1994.
7. Oka M, Monu JU: Prevalence and patterns of occult hip fractures and mimics revealed by MRI. AJR Am J Roentgenol 182:283-288, 2004.
8. Pandey R, McNally E, Ali A, Bulstrode C: The role of MRI in the diagnosis of occult hip fractures. Injury 29:61-63, 1998.
9. Bogost GA, Lizerbram EK, Crues JV 3rd: MR imaging in evaluation of suspected hip fracture: Frequency of unsuspected bone and soft-tissue injury. Radiology 197:263-267, 1995.
10. Lubovsky O, Liebergall M, Mattan Y, et al: Early diagnosis of occult hip fractures MRI versus CT scan. Injury 36:788-792, 2005.
11. Schnarkowski P, Steinbach LS, Tirman PF, et al: Magnetic resonance imaging of labral cysts of the hip. Skeletal Radiol 25:733-737, 1996.
12. McCarthy JC, Noble PC, Schuck MR, et al: The Otto E. Aufranc Award: The role of labral lesions to development of early degenerative hip disease. Clin Orthop Relat Res 393:25-37, 2001.
13. Czerny C, Hofmann S, Urban M, et al: MR arthrography of the adult acetabular capsular-labral complex: Correlation with surgery and anatomy. AJR Am J Roentgenol 173:345-349, 1999.
14. Leunig M, Werlen S, Ungersbock A, et al: Evaluation of the acetabular labrum by MR arthrography. J Bone Joint Surg Br 79:230-234, 1997.
15. Toomayan GA, Holman WR, Major NM, et al: Sensitivity of MR arthrography in the evaluation of acetabular labral tears. AJR Am J Roentgenol 186:449-453, 2006.
16. Chan YS, Lien LC, Hsu HL, et al: Evaluating hip labral tears using magnetic resonance arthrography: A prospective study comparing hip arthroscopy and magnetic resonance arthrography diagnosis. Arthroscopy 21:1250, 2005.
17. Leunig M, Podeszwa D, Beck M, et al: Magnetic resonance arthrography of labral disorders in hips with dysplasia and impingement. Clin Orthop Relat Res 418:74-80, 2004.
18. Jager M, Wild A, Westhoff B, Krauspe R: Femoroacetabular impingement caused by a femoral osseous head-neck bump deformity: Clinical, radiological, and experimental results. J Orthop Sci 9:256-263, 2004.
19. Notzli HP, Wyss TF, Stoecklin CH, et al: The contour of the femoral head-neck junction as a predictor for the risk of anterior impingement. J Bone Joint Surg Br 84:556-560, 2002.
20. Kassarjian A, Yoon LS, Belzile E, et al: Triad of MR arthrographic findings in patients with cam-type femoroacetabular impingement. Radiology 236:588-592, 2005.
21. Pfirrmann CW, Mengiardi B, Dora C, et al: Cam and pincer femoroacetabular impingement: Characteristic MR arthrographic findings in 50 patients. Radiology 240:778-785, 2006.
22. Shabshin N, Rosenberg ZS, Cavalcanti CF: MR imaging of iliopsoas musculotendinous injuries. Magn Reson Imaging Clin N Am 13:705-716, 2005.
23. Koulouris G, Connell D: Hamstring muscle complex, an imaging review. Radiographics 25:571-586, 2005.
24. Nelson EN, Kassarjian A, Palmer WE: MR imaging of sports-related groin pain. Magn Reson Imaging Clin N Am 13:727-742, 2005.
25. Yamamoto T, Nakashima Y, Shuto T, et al: Subchondral insufficiency fracture of the femoral head in younger adults. Skeletal Radiol 36(Suppl):S38-S42, 2006.
26. Ficat RP: Idiopathic bone necrosis of the femoral head early diagnosis and treatment. J Bone Joint Surg Br 67:3-9, 1985.
27. Meislin R, Abeles A: MR imaging of hip infection and inflammation. Magn Reson Imaging Clin N Am 13:635-640, 2005.
28. Bancroft LW, Peterson JJ, Kransdorf MJ: MR imaging of tumors and tumor-like lesions of the hip. Magn Reson Imaging Clin N Am 13:757-774, 2005.
29. Imhof H, Mang T: Advances in musculoskeletal radiology: Multidetector computed tomography. Orthop Clin North Am 37:287-298, 2006.
30. Borrelli J Jr, Ricci WM, Steger-May K, et al: Postoperative radiographic assessment of acetabular fractures: A comparison of plain radiographs and CT scans. J Orthop Trauma 19:299-304, 2005.
31. Buckwalter KA, Farber JM: Application of multidetector CT in skeletal trauma. Semin Musculoskelet Radiol 8:147-156, 2004.
32. Wines AP, McNicol D: Computed tomography measurement of the accuracy of component version in total hip arthroplasty. J Arthroplasty 21:696-701, 2006.
33. Walde TA, Weiland DE, Leung SB, et al: Comparison of CT, MRI, and radiographs in assessing pelvic osteolysis: A cadaveric study. Clin Orthop Relat Res 437:138-144, 2005.

第4章

临床效果评估与结果测量

G. Rebecca Aspinall, Michael J. Dunbar

在关节置换术中，结果测量的概念涉及多个层面，需多方考虑。最直观的形式是结果与假体的使用寿命相关（即存留率）。虽然此结果可简单量化，但它并没有提供假体的临床性能或对患者生活影响的信息。它没有从个人或社会角度对手术价值进行真正的衡量。这一衡量在当前必须判断健康干预的价值的社会经济气候中显得越来越重要。

除了使用结果测定来证实关节置换相对于其他健康干预方法的有效性外，还存在质量改进（如比较不同的假体或技术）和临床管理的课题，从而允许个人与机构评估和比较，并提高它们的性能。本章介绍现用的各种结果测定方法，评价它们的相对优势、局限性及发展空间，并尝试去改进它们。

存留率分析

通过假体存留率确定结果的描述往往出现在队列研究、个案报道和前瞻性随机对照试验中。通常以生存统计表或 Kaplan-Meier 曲线的形式报告假体存留率。以此形式代表的结果解释遇到了一些挑战。首先，不同的研究选择"假体失败"的概念不同，使直接对比无效。当样本量小时生存曲线难以表达，而且这种情况出现在曲线的优势侧特别明显，当单个假体失败在逐渐下降的剩余研究组中占的比例越来越大时出现曲线急剧下降。研究对象也可能是失去了随访或在随访期间已经死亡。当假定为失败时，这些情况通常以"最坏的事件"的方法处理，而多半难以代表真正的失败率。这种研究常代表了在卓越的关节中心进行了高数量手术的医生的工作，但结果不可能直接被推断到更广大的社区或不同人群。最后，报告文献的外科医生可能是假体的设计者，其研究会有潜在的偏差。

关节置换登记制度

在瑞典成功地建立了国家关节置换登记制度后，很多国家（如澳大利亚、加拿大、丹麦、芬兰、匈牙利、挪威、新西兰、联合王国）综合整形医院和亚专业中心的专家对标准结局信息的需求开始出现。

由于瑞典有最悠久的登记制度历史，我们使用这个范例，用于解释国家登记制度如何有助于界定和影响临床结果。

瑞典在 1979 年开始执行登记制度，旨在改善髋关节置换术的临床结果[1]。通过持续回顾性的随访，瑞典登记机构已经从初次关节置换术有关的简单的病历资料中进行数据收集（每年临床干预数量及假体的类型），并使用三个独立数据库更全面地记录患者的特征，包括初次或翻修手术过程及手术技术细节。目的是描述髋关节手术的流行病学特征并对预后较差的翻修风险因素研究分析[2]。登记制度把翻修（一个或两个假体部件的更换或取出）作为假体失败的可靠但严格的终点，这已被证明是有效的。此定义因删除了临床失败的界定问题，因此必须考虑登记低估了实际的失败率。例如，患者的合并病可能妨碍进一步手术，或患者可能不愿意手术，或在对患者作评估时将其列入长时间等待的名册中。

瑞典髋关节登记制度的一个重要的优势是收集了瑞典所有公立医院和私人诊所的信息，所以数据能反映平均水平医生获得的临床结果。该结果被持续性反馈到提供资料的研究所，使他们能够与整个国家的平均水平比较，并评估他们使用的假体和技术。这种登记制度不仅能成功地确定失败率，并可鉴定风险因素，也能够成功地就假体安全性与手术及骨水泥技术的最大有效性方面增进全髋关节置换术的质量[2]。

登记制度作为基本监测工具，对监控新假体的性能或新技术也有用。虽然它们通过处理大批量来自整个骨科医疗机构（不仅仅包含专业化关节中心）的结果和数据提供了好的信息（不仅是专业中心），但在问题发生和发现问题之间存在时间延迟。

假体失败的早期预测方法

当假体注定会发生早期失效，在缺陷出现前假体被广泛使用时，明显的顾虑为时间延迟。这种情况导致对连续监测方式能否对不良结果早期预警提出质疑。

统计模型

连续监测的方法是统计测试程序，它已被制造业和工业使用多年（但在医学界并未广泛使用）。这些方法用于对手术干预行前瞻性监测以确定假体不可接受或不良的性能。通过预先确定可接受的翻修率和设定边界以减少假性警示的可能性，使用这种累加统计模型可以对失败假体设计或不良手术技术提出预警。国家关节登记能提供这种类型监测的平台[4]。

影像学模型

放射学立体测量分析（radiostereometric analysis，RSA）是通过研究假体早期行为，用于预测其长期稳定性的一门技术。术中将钽金属标记埋入宿主骨，从而准确地确定假体位置。术后，经有基准的校准器拍摄双平面 X 线片。将图像用 RSA 软件包分析，在三维图像上计算假体与骨之间的微小移动。将三维测量结果转换为整体运动——最大整体点移动。间隔 6 个月重复进行 X 线分析，可对最大整体点移动距离进行时间作图。

RSA 已显示假体随时间推移可持续稳定或出现微动，这两种类型的差异可在术后 1 年被检出。这种方法极其精确，已被证明可准确和可靠地预测有关无菌性松动的假体存留率[5]。它基本上可成为翻修状态的替代标记物。它特别有用，因为它具有足够的精确率和可控度，对 30 例患者的组进行研究新技术，并限制对这种设计上存在失败风险的患者数量，并在出现临床表现前的更长时间内对不能接受的不稳定作出早期预警。RSA 也可直接比较不同手术技术对假体的稳定性的效果，例如，对骨水泥髋臼假体的软骨下骨的磨挫[6]和使用不同的手术入路[7]。

RSA 的精确性和准确性使这种分析类型成为测量假体移动的金标准。该技术需要专门的影像学设备、标记颗粒的嵌入，以及专家对结果的解释。目前 RSA 仅限于在特殊关节中心作前瞻性研究。这个限制导致潜在的选择和结果偏倚的风险。问题在于是否有替代测量技术，虽然这些替代技术在精确度和准确性方面上不如 RSA，但能检测在阈值上的早期移动，此阈值仍可预示晚期失败。

直接测量的方法因太不精细而不能检测出早期移动的水平，即使对患者进行细致标准定位及应用现代测量工具[8]。使用 EBRA 数字化分析（Ein Bild Roentgen Analyse）可获足够的精度。该系统应用软件程序从数字化 X 线平片测量二维移动，包括测量假体部件，排除了测量系列中人工定位 X 线片的所需信息，它在使用寿命上有可重复的结果，以解释量度。虽然它足以精确地描述二维微动模式特点，确定患者在术后 2 年内的晚期无菌性松动的风险，但不如 RSA 精确，而且需要更多的课题研究以达到在前瞻性研究中同等的说服力[9]。EBRA 数字化分析适用于多中心试验平台。自此广泛课题研究所收集的数据减少了特殊关节中心相关课题选择和结果的偏倚，提供了替代结果信息，从而可推广到更多的骨科机构中[9]。

虽然我们现在有以登记制度和如 RSA 的预测技术为形式的监测方法，但这些方法仅对确定假体生存率的观察结果有用。我们已有选择假体及手术技术的潜在可能，但是我们仍缺乏关于如何用这些假体去改善特定的疾病状态或总体健康情况的信息。使用主观结果测定是有必要的。

主观结果测定

用于文献中报道髋关节置换术的主观结果

的测定法非常多，但哪一种最适用尚无共识，对临床医师来说选择最适合的测定法，并正确实施和解释仍存挑战。主观结果测定法分两大范畴：疾病特定或部位特定的调查表［如 Harris 髋评分、牛津髋关节评分（Oxford Hip Score）、西部 Ontario Mcmaster 大学骨关节炎指数（Western Ontario Mcmaster University Osteoarthritis Index，WOMAC）、全身健康结果调查表（如 SF-36，Nottingham 健康状态）］。

无论选择哪种测定法，对使用的适合度的基本要求是该方法已被心理测试验证。为了确定其结果可被科学规则所解释，心理测量学（一门测量心理能力及过程的科学）对讨论中衡量的三项基本准则进行了测试：有效性、可靠性和答应性，从而确保能够科学地解释结果。

有效性

有效性是指一种仪器能测量其标示测量项目的能力。应从几个角度评估有效性。表面效度指问卷看起来要测量其计划要测量的项目，即问卷上的项目看起来有意义并且问卷内容易于理解。句意不清的问题选项、不易理解的词句、不合逻辑的答案及双重否定句使得这个问卷的可靠性及一致性受到批评[10]。甚至最常用的调查问卷也有回答条目的示例，有助于单独的解释[10]。

结构效度涉及是否有证据证明问卷确实测量到其所要测量的并且反映了要测量的概念。结构效度典型的例子称为标准效度，将其测量结果与金标准对比。因为与关节置换有关的结果测量不存在这个标准，问卷反而要与之前验证过的问卷相违背。这明显不是最理想的，因为任何初始问卷调查有效性的不足或缺陷都会被长期保留。

内容效度涉及问卷是否对测验我们所关注的区域是适当的（指条目的数量及范围），以此可作出正确的推论。许多问卷倾向把过多的条目留在评估评分的中区，而在两端则保留不足。此种做法会导致极端效应（地板效应与天花板效应），即患者要么是最低分，要么就是最高分，而朝向极端方向的任何临床变化将不会被此测量反映。同样地，在同一个极端测量一组患者可有不能检测出的异质性。

有关有效性的一个重要概念是噪声。所有的测量将产生一个信号，期望的情况（与金标准或之前验证过的评量系统的期望值作比较）越接近此信号，则结构越有效。与感兴趣情况无直接关联的任何部位都称作"噪声"（图 4-1）。

可靠性

可靠性与测量的连贯性或重复性有关，即在测量设置的属性没有变动的情况下，重复测量得到的分数保持不变。可靠性反映此仪器的精确度（图 4-2）。

答应性

答应性代表仪器对变化的灵敏度。答应性与纵向研究中仪器使用有关，即在不同时间段使用（图 4-3）。答应性使用许多不同的参数定量，包括答应性统计、标准化答应均值、相对效率统计值及效果大小。研究表明当在评估关节置换的结果测量使用这些不同的参数时，所有测量均表现出较高的反应性，但是答应性变化的程度大小则取决于所应用的参数[11]。

反复使用的结果测量工具

主观结果测量的数量和种类提示至今依然无一种理想的仪器能全面评估髋关节置换术的影响，特别是在个体化水平上。所选择的测量方法应通过先前提到的正规心理测量验证，应该适合于被评估的群体（如应经过正式的翻译流程，并被证实是文化等值）。在经过这些考虑后，测量工具的选择取决于临床工作者想用得到的数据期望达到什么目的。

疾病特定和部位特定的问卷着眼于所感兴趣的疾病及直接与其相关的受试者。一个设计良好的测定为所有项目都指向同一特定的状态，在任何给定的临床变化后应该比一般仪器产生出一个更大比例的信号（如一个髋关节特定的问卷对于全髋关节置换术干预应比非特定调查有更多的答应性，更应关注疼痛、行走能力以及日常生活行为）。

Harris 髋关节评分是最为广泛的评估髋关节置换的部位特定测量工具。单此方面就足以吸引临床工作者决定使用这种测量工具，并将测量的结果与文献比较。其有效性及可靠性已被验证[12]。然而，Harris 髋关节评分是有偏倚性的，因为患者的结果是由调查者评价测量，而调查者往往是对

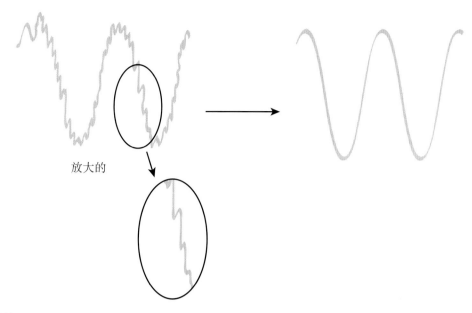

■ 图 4-1 有效性。测量感兴趣情况一个特殊的信号。微小、不一致的信号称为"噪声"，即与主要兴趣区无直接关联。对兴趣区域测量的有效性越好，信号的纯度就越高

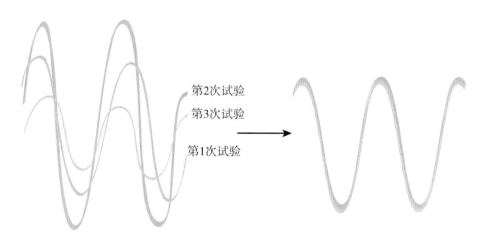

第2次试验

第3次试验

第1次试验

■ 图 4-2 可靠性。在所有的变量保持不变的情况下，在不同时间段的测试，兴趣区域不变。产生的信号之间相似性越接近，测量的可靠性则越高

结果有浓厚兴趣的手术医生。研究显示在全髋关节置换术后，患者和医生对疼痛评价和整体满意度存在差异，并且在患者疼痛评分升高及整体满意度下降后，认同不一致性会增加[13]。另外需要考虑的一点是这个评分系统是专门为因髋关节脱位或髋臼骨折所致创伤后关节炎而行全髋关节置换的患者设计的，它具有与畸形和活动范围相关的方面，这对于多数行全髋关节置换的患者来说并非重要的问题，即对这些患者来说这些方面是多余的。最后，虽然该评分简单，是以从 0 到 100 数字来计算的，但是从统计学的角度来说，这并

不算一个连续的测量量表，而只是一个没有可定义量级的顺序量表。用此分析结果时需谨慎：必须要使用适当的非参数测验，并且结果必须以中位数和范围而非平均数来表示。这在发表的文献中却往往并非如此[14]。

由手术医生评分所致的偏倚可由患者自己评分来避免。常用的由患者主导的结果量表的例子包括 WOMAC 和牛津髋关节评分（Oxford Hip Score），后者是经充分验证过的部位特定测量工具，有 12 个关于疼痛及关节功能的问题。它是针对行关节置换术的患者设计的，其简洁的特点能

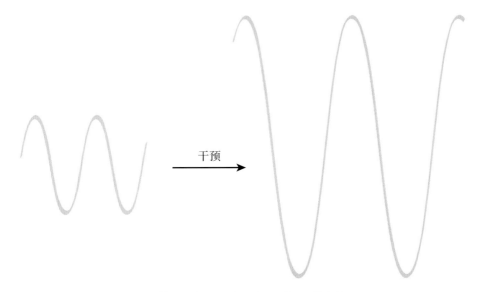

干预

■ 图 4-3　答应性。在潜在的条件发生变化时信号变化的程度反映了测量的答应性

帮助降低回答者的负担并提升回答的比率。

　　WOMAC 是一个针对有髋关节或膝关节骨关节炎的患者设计的疾病特定测量工具。它由疼痛、僵硬程度和关节功能三方面的问题组成。它设计的方法十分有趣；设计者让患者通过使用的开放式和闭合式问题访谈过程了解各条目的相对重要性。WOMAC 量表经过充分的验证；它应用广泛，特别是在北美；其疼痛和关节功能量表被推荐为对评估这些特征所采用的主要的自我评价的测量工具 [15]。即便如此，WOMAC 仍然有许多批评者，多数与其结构的效力相关。条目不是以原本设想的疼痛和功能分组，而是以活动度分组，导致有些条目在疼痛和功能的方面有重叠。已显示此是物理功能评分的能力较差的原因，疼痛和功能评分不同时不能检测出改变 [15]。

　　在髋关节置换手术前后使用这些测量工具时，结果显示功能和疼痛症状明显改善，从而表明手术干预治疗的巨大影响。当术后随访患者评分获得满分时出现上限效应（天花板效应）；这限制了这些测量工具在检测不同假体类型及手术技术之间差别的能力，因为组间细微的信号改变被手术干预治疗所制造的巨大信号所掩盖（图 4-4）。

　　特定疾病和特定部位的问卷调查是有用的，它可确定诸如关节置换术的干预对与关节相关的事宜的临床效果，但不能够推论出患者的一般健康状态。世界卫生组织将"健康"定义为"不仅仅是没有疾病，而是一种完整的心理、生理和社会的幸福状态。"[16] 为了评估这一更广泛的概念，一般健康状态测定是必要的。使用这种类型测量的优点是，对关节置换术对个体的影响，给出了一个更全面的印象，并且可用于比较关节置换术和其他健康状态干预措施。这种比较在目前资源有限、费用必须合理使用的经济环境下，是非常有用的。

　　适用于关节置换术患者通用的测定方法包括 SF-36 和诺丁汉健康（Nottingham Health Profile）评估。SF-36 已得到很好的验证，它包含 8 个分量表，与身体健康、疼痛、社会功能、心理健康、情绪及整体健康感受相关。诺丁汉健康评估量表的长度与询问公共健康成员有关他们最在意的健康问题有关。此种评估法被发展，以解决批评者对以前条目只反映临床工作者而不是普通人群的设计观点。SF-36 及诺丁汉健康评估法两者不得不去处理有关表面效力而引起的细致问题 [10]。

　　虽然 SF-36 和诺丁汉健康问卷相对于普查工具要短（如相比 136 项疾病影响程度量表），但这两个量表仍使回答者有明显的负担，从而导致依从性降低。此外，老年和认知功能低的患者有时难以理解某些列举的问卷的含义。此外，使用此项量表的临床医师不得不考虑这些测定需要更频繁地去对跟踪试验或研究情况外部结果的个体实施。

　　所有已讨论的主观结果测量工具强调依据设

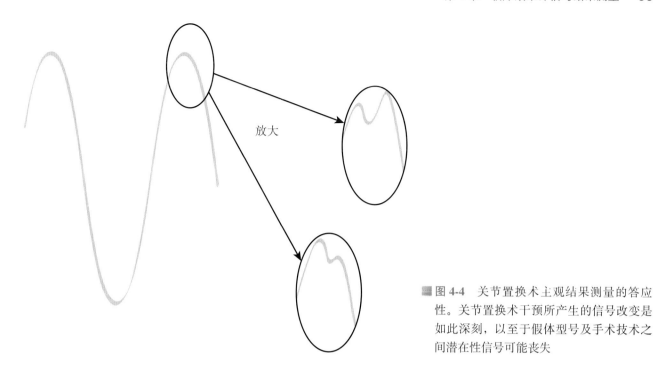

放大

■图 4-4　关节置换术主观结果测量的答应性。关节置换术干预所产生的信号改变是如此深刻，以至于假体型号及手术技术之间潜在性信号可能丧失

计的临床工作者或人群共同观点的理念的重要性，而未考虑受试者个体的观点。一些工具如患者特殊指数（Patient Specific Index）解决了上述缺陷，它们有对严重性和重要性主诉的清单（有关主诉的关注水平）。该工具已被用于全髋关节置换术并得到验证[17]。此类型工具潜在性地提供了个体化状态下关节置换术价值的真实情况。

主观结果测量的结果解释

如将主观效果测量产生的数据用于比较患者群体之间的结果，必须把某些人口学特征考虑在内。患者的性别和高龄会影响评分的高低。关节置换术后女性更易主诉较重的疼痛和较多的关节功能受限。年龄超过 85 岁的患者对主观效果评分呈负面影响。伴随的疼痛也会对评分有类似的不利影响，上述各项必须被考虑在内。Charnley 意识到了疾病的不良影响，于是引入了一种简单分类，即分为单关节受累、双侧患病、多关节受累三类，试图解决上述问题。Charnley 分类能影响特定疾病和全身测定的结果[14]。

解释主观健康测定的结果具有挑战性。分析可能显示在个体或群体之间的评分会有统计学上的差异，但对那些有临床意义改变的构成仍需作

出解释。困难的部分源于应用按数字顺序评分。这些评分无比率特征，因此不能确信其差别，如 5 与 10 之间与 30 与 35 之间的差别是相同的。对测定的条目倾向于集中在标度的中段范围。因此患者在此区域通过难度水平较在仅有很少条目的标度的最顶端通过难度水平获得的数字会膨胀[18]。研究者试图应用 Rasch 分析解决此问题。Rasch 模型是概率测定工具，它能用于检查依结构条目的层次顺序和间隔，将这些模式用于髋关节置换术的评估工具已显示在灵敏度方面的一些优点[19,20]。在此方面的进一步工作将可帮助我们更好地理解在这些测量的标度改变的真实意义。

可修订的患者因素的鉴定

应用评估工具的最终考虑是用这些测量去鉴定全髋关节置换术后结果差的高危险患者并将他们与普通人群对照。标准的方法是术前鉴别合并的疾病并处理好，但此方法对患者的心理状态注重较少。已显示 SF-36 与较高焦虑特征、模仿技能低下及轻度抑郁相关的精神部分量度评分较低。与术前心理状态评分较高的患者相比，这些患者术后疼痛评分多显示改善不多。这是值得手术医师考虑的。对这些患者用心理支持程序术前优化

将能改善主观效果。

SF-36 的心理评分是术后结果一个重要的预测指标。如临床医师不应用此测定法，则可考虑采用自我评定的 13 项疼痛灾难量表以鉴定处于危险状态的患者。此量度探讨了三个因素，即沉思、夸大和无助。灾难包括消极认识、对疼痛定向敏感和疼痛反应、情绪压抑、残疾及疼痛行为[22]。

小结

全国关节置换登记制度（National Joint Registers）可为整个骨科群体提供有关假体存留率的各种数据。登记的成功依赖于做关节置换的所有手术医师提供的相关信息。登记处给予假体及技术相关的反馈是改善结果的必要措施。

RSA 及数字化 EBRA 等技术对翻修患者起到预示的作用。应用这些技术研究新型假体及手术技术的结果可节省不良结果鉴定的滞后时间，而此不良结果在实时监视中是固有的。主观结果的测量能提供患者疾病状态及整个身体健康改变的信息。应用部位特定或疾病特定工具及全身健康测定可使数据互补。

多途径方便应用的结果测量法使具体的临床工作者选择不便。选择的测量方法应有心理学上的有效性，自我测定法可避免手术医师偏倚的危险。长的问卷可得到更多的信息，但增加了回答者的负担，也增加了条目被忽略的机会。临床医师应熟悉所选择的测量法，如此可使结果得到正确且有意义的解释。一些因素如性别、年龄、Charnley 分类等影响结果评分，在分析时必须考虑它们。

全身健康量表显示髋关节置换术会对健康有明显的影响，它们能提供此种干预相对其他健康干预措施的大小与重要性的证据。目前应用的测量法尚无一种能可靠地检测和解释假体与手术技术之间结果的细微的差别，评定心理体质的测量可鉴定术前用心理支持治疗达最佳状态的患者在术后结果获益的作用。

（高福强 译 李子荣 校）

参考文献

1. Malchau H, Garellick G, Eisler T, et al: Presidential guest address: The Swedish Hip Registry: Increasing the sensitivity by patient outcome data. Clin Orthop Relat Res 441:19-29, 2005.
2. Herberts P, Malchau H: Long-term registration has improved the quality of hip replacement: A review of the Swedish THR Register comparing 160,000 cases. Acta Orthop Scand 71:111-121, 2000.
3. Soderman P, Malchau H, Herberts P, et al: Outcome after total hip arthroplasty, part II: Disease-specific follow-up and the Swedish National Total Hip Arthroplasty Register. Acta Orthop Scand 72:113-119, 2001.
4. Hardoon SL, Lewsey JD, Gregg PJ, et al: Continuous monitoring of the performance of hip prostheses. J Bone Joint Surg Br 88:716-720, 2006.
5. Karrholm J, Herberts P, Hultmark P, et al: Radiostereometry of hip prostheses: Review of methodology and clinical results. Clin Orthop Relat Res 344:94-110, 1997.
6. Flivik G, Kristiansson I, Kesteris U, et al: Is removal of subchondral bone plate advantageous in cemented cup fixation? A randomized RSA study. Clin Orthop Relat Res 448:164-172, 2006.
7. Glyn-Jones S, Alfaro-Adrian J, Murray DW, et al: The influence of surgical approach on cemented stem stability: An RSA study. Clin Orthop Relat Res 448:87-91, 2006.
8. Phillips NJ, Stockley I, Wilkinson JM: Direct plain radiographic methods versus EBRA-Digital for measuring implant migration after total hip arthroplasty. J Arthroplasty 17:917-925, 2002.
9. Wilkinson JM, Hamer AJ, Elson RA, et al: Precision of EBRA-Digital software for monitoring implant migration after total hip arthroplasty. J Arthroplasty 17:910-916, 2002.
10. Jenkinson C: Evaluating the efficacy of medical treatment: Possibilities and limitations. Soc Sci Med 41:1395-1401, 1995.
11. Wright JG, Young NL: A comparison of different indices of responsiveness. J Clin Epidemiol 50:239-246, 1997.
12. Soderman P, Malchau H: Is the Harris hip score system useful to study the outcome of total hip replacement? Clin Orthop Relat Res 384:189-197, 2001.
13. Lieberman JR, Dorey F, Shekelle P, et al: Differences between patients' and physicians' evaluations of outcome after total hip arthroplasty. J Bone Joint Surg Am 78:835-838, 1996.
14. Garellick G, Herberts P, Malchau H: The value of clinical data scoring systems: Are traditional hip scoring systems adequate to use in evaluation after total hip surgery? J Arthroplasty 14:1024-1029, 1999.
15. Stratford PW, Kennedy DM: Does parallel item content on WOMAC's pain and function subscales limit its ability to detect change in functional status? BMC Musculoskelet Disord 5:17, 2004.
16. Dunbar MJ: Subjective outcomes after knee arthroplasty. Acta Orthop Scand Suppl 72:1-63, 2001.
17. Wright JG, Young NL: The patient-specific index: Asking patients what they want. J Bone Joint Surg Am 79:974-983, 1997.
18. Stucki G, Daltroy L, Katz JN, et al: Interpretation of change scores in ordinal clinical scales and health status measures: The whole may not equal the sum of the parts. J Clin Epidemiol 49:711-717, 1996.
19. Norquist JM, Fitzpatrick R, Dawson J, et al: Comparing alternative Rasch-based methods vs raw scores in measuring change in health. Med Care 42(1 Suppl):125-136, 2004.
20. Fitzpatrick R, Norquist JM, Dawson J, et al: Rasch scoring of outcomes of total hip replacement. J Clin Epidemiol 56:68-74, 2003.
21. Ayers DC, Franklin PD, Trief PM, et al: Psychological attributes of preoperative total joint replacement patients: Implications for optimal physical outcome. J Arthroplasty 19(7 Suppl 2):125-130, 2004.
22. D'Eon JL, Harris CA, Ellis JA: Testing factorial validity and gender invariance of the pain catastrophizing scale. J Behav Med 27:361-372, 2004.

第二部分

重 建

本部分概要

第 5 章

髋关节镜

Joseph C. McCarthy, Jo-Ann Lee

在现代骨科实践中，髋关节疾病的早期诊断和微创治疗的重要性进一步增加。早在 1931 年 Bruman 就介绍了髋关节镜，但直到 20 世纪 80 年代，Eriksson 等[1]提出了通过关节囊膨胀和牵引来获得股骨头和盂唇足够的视野之后，该技术在临床上才得到应用。之后，Glick 等[2]叙述了侧卧位手术、工作套管和解剖标志等。

尽管骨性髋臼、纤维关节囊和肌肉组织等结构的存在造成解剖上的阻挡，但髋关节镜仍然可以对髋关节进行全面的检查。由于相对更接近坐骨神经、股外侧皮神经和股神经血管结构，使这项操作在技术上有其自身的危险性和潜在的并发症。虽然存在这些解剖上的挑战，随着技术和器械的改进，髋关节镜已能处理髋部各种关节内、外病变。

髋关节镜手术的合适患者为存在机械症状者，包括弹响和交锁等，这些致痛性症状通常影响功能。在成人，关节内疾患所致的髋部疼痛可以表现在腹股沟前方、大腿前方、臀部、大转子或膝内侧。疼痛通常在活动后加重，冰敷、休息、非甾体抗炎药物和[...]等保守治疗无效。

McCarthy 和 Busconi[3] 对影像学表现和髋关节镜发现的[...]性进行了研究，发现大多数也是常被忽略的[...]疼痛原因为髋臼盂唇损伤。关节镜所检测到的髋臼盂唇损伤与腹股沟前方疼痛症状明显[...]

用于检测顽固性髋部疼痛的影像学方法，如 X 线平片、关节造影、骨闪烁显像、CT 和 MRI 等，通常不能发现关节内病变。对于退变性关节疾病（degenerative joint disease，DJD），平片可以显示钙化的游离体和关节间隙狭窄，但不能显示盂唇撕裂和早期 DJD 的局限性软骨改变。CT 和 MRI 联合应用对照剂，如钆剂，被证明可以提高诊断率，主要是提高盂唇损伤的检出率[4]。

盂唇撕裂

盂唇撕裂是机械性髋关节症状的主要病因[5-10]。可根据损伤部位、形态和相关的关节改变对盂唇撕裂进行分类，根据部位可分为前方、后方和上方（外侧），文献报道的髋臼盂唇损伤多发生在前方。盂唇撕裂的病因仍存在争论，广为接受的理论是，髋臼负重区在遭受扭转和过伸外力时，前缘盂唇处在高机械状态下，使其易于损伤和磨损。

损伤发生在盂唇的前内侧部分（图 5-1）。症状可能发生在创伤后，如坠落或扭伤，对有些持续或反复轻微损伤或存在与体育运动相关的顽固性髋部疼痛的患者，也可能隐匿发病。体育活动（如网球、空手道、曲棍球、橄榄球和足球等）过程中一些激烈的枢轴旋转动作常常是致伤原因。无脱位的轻微损伤患者几乎一定有前方撕裂，合并机械症状和顽固性疼痛。继发于创伤的盂唇撕裂通常位于一个特定的区域，依赖于创伤的方向和范围。体格检查发现可能包括下列一个或全部：McCarthy 征阳性（双髋完全屈曲，先以外旋位，然后以内旋位伸直受累髋关节，再现疼痛）；屈曲、内收、内旋髋关节时腹股沟疼痛；患侧直腿抬高抵抗时腹股沟前方疼痛[6]。

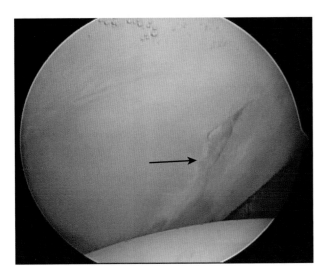

目前颇受关注的是髋臼和股骨近端的先天性异常，这些畸形有时会使股骨头前方偏心距减小，从而导致"凸轮"或"钳夹"型撞击（或两者同时存在）[11-12]。这些病例无论是病因还是损伤部位都会不同，由骨性撞击导致的盂唇损伤虽然也位于前方象限，但主要发生在前外侧（图 5-2）。

体格检查时症状诱发的体位也有助于确定损伤机制。一般来说，如果损伤机制是由于过伸或枢轴旋转，当髋关节在外旋位由屈曲到伸直的过程中会诱发痛性弹响，如同前述的 McCarthy 试验。如果损伤机制是撞击，疼痛会由屈曲、内旋诱发。采用股骨头或髋臼缘的骨软骨成形术来矫正撞击可能会损害盂唇和邻近的软骨，其效果尚需进一步的研究。无论损伤的原因是什么，这些关节内病变都是不可忽视的问题，因为病变起源于盂唇 - 软骨交界处，这些区域基本无血供，缺乏愈合能力。

软骨损伤

髋臼软骨损伤可发生在游离体、后脱位、骨坏死、股骨头骺滑脱、髋发育不良和退行性骨关节炎，也常见于盂唇撕裂。软骨损伤与盂唇撕裂紧密相连，最常发生在前方髋臼。软骨损伤的严重程度与手术结果高度相关，损伤的程度可依Outerbridge 标准分级[13]。盂唇磨损或撕裂的病例

通常都有软骨损伤，大多数位于盂唇损伤区域的髋臼 - 软骨交界处[14]。盂唇磨损或撕裂患者的软骨损伤程度比盂唇正常者更严重（Outerbridge 分级Ⅲ级或Ⅳ级）（图 5-3）。

最常见的软骨损伤是分水岭损伤（watershed lesion）（图 5-4）。这种损伤包括盂唇撕裂和盂唇 - 软骨交界处的髋臼软骨从关节面分离。发生在盂唇 - 软骨交界处的分水岭损伤会使邻近的髋臼软骨松动。当损伤的盂唇软骨承受反复的负荷时，关节液被泵入髋臼软骨之下，从而导致关节软骨分层。通过同样的机制，关节液最终浸入软骨下骨，形成软骨下骨囊性变。这种囊性变是结

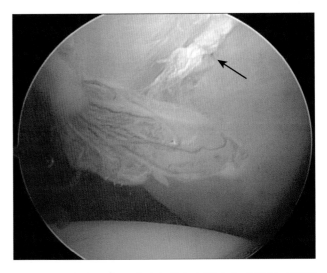

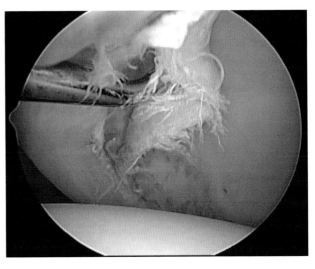

果，而不是使患者产生症状的原因，认识到这一点很重要（图 5-5）。平片上未显示关节间隙狭窄和其他退变性改变时，有时也可发现这种囊性变，但 MRI 更易检出。

与软骨下骨囊性变一样，盂唇撕裂和软骨损伤相关的髋臼囊性变也是患者机械性症状的结果而不是原因。McCarthy 等报道了 436 例行髋关

节镜手术的患者，几乎所有的盂唇损伤（234 例，93.6%）都位于髋臼的前方象限。后方盂唇病变的发生更常与独特的创伤方式有关，典型的是肢体承受冲击式负荷。盂唇撕裂患者中 73% 合并髋臼软骨损伤，其中 94% 与盂唇撕裂位于同一象限。这一研究说明，沿髋臼边缘的盂唇撕裂能导致邻近盂唇的关节软骨发生分层，最终引起整个盂唇的盂唇撕脱和关节软骨的退变。

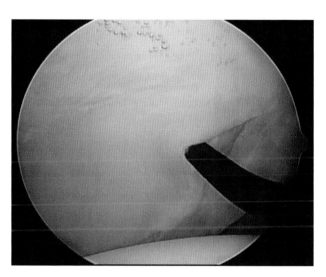

■ 图 5-4 探钩显示的髋臼软骨分离，在分水岭区可见前方盂唇撕裂

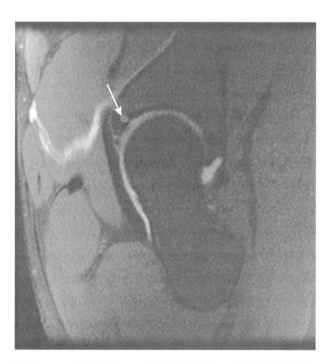

■ 图 5-5 关节造影 MRI 显示邻近前方盂唇撕裂处的软骨下髋臼囊性变（箭头所示）

游离体

钙化的游离体很容易通过 X 线片发现。如果 X 线平片上不明显，CT 或 MRI（使用或不使用对照增强）会更敏感。机械性症状，如交锁或逮住感，在临床上更应引起注意。关节镜可以确诊，同时可用微创技术治疗。游离体可是孤立的碎片，也可多个聚集，如滑膜软骨瘤病。

滑膜病变

滑膜软骨瘤病的治疗包括关节镜下取出游离体（5～300），此常需分碎术，特别是当游离体聚集于髋臼窝时；应同时处理关节损伤；行部分滑膜切除。尽管有 10%～14% 复发率的报道，但在缺乏晚期软骨破坏之前再次行关节镜手术仍是有益的[15]。关节镜下滑膜清理术有助于处理炎症情况，如色素沉着绒毛结节滑膜炎。关节镜下滑膜清理术的一个显著优点是缩短了康复时间。类风湿性关节炎合并剧烈疼痛且保守治疗无效时，关节镜下灌洗、滑膜活检和（或）滑膜切除以及关节内软骨损伤的处理也是有价值的，治疗结果与关节软骨受累的程度直接相关。

结晶性疾病，如痛风或假性痛风，通常合并早期 DJD，产生剧烈的髋关节疼痛。这种情况不易检出，除非同时存在盂唇或软骨损伤。关节镜治疗包括充分灌洗和机械性清除结晶物，因结晶物广泛分布于整个滑膜并可嵌入关节软骨。同期的滑膜活检可有助于诊断和治疗。

全髋关节置换术后

全髋关节置换术后仍有疼痛的患者通常可用常规方法诊断，包括临床查体（如下肢不等长、

外展无力）和 X 线检查（如假体松动、移位、转子部骨不连）或特殊检查（如骨扫描、抽吸关节液以检测隐匿松动或感染）。如果患者各项检查阴性，保守治疗又无效时，关节镜可确定诊断。同时，可以通过关节镜取出关节内的第三体，如断裂的金属或松动的螺钉。

创伤后

当异物和其他碎片，如弹片，产生关节内症状时可通过关节镜清除。脱位和骨折脱位可导致血肿、游离体、盂唇损伤以及股骨头或髋臼软骨面的剪切损伤，这些在 MRI 上不易被检出，但可在关节镜下确诊并处理。

禁忌证

应在术前排除一些关节不适，如与肝炎和结肠炎相关的关节痛或其他原因如 L1 压缩骨折引起的髋部疼痛。关节周围病变，如股骨颈应力骨折、耻骨和坐骨的不全骨折和暂时性骨质疏松，最好也不用关节镜治疗。特殊情况下，如骨坏死和滑膜炎，如无机械性症状，也不适合关节镜治疗。

如有急性皮肤破损或溃疡，特别是位于关节镜通道附近，应在实施关节镜手术前治愈；如感染合并骨髓炎或脓肿形成应进行切开手术。

有些情况限制髋关节牵引的可能性，如关节强直、异位骨化、关节间隙狭窄或髋臼窝过度内陷，是关节镜的禁忌证。病态肥胖症是相对禁忌证，不只是因为牵引受限，而是关节镜器械的长度不足以深达关节。笔者认为，晚期骨关节炎也是关节镜的禁忌证。

手术技术

侧卧位由 Glick 提出并推广，该体位可通过转子旁入路进入关节，允许对关节的前方部分进行观察和操作，此区域也是关节内病变最常发生的部位。精确的套管置入是获得最佳视野和手术成功的关键。

主要的通道包括转子前上和后上、转子前和后、前方、前外侧和下方。前方通道的位置是髂前上棘向下与大转子水平线的交叉处；前外侧通道从大转子和前方通道的中间进入；前下方通道位于大转子前下方股肌结节水平；前上缘通道位于转子上嵴前、中 1/3 交界处，尽量贴近骨质，向头侧指向髋臼窝；后上转子通道位于转子上嵴中、后 1/3 交界处。

可先通过脊髓穿刺针放入导丝，沿导丝置入套管。作者更喜欢先使用锥形尖头的伸缩套管进入关节，然后使用交换棒过渡后置入关节镜。首先使用 30° 关节镜由后上转子通道进入，对关节的后方部分进行观察，包括股骨头的后 3/4、髋臼、盂唇、滑膜和圆韧带。前上转子套管方便流出液体和通过手术器械。伸缩套管允许根据通道的需要进行扩张。要获得关节内的完全检查可以有几种选择。可以改用 70° 关节镜，它可以转到前上转子通道，也可以通过附加关节囊穿刺套管插入。如果需要第三个通道，可以使用前方入路。这样就需要特殊加长的关节镜器械，可以通过足够长和坚固的套管来穿过软组织，并且允许通道间器械交换。

在开展此项技术的初期一般需要一套完整的髋关节镜器械。医生应制订常规的顺序来对整个中央间室进行检查，在进入外周间室之前应完成中央间室所有的操作。

主要的手术操作在中央间室。可以用鳄鱼嘴抓钳或吸引篮式抓钳取出游离体，大的或聚集成团的游离体可能需要先用刨削设备粉碎后由套管取出。对于盂唇撕裂使用加长的直或弯头刨削刀清理。关节镜下盂唇撕裂的处理包括细心的清理直至基底稳定，达到健康外观的组织，同时保护关节囊侧盂唇组织。盂唇是一种重要的解剖结构，应避免过多地切除。

活瓣状软骨损伤需要使用直或弯的刨削器、带角度篮钳和带有直或可折弯头的电热工具行软骨成形术。如果是全厚软骨缺损，可对软骨下骨钻孔或使用微骨折技术以促进纤维软骨形成，软骨损伤的微骨折可以使用直或弯头的尖凿。损伤的圆韧带可以用弯头刨削清理或（和）低温皱缩。

如果手术要在外周间室完成，需要使用前方或上方转子周围通道。放松牵引，将髋关节屈曲 30°～45°。引起撞击的骨赘可以在透视下用无帽的磨头切除。使用直或弯头的刨削器可以进行部分滑膜切除。有时在外周间室也会发现游离体，可以从关节外间隙取出，必要时使用透视。

并发症

关节镜的并发症分为持续性和暂时性两类。坐骨神经或股神经麻痹、缺血性坏死、筋膜间室综合征、灌注液外渗和器械断裂都有报道。最常见的并发症是暂时性腓总神经或阴部神经功能麻痹和软骨划伤，都与操作困难和长时间牵引有关。为了避免并发症的发生，持续牵引的时间最好少于 1 小时。如手术时间长，可暂时放松一下牵引。

要达到牵引效果，需要完全放松大腿肌肉。为了方便牵引，下肢体位可将髋关节轻度屈曲和外展，足轻度外旋。将衬垫包裹良好的阻挡柱垂直于身体长轴放置于坐骨结节远端 10 ~ 15cm 处以适应外展力量。

为了减少医源性盂唇或软骨损伤，使用透视来确保股骨头的上方软骨面被牵引到距离盂唇边缘 7 ~ 10mm 的位置。将股骨头牵离髋臼所需的实际牵引力因人而异，据报道为 25lb（约 112N）~ 200lb（约 900N）。多数病例的牵引力为 50lb 或更小（≤ 225N）。需要反复强调的是，要监测牵引的长度，时间小于 1 小时。另外，在器械插入前可以注射生理盐水以使关节囊膨胀。

结果

如前所述，关节镜在治疗存在 DJD 的病变时有其局限性。盂唇清理、软骨损伤的软骨成形和微骨折钻孔、游离体的取出或部分滑膜切除可以缓解因枢轴旋转、扭伤、过伸损伤或突然外展或（和）旋转髋关节所引起的痛性机械症状。如本章前文所述，多数髋关节病变位于前方象限。在平片上首先要观察关节的上方部分，除非是前方象限存在广泛的软骨缺损，这一部分通常都被保留。即使是斜侧位片也不能显示局灶的软骨缺损，核磁关节造影对于诊断Ⅲ级或Ⅳ级的软骨损伤也常不可靠。如果怀疑有这些病变，关节镜也许是诊断的最佳方法。

作者对 14 年来 1260 例关节镜病例进行了总结。1195 髋（68%）存在盂唇撕裂，其中 98% 位于前方象限。然而未预料到的是，软骨损伤的数目超过了盂唇损伤（71%），其中 95% 位于前方象限。值得关注的是这些损伤的严重程度，50% 为 Outerbridge Ⅲ ~ Ⅳ级。这些患者中平均有 40% 在 2 年内进行了全髋关节置换。

这一发现与 Farjo 等报道的结果类似。据 Farjo 报道[10]，不合并关节炎的 14 例患者中 10 例结果良好，而 14 例合并关节炎的患者中只有 3 例获得好的结果。Byrd 和 Jones[9] 也报道，盂唇撕裂或游离体患者术后改良 Harris 髋关节评分提高了 27 分，而存在退行性关节炎的患者只提高了 14 分。

小结

患者的术后结果与盂唇和软骨损伤的分期或范围直接相关，早期诊断没有得到足够的重视。盂唇是髋关节的一个重要解剖结构，具有许多功能。盂唇切除的量应尽量少或将其重固定，避免过多地切除盂唇，特别是髋关节发育不良的患者。盂唇的关节囊部分要始终保留。也应避免常规关节囊皱缩。手术结束时，关节内可注射丁哌卡因镇痛。不主张注射糖皮质激素，因为会增加术后感染的危险性[20,21]。

对 DJD 患者要首先注意到其现实的结果。机械性症状如绞住感和交锁等合并锐痛通常可以通过关节镜清理缓解或减轻。尽管与剧烈或长期活动有关的深部疼痛常常持续存在，但也要注意到活动度会有一定程度的增加，而"无痛"的关节是不切实际的预期。虽然关节镜治疗的目的是延长生物关节的使用寿命，也并不排除进一步手术治疗的可能，如未来的关节置换。关节寿命的长短有许多变数，特别是患者的运动水平、痛阈以及起决定作用的软骨损坏范围。

随着关节镜技术和器械的进步，已经可以对盂唇和软骨损伤，以及产生顽固性髋部疼痛的各种关节内病变通过髋关节镜诊断和治疗。牵引技术和髋关节专用器械的发展克服了许多解剖上的约束，所以对于技术熟练的医生来说现在甚至可以作为门诊手术安全开展。常规使用有效的结果评价方法将有助于确定该技术真正的适应证和作用。

（王卫国 译　李子荣 校）

参考文献

1. Eriksson E, Arvidsson I, Arvidsson H: Diagnostic and operative arthroscopy of the hip. Orthopedics 9:169-176, 1986.
2. Glick JM, Sampson TG, Gordon RB, et al: Hip arthroscopy by the lateral approach. Arthroscopy 3:4-12, 1987.
3. McCarthy JC, Busconi B: The role of hip arthroscopy in the diagnosis and treatment of hip disease. Orthopedics 18:753-756, 1995.
4. Newberg AH, Newman JS: Imaging the painful hip. Clin Orthop 406:19-28, 2003.
5. McCarthy JC, Noble PC, Schuck MR, et al: The Otto E. Aufranc Award: The role of labral lesions to development of early degenerative hip disease. Clin Orthop 393:25-37, 2001.
6. McCarthy JC, Lee JA: Acetabular dysplasia: A paradigm of arthroscopic examination of chondral injuries. Clin Orthop 405:122-128, 2002.
7. Glick JM: Hip arthroscopy: The lateral approach. Clin Sports Med 20:733-747, 2001.
8. DeAngelis NA, Busconi BD: Assessment and differential diagnosis of the painful hip. Clin Orthop 406:11-18, 2003.
9. Byrd JW, Jones KS: Prospective analysis of hip arthroscopy with 2-year follow-up. Arthroscopy 16:578-587, 2000.
10. Farjo LA, Glick JM, Sampson TG: Hip arthroscopy for acetabular labral tears. Arthroscopy 15:132-137, 1999.
11. Philippon MJ, Schenker ML: Arthroscopy for the treatment of femoroacetabular impingement in the athlete. Clin Sports Med 25:299-308, 2006.
12. Clohisy JC, McClure JT: Treatment of anterior femoroacetabular impingement with combined hip arthroscopy and limited anterior decompression. Iowa Orthop J 25:164-171, 2005.
13. Outerbridge R: The etiology of chondromalacia patellae. J Bone Joint Surg Br 43:752-754, 1961.
14. McCarthy JC, Noble PC, Schuck MR, et al: The watershed labral lesion: Its relationship to early arthritis of the hip. J Arthroplasty 16(8 Suppl 1):81-87, 2001.
15. Krebs VE: The role of hip arthroscopy in the treatment of synovial disorders and loose bodies. Clin Orthop 406:48-59, 2003.
16. Clarke MT, Arora A, Villar RN: Hip arthroscopy: Complications in 1054 cases. Clin Orthop 406:84-88, 2003.
17. Funke EL, Munzinger U: Complications in hip arthroscopy. Arthroscopy 12:156-159, 1996.
18. Bartlett CS, DiFelice GS, Buly RL, et al: Cardiac arrest as a result of intraabdominal extravasation of fluid during arthroscopic removal of a loose body from the hip joint of a patient with an acetabular fracture. J Orthop Trauma 12:294-299, 1998.
19. Sampson TG: Complications of hip arthroscopy. Clin Sports Med 20:831-835, 2001.
20. Armstrong RW, Bolding F: Septic arthritis after arthroscopy: The contributing roles of intraarticular steroids and environmental factors. Am J Infect Control 22:16-18, 1994.
21. Montgomery SC, Campbell J: Septic arthritis following arthroscopy and intra-articular steroids. J Bone Joint Surg Br 71:540, 1989.

第 6 章

股骨髋臼骨成形术

Rafael J. Sierra，P.D. Michael Leunig，Reinhold Ganz

20世纪60年代中期和70年代，Murray[1]和Stulberg等[2]提出了异常的髋部解剖为骨关节炎可能的病因学。这些异常，即所谓枪柄样畸形或股骨头倾斜畸形，在当时就已认识到，但它们导致骨关节炎的病理生理机制却未被阐明。在20世纪80年代中期，Harris[3]也提出了畸形和原发性骨关节炎（目前已没有此命名）之间的因果关系。自20世纪90年代中期以来人们公认：严重的解剖畸形[4]通过我们目前已知的股骨髋臼撞击（femoroacetabullar impingement，FAI）的机制导致软骨退变[5,6]。FAI及其影响现已被作为关节炎前的一种状态而广为研究。现在我们知道，严重解剖畸形不是必要条件，即使是轻微的解剖畸形（通常未被发现）也可以通过同样的病理生理机制导致骨关节炎[7,8]。

本章讨论FAI的概念及其在骨关节炎发生中的病理生理作用。也一并介绍其背景知识，包括治疗方法，即作者目前所使用的手术技术（髋关节脱位手术和股骨髋臼骨成形术）。同时就手术的适应证和禁忌证、手术技术、目前为止文献报道的临床结果进行讨论。

股骨髋臼撞击症的概念及其临床表现

FAI的概念非常简单，是指当髋关节活动时，最常见的是屈曲和内旋时，股骨近端与自身髋臼反复接触。由于体征简单且隐匿，此现象多年未被认识。

此类患者多数年轻且活跃，主诉活动时腹股沟区疼痛。髋关节的结构异常会因FAI而减少活动度，但有些从事超活动范围运动的患者（如芭蕾舞者、瑜伽练习者、登山者、武术家）可具有完全正常甚至过大的活动度。

查体时撞击为阳性，该试验最早是用来检查髋关节发育不良髋臼缘异常的患者[9]：将髋关节屈曲90°，最大程度内旋、内收，前上方髋臼缘和股骨颈的接触会引发疼痛（图6-1A）。在髋关节不同屈曲度进行试验，一般屈曲度越大引发的疼痛越重。另一种髋关节激发试验是后方撞击试验[10]：患者仰卧，双侧下肢悬垂于检查床远侧边缘（图6-1B），将健侧极度屈曲并由患者双手抱住。在FAI患者，此试验用来评价后侧髋臼软骨的损伤。对悬垂的肢体施行突然的外旋，股骨头接触后方髋臼软骨和髋臼缘。如果该试验引出臀部疼痛，则说明已经发生后方软骨的退变，见于髋臼后倾合并前方FAI的患者，即所谓对冲伤（contrecoup lesion）[11]。

股骨髋臼撞击症的分型和病理生理

依据髋关节的结构异常和术中所见，FAI起初被分为两种类型：凸轮型（cam）和钳夹型（pincer）FAI。随着临床经验的积累，我们发现同时存在凸轮型和钳夹型FAI的情况更常见——在我们的病例中占80%[11]。

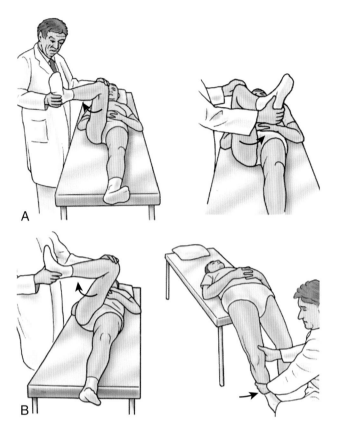

■ 图 6-1　**A**，撞击试验。患者被动屈曲、内旋和内收，引发与股骨髋臼撞击相关的症状。**B**，后方撞击试验。后方髋臼受累，当患肢强力外旋时引出后方疼痛

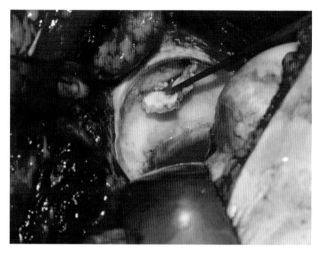

■ 图 6-2　运动时作用于髋臼缘的剪切力产生由外向内的摩擦并最终使前上方软骨由软骨下骨撕裂，最常见于前上缘区域

凸轮型股骨髋臼撞击症

凸轮型 FAI（10%）[6,11-13] 在从事体育运动的男性和重体力劳动者更常见。这种患者多具有股骨近端外形异常，如头 - 颈偏心距减小，见于病理性股骨头倾斜或枪柄样畸形[2,16]、股骨头骺滑脱[5]、创伤后畸形、股骨颈骨折不愈合[17]、股骨旋后、髋内翻或股骨头坏死伴头变扁等[18]。在这些疾病中，在屈曲、内旋时阻止形态异常的股骨头进入髋臼的过程中产生的剪切力作用于髋臼缘，产生由外向内的摩擦，最终将软骨从软骨下骨撕开，最常发生于前上缘区域（图 6-2）。MRI 上所见到的盂唇撕裂并非盂唇的撕开，而是软骨与盂唇的分离。

钳夹型股骨髋臼撞击症

钳夹型 FAI（10%）发生于髋臼形态异常的患者，最常见于髋臼后倾[19,21,22]，但也见于髋臼过伸或内陷的患者。髋臼后倾由 Reynolds 及其同事提出[19]。这些病例的髋臼向前外侧正常开口，但在矢状面更指向后外侧。正常髋关节由头端向尾端呈螺旋形并逐渐前倾。髋臼后倾时尾端正常前倾，但头端后倾或前倾小于正常关节（头端后倾）。髋臼后倾在因骨关节炎而行全髋关节置换的患者中占 20%，在总体人群中占 5%[20]。髋臼后倾也与其他一些特殊疾病有关，如 Legg-Calvé-Perthes 病[22]、膀胱外翻[23]、神经肌肉障碍[24] 和近段股骨局灶性缺损[25]。它也可以是髋关节发育不良[22-26]、骨盆截骨失败[27]，或小于 6 岁，在 Y 形骨骺闭合之前。

髋臼过深或内陷更常见于女性，总体过度覆盖导致钳夹型 FAI[6,11,12]。这种类型的 FAI 也发生在从事超髋关节活动范围运动的人。局部或总体过度覆盖导致的钳夹型 FAI 使股骨头 - 颈交界处与髋臼缘之间在关节活动范围内引起撞击点，最常发生在屈曲、内旋时，但是在伸直、外旋时也可发生。这种类型的 FAI 盂唇损伤发生早，连续的桥台形成导致盂唇退变、内生囊肿形成或髋臼缘过多的骨沉积（导致过度覆盖更加严重）。这种类型的 FAI 造成的软骨损伤更靠近外周，但通常限于一个狭窄的区带，最常见的是位于前上髋臼缘的软化。持续的前方撞击可导致股骨头在屈曲时后方半脱位，引起髋臼后下方或股骨头后内侧的

软骨损害。据报道，这种对冲伤在晚期钳夹型 FAI 的发生率在髋臼侧为 30%，股骨头为 60%[11]。

混合型股骨髋臼撞击症

在临床实践中，最常见的是混合型 FAI（80%）。多数患者存在一定程度的髋臼后倾和轻到中度的股骨近端异常。长期存在的 FAI 常常由于在髋臼缘或股骨头 - 颈区过多的骨沉积而使解剖异常进一步加重。如果能得到早期诊断，这种类型 FAI 的发生率可以降低，单纯类型的 FAI 比率将升高。

诊断方法

X 线平片

骨盆前后位 X 线片上可得到 FAI 的多数信息，但投照时骨盆位置非常重要[29]。目前普遍认为，合格的前后位片为两侧髂骨翼和闭孔完全对称，尾骨位于正中心且距离耻骨联合 0 ～ 2cm。同时曝光条件必须合适以充分显示髋臼的轮廓，特别是前后壁、坐骨棘、眉弓以及髋臼外缘[29]。如果拍摄位置不好，当进行角度测量和髋臼倾斜的观察时就要将非真实的骨盆倾斜和旋转因素考虑在内。

在前后位骨盆 X 线片上可以看到股骨近端的异常解剖。如果股骨头的外侧轮廓呈凸形，延伸到股骨颈基底部，称为"枪柄畸形"；如果股骨头骺向外突出并超出肱骨头的圆形轮廓，称为"非球形"。要注意股骨颈畸形和高位股骨头小凹，这种情况通常合并股骨头的上下径小于内外径。股骨头的非球形突出通常位于前外侧，前后位 X 线片不一定会发现[30]。

髋臼后倾可在标准的骨盆前后位片上观察。正常髋关节髋臼前后壁的轮廓通常在上方和外侧相交，这说明髋臼前倾。Reynolds 等[19] 将前后壁轮廓边缘在更远的地方相交的情况称为"交叉"征（"crossover"sign），提示髋臼后倾（图 6-3）。Kalberer 等[31] 则提出了坐骨棘突出征（prominence of the ischial spine sign，PRIS 征）来衡量髋臼后倾。在他们的研究中，以交叉征作为测量后倾的金标准，用 PRIS 征的出现来诊断髋臼后倾。结果发现其敏感度为 91%，特异度为 98%，阳性预测值为 98%，阴性预测值为 92%。此研究说明了坐骨

棘作为髋部疼痛患者髋臼后倾筛选工具的可信性。交叉征和 PRIS 征对于 X 线片评价骨盆倾斜和旋转都具有较高的敏感性（图 6-3）。

当髋臼窝的基底与髂坐线接触说明髋臼过深（coxa profunda），当股骨头向内越过髂坐线为髋臼突入（protrusio acetabuli）（图 6-4）[32]。还有一些

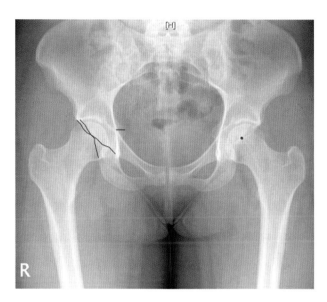

■ 图 6-3 腹股沟疼痛患者前后位 X 线片，可见交叉征和坐骨棘突出（PRIS 征阳性），提示双侧髋臼后倾。在正常髋关节，坐骨棘在骨盆边缘几乎不可看见，最常见的是位于髂耻线内侧。左侧的红点表示前后壁的交叉点。右侧的红线指示坐骨棘突出

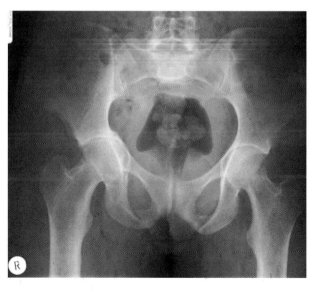

■ 图 6-4 前后位片显示髋臼总体过度覆盖或髋臼内陷，股骨头越过髂坐线

较少见的 X 线征象也有助于 FAI 的诊断和手术方法的选择。后壁征常用于评价后壁的覆盖[19,33]。髋臼后壁的轮廓在前后位 X 线片上应位于股骨头的中心或外侧。如果后壁征为阳性（后壁边缘位于股骨头内侧），髋臼截骨重定位手术（翻转髋臼周围截骨）是否适合用于治疗髋臼后倾引起的症状就值得商榷[33]。

凸轮型 FAI 股骨头 - 颈交界处周围的骨赘形成在前后位骨盆片上表现为该区域的一条硬化带，也提示 FAI 存在的时间较长。混合型 FAI 患者髋臼骨化也应引起注意，因为它可能表示疲劳骨折合并前上方软骨退变[34]。在有些髋臼过深和后方髋臼撞击的患者，在标准 X 线片上常见到髋臼缘的双边征（double contour sign）。MRI 显示这是骨沉积的结果，而不是盂唇骨化。据报道，股骨头 - 颈交界处前上方的纤维囊性改变（疝凹）在前方 FAI 中的出现率约为 33%[35]。

骨盆前后位片上出现交叉征以及穿桌侧位片上出现股骨头 - 颈交界处前方的突起通常提示FAI[36]。出现突起时对拍片时肢体的位置非常敏感，拍片时应将肢体置于内旋位以更好地显示股骨头的非球形。骨盆前后位片只能显示股骨头 - 颈交界处的外侧，而穿桌侧位片只能显示头 - 颈交界处的前侧：股骨头 - 颈交界区的前外侧正是常常出现异常的部位，在其他方向的片子上无法显示。特别是，在这个区域使用垂直于髋臼真实平面的特殊放射状序列 MR 关节造影[37-39]能提供非常有价值的信息。

通常使用 Tönnis 的标准对骨关节炎进行分级[40]。但是对于 FAI 患者来说，这一标准的价值有限。内顶部扇区的关节在前后位和侧位片上都不能很好地显示[32]。尽管多数患者有明显的症状和髋臼软骨损坏（手术或 MR 关节造影发现），但可能 X 线片显示完全正常。

MR 关节造影

尽管髋关节常规 CT 和三维 CT 都已用于评价髋臼方向和 FAI，MR 关节造影用来诊断这类疾病仍具有重要价值并已广为接受[37-39,41,42]。Locher 等阐述了 MR 关节造影的步骤[37]。简言之，应进行轴位、斜冠状位、斜矢状位和放射位序列扫描。放射位序列是与股骨头 - 颈交界处正交的质子密度加权序列，也是与髋臼平面垂直的

真正的轴向层面的重建。斜矢状位则与髋臼平面平行（图 6-5）。

MR 关节造影常用来诊断盂唇病变、关节软骨退变、骨内的囊肿形成和股骨头 - 颈交界处异常，所有这些对于 FAI 的治疗都很重要。FAI 患者常存在盂唇撕裂[39]，有报道 MR 处对诊断这类盂唇撕裂的敏感性和特异性分别为 63% 和 71%[41]。如果稍增加一些视野，其敏感性可以提高到92%[42]。这些撕裂常见于 T2 加权相，显示为增强的异常信号延伸到关节面[37]。在 T1 相也常会看到对照剂渗入撕裂部位。髋关节发育不良的患者通常在肥大的盂唇内见到撕裂，并常伴有骨内囊肿形成。与之相比，FAI 患者的盂唇撕裂很少合并类似改变[39]。

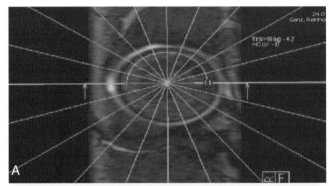

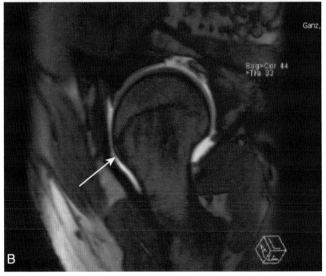

■ 图 6-5　A 和 B，通过股骨颈的放射位 MRI 序列。显示股骨髋臼撞击症，在股骨头 - 颈交界处有一个凸轮型病变（箭头所示）

MR 关节造影也可检出髋臼软骨退变，但与术中实际所见相比可靠性低。软骨状态的判断对于 FAI 患者的术前计划非常重要[32]。软骨病变常位于前上方，凸轮型 FAI 后期患者在这一区域的软骨病变范围会由于由外向内的剪切应力而扩大[11,12]。但髋臼软骨的剥离和层裂在 MRI 上有时不能看到。髋臼上方囊性变的存在和范围往往在平片上不能发现，但在 MRI 上常会见到，并提示病情更严重。发现股骨头向软骨缺损区的移位也相当重要（图 6-6），此改变为后部对照剂宽度较前部宽，股骨头的移位也提示病变已进展到晚期[32]。

Notzli 和同事[15]描述了与凸轮型 FAI 相关的异常股骨形态。由股骨头中心到股骨颈中心做一连线，再由股骨头中心到头 - 颈交界处轮廓偏离股骨头圆形的临界点做一连线，两线之间的夹角为 α 角[15]。有临床症状的 FAI 患者的 α 角平均为 74°，而对照组为 42°。在 MRI 上对同一组患者中股骨颈宽度和股骨头直径的关系（头 - 颈偏心距）也进行了测量。股骨头 - 颈交界处宽度的测量方法：沿股骨颈的长轴宽度等于股骨头半径和 1/2 半径之间的距离，记录到前方和后方皮质的垂直距离（矫正患者体型差异），计算其与半径的比值。具有症状性 FAI 患者的比值也会升高。

利用特殊的放射状序列重建，现代 MR 关节造影技术有可能对股骨头 - 颈交界处进行 360°观察[37]。这些序列对发现头 - 颈偏心距的变化和撞击的形成非常敏感，而这些病变在常规 X 线片不常被发现，在轴位 MRI 上也不能发现（图 6-5B）。

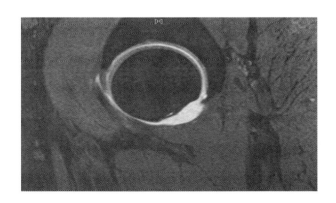

图 6-6 MR 关节造影显示股骨头向软骨缺损区移位。注意关节前方间隙减小，更厚的对照剂堆积于关节后方间隙，说明股骨头向前移位

利用这些序列，医生可以对术中所需要切除的骨量进行估计。

背景工作

肌间后外侧手术入路

1950 年，Gibson[43]提出了一种髋关节手术入路，包括后方皮肤切口，将臀大肌前缘由髂胫束上分离。按照这个方法，将臀中肌和臀小肌从大转子上分离后可显露髋关节深部。这种后方显露有别于传统的 Kocher-Langenbeck 法[44]，前方的臀中肌纤维不被破坏。臀中肌是髋关节强有力的外展肌，要尽一切努力来保护其功能，特别是对年轻患者。

Nork 等[45]的解剖研究发现，臀下神经和动脉分支[1-4]恒定地位于臀大肌和臀中肌间的筋膜中。平均有 2.2 个大的神经血管分支走行于这一筋膜内，如果采用劈开臀肌的入路，第一个主要分支就位于大转子近端 7cm 的地方［臀下神经和动脉平均 8.7cm（±1.5cm）］。为了保护这些血管神经在手术时免于损伤，要将臀中肌上面的筋膜以及大多数的肌腹牵向后方。如果使用劈开臀大肌的入路，要将这些测量结果考虑在内，臀大肌劈开过长或肌肉内的电凝止血都有损伤神经的危险，因为这些组织都走行在一起。根据我们的解剖研究，为了达到最大的手术显露和避免传统 Kocher-Langenbeck 入路髋关节手术脱位对前方臀中肌纤维的破坏，我们已经采用 Gibson 介绍的浅表肌肉间分离，采用皮肤直切口，大转子翻转骨瓣，而不是将臀肌切断。

大转子翻转截骨（三腹肌截骨）

在进行髋关节脱位手术时，为了达到髋关节最大程度的显露并将臀上神经血管束的损伤降到最低，需要进行大转子翻转骨瓣截骨[46,47]。大转子的截骨要由后向前进行，因为旋股内动脉的深支走行于转子间嵴的后方[48]，不能从转子悬突的地方进行截骨，而是在大转子范围之内，向前约 5mm、梨状肌窝前方的位置，向外侧指向股肌隆起。这样，所谓的二腹肌截骨实际上是真正的三腹肌截骨，因为臀中肌、臀小肌和股外侧肌被保留在了活动的大转子上。梨状肌、部分臀中肌后方纤维和所有的外旋肌保留在稳定部分，降低了损伤深部分支的危险，这些分支在股骨颈后方区域穿过关节囊（图 6-7）。

股骨头的血供

髋部动脉的解剖知识对于要进行保留髋关节手术的医生来说至关重要。有不少学者对股骨头的血供进行了研究，对于目前的知识都具有重要贡献[48-54]。除了这些经典论著提供的关键知识点，又有资深学者对最近的解剖研究进行了总结。这些研究对不同结构的命名各不相同，在我们后续的文章中要注意这一点。

股骨头最主要的血供来源于旋股内侧动脉（medial femoral circumflex artery，MFCA）的深支。该血管起源于股深动脉，也有少数起源于股动脉。Howe 在 1950 年对该血管进行了描述（描述的是 MFCA 而不是专指 MFCA 的深支），从后方看，它位于转子间窝小转子的近端，在后下方分支到股骨头（似乎是深支的主要分支）。Tucker[52] 报告在此区域常会与臀下动脉、股深动脉、闭孔动脉和旋动脉发生短的关节囊外吻合。在我们的解剖研究中发现，MFCA 有 2 个主要的中央吻合支和 5 个主要的外周吻合支。所有的外周吻合支都位于关节囊外，最大也是最恒定的是臀下动脉的一个分支，后者走行于梨状肌的下缘。

Howe 等[54] 认为，后下方血管在闭孔外肌下

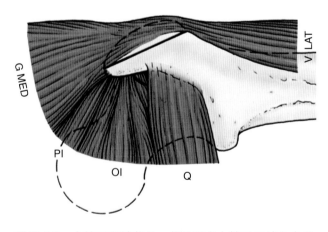

■ **图 6-7** 大转子翻转截骨。截骨要在大转子区域之内进行，后方悬突往前约 5mm 的地方。不能像全髋关节翻修时那样在大转子悬突后方进行，因为那样会损伤旋股内侧动脉的深支。GM，臀中肌（gluteus medius）；OI，闭孔内肌（obturator internus）；PI，梨状肌（piritormis）；Q，股方肌（quadratus）；VL，股外侧肌（Vastus Cateralis）

方经过（我们认为作者的意思是后方，因为血管确实是从后方经过），并在其附着点处穿过关节囊薄壁进入股骨颈。在滑膜的保护下（而不是像 Tucker[52] 在 1949 年描述的在关节囊外层纤维内），血管发出 2 ～ 3 个大的分支在股骨颈和大转子交界处进入股骨颈。在同一区域，3 ～ 4 个大的分支穿过外侧关节囊的附着处，然后向近端走行于增厚的滑膜（现称为支持带）之下，通过 4 ～ 5 个位于关节缘的滋养孔向股骨头的上方进入。这些血管在 1953 年被 Trueta 和 Harrison[51] 称为外骺动脉以及上方和下方干骺端动脉（均由上方支持带发出）。在他们的解剖研究中，外骺动脉（通常为 2 ～ 6 支）进入上方和后上方，紧挨着之前的骺板。

Tucker[52] 认为这些血管并不是真正地穿过骺软骨，而事实上是从骺板边缘绕过，然后转向股骨头的中心。上干骺端动脉（通常 2 ～ 4 支）从血管起源后又发出外骺群（从上方支持带发出），在距离关节软骨和股骨头一定距离的地方进入股骨头的上部分，垂直向下穿过股骨颈，然后突然向内上方转向骨骺。Tucker[52] 发现，骺血管和干骺端血管在股骨头内有吻合支，然而 Sevitt 和 Thompson[50] 的工作以及我们的多普勒研究却没有证实这一发现。

Tucker[52] 首次使用了"支持带动脉"（retinacular arteries）这一名词，并指出其通常有 3 组（后上、后下和前群），前两组是 MFCA 深支的分支。这两组相对大一些并相当恒定，通常后上组要更大一些。在这项研究中，Tucker 发现后上群偶尔（20% 的时间）是骨骺的唯一血供。这一研究对如下理论提供了支持：一旦发生后上支持带动脉的破坏，由于它是股骨头的唯一血供，将要发生股骨头坏死。Tucker[52] 也注意到，与进入关节边缘的显著固定相比，支持带血管在股骨颈中部的变化相当大。

1965 年，Sevitt 和 Thompson[50] 进一步研究了上支持带动脉对股骨头血供的重要性。他们对 57 个髋的股骨颈和圆韧带进行了注射和不同分组的实验研究。当股骨颈被横断时，仅仅 30% 的髋能由小凹动脉提供股骨头的部分血供。当股骨颈不完全横断而保留上支持带血管时，有 6 个标本能获得近乎正常的股骨头血供。将股骨颈不完全横断而保留下支持带动脉时，16 个标本中有 5 个几

乎或完全没有灌注，5 个有股骨头的部分不完全灌注，其他 6 个灌注满意。8 个头上部部分切断而滑膜和上支持带血管切断的标本中仅有 2 个获得正常的灌注。8 个中有 4 个股骨头上部分灌注减少，但是有外骺血管的吻合支灌注。还有 2 个标本股骨头灌注几乎完全消失。通过这些实验，作者确信上支持带动脉和外骺动脉是股骨头最重要的血供来源，因为当它们完整时股骨头的灌注几乎是完全的，而当它们被实验性阻断时股骨头只有不完全的灌注（图 6-8）。

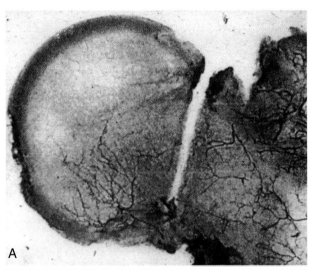

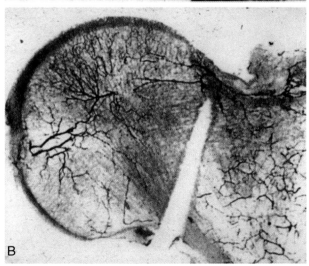

图 6-8　**A** 和 **B**，Sevitt 和 Thompson 的实验研究发现，上支持带动脉和外骺动脉是股骨头最重要的血供来源，因为当它们被阻断时股骨头只有不完全的灌注（**A**），而当它们完整时股骨头获得完全的灌注（**B**）（摘自：Sevitt S，Thompson RG：The distribution and anastomoses of arteries supplying the head and neck of the femur. J Bone Joint Surg Br，1965，47：560.）

最近，通过对 20 个解剖标本的 MFCA 深支进行详细的地形分析，证实了从前作者对股骨头血供的描述[48]。深支是 MFCA 的 5 个恒定分支之一。它沿转子间嵴于耻骨肌内侧和髂腰肌腱外侧之间沿闭孔外肌下缘走行。它紧邻闭孔外肌，距离其止点平均为 8.8mm。在此水平，以闭孔外肌肌腱止点和贴近股方肌的边缘为标记，发出一个恒定的分支（转子支）横过转子间嵴走向大转子的外侧部分。在 4 例标本上，MFCA 发出分支（下支持带血管）到股骨颈的下方部分。

深支的主要分支穿过闭孔外肌腱后方和上孖肌、闭孔内肌以及下孖肌肌腱前方。在小转子水平与其距离平均为 1.5cm（图 6-9）。深支在紧贴上孖肌腱和梨状肌腱远方的位置穿入关节囊，并在此分为 2 ~ 4 个终末支。这些分支继续被滑膜覆盖，在股骨头的骨 - 软骨交界处外侧 2 ~ 4mm 的地方进入（图 6-9A）。最重要的一点是，在这些标本中注意到，在梨状肌下缘会恒定地出现臀下动脉和 MFCA 的吻合支。而且，没有在标本上发现之前被描述的旋股外侧动脉和 MFCA 之间在股骨颈上方部分的吻合支。在同一研究中也注意到，髋关节脱位手术不会对 MFCA 深支造成明显的牵拉，除非是闭孔外肌被剥离或切断。

髋关节脱位手术中的激光多普勒研究

我们使用激光多普勒血流仪对 32 髋进行髋关节脱位手术过程中骨内血流进行了测定[53]。将探头放入股骨头的前上象限，在脱位前获得与心率同步的搏动信号。在肢体位置变化和当股骨头脱位或半脱位时，血流发生显著的变化，记录占流出量的百分比的变化。在复位状态下，髋关节伸直和最大外旋时信号降低 50%（与中立位对比）。17 髋（53%）在最大外旋时搏动图形消失。在一些复合体位下信号幅度也有统计学上显著的降低：屈曲位外旋（–40%）、伸直位内旋（–32%）、屈曲位内旋（–20%），单独屈曲 90° 不会出现明显的信号高度改变。

当髋关节脱位或半脱位时，与中立位相比会有一个明显但轻微的信号高度降低（约 14%）。当脱位过程中股骨头放置于髋臼缘时，搏动信号消失，但是当将下肢轻微抬高后即可恢复。当髋关节复位后，信号增强。我们也发现 21 例患者中有

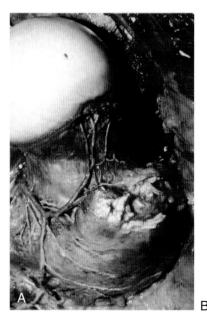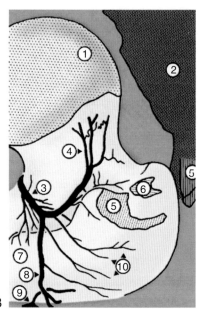

■图 6-9　**A 和 B**，照片（**A**）和示意图（**B**）显示 MFCA 深支及其终末支（右髋，后上方观）。滑膜下终末支位于股骨颈的后上方部分，在骨 - 软骨交界处外侧 2 ～ 4mm 穿入骨质。图片说明：①股骨头；②臀中肌；③ MFCA 深支；④ MFCA 的滑膜下终末支；⑤臀中肌腱止点；⑥梨状肌腱和止点；⑦小转子及滋养血管；⑧转子支；⑨第一穿动脉分支；⑩转子支（摘自：Gautier E，Ganz K，Krugel N，et al：Anatomy of the medial femoral circumflex artery and its surgical implications. J Bone Joint Surg Br，2000，82：679.）

5 例由于缝合过紧导致关节囊牵拉而使信号平均降低 69% 和搏动能力丧失，未发现关节囊组织瓣的松弛使信号发生改变。这一研究支持髋关节脱位手术是安全的，手术过程中股骨血供不会被显著改变。

髋臼盂唇的保护

髋臼盂唇是一种纤维软骨结构，附着于骨性髋臼缘，在生理上加深髋臼窝[56]。大体标本显示，盂唇的横切面是三角形结构，前半部分最宽，上半部分最厚。髋臼盂唇在下方平滑地插入横韧带，完整地覆盖髋臼窝。髋关节囊也在与盂唇一定距离的部位插入骨性髋臼；两个附着部位之间形成隐窝，对两者之间的距离进行了测量，在前下方和后下方象限为 6.6 ～ 7.9mm[56]。

Petersen 等[57] 在低倍镜下发现，盂唇分为两个区。关节囊面包含致密结缔组织，股骨头面主要包含胶原纤维包裹的软骨细胞。而从关节囊面的致密结缔组织到关节面的纤维软骨是一个连续的转变过程。Seldes 等[56] 在组织学上也发现，髋臼盂唇与关节透明软骨之间为 1 ～ 2cm 的移行区相结合。一个狭小的骨舌瓣从髋臼缘延伸到盂唇组织，并在关节侧通过钙化的软骨与盂唇紧密结合在一起，形成一个明显的潮线。钙化的软骨区在盂唇外表面并不存在。Petersen 等描述，进一步

的扫描电镜显示，髋臼盂唇共有 3 层。一个纤维网状结构覆盖其表面，外侧面的主要部分都有一个薄层组织位于表面网状结构之下。

盂唇的血供来源于关节囊[57,58]，血管从关节囊发出后，进入盂唇的外周部分，沿盂唇在骨的附着点呈环状走行。血管的密度在盂唇内部明显减小，这已被 Petersen 等所确认[57]。他们对盂唇进行了免疫染色，发现内侧关节侧 2/3 基本上为无血管的组织。关节盂唇组织的血供少也已被 Kelly 和 Coworkers[58] 所证实。

Kim 和 Azuma[59] 对盂唇的神经末梢进行了研究，所有的标本都可见网状游离神经末梢。同时见到了感觉神经器官，如 Vater-Pacini、Golgi-Mazzoni、Ruffini 和关节小体（Krause 小体）。游离神经末梢的存在与痛觉有关，由于存在感觉神经器官（感知压力、深部感觉和温度），盂唇可能参与构成髋关节的深感觉。

前文已经说明，髋臼盂唇的作用为通过密封关节在关节脱离时产生关节内负压而稳定髋关节，也提供对抗脱位的结构。Ferguson 等[62-65] 进行了系列的计算机和体外实验，扩展了盂唇的生物力学性能方面的知识。对牛髋臼盂唇材料性质[62] 的研究发现，与毗邻关节软骨相比，盂唇的渗透性低，这是盂唇具有密封作用的原因。另外，盂唇高度圆周形的抗张强度以及解剖位置和环状结构都参

与关节的稳定，特别是在骨性覆盖不完全的情况下。

进一步的研究发现，在关节承受压缩负荷时，盂唇可在关节间隙内密封流体压力层并持续相当长的时间 [63-65]。流体层防止了股骨头和髋臼之间硬对硬的接触，以保证大多数的关节腔内负荷由液压而不是软骨承担。如果流体层不存在，将发生股骨头和髋臼的直接接触，在关节活动时由于粘着和表面的剪切应力而导致软骨磨损。因此，除了在关节接触时对关节间隙的密封作用外，盂唇的第二个作用是通过促使组织间液保留在组织内和限制固体胶原基质内的应力而保护关节软骨 [64]。

尽管许多作者已描述了两者的肯定关系，但盂唇撕裂在骨关节炎发生中的作用仍未完全阐明 [66-68]。动物模型显示，盂唇撕裂与急性软骨退变无关 [69]，但我们不知。随时间延长会发生什么。要牢记髋臼盂唇的生物力学性能以及由于盂唇切除对生物力学效应的可能损害，外科手术的目的应是保护盂唇。Ito 和本章的资深作者 [70] 发现，FAI 患者的盂唇通常发生组织学上的退变并丧失其环形胶原束，但这些退变与损坏组织非常轻微的炎症有关。早期 FAI 的盂唇退变不累及尖端，应该对病变的关节侧盂唇进行清理后将其重新固定，以重建盂唇的生物力学性能。

股骨头 - 颈成形术中的支持带血管和血管滋养孔

当围绕股骨颈手术时，需对支持带血管的解剖位置有精确的了解。如医生计划脱位手术的适应证扩展为实施例如股骨颈延长或股骨颈截骨的手术，那么了解这些血管的位置就更加重要。上方网状血管（2～4 支）位于股骨颈后上方，被滑膜组织覆盖，在距离关节软骨边缘 2～4mm 处穿入 [48]。下方支持带血管紧贴股骨头软骨边缘进入骨质，向上直线走行，迅速分为许多末梢支 [48-49]。股骨头 - 颈交界处的后方部分缺少支持带血管。

Lavigne 等 [71] 以及本章作者对 91 个近端股骨的股骨颈滋养孔进行了研究。滋养孔的平均数目是 15 个（8～21 个）。根据表盘法，77% 的血管滋养孔分布于 9 点至 2 点位置之间，也就是股骨颈的后上方和前上方。19% 的滋养孔位于 6 点至 8 点位置之间，为股骨颈后下方区域。

Mardones 等 [72] 就对股骨头 - 颈交界处骨成形术对股骨负重能力的生物力学效能进行了研究。他们的研究发现，30% 半径的股骨颈可以被切除，而与正常标本相比其失败的峰值负荷不会发生改变。虽然此研究主要是针对深切除的生物力学效能，有重要的一点没有提及的是这种切除也存在对由股骨颈朝向股骨头方向走行的网状血管造成损伤的危险。如果截骨是以重建头和颈之间柔和曲线和腰部的方式进行，则不会产生股骨颈的狭窄，损伤骨内支持带血管的危险也小。

髋关节脱位手术

适应证和禁忌证

髋关节脱位手术 [46] 是治疗 FAI 的金标准手术入路。该手术的优点是可重复性好；不需要做肌肉劈开或切断（如果是使用 Gibson 入路，可以保留臀中肌的前半部分 [43]）；大转子愈合率高；有可能进行控制的无创性脱位，保留所有的外旋肌和保护 MFCA；直视下可以保护股骨颈上方的支持带血管和对髋臼和股骨头进行 360° 的检查；能对与 FAI 相关的大多数因素进行诊断和治疗（因为它可以看到和达到全部髋臼缘和上、前和外侧股骨头 - 颈交界处）。

特殊情况下，对于继发于髋臼后倾、髋臼过深或突入的钳夹型 FAI 患者，该技术允许医生对整个髋臼缘进行切除性骨成形（如果需要）来解决髋臼侧的问题。这种手术常与盂唇处理同步进行，如果盂唇严重破坏可以行切除术，或者更常用的是将盂唇切下、清理和重新固定。在股骨侧，脱位手术可以完全到达股骨头 - 颈交界处，切除股骨颈前方的突起或股骨头的非球形部分。该入路允许对支持带血管上方的股骨头 - 颈交界处上部的非球形部分进行修整，而此区域在关节镜下难以到达。

髋关节脱位手术不仅允许对 FAI 的关节内部分进行处理（如前所述），也允许医生处理 FAI 的所有关节外部分。对于存在股骨旋后或髋内翻的患者，可以通过转子间屈曲外翻截骨将近端股骨重塑。最近，作者将此入路扩展到利用股骨颈截骨和颈延长术重塑形来纠正近端股骨畸形，用于治疗继发于高骑转子和短颈畸形的撞击症患者（图 6-10）。该手术也用于骨骺复位和固定来治疗急性股骨头骺滑脱的患者 [5]。欲想将髋关节脱位手

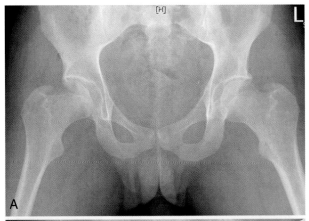

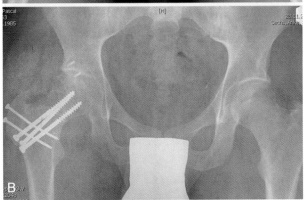

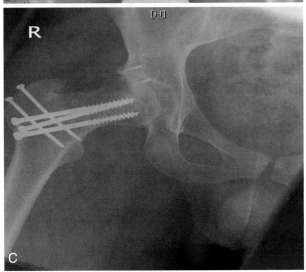

■ 图 6-10 A ~ C，19 岁男性患者的外展位（A）和术后前后位（B 和 C）骨盆平片，具有典型的右髋发育不良和短颈畸形。该患者主要有与 FAI 相关的症状和轻度的外侧覆盖不良。对其实施了股骨颈相对延长术和内翻截骨术

术与其他手术合用，就必须对近端股骨的血管组成有精确的了解，以避免发生股骨头坏死[48]。

通过手术脱位行关节保留不适合关节内 FAI 合并 Tönnis 2 级骨关节炎的患者，特别是年龄超过 50 岁。该手术的相对禁忌证是 MR 关节造影显示股骨头移位到软骨缺损区[32]。在这些情况下，手术只适合于很年轻且企图行股骨颈内翻截骨的患者。另一个相对禁忌证是同时合并髋臼后倾和后壁征阳性。这些患者的股骨头覆盖不良意味着与 FAI 相关的症状可以通过髋臼周围翻转截骨来治疗，因为切除前方过度覆盖的危险性是将外侧发育不良转成全髋臼的发育不良，有发生前方不稳定的危险[33]。

髋关节镜在股骨髋臼撞击症中的作用

髋关节镜治疗 FAI 的适应证正在持续扩展[74-83]。中央间室的关节镜允许到达伴有凸轮型和钳夹型 FAI 的盂唇病变。对于钳夹型 FAI 和髋臼后倾的患者，也可行前方盂唇的切除和盂唇再固定[70,76]。在不牵引状态下进入外周间室可以治疗股骨头 - 颈交界处前外侧轻到中度的凸轮型 FAI 病变[77]，最近也用于撕裂盂唇的重固定[74]。

髋关节镜治疗 FAI 的局限性包括无法达到和治疗后方 FAI 病变、无法越过 12 点位置进行安全的股骨侧骨成形术、使用类似于切开手术的方法处理髋臼缘的问题（盂唇切下、髋臼缘骨成形和盂唇重固定）存在困难[78]。虽然切开手术在技术上是可行的，但是其破坏性很大，盂唇再固定时也需要长时间的牵引[78-80]。关节镜对股骨头软骨的副损伤是不能忽视的。对髋臼过深或突入、严重髋臼后倾和肥胖的患者行关节镜手术也很困难，因为进入髋关节腔难。如对混合型撞击症实施所有的治疗步骤，髋关节镜的手术时间会超过切开手术。

髋臼周围截骨术在股骨髋臼撞击症中的作用

髋臼周围截骨矫正髋臼后倾用于 FAI 患者的适应证是，前方撞击试验阳性和 MR 关节造影显示髋臼缘病变的患者。这些患者有典型的交叉征阳性，而且后壁征为阳性，提示后外侧发育不良[33]。髋臼周围截骨术的禁忌证包括：后壁的过度覆盖，因为截骨矫正可能导致撞击范围扩大；明显的钳夹和凸轮并存的撞击，需要脱位手术来对股骨侧充分处理；前方软骨的严重退变，因为这一区域在矫正后最终会成为负重区。

手术技术

患者采用侧卧位。术者触摸臀中肌和臀大肌间隙。在年轻的运动员患者，该间隙会比想象的更靠前，通常不被扪及。在手术床上重新检查患者的关节活动度。

1．采用直切口，由髂嵴远侧开始越过大转子前方，远端延伸到近端股骨。切口长度约为一个手掌的宽度或 20cm 长。常犯的错误是切口过于靠后。如果切口偏前（远端见到张肌的肌肉组织），要向下显露骨盆到坐骨切迹时可能有一定困难。切开皮肤、皮下脂肪，到达筋膜。

下肢体位 1：将腿伸直并侧放于床上（筋膜紧张，更易于观察 Gibson 间隙）

2．做筋膜切口（Gibson 入路）[43] 时要找到筋膜裂孔（图 6-11A）。将皮下组织从筋膜向前轻轻提起直到发现裂孔，这些血管是臀大肌前缘与下方臀中肌分界平面的标记。由远向近沿此间隙将筋膜直切开，注意要看到臀大肌纤维在后方做指引。将臀大肌从臀中肌向后翻开，包括其表面的带光泽的筋膜，因为支配臀大肌前半部分的神经血管束走行于臀中肌筋膜中。要将间隙尽量向近端分开，常见的错误是这一平面的切开不够高，使显露困难。切口的长度也要与臀大肌和臀中肌间切开的高度一致。

3．采用与切开筋膜一样的直切口，将转子后缘上方滑囊表面的滑动组织切开，以利于术后关闭转子浅层组织和螺钉固定。

下肢体位 2：下肢内旋（髋关节后伸），以便于更好地观察转子后方的结构，如外旋肌和坐骨神经。

4．如果行三腹肌截骨，要摸清楚转子的最后方部分。截骨绝对不能低于后缘，而是必须在转子轮廓内进行，以保护 MFCA，后者从大转子后方向上走行。同时还要确保梨状肌肌腱的大部分纤维保留在转子的稳定部分。安全距离是转子悬突前方 5mm。截骨的目标是使臀中肌肌腱、臀小肌长腱和股外侧肌肌腱保留在转子的活动部分上。转子的稳定部分保留大多数或几乎全部的梨状肌和所有外旋肌（图 6-7）。

（1）由转子后方向股外侧肌嵴方向进行截骨。

（2）将髋关节在手术床上置于内旋位，锯片应平行于胫骨的长轴。

（3）可以由近端向远端径直截骨，或者截骨至前侧皮质，然后将其折断，这样可以留下一个隆起以便于增加大转子固定后的旋转稳定性。使用一个 Hohmann 拉钩将截骨处牵开以显露前方关节囊，随后必须更换为大的膝部拉钩或 Meyerding 拉钩，因为如果 Hohmann 拉钩放置得太靠前，其尖端会损伤股骨头，特别是 Perthes 病髋关节（股骨颈较短）。

（4）沿着与股骨和稳定转子平行的方向，用手术刀将残留的臀中肌和股外侧肌纤维从稳定转子上切断。

（5）在大转子尖端后上方可以看到一个有光泽的脂肪垫。只有将这个脂肪垫切开才能见到梨状肌肌腱在稳定转子的附着点和关节囊。将走向活动转子的梨状肌腱纤维切断，但切记不要向近端做任何操作。可将 Hohmann 拉钩更换为 Meyerding 或膝部拉钩。

（6）现在是通过股肌下入路到达股骨的最好时机。在肌间隔前方将股肌筋膜向后切开。使用锐性切开，由前向后从骨膜下将股外侧肌掀起并保持其与转子骨瓣连续。这样，通过股中间肌和外侧肌近端附着点的松解，越过近端股骨的前缘，一直到关节囊的内下部分。随着髋关节的被动屈曲和外旋，活动转子会逐渐回缩（图 6-11B）。

下肢体位 3：将髋关节屈曲、外旋以降低后方间隙梨状肌、臀小肌和转子骨瓣间的张力。

5．关节囊显露（图 6-11C），需寻找梨状肌和臀小肌近端的间隙。要始终保持在梨状肌腱的近端操作，因为旋股内侧动脉深支和臀下动脉之间有一个吻合支持续地走行于梨状肌下方，它可以独立灌注股骨头。将臀小肌从上方和后方关节囊掀起直到坐骨切迹。此操作要小心，因为支配臀小肌的神经走行于肌肉的前方，并且绝不超过远端边界。如果臀小肌掀起不充分，在股骨头脱位时肌肉会被撕碎。上方的切开可以向前一直到股直肌反折头，后者在髋臼缘上方可看得见。需要松解前下方臀小肌短头在关节囊的附着点。残余增厚的关节囊为所谓的 Bigelow 韧带。通过这些显露可以将大转子骨瓣牵向前方，通过增加髋关节屈曲和外展可以更有利于将骨瓣向前牵开。这样，可以获得前方、上方和后方关节囊的完全显露。

6．首先行 Z 形关节囊的横支切开（右髋）。沿股骨颈的长轴，始于稳定大转子的前上边缘，

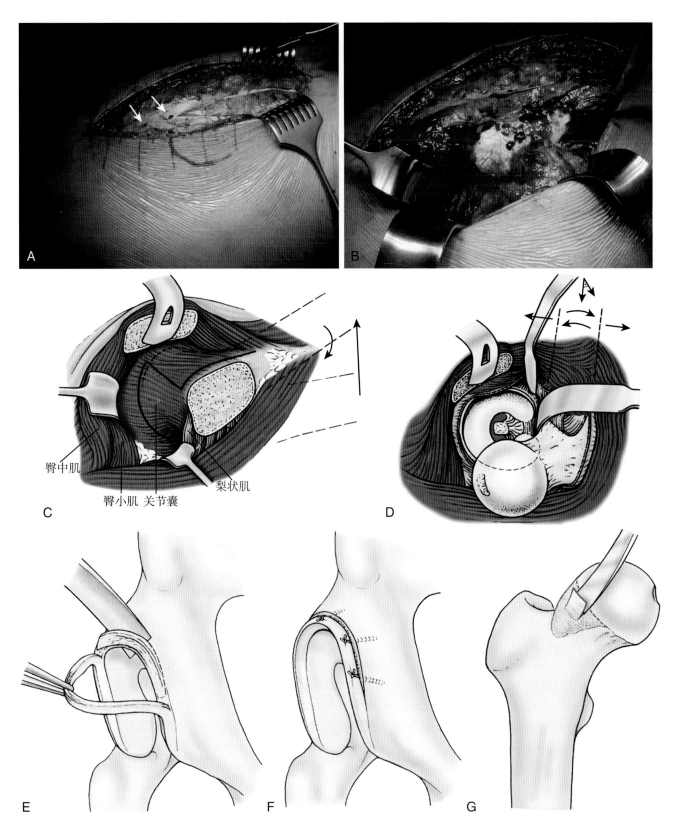

臀中肌

臀小肌　关节囊

梨状肌

■图 6-11　**A**，Gibson 入路，筋膜切开是沿着以筋膜裂孔血管（箭头所示）为标记的线，它是臀大肌前方纤维和下方臀中肌间的标志。**B**，肌肉下股骨显露。**C**，关节囊 Z 形切开。**D**，股骨头脱位。**E**，盂唇清理和骨性隆起的休整。**F**，使用锚钉将盂唇重新固定。**G**，股骨头 - 颈交界处骨成形术。（**D**，重绘自：Ganz R，Gill TJ，Gautier E，*et al*. Surgical dislocation of the adult hip：A technique with full access to femoral head and acetabulum without the risk of avascular necrosis. J Bone Joint Surg Br，2001，83：1119.）

由远端至近端指向髋臼缘方向切开。起始段以长2cm 为宜，然后沿前方垂直切开（仅需 1cm）即可见关节内部。继续由内向外横行切开关节囊，这样接近髋臼缘时就可看到髋臼盂唇。

（1）在前壁放置 8mm Hohmann 拉钩，注意不要损伤前方的盂唇和软骨。这样可使前方关节囊张开。

（2）继续由内向外完成前方关节囊的切开，直至见到髂肌。沿髋臼缘向后切开关节囊，注意不要损伤盂唇。

（3）使用髋臼上方 Hohmann 拉钩或大的髂骨 Langenbeck 拉钩。

下肢体位 4：将髋关节屈曲、外旋，足放置于无菌口袋中。

7. 股骨头脱位（图 6-11D），在股骨颈处使用骨钩将股骨头由髋臼内拉出至半脱位，用大的弧形剪刀切断圆韧带，然后将股骨头脱位，将下肢屈曲、外旋并置于无菌袋 。

下肢体位 5：将小腿置于无菌袋；使膝关节高于骨盆并朝向患者头端，在膝部施以轻柔的轴向推力将股骨头推向后方以提供充分的间隙完全显露髋臼窝。

在泪滴处放置下方的眼镜蛇拉钩以帮助对股骨头进行后方和下方半脱位。

8. 站在上方（取决于哪侧肢体和术者的优势手）将很容易进行探查、切下盂唇和修整髋臼缘（图 6-11E）。手术的部位取决于病变的位置，但如果需要，此入路允许对髋臼缘进行 360° 的修剪。需要时可将盂唇用锐刀切下。后方和下方的髋臼缘可以不需要将盂唇从横韧带切下而得到修整，因为在此区域难以使用锚钉。髋臼缘修剪最常见的是在前上方的 12 点至 3 点钟位置。使用弯的窄骨刀去除骨质直到正常臼缘软骨（如果臼顶足够大）。在去除骨质时骨刀的内侧边缘保持在关节内，这样可以对去除的骨量有一个精确的估计。去除的骨量取决于软骨损伤的深度和髋臼窝的深度。

9. 使用通过髋臼缘内锚钉的不可吸收线（2-0 Ethibond）将盂唇重新固定（图 6-11F）。线结应越过髋臼缘打在关节外侧，须注意将缝线穿过盂唇表面之下以避免盂唇反向固定或重固定过高。通常需要 3 ~ 4 个锚钉，首选使用金属锚钉，因为内侧的髋臼缘对于可吸收锚钉而言可能太窄。

10. 股骨显露

（1）移除下方的眼镜蛇拉钩。

（2）下肢体位不变，但将膝部放低，可显露股骨头。

（3）在股骨颈下方放置 2 个 Eva 拉钩。

股骨头 - 颈处骨软骨成形术（图 6-11G）：可在此时或之后切除圆韧带（只要记起就切除，因为很容易忘记）。评估股骨头偏心距，标记需切除的区域。通常可看见有偏心距问题的起始处软骨颜色的改变。小心切除多余骨质，重建股骨颈腰线。股骨颈的前方和后方区域是相当安全的，因为支持带血管在后上方软骨和骨交界处的 2 ~ 4mm 之外穿入股骨头。要始终显露支持带。如果于支持带之上或周围存在偏心距问题，使用骨刀由近端向远端会更安全，不要凿得太深以避免切断骨内血管。骨凿止于支持带；折断骨片；使用手术刀由内至外将骨片与软组织分离。重建股骨头 - 颈区偏心距后，使用股骨头模板确定良好的股骨颈光滑度。复位髋关节，检查活动度和撞击情况。要达到内旋 45° 无撞击。最好在盂唇修复之前进行复位，以避免缝合撕开。

11. 股骨头 - 颈交界处松质骨使用骨蜡以防止关节囊粘连。

12. 关节囊关闭时要松，以防止血肿形成和支持带血管牵拉而减少股骨头血流。

13. 评估关节外撞击（大转子后方与骨盆）。如果需要，修剪后方稳定大转子。

14. 大转子重固定：使用骨钩将其内旋并牵向远端，用 2 ~ 3 枚 3.5mm 螺钉将大转子重固定，螺钉长在男性为 65 ~ 70mm，女性为 55 ~ 60mm。现在我们自上而下而不是自内向外放置 2 枚螺钉，因为我们确信在髋关节旋转活动时大转子骨块更加牢固。

15. 滑动组织的重建：如果可能，在螺钉表面使用 Vicryl 2.0 缝线连续缝合关闭滑囊。

16. 务必缝合关闭最近端的筋膜间隙，否则后方的脂肪组织下垂，会发生切口瘢痕远端肿瘤样膨隆，影响外观，特别是女性。

17. 常规缝合皮下组织和皮肤。偶尔用负压引流。

手术髋关节脱位手术中实施的其他手术

采用将股骨颈相对延长以缓解转子后方撞击的手术（图 6-12；参见图 6-7 至 6-11）可为治疗步骤（大转子高跨）或入路的延伸（股骨颈截骨）。此手术包括转子后方稳定部分的切除，直至与后方的股骨颈齐平及转子与股骨 - 颈交界处的腋区完全显露。此显露是一项困难的操作，包括围绕股骨颈（截骨）或头（Perthes 病的头修整术）或骨骺分离复位术。稳定大转子应分步切除，用骨刀自上而下、自外向内仔细切除，注意其下的外旋肌用锐刀自骨膜下剥离。整个外旋肌群不受损害，应显露支持带上的软组织。整个支持带及外旋肌群应用股骨颈后上部骨膜下掀起，以安全实施上述已提出的操作。要主动保护支持带，

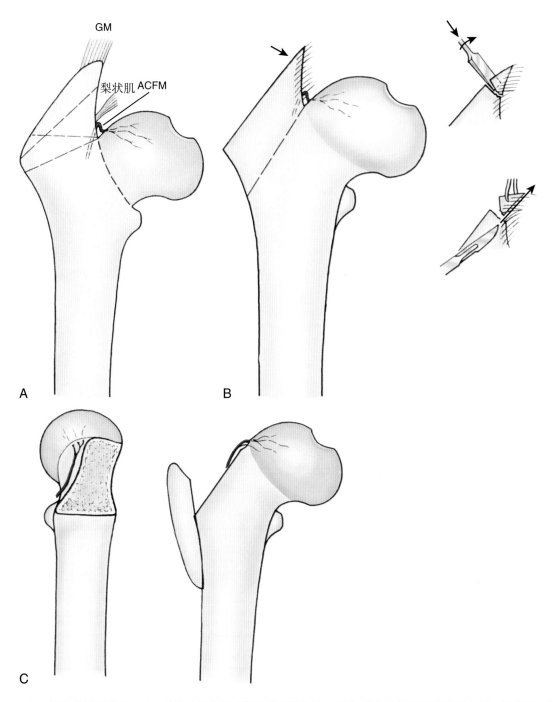

■ 图 6-12　**A**，标准大转子截骨。**B**，对转子后方稳定部分进行修整直至其与后方股骨颈齐平以及转子 - 股骨颈交界处的腋区达到完全显露，借此达到相对延长股骨颈。**C**，通过将大转子进一步移向远端使股骨颈相对延长

以防受牵拉甚至在头 - 颈交界处的骨性止点处破裂。

术后康复

FAI 患者术后第二天开始活动。术后 4 ～ 6 周内拄双拐，限于脚趾触地负重。髋关节屈曲限于 70°以内，不允许内、外旋运动（特别是盂唇重固定患者）以保护大转子内固定。要求患者术后 6 周复诊。当随诊 X 线显示大转子愈合时，可逐渐提高到健侧单拐负重，不再限制髋关节屈曲和旋转。8 周后开始外展肌力量锻炼。术后 3 个月，截骨愈合，患者可不用辅助设备行走而无跛行。

髋关节脱位手术和骨成形术的结果

已发表的髋关节脱位手术治疗 FAI 的结果见表 6-1。手术技术的早期经验由 Beck 等报道[32]，对既往无髋关节手术史的 19 例髋关节脱位手术的患者进行了最少 4 年（平均 4.7 年）的观察。手术时平均年龄为 36 岁。所有患者无外伤史，19 例中 17 例主诉腹股沟疼痛。撞击试验均为阳性。术中见所有患者均有盂唇损伤（17 例为表面下损伤，2 例完全撕脱）。18 例可见毗邻盂唇损伤的软骨病变。13 例见裂开型髋臼病变，均与枪柄样或非球形股骨头有关。4 例可见对冲伤。所有患者实施了头 - 颈偏心距的修理术，6 例因髋臼过度覆盖而行前上方髋臼切除术。11 例退变盂唇行次全切除，1 例行全盂唇切除。对 9 例不稳定软骨瓣行清理术，其中 3 例行软骨下骨钻孔，5 例行前上方髋臼切除，至正常软骨。5 例行转子间截骨以减少损伤软骨的负荷。

术后总体 Merle D'Aubigne 评分和疼痛评分都有显著改善，关节活动度无增加。13 髋有实质性改善，2 髋无改变，4 髋症状加重。5 髋在术后平均 3.1 年需行全髋关节置换术，其中 2 例在髋脱位手术前有 Tönnis 2 级的骨关节炎，其他 3 例有低于 Tönnis 1 级的骨关节炎，但术中显示有广泛的软骨破坏合并裂开型病变，累及 1/3 ～ 1/2 的软骨宽度或在负重区软骨有较深裂隙。未出现明显的并发症，特别是无股骨头缺血性坏死发生。

Murphy 等[84] 报告了 23 例各种诊断的结果，

22 例用手术髋关节脱位法治疗。23 髋中有 12 髋具有作者所认为的原发性 FAI，或无明显的解剖异常的 FAI。12 髋为混合的钳夹型 - 凸轮型 FAI，10 髋仅有凸轮型 FAI，1 髋为单独的钳夹型撞击。由于除撞击外还存在不稳定或畸形，本组中 3 例加用转子间截骨，4 例辅以髋臼周围截骨。作者将整组的结果进行报告，而将非选择原发性 FAI 作为一个亚组。就整组而言，15 髋保持功能良好而不需要后续手术，1 髋因盂唇撕裂需要关节镜手术治疗，7 髋转为全髋关节置换术。15 例保留关节患者的临床评分显著提高。3 例早期失败需 THA 的患者除 FAI 外还有其他危险因素（1 髋为环状骨赘挤压股骨头，2 髋为未治疗的残存的发育不良）。转为 THA 的 4 例患者在初期功能良好，6.4 ～ 9.5 年后需 THA 手术。要强调的是，术前此 4 例即存在 Tönnis 2 级或 3 级的骨关节炎。

Tanzer 和 Noiseux[8] 报道了连续的 10 例 FAI 患者经手术髋关节脱位行股骨头 - 颈交界处骨成形术。所有患者都有腹股沟疼痛的病史，且均有髋关节屈曲运动时急性发作严重疼痛的病史。手术时患者平均年龄为 38 岁（23 ～ 63 岁）。手术时 3 例有轻到中度的关节炎改变。术中发现 9 例盂唇损伤，10 例中 8 例在撞击位置有髋臼软骨损伤。平均随访时间 26 个月（12 ～ 54 个月），术前 Harris 髋关节评分平均为 69，术后提高到 90。最终随访时 1 例完全无痛，6 例具有轻微的偶发疼痛，2 例具有轻度的间断性腹股沟疼痛。具有中度骨关节炎的患者仍有中度疼痛。X 线未显示股骨头 - 颈交界处复发的骨形成。所有患者的骨关节炎在 X 线片上都无进展。

Espinosa 等[85] 报道了 FAI 患者手术髋关节脱位的结果，特别强调了盂唇再固定的结果。作者对 2 组 FAI 患者的临床和影像学结果进行了对比：对早期的患者行盂唇切除和髋臼缘切除（1 组，25 髋）；后期患者是将盂唇切下，在切除髋臼过度覆盖边缘后用金属锚钉将盂唇重固定（2 组，35 髋）。群组平均年龄为 30 岁。组间术前变量无差异。术中见 1 组软骨病变的平均深度为 12mm，2 组为 9mm，但无统计学差异。用 Merle D'Aubigne 评分对临床结果分级，用 Tönnis 分级检测影像学结果。术后 1 年和 2 年，与 1 组相比，2 组临床结果显著。术后 2 年，2 组优良率为 94%，而 1 组仅为 76%。两组的疼痛评分都有显著的改善，但 2 组的

表 6-1　髋关节脱位手术和股骨髋臼撞击症

研究	髋数（例）	平均年龄（范围）（岁）	平均随访时间（范围）（年）	术前合并 Tönnis ≥ 2 OA 的病例（%）	Tönnis 分级进展至少 1 级的患者	转为全髋关节置换术或融合的病例（%）	临床结果：评分类型，术前、术后（术后）	阴性预后因素	注解
Beck 等[31]	19 (19)	36 (21～52)	4.7 (4.2～5.2)	2 (10.5)	2 (10.5)	5 (26)	D'Aubigne, 14.1 (16.5)	术中确定为 2 级骨关节炎；广泛的软骨破坏；MRI 显示股骨头移位至软骨缺损区	早期经验；未包含盂唇状况
Murphy 等[83]	23 (23)	35.4 (17～54)	5.2 (2～12)	4 (17)	未报道	4 (30)	D'Aubigne, 13.2 (16.9)*	骨关节炎分级；未经治疗的发育不良；当存在危险因素时行髋臼周围或转子间截骨；股骨头挤出	患者分组的异质性
Espinosa 等[84]	组 1（盂唇切除）：25 (20) 组 2：（盂唇重固定）35 (32)	30 (20～40)	未报道；1 年和 2 年的结果	0 (0)	未报道，组 1 在术后 1 年和 2 年骨关节炎进展更严重	未报道	D'Aubigne, † 组 1: 12 (15)；76% 优良 D'Aubigne, † 组 22: 12 (17)；94% 优良	盂唇切除	连续，非随机，可能有选择偏差

* 不包括 THA 患者后的术后评分。

† 2 年的结果。

改善更明显。在术后 1 年和 2 年，2 组骨关节炎进展的影像学改变也少于 1 组。

最近，Peters 和 Erickson[86] 报道了多数具有严重关节炎患者采用此手术的结果。29 例、30 髋，患者平均年龄 31 岁，平均随访 32 个月。对所有患者行手术髋关节脱位股骨头 - 颈交界处骨成形术。根据术中发现对髋臼盂唇采用不同的处理（14 例盂唇无损伤，7 例行清理和部分切除，5 例行清理和重固定，4 例对病变盂唇未处理），根据手术的时间和严重程度对软骨损伤采用了不同的处理。

14 例（14 髋）为凸轮型撞击，1 例（1 髋）为钳夹型撞击，14 例（15 髋）为混合凸轮 - 钳夹型撞击。4 髋未见髋臼损害。18 髋在髋臼侧具有严重的软骨分层损伤，2 髋有 Ⅲ 级软骨损伤，10 髋具有较严重的软骨损伤（Outerbridge 分级）。在有 Ⅲ 级或严重软骨损伤的 20 髋中，10 髋采用分层软骨的切除，其中 3 髋行微骨折法，其余未特殊处理骨质。4 髋行髋臼受损软骨的切除和髋臼缘切除，采用 Espinosa 等的方法将盂唇重固定。最终随访时，平均 Harris 髋关节评分由 70 提高到 87。30 髋中有 4 髋（均为女性）因疼痛或（和）关节炎进展被视为失败，3 髋转为全髋关节置换术，1 髋近期也需全髋关节置换术。30 髋中 20 髋骨关节炎分级无进展。10 例影像学显示骨关节炎进展的患者中 8 例在手术时具有严重的髋臼软骨分层破坏。

此研究显示，手术髋关节脱位对于早期病变相对奏效，但在严重关节炎的患者中满意度稍差。在行软骨病变清理、髋臼骨修理和盂唇重固定的患者中无失败病例。另外作者也强调，很多严重关节炎的患者术前并未诊断，所以需更先进的成像技术对术前的软骨损伤程度进行分级。

髋关节脱位手术的并发症

最早发表的关于手术髋关节脱位技术的文章对我们 1992—1999 年的经验进行了总结[46]。在 213 例患者中存在的几种病因中，FAI 最常见。女 109 例，男 104 例。本组中未发生股骨头骨坏死（其他使用该手术的研究报道也是如此）。2 例有坐骨神经部分麻痹，术后 6 个月内自行恢复。两者均有遗留的神经瘢痕化，可能为牵拉损伤所致。3 例患者大转子固定失败，采用重新固定。37% 的髋发生异位骨化。Brooker 分级 1 级 68 髋，2 级 9 髋，3 级 2 髋。3 级的两位患者需外科干预以提高活动度。另外，由于皮下脂肪层对合不好或薄弱，7 例患者（6 例为女性）在 Kocher-Langenbeck 切口周围出现臀部的"鞍背畸形"。其中 5 例女性出于美容原因需手术。随 Gibson 入路的应用此并发症的发生率已降低。随着手术经验的增加，并发症已经显著减少。

未来的考虑

现已了解，未治疗的 FAI 将会损害髋关节，"预防性"治疗在未来是需要的。就像目前已实施的儿童和青少年脊柱侧弯的预防一样，要将 FAI 的预防与髋关节疾病早期诊断的总体手段相结合（如在学校或体育俱乐部采用内旋试验进行筛查）。关于髋臼后倾影像学的诊断知识要普及到医学专业人员（如使用坐骨棘征的凸起作为筛选工具）。就诊断而言，还需要新的髋关节骨关节炎分级方法（如将 MRI 表现作为一种参数），因为目前的 X 线分型未包含早期的骨关节炎改变。

随着关节镜技术变得越来越精细，采用关节镜治疗 FAI 的病例数将会增加。只有病变复杂的困难病例才需要切开手术。髋关节镜手术的操作技术要求很高且操作时间长，有产生副损伤或矫正不足的危险。最后，由于目前的功能评分系统不适于这一患者人群，为了对治疗结果进行更好地评价，需要更适合于有潜在功能障碍的年轻人群的功能评分系统。

（王卫国　译　李子荣　校）

参考文献

1. Murray RO: The aetiology of primary osteoarthritis of the hip. Br J Radiol 38:810-824, 1965.
2. Stulberg SD, Cordell LD, Harris WH, et al: Unrecognized childhood hip disease: A major cause of idiopathic osteoarthritis of the hip. In Amstutz HC (ed): The Hip: Proceedings of the Third Open Scientific Meeting of the Hip Society. St Louis, CV Mosby, 1975, pp 212-228.
3. Harris WH: Etiology of osteoarthritis of the hip. Clin Orthop 213:20-33, 1986.
4. Goodman D, Feighan J, Smith A, et al: Subclinical slipped capital femoral epiphysis: Relationship to osteoarthrosis of the hip. J Bone Joint Surg Am 79:1489-1497, 1997.
5. Leunig M, Casillas MM, Hamlet M, et al: Slipped capital femoral epiphysis: Early mechanical damage to the acetabular cartilage by a prominent femoral metaphysis. Acta Orthop Scand 71:370-375, 2000.
6. Ganz R, Parvizi J, Beck M, et al: Femoroacetabular impingement: A cause for osteoarthritis of the hip. Clin Orthop 417:112-120, 2003.
7. Wagner S, Hofstetter W, Chiquet M, et al: Early osteoarthritic changes of human femoral head cartilage subsequent to femoro-acetabular impingement. Osteoarthritis Cartilage 11:508-518, 2003.
8. Tanzer M, Noiseux N: Osseous abnormalities and early osteoarthritis: The role of hip impingement.Clin Orthop Relat Res 429:170-177, 2004.
9. Klaue K, Durnin CW, Ganz R: The acetabular rim syndrome: A clinical presentation of dysplasia of the hip. J Bone Joint Surg Br 73:423-429, 1991.
10. Leunig M, Beck M, Dora C, Ganz R: Femoroacetabular impingement: Etiology and surgical concepts. Oper Tech Orthop 15:247-255, 2005.
11. Beck M, Kalhor M, Leunig M, Ganz R: Hip morphology influences the pattern of damage to the acetabular cartilage: Femoroacetabular impingement as a cause of early osteoarthritis of the hip. J Bone Joint Surg 87:1012-1018, 2005.
12. Lavigne M, Parvizi J, Beck M, et al: Anterior femoroacetabular impingement, part I: Techniques of joint preserving surgery. Clin Orthop Relat Res 418:61-66, 2004.
13. Ito K, Minka MA 2nd, Leunig M, et al: Femoroacetabular impingement and the cam-effect: A MRI-based, quantitative anatomical study of the femoral head-neck offset. J Bone Joint Surg Br 83:171-176, 2001.
14. Eijer H, Leunig M, Mahomed MN, Ganz R: Anterior femoral head-neck off-set: A method of measurement. Hip Int 11:37-41, 2001.
15. Notzli HP, Wyss TF, Stoecklin CH, et al: The contour of the femoral head-neck junction as a predictor for the risk of anterior impingement. J Bone Joint Surg Br 84:556-560, 2002;
16. Siebenrock KA, Wahab KHA, Werlen S, Kathor M: Abnormal extension of the femoral head epiphysis as a cause of cam impingement. Clin Orthop Relat Res 418:54-60, 2004.
17. Eijer H, Myers SR, Ganz R: Anterior femoroacetabular impingement after femoral neck fractures. J Orthop Trauma 15:475-481, 2001.
18. Kloen P, Leunig M, Ganz R: Early labral and acetabular lesions in osteonecrosis of the femoral head. J Bone Joint Surg Br 84B:66-69, 2002.
19. Reynolds D, Lucas J, Klaue K: Retroversion of the acetabulum: A cause of hip pain. J Bone Joint Surg Br 81:281-288, 1999.
20. Giori NJ, Trousdale RT: Acetabular retroversion is associated with osteoarthritis of the hip. Clin Orthop Relat Res 417:263-269, 2003.
21. Ezoe M, Naito M, Inoue T: The prevalence of acetabular retroversion among various disorders of the hip. J Bone Joint Surg Am 88:372-379, 2006.
22. Li PL, Ganz R: Morphologic features of congenital acetabular dysplasia: One in six is retroverted. Clin Orthop Relat Res 416:245-253, 2003.
23. Sponseller PD, Bisson LJ, Gearhart JP, et al: The anatomy of the pelvis in the exstrophy complex. J Bone Joint Surg Am 77:177-189, 1995.
24. Kim HT, Wenger DR: Location of the acetabular deficiency and associated hip dislocation in neuromuscular hip dysplasia: Three-dimensional computed tomographic analysis. J Pediatr Orthop 17:143-151, 1997.
25. Dora C, Buhler M, Stover MD, et al: Morphologic characteristics of acetabular dysplasia in proximal femoral focal deficiency. J Pediatr Orthop B 13:81-87, 2004.
26. Mast JW, Brunner RL, Zebrack J: Recognizing acetabular version in the radiographic presentation of hip dysplasia. Clin Orthop Relat Res 418:48-53, 2004.
27. Dora C, Mascard E, Mladenov K, Seringe R: Retroversion of the acetabular dome after Salter and triple pelvic osteotomy for congenital dislocation of the hip. J Pediatr Orthop B 11:34-40, 2002.
28. Dora C, Zurbach J, Hersche O, Ganz R: Pathomorphologic characteristics of post-traumatic acetabular dysplasia. J Orthop Trauma 14:483-489, 2000.
29. Siebenrock KA, Karlbermatten DF, Ganz R: Effect of pelvic tilt on acetabular retroversion: A study of pelves from cadavers. Clin Orthop Relat Res 407:241-248, 2003.
30. Meyer DC, Beck M, Ellis T, et al: Comparison of six radiographic projections to assess femoral head/neck asphericity. Clin Orthop Relat Res 445:181-185, 2006.
31. Kalberer F, Sierra RJ, Madan SS, et al: Ischial spine projection into the pelvis: a new sign for acetabular retroversion. Clin Orthop Relat Res 466(3):677-683, 2008.
32. Beck M, Leunig M, Parvizi J, et al: Anterior femoroacetabular impingement, part II: Midterm results of surgical treatment. Clin Orthop Relat Res 418:67-73, 2004.
33. Siebenrock KA, Schoeniger R, Ganz R: Anterior femoro-acetabular impingement due to acetabular retroversion: Treatment with periacetabular osteotomy. J Bone Joint Surg Am 85:278-286, 2003.
34. Beall DP, Sweet CF, Martin HD, et al: Imaging findings of femoroacetabular impingement syndrome. Skeletal Radiol 34:691-701, 2005.
35. Leunig M, Beck M, Kalhor M, et al: Fibrocystic changes at anterosuperior femoral neck: Prevalence in hips with femoroacetabular impingement. Radiology 236:237-246, 2005.
36. Eijer H, Leunig M, Mahomed MN, Ganz R: Cross-table lateral radiography for screening of anterior femoral head-neck offset in patients with femoroacetabular impingement. Hip Int 11:37-41, 2001.
37. Locher S, Werlen S, Leunig M, Ganz R: [MR-arthrography with radial sequences for visualization of early hip pathology not visible on plain radiographs]. Z Orthop Ihre Grenzgeb 140:52-57, 2002.
38. Kassarjian A, Yoon LS, Belzile E, et al: Triad of MR arthrographic findings in patients with cam-type femoroacetabular impingement. Radiology 236:588-592, 2005.
39. Leunig M, Podeswa D, Beck M, et al: Magnetic resonance arthrography of labral disorders in hips with dysplasia and impingement. Clin Orthop Relat Res 418:74-80, 2004.
40. Tönnis D: Eine neue form der huftannenschwenkkung durch dreifachosteostomie zur ermoglichung spoterer hufprothesenversorgung. Orthop Praxis 15:1003-1005, 1979.
41. Leunig M, Werlen S, Ungersböck A, et al: Evaluation of the acetabular labrum by MR arthrography. J Bone Joint Surg Br 79:230-234, 1997.
42. Toomayan GA, Holman WR, Major NM, et al: Sensitivity of MR arthrography in the evaluation of acetabular labral tears. AJR Am J Roentgenol 186:449-453, 2006.
43. Gibson A: Posterior exposure of the hip. J Bone Joint Surg Br 32:183-186, 1950.
44. Kocher T: Chirurgische operationslehre, vol 5, 5th ed. Jena, Germany, Gustav Fischer, 1907.
45. Nork SE, Schar M, Pfander G, et al: Anatomic considerations for the choice of surgical approach for hip resurfacing arthroplasty. Orthop Clin North Am 36:163-170, 2005.
46. Ganz R, Gill TJ, Gautier E, et al: Surgical dislocation of the adult hip: A technique with full access to femoral head and acetabulum without the risk of avascular necrosis. J Bone Joint Surg Br 83:1119-1124, 2001.
47. Mercati E, Guary A, Myquel C, Bourgeon A: [A postero-external approach to the hip joint: Value of the formation of a digastric muscle.] J Chir (Paris) 103:499-504, 1972.
48. Gautier E, Ganz K, Krugel N, et al: Anatomy of the medial femoral circumflex artery and its surgical implications. J Bone Joint Surg Br 82:679-683, 2000.
49. Judet J, Judet R, Lagrange J, Dunoyer J: A study of the arterial vascularisation of the femoral neck in the adult. J Bone Joint Surg Am 37:663-680, 1955.
50. Sevitt S, Thompson RG: The distribution and anastomoses of arteries supplying the head and neck of the femur. J Bone Joint Surg Br 47:560-573, 1965.
51. Trueta J, Harrison MHN: The normal vascular anatomy of the femoral head in adult man. J Bone Joint Surg Br 35:442-461, 1953.
52. Tucker FR: Arterial supply to the femoral head and its clinical importance. J Bone Joint Surg Br 31:82-93, 1949.
53. Chandler SB, Kreuscher PH: A study of the blood supply of the ligamentum teres and its relation to the circulation of the head of the femur. J Bone Joint Surg 14:834-846, 1932.
54. Howe WW, Lacey T, Schwartz RP: A study of the gross anatomy of the arteries supplying the proximal portion of the femur and the acetabulum.

J Bone Joint Surg Am 32:856-866, 1950.

55. Notzli HP, Siebenrock KA, Hempfing A, et al: Perfusion of the femoral head during surgical dislocation of the hip: Monitoring by laser Doppler flowmetry. J Bone Joint Surg Br 84:300-304, 2002.

56. Seldes RM, Tan V, Hunt J, et al: Anatomy, histologic features, and vascularity of the adult acetabular labrum. Clin Orthop Relat Res 382:232-240, 2001.

57. Petersen W, Petersen F, Tillmann B: Structure and vascularization of the acetabular labrum with regard to the pathogenesis and healing of labral lesions. Arch Orthop Trauma Surg 123:283-288, 2003.

58. Kelly BT, Shapiro GS, Digiovanni CW, et al: Vascularity of the hip labrum: A cadaveric investigation. Arthroscopy 21:3-11, 2005.

59. Kim YT, Azuma H: The nerve endings of the acetabular labrum. Clin Orthop Relat Res 320:176-181, 1995.

60. Weber W, Weber E: Ueber die Mechanik der menschlichten Gehwerkzeuge nebst der Beschreibung eines Versuches ueber das Herausfallen des Schenkelkopfes aus der Pfanne im luftverduennten Raum. Ann Phys Chem 40:1-13, 1837.

61. Takechi H, Nagashima H, Ito S: Intra-articular pressure of the hip joint outside and inside the limbus. J Jpn Orthop Assoc 56:529-536, 1982.

62. Ferguson SJ, Bryant JT, Ito K: The material properties of the bovine acetabular labrum. J Orthop Res 19:887-896, 2001.

63. Ferguson SJ, Bryant JT, Ganz R, Ito K: An in vitro investigation of the acetabular labral seal in hip joint mechanics. J Biomech 36:171-178, 2003.

64. Ferguson SJ, Bryant JT, Ganz R, Ito K: The influence of the acetabular labrum on hip joint cartilage consolidation: a poroelastic finite element model. J Biomech 33:953-960, 2000.

65. Ferguson SJ, Bryant JT, Ganz R, Ito K: The acetabular labrum seal: A poroelastic finite element model. Clin Biomech (Bristol, Avon) 15:463-468, 2000.

66. Harris WH, Bourne RB, Oh I: Intra-articular acetabular labrum: A possible etiological factor in certain cases of osteoarthritis of the hip. J Bone Joint Surg Am 61:510-514, 1979.

67. Cartlidge IJ, Scott JH: The inturned acetabular labrum in osteoarthrosis of the hip. J R Coll Surg Edinb 27:339-344, 1982.

68. Byers PD, Contepomi CA, Farkas TA: A post mortem study of the hip joint: Including the prevalence of the features of the right side. Ann Rheum Dis 29:15-31, 1970.

69. Miozzari HH, Clark JM, Jacob HAC, et al: Effects of removal of the acetabular labrum in a sheep hip model. Osteoarthritis Cartilage 12:419-430, 2004.

70. Ito K, Leunig M, Ganz R: Histopathologic features of the acetabular labrum in femoroacetabular impingement. Clin Orthop Relat Res 429:262-271, 2004.

71. Lavigne M, Kalhor M, Beck M, et al: Distribution of vascular foramina around the head and neck junction: Relevance for conservative intracapsular procedures of the hip. Orthop Clin North Am 36:171-176, 2005.

72. Mardones RM, Gonzalez C, Chen Q, et al: Surgical treatment of femoroacetabular impingement: Evaluation of the effect of the size of the resection. J Bone Joint Surg Am 87:273-279, 2005.

73. Ganz R, MacDonald SJ: Indications and modern technique of proximal femoral osteotomies in adults. Semin Arthroplasty 8:38-50, 1997.

74. Kelly BT, Weiland DE, Schenker MS, Philippon MJ: Arthroscopic labral repair in the hip: Surgical technique and review of the literature. Arthroscopy 21:1496-1504, 2005.

75. McCarthy JC, Lee J: Hip arthroscopy: Indications and technical pearls. Clin Orthop 441:180-187, 2005.

76. Byrd JWT: Hip arthroscopy: Evolving frontiers. Oper Tech Orthop 14:58-67, 2004.

77. Wettstein M, Dienst M: Hip arthroscopy for femoroacetabular impingement. Orthopäde 35:85-93, 2006.

78. Dienst M, Godde S, Seil R, et al: Hip arthroscopy without traction: In vivo anatomy of the peripheral hip joint cavity. Arthroscopy 17:924-931, 2001.

79. Costa ML, Villar RN: Labrum Acetabulare: Arthroskopische Diagnose und Behandlung degenerativer und traumatischer Läsionen. Orthopäde 35:54-58, 2006,

80. Guanche CA, Bare AA: Arthroscopic treatment of femoroacetabular impingement. Arthroscopy 22:95-106, 2006.

81. Sampson TG: Hip morphology and its relationship to pathology: Dysplasia to impingement. Oper Tech Sports Med 13:37-45, 2005.

82. Buly, Kelly: Arthroscopic management of cam impingement. (Personal communication.)

83. Clohisy JC, McClure JT: Treatment of anterior femoroacetabular impingement with combined hip arthroscopy and limited anterior decompression. Iowa Orthop J 25:164-171, 2005.

84. Murphy S, Tannast M, Kim YJ, et al: Debridement of the adult hip for femoroacetabular impingement: Indications and preliminary clinical results. Clin Orthop Relat Res 429:178-181, 2004.

85. Espinosa N, Rothefluh DA, Beck M, et al: Treatment of femoro-acetabular impingement: Preliminary results of labral refixation. J Bone Joint Surg Am 88:925-935, 2006.

86. Peters CL, Erickson JA: Dislocation and débridement in young adults treatment of femoro-acetabular impingement with surgical dislocation. J Bone Joint Surg Am 88:1735-1741, 2006.

第 **7** 章

股骨截骨

Moritz Tannast, Klaus A. Siebenrock

股骨近端截骨术属于所谓的保留髋关节手术，定义为针对关节炎前的髋关节畸形或早期骨关节炎而实施的保留生物关节的手术治疗。虽然股骨近端截骨术的数量在持续下降，但对于这些手术来说还是有很多适应证。外翻截骨适于创伤后畸形和髋关节附近的骨不连；屈曲/后伸截骨适用于股骨头缺血性坏死；内翻截骨适用于髋关节发育不良[1-4]。本章将详细介绍不需要楔形切除的转子间截骨术（intertrochanteric osteotomy，ITO）的手术技术，包括适应证和围术期管理、关键技巧、精华，以及保髋手术的现代概念。

适应证和禁忌证

理论上讲，ITO 可在缩短或不缩短下肢长度的情况下对股骨轴线进行冠状面、矢状面或横断面的矫正[1,3]。历史上，ITO 的基本理念是减少或改善髋关节负重力的分布，其手术适应证曾经很多（表 7-1）。尽管如此，全髋关节置换在某些情况下已经取代 ITO，包括难以界定适应证、ITO 术中需要的技术复杂和对结果不可预知时等。目前 ITO 仅在可通过矫正改善覆盖、保持股骨头的正常位置、改善下肢力线或对合度时才被考虑。

ITO 典型和最强的适应证是创伤后畸形和骨不连，特别是股骨颈，因为这些患者多数需外翻矫正。在今天内翻截骨已很少单独应用。ITO 较好的适应证是轻度髋臼发育不良合并股骨颈外翻畸形而最终导致过度前扭。对于中度或明显的发育不良，内翻截骨目前已很少使用，因为骨盆的

旋转截骨重定位可以解决髋臼侧（病变主要部位）问题，较内翻截骨的矫形好。也有例外情况，如内翻/外翻 ITO 与髋臼重定位联合使用以改善严重的股骨/髋臼发育不良或 Perthes 病的关节整合度。

由于长期疗效的不确定性，屈曲或后伸转子间截骨治疗骨坏死的使用已减少。该术式仍用来治疗边界清楚的局灶性早期骨坏死。另一适应证或许为伴有股骨头过度后倾的头骺滑脱。表 7-2 列出了 ITO 的绝对禁忌证和相对禁忌证。

术前计划

术前准备包括完善病史和体格检查。全骨盆的前后位 X 线片是必需的，拍摄时将下肢轻度内旋以代偿股骨前倾。根据冠状面的矫正方向，也为了保证术后的关节整合度，内翻（内收）截骨时在最大外展位拍摄髋关节前后位 X 线片，拟行外翻（外展）截骨时在内收位拍摄。CT 和 MRI 可根据情况而定。后者有助于关节周围软组织病变的诊断、股骨头坏死范围的确定，以及盂唇和软骨损伤的判断。

提倡术前绘图和模板以准确拟定手术步骤和预测术中困难。术者应注意考虑到下肢的轴线并使用参考点来帮助术中确定内植物的放入点和方向、截骨的水平和方向以及欲获得的下肢长度。

以下是内翻截骨的计划（图 7-1）。

1. 确定转子结节（innominate tubercle，IT）。
2. 画出截骨水平，截骨线应瞄准小转子的上

表 7-1 不同类型转子间截骨的适应证	
冠状面	
外翻截骨	股骨颈假关节
	明显的创伤后内翻畸形
	局限性的前外侧股骨头坏死或头骺发育不良且股骨头内侧部分完整
	在内收位功能 X 线片（或透视）可改善髋关节的对合度，特别是合并内收挛缩的病例
	被动内收 ≥ 15° 且内收时疼痛缓解（屈曲或不屈曲）
内翻截骨	明显的髋外翻，颈干角 ≥ 140° ～ 150°
	股骨头外翻，特别是小凹位于髋臼的负重区域
	局限性前内侧股骨头坏死或头骺发育不良且股骨头外侧部分完整
	在外展位功能 X 线片（或透视）可改善髋关节的对合度，特别是合并外展挛缩的病例
	发育性髋关节发育不良合并近端股骨外翻移位，在骨盆截骨不能完全重建股骨头覆盖时
	被动外展 ≥ 15° 且外展时疼痛缓解（伸直或不伸直）
	剥脱性骨软骨炎
矢状面	
屈曲截骨	与外翻 / 内翻截骨合用以将病变部位旋转离开负重区
	头骺滑脱致股骨头过度后倾
伸展截骨	固定的屈曲挛缩（少见）
横断面	
旋转截骨	与内翻截骨和髋臼成形术合用，治疗明显的髋外翻且前倾超过正常前倾角 20° 的病例

表 7-2 转子间截骨的绝对禁忌证和相对禁忌证
绝对禁忌证
严重骨质疏松
晚期骨关节炎合并边缘骨赘
髋关节严重强直或过度僵硬
炎症性关节炎
关节的不一致性，外翻截骨将加重内收，内翻截骨加重外展
相对禁忌证
肥胖（体重指数 > 30）
年龄 > 60 岁
吸烟

缘。转子结节和截骨线之间的距离（a），是术中截骨水平的参考。X 线较实体解剖有约 10% 的放大。

3. 确定致密骨小梁（D），它位于股骨颈上方皮质之下大约 10mm，代表槽式钢板刀片的最佳位置。

4. 根据 ITO 计划矫正的 α 角，通过 D 点做一直线。该线与股骨外侧皮质的相交点（E）代表槽式钢板刀片的入口。IT 与 E 点的垂直距离 b 在术中很容易确定。

5. 如果矫正角度大于 25°，需要对大转子进行截骨。大转子切除的厚度至少需要 1 ～ 1.5cm。必须切除与 α 同样角度的楔形骨块以保证截骨后的大转子骨块很好地对合。

外翻截骨术前计划的第一步为确定矫正角度（图 7-2）。如果有股骨颈假关节，目标是将剪切应力转换为压应力，增加愈合的可能性。外翻的角度可以通过 Pauwel 角（定义为假关节和水平线之间的夹角）减 16°来确定（代表髋关节的正常压应力矢量）（图 7-3）。第二步是确定截骨位置、转子结节、距离 a 和 D 点。参照股骨轴线通过 D 点向头端翻转，使真正的槽式钢板刀片在前后位 X 线片上覆盖计划的外翻角。转子结节和入口 E 之间的距离 a 可以用作术中参考。

当进行内翻或外翻截骨计划时，需要将股骨内移（外移）来保持生理力线通过膝关节中心（图 7-3）。这一力学概念必须结合到无楔形骨块切除的 ITO 技术中。

技术介绍

患者最好取侧卧位，使用气管插管全身麻醉

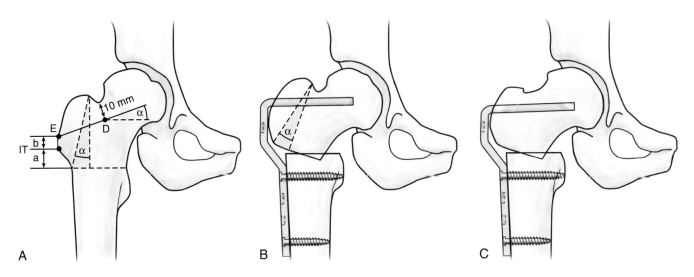

■ **图 7-1 A-C**，内翻或外翻截骨计划的 5 个步骤。①确定转子结节作为参考。②画出指向小转子上缘的截骨线并测量两者之间的距离（a）。③于股骨颈上方皮质之下约 10mm 处确定皮质骨骨小梁点（**D**）。④根据计划矫正的 α 角，通过 D 点做一直线。⑤与股骨外侧皮质的相交点代表槽式钢板刀片的入口 E，其与转子结节的距离为 b。如果矫正角度大于 25°，需要对大转子进行截骨，切除与 α 同样角度的楔形骨块

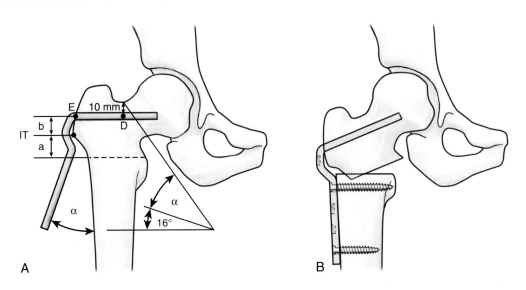

■ **图 7-2 A 和 B**，外翻截骨的 5 个步骤。①将 Pauwel 角减去 16°（髋关节的正常压应力矢量，参见图 7-3）来确定矫正 α 角。②确定截骨位置、转子结节和距离（a）。③于股骨颈上方皮质之下约 10mm 处确定皮质骨骨小梁点（**D**）。④参照股骨外侧皮质通过 D 点将刀片模板向头端翻转。⑤E 点为刀片在外侧皮质的插入点

或区域阻滞麻醉。也可选择仰卧位，如果可使用使臀部下坠的带开口的手术床，需将患侧髋部尽可能接近床缘。如果计划术中使用 X 线摄片，必须将患者放置在手术床的中央。铺单前要确定 X 线胶片盒的位置可以调节。对侧采用肾休息位，并需要小腿支撑以允许手术床的倾斜。

以大转子为中心做 20 ～ 30cm 长的纵切口，切口起自大转子尖端头侧 3 ～ 4cm（图 7-4）。纵行劈开皮下组织、阔筋膜和转子滑囊，显露臀中肌止点和股外侧肌的起点（图 7-5）。为了便于显露，可将下肢外展以放松筋膜。切口太靠前会导致阔筋膜张肌的切断。而太靠后则臀中肌的近段会被误劈开。

在槽式钢板开窗之前，将股外侧肌起点切断并作 L 形切开以增加外展肌内侧的间隙（图 7-6）。用刀和宽骨膜剥离器于股外侧肌后缘将其与筋膜

分开，直至显露整个股骨外侧部分。将切开的肌肉用耙钩或尖的 Hohmann 拉钩（8mm）牵开。显露股骨外侧部分，一直到第一穿动脉（转子结节远端 8 ~ 10cm）并可结扎之。

也可采用经臀肌入路，将臀中肌前部和臀小肌附着点前部断开，将切口继续向远端延长到股

外侧肌内（图 7-7）。由于在后方采用了 Z 形切开，臀肌和股外侧肌之间的连续性得以保存。必须保护臀上神经支配阔筋膜张肌的分支，该神经走行于大转子尖端近侧 3 ~ 5cm。该入路可更好地显露前方关节囊（图 7-8）。但计划行大转子截骨时不推荐用此入路，后者臀中肌和臀小肌附着点可

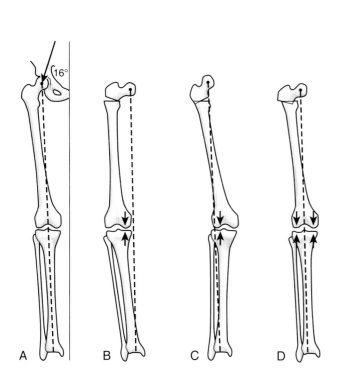

■ 图 7-3 **A**，正常髋关节，生理力线通过髋、膝和踝关节的中心。**B**，内翻截骨（无股骨干内移）会导致膝关节内侧间室负荷增加。**C**，无股骨外移的外翻截骨导致外侧间室负荷增加。**D**，内翻截骨后股骨内移使膝关节的负荷分布正常

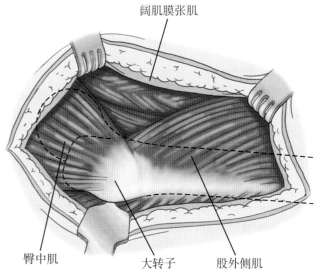

■ 图 7-5 纵行劈开皮下组织、阔筋膜和转子滑囊以显露臀中肌止点和股外侧肌的起点

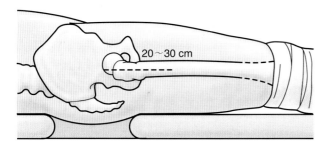

■ 图 7-4 以大转子为中心做 20 ~ 30cm 长的纵切口，切口起自大转子尖端头侧 3 ~ 4cm

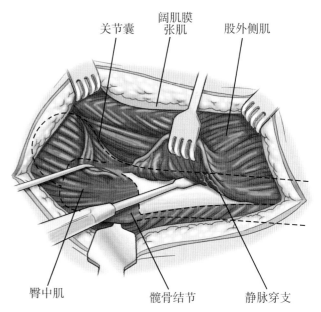

■ 图 7-6 在槽式钢板开窗之前，将股外侧肌起点切断并作 L 形切开以增加外展肌内侧的间隙

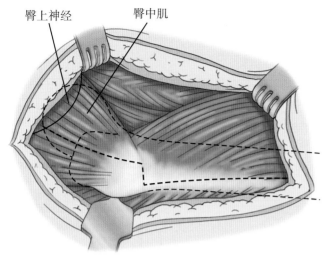

图 7-7　经臀肌入路，在断开臀中肌前部和臀小肌附着点前部时必须注意保护臀上神经的分支

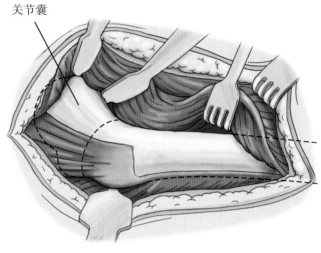

图 7-8　经臀肌入路可以更好地显露前方关节囊，但在计划行大转子截骨时不推荐使用

以保留在大转子的截骨块上。

　　沿股骨颈方向切开前方关节囊，此在施行各种截骨时都是重要步骤。切开一直延伸到盂唇，但注意不要损伤盂唇。此入路可根据下肢的体位对股骨颈的前扭直接评价。由于股骨头供血动脉位于股骨颈的后上部，此入路不会损害股骨头的血供。插入 1 ~ 3 个拉钩（8mm 宽），方便关节囊切开和股骨颈前表面的显露，在髋关节轻度屈曲位将拉钩插入髋臼缘盂唇的近端。

　　用槽式钢板刃在皮质开窗 15mm × 5mm，位于将转子外侧面一分为二的设计线之上（图 7-9）。首先使用尖刀根据术前计划确定的距离 b 对骨窗作标记。骨窗开完后插入槽式骨凿，其 U 形轮廓与槽式钢板刃是一致的。

　　内翻截骨通常使用 90°刃、外翻截骨使用 120°的刃。四边形的定位模板靠在外侧皮质上测定刃的方向，用一根克氏针插入大转子，以此确定刃隧道的方向（图 7-10）。克氏针的方向也应考虑股骨颈的前倾角，后者通过沿股骨颈插入股骨头的另一克氏针测量。测量时不要太接近股外侧肌的起点，可超过 2 ~ 3cm 的距离，股骨的直径就会显著减小。我们建议先将座式骨凿大致对准插入，然后在各个平面检查方向，需要时可作调整。

　　使用三角形定位模板和大转子的克氏针可以确定内收、前倾以及旋转或伸展中立位。如果需

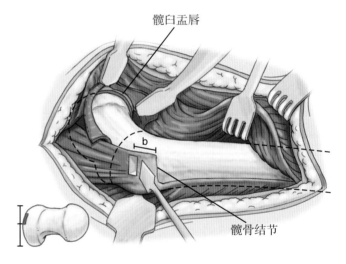

图 7-9　槽式钢板刃在皮质的开窗几乎位于将转子外侧面一分为二的设计线之上。术前计划确定的距离 b 可作为参考

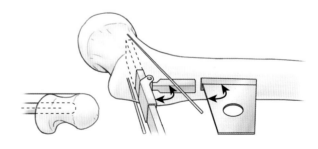

图 7-10　将四边形的定位模板靠在外侧皮质上，并用一根克氏针插入大转子，以此确定刃隧道的方向。为了适应股骨颈的前倾角，将另外一根克氏针沿股骨颈插入股骨头

要进行屈曲 / 后伸校正，要将座式骨凿在矢状面上沿其长轴旋转（图 7-11）。控制好三个方向的对线，将座式骨凿继续向股骨颈和头部打入，直到预期的深度（50 ～ 60 mm）。要将开口凿不时地部分后退，特别是在骨质坚硬的患者，以免开口凿被过紧地陷于其中。

当插入开口凿时要切实考虑到预期校正度和股骨近端的三维解剖，特别是血供，避免从后方穿出股骨颈，必要时可使用影像学作引导。这一步有潜在的危险性，如果损伤了旋股内侧动脉深支（股骨头的主要血供），将会导致股骨头坏死（图 7-12）。

将两根克氏针自前向后插入股骨——一根位于计划截骨线之上，一根位于其下，垂直于股骨长轴进行截骨（图 7-13）。这两根克氏针可控制

旋转力线。应在术前计划时确定准确的截骨水平，术中则使用距离 a 和转子结节作为解剖标志。一张精确的图纸将省去触摸小转子的麻烦。如果截骨近端与图纸不符，就需要切除楔形骨块，应从近端截骨块中切除该骨块。在截骨过程中，用开口凿把持近端骨块并保持正确的位置，可在直视下控制，避免截骨进入股骨颈的危险。

在截骨时必须用圆钝的拉钩保护软组织，尤其是后方的软组织。旋股内侧动脉走行于小转子近端 1.5 cm，贴骨质，易被损伤。如同时还行大转子截骨和移动，可能会损伤来自髂动脉的吻合支，此将导致股骨头坏死。我们建议先从前侧皮质开始，逐渐向后完成截骨。

将一 20mm 宽的骨凿插入并撑开截骨间隙（图 7-14）。利用患者的下肢使截骨块活动，以骨

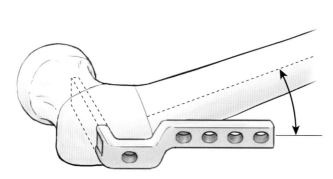

图 7-11 如果需要进行屈曲 / 伸展校正，要将槽式开口凿在矢状面上沿其长轴旋转

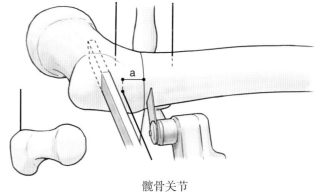

髋骨关节

图 7-13 根据术前计划的距离 a 和转子结节垂直股骨轴线进行截骨。用两根克氏针由前向后插入股骨（一根位于计划截骨线之上， 根位于其下）来控制股骨倾斜

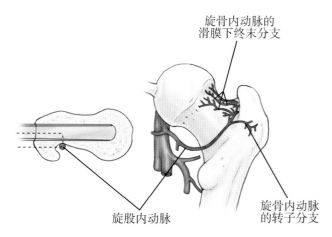

旋骨内动脉的滑膜下终末分支

旋股内动脉

旋骨内动脉的转子分支

图 7-12 在插入开口凿时，要注意旋股内侧动脉的深支，该血管在股骨后侧面位于转子间嵴的内侧

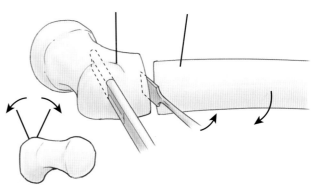

图 7-14 在截骨间隙插入骨凿撑开之后，利用患者的足使截骨块活动，并以骨凿作为杠杆向反方向撬动

凿作为杠杆向反方向撬动，如此可方便矫正。不可以使用槽式骨凿来撑开，不然会造成松动。在槽式骨凿退出之前，必须把槽式钢板刃装好到插入器上。刃和插入器必须相互平行。

最初的 2 ～ 3 cm 用手将刃推进（图 7-15）。只有沿着骨隧道刃才可能进入。如果刃插入时遇到困难，则将钢板退出，重新用槽式骨凿确认后再将刀片插入。切忌用锤子打入，因为这样会导致刃沿错误方向进入或穿出股骨颈。在刃插入过程中要注意不要被远端截骨块的软组织干扰，如果发生这样的情况，刃的方向会被改变。最好保持大腿内收直到插入钢板刀片，以避免上述情况的发生。只有当刃的方向确认后方可使用锤子打击插入器。槽式定位骨凿的一次正确打入而不是反复调整可避免刃放置不稳定，包括刃切割。

当钢板和骨质间的距离达到 1cm 时，拔除插入器，使用打击器将钢板继续打入直到与骨完全接触（图 7-16）。如果已经做了转子截骨，必须当心不要使骨块骨折。

转子间矫正截骨可很容易使钢板与外侧皮质接触，建议通过活动下肢来达到此目的。利用之前插入的两根克氏针作为参照来调整旋转对线。使用骨折复位钳（Verbrugge 钳）将钢板和股骨固定，反复确认旋转后固定远端截骨块（图 7-17）。可通过三种方式：截骨块间不加压、通过滑动孔进行骨折块间加压（DC 原则）或通过钢板加压器进行骨折块间加压。加压的程度取决于获得最佳稳定的程度，因人而异。如果转子间矫正截骨未行楔形骨块切除，使用钢板加压器进行加压时要慎重。

加压可能会导致矫正丢失：加压越大或骨质疏松越严重，矫正的丢失就越大。如未行大转子截骨，推荐使用滑动孔加压。如需进一步稳定，我们通过钢板的孔在近端截骨块拧入 1 枚螺钉（图 7-18）。如果行大转子截骨，将切下的楔形骨块插入股骨截骨处的外侧缺口。这些病例适合使用钢板加压器，因为可降低再次外翻的危险。

在拧紧钢板螺丝时必须注意旋转力线。如果只是钢板的后缘贴紧皮质而前缘接触不良，可能会发生外旋移位。在拧紧第一枚螺钉后要检查内固定的稳定性，此时保持骨折复位钳在原位。将髋关节最大范围活动，特别是在屈曲 90° 时进行旋转。

如果骨质良好，通过钢板使用两枚长皮质

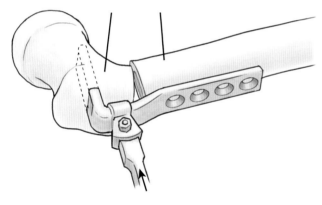

■ 图 7-15　最初的 2 ～ 3 cm 要手动推入刃，切不可使用锤子打入，否则会使刃推入错误的方向或导致刃穿出股骨颈

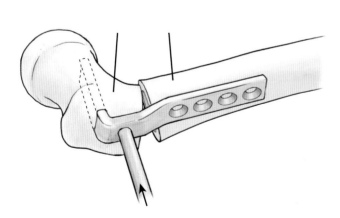

■ 图 7-16　当钢板和骨质间的距离达到 1 cm 时，取下插入器，使用打器将钢板继续打入直到使其与骨完全接触

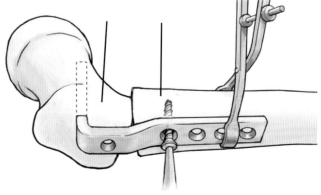

■ 图 7-17　当使用复位钳（Verbrugge 钳）把持钢板和股骨时，最好在骨块间加压，再将远端截骨块与皮质固定

骨螺钉就足够了。在大转子截骨的病例，使大转子骨片通过一个事先做好的骨窗在刃上滑动（图7-19）。将带着骨片的刃推入股骨颈中（图7-20）。

　　关闭伤口前用大量林格液冲洗。严格止血后于筋膜下放置 1～2 根引流管。将股外侧肌重新固定于肌间隔和大转子区域。间断或连续缝合筋膜和皮肤。

围术期管理

　　术前 1 小时静脉注入第一次预防性抗生素，术后 8 小时给予第二次。术后当天开始使用弹力袜和低分子肝素预防深静脉血栓，持续 8 周。

　　术后将小腿置于软板上，将髋和膝关节轻度屈曲。手术第二天拔除引流管。术后第一天或第二天患者离床活动。住院期间予以物理治疗，介绍使用手杖的步态训练。允许 10～15kg 的部分负重。应该支持足跟触地、足趾离地的部分负重，避免无负重行走。这是因为单腿步态需要髋关节轻度屈曲，这一体位增加了肌肉张力并影响通过截骨端的负荷传导，是不利的。

　　术后应立即拍摄骨盆和股骨的 X 线片，6 周后复查。即使是大转子截骨的患者，这时也应显示截骨愈合的早期征象。有了早期愈合的征象即可开始肌肉力量练习。根据愈合的程度，部分负重可增加到完全负重，通常在 2.5～3 个月。术后 1 年进行后续的临床和影像学随访（图 7-21）。只有出现局限的转子部疼痛时才需要取出内植物；术后 12 年内不要取出内植物。典型症状包括因钢

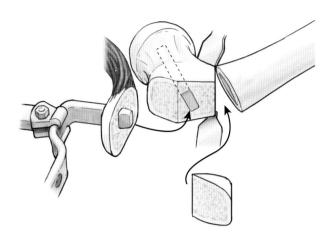

■ 图 7-19　在大转子截骨的病例，使大转子骨片通过一个事先做好的骨窗在刃上滑动

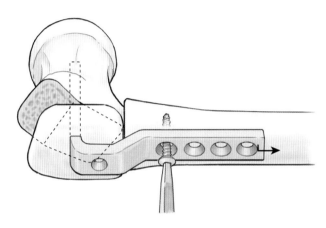

■ 图 7-20　将带着骨片的刃推入股骨颈中

板凸起所致的软组织刺激或大转子滑囊炎。

并发症

　　如术中意识到矫正不满意和刃在股骨颈和股骨头中的放置不恰当，必须将刃退出，必须使用槽式骨凿重新做骨隧道。任何时候如果有疑问，都建议使用影像学辅助。有可能需要改为其他角度的钢板。外旋或内旋比术前计划超过 5° 的都必须得到纠正。

　　为了避免损伤股骨头的血供，不要对术中股骨后方的活动出血进行盲目的结扎，而要在直视下止血，必要时使用血管夹。如果旋股内侧动脉深支被损伤，应进行显微外科修复。

　　通过谨慎的股骨软组织剥离和减少螺钉的使用（一般 2 枚），加上对患者和理疗师的恰当解

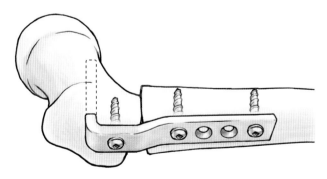

■ 图 7-18　如果骨质良好，使用两枚通过钢板的长皮质骨螺钉就足够了。如果需要进一步稳定，可以通过钢板的孔加用 1 枚螺钉固定近端骨块

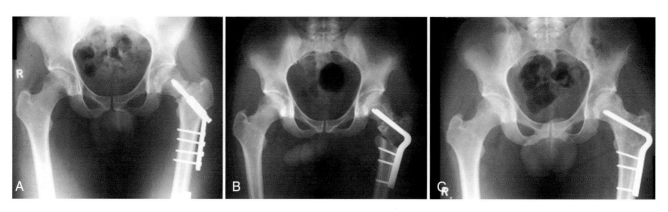

■ 图 7-21　**A**，30 岁男性，内固定 5 个月后股骨颈假关节形成。**B**，外翻转子间截骨，未做楔形骨块切除。**C**，术后 2 年，假关节和截骨完全愈合

释，会减少延迟愈合或不愈合的危险。如果出现不愈合，再次手术进行松质骨植骨，还有可能结合去皮质处理和增加钢板的加压。

在后方放置 Hohmann 拉钩时有可能会损伤股神经或坐骨神经。如果没有自行恢复，可能需要再次手术、神经松解或显微外科修复。

对有易患因素的患者使用吲哚美辛（75 mg，每日一次，使用 3 周）可以预防异位骨化的发生。

对深部感染必须进行手术清理、软组织取样、微生物学培养和药敏试验，然后给予合适的抗生素治疗。

如果出现明显的髋关节挛缩，应当进行手术治疗。可进行瘢痕粘连的松解和异位骨化的切除，并应结合严密的理疗方案。

（王卫国 译　李子荣 校）

参考文献

1. Müller ME: Osteotomies of the proximal femur: Varisation, valgisation, derotation. In Duparc J (ed): Chirurgische Techniken in Orthopädie und Traumatologie, 1st ed. München, Urban & Fischer, 2005, pp 369-378.
2. Santore RF, Kantor SR: Intertrochanteric femoral osteotomies for developmental and posttraumatic conditions. Instr Course Lect 54:157-167, 2005.
3. Siebenrock KA, Ekkernkamp A. Ganz R: The corrective intertrochanteric adduction osteotomy without removal of a wedge. Oper Orthop Traumatol 8:1-13, 2000.
4. Turgeon TR, Phillips W, Kantor SR, Santore RF: The role of acetabular and femoral osteotomies in reconstructive surgery of the hip: 2005 and beyond. Clin Orthop Relat Res 441:188-199, 2005.

第8章

髋臼周围截骨

Marco Teloken, Javad Parvizi

要点提示

精要

- 该截骨使用通过髂前上棘的入路，可预判骨质量。
- 将缝匠肌向内侧牵开可以更好地保护股外侧皮神经。
- 将上外侧耻骨支骨膜下剥离以保护闭孔神经。
- 耻骨截骨必须在髂耻隆起的内侧。
- 截骨块的自由移动非常重要。
- 移动度不好更有可能是因为截骨不全。
- 患者体位应有利于拍摄正确的骨盆前后位 X 线片。
- 如果手术过程中损伤了股外侧皮神经，最好将其切断并烧灼，避免因恢复不全而有主诉。
- 在髂骨截骨时使用摆锯可更好地减少意外骨折。
- 将髋关节屈曲、内收可保护前内侧血管结构（股血管、闭孔血管、臀上血管）。
- 将髋关节后伸可保护坐骨神经。
- 将股直肌前部从髂前下棘松解可减少股神经损伤的危险。
- 应通过将髋臼骨块内移以矫正旋转中心。

缺陷

- 耻骨支周围的骨膜袖可能限制髋臼骨块的自由移动。
- 透视影像可能误导最佳矫正。
- 在耻骨、髂骨和后柱截骨时可能会穿透关节。
- 后柱的横断可导致不稳定。
- 未注意到的髋臼后倾和前移可导致后壁覆盖不全，使可能的股骨髋臼撞击加重。
- 用斯氏针将骨块强制移动会导致松动。

- 对疼痛处理不佳会有生理和心理上的后果。
- 过度剥离增加异位骨化的危险。

根据其前缀 peri（意思为"周围"或"附近"），髋臼周围截骨（periacetabular osteotomy，PAO）被定义为在不改变正常骨盆解剖的情况下将髋臼从骨盆骨床移出，然后将其置于更合适的位置，降低某些不良状况下的有害影响。所以，髋臼生长板的闭合是前提。

尽管所有的重建性骨盆截骨的目的是一样的，但 PAO 仅仅是改变髋臼的方向。理想的髋臼周围截骨部位应尽可能地靠近髋臼，以满足移动的髋臼需要，同时尽可能地远，以保护血供和防止穿透关节。

根据定义，PAO 包括 Eppright、Wagner 和 Nynomiya[1-4] 所描述的球形或旋转截骨、Ganz 描述的多边形伯尔尼（Bernese）截骨[5] 以及其他对这些手术的改良方法[6,7]。

Eppright 描述的是沿前后轴的桶状截骨。该截骨允许很好的外侧覆盖，但仅仅能达到有限的前方覆盖。

Wagner Ⅰ型手术是一种单个的球形截骨和单纯的旋转移位，无延长、缩短、内移或外移。由于对髋臼只进行了单纯的旋转重对位，所以该手术的相对缺点是四边形的完整的内侧柱阻止了关节的内移。

Wagner Ⅱ型手术是球形髋臼截骨并将游离的髋臼骨块旋转产生延长的效果。该方法在旋转后的骨块和髂骨之间插入一个髂骨植骨块。

Wagner Ⅲ 型手术是球形髋臼截骨并将髋臼进行重对线和内移。该手术方法是在基本的球形截骨的基础上于近端增加一个 Chiari 样的截骨。固定通常使用与半管状钢板相连接的张力克氏针特殊结构。

伯尔尼截骨[5]包括一系列的直的截骨，将髋臼与骨盆分离。由于下列原因，它是很多骨科中心首选的髋臼截骨术式：

1. 可以通过一个切口进行一系列的直的、相对可反复进行的关节外的截骨。它可以根据需要在各个方向对截骨骨块进行较大的矫正，包括外侧旋转、前方旋转、髋关节中心内移和倾斜调整。由于后柱保持完整，所以该方法在一定程度上有其固有的稳定性。

2. 需要较小的内旋。

3. 可以不需要外固定辅助器械而早期离床活动。

4. 保留了来源于臀下动脉的髋臼骨块血供。

5. 在不进一步增加截骨块血供危险的情况下可进行关节切开。

6. 骨盆的形状没有明显的改变，术后妊娠女性可正常阴道分娩。

7. 不损害外展机制，恢复相对较快。

解剖

髋关节周围的基础解剖包括浅表的表面解剖和深部的骨、肌肉和神经血管结构。与临床相关的髋部表面解剖包括几个浅表的骨性突起。前方的标志有髂前上棘和髂前下棘，它们分别是缝匠肌和股直肌直头的附着点。大转子和髂后上棘也是髋部后外侧容易识别的标志。近端股骨和髋臼构成一个十分稳定和限制性的骨性关节，根据以下描述可将其分为：

组织学——滑膜关节（活动关节）

形态学——杵臼关节（球和窝）

运动轴——多轴关节

髋臼由坐骨、髂骨和耻骨联合组成，通常在 15 ～ 16 岁达到闭合。它的方向是大约向尾端倾斜 45°，向前倾斜 15°，呈半球形 170° 覆盖股骨头。关节面为马蹄形，除髋臼切迹外完全衬以透明软骨。髋臼盂唇是一种纤维软骨结构，环形走行于髋臼外周。它增加了骨性髋臼的深度，协助产生关节内负压，对髋关节的稳定性起重要作用[8,9]。在关节面侧，盂唇通过钙化软骨层的窄的移行区与髋臼关节软骨相连。盂唇的非关节面侧直接附着于髋臼骨。只有外周 1/3 或更少的盂唇具有丰富的血供，这些血液供应来自闭孔动脉、臀上动脉和臀下动脉的分支[9]。已鉴定盂唇含有痛觉神经纤维，主要分布于前方和前上方[10]。

髋臼横韧带连接盂唇的前、后两部分。圆韧带起点起自髋臼横韧带并覆盖髋臼切迹，止点进入股骨头小凹。

近端股骨由股骨骨骺和转子突组成，均在 16 ～ 18 岁完成骨化。股骨头大约为 2/3 球形，除小凹切迹外均覆盖透明软骨。股骨颈与股骨干之间的夹角约为 125°，相对于股骨后髁有 15° 的前倾。

关节囊附着于髋臼唇的边缘和横韧带，呈袖套样延伸至股骨颈基底部。有 3 条主要韧带加强：Bigelow 髂股韧带位于前方呈倒"Y"形，髋关节后伸时紧张；耻股韧带覆盖于髋关节囊的下方和内侧部分，在髋关节后伸和外旋时紧张；坐股韧带位于后方，螺旋向上以顺应轮匝区，形成一个环绕股骨颈的带，也在后伸时紧张，这可以解释为什么一定程度的髋关节屈曲会增加关节囊的松弛度[11]。髋关节在屈曲时稳定性较低，因此时关节囊韧带松弛。正常的髋关节活动度包括内收外展（50°/0°/30°）、内外旋（40°/0°/60°）和屈曲后伸（15°/0°/120°）。

髋关节周围的肌肉附着非常广泛，总共有 27 条肌肉越过关节。主要的屈肌有髂肌、腰肌、髂囊肌、耻骨肌、股直肌（直头和反折头）和缝匠肌。伸肌有臀大肌、半膜肌、半腱肌、股二头肌（短头和长头）和大收肌（坐骨髁部分）。外展肌有臀中肌、臀小肌、阔筋膜张肌和髂胫束。内收肌为短收肌、长收肌、股薄肌和大收肌的前部分。外旋肌有梨状肌、股方肌、上孖肌、下孖肌、闭孔内肌和闭孔外肌。

髋关节的血液供应来源于髂总动脉，该分支向下走行于髂总静脉外侧和稍后偏内侧。髂总动脉在骨盆边缘分为髂内动脉和髂外动脉。起源于髂内系统的臀上动脉、臀下动脉和闭孔动脉营养腰大肌和腰方肌、盆腔脏器以及部分骨性骨盆。

髋臼的血供来源于臀上动脉、臀下动脉、阴

部动脉和闭孔吻合支，均为髂内动脉的分支。髂外动脉沿髂腰肌走行，首先位于内侧，然后向前。它从腹股沟韧带下方出骨盆，变为股动脉。髂耻弓将腹股沟韧带和臀部骨骼间的间隙分隔开。肌腔隙位于髂耻弓外侧，包含髂腰肌和股神经。血管腔隙位于髂耻弓内侧，包含股动、静脉。从髂外动脉系统分出的旋股内动脉和旋股外动脉吻合网环绕近端股骨。旋股内动脉有 3 个主要分支：升支、深支和转子支。深支是股骨头的主要血供来源。它在耻骨肌和髂腰肌腱之间起始，沿闭孔外肌的下缘走行。转子支于股方肌的近端发出，到外侧转子。在后方，旋股内侧动脉深支从股方肌近端和下孖肌之间进入，走行于闭孔内肌和上孖肌的前方，在此处，它进入关节囊。然后它在囊内分出 2 ～ 4 条上韧带血管分支。旋股内侧动脉深支有几个吻合支：在股骨颈基底部与旋股外侧动脉降支吻合；在臀中肌止点处与臀上动脉深支吻合；沿梨状肌下界，于联合腱后方与臀下动脉吻合；在髋臼后间隙附近与阴部动脉吻合。旋股外侧动脉、干骺端动脉和内骺动脉对股骨头血供均极少。

骨盆的神经支配包括腰丛（L1 ～ L4）和腰骶丛（L5 ～ S3）。股神经位于髂腰肌的前内侧，穿过腹股沟韧带下方到达大腿。股外侧皮神经起自腰大肌中段附近的外侧，斜行越过髂肌，走向髂前上棘。然后从腹股沟下方穿过，越过缝匠肌到达大腿，在此分为前支和后支。前支在腹股沟韧带下方约 10 cm 处变得表浅并分出其分支分布于大腿前部和外侧皮肤，直到膝关节。其神经末梢常常与股神经前皮支和隐神经髌下支相交联，这些神经共同组成髌神经丛。后支则穿过阔筋膜并分支成末梢神经向后穿过大腿外侧和后侧表面，支配从大转子水平到大腿中部的皮肤。闭孔神经位于耻骨正下方的筋膜内。股神经和闭孔神经同时也分别走行于其同名动脉的前方或内侧。

坐骨神经没有任何重要动脉伴行，与股后侧皮神经和其他一些支配外旋短肌的小神经一起穿出坐骨大孔。臀上神经与臀上血管一起通过坐骨孔的梨状肌上部分穿出骨盆，臀上神经麻痹将导致外展肌蹒跚步态或 Trendelenburg 步态。臀下神经单独与臀上血管一起通过坐骨孔的梨状肌下部分穿出骨盆，其臀下神经麻痹会由于髋关节后伸乏力而导致由坐位站起和上楼梯困难。

病因学

髋关节骨关节炎发生的生物力学原理通常是以应力传播的计算为基础的：软骨退变被认为是始于过载的向心力或离心力[12,13]。骨关节炎的力学原因继发于几种情况。在髋关节发育不良，关节面的方向异常、前方或整个股骨头覆盖不全以及接触面减小导致髋关节前上部分产生过度和离心的负荷，逐渐促使关节内早期骨关节炎的发生[14-19]。髋臼后倾可因后壁不全或前方过度覆盖而致，两者可同时存在，也是骨关节炎的病因学因素[20-24]。近端股骨和髋臼缘在髋关节运动终末期的异常接触导致髋臼盂唇和（或）邻近软骨的损伤。这一现象更常见于年轻人或运动较多的成人，这些早期的软骨和盂唇的损伤继续进展并导致退行性疾病的发生。自被注意以来，髋关节各种疾患的报道更为普遍。包括髋臼发育不良[25]、Legg-Calvé-Perthes 病[26,27]和骨盆截骨术后等[28]。在日常活动中，髋臼后部承受高负荷。髋臼后倾时，理论上更多的负荷被强加到后方软骨，而这些增加的负荷可能与髋关节骨关节炎的发生有关[27]。在关节过度松弛，如 Down 综合征[31]和神经源性髋关节发育不良[32]的患者，其髋关节有实质的结构畸形，易使髋关节产生动态失稳、关节局部过度负荷、撞击或这些因素的综合存在，这些将导致关节内疾病并使继发性骨关节炎过早发生。

素质性疾病

髋关节的解剖和退行性关节疾病的发生相关。

由于髋臼过度覆盖（如后倾）引起的股骨髋臼撞击症，反复的损伤导致退行性骨关节炎，其保留关节治疗的可预期性差且治疗结果取决于软骨损害的范围。

髋关节发育不良的患者（无半脱位）通常由于偶然的影像学检查而发现，多数无症状。现存的证据支持发育不良在成年人，特别是女性，导致关节退变的理论[34]。发育不良伴半脱位在 30 ～ 40 岁常导致明显的退行性改变[27,35]。据报道，髋臼发育不良患者到 50 岁时骨关节炎的发病率为

43% ～ 50%，Perthes 病患者为 53%[36]。采用保护髋臼截骨块血供和适当的再定位术可改变骨关节炎的自然病程。增加股骨头的覆盖、降低内外侧移位以及截骨块倾斜的矫正是消除髋关节力线不良的主要任务。

病史和体格检查

要确定髋部疼痛的病因非常困难，关节外和关节内结构都可以引起疼痛并牵涉腹股沟、转子外侧区域、大腿的外侧、内侧或前侧，或骨盆后方、臀部和下腰部。关节内髋病变患者的病史可以是急性的扭伤或跌倒，也可以是长达数月到数年的隐匿发作。

很多重要的症状也许不易被患者注意，但骨科医生一定要看到。髋关节的力学异常可无症状，或表现为疼痛、跛行、乏力感、不稳定感、弹响或交锁。关节炎引起的疼痛发生在负重或休息片刻后启动的开始几步时，位于腹股沟。因外展肌乏力引起的疼痛位于髂嵴后方或外展肌。疼痛可以向远端放射到膝关节（如继发于发育不良的骨关节炎早期；因大转子过度增长、髋内翻或 Legg-Calvé-Perthes 病导致的平衡失调）。骨软骨撞击引起的疼痛因活动和肢体的位置而不同，可以因久坐后的屈曲、内收和内旋综合因素而加重。C 征是指当患者指示疼痛部位时会将示指放在髋关节前方而拇指放在大转子的后方。源于髋臼缘的急性疼痛[38]是腹股沟的一种锐性、突发的疼痛，常与强烈的失稳感或交锁有关。关节失稳可能被描述为一种关节不稳定的感觉。弹响、交锁和碎裂感都是常见的症状，真正的髋关节交锁是盂唇疾病的一种体征。无痛性弹响可以发生在髂腰肌腱在无覆盖的股骨头前方滑过时，可能与发育不良有关。

体格检查应包括站姿、步态、肢体长度、肌力、活动度的评价和特殊检查。关节内病变的患者可能在站％立时髋关节屈曲，抗痛步态行走，并且存在行走距离缩短和步幅减小。在髋臼发育不良的患者，因股骨颈的过度前倾导致髋关节内旋增加。如内旋减小，患者可能有继发性骨关节炎。特殊检查包括：

1．撞击试验　将髋关节在屈曲 90°、内收 15° 时内旋。此将使股骨颈前方与髋臼的前缘接

触，此部位是髋臼发育不良时常见的过度负荷的部位。髋臼缘综合征的患者将是阳性。患者典型的疼痛部位在腹股沟[23,38]。

2．恐惧试验　将髋关节伸直和外旋，在股骨头前方无覆盖的患者将产生不适和不稳感[38,39]。将髋关节由完全屈曲、外旋和外展位活动至伸直、内旋和内收位，在前外侧盂唇撕裂和髂腰肌弹响的患者可重现疼痛和弹响[40]。仰卧位圆木滚动式检查产生疼痛是关节内疾患最特异的试验[37]。

影像学和其他诊断性研究

X 线平片包括骨盆前后位片、假侧位片（false profile view）、穿桌侧位片和患髋外展的功能位片，有助于评价髋关节的情况。

骨盆前后位片能给出最多的信息。拍摄时患者站立，这样可以反映髋关节负重的情况。必须保持旋转中立位，骨盆无倾斜。Shenton 线不连续说明继发于髋关节发育不良的半脱位。出现髋臼缘骨折可能提示髋臼缘过度负荷。也可以评价关节间隙狭窄和各种退变性改变。发育不良的程度可以通过测量 Wiberg 中心 - 边缘角（center-edge angle，CE 角）来衡量[19]，该角度是股骨头中心到髋臼外缘的连线和通过股骨头中心垂线间的锐角，即所谓的外侧 CE 角。在发育正常的髋关节，该角度应大于 25°。Tönnis 角[41,42] 是髋臼负重区的倾斜角。在正常髋关节，Tönnis 角应小于 10°。髋臼的前后倾需通过髋臼前后缘的辨认来确定，如果前缘线和后缘线交叉（交叉征），髋臼为后倾。如同时合并髋臼发育不良，这将是年轻成年人髋关节疼痛的一种原因[43]。

Lequesne 和 de Seze[44] 提出的假侧位片的拍摄方法是：患者站立，将患髋贴近胶片盒，骨盆由胶片向外旋转 65°，同侧的足平行于胶片。射线以股骨头为中心，垂直于胶片盒。该体位的 X 线片可观察股骨头的前方覆盖。腹侧倾斜角可以通过股骨头中心到髋臼前缘的连线和股骨头中心的垂线间的夹角来测量。也就是所谓的前侧 CE 角。在正常髋关节，该角度应大于 25°。

穿桌片为外展功能位片，在髋关节最大外展位拍摄。它可以模拟截骨可能的矫正度，髋关节应适合、复位和被覆盖。

CT 扫描可提供三维信息，与平片相比可更清晰地显示覆盖不良。理想的体位是髋关节完全伸直和外旋 15°[45]。

MRI 和 MR 关节造影有助于分析髋臼盂唇和异常负荷相关的病变[46]，如增生、发育不良、退变和撕裂。术前影像学发现可以预见软骨缺失、盂唇损伤和囊变形成[8]。MRI 可以帮助提醒术者切开关节时确定关节内病变的位置和特点[47]。

手术治疗

适应证

- 有症状的严重髋臼发育不良（Severin 分类的 Ⅳ 级或 Ⅴ 级）
- 髋臼后倾导致的症状性前方股骨髋臼撞击症[21]
- 无或轻度继发性骨关节炎
- 年轻、健康患者
- 髋关节适合一致
- 适当的髋关节屈曲（100°）和外展（30°）

禁忌证

- 中到重度继发性骨关节炎：Tönnis 2 或 3 级[42]
- 老年人
- 严重的髋关节匹配不良
- 肥胖
- 髋关节活动度严重受限（屈曲小于 100° 或外展小于 30°，除非计划对近端股骨实施手术来矫正股骨髋臼撞击）
- 对于旋转截骨
  - CE 角小于 40°
  - 髋臼顶倾斜大于 60°
  - 股骨头畸形：无法矫正
- 严重的合并症
- 患者不能依从

术前计划

完整的病史和体格检查是必需的。检查者应记录髋部疼痛的部位、程度以及与活动的相关性，同时要记录步态、肢体长度和活动度。也要进行恰当的医学或麻醉评估，包括术前的神经血管状态。X 线检查应包括骨盆前后位片、完全侧位片、Dunn 位片（45° 和 90°）以及假侧位片。外展、内旋位的功能位片可提示可能的矫正量。

髋臼周围截骨

患者仰卧于透 X 线的手术床上，手术床上固定脚踏板以帮助屈髋位时把持肢体，将同侧上肢置于胸前靠架。开始铺单前要确定透视机的合适位置。从髂嵴上方到脚部消毒铺单以允许半侧骨盆宽广的入路。将神经监测导联固定于手术肢体并用织物和粘贴带包裹。

采用改良 Smith-Petersen 入路，此入路联合髂股和髂腹股沟入路，为前方直接入路，保留了外展肌附着点。皮肤切口由髂前上棘近端 3cm 到远端 10cm，稍弧向内侧。向内侧和外侧翻开皮下组织，以分辨阔筋膜张肌肌腹表面的筋膜。沿肌纤维方向切开筋膜，显露阔筋膜张肌和缝匠肌间的神经间隔，保护股外侧皮神经（位于缝匠肌筋膜内）。将外斜肌腱膜由髂嵴分离并牵向内侧。

在髂前上棘近端约 15mm 行髂嵴截骨，保留缝匠肌和髂腹股沟韧带的起点。在截骨部位近端剥开髂嵴内缘的骨膜，与髂肌一起牵向内侧。横断股直肌联合腱并牵向远端，保留髂前下棘的肌腱残端以备后期缝合。剥开髂关节囊肌肉纤维，建立前方关节囊上方和腰大肌腱下方的平面[48]。

显露前方和内下方关节囊，屈髋位更容易显露。沿关节囊向后，用剪刀触及坐骨的前部分分离髋臼下沟，辨别界限：上方为关节囊；内侧为闭孔；外侧为坐骨胫骨肌的起点。用剪刀保护和方便弧形（或带角度的）、加长 1.27cm 骨刀的进入。将骨刀放置于髋臼下沟并用前后位和 45° 斜位透视确认。

髋臼下截骨从髋臼下唇的远侧开始，朝向坐骨棘的中点。在同一个前后位平面上，截骨通过内侧皮质向近端到后方皮质前方 1cm 并通过坐骨中心部分到外侧皮质，此为深度最小的部分，仅需要少于 20mm 的穿透。截骨时将髋关节外展可减少坐骨神经损伤的危险。

使髋关节屈曲内收以方便耻骨支的显露。沿上方皮质切开骨膜，在耻骨支前后部分放置一对窄的弯拉钩以保护闭孔神经。将第 3 把尖拉钩插入髂耻隆突最内侧范围以内至少 1cm，将髂腰肌和股神经血管束向内侧牵开。

耻骨截骨的方向是由前、上外侧向后、下内侧，以避免截骨块上产生尖锐的骨块。可以先用摆锯或磨头进入前上方皮质，紧贴尖拉钩的外侧。用直的或弧形骨刀完成后下方皮质截骨。必须行环形剥离骨膜以允许皮质矫正。髂骨和四边形的骨盆表面行骨膜下剥离。用一个大的 Hohmann 拉钩放入坐骨切迹。髂骨外侧皮质由髂骨嵴上剥开部分骨膜，插入钝拉钩，在髂骨截骨时用于保护外展肌。

用高速磨钻在骨盆边缘外上方近端 1cm 做一个目标孔。然后用摆锯做髂骨截骨，首先沿内侧皮质，然后将下肢外展，锯到外侧皮质。使用一个直的眼镜蛇拉钩沿小骨盆的内侧部分朝向坐骨棘显露后柱。后柱截骨在透视引导下进行，使用直骨刀与髂骨截骨线成 120° 角截到内侧皮质。然后用一个直骨刀向下延伸 5 ~ 6cm，或用弧形骨刀由内向外分 3 ~ 4 步完成截骨。

用一根斯氏针钻入髋臼上区域，然后测试截骨块的活动度。如果不能完全活动，则需要检查三个地方：耻骨支周围的骨膜；后侧皮质 120° 角的顶点；髋臼下方截骨。在髂骨截骨处插入一个骨撑开器可以作为斯氏针的辅助。然后可以根据需要在任何平面进行矫正，直至达到合适的位置。截开耻骨上支，将髋臼骨块向前外侧倾斜以确定其可以完全解锁。然后将髋臼重放于内旋和少许前倾的位置，根据需要可将骨块内移。这一步可用尖 Hohmann 拉钩直接由外侧推压（须注意要保持或恢复前倾角），同时向上推以与上方的髂骨达到骨对骨的接触，以减少过度矫正引起的肢体延长。

用 3 ~ 4 根 2.5mm 的克氏针临时固定。同时以耻骨联合为中心行前后位骨盆 X 线片来确定矫正度。耻骨联合必须与骶尾关节在一条直线上，与闭孔对称，并在骨盆水平。

与此同时，行关节切开来评价盂唇的完整性和股骨头 - 颈交界处的形态。对较大的不稳定的盂唇撕裂使用缝合锚钉修复，对退变的盂唇进行切除。股骨头 - 颈偏心距减小是髋关节发育不良常见的畸形和导致股骨髋臼撞击症的原因，应使用弯骨刀或磨头行骨成形术。必须在前后位 X 线片上确定 CE 角、髋臼斜度、髋关节中心的内移程度、泪滴的位置以及髋臼的前后倾，宁可有轻度的矫正不足也不应矫正过度。用 3 ~ 4 枚 4.5mm 的皮质骨螺钉进行牢固固定。要将一枚螺钉放在髋臼骨块的前外侧部分，作为"阻挡"螺钉。另将 2

~ 3 枚螺钉逐渐靠内打入。再次透视确定髋臼复位情况和内固定物的位置。

活动下肢以评价是否有继发的股骨髋臼撞击和不稳定。髋关节屈曲必须大于 90°。将髋关节后伸、外展和外旋来检查关节稳定性。

将髋臼骨块前方的突起用摆锯修齐，切下的骨质填入髂骨间隙。将前方关节囊用可吸收线缝合关闭。用不可吸收线修复股直肌起点。髂前上棘骨片复位后用小螺钉固定或在髂骨上钻孔后用不可吸收线缝合。深部和浅层分别放置引流，常规关闭余下浅层伤口。

旋转 PAO

患者仰卧于透射线手术床上，也可采用侧卧位。采用单一的 U 形侧方 Ollier 切口（经转子）或前方（Smith-Petersen）[49] 与后方（Tronzo）联合入路[50]。皮肤切口为半圆形，凸向前方，中心在髂前上棘近端约 2cm。将皮下组织瓣向内侧和外侧翻开，确认阔筋膜张肌肌腹表面的筋膜。

沿肌纤维方向切开筋膜，显露阔筋膜张肌与缝匠肌之间的神经间隔并保护股外侧皮神经，该神经位于缝匠肌筋膜内。将下肢轻度外展和内旋，从髂骨外侧壁将阔筋膜张肌和外展肌向后方和近端剥离，直到足以将宽 Hohmann 拉钩放入坐骨切迹。将骨盆外壁向前显露到坐骨切迹，向后到关节囊。髋关节屈曲，将缝匠肌和髂肌从骨盆内壁向内侧剥离。横断股直肌联合腱并向远侧分离，在髂前下棘保留残端以备后期修复。剥开髂关节囊肌肉纤维，建立前方关节囊上方和腰大肌腱下方的平面[48]。不要切开髋关节囊，因为它包含了髋臼骨块的主要血液供应。

对耻骨支行骨膜下切开，超过髂耻隆起，将短尖 Hohmann 拉钩放入耻骨上支。将一个圆钝的 Hohmann 拉钩放入闭孔的外上侧角，另一把圆钝 Hohmann 拉钩放到坐骨切迹内侧。将一根 2.5mm 克氏针钻入关节线上方约 20mm 的髋臼上方髂骨内，在透视下确定。在髂骨表面用特殊的骨凿标记截骨的轮廓，从髂前下棘开始，逐渐向后。

使用直或弯骨刀保持与关节囊等距离截骨，深度为 1 ~ 2cm。选择适当宽度的球形髋臼凿，先用 1/3 球形圆凿：①由外向内（在再次进入骨盆前，骨凿需穿出髂骨内壁，恰达到髂耻隆突内侧）；②由前外向后内；③由前向后。射线垂直于截骨线进行透视，这一步要精确控制。通过屈髋和耻骨支内的拉钩来保护髂腰肌腱和股神经血管结构。将 1/3 圆凿更换为半圆骨凿（180°弧形）向下、向内来完成截骨的最后部分。这部分是在非可视的情况下进行的，在最后的皮质被截断时，锤子敲击骨凿的声音会发生变化，在截骨处使用骨撑开器将方便完成这部分截骨。

更换骨凿时在髋臼截骨块粗糙表面的前外边缘放置一个耙钩。骨块向前外侧铰链的趋势说明仍有小的骨桥未切断，应再次检查截骨裂缝。将 2.5mm 克氏针从髂嵴钻向髋臼骨块作临时固定。将第 2 枚 2.5mm 克氏针横在两侧髂前上棘上，作为前后位骨盆 X 线片水平面的参照。必须能在此 X 线片上确定外侧 CE 角、髋臼斜度、泪滴位置和髋臼的前后倾。

使用 2 块改良的大块的尖端分叉半管状 AO 钢板进行牢度固定。将尖叉插到髋臼骨块的游离面。每个钢板的 2 枚双皮质螺钉将钢板固定于髂骨外壁。可以从髂骨内壁取骨进行植骨。将内侧骨膜和髂肌在髂嵴上与外展肌起点和外侧骨膜缝合。可在髂嵴上钻孔来进行外展肌修复。在深部和浅层分别放置引流。常规关闭浅层伤口。

术后管理

髋关节保持中立位。使用区域阻滞、非甾体消炎镇痛药和其他外周或中枢作用的镇痛药（包括 α_2 激动剂、氯胺酮和类阿片药）进行多模式镇痛是降低术后疼痛最有效的策略[51]。术后第 5 或第 6 天患者出院时行疼痛等级评分（可视或颜色疼痛评分）。术后 48 小时后拔除引流。采用预防血栓栓塞的措施，可实施方案包括：

- 化学性预防：住院期间使用低分子肝素。
- 机械性预防：小腿间歇充气挤压[52]。
- 异位骨化预防：兼顾，如髋部软组织得到保护则不需要。

如发生血栓栓塞的危险很高，可使用吲哚美辛 25mg，每日 3 次。或者，可在围术期使用单次放射线照射。

物理治疗要简单，相对于力量和活动度，更应强调功能。术后第 3 天患者可离床，使用拐杖部分负重（10kg）。6 周内不主张进行影响肌肉附着点修复部位的主动活动，12 周内避免进行对抗性练习，8～10 周后允许用手杖行走，直至外展肌足以维持髋关节的稳定性[53]。

术后即刻、术后 6 周和 12 周拍摄 X 线片。

结果

尽管术前骨关节炎的程度各有不同，但疼痛和术前跛行均获得普遍改善[54]。两种 PAO 在髋臼方向的调整方面大致相似，但 Bernses 截骨更容易进行关节中心的内移。股骨头为球形、髋臼发育不良但臼为球形的患者可获得持久或长效的症状缓解和关节炎的预防[55]。表 8-1 为对近期多个 PAO 结果的总结。

并发症

并发症可以分为轻度、中度和严重[56]：

- 轻微：几乎无临床意义，无须处理，包括耻骨不愈合、股外侧皮肤感觉减退和无症状性异位骨化。
- 中度：小的伤口并发症、小的药物并发症、腓神经麻痹和无须治疗的骨折。
- 严重：有可能导致严重问题的并发症，包括可造成永久性残疾的神经麻痹、大出血、反射性交感神经营养不良、固定失效、深静脉血栓和深部感染。

严重并发症通常与学习曲线有关[56,57]。技术性的并发症已被分析，发现与一些特殊步骤有关[57]，如神经损伤可能与手术入路有关。最易损伤的是股外侧皮神经（30%）。血管损伤也很常见，臀上动脉下支和臀下动脉髋臼支的损伤可导致髋臼坏死。既往手术史使危险性增加。

1. 截骨相关的并发症包括：
- 截骨到关节内
  - 髂骨：最常见于股骨头外上方移位的病例
  - 后上方节段：过于垂直或髂骨截骨范围不够
- 后柱不连续
- 坐骨神经的危险性
  - 坐骨截骨
  - 后柱截骨
  - 骨块放置
- 矫正不足

表 8-1 髋臼周围截骨术结果

作者（年份）	PAO 种类	髋数/病例数	平均随访	术前-术后 HHS 平均分	术前-术后 Merle d' Aubigne 平均分	术前-术后平均外侧 CE 角（°）	术前-术后平均前方侧 CE 角（°）	术前-术后平均髋臼指数（°）
Ito 等[49]、（2007）	旋转	110/101	8.3 年	73 ～ 89		-2 ～ 35		
Nakamura 等[58]（2007）	改良 Bernese（弧形）	46/43	5.8 年	68 ～ 90.8		0.6 ～ 26.8		25.6 ～ 6.9
Peters 等[59]（2006）	Bernese	83/73	46 个月	54 ～ 87		3 ～ 29	5 ～ 31	25 ～ 5.0
Yasunaga 等[60]（2006）	旋转	43/43	8.5 年		13.3 ～ 15.4	0.7 ～ 29		30 ～ 11
Nagoya 等[61]（2006）	旋转	5/5	12 年		12.4 ～ 16.2	-5.6 ～ 29.2		30.2 ～ 2.8
Naito 等[6]（2005）	改良 Bernese（弧形）	128/118	46 个月	72 ～ 93		4 ～ 35	3 ～ 32	
Clohisy 等[26]（2005）	Bernese	16/13	4.2 年	73.4 ～ 91.3		20.5 ～ 24.1	25.4 ～ 25.6	37.3 ～ 11.4
Pogliacomi 等[62]（2005）	Bernese	36/36	4 年			7 ～ 28	18 ～ 28	22 ～ 10
Hsieh 等[63]（2003）	改良 Bernese	46/38	4.2 年		13.2 ～ 17.0	3 ～ 35	0 ～ 32	
Schramm 等[64]（2003）	旋转	22/22	23.9 年	91（13 例患者）		-2 ～ 13	1 ～ 62	25 ～ 16
Siebenrock 等[23]（2003）	Bernese 治疗 FAI	29/22			14 ～ 16.9		36 ～ 28	
Ko 等[65]（2002）	改良 Bernese	38/36	5 年 6 个月	59.1 ～ 87.97		-2.7 ～ 26.6	22 ～ 36.1	23.4 ～ 12.7
Hasegawa 等[66]（2002）	旋转	132/126	7.5 年	71-89		0 ～ 36		
Siebenrock 等[67]（2001）	Bernese	75/63	11.3 年		14.6 ～ 16.3	6 ～ 34	4 ～ 26	26 ～ 6
Mayo 等[68]（1999）	Bernese	19/18	45 个月	60 ～ 90	13.1 ～ 16.4	5 ～ 29	3 ～ 24	24 ～ 6
Trumble 等[69]（1999）	Bernese	123/115	4.3 年	65 ～ 89	13.2 ～ 16.8	6 ～ 29	3 ～ 28	23 ～ 6
Crockarell 等[70]（1999）	Bernese	21/19	38 个月	62 ～ 86		2 ～ 24	6 ～ 38	24 ～ 11
Matta 等[71]（1999）	Bernese	66/58	4 年			-1.5 ～ 26.9	-0.4 ～ 27.2	25 ～ 3.2
Matsui 等[72]（1997）	旋转	25/23	2.3 年		14.8 ～ 16.8	-0.3 ～ 34		22.3 ～ 0.3
Trousdale 等[54]（1995）	Bernese	42/42		62 ～ 86			1 ～ 27	
Ninomiya[73]（1989）	旋转	41/41				-21.1 ～ 25.6		39.6 ～ 10.9
Ganz 等[16]（1988）	Bernese（经典）	75/63				[-28 ～ 25] to [9 ～ 53]	[-21 ～ 18] to [15 ～ 35]	

HHS，Harris 髋关节评分（Harris Hip Score）。

■ 再发半脱位
　■ 过度矫正
■ 外移：外侧唇的应力骨折
■ 过度内移：逐步突入
■ 后倾：撞击
　骨块固定并发症包括：
■ 不愈合
　■ 耻骨：不常见且无须治疗；关伤口前要排除髂腰肌的嵌入
　■ 坐骨：临床症状不明确；可能需植骨

■ 髋臼上方：不常见；需治疗
■ 髋臼骨块移位
■ 螺钉头端突出：使用 3.5mm 螺钉代替 4.5mm 螺钉可降低发生

术后的并发症与患者不顺从、缺乏指导和改变常规有关。

表 8-2 列出了多个报道中总结的 POA 并发症的发生率。

表 8-2　髋臼周围截骨并发症						
作者（年份）	PAO	髋数/病例数	并发症	轻微（%）	中度（%）	严重（%）
Ito 等[49]（2007）	旋转	110/101	肺栓塞（1） 深部感染（1） 髋臼骨块坏死（2） 大转子近端移位（4） 坐骨骨折（4） 无症状性耻骨不愈合（5） 无症状性异位骨化（2）	6.36	7.27	3.63
Nakamura 等[58]（2007）	改良 Bernese（弧形）	46/43				
Peters 等[59]（2006）	Bernese	83/73	血肿（4） 短暂性股神经麻痹（3） 短暂性坐骨神经麻痹（1） 深部伤口感染（2）		9.63	2.40
Yasunaga 等[60]（2006）	旋转	43/43				
Nagoya 等[61]（2006）	旋转	5/5				
Naito 等[6]（2005）	改良 Bernese（弧形）	128/118	术中后柱骨折（1） 术后股外侧皮神经感觉迟钝（27） 耻骨不愈合（3）	23.43	0.78	
Clohisy 等[26]（2005）	Bernese	16/13	髋臼固定失效（1） 过度矫正和坐骨不愈合（1）			12.50
Pogliacomi 等[62]（2005）	Bernese	36/36	坐骨神经部分损伤（1） 畸形愈合（1） 耻骨和坐骨不愈合（1）		8.33	
Hsieh 等[63]（2003）	改良 Bernese	46/38	腹股沟疝（1）		2.17	

表 8-2 髋臼周围截骨并发症（续）

作者（年份）	PAO	髋数 / 病例数	并发症	轻微（%）	中度（%）	严重（%）
Schramm 等[64]（2003）	旋转	22/22	髋臼缘疲劳骨折（1） 深部感染（1） 各种血栓事件（3） 股外侧皮神经损伤（2） 暂时性坐骨神经刺激（1） 血肿（2） 异位骨化（3）	22.72	13.63	18.18
Siebenrock 等[23]（2003）	Bernese 治疗 FAI	29/22	髋臼固定失效（1） 后下方撞击（1） 复发的前方撞击（1）		6.89	3.44
Ko 等[65]（2002）	改良 Bernese	38/36	肢体延长跛行（11） 股外侧皮神经支配区麻木（4） 髋臼骨块骨坏死（2） 股骨髋臼撞击（1） 异位骨化（1） 髂骨旋转后缺损（1）	53.33	13.33	
Hasegawa 等[66]（2002）	旋转	132/126	血肿（5） 异位骨化（3） 股外侧皮神经损伤（1） 反射性交感性营养不良（1） 髋关节前方的克氏针所致活动 　时轻微疼痛（10） 大转子延迟愈合（5）	3.78	15.15	
Siebenrock 等[67]（2001）	Bernese	75/63	截骨至关节内（2） 矫正丢失（3） 后方半脱位（3） 暂时性股神经麻痹（1） 异位骨化（4） 耻骨截骨处不愈合（1）	8.00		10.66
Mayo 等[68]（1999）	Bernese	19/18	异位骨化（3） 血肿感染（1） 血肿（2） 股外侧皮神经感觉迟钝（5）	42.10	15.78	
Trumble 等[69]（1999）	Bernese	123/115	动脉血栓（3） 股静脉破裂（1） 深静脉血栓（1） 感染（2） 血肿（5） 异位骨化（1） 髂嵴或腹部肌肉撕裂伤（5）	0.81	8.13	5.69

作者（年份）	PAO	髋数/病例数	并发症	轻微（%）	中度（%）	严重（%）
Crockarell 等[70]（1999）	Bernese	21/19	坐骨骨折（3） 腓总神经麻痹（2） 异位骨化（5） 耻骨不愈合（3） 浅表感染（1） 腓总神经疼痛（1） 截骨至关节内（2）	38.09	33.33	9.52
Matta 等[71]（1999）		66/58	股外侧皮神经感觉迟钝（1） 异位骨化（9） 耻骨不愈合（11）	31.81		
Matsui 等[72]（1997）	旋转	25/23	截骨至关节内（1） 1 年后软骨溶解（10）			44
Trousdale 等[54]（1995）	Bernese	42/42	异位骨化（14） 耻骨不愈合（2） 与内固定物有关的疼痛（9） 深静脉血栓（2） 股外侧皮神经感觉迟钝（1）	61.90		4.76
Ninomiya[73]（1989）	旋转	41/41	髋臼骨坏死（1） 骨盆骨折（1） 股外侧皮神经刺激（1）	2.43		4.87
Ganz 等[5]（1988）	Bernese（经典）	75/63	再发半脱位（2） 关节内半脱位（2） 过度外侧半脱位（1） 暂时性股神经麻痹（1） 耻骨不愈合（1） 异位骨化（4） 螺钉退出（13）	25.33		6.66

表 8-2　髋臼周围截骨并发症（续）

（王卫国　译　李子荣　校）

参考文献

1. Eppright RH: Dial osteotomy of the acetabulum in the treatment of dysplasia of the hip. J Bone Joint Surg Am 57:1172, 1975.
2. Ninomiya S, Tagawa H: Rotational acetabular osteotomy for the dysplastic hip. J Bone Joint Surg Am 66:430-436, 1984.
3. Wagner H: Experiences with spherical acetabular osteotomy for the correction of the dysplastic acetabulum. In Weil UH (ed): Acetabular Dysplasia: Skeletal Dysplasia in Childhood. Progress in Orthopaedic Surgery. vol 2. New York, Springer, 1978, pp 131-145.
4. Wagner H: Osteotomies for congenital hip dislocation. In Proceedings of the Fourth Open Meeting of the Hip Society: The Hip. St Louis, CV Mosby, 1976, pp 45-65.
5. Ganz R, Klaue K, Vinh TS, Mast JW: A new periacetabular osteotomy for the treatment of hip dysplasias: Technique and preliminary results. Clin Orthop Relat Res 232:26-36, 1988.
6. Naito M, Shiramizu K, Akiyoshi Y, et al: Curved periacetabular osteotomy for treatment of dysplastic hip. Clin Orthop Relat Res 433:129-135, 2005.
7. Nakamura S, Ninomiya S, Takatori Y, et al: Long-term outcome of rotational acetabular osteotomy: 145 hips followed for 10-23 years. Acta Orthop Scand 69:259-265, 1998.
8. McCarthy JC, Noble PC, Schuck MR, et al: The role of labral lesions to development of early degenerative hip disease. Clin Orthop Relat Res 393:25-37, 2001.
9. Seldes RM, Tan V, Hunt J, et al: Anatomy, histologic features, and vascularity of the adult acetabular labrum. Clin Orthop Relat Res 382:232-240, 2001.
10. Kim YT, Azuma H: The nerve endings of the acetabular labrum. Clin Orthop Relat Res 320:176-181, 1995.
11. Gray H, Williams PL, Bannister LH: Gray's Anatomy: The Anatomical Basis of Medicine and Surgery. New York, Churchill Livingstone, 1995.
12. Bombelli R: Osteoarthritis of the Hip: Pathogenesis and Consequent Therapy. Berlin, Springer-Verlag, 1976.
13. Pauwels F: Atlas zur Biomechanik der Gesunden und Kranken Hüfte. Berlin, Springer-Verlag, 1973.
14. Murphy SB, Kijewski PK, Millis MB, Harless A: Acetabular dysplasia in

the adolescent and young adult. Clin Orthop Relat Res 261:214-223, 1990.

15. Murray RO: The aetiology of primary osteoarthritis of the hip. Br J Radiol 38:810-824, 1965.

16. Solomon L: Patterns of osteoarthritis of the hip. J Bone Joint Surg Br 58:176-184, 1976.

17. Harris WH: Etiology of osteoarthritis of the hip. Clin Orthop Relat Res 213:20-33, 1986.

18. Murphy SB, Ganz R, Müller ME: The prognosis of untreated hip dysplasia: Factors predicting outcome. J Bone Joint Surg Am 77:985-989, 1995.

19. Wiberg G: Studies on dysplastic acetabula and congenital subluxation of the hip joint: With special reference to the complication of osteoarthritis Acta Chir Scand 83(Suppl 58):7-38, 1939.

20. Beck M, Kalhor M, Leunig M, Ganz R: Hip morphology influences the pattern of damage to the acetabular cartilage: femoroacetabular impingement as a cause of early osteoarthritis of the hip. J Bone Joint Surg Br 87:1012-1018, 2005.

21. Beck M, Leunig M, Parvizi J, et al: Anterior femoroacetabular impingement: II. Midterm results of surgical treatment. Clin Orthop Relat Res 418:67-73, 2004.

22. Ganz R, Parvizi J, Beck M, et al: Femoroacetabular impingement: A cause for osteoarthritis of the hip. Clin Orthop Relat Res 417:112-120, 2003.

23. Siebenrock KA, Schoeniger R, Ganz R: Anterior femoro-acetabular impingement due to acetabular retroversion: Treatment with periacetabular osteotomy. J Bone Joint Surg Am 85:278-286, 2003.

24. Tonnis D, Heinecke A: Acetabular and femoral anteversion: relationship with osteoarthritis of the hip. J Bone Joint Surg Am 81:1747-1770, 1999.

25. Li PL, Ganz R: Morphologic features of congenital acetabular dysplasia: one in six is retroverted. Clin Orthop Relat Res 416:245-253, 2003.

26. Clohisy JC, Barrett SE, Gordon JE, et al: Periacetabular osteotomy for the treatment of severe acetabular dysplasia. J Bone Joint Surg Am 87:254-259, 2005.

27. Ezoe M, Naito M, Inoue T: The prevalence of acetabular retroversion among various disorders of the hip. J Bone Joint Surg Am 88:372-379, 2006.

28. Dora C, Mascard E, Mladenov K, Seringe R: Retroversion of the acetabular dome after Salter and triple pelvic osteotomy for congenital dislocation of the hip. J Pediatr Orthop B 11:34-40, 2002.

29. Hodge WA, Carlson KL, Fijan RS, et al: Contact pressures from an instrumented hip endoprosthesis. J Bone Joint Surg Am 71:1378-1386, 1989.

30. Witte H, Eckstein F, Recknagel S: A calculation of the forces acting on the human acetabulum during walking: Based on in vivo force measurements, kinematic analysis and morphometry. Acta Anat (Basel) 160:269-280, 1997.

31. Katz DA, Kim YJ, Millis MB: Periacetabular osteotomy in patients with Down's syndrome. J Bone Joint Surg Br 87:544-547, 2005.

32. MacDonald SJ, Hersche O, Ganz R: Periacetabular osteotomy in the treatment of neurogenic acetabular dysplasia. J Bone Joint Surg Br 81:975-978, 1999.

33. Cooperman DR, Wallensten R, Stulberg SD: Acetabular dysplasia in the adult. Clin Orthop Relat Res 175:79-85, 1983.

34. Schwend RM, Pratt WB, Fultz J: Untreated acetabular dysplasia of the hip in the Navajo: A 34 year case series followup. Clin Orthop Relat Res 364:108-116, 1999.

35. McAndrew MP, Weinstein SL: A long-term follow-up of Legg-Calvé-Perthes disease. J Bone Joint Surg Am 66:860-869, 1984.

36. Byrd JW: Hip arthroscopy: patient assessment and indications. Instr Course Lect 52:711-719, 2003.

37. Klaue K, Durnin CW, Ganz R: The acetabular rim syndrome: A clinical presentation of dysplasia of the hip. J Bone Joint Surg Br 73:423-429, 1991.

38. Jacobsen S, Sonne-Holm S: Hip dysplasia: A significant risk factor for the development of hip osteoarthritis. A cross-sectional survey. Rheumatology 44:211-218, 2005.

39. MacDonald SJ, Garbuz D, Ganz R: Clinical evaluation of the symptomatic young adult hip. Semin Arthroplasty 8:3-9, 1997.

40. Fitzgerald RH Jr: Acetabular labrum tears: Diagnosis and treatment. Clin Orthop Relat Res 311:60-68, 1995.

41. Massie WK, Howorth MB: Congenital dislocation of the hip: Method of grading results. J Bone Joint Surg Am 31:519-531, 1950.

42. Tonnis D: Normal values of the hip joint for the evaluation of x-rays in children and adults. Clin Orthop Relat Res 119:39-47, 1976.

43. Reynolds D, Lucas J, Klaue K: Retroversion of the acetabulum: A cause of hip pain. J Bone Joint Surg Br 81:281-288, 1999.

44. Lequesne M, de Seze S: Le faux profile du bassin: Nouvelle incidence radiographique pour lietude de la hanche: Son utilite dans les dysplasies et les différentes coxopathies. Rev Rhum Mal Osteoartic 28:643-644, 1961.

45. Garbuz DS, Masri BA, Haddad F, Duncan CP: Clinical and radiographic assessment of the young adult with symptomatic hip dysplasia. Clin Orthop Relat Res 418:18-22, 2004.

46. Leunig M, Werlen S, Ungersböck A, et al: Evaluation of the acetabular labrum by MR arthrography. J Bone Joint Surg Br 79:230-234, 1997.

47. Murphy S, Deshmukh R: Periacetabular osteotomy: Preoperative radiographic predictors of outcome. Clin Orthop Relat Res 405:168-174, 2002.

48. Ward WT, Fleisch ID, Ganz R: Anatomy of the iliocapsularis muscle: Relevance to surgery of the hip. Clin Orthop Relat Res 374:278-285, 2000.

49. Ito H, Matsuno T, Minami A: Rotational acetabular osteotomy through an Ollier lateral U approach. Clin Orthop Relat Res 459:200-206, 2007.

50. Ninomiya S: Rotational acetabular osteotomy. In Sedel L, Cabanela ME (eds): Hip Surgery—Materials and Developments. London, Martin Dunitz, 1998, pp 141-148.

51. Reuben SS, Buvanendran A: Preventing the development of chronic pain after orthopaedic surgery with preventive multimodal analgesic techniques. J Bone Joint Surg Am 89:1343-1358, 2007.

52. Eisele R, Kinzl L, Koelsch T: Rapid-inflation intermittent pneumatic compression for prevention of deep venous thrombosis. J Bone Joint Surg Am 89:1050-1056, 2007.

53. Ganz R, Klaue K, Vinh TS, Mast JW: The classic: A new periacetabular osteotomy for the treatment of hip dysplasias: Technique and preliminary results. Clin Orthop Relat Res 418:3-8, 2004.

54. Trousdale RT, Ekkernkamp A, Ganz R, Wallrichs SL: Periacetabular and intertrochanteric osteotomy for the treatment of osteoarthrosis in dysplastic hips. J Bone Joint Surg Am 77:73-85, 1995.

55. Millis MB: Reconstructive osteotomies of the pelvis for the correction of acetabular dysplasia. In Sledge CB (ed): Master Techniques in Orthopaedic Surgery. The Hip. Philadelphia, Lippincott-Raven, 1998, pp 157-182.

56. Davey JP, Santore RF: Complications of periacetabular osteotomy. Clin Orthop Relat Res 363:33-37, 1999.

57. Hussell JG, Rodriguez JA, Ganz R: Technical complications of the Bernese periacetabular osteotomy. Clin Orthop Relat Res 363:81-92, 1999.

58. Nakamura Y, Naito M, Akiyoshi Y, Shitama T: Acetabular cysts heal after successful periacetabular osteotomy. Clin Orthop Relat Res 454:120-126, 2007.

59. Peters CL, Erickson JA, Hines JL: Early results of the Bernese periacetabular osteotomy: The learning curve at an academic medical center. J Bone Joint Surg Am 88:1920-1926, 2006.

60. Yasunaga Y, Ochi M, Terayama H, et al: Rotational acetabular osteotomy for advanced osteoarthritis secondary to dysplasia of the hip. J Bone Joint Surg Am 88:1915-1919, 2006.

61. Nagoya S, Nagao M, Takada J, et al: Long-term results of rotational acetabular osteotomy for dysplasia of the hip in adult ambulatory patients with cerebral palsy. J Bone Joint Surg Br 87:1627-1630, 2005.

62. Pogliacomi F, Stark A, Wallensten R: Periacetabular osteotomy: Good pain relief in symptomatic hip dysplasia, 32 patients followed for 4 years. Acta Orthop 76:67-74, 2005.

63. Hsieh PH, Shih CH, Lee PC, et al: A modified periacetabular osteotomy with use of the transtrochanteric exposure. J Bone Joint Surg Am 85:244-250, 2003.

64. Schramm M, Hohmann H, Radespiel-Troger M, Pitto RP: Treatment of the dysplastic acetabulum with Wagner spherical osteotomy: A study of patients followed for a minimum of twenty years. J Bone Joint Surg Am 85:808-814, 2003.

65. Ko JY, Wang CJ, Lin CFJ, Shih CH: Periacetabular osteotomy through a modified Ollier transtrochanteric approach for treatment of painful dysplastic hips. J Bone Joint Surg Am 84:1594-1604, 2002.

66. Hasegawa Y, Iwase T, Kitamura S, et al: Eccentric rotational acetabular osteotomy for acetabular dysplasia: followup of 132 hips for 5 to 10 years. J Bone Joint Surg Am 84:404-410, 2002.

67. Siebenrock KA, Leunig M, Ganz R: Periacetabular osteotomy: The Bernese experience. Instr Course Lect 50:239-245, 2001.

68. Mayo KA, Trumble SJ, Mast JW: Results of periacetabular osteotomy in patients with previous surgery for hip dysplasia. Clin Orthop Relat Res 363:73-80, 1999.

69. Trumble SJ, Mayo KA, Mast JW: The periacetabular osteotomy: Minimum 2 year followup in more than 100 hips. Clin Orthop 363:54-63, 1999.

70. Crockarell J Jr, Trousdale RT, Cabanela ME, Berry DJ: Early experience and results with the periacetabular osteotomy: The Mayo Clinic experience. Clin Orthop Relat Res 363:45-53, 1999.

71. Matta JM, Stover MD, Siebenrock KA: Periacetabular osteotomy through the Smith-Petersen approach. Clin Orthop Relat Res 363:21-32, 1999.

72. Matsui M, Masuhara K, Nakata K, et al: Early deterioration after modified rotational acetabular osteotomy for the dysplastic hip. J Bone Joint Surg Br 79:220-224, 1997.

73. Ninomiya S: Rotational acetabular osteotomy for the severely dysplastic hip in the adolescent and adult. Clin Orthop Relat Res 247:127-137, 1989.

第三部分

置　换

本部分概要

第 9 章

初次全髋关节置换术的手术适应证

Michael E. Berend

全髋关节置换术（total hip arthroplasty，THA）已经成为治疗晚期髋关节退行性骨关节炎的金标准，THA 的临床适应证主要是为了治疗晚期髋关节疾病引起的疼痛和功能障碍。临床适应证包括口服药物、辅助支具和改善运动等非手术治疗无效的患者。多数患者日常活动受限，如从椅子上坐起、行走、穿脱鞋和袜时。尽管 THA 成功率高，功能恢复好，但必须仔细权衡患者所面临的手术风险和术后功能限制。THA 的临床适应证包括：疼痛严重、日常活动受限、行走距离受限、睡眠困难、跛行进行性加重，甚至静息痛。多种内科病可能妨碍 THA，应作为手术危险评估的一部分。

适应证

THA 的主要适应证包括原发性骨关节炎、炎症性关节炎、股骨头缺血性坏死、股骨颈骨折、骨不连或畸形愈合、髋关节发育不良。在过去的 20 年，我们研究所共完成了超过 8100 例 THA，适应证见表 9-1。本章将详细讨论每一种适应证。其中，骨关节炎是最常见的手术适应证，其次是股骨头缺血性坏死、炎症性关节炎和股骨颈骨折。

进行 THA 时患者的年龄是需要考虑的因素，THA 可以很好地缓解年轻患者的髋关节疼痛，并改善功能。但需要告知他们，一生中有进行一次或多次髋关节翻修的风险。"尽可能等待"常是聪明之举。但是由于许多晚期股骨头缺血性坏死、髋关节发育不良、类风湿性关节炎的患者疼痛严重，功能障碍明显，因此仍然是髋关节置换极好

的适应证。在我们的病例中也有这类疾病行 THA 的年轻患者（表 9-1）。年轻患者行 THA 时，医生应该充分考虑假体的固定界面和承重面，这些患者可能需使用 30 年[1-4]。

髋关节疾病通常伴有脊柱的病理进程，关键是明确疼痛和功能障碍是来自髋关节疾病。进行 THA 前，通过详细的病史、体格检查（包括步态分析）和影像学分析以评估髋关节和脊柱的病理改变非常重要。如果髋关节和腰椎之间的病理来源不明确，在透视下用 5 ～ 10ml 1% 利多卡因行髋关节内封闭则有助于明确诊断。封闭后负重时疼痛的缓解和关节的活动度增加通常就是行 THA 术后可得到的结果。如果并存脊柱疾病，这一诊断性试验对确定 THA 的手术适应证非常有帮助。

髋关节原发性骨性关节炎是我们中心 THA 手术最常见的适应证（图 9-1），在其他中心也是如此（表 9-1）。很多原因都可引起骨关节炎，并影响髋关节的内、上和外侧面[5]。骨关节炎的部位涉及假体的选择和存留期。髋关节力线不良可引起髋关节凸轮型机械性撞击股骨头，骨骺滑脱，Legg-Calvé-Perthes 可合并髋关节炎，最常见于较年轻的患者。凸轮型撞击最近成为通过截骨术和清创术等非关节成形术治疗早期髋关节疾病的焦点[6]，这在前面的章节已经介绍过了。

缺血性坏死

缺血性坏死导致股骨头完整性丧失并最终导致软骨下骨塌陷和关节对合不良（图 9-2A）。当普通 X 线片不能确诊时 MRI 有助于确定诊断（图

表9-1　8102例初次THA的手术适应证：1986—2006			
诊断	例数	百分比	平均年龄（岁）
骨关节病	6032	74	67
股骨头缺血性坏死	534	7	57.5
类风湿性关节炎	253	3	63
其他炎症性疾病	268	3	
股骨近端骨折	207	3	74.5
髋关节发育不良	76	1	49
创伤后骨关节炎	77	1	
其他/未分类	655	8	

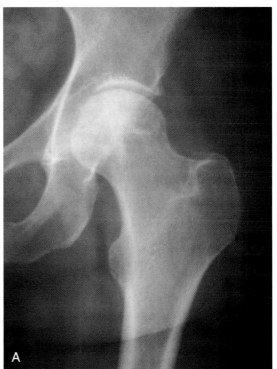

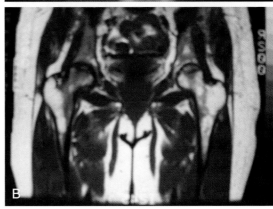

图9-2　缺血性坏死：**A**，前后位X线片示股骨头中央透X线、隐匿性软骨下新月征形成和早期的股骨头塌陷，符合晚期表现。**B**，MRI示双股骨头缺血性坏死的典型表现

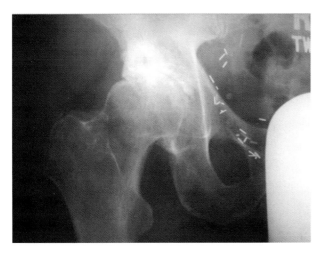

图9-1　骨关节炎：前后位X线片显示骨关节炎上方关节间隙丧失，股骨头变平，髋臼中性骨赘形成伴有股骨头外移，软骨下骨硬化，股骨头和髋臼下方骨赘形成

9-2B）。缺血性坏死的病因包括过量饮酒、全身性应用糖皮质激素、移位的股骨颈骨折、创伤性髋关节脱位、放射性或特发性[7]。骨盆照射后骨坏死是THA的适应证。假体选择很重要，尽管近年来使用新一代非骨水泥型假体的全髋关节置换术对放射性骨盆缺血性骨坏死的治疗结果令人鼓舞[8]，但是依然有报道认为对放射性骨坏死，无论使用骨水泥型或非骨水泥型假体，临床存留期均较其他疾病的短[9]。

股骨颈骨折

　　急性移位型股骨颈骨折伴有髋臼退行性变是THA手术的相对适应证，而不适合做半髋置换术。在衡量选择用THA或半髋置换术治疗移位型股骨颈骨折风险和益处时，需考虑患者的活动水平和

预期寿命。对老年患者，半髋关节成形术可能是更好的治疗选择。然而，对年轻或更有活力的患者来说，半髋成形术会引起髋臼磨损和软骨溶解，这样就不适合半髋关节成形术，可考虑行THA。

　　股骨转子间骨折或股骨颈骨折切开复位内固定术失败、骨不连和（或）股骨头缺血性坏死是THA的手术适应证，在我们这组病例中较常见（表9-1）。行THA时很容易取出以前放置的内固定物。先显露和脱位髋关节，再取出内置物，可以减小股骨在脱位操作时的旋转扭力，此操作有

时可使股骨骨折。为了使 THA 术后股骨骨折的危险性降到最低，假体柄的远端要超过内固定物远端螺钉孔股骨干直径 2 ~ 3 倍的距离。

髋关节发育不良

根据髋关节脱位程度对髋关节发育不良进行分类（图 9-3）。主要有 Crowe 等分型[10] 和 Hartofilakidis 等分型[11]。Crowe 等分型测量全骨盆的高度并确定通过测量股骨头 - 颈交界处高出泪滴点连线的距离来确定脱位的程度。脱位的程度影响 THA 的疗效和假体的存留期[12]。

髋关节发育不良的患者常有过既往的外科干预，例如截骨术或切开复位术（图 9-4A）。单侧严重的髋关节发育不良患者双下肢长期明显不等长，因此可伴有腰背痛。Crowe Ⅲ 型和Ⅳ型的患者行 THA 时通常需做转子下短缩截骨术，患肢短缩大约超过 4cm。转子下短缩截骨时应该使用能够控制股骨远端旋转的假体（图 9-4B）。应包括以下特点：键槽样结构、较长的弓形柄或远端多孔涂层。

尽管在过去 5 年，不考虑年龄和骨质量的确切影响，股骨侧非骨水泥型固定方式已经越来越流行，但是，骨干质量仍然会影响股骨侧的固定方式[1-3]。图 9-5 和图 9-6 分别为非骨水泥型和水泥型 THA。

炎症性关节炎

在本组病例，炎症性关节炎大约占全部 THA 手术的 6%。炎症性关节炎因髋关节滑膜炎症导致进行性髋关节破坏，如类风湿性关节炎和狼疮。炎症性关节炎的典型表现为髋臼内陷或 "Otto 骨盆"，如图 9-7A 所示。髋臼内陷可由髋臼创伤、长期的缺血性坏死或髋内翻时髋关节内侧骨关节炎发展而来。本组病例中类风湿性关节炎主要影响年轻人，且常常伴有骨质疏松。研究表明在内陷畸形的患者使用骨水泥型髋臼会缩短假体的存

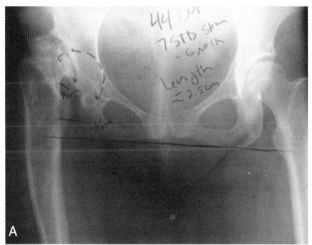

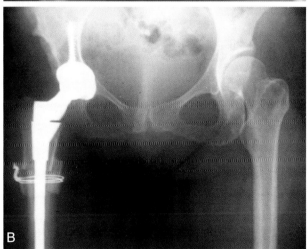

■ 图 9-4　**A**，手术前前后位 X 线片显示 Crowe Ⅲ 型髋关节发育不良。THA 术前曾行 12 次重建手术。股骨头向真臼外上脱位。股骨侧和骨盆侧均有骨性畸形。**B**，术后前后位 X 线片示 Dorr 等通过转子下截骨术和髋臼内移技术完成关节重建术[13]。插入非骨水泥型假体，使用 SROM（Depuy，Inc，Warxsaw，IN）股骨假体获得近端和远端稳定。劈开截除的股骨干骨质，与粉碎的自体股骨头混合后植于截骨处行自体骨移植

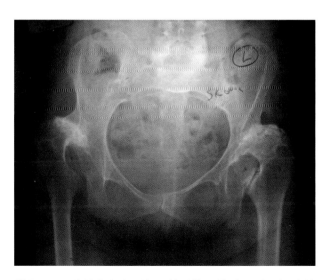

■ 图 9-3　髋关节发育不良。前后位 X 线片显示双侧髋关节发育不良，Crowe 分型以测量骨盆高度为基础，量化髋关节发育不良的严重程度。发育不良或半脱位的程度与泪滴间连线和股骨头 - 颈交界处的距离有关

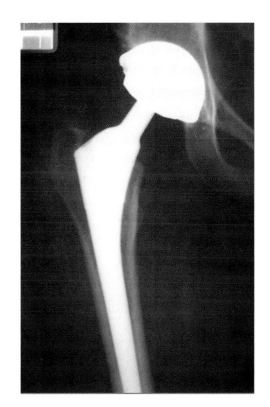

图9-5 非骨水泥型全髋关节置换术。前后位 X 线片示金属对金属大头 THA（Biomet，Inc，Warsaw，IN）。髋臼侧和股骨侧骨长入明显，锥形钛柄使应力遮挡最小化，假体近端为多孔等离子钛喷涂层

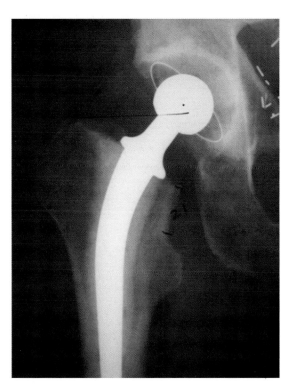

图9-6 骨水泥型全髋关节置换术。前后位 X 线片示骨水泥型 THA，骨水泥型全聚乙烯髋臼杯（Biomet，Inc，Warsaw，IN），髋臼侧和股骨侧骨水泥渗入明显

留期[5]，通常推荐使用非骨水泥型髋臼假体。在内陷畸形的患者使用非骨水泥型髋臼假体合并骨移植的结果非常好。图9-7B 示髋臼假体位于髂坐线的外侧。

假体的存留期

假体的存留期与术前诊断有关。表9-2是一个 25 年的骨水泥型 THA 假体存留期分析结果。骨关节炎患者股骨侧假体翻修率最高，髋关节发育不良患者髋臼侧假体翻修率最高。与大多数报道一样，本组病例假体翻修率与聚乙烯磨损和骨溶解有关。类风湿性关节炎死亡率和转子间骨不愈合率最高[4]。在我们中心已经报道的最少 10 年的随访研究中，不考虑术前诊断，非骨水泥型柄假体存留期非常令人满意[1]，优于我们报道的 17 年随访研究中骨水泥型柄的存留期[2,3]。

双侧全髋关节置换术

目前，对双侧全髋关节置换术的适应证仍是争议的课题[2,3,14]。晚期双侧髋关节疾病是常见的适

表9-2 骨水泥型 Charnley 全髋关节置换术后假体存留期 25 年 Kaplan-Meier 生存分析

术前诊断	例数（髋）	假体存留率（%）	
		髋臼	柄
骨关节炎	66	59	74*
类风湿性关节炎	100	79	85
髋关节发育性不良	60	58*	89

n=226，时间 1966—1978，平均随访期 20 年。

* 柄和臼翻修率最高。

数据来源：Sochart DH，Porter ML. The long-tenm result of Charnley low-friction arthroplaaty in young patients who have congenital dislocation，degenerative osteoarthrosis，or rheumatoid arthritis. J Bone Joint Surg Am，1997，79：1599-1617

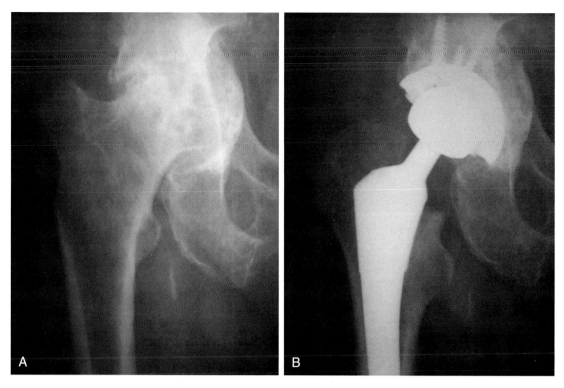

■图 9-7　炎症性关节炎。**A**，前后位骨盆片显示髋臼内陷。髋关节炎症性关节炎常合并"Otto 骨盆"或髋关节内陷。**B**，前后位 X 线片显示非骨水泥型固定于髋臼解剖位置，中央植骨，与骨水泥型臼杯相比假体寿命延长

应证。混杂因素包括明显的双髋关节屈曲挛缩畸形（30°）或任何位置的固定挛缩畸形，如对侧髋关节外旋畸形可以影响 THA 术后的康复。然而，目前的资料还不足以成为临床指南。也需要认真考虑患者的一般状况。双侧 THA 会增加并发症（特别是肺[2,3]），术前一般状况的评估和仔细的筛选对确定行一期双侧 THA，还是分期行双侧 THA 非常重要。

禁忌证

明确 THA 的禁忌证非常重要。活动性感染是重要的禁忌证，因为假体周围的感染灶很可能会持续存在。不能解释的髋关节疼痛或诊断不明时应该暂停手术并进一步检查。Charcot 关节病或神经系统损伤后下肢痉挛不能行走者可能也不是 THA 的理想适应证。尽管有些作者报道髋关节融合术后转而行 THA 的结果可以接受，但是功能良好的髋关节融合术仍是 THA 的相对禁忌证。

小结

全髋关节置换术依然是非手术治疗无效的晚期退行性髋关节疾病的治疗金标准。骨关节炎依然是最常见的适应证，其次是股骨头坏死、炎症性关节炎和股骨近端骨折后并发症以及其他常见的适应证（表 9-1）。识别并坚持合适的适应证是 THA 手术成功的第一步。术前诊断和手术适应证的选择影响 THA 的长期效果。

（王舟东 译　李子荣 校）

参考文献

1　Meding JB, Keating EM, Ritter MA, et al: Minimum ten-year follow-up of a straight-stemmed, plasma-sprayed, titanium-alloy, uncemented femoral component in primary total hip arthroplasty. J Bone Joint Surg Am 86:92-97, 2004.

2. Berend ME, Ritter MA, Harty LD, et al: Simultaneous bilateral versus unilateral total hip arthroplasty an outcomes analysis. J Arthroplasty 20:421-426, 2005.

3. Berend ME: Cemented femoral fixation: A historical footnote. Orthopedics 29:791-792, 2006.

4. Sochart DH, Porter ML: The long-term results of Charnley low-friction arthroplasty in young patients who have congenital dislocation, degenerative osteoarthrosis, or rheumatoid arthritis. J Bone Joint Surg Am 79:1599-1617, 1997.

5. Bissacotti JF, Cates HE, Keating EM, et al: Survivorship analysis of acetabular revision in medial, lateral, and global primary osteoarthritis. Orthopedics 18:1145-1150, 1995.

6. Mardones RM, Gonzalez C, Chen Q, et al: Surgical treatment of femoroacetabular impingement: Evaluation of the effect of the size of the resection: Surgical technique. J Bone Joint Surg Am 88(Suppl 1):84-91, 2006.

7. Aldridge JM 3rd, Urbaniak JR. Avascular necrosis of the femoral head: Etiology, pathophysiology, classification, and current treatment guidelines. Am J Orthop 33:327-332, 2004.

8. Jacobs JJ, Kull LR, Frey GA, et al: Early failure of acetabular components inserted without cement after previous pelvic irradiation. J Bone Joint Surg Am 77:1829-1835, 1995.

9. Kim KI, Klein GR, Sleeper J, et al: Uncemented total hip arthroplasty in patients with a history of pelvic irradiation for prostate cancer. J Bone Joint Surg Am 89(4):798-805, 2007.

10. Crowe JF, Mani VJ, Ranawat CS: Total hip replacement in congenital dislocation and dysplasia of the hip. J Bone Joint Surg Am 61:15-23, 1979.

11. Hartofilakidis G, Stamos K, Ioannidis TT: Low friction arthroplasty for old untreated congenital dislocation of the hip. J Bone Joint Surg Br 70:182-186, 1988.

12. Cameron HU, Botsford DJ, Park YS: Influence of the Crowe rating on the outcome of total hip arthroplasty in congenital hip dysplasia. J Arthroplasty 11:582-587, 1996.

13. Dorr LD, Tawakkol S, Moorthy M, et al: Medial protrusio technique for placement of a porous-coated, hemispherical acetabular component without cement in a total hip arthroplasty in patients who have acetabular dysplasia. J Bone Joint Surg Am 81:83-92, 1999.

14. Parvizi J, Pour AE, Peak EL, et al: One-stage bilateral total hip arthroplasty compared with unilateral total hip arthroplasty: A prospective study. J Arthroplasty 21(6 Suppl 2):26-31, 2006.

第 10 章

初次全髋关节置换术的术前计划

J. de Beer

由于手术过程往往不能按照理想的方式进行，因此手术结果有不确定性，有时可能是灾难性的。详细的术前计划是 THA 手术成功的关键。总的说来，每例患者手术，外科医生都要经历三个阶段：第一个阶段，初次见患者时在头脑里形成的初步计划；第二个阶段，包括所有细节的详细的术前手术计划；第三个阶段，完成最终的手术计划。本章主要讨论初次 THA 的术前计划。

临床评估

临床评估应包括患者的详细病史和体格检查，以确定髋关节确实是引起患者病理进程的第一位原因。有腹股沟区疼痛，以及穿鞋袜或从椅子上坐起等活动使疼痛加重，均提示疼痛的来源是髋关节而不是下腰部。腰椎疾病常与髋关节疾病并存，这可能成为确定诊断的混淆因素。关节内注射局部麻醉药物有助于鉴别诊断，但是一定要注意无菌操作。我们发现关节内注射激素类药物对缓解症状几乎没有帮助，反而增加了以后进行 THA 时的感染风险[1]。临床检查依然是金标准，屈曲、内旋髋关节时患者症状重现或加重证明症状来源于髋关节。然而，应该提醒患者，如伴有脊柱疾病，即使成功地进行了 THA，术后患者仍有可能残存髋关节局部疼痛。此外，腰椎或坐骨神经手术史可能会限制坐骨神经根的移动度，进而增加手术时坐骨神经的医源性损伤的风险。就此方面考虑，要确保使每一位患者充分了解自己的疾病状况，并清楚地知晓 THA 手术可能带来的医疗结果，对手术有现实的预期。

髋部的临床检查应该包括外展肌肌力和股内收紧张度的检查。偶尔，如果内收肌挛缩严重，则需要考虑做内收肌切断术，从而增加全髋关节重建术后的稳定性并使术后康复训练变得更加容易。大转子滑囊炎时大转子区会有明显触痛，这也会成为 THA 术前和术后髋关节疼痛的来源。如果大转子滑囊炎同时伴有外展肌减弱则提示外展肌在大转子止点处撕裂，手术时可能需要进行外展肌重建[2]。外展肌肌力不能低于 3 级（侧卧时能够外展，抵抗重力）。如果外展肌肌力低于临床预期，则要考虑可能同时伴有其他疾病，如外展肌撕裂或近端肌病。

下肢长度的临床评估应包括对患者脊柱的检查以明确是否存在固定性脊柱侧凸（通常是退行性）（图 10-1）。应使患者知道自己双下肢不等长，因为这种感觉可能与临床和影像学表现不一致。术前与患者的仔细沟通非常重要，这有助于患者确立现实的手术治疗预期值。

术前准备

术前应进行适当的全身检查以确定患者是否适合行 THA 手术。如我们中心行 THA 手术患者的平均年龄是 72 岁，这些患者平均有三种内科疾病，通常需要术前内科治疗和（或）麻醉科会诊。术前筛查贫血，与患者讨论不同的储血策略（包括术前自体血储存、使用促红细胞生成素或术中自体血回输）是减少异体输血率的关键步骤。最

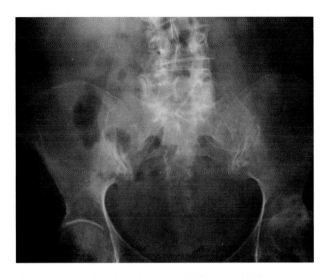

■图 10-1 固定退行性脊柱侧凸合并左侧髋关节炎

近有报道 THA 的异体输血率是 39% 或更高，应采取各种措施来减少对异体血液的需求[3]。目前没有确切的证据表明对所有患者在围术期使用 β 受体阻滞剂可以减少心脏风险的发生率，但是对有严重哮喘病史或充血性心脏衰竭趋势的"高危患者"强烈推荐使用 β 受体阻滞剂[4]。除了药物准备，还要注意患者在精神上和体力上都要为手术做好准备。焦虑和抑郁会增加术后疼痛感，降低临床疗效[5]。如果进行了恰当的术前咨询，则对医患双方都有利。如果有必要，体力上的准备包括把患者转给营养学家以解决患者的肥胖和血糖控制等问题。全身的心血管系统训练，包括为了术后使用辅助支具而进行的特定的髋关节和上肢肌肉力量的练习（同时进行关节置换术后指导），有助于缩短住院时间[6]。

特殊考虑

髋关节炎的病因也是需要考虑的因素，因为不同的病理进程将面对某些特有的临床挑战。强直性脊柱炎常常伴有髋关节炎，并且此类患者异位骨化高危。因此，术前计划应考虑围术期辐射的需要或术后应用吲哚美辛以预防异位骨化。

类风湿性关节炎

类风湿性关节炎是一种多系统、多关节疾病。

术前评估应包括有关气道的评估，如患者的声带或颞下颌关节。类风湿性关节炎应与干燥综合征鉴别，因为干燥综合征患者如使用大量镇静剂或在全身麻醉下手术会增加角膜溃疡的风险。颈痛或颈椎僵硬病史的患者要拍摄屈伸位 X 线片以明确有无寰枢关节或枢下关节不稳。患者上肢的体格检查可能提示患者术后活动可能需要常规使用辅助设备，术前评估最好由康复师和（或）理疗师帮助完成。此外，要追问患者的药物使用情况，因为抗炎药物可能会影响血小板的功能，增加患者出血的风险。免疫抑制剂的应用会增加围术期感染的风险。此外，必须确定手术时患者类风湿性关节炎的全身症状已完全控制。通常要与治疗患者的类风湿专家协商确定理想的控制水平。此外，如果患者以前或正在应用糖皮质激素，则需在围术期应用糖皮质激素类药物以避免突然出现肾上腺皮质危象。

糖皮质激素或免疫抑制剂的应用

长期应用糖皮质激素或其他免疫抑制剂或患有免疫功能低下疾病的患者可能偶尔会继发血源性化脓性关节炎。疼痛和功能障碍突然加重伴有关节 X 线片快速恶化时（有或无关节周围骨质疏松）要考虑化脓性关节炎。临床怀疑时要进行怀疑部位的术前穿刺和（或）术中革兰染色和冰冻切片（寻找多形核粒细胞反应的证据）。因为原发疾病多数可以引起红细胞沉降率和 C 反应蛋白异常，因此术前检查这两项指标价值有限；然而，如果这些指标非常高或较以前检查结果明显升高，则应考虑是否有继发性化脓性关节炎加重了原发疾病的病理进程。

股骨头坏死

股骨头坏死存在独特的挑战，因为它的易感因素须在术前明确并进行相应的处理。酒精滥用的患者术后早期可能出现戒断综合征（震颤性谵妄），其结果可能会导致脱位或假体周围骨折。术后补充维生素 B_1 和服用"低剂量酒精"，如住院时允许每天喝一杯啤酒，通常就足以避免震颤性谵妄的发生，可避免使用大剂量镇静剂和延长住院时间。酒精滥用管理咨询最好在 THA 术前或延缓到手术成功后早期康复时进行。另一方面，特发性股骨头坏死会增加深静脉栓塞的风险，然而，镰状细胞贫血的患者术中和术后要吸氧并保温以免突发的镰状细胞危象。

创伤后骨关节炎

创伤后关节炎可能与创伤后畸形和（或）内固定物存留相关。这要求在手术显露和手术重建等方面制订详细的术前计划。此外，如果患者有手术史，则需要对可能存在的术区感染做好准备。残留的内固定物可以在重建术时一期取出或作为二期重建手术的第一步先取出。残留内固定物的性质和部位也可以影响外科入路的选择。

术前筛查

潜在的内源性、血源性感染的术前筛查是预防术后感染的重要组成部分，但其重要性却常被忽视。术前系统询问应该包括相关症状提示，如可能存在的尿道感染或前列腺炎，临床检查应包括口腔和皮肤感染的筛查。

假体选择

最终选择使用哪种假体常有手术医生喜好的问题。然而，有关假体的最终决定需要考虑患者的骨质量、骨骼的解剖特点、患者的预期功能要求和预期寿命。这些都对假体的固定的选择有影响，特别对承重面有影响[8]。患者的骨骼类型/质量，如存在髋臼侧或股骨侧的骨缺损，以及短缩或畸形等，都会影响固定方式的选择（骨水泥或非骨水泥），以及是否需要加强固定或骨移植。有几种骨骼质量的评分系统，其中 Dorr 分型简单且重复性好，在临床分型系统中有实用价值。在这一种分型系统中，C 型骨质股骨侧通常需要使用骨水泥型假体[9]。严重的骨质疏松会增加术中股骨侧和髋臼侧的骨折风险，在准备和插入假体时要特别小心。在 Dorr 分型系统中，这些患者推荐使用骨水泥型假体以获得稳定并长久的重建。

如果患者以前做了股骨近端内固定术或截骨术，THA 术前已取出内固定物，假体柄要跨越最远端螺钉孔 2.5 倍股骨直径，以降低假体周围骨折的风险。此种情况可能需要翻修型股骨长柄。

髋关节发育不良则面临另外的技术挑战。特别是 Crowe Ⅲ 型和 Crowe Ⅳ 型的患者，髋臼侧可能需要金属和（或）结构植骨以加强重建。另外，股骨的解剖变异可能需要使用组配式股骨假体甚至定制的股骨假体以适应股骨颈的过度前倾。

影像学评估和测量

影像学资料是确定诊断，筛查其他疾病如代谢性疾病，和制订术前计划的基本。影像学研究应包括（特别是男性）筛查坐骨结节骨赘的证据，因为这个部位的骨赘可能提示患者患有泛发性特发性骨质肥大症，这些患者术后异位骨化的风险增大。此外，以前行髋部手术的患者，如果有异位骨化，则提示此患者术后出现明显异位骨化的风险非常高，建议术后采取预防异位骨化的措施[10]。其他异位骨化的高危因素包括强直性脊柱炎、Paget 病、髋关节融合、创伤后关节炎、增生性关节炎以及以前有异位骨化病史。

影像学检查应包括前后位骨盆平片和受累关节的正位片和侧位片。蛙氏位片可以很好地显示股骨的侧面，但是不能显示髋臼的侧面。穿桌位侧位片和真正的侧位片可以显示髋臼侧面并提供有价值的信息，如髋臼的朝向及有无骨赘。在手术时这些骨赘可能会被误解为解剖点并成为术后残余的撞击点，增加术后脱位的风险。理想的前后位片应内旋 10°~15°，因为这样才能更精确地测量股骨，特别是精确地评估颈干角，因为颈干角在股骨外旋时外翻更加明显（图 10-2）[11]。然而，髋关节骨关节炎通常伴有外旋畸形，这常常成为获得理想前后位片的技术难点。有几种拍摄内旋位前后位片的方法，但是拍摄时会加重患者疼痛，这种疼痛常常不可忍受。此外，这些方法需要更多的拍摄技术并需要花费更多的时间，我本人很少使用。

影像学评估中更容易混淆的因素就是放大率。我们研究所的放大率介于 107%~145%，平均123%。放大率受射线源与放射台间距离的影响，这可以由放射工作者调节。然而，另一个影响因素是骨到放射台的距离，这不是放射工作者所能控制的。肥胖患者的放大率比瘦弱者要大。放大率还受髋关节挛缩和屈曲畸形的影响，这样的患者拍片时必须采取半卧位。不同厂家的传统手工测量模板的放大率一般为 110%~120%。使用放大率标记物是减少测量误差的有用方法，特别是

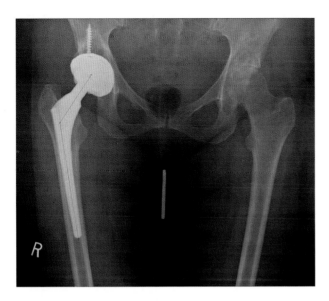

■ 图 10-2 极度外旋的股骨导致颈 - 干角测量为 137°，而假体实际为 132° 的柄

在数字拍片系统。理想的放大率标记物应尽可能地放到靠近耻骨的地方。偶尔，需要特殊的体位片来评估髋臼侧的骨质量，例如，发育性髋关节脱位和以前进行过外科手术的患者需拍摄 Judet 位片。对 Crowe Ⅲ 型和 Crowe Ⅳ 型，三维 CT 重建有助于制订术前计划并最终完成手术。

术前模板测量确定与患者解剖特点相符的解剖假体 / 重建材料是术前计划的最后一步。要保留正常的颈干角和偏心距，以及髋关节的中性和下肢长度。模板测量的目的是确保手术顺利完成后获得正确的生物力学机制，双下肢等长，假体稳定，使用期长。

THA 术后轻微的下肢不等长（小于 5mm）相当常见。与下肢不等长相比，髋关节的稳定性更加重要，实际上，我们不能避免这一问题[12]。然而，详细的术前计划可以减少下肢不等长的发生率和严重程度。临床评估，正如以前提及的，有很多潜在的陷阱。因为软组织挛缩会引起明显的下肢不等长，而实际上并没有真正的下肢不等长。模板测量应包括测量双侧下肢 X 线片；作为简单的"双测量"（因为测量的精度会受软组织挛缩、下肢的位置和放大率的影响），测量时应与患侧骨的放大率一致。测量方法是在前后位骨盆平片上选取参考点（在泪滴上缘或耻骨结节上缘），并做水平连线。通过比较特定股骨标记点到这一水平

线的垂直距离就可以测量出双下肢不等长的具体数值（图 10-3）。选择的股骨标记点应该在 X 线片和术中均容易确定，如小转子上方或小转子顶点或股骨颈 - 大转子交界处。

一旦确定了使用的假体类型，就要模板测量假体（图 10-4）。测量从髋臼侧开始，要保留正常的髋臼旋转中心。如果一侧髋关节没有解剖变异，则旋转中心应和对侧相配；否则，医生必须依靠可辨认的解剖标记（X 线片和术中）完成手术。在髋臼侧，泪滴是关键，X 线片上髋臼横韧带与两侧泪滴相连，术中通过髋臼横韧带的位置易于鉴别。臼杯的位置要放置到泪滴下缘水平，外展 40° ~ 45°，前倾 10° ~ 15°[13]。设定髋臼假体的大小时应考虑可用的骨基质。这需要切除臼底和髋臼周围的骨赘，以便把假体安放到真正的臼底。手术中要尽可能少地切除软骨下骨以便为假体提供好的骨包容和为假体固定提供适量的骨床（此外，如果选择骨水泥固定，骨水泥厚度为 2 ~ 3mm）。如果模板测量显示髋臼侧有骨缺损，则需要增加行结构植骨填补骨缺损（严重的发育不良）或内侧植骨（髋关节内凸）的术前计划。髋臼侧骨缺损提示在进行髋臼准备打磨软骨时要非常小心，以免挫入已经"缺损"的髋臼内壁。

模板测量前后位 X 线片后应确定股骨侧假体的大小和位置。术前计划应把新的股骨头中心放置到维持正常偏心距、生物力学和下肢长度的位置。股骨偏心距是股骨长轴到髋关节旋转中心的距离，因此，要测量股骨颈长度和颈干角。保持偏心距对维持髋关节稳定和功能的生物力学非常重要。在单侧髋关节炎的患者，测量健侧更有益处，因为患侧可能存在外旋畸形（前后位 X 线片小转子突出），导致测量的颈干角外翻较正常值增加。这可能导致假体选择错误，通常导致选择假体外翻角度过大。反过来，这一假体又需要增加肢体长度以获得术中稳定性。选择较小的颈干角假体可以避免这些问题。如果术中发现需要增加股骨头假体的"内衬"（+10mm 或加大颈长），这就提示选择的颈干角可能过大了（图 10-5）。在最终安装假体之前，试着使用较小的颈干角假体试模以避免不必要的肢体加长。偏心距不足会导致外展功能减弱，表现为力弱、跛行和不稳，由于增加了关节的反作用力而增加磨损率。还要避免偏心距过大，因为它会导致髂胫束撞击，增加发

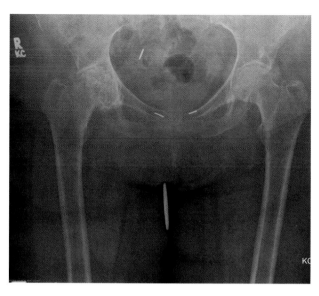

■图 10-3 术前测量下肢不等长

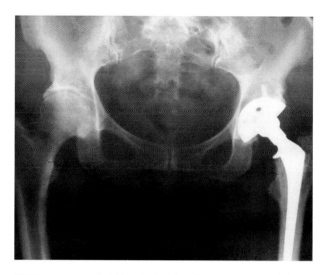

■图 10-5 132°柄植入左侧，头 +10mm，下肢加长 8mm。在未进行手术的右侧，测量颈干角为 127°，提示左侧选择 127°的柄可能更加适合

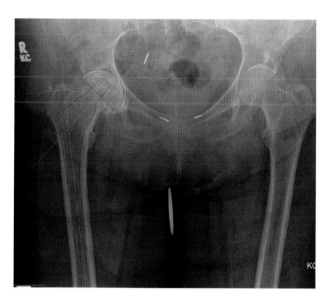

■图 10-4 模板测量，初次非骨水泥型 THA

要有 2 ～ 3mm 的骨水泥鞘，内侧股骨距处要有 4 ～ 6mm 的骨水泥[15]。要小心植入假体，避免股骨柄内翻，特别是骨水泥型假体，因为内翻会导致早期假体失败[16]。最终计划的关节重建应尽可能地保留髋关节解剖中心、偏心距，并使双下肢等长。简单的"双检查"法就是通过确保患侧的 Shenton 线与健侧的 Shenton 线弧形一致来确保重建位置，如果是双侧髋关节关节炎，则要维持 Shenton 线为正常的弧线。

小结

尽管 THA 具有可重复性且成功率高，功能恢复好，然而，依然有很多潜在的陷阱。通过详细的术前计划和仔细的手术操作，绝大多数手术失误是可以预防的。

（王舟东 译 李子荣 校）

生大转子滑囊炎的概率并引起跛行、疼痛和残疾[14]。

股骨假体尺寸和位置的最终选择应考虑前面各种的阐述。如果选择骨水泥型固定，则柄周围

参考文献

1. Kaspar S, de Beer J: Infection in hip arthroplasty after previous injection of steroid. J Bone Joint Surg Br 87:454-457, 2005.
2. Howell GE, Biggs RE, Bourne RB: Prevalence of abductor mechanism tears of the hips in patients with osteoarthritis. J Arthroplasty 16:121-123, 2001.
3. Salido JA, Marin LA, Gomez LA, et al: Preoperative hemoglobin levels and the need for transfusion after prosthetic hip and knee surgery: Analysis of predictive factors. J Bone Joint Surg Am 84:216-220, 2002.
4. Eagle KA, Berger PB, Calkins H, et al: ACC/AHA guideline update for perioperative cardiovascular evaluation for noncardiac surgery: Executive summary. Circulation 105:1257-1267, 2002.
5. Ayers DC, Franklin PD, Trief PM, et al: Psychological attributes of preoperative total joint replacement patients: Implications for optimal physical

outcome. J Arthroplasty 19(7 Suppl 2):125-130, 2004.

6. Crowe J, Henderson J: Pre-arthroplasty rehabilitation is effective in reducing hospital stay. Can J Occup Ther 70:88-96, 2003.

7. Glueck CJ, Freiberg R, Tracy T, et al: Thrombophilia and hypofibrinolysis: Pathophysiologies of osteonecrosis. Clin Orthop Relat Res 334:43-56, 1997.

8. McKellop HA: Bearing surfaces in total hip arthroplasty. State of the art and future developments. Instr Course Lect 50:165-179, 2001.

9. Dossick PH, Dorr LD, Gruen T, Saberi MT. Techniques for preoperative planning and postoperative evaluation of noncemented hip arthroplasty. Tech Orthop 6:1-6, 1991.

10. Pellegrini VD Jr, Gregoritch SJ. Preoperative irradiation for prevention of heterotopic ossification following total hip arthroplasty. J Bone Joint Surg Am 78:870-881, 1996.

11. Engh CA: Recent advances in cementless total hip arthroplasty using the AML prosthesis. Tech Orthop 6:60-61, 1991.

12. Austin MS, Hozack WJ, Sharkey PF, Rothman RH: Stability and leg length equality in total hip arthroplasty. J Arthroplasty 18(3 Suppl 1):88-90, 2003.

13. Dobzyniak MD, Fehring TK, Odum S: Early failure in total hip arthroplasty. Clin Orthop Relat Res 447:76-78, 2006.

14. McGrory BJ, Morrey BF, Cahalan TD, et al: Effect of femoral offset on range of movement and abductor muscle strength after total hip arthroplasty. J Bone Joint Surg Br 77:865-869, 1995.

15. Chambers IR, Fender D, McCaskie AW, et al: Radiological features predictive of aseptic loosening in cemented Charnley femoral stems. J Bone Joint Surg Br 83:838-842, 2001.

16. Ebramzadeh E, Sarmiento A, McKellop HA, et al: The cement mantle in total hip arthroplasty: Analysis of long-term radiographic results. J Bone Joint Surg Am 76:77-87, 1994.

第 11 章

直接前侧入路

Michael Nogler

在所有外科领域，从大的手术入路转向较小的手术入路也需要医生改变自己熟悉的手术方式。在开放手术，切口的大小取决于手术的需要；在微创手术，切口的大小要更加恒定。扩大手术切口在开放手术是可以接受的，但是，在微创手术，几乎不扩大切口。

在全髋关节置换术中直接前侧入路从阔筋膜张肌与缝匠肌和股直肌的间隙间进入。尽管肌间隙在正前方，但是皮肤切口位于前方偏外侧，长6 ~ 8cm，以免损伤股外侧皮神经。有一套特殊的拉钩可以很好地显露髋关节并减少软组织张力。髋关节不脱位，双截骨并取出股骨头。显露髋臼后，用带偏心距的髋臼锉准备髋臼。相似的装置也用于安放臼杯。

股骨的显露有固定的步骤：过伸、内收、外旋术侧大腿即可显露股骨，松解后关节囊，将股骨撬子置于大转子下方撬起近端股骨。通常，尽管所有的这些步骤不能保证股骨抬高达到或超过皮肤水平，其基本的原理是必须以一定的角度插入股骨髓腔。通过使用特定的设备可以确定股骨插入角度。带前倾角和外侧偏心距（双偏心距）的扩髓器把手是最重要的器械。

适应证和禁忌证

后面章节要讨论前侧入路全髋关节翻修术的可行性。在前侧入路翻修术中，我还没有遇到"具体的入路"禁忌证。对任何一种外科入路来说，局部皮肤状况都是一个限制因素。如果术区皮肤有感染灶，则不能进行手术治疗。然而，对于肥胖患者前侧入路皮肤刺激的发生率较外侧和后侧入路高，这可能是因为切口区非常靠近易擦伤区。

通常，肥胖不是前侧入路的禁忌证。事实上，我们常常观察到相反的现象，即使在非常肥胖的患者，皮肤切口区的脂肪层也非常薄。严重肥胖者肌肉较弱，而肌肉张力通常是前侧入路显露困难的原因。与肥胖相比，肌肉张力对手术操作的负面影响更大。

采取前侧入路时更须注意股骨侧的显露和准备，这是常规行前侧入路医生的共识。作者对不同设计类型的压配型和骨水泥型半球臼杯假体的使用都有丰富的经验。使用不同的加强环和打压植骨是可行的。如果使用特殊的假体器械，必须要保证这些假体器械的偏心距能够获得正确的力线。在股骨侧，器械的偏心距更加重要。在理论上，前侧入路在插入股骨髓腔时需要一些带角度的器械。就作者的经验来说，采取前侧入路时，在股骨侧可以使用骨水泥型和非骨水泥型假体。解剖型假体和低切迹的解剖型假体更易安装。

术前计划

常规模版测量假体的型号和大小。前侧入路与其他入路的唯一区别是髋关节无须脱位，直接截骨。这就是为什么这一入路要精确确定截骨起始点的原因。在前后位片上，起始点位于股骨颈与大转子交界部的鞍状区，术中易于辨认（图11-1）。

为了便于取出股骨头，作者推荐截除1cm长的股骨颈块形成双截骨。截除股骨颈骨块后空间增加，易于取出股骨头。

手术技术

患者体位

患者取仰卧位。与手术对侧相连的延展台（如托臂架）使对侧大腿过度外展而使手术显露股骨容易。将双下肢用无菌巾包裹，铺单时要保证双下肢可以在操作时屈曲自如。显露股骨时医生可以把手术侧大腿交叉放到对侧大腿下方，如果采用双侧手术，也便于改变到对侧手术（图11-2）。

精要

- 使用标准的手术台，双下肢过伸时手术台可以在髋关节水平断开。
- 将双下肢备皮包裹，显露股骨时术侧下肢可以交叉放到对侧下肢下方。
- 安装托手架支撑内收的下肢。

切口

触摸、确定髂前上棘和大转子尖端（图11-3、11-4）。切口近端起于髂前上棘外侧及远端2横指处。切口应尽可能短（6～7cm），并根据需要延长。

向远端延长切口显露髋臼，向近端延长切口显露股骨。切口比Smith-Peterson切口更偏外（见后面章节）。

注意：确定切口的另一个方法是做髂前上棘和大转子连线。切口近端通过两个骨性标记连线的中点。切口不能为直行，远端应逐渐偏向大转子。

在精确找到肌间隙之前必须避免切入阔筋膜

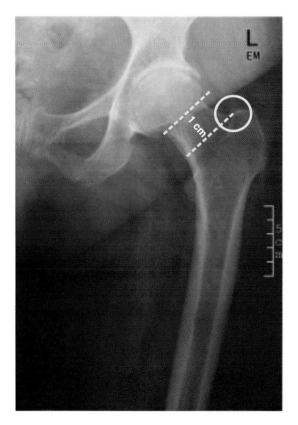

图11-1 术前计划从梨状窝区开始截骨，并评估真正的截骨角度。第二次截骨位于靠近股骨头1cm处

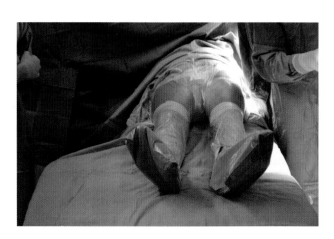

图11-2 患者仰卧位于标准的手术台。对侧安装托手架便于股骨显露时放置大腿。将双侧大腿铺单以便于屈曲

张肌。用示指触摸确定阔筋膜张肌和缝匠肌间的间隙（图11-5）。另一个方法是找到臀中肌筋膜，它是一个较白的筋膜样组织。紧挨着臀中肌的内侧就是阔筋膜张肌。

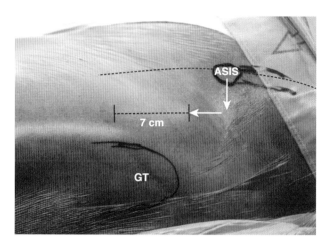

■ 图 11-3　以髂前上棘和大转子为坐标标记切口起点。股外侧皮神经位于切口区。使切口尽量偏外侧，保护皮神经。在切口区，可以看到穿过髂胫束的血管，需要电凝止血（图 11-4）

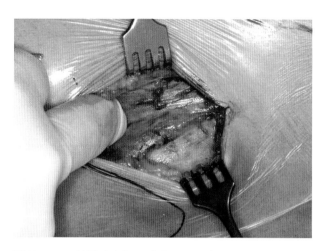

■ 图 11-5　触摸确定阔肌膜张肌和股直肌间的间隙，白色区域为臀中肌上方的筋膜（Watson-Jones 间隙）

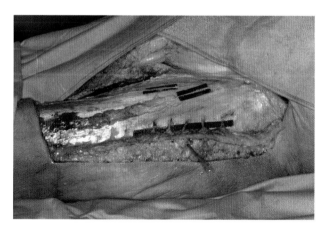

■ 图 11-4　皮肤切口区，切除皮肤后显示股外侧皮神经、髂胫束和穿过髂胫束的血管

精要

- 近端切口起于髂前上棘外侧 2 横指及远端 2 横指处。
- 外侧皮肤切口可以保护股外侧皮神经的主要分支。
- 触摸阔筋膜张肌和股直肌之间的沟，在臀中肌上显露筋膜可鉴别股直肌，显露臀中肌上方的筋膜可确定阔筋膜张肌。

显露关节：侧方拉钩

在中点处（从内到外侧）锐性切开阔筋膜张肌，从肌纤维处分离。使后面的操作步骤严格在

阔筋膜张肌内进行。在阔筋膜张肌筋膜下方向外拉开阔筋膜张肌肌纤维，显露 Smith-Peterson 间隙（有一脂肪层，易于鉴别）。将第一个尖板钩置于股骨颈的外侧或上方。术者用手指轻柔触摸，确定尖板钩放置的适当位置（图 11-6）。将第二个尖板钩放置到大转子区。用 Hibbs 爪钩拉开内侧软组织。

找到旋股外侧血管的升支并将其电凝、结扎或钳夹。这些分支数量不等。解剖体位（图 11-7）显示血管的近端和需要电凝的旋股外侧血管降支。

髋关节的显露：内侧和头侧拉钩

电凝旋股外侧血管后，切开股直肌和阔筋膜张肌间的筋膜层（图 11-8）以显露股外侧肌。用 Colorado 尖刀或 bovie 刀切开股直肌和关节囊间的筋膜，直至显露前关节囊的脂肪垫。

进行此步时应屈曲膝关节。在股外侧肌的近端可以触及一个几乎没有抵抗力的"软点"。用手指或 Cobb 器械钝性分离，显露放置拉钩的位置。

将另一个拉钩放到股骨颈内侧，拉开股直肌和缝匠肌。可以使用尖拉钩或钝性拉钩。

到此步时可以去除远端外侧拉钩。松解股直肌下方强大的筋膜后，用 Cobb 器械准备髋臼前缘的周围间隙。进行这一步时置髋关节于屈曲位。

将第 4 把尖板钩置于筋膜缘周围。向拉钩施加很小的附着力就可以明显增加髋臼的显露范围。

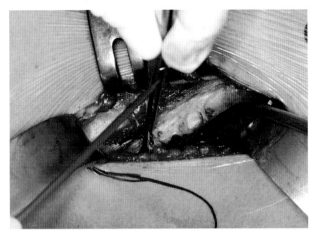

■ 图 11-6　需要在术中电凝旋股外侧血管的升支

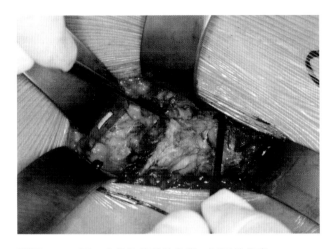

■ 图 11-8　用 4 个拉钩显露关节囊，切开关节囊

硬度和医生的经验，可行关节囊切开术和关节囊切除术。这些都要把关节囊从股骨颈分离开来。如果不计划行全髋关节囊切除，作者推荐行 11 点到 6 点的关节囊切开。

精要

- 使用四把特制的弧形拉钩可减少对软组织的压力并使术野显露清楚。
- 必须结扎或电凝旋股外侧动脉的升支。
- 将关节囊部分切除以显露关节。
- 也可切开关节囊并做两个关节囊瓣。

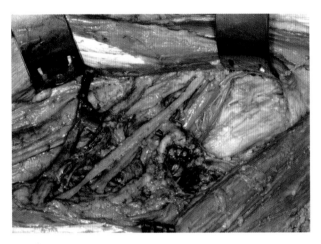

■ 图 11-7　神经和血管的解剖位置。旋股外侧血管位于术区，必须将其切断

如果有必要，进一步松解股直肌筋膜。然后，将远端外侧拉钩放回原位。

注意：如果将拉钩垂直放置于腹股沟韧带，将髂腰肌保护到下方，则可以避免股神经或血管束的损伤。

准备关节囊

首先，从 11 点位到 3 点位顺时针切开部分关节囊。在 3 点位置从髋臼尽可能地游离关节囊瓣，但是不要将其完全切断。将内侧拉钩插入股骨颈内侧的关节囊。

注意：如有必要，术中可以在关节囊止点处切断股直肌返折头。关节囊分为腹侧、外侧、背侧和内侧四部分。图 11-9 显露了关节囊的不同部分在髋臼和相应的股骨的附着部。根据关节囊的

截骨并显露髋臼

截骨时去除上外侧拉钩，向关节囊内插入一把钝性拉钩保护大转子（图 11-10）。用微锯或带细长锯片的标准动力系统完成截骨。应尽可能靠近近端截骨。两次截骨必须平行。如果截骨不平行，股骨颈的取出就会比较困难。使用较长的锯片可增加切入髋臼或大转子尖端的风险。

完成第一次截骨后，在第一次截骨远端 1cm 处，与第一次截骨平行进行第二次截骨。用 Cobb 剥离器或骨凿撬动截骨块，用钳子或夹钩取出截骨块。轻轻牵引下肢取出截骨块更加容易。

用取头器取出残余的股骨头，对于此步骤来说沿纵轴持续轻轻牵拉是最好的（图 11-11）。

注意：要去除髋臼前方的骨赘以便于取出股骨头。在某些病例，脱位前要切断股骨头韧带。向下牵引下肢利于操作。

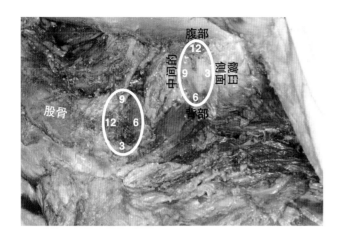

腹部

12

髋臼

中间的

9　3

6

股骨

9

12　6

3

背部

■ 图 11-9　关节囊切除术的坐标系统

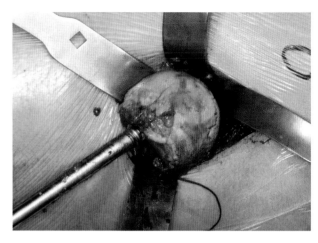

■ 图 11-11　取出股骨头后可以看到股骨头的大小和皮肤切口长度的关系

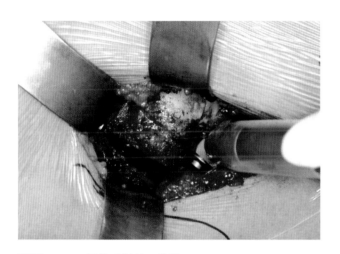

■ 图 11-10　用微型锯行双截骨

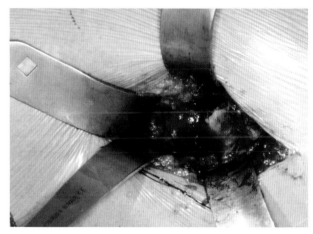

■ 图 11-12　用四把拉钩完全显露髋臼

放置拉钩

保留腹侧拉钩，去除其他拉钩。在髋臼中部放置一把尖拉钩，使其朝向内侧并紧贴骨插入，直到触及软组织，将拉钩放到横韧带处（图 11-12）。

在髋臼外侧放一把尖拉钩。偶尔需要在关节囊上切一个小口以便于放置尖拉钩。切除残余的盂唇。

在髋臼中部切开背侧关节囊（通常呈卷状）。在髋臼中部 6 点位切开。将双尖的 Mueller 拉钩放到髋臼的背侧缘。

准备髋臼并置入假体

用带偏心距的髋臼锉去除髋臼软骨（图 11-13）。试模合适后，用臼杯打器将臼杯打入髋臼（11-

14）。如果要拧入螺钉或锁定螺钉，则要使用软钻。

置入内衬，这时开始准备股骨。留下前方和（理想的）内侧拉钩，取出其余的拉钩。留下这些拉钩会使股骨显露更加容易。

精要

- 双截骨可使空间更大以便股骨头的取出。
- 用微锯或细长锯完成截骨可不影响手术视野的观察。
- 在髋臼下用双尖的 Mueller 拉钩显露全部的髋臼。
- 用带偏心距的髋臼锉和臼杯打器去除髋臼软骨并植入假体。

显露股骨

将一把尖拉钩放到大转子的外侧。将股骨抬升器放在关节囊和外旋肌之间。用钳子夹住外侧的关节囊瓣（图 11-15）。用 Colorado 尖刀分离关节囊和背侧肌群间的脂肪 / 组织（梨状肌、闭孔肌、孖肌）。

注意：将患者下肢置于内收、外旋位以便于操作。切除从 11 点到 6 点的关节囊瓣，留下 6 点到 11 点的关节囊完成关节囊部分切除术。切除内侧关节囊后就可以看到短外旋肌。

将手术床的腿的部分折叠 30°～40°（图 11-16）。将双尖拉钩（股骨抬升器）放到大转子后方的臀中肌前方。然后将一个骨钩放到股骨矩处，持续向前拉，上抬股骨。然后置入双尖拉钩，上抬，固定股骨。松解后方的结构以获得适当的股骨显露（图 11-17）。

注意：在某些病例，大转子尖端位于髋臼后方。用骨钩线向外拉，再向前拉才可以从髋臼脱出大转子。在用骨钩拉的同时应该用股骨起子向上撬，这可以使作用到大转子的应力最小化。

第二个助手过度外展、外旋对侧下肢。这样，对侧下肢被交叉放到术侧下肢上方并由助手固定于外旋位。必须保持术侧膝关节伸直位以减少股骨近端肌肉张力而方便股骨近端的显露。

松解

可以看到臀小肌、梨状肌、上孖肌，闭孔内肌和下孖肌（短外旋肌）止于大转子尖端和转子

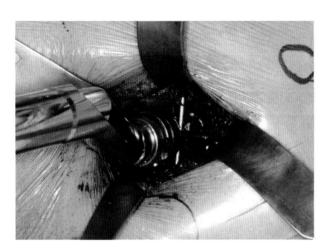

■ 图 11-13　用带偏心距的髋臼锉去除髋臼软骨

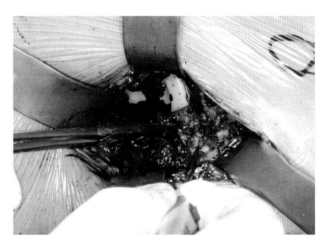

■ 图 11-15　切除背外侧关节囊

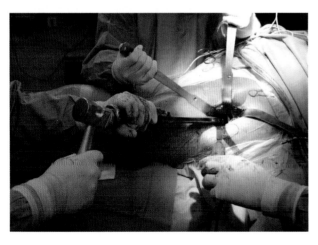

■ 图 11-14　用带弧度的臼杯打入器将臼杯打入髋臼

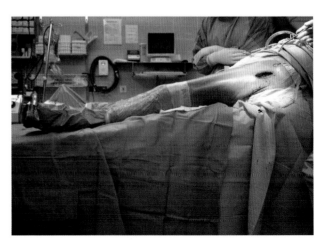

■ 图 11-16　为了过伸髋关节，手术床在髋关节水平折断并屈曲 20°～40°

间窝（图 11-18）。

将一个尖拉钩放到髂腰肌腱近端的股骨矩区。如果需要，将另一个拉钩放到股骨近端的外侧并拉开外侧软组织。显露股骨后，如果有必要，松解上述肌腱。

精要

股骨显露包括几个步骤。每一个病例需要显露的程度不同。

- 松解后外侧关节囊。
- 用骨钩向外、向上提拉股骨。
- 用股骨起子撬起股骨近端。
- 过伸。
- 内收。
- 完全外旋。
- 完全伸膝。
- 松解转子间窝。

股骨准备：显露股骨髓腔并扩髓

用带角度的刮匙仔细刮开并探查股骨髓腔的方向（图 11-19）。用咬骨钳延长大转子处的髓腔开口，用近端开口的扩髓器形成近端隧道。

扩髓时，以最小的阻力轻轻插入 Accolade 扩髓器，并保证扩髓器方向与股骨一致。只有当扩髓器完全插入髓腔时才可以锤击（图 11-20）。

精要

- 对于初次置换的病例，没有必要把股骨近端

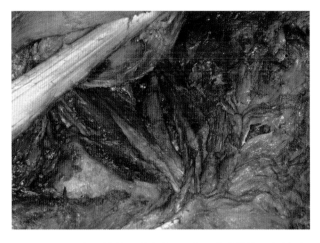

■ 图 11-18 在可能的肌肉松解区可以看到附着于大转子、梨状窝和转子窝的肌肉

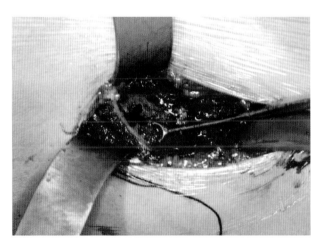

■ 图 11-19 用股骨起子和一或两把拉钩显露股骨髓腔入口。用角度刮匙准备股骨髓腔

完全抬高达到或超过皮肤水平。

- 将器械和假体以一定的角度插入髓腔：这是手术的基本原则。
- 松解短外旋肌后可以进一步抬高股骨。
- 轻度后伸和从髂嵴松解阔筋膜张肌可以获得充分的显露。
1. 扩髓前小心地打开髓腔。
2. 使用角度刮匙。
3. 用开口扩髓器。
4. 开始扩髓时用最小的扩髓器。
5. 用双偏心距的扩髓柄。
6. 用最小的阻力小心地插入扩髓器。
7. 与股骨力线一致时开始锤击。

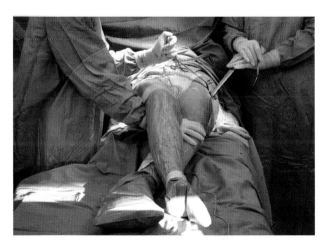

■ 图 11-17 将股骨抬升器放到大转子后方，撬起近端股骨。将下肢置于内收、外旋位

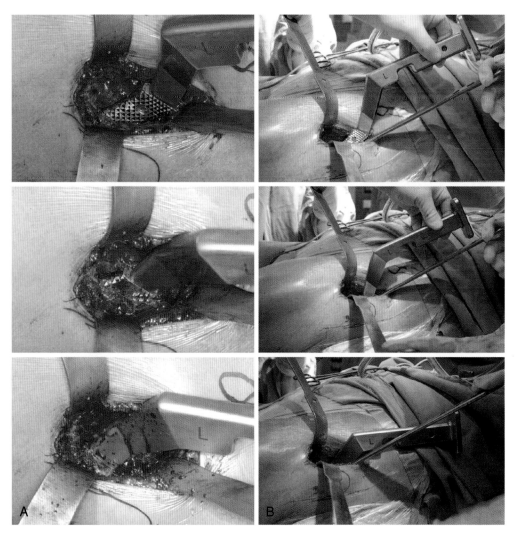

图 11-20 **A** 和 **B**，双偏心距的扩髓器柄

置入假体、复位、关闭切口

最后，用手置入假体并轻轻敲击入髓腔。不能用标准手术时使用的直的打器，而应该用与股骨柄打击孔呈 30°～45° 的打器。这可以使股骨假体偏向髓腔的外侧，使内侧股骨矩骨折的可能性降到最低。另一种方法是，也可以使用常规的带角度的打器。最后安装假体头（图 11-21）。

缝合肌筋膜，不要太偏内——记住，此处有股外侧皮神经。

注意：根据术者的喜好，可以在局部注射局部麻醉药。

精要

■ 45° 角股骨柄打器能够准确传导打击力。

■ 在尝试和最终复位髋关节时，必须注意要严格在股直肌下进行操作。

■ 必须缝合切开的筋膜。

■ 用可吸收线缝合皮肤，符合最小创伤的理念。

术后管理

前入路全髋关节置换术的患者术后即刻就会出现切口疼痛。术后 24 小时内充分镇痛是关键。此期过后可以改为使用抗炎镇痛药物。只要镇痛充分，患者就可能在 24 小时内活动。是否全身负重取决于术者的喜好和假体的设计。因为前入路切口的肌肉损伤最小，因此不需要为了"保护软组织"而行部分负重。

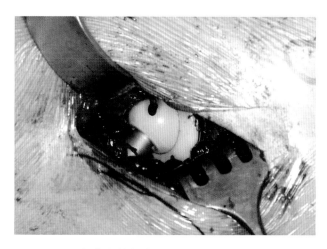

■图 11-21　假体安装完毕

并发症

　　与常规的切开手术相比，前入路对肌肉的保护最好。如果假体安放正确，就不会出现与肌肉损伤有关的并发症，特别是脱位。尽管因为靠近手术区，股神经损伤的风险很高，但是几乎没有损伤坐骨神经的危险。然而，小心地使用和放置有曲度的拉钩可以避免损伤股神经。

　　此入路最大的风险是损伤股外侧皮神经。不同的患者这一神经的位置和分支的数量变异较大。如果股神经的小外侧支穿过阔筋膜张肌，则很难发现这一分支，同样几乎不可能避免意外地切断这一神经分支。切断股外侧皮神经分支会导致切口周围麻木。损伤神经主干会导致大腿远端外侧的广泛麻木。还有，如果损伤主干，就会出现一种非常不令人愉快的并发症——感觉异常性股痛。在出现这种并发症的所有患者中，患者术后并没有疼痛，但是在术后几周内出现大腿前外侧的严重疼痛。在所有翻修的患者可以观察到神经干周围的瘢痕组织。如前所述，将手术切口尽可能偏外侧可以避免这种类型的主干损伤。此外，确保术中避免触及内侧皮下脂肪垫可以保护神经主干免受损伤。

　　对肥胖患者，术后的重点是伤口管理，以免出现切口延迟愈合。

（王冉东 译　李子荣 校）

推荐阅读

Grothaus MC, Holt M, Mekhail AO, et al: Lateral femoral cutaneous nerve: an anatomic study. Clin Orthop Relat Res 437:164-168, 2005.

Mayr E, Krismer M, Ertl M, et al: Uncompromised quality of the cement mantle in Exeter femoral components implanted through a minimally-invasive direct anterior approach: A prospective, randomised cadaver study. J Bone Joint Surg Br 88:1252-1256, 2006.

Nogler M. Navigated minimal invasive total hip arthroplasty. Surg Technol Int 12:259-262, 2005.

Siguier T, Siguier M, Brumpt B. Mini-incision anterior approach does not increase dislocation rate: A study of 1037 total hip replacements. Clin Orthop Relat Res 426:164-173, 2004.

第 **12** 章

前外侧微创 / 有限切口肌间隙入路

Donald S. Garbug, Gurderp S. Biring, Clive P. Duncan

<table>
<tr><td>要点提示</td></tr>
<tr><td>■ 微创 / 有限入路</td></tr>
<tr><td>■ 前外侧</td></tr>
<tr><td>■ 单切口</td></tr>
<tr><td>■ 肌间隙</td></tr>
<tr><td>■ 易于延伸</td></tr>
</table>

　　关节外科医生的最终目标是给患者提供完美的髋关节置换术，固定可靠，关节面持久耐用，并有与预期寿命相匹配的良好功能。并且应恢复期短、康复迅速，患者乐观地度过整个康复期。

　　显露是手术的重要方面，显露方式决定软组织的损伤程度。如果软组织损伤小则恢复和康复的速度就快。以前，大切口显露有助于假体安放并保护神经和血管。然而，最近微创手术的理念脱颖而出。结果，外科医生不得不重新评估他们常用的技术并决定是否采用这些新的微创外科技术。微创手术有许多优点，然而，仍然需要证明它们对关节外科的影响与对其他外科的影响是一样的。已经报道了大量微创外科的手术技术和有助于明确和简化微创外科理解的分类系统。这一分类详细说明了是否为单一入路或多个切口、入路的类型或进入髋关节的方向（前侧、前外侧、后侧或复合入路），以及深部组织切开的类型（肌间隙或经肌肉）。

　　本章介绍单一切口、前外侧肌间隙入路全髋关节置换术。这一解剖入路由 Sayer 在 1876 年首先采用，在 1936 年由 Watson-Jones 在治疗股骨近段骨折时广泛应用，后来由 Roettinger 改良并用于全髋关节置换术。最近有文献报道此切口为进入髋关节的单一切口肌间隙入路，从阔筋膜张肌后缘和臀中肌前缘间的肌间隙进入。

　　这一入路有许多明显的优势。首先，这是真正的肌间隙入路，不损伤外展肌，没有相关的病残率。这一入路易于显露股骨和髋臼，假体植入精确，牵拉时使用特殊的微创外科器械可以避免外展肌的潜在损伤。由于肌肉损伤最小且关节囊修复牢固，这一入路稳定性好，脱位的风险最小。不像其他微创手术外科技术需要透视，本入路为直视下操作，保证了假体的精确植入。

适应证和禁忌证

　　和其他微创外科技术一样，在学习阶段时选择的病例应为简单病例，直到术者掌握了所有细节。推荐从简单病例开始（如原发性骨关节炎，低体重指数和瘦体型的股骨头缺血性坏死）。获得经验后应逐渐开展更加复杂的病例，包括创伤性股骨头坏死、髋臼内陷、软组织挛缩的病例和体重高的患者。禁忌证包括明显的下肢不等长且需矫正、明显的髋臼 / 股骨发育不良、明显的髋关节周围挛缩畸形，或以前行截骨术和有内固定器的患者。在这些患者，试图通过微创外科入路维持解剖位置是非常困难的，并且有很多的潜在并发症。因为本入路的内在稳定性和造成的软组织损伤最少，很难矫正挛缩畸形和大于 15mm 的下肢短缩畸形。

术前计划

术前进行骨盆平片和髋关节侧位片模板测量。术前计划的特殊目的包括下肢不等长的估计、计算适当偏心距的恢复和确定假体的大小。三个重要的测量步骤有助于确定股骨截骨和假体的安放（图 12-1）。第一步测量股骨颈（在股骨颈上方、大转子内侧面基底处）的鞍区到最终截骨线的距离。第二步测量小转子到股骨截骨线内侧点的距离。最后一步测量从大转子尖端到最终股骨假体肩部位置的距离。严格遵守这些测量会保证假体位置精确，错误最少，不影响稳定性。

手术技术

组建一个熟悉本手术入路细节的训练良好的手术团队至关重要。手术成功与否取决于术者和助手的配合。术前，麻醉师在院前诊所与所有患者见面，告知他们手术当天所要采用的麻醉协议。大部分患者采用椎管内麻醉和充分的神经阻滞，围术期使用适当的镇痛药、充足的液体量，并预防应用止吐药物。如果没有过敏史，可预防性应用第三代头孢菌素。

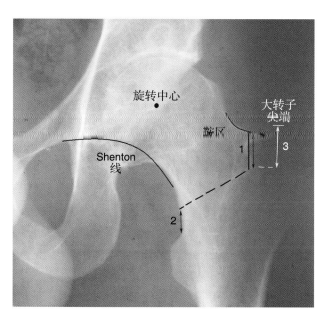

■ 图 12-1　左髋 X 线片显示模板测量的三步：①股骨颈的鞍区到最终截骨线的距离，②小转子到股骨截骨线内侧点的距离，③大转子尖端到最终股骨假体肩部位置的距离

将患者置于可分开的手术床。患者取侧卧位，患侧在上。去除手术床的远端和后侧部分。当活动股骨时可以将下肢放到后方的空隙内。将患者置于手术台前方，如此可使臀部皱襞正好在手术台分开处，并使下肢位于手术台的前肢上，这样可以确保下肢的间隙，当将患者在后方准备股骨时患者不会撞击手术床。安装骨盆夹固定骨盆，确保在操作时骨盆不活动。术者站在患者前方，一或两个助手站在后方。一个助手的作用是"持腿"，另一个是"保持中立位"（图 12-2）。

将下方肢体用带子捆绑。用手术贴膜将手术单的底部封闭，以免在手术时移动。侧方辅料后方有一个可以放下肢的口袋。术中可以触及的重要的骨性标记包括髂前上棘和大转子前下缘，另外也称为"Bunion"。这一点与股骨嵴边缘重合。最好从患者后面触及这些标记点。这两点的连线确定了臀中肌的前缘。切口位于此连线后方两横指处并与连线平行，长 7.5 ～ 8cm（图 12-3）。切口远端可以延续到大转子以上 1cm。尽管有"活动窗口"的理念，但是，精确切口是关键。沿切口切开脂肪和筋膜，根据患者胖度向近端或远端延长 1 ～ 2 cm。放置拉钩，止血。首先遇到的肌肉是臀中肌。将下肢放在带垫的 Mayo 托盘架上以减少外展肌的张力，便于把臀中肌从上方的深筋膜和下方的关节囊上分开。用手指钝性分离臀中肌，术者用指尖显露臀中肌前缘。指尖向后 180°，显露髋关节囊。继续显露这一间隙，直到可以把改良的 Hoffman 拉钩放到股骨颈的上、下缘。这时，可以看到内侧股直肌的反折头和外侧大转子的内侧面，这是关节囊的附着区。清楚地显露脂肪，纵行切开关节囊，从大转子内侧面沿股骨颈切到髋臼缘。可以沿转子间线"T"形切开关节囊。把下方拉钩插入关节囊内，使关节囊紧张，松解下方的关节囊至小转子处使切开关节囊更加容易。最初松解上方关节囊时不将上方拉钩放在关节囊内，一旦松解到梨状肌，插入拉钩完全显露股骨颈。股骨头 - 颈交界处的良好显露是关键。将下肢外展 20°，后伸，最大外旋时可以将其显露清楚。

确定股骨头 - 颈交界处后，行股骨近端两步截骨术取出股骨头并行股骨颈精确截骨术。在手术的最初学习阶段，这两步截骨术均须完成。手术熟练后则对 30% ～ 40% 的患者不须行第一步截骨术就可以完成股骨头脱位。股骨头 - 股骨颈的第

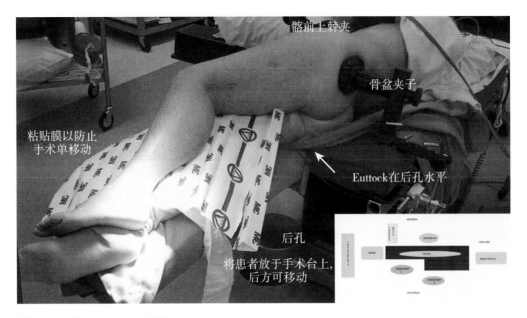

■ 图 12-2 前外侧入路手术室工作人员的位置

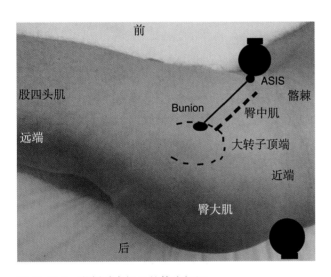

■ 图 12-3 微创手术切口的体表标记

一步截骨术沿股骨头平面进行。截骨时使锯片向远端成角，以免意外损伤髋臼。将骨凿或 Cobb 起子插到截骨处，牵拉、外旋下肢，撬起股骨颈行股骨颈截骨术。沿股骨颈放置拉钩，保持下肢轻度外展、后伸、外旋，使股骨颈与地面平行。

股骨颈的上面和大转子内面的交界区称为"鞍区"。一旦确定了鞍区，按照模版测量的结果，用模具测量股骨截骨的精确距离（图 12-4）。用电刀标记以确保精确截骨。用往复锯完成垂直截骨术，用振荡锯完成斜形截骨术。检查并确定内侧

完全截断，这非常重要，可以避免在取出股骨截骨块时带出股骨矩骨折片。为了进一步显露清楚髋臼，可以继续切除 5mm 截骨块以减轻张力，适当调整假体位置以免出现下肢短缩畸形。用带螺纹的斯氏针或钳子取出截骨块。

将下肢置于手术床后方，重新放置拉钩。调整插入股骨头的叉子使股骨头骨块内收，拧入带螺纹的斯氏针，垂直牵拉取出股骨头骨块。如果圆韧带较厚，用带弯的圆韧带切割器切断圆韧带。

用拉钩显露髋臼，如果把髋臼看做一个表盘，将拉钩放到 4 点和 8 点位。行全盂唇切除，如果外侧盂唇有骨赘，则去除外侧骨赘，这有助于显露髋臼并置入髋臼锉。通常横韧带比较紧张，要常规松解。如果外展肌横过切口区，用光滑的斯氏针把臀中肌前部推向后上方并折向骨盆外侧。移动拉钩使手术视野成为移动窗口以达到最好的术野显露，当不在切口内操作时放松拉钩以减轻外展肌的张力。按标准方式依次放入各种型号的髋臼锉准备髋臼，用带偏心距的髋臼锉以避免臼杯的错误放置。这些臼杯锉可以避免撞击周围组织并避免过度的横向切开。推荐使用全半球形髋臼锉，使用为微创外科技术而特殊设计的改良髋臼锉对避免锉髋臼软骨时髋臼锉跳动和保持髋臼锉同心圆非常重要。锉软骨时选择接近最终大小的髋臼锉可以避免产生双凹现象。这一入路容易

把臼杯放置得过度前倾，因此，术者心里要有数，尽量重建适合患者自己的前倾角。当打入最终假体时，要使用带偏心距的打入器，以免撞击前方软组织，否则，则要通过额外的外侧和（或）前侧切口插入同轴套筒（图 12-5）。如果需要用螺钉固定臼杯，在固定点钻孔并置入 30mm 螺钉，螺钉不宜过长，因为过长的螺钉很难从钻孔的正确方向拧入。这时，置入内衬。要使用标准的内衬，

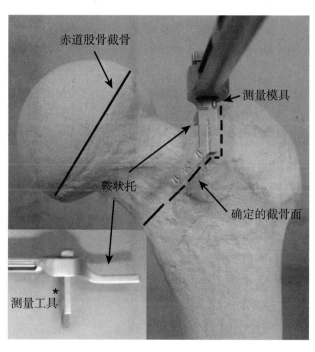

■ 图 12-4　按照模板测量结果，用模具测量股骨截骨的精确距离

赤道股骨截骨

测量模具

鞍状托

确定的截骨面

测量工具

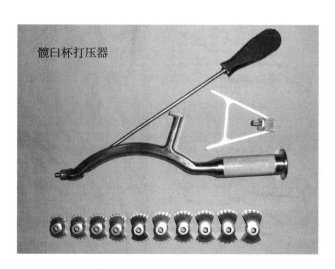

髋臼杯打压器

■ 图 12-5　通过额外的外侧和（或）前方切口插入同轴套筒

而不是边缘加高的内衬，因为前外侧入路本身就有内在的稳定性。

拔除斯氏针，移出所有的拉钩，以免抬起股骨时损伤外展肌。下一步要测量从股骨截骨线到小转子的距离，将大腿置于"4"字位时易于截骨。如果需要再次截骨，不需要犹豫，应立刻进行。将钝性骨钩插入股骨髓腔，向垂直方向牵拉检查股骨的活动度。如果比较紧张，可能需要松解后外侧关节囊以利于抬出股骨。如果存在明显的外旋挛缩，可能需要松解梨状肌，但是，这种情况很少发生。

用两个特制的拉钩抬起股骨。将扭转牵开器放到大转子尖端上方，其前沿与臀中肌前缘平行，以免损伤臀中肌（图 12-6）。第二个放置的拉钩是叉状骨撬，放到股骨皮质的后外侧，撬起小转子，把股骨抬高到切口处（图 12-7）。放好拉钩后，尽量缓慢外旋大腿，后伸 20°，内收 40°。当一个助手或刷手护士保持拉钩位置时另一个助手维持下肢体位。显露股骨髓腔。使用带偏心距的器械准备股骨髓腔，包括盒状开槽器、外偏扩髓器和髓内扩髓器，逐渐加大髓腔锉（图 12-8）。这一入路适于非骨水泥型假体，但是，如果有特殊设计的股骨柄，也可以用于骨水泥型假体。在微创伤手术时，适当将假体外移是避免内翻的关键。准备股骨时测量大转子尖端到试模肩部的距离有助于确定假体安放的精确位置。确定试模后在危险体位时评估假体的稳定性，寻找可能的撞击区，并确定软组织紧张程度、下肢长度以及关节活动的范围。经过股骨头试模放置可取出的缝线，如缝线不相连则利于取出。

将下肢后伸并置于推荐的体位，用带偏心距的打击器打入最终的股骨柄（图 12-8）。安装股骨头，复位髋关节。将下肢放到带垫的 Mayo 托盘架上，冲洗关节，显露关节囊，用 1-0 号可吸收线修复关节囊。逐层关闭筋膜、皮下组织和皮肤。局部注射局部麻醉药物。

围术期和术后管理

术后管理遵照以下标准方案，包括预防性应用抗生素 24 小时和低分子肝素。术后患者出现的疼痛、恶心和失血的管理由骨科医生和麻醉师共同完成。所有患者均接受标准的加速康复计划，

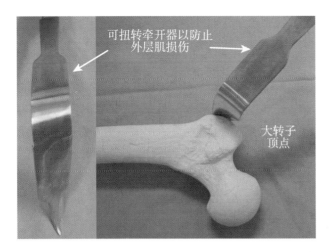

图 12-6 放置扭转型拉钩，使对臀中肌前缘造成的损伤最小

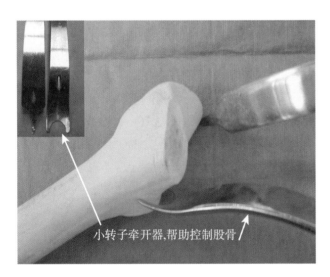

图 12-7 放置长的牵开器以帮助抬起股骨

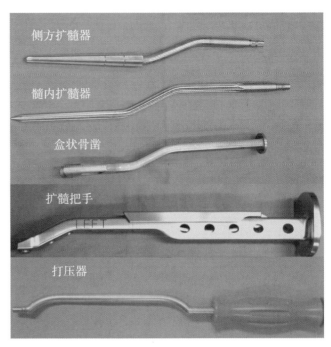

图 12-8 微创手术时使用带偏心距的器械：外移型扩髓器、髓内扩髓器、盒状开槽器、髓腔锉和柄打击器

要充分显露以便于置入环扎线。本入路有内在的稳定性，发生脱位的概率非常低。其他并发症与标准的全髋关节置换术相同。这一入路也有一些缺点，包括学习曲线陡峭、需要特殊器械、体格大的患者操作困难，并且术中多个步骤中需对腿的位置摆放复杂。

小结

本入路为单一切口，采用阔筋膜张肌和臀中肌间的前外侧肌间隙入路，这一手术入路在微创手术领域得到了令人鼓舞的发展。它是真正的肌间隙进路，造成的软组织撕脱最小并维持了外展肌和后方软组织包膜的完整。此外，它没有不可预见的并发症或不理想的影像学结果。与其他标准和微创外科入路相比，它的潜在优势明显，但是，需要进一步分析本技术的短期、中期和长期优势。

（王舟东 译 李子荣 校）

术后当天即开始运动。如果达到了预期的康复指标，患者第 2 天就办理出院。常规在术后 6 周复查。

并发症

当采用微创外科技术时，由于显露有限，可能出现假体位置不良。然而，这种情况我们未曾经历。

在学习阶段，由于抬出股骨困难，股骨骨皮质可能会被穿透。如果看到股骨矩上有裂缝，则

推荐阅读

Bertin KC, Rottinger H: Anterolateral mini-incision hip replacement surgery: A modified Watson-Jones approach. Clin Orthop Relat Res 429:248-255, 2004.

Duncan CP, Toms A, Masri BA: Minimally invasive or limited incision hip replacement: Clarification and classification. Instruct Course Lect 55:195-197, 2006.

Jerosch J, Reiseng C, Fadel ME: Anterolateral approach for total hip arthroplasty technique and early results. Acta Orthop Trauma Surg 126:64-73, 2006.

Rottinger H: The MIS anterolateral approach to total hip arthroplasty. Orthopade 35:708-715, 2006 (in German).

Toms A, Duncan CP: The limited incision, anterolateral, intermuscular technique for total hip arthroplasty. Instruct Course Lect 55:199-203, 2006.

第 13 章

直接外侧入路

Ormonde M. Mahoney，Tracy L.Kinsey

要点提示

- 手术体位可为仰卧位或侧卧位，取仰卧位时将患侧髋部垫高。

- 从可触及的转子尖端上数厘米开始皮肤切口并沿中线向下延长 10 ~ 15cm。

- 由远向近劈开筋膜并向后延伸至臀筋膜。此举可帮助消除紧张的后侧索条，以避免脱位困难。

- 将腿外旋，将臀中肌和臀小肌分别从最下缘至转子前上角松解，保留 5mm 肌腱供再缝合。

- 将股直肌于髂骨反转处切断以更好地显露髋臼。

- 松解髂骨处的股直肌的反折头可增加髋臼显露。

髋关节直接外侧入路手术是 Kocher 在 1903 年首次报道，1982 年 Hardinge[1] 扩展了髋关节外侧入路的手术要点后此入路手术被广泛应用。采用此手术入路行髋关节置换的优点如下：保留后关节囊而不易发生术后关节脱位；不需要医源性屈曲骨盆而较好地显露髋臼，避免由此引起的髋臼假体正确安放问题[2,3]。在此手术入路被广泛应用的同时，一些骨科医师仍然顾虑该入路对外展肌的损伤。Lester Borden 精确描述了臀中肌和臀小肌的解剖附着，为解剖修复的方法提供了依据。随着修复技术的不断提高，关节置换后持续跛行和异位骨化的顾虑由此减少[3-8]。为了减少外展肌的损伤，由 Borden 描述的手术入路被进一步改良成不松解股外侧肌。数年后，该入路成为前外侧入路。在发展另一条不损伤肌肉入路后此名字已被丢弃，此处介绍的入路，现在更多地称为直接外侧入路。

适应证和禁忌证

大多数初次骨水泥和非骨水泥型全髋关节置换术及表面置换术可用直接的外侧入路。[9] 此入路也可向远端延长而广泛显露股骨。

此入路的禁忌证为以前有股骨近端骨折且在屈曲位愈合（图 13-1）。腿被延长 2cm 以上时应用此入路困难，因为当髋关节被拉长时外展肌修复困难。

术前计划

术前计划分两期。第一期涉及手术入路的选择，选择此入路时要考虑解决一系列的外在因素。髋关节是否有必须移除的金属内置物？

- 下肢需延长多少？如必须在 2cm 以上，则不应选择直接的外侧手术入路。

- 是否存在骨的畸形或软组织缺损且影响手术重建？如有股骨屈曲畸形愈合最好采用后侧入路。

- 第二期术前计划是依据假体放置的工作目标原理为最大程度地恢复髋关节功能。应在术前 X 线片上标记术中能鉴别的骨性标记，以允许将假体放置在最佳位置[2,10,11]（图 13-2）。

- 应将髋臼假体向内移到圆韧带窝的底部以减少体重力臂，降低对外展肌的需求（图 13-3）。

- 应恢复髋臼的旋转中心，此髋臼下缘与髋臼

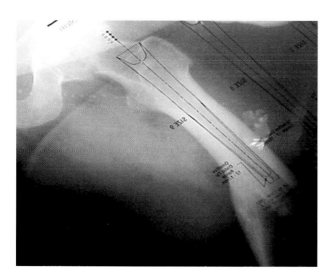

■ 图 13-1　此患者数年前有过股骨骨折，愈合在屈曲位，屈曲畸形使应用直接外侧入路很难到达股骨髓腔

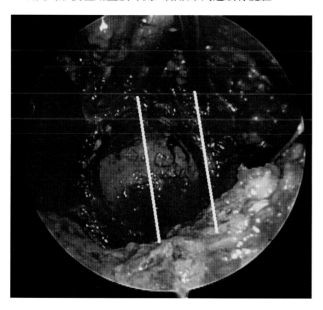

■ 图 13-2　通过髋臼中心的线平行于髋臼后壁的坐骨结节连线，此代表正常髋关节的开口角度

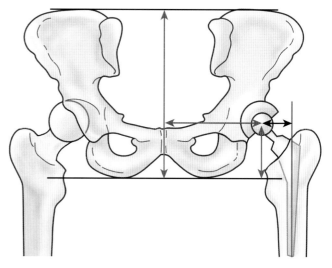

■ 图 13-3　红色水平线代表体重力臂，黑色水平线代表股骨偏心距。将髋臼假体内移能减少髋关节负荷，增加偏心距而增进外展肌力学性能

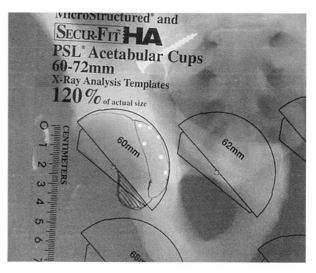

■ 图 13-4　沿髋臼下缘画线的骨是下子叶，此在术中能看到。骨的可视度为外展角评价指标之一

轮廓相当，目的是恢复外展肌的工作长度。
- 髋臼外展角应为 45°，可将下子叶的突起作为外展引导（图 13-4）。
- 前倾应与天然关节正常开口角相匹配。连接可触及的坐骨切迹与髋臼后壁的连线与髋臼正常开口角平行。

手术技术

体位

采用侧卧位或仰卧位依赖于医师的喜好，如

采用仰卧位，将沙袋放置在臀部骶髂关节处垫高，使在显露髋臼时股骨更易向后移动。采用此体位时注意要将沙垫放在髋部内侧，以便股骨从髋臼后方垂下。采用侧卧位时，注意患者骨盆摆放的位置，术者从手术床侧面和尾端观看两髂前上棘连线和骨盆垂直。

患者体位安放妥后，最重要的是要用肾托、可充气的豆状袋或其他可用的装置稳定此体位。非手术下肢取屈髋屈膝位，髋关节屈曲 60° 左右，胫骨尽可能与手术床长轴垂直，以防患者向其他方向滚动。为了便于描述，手术切口的矢状位上

12 点位置正好对准患者头侧。

皮肤切口

术者： 切开皮肤前，术者触摸髋关节皮肤以鉴别骨性标记，画出股骨大转子轮廓。从股骨大转子顶点前上 2～4cm 向远端沿股骨干前缘切开皮肤，大多数患者需 10～15cm 长的皮肤切口。对于肥胖患者，应延长手术切口，以免阻挡股骨髓腔扩髓。如采用仰卧位，直接沿股骨外侧切开皮肤，切口延伸到股骨大转子上数厘米。采用侧卧位时，手术切口稍偏后成角（图 13-5）。

助手： 当切开皮下及脂肪组织时，可应用钝性拉钩或皮肤拉钩向外牵拉，应切开手术切口全长的皮下脂肪组织。

深部组织解剖

术者： 前面可见到阔筋膜张肌和髂胫束，臀筋膜向后成角走行。首先要鉴别阔筋膜张肌与臀大肌的间隙，见到两块肌肉的分叉纤维即可确定。然后用手指触摸去鉴别组织变薄的柔软点，从阔筋膜前 1/3 处开始由远向近切开，然后向头端及后侧扩展，一个手指可穿过筋膜下以保护外展肌。应充分向近端及后侧松解以使越过大转子后方的筋膜松开。臀肌筋膜可造成一条非常紧的后侧索条，该索条可使股骨头不能外旋而造成脱位困难或不能脱位。由于此种旋转可损伤外展肌，因此重要的是要扩大后方臀筋膜松解范围，以使后方索条充分放松。用 Charnley 型拉钩放置在深筋膜下以显露大转子和臀中肌。

助手： 轻抬或外展患者大腿，以允许术者的一个手指能插在臀筋膜下面，在劈开深筋膜时注意保护外展肌膜。注意结扎臀上动脉以减少手术出血。当切开深筋膜后，用一窄的 Hoffman 拉钩放在臀中肌腱下缘，另外一 Hoffman 拉钩放在大转子后角处，以帮助术者看见外展肌真正的附着范围。将腿轻柔外旋以牵开外展肌，应将足放置在手术床前缘，将髋关节轻度屈曲以增加松解肌腱的容易度。

术者： 充分显露臀中肌后，一个手指穿过肌肉下缘由远向近端松解自远向近的起于股骨的 1/3～1/2 的肌腱。此时应保留股骨端 3～4mm 肌腱组织，以便于进行肌腱对肌腱的修复。当松解臀中小肌的下 1/3～1/2 后，此时可用镊子检查保留在股骨上肌袖的宽度与质量情况（图 13-6）。

应在大转子前上角的近端施行松解。近端松解的范围为：可沿大转子向上探查肌腹，大约 3cm 较适宜，如超过 3～4cm，则容易损伤臀上神经[12]。向前牵拉切断的臀中肌以显露臀小肌。应用同样方法离断臀小肌。臀中肌和臀小肌尾端部分融合成联合肌腱。如果联合肌腱保持完整，臀小肌修复则相对容易一些，最后只剩下髋关节囊了。

助手： 一旦松解两块外展肌，重新放置 Charnley 牵开器，以保护外展肌并使其牵开。将小腿持续外旋，将足维持在手术台前部，以使关节囊伸展到最大长度，将 Hofmann 拉钩放置在股骨颈两侧。

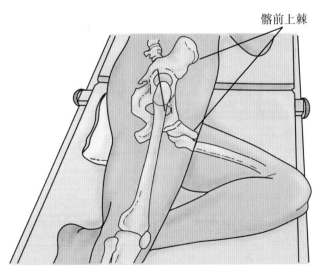

髂前上棘

■ 图 13-5　采取侧卧位时手术切口稍向后成角

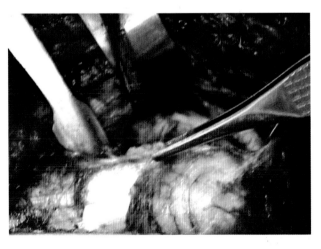

■ 图 13-6　用镊子钳夹臀中肌在股骨的断端以便于肌腱重建

术者：将关节囊在其股骨侧附着处内侧约 1cm 处切开，保留仍与股骨侧连接的关节囊，有可能使臀小肌再附着。切断关节囊时尽可能远离股骨颈基底（从 5 点到 1 点的位置）。股骨颈截骨前如果髋关节在脱位状态，则 T 形切开关节囊。切开关节囊后，取出 Hofmann 拉钩，可触及仍然附着的臀中肌。安放假体后，注意腿在中立位时臀中肌的紧张度，以比较双下肢长度。现在可以应用任何下肢长度的测量技术，以帮助外科手术医师避免不理想的长度。

脱位和股骨颈截骨

助手：患者取侧卧位时，将髋关节轻度屈曲并慢慢地外旋，同时使膝关节压低至内收。不要过度屈曲髋关节，以避免残留外展肌过度紧张而被撕裂。当将股骨头被抬升至伤口时，将足放在附着在手术床侧面的无菌袋中。患者取仰卧位时，将髋关节内收、外旋而压低膝关节。无论侧卧位或仰卧位，可应用单钩辅助股骨头脱位。

术者：用骨钩辅助股骨头向前脱位（图 13-7）。当助手外旋小腿时，将骨拉钩放在股骨颈下面直接向上提拉。如果股骨头脱位困难，则放弃继续应用拉钩，可见限制的组织。脱位困难最常见的原因多半是下关节囊松解不够和臀大肌筋膜形成的紧的后侧索条。

助手：一旦出现股骨头脱位，将两个窄的 Hohmann 拉钩放在股骨颈上、下方，以便在股骨颈截骨时保护软组织。重要的是胫骨要与地面保持垂直。可将下面的 Hohmann 拉钩当骨膜剥离器去剥离坚硬的组织束，以有助于股骨颈截骨后取出股骨头。

术者：松解仍留在股骨颈上供臀小肌再附着的囊袖，完全显露股骨颈有助于抬高近端股骨。与股骨颈成一条直线的下方在 6 点位、上方在 2 点位切开关节囊袖。应在大转子前角处松解上关节囊以免损伤梨状肌。梨状肌附着点恰在股骨颈基底中点的前方。依据术前模板的股骨头中心和股骨柄假体匹配，确定股骨颈截骨平面。如同后侧入路中许多医师以股骨小转子作为截骨水平的引导，外侧入路则可以股骨颈上外侧作为截骨标记。外侧入路时小转子在股骨颈下面，而且被软组织覆盖不易触到，故由小转子作为截骨平面的距离相对困难。由于股骨颈截骨平面直接影响股骨假体的安放与匹配，故确保正确的截骨平面十分重要。应用股骨颈截骨导向器可帮助确定正确的长度和截骨的朝向。可用电刀或亚甲基蓝标记截骨平面，然后用摆锯或往复锯沿标记截骨，此时注意摆锯刃与股骨颈保持垂直。截骨时注意不要偏向外侧以免截到大转子。为了避免此种情况的发生，如需要，可先紧贴大转子内缘侧纵向截骨，再与股骨截骨相连。如果在脱位前截骨，截骨后可用取头器辅助取出股骨头。选定最终的股骨头尺寸后，保留截骨块用于大腿长度的测量（图 13-8）。

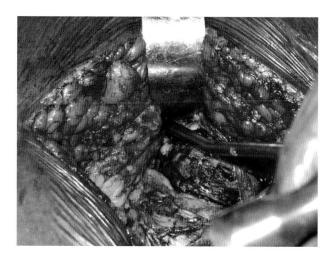

■ **图 13-7** 将骨钩放在股骨颈下面，帮助术者向上提拉股骨头

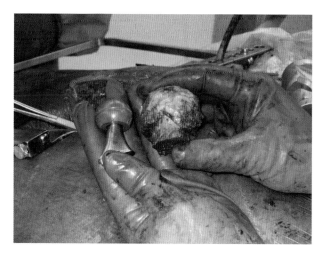

■ **图 13-8** 将钝眼镜蛇拉钩放在髋臼前柱 9 点位，尖 Hohmann 拉钩放在髂骨 12 点和坐骨 4 点位以显露髋臼

股骨准备

助手： 当取侧卧位时，将小腿放在手术床前侧的无菌袋中，使小腿夹在助手的膝关节之间以保持小腿与地面垂直。准备开放股骨髓腔时需抬高股骨的插入点到伤口外，此可用 Wagner 抬高器放在股骨颈内下侧实现，用窄的 Hohmann 拉钩放在 Wagner 抬高器下面以保护后缘皮肤（图 13-9）。助手利用其髋部紧贴并挤压患者的膝关节以帮助股骨近端抬至切口。

术者： 现可用手术者选择的任何系统开始准备股骨。最重要的是确保股骨开髓角度与股骨长轴一致。决不要依赖扩髓器去抬高股骨，否则容易导致近端股骨严重骨折。

髋臼显露

术者： 放置髋臼拉钩时要小心保护血管和神经组织并帮助评估假体的力线（图 13-10）。将窄的 Hohmann 拉钩沿髋臼后缘滑入并用锤子钉在坐骨上，注意避免撞击坐骨神经和其他软组织。在此处可将 Hohmann 拉钩作为牵拉股骨和外展肌的杠杆。紧接着用直 Cobb 抬高器，触摸髋臼前壁以确定其边缘。在髋臼上缘股直肌反折头下将关节囊开孔，用钝的眼镜蛇拉钩放置在髋臼前缘，用于前部牵开。术者应确定拉钩下面无软组织嵌入以防损伤坐骨神经。应在髋臼顶上的髂骨处松解股直肌反折头。然后，将另一把 Hohmann 拉钩滑入上缘的顶端和股直肌反折头之下。用手柄将拉钩压入髂骨内。此时应提供另外的光源以看见髋臼的深处，清除髋臼盂唇、圆韧带窝以及骨赘和突起的边缘。要保证后下关节囊的完整性以维持髋关节稳定。为了更好地显露髋臼，松解后关节囊和横韧带。

助手： 为了充分显露髋臼，必须持续控制前方的眼镜蛇拉钩及后方的 Hohmann 拉钩。Hohmann 拉钩不应向上成角以避免撕裂外展肌。

磨挫髋臼

术者： 用直把髋臼挫更易于髋臼准备。由于髋臼显露相对较小，应用一些解剖标志有助于确定髋臼杯的确切位置。开始时用小直径扩髓器垂直对准圆韧带窝，髋臼应加深到窝的底部，此对复制最佳的髋关节力学、避免髋关节中心近端偏移是必需的。以后用各种型号的髋臼锉磨挫髋臼时，柄都要向下倾斜 45°。根据每一位患者的情况调整髋臼前倾角。画出自坐骨切迹到髋臼后壁的想象线（图 13-2），髋臼锉要平行于此线放置，但要经过髋臼中心。由于应用前侧入路手术时，骨盆不容易像应用后侧入路时易前倾。一定要注意不要过度使臼杯前倾，髋臼下叶可作为髋臼杯外展角正确安放的解剖标志。

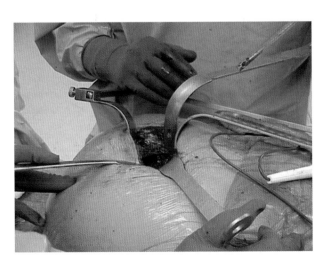

■ 图 13-9 将股骨头断片与建议的股骨颈尺寸相比较，以帮助术者判断下肢长度的恢复

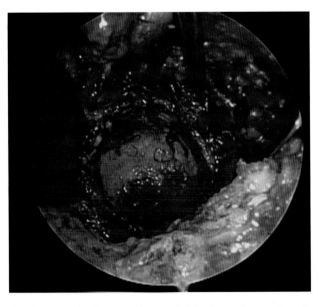

■ 图 13-10 将股骨近端抬高到伤口，用 Hohmann 拉钩保护皮肤

切口关闭

　　术者：安放假体后，开始闭合伤口，首先将臀小肌肌腱再附着到保留在股骨上的软组织袖上（图 13-11）。如果股骨偏心距明显增加，有必要将臀小肌直接缝合在保留在股骨上的关节囊残端上。应用可吸收线间断缝合肌腱以进行修复。

　　助手：松开 Charnley 拉钩，使外展肌切断部分更靠近。用直角牵开器把持臀肌断端和非分离断的上部以便于确认和修复臀小肌。

　　术者：臀中肌的修复方法同臀小肌，用可吸收线把肌纤维断端缝合在股骨残端软组织上（图 13-12）。

　　在修复过程中可轻度内旋大腿，不要使修复后的臀中肌过度紧张。如果手术过程中需过度屈曲大腿以使离断的肌腱回复到原位，则重建时应重新评估以确保不会发生不恰当的下肢延长及过度的偏心距。在某些病例，因肌腱挛缩，使不可能在其原附着处重新缝合，则应在股骨近端靠内侧钻孔缝合。如肌腱质量太差，不能缝合，则可用锁边缝合。也可用吸收线缝合深筋膜进行修复。

围术期和术后管理

　　允许患者在手术日离床，在可能时鼓励患者用步行辅助器下地行走。当能耐受负重时需用外支持器具。患者活动或负重无限制。外展锻炼在术后 3 周开始。

并发症

　　直接外侧入路的并发症同其他手术入路。包括神经损伤、骨折、双下肢不等长、异位骨化、持续性跛行、不稳定等。直接外侧入路的主要并发症是异位骨化和持续性跛行。最近一些研究显示：除了跛行的持续性和严重程度确实与患者的年龄及随访时间相关外，手术入路与这两种并发症无相关性[3,8,13,14]。与其他入路相比较，在我们应用直接外侧入路行关节置换术治疗的 800 多例患者中，其异位骨化和跛行发生率并不高于后侧入路手术患者。

　　为了避免可能与手术入路有关的其他相关并发症，要求同一组手术医师熟悉此入路。在髋臼暴露过程中可引起股神经麻痹，故在髋臼前柱安放钝性拉钩时应注意拉钩下面无软组织卡压。如果扩髓器的角度较股骨干角度更陡，则可能发生股骨骨折。当扩髓器进入角度较陡，股骨抬高不恰当时，导致股骨低于伤口，使后关节囊紧张及肥胖患者伤口阻碍扩髓器进入时，术者应认识到入路问题，并及时找到原因予以矫正。如不能通过松解软组织或拉钩牵开满足手术需要，则需在臀部原切口下方再做一个入路切口（图 13-13）。我们应用此入路多年，未发现术后相关功能异常的情况。

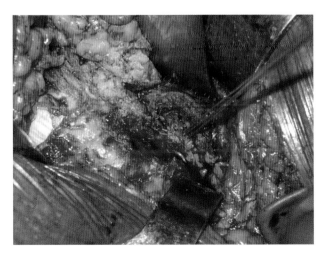

■ **图 13-11**　将臀小肌肌腱间断缝合到股骨残存的软组织床

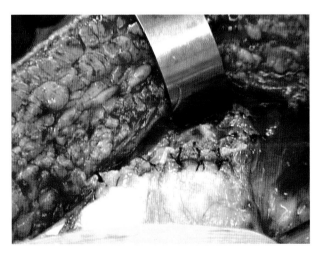

■ **图 13-12**　将臀中肌用软组织与股骨上软组织缝合法修复，重要的是不要在张力下修复肌腱

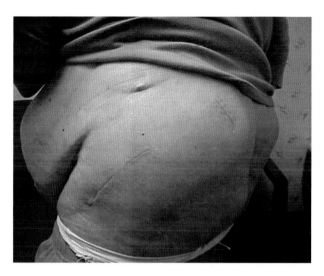

■ 图13-13　由于切口过深，为了使股骨器械进入须做第二个手术切口

小结

　　改良直接外侧入路对几乎所有的初次髋关节置换都能提供极好的手术入路，由于软组织牵拉有限，髋臼显露也极好。更精确地复制正常髋关节的开口角的能力对硬对硬的承重面关节有特别理想的价值。保留后关节囊可使重建更稳定，并可减少患肢过长的倾向。

（石少辉　译　李子荣　校）

推荐阅读

Asayama I, Chamnongkich S, Simpson KJ, et al: Reconstructed hip joint position and abductor muscle strength after total hip arthroplasty. J Arthroplasty 20:414-420, 2005.

Downing ND, Clark DI, Hutchinson JW, et al: Hip abductor strength following total hip arthroplasty: A prospective comparison of the posterior and lateral approach in 100 patients. Acta Orthop Scand 72:215-220, 2001.

Jolles BM, Bogoch ER: Surgical approach for total hip arthroplasty: Direct lateral or posterior? J Rheumatol 31:1790-1796, 2004.

Krebs V, Krismer M, Nogler M, et al: Modified direct lateral approach. In Hozack W, Krismer M, Nogler M, et al (eds): Minimally Invasive Total Joint Arthroplasty. Heidelberg, Springer Medizin Verlag, 2005, pp 33-38.

Maruyama M, Feinberg JR, Capello WN, D'Antonio JA: The Frank Stinchfield award: Morphologic features of the acetabulum and femur: Anteversion angle and implant positioning. Clin Orthop Relat Res 393:52-65, 2001.

参考文献

1. Hardinge K: The direct lateral approach to the hip. J Bone Joint Surg Br 64:17-19, 1982.
2. Asayama I, Chamnongkich S, Simpson KJ, et al: Reconstructed hip joint position and abductor muscle strength after total hip arthroplasty. J Arthroplasty 20:414-420, 2005.
3. Downing ND, Clark DI, Hutchinson JW, et al: Hip abductor strength following total hip arthroplasty: A prospective comparison of the posterior and lateral approach in 100 patients. Acta Orthop Scand 72:215-220, 2001.
4. Barber TC, Roger DJ, Goodman SB, Schurman DJ: Early outcome of total hip arthroplasty using the direct lateral vs the posterior surgical approach. Orthopedics 19:873-875, 1996.
5. Demos HA, Rorabeck CH, Bourne RB, et al: Instability in primary total hip arthroplasty with the direct lateral approach. Clin Orthop Relat Res 393:168-180, 2001.
6. Masonis JL, Bourne RB: Surgical approach, abductor function, and total hip arthroplasty dislocation. Clin Orthop Relat Res 405:46-53, 2002.
7. Moskal JT, Mann JW 3rd: A modified direct lateral approach for primary and revision total hip arthroplasty: A prospective analysis of 453 cases. J Arthroplasty 11:255-266, 1996.
8. Mulliken BD, Rorabeck CH, Bourne RB, Nayak N: A modified direct lateral approach in total hip arthroplasty: A comprehensive review. J Arthroplasty 13:737-747, 1998.
9. Johnston RC, Brand RA, Crowninshield RD: Reconstruction of the hip: A mathematical approach to determine optimum geometric relationships. J Bone Joint Surg Am 61:639-652, 1979.
10. Rosler J, Perka C: The effect of anatomical positional relationships on kinetic parameters after total hip replacement. Int Orthop 24:23-27, 2000.
11. Comstock C, Imrie S, Goodman SB: A clinical and radiographic study of the "Safe area" using the direct lateral approach for total hip arthroplasty. J Arthroplasty 9:527-531, 1994.
12. Jolles BM, Bogoch ER: Surgical approach for total hip arthroplasty: Direct lateral or posterior? J Rheumatol 31:1790-1796, 2004.
13. Madsen MS, Ritter MA, Morris HH, et al: The effect of total hip arthroplasty surgical approach on gait. J Orthop Res 22:44-50, 2004.
14. McBryde CW, Revell MP, Thomas AM, et al: The influence of surgical approach on outcome in Birmingham hip resurfacing. Clin Orthop Relat Res 466:920-926, 2008.

后侧和后下侧入路

PJ. Lusty，WL.Walter，D. Young

后侧入路或 Morre 南方入路（Moore Southern approach）是全髋关节置换术中最常用的技术。与其他的手术入路相比，此入路有较明显的优势。它较少需要广泛的软组织解剖，不妨碍外展机制，因此术后 Trendelenburg 步态发生率低。此入路可极好地显露髋臼和股骨，将切口向近端延伸可用后柱钢板解决骨盆分离问题，向远端延伸可解决股骨骨折问题。后侧入路合并异位骨化的发生率低。与前外侧入路比较在历史上有脱位率高的问题，当增强后侧修复应用后这也不成问题了[1]。

后下入路是为髋关节表面置换而改良的后侧入路，因此对熟悉后侧入路的医师学习和掌握就不难了。当然，手术者应记住，髋关节表面置换术不是全髋关节置换术中的一种，而事实上它是另一种完全不同的手术。与传统的髋关节置换术不同，它没有股骨头切除后的操作空间，因此，增加显露及使股骨头有更大的移动度是必需的。英国的国家临床质量学院（National Institute of Clinical Excellence，NICE）认识到此问题后建议对初次施行该手术的全体医师作特殊培训。

在试行 7 年，减少了髋关节表面置换术遇到的问题后，我们建议用后下入路。此入路具备后侧入路所有的优点：它从已知的血管皮节之间进入，因而保留了所有皮神经[2]。保留了髂胫束和大转子滑囊，避免对臀中肌和臀小肌的任何解剖，从而对髋关节外展功能无损害，也减少了异位骨化的危险。

适应证和禁忌证

后侧和后下侧入路适用于所有初次和翻修髋关节置换术及所有的髋关节表面置换术。

术前计划

由髋臼突入或外旋挛缩引起的强直髋使手术进入较困难：当髋关节能内旋和屈曲时，允许进入后侧结构则入路容易。另外，髋臼突入使股骨头脱位困难。因此，在髋关节脱位前，应注意切除骨赘甚至在原位截断股骨颈。强直髋需要更长的切口和稍长的手术时间。

应将手术切口设在大转子周围。当然，手术者应记住髋臼的位置，因为它与大转子并无固定关系，重要的是要获得髋臼的充分显露。与较短且内翻的股骨颈相比，长且外翻股骨颈的切口应更靠近端。

切口的长度依据患者的体重指数及覆盖髋关节的软组织厚度而定。肌肉发达或肥胖者需要更长的切口。

后侧入路

患者体位

患者取侧卧位。用有较好软垫的髋部支架系统稳定骨盆。我们喜欢有中央骶骨垫和两个对抗髂嵴和髂前上棘的前方垫。至关紧要的是髋关节支撑与大腿之间在髋关节屈曲90°时要保持一个间隙，以使脱位的股骨被牵拉到此间隙内。

在双腿间放置枕头以防止双腿过度内收，将髋关节屈曲45°，膝关节屈曲至90°（我们试图维持膝关节屈曲位，以使坐骨神经张力最小）。标记大转子顶点（图14-1）。

皮肤切口与股骨后缘平行走行，然后在大转子顶点弧向后与臀大肌纤维平行走行。根据经验，切口长度的1/3位于大转子尖端的近端，正如讨论过的，此依赖于股骨解剖。身材苗条伴有中度肌肉的患者切口长度可短于10cm。

沿纤维劈开臀大肌，在髂胫束后部沿股骨干髂胫来分开，并到达皮肤切口的远端。

坐骨神经

腿仍维持45°屈曲，膝屈曲90°。插入自动撑开器（如Charnley牵开器），注意不要压迫坐骨神经。在此点上可识别坐骨神经。对翻修病例，重要的是要使神经可移动，因为此时神经与瘢痕组织常粘着在一起。在初次置换时，如游离神经为常规步骤，则可清楚地显示神经正常解剖。单纯轻微分开坐骨神经上的筋膜，然后术者用手指沿神经前缘探查，在不对神经产生任何损害的情况下可造成想象不到的移动空间（坐骨神经在穿越大转子背面时无前侧分支）。

外旋

用剪刀分开后侧的脂肪组织及滑囊，注意小心保留一层组织以便在外旋短肌之上闭合（图14-2）。内旋髋关节并将足部放置在有良好衬垫的Mayo台上。用剪刀确定臀中肌后缘，插入Deaver或Langenbeck拉钩（图14-3）。梨状肌有特殊的圆锥状肌腱，用触摸即可确认，并用牵开器显露梨状肌。

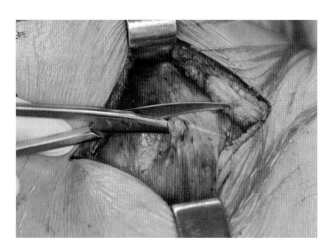

■ 图14-2 用剪刀剪开滑囊，以便于修复（经过以下授权使用：Charles Frewen，Director Medical Visual Pty，Ltd）

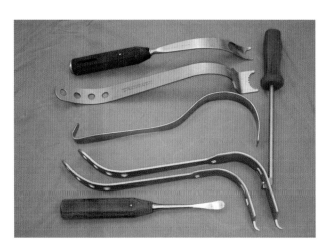

■ 图14-3 后侧和后下侧入路的常用拉钩。从顶部至底部依次为：分叉状股骨抬高器、Deaver拉钩、小型便利带尖拉钩及Cobb剥离器（经过以下授权使用：Charles Frewen，Director Medical Visual Pty，Ltd）

用电刀确定臀小肌和梨状肌的结合处。使Cobb牵开器经过外旋短肌及关节囊之间，以及臀小肌与关节囊之间，以便确定切开平面（图14-4）。使髋关节处于外展位和轻度内旋位，以避免过度牵拉时损伤肌肉。现已将髋关节放置在内旋位，此时可分离梨状肌和联合肌腱（闭孔内肌和孖肌）。用长把电刀在肌腱附着处切断肌腱（图14-5）。在靠近附着处，梨状肌腱呈新月状交叉断面，此断面拉紧环状的联合腱。如两根圆锥状肌腱被松解，则多半它们会从附着处分离得很远。

将两根Kessler缝线放置在外旋肌腱内，用钳子夹住，向后牵引，以保护坐骨神经。我们推荐用2号微桥线或2号可吸收线，因为这些线结实，且不会慢慢失效及潜在性地刺激滑囊。

现将Deaver拉钩重新放置在臀小肌下并最大程度地显露关节囊。用电刀切开关节囊，从1点钟位开始，顺股骨颈方向至其附着处，然后绕股骨颈后部切开其附着，目的是保留更多的关节囊以使其可能重新附着。

脱位

将髋关节屈曲至90°，内收、内旋，沿股骨力线作环形活动时向后压，股骨头可脱出。术前可预计脱位困难的髋。环绕股骨颈的骨赘可妨碍脱位，除非切除它们。对于僵硬髋可用钩钩住股骨颈以帮助股骨头脱出（偶尔不能脱出股骨头，必须原位锯断股骨颈，如需此法则宜二次截断股骨颈，第一次应尽量靠近股骨头但不要伤及骨盆，第二次在期望水平截断股骨颈，在切除股骨头后可造成工作空间）。

此时屈髋至45°，并股骨垂直时将髋内旋。沿股骨颈放置带尖的Hohmann拉钩，然后截断股骨颈。将叉状抬高器放在股骨颈下并将其抬高，以检查前方的股骨颈。常存在前方骨赘，如果有前方的骨赘则可能撞击或刺激腰大肌，也会妨碍接近髋臼，因此，在第二次股骨颈截骨时应将其除去（图14-6）。

髋臼和股骨的显露

使股骨屈曲20°、内旋20°，将小型便利拉钩放置在髋臼前上壁的盂唇和关节囊之间。将小腿呈30°屈曲放置在手术台背面，使拉钩向前对抗股骨头以显露髋臼。如股骨不能足够前移，则宜

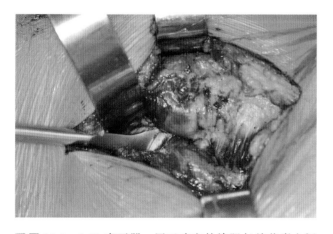

■ **图 14-4**　Cobb牵开器，用于确定外旋肌与关节囊之间的平面

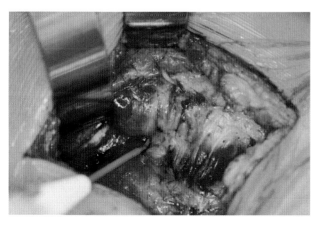

■ **图 14-5**　用长把电刀自远端至肌腱附着切断外旋肌

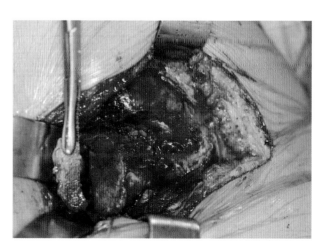

■ **图 14-6**　股骨颈第二次截骨时切除前方骨赘（经过以下授权使用：Charles Frewen，Director Medical Visual Pty，Ltd）

松解上方关节囊及髂骨上的股直肌反折头。

将关节囊持钳放置在后关节囊，用电刀从横韧带的后缘游离边向下分开下关节囊，注意不要损伤下层的血管。

将第二把小型带弧型拉钩放置在髋臼后壁盂唇之后的关节囊内，并推入坐骨。维持此拉钩在关节囊内则可保护坐骨神经。如需要，可将尖的Hohmann拉钩放置在横韧带下。如需牵开外展肌，则将第二把尖的Hohmannn拉钩向上推入髂骨，但此做法很少需要。切除盂唇，准备髋臼（图14-7）。

我们发现，在手术台上骨盆的平均屈曲度为25°，但此数值范围为0°～45°，角度取决于使用的支托情况以及对侧髋和脊柱情况。因此，我们利用解剖标志去定位髋臼杯的放置。此法通常将髋臼放置在相对于手术台45°前倾的位置。

将叉状提高器放置在股骨颈内侧，将股骨抬至伤口至切口，然后屈曲并外旋髋直至胫骨垂直。可将一把薄的Hohmann拉钩放在大转子上以牵开外展肌。用标准方式准备股骨（图14-8）。

软组织平衡

左髋复位时，用右示指推开关节囊，右拇指压股骨头，将其余手指放在大转子周围，使髋关节复位（如果是右侧髋关节置换，就用左侧手指）。当术者使用辅助器械提拉股骨头进入髋臼时，助手提拉股骨，以防止复位时损伤股骨头。

当我们施行髋关节置换时，原则上根据软组织平衡情况，应用保留的前关节囊作引导（图14-9）。软组织张力不足会增加脱位的危险。然而，如张力太大则可导致下肢长度过度增加，或残存屈曲、外展或内旋畸形。伸展并外旋髋关节，拉紧髋关节前关节囊的髂胫束纤维。在做此动作时对抗髋关节伸展可测量下肢长度（图14-10）。将髋关节伸展，由于牵拉了股四头肌，对抗屈膝为测量另一侧下肢长度的方法。增加的偏心距牵拉耻股韧带，将髋关节屈曲在35°，用一只手纵向牵拉股骨，另一只手向外侧牵拉股骨颈以评估软

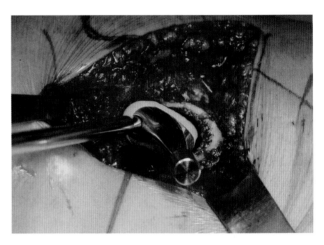

■图14-8　插入股骨假体。注意股骨预防性环扎钢丝（经过以下授权使用：Charles Frewen，Director Medical Visual Pty，Ltd）

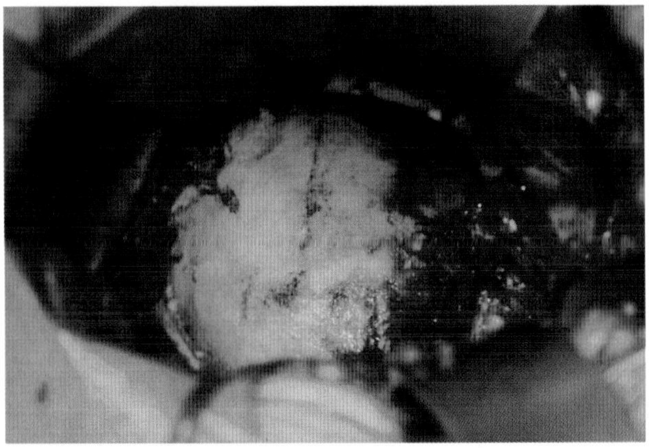

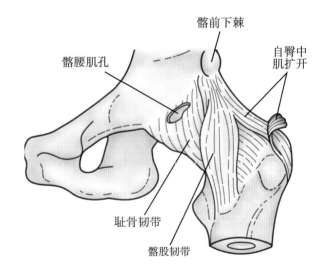

■图14-7　锉磨前髋臼的显露（经过以下授权使用：Charles Frewen，Director Medical Visual Pty，Ltd）

■图14-9　髋关节前关节囊

组织张力（图 14-11）。在评估偏心距时，重要的是髋关节要保持中立旋转位，因为它将剧烈地改变软组织张力。适当的偏心距可预防髋关节脱位，增加外展肌力臂。

屈曲 90° 时内旋和伸直位外旋可确定髋关节稳定的活动范围及撞击情况（图 14-12）。髋关节平衡后，我们常常切除前上关节囊，以防撞击，否则，撞击将能通过髋关节在屈曲和内旋时的杠杆作用使股骨头从髋臼中脱出（图 14-13）。出于同样原因，也应将髋臼及转子周缘的骨赘切除。

关闭切口

为了关闭伤口，用 2 号薇桥线或 2 号可吸收线在关节囊和断端作二点交叉缝合，将髋关节屈曲和伸展，以便在大转子内侧面沿髋关节屈曲纵轴上找到等距点。此点通常在梨状窝和臀肌腱附着点之间，或可能在肌腱附着点。用 2mm、3mm 钻头在大转子钻两个孔，间距为 1cm。我们还没遇到因在大转子钻孔而导致骨折的病例。

将关节囊和韧带缝合并分别打紧。我们用 2 号尼龙线钝针穿透缝合（图 14-14）。将关节囊缝线保留长线头，而外旋肌缝线保留短线头，以利于辨别。修复张力不要过紧，目的是为防止过度活动，而不是限制正常活动。关节囊缝合的紧张度在闭合伤口前髋关节 90° 屈曲确定。

应修复其上的滑囊和脂肪组织以保护修复的外旋肌和将坐骨神经悬吊于正常位置（图 14-15）。在伤口处放两枚引流管，其中一根引流管是在 54

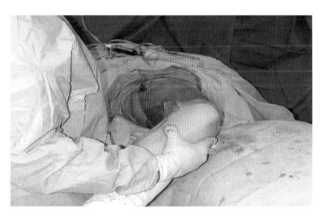

■ 图 14-10 伸展、外旋髋关节以评估下肢长度及撞击（经过以下授权使用：Charles Frewen，Director Medical Visual Pty，Ltd）

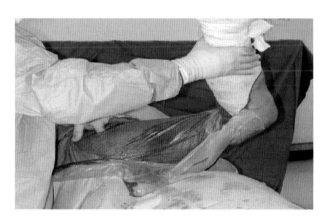

■ 图 14-12 髋关节屈曲和内旋评估稳定性（经过以下授权使用：Charles Frewen，Director Medical Visual Pty，Ltd）

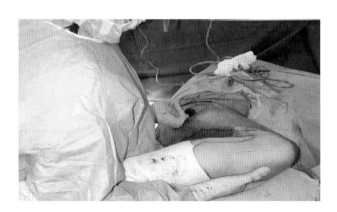

■ 图 14-11 髋关节屈曲至 35°，牵拉髋关节以评估偏心距（经过以下授权使用：Charles Frewen，Director Medical Visual Pty，Lt）

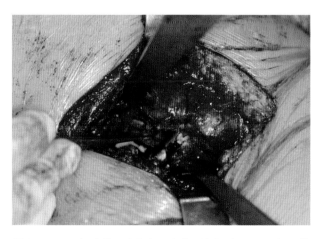

■ 图 14-13 切除前上关节囊以防髋臼撞击（经过以下授权使用：Charles Frewen，Director Medical Visual Pty，Ltd）。

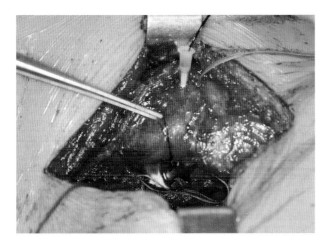

■ 图 14-14 将关节囊和外旋肌用钝针 2 号尼龙线缝合（经过以下授权同意使用：Charles Frewen，Director Medical Visual Pty，Ltd）

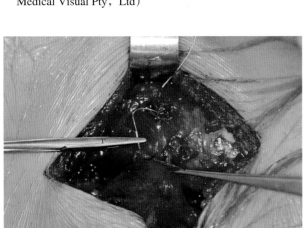

■ 图 14-15 修复滑囊（经过以下授权同意使用：Charles Frewen，Director Medical Visual Pty，Ltd）

将髋关节屈曲至 45°，膝关节屈曲至 90°，作皮肤标记，包括大转子尖、坐骨结节、臀大肌在股骨的附着点（图 14-17）。大多数患者的臀大肌附着可沿股骨后缘由远至近触摸到。将手术切口向股骨后侧呈 20°走行，约 1/3 切口长度在股骨后面至坐骨结节之间。手术切口长度为 12 ～ 16 cm，沿大转子后上 2 指开始向远端大转子下 1 指切开皮肤。此手术切口外形较好，因为髋关节后伸时，切口显得较短且转向背面。

分开臀大肌筋膜。在后 1/3 和前 2/3 交界处可显示臀大肌裂缝。此裂缝并不与皮肤切口平行，而是与后方的臀大肌纤维走行一致。可在臀大肌股骨附着处的前方用手指分离臀大肌纤维。在此

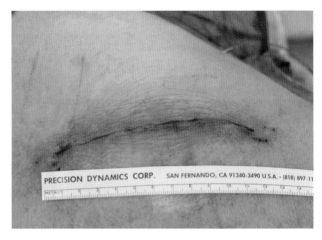

■ 图 14-16 关闭伤口（经过以下授权同意使用：Charles Frewen，Director Medical Visual Pty，Ltd）

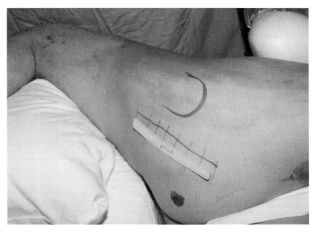

■ 图 14-17 后下侧入路患者体位和皮肤标记（经过以下授权同意使用：Charles Frewen，Director Medical Visual Pty，Ltd）

小时内将局麻药灌注至伤口内。

最后用 1-0 号薇桥线关闭深层软组织，用 2-0 可吸收线缝合脂肪组织。3-0 可吸收线缝合皮肤组织（图 14-16）。

后下侧入路

我们在此章节介绍此入路，主要是因为后下侧入路和后侧入路有许多相似之处。患者取侧卧位时用支架和枕头支撑，如同后侧入路所叙述的。采取此入路时保持体位更重要，因为当保留股骨头时，为了得到适当的显露，髋关节需要更大的移动范围。

点很容易找到臀大肌深面，用手指分离臀大肌纤维（图 14-18）。重要的是要找到深层面的前方，用手指向后分离臀大肌纤维。因为盲目地从后面插入器械分离臀大肌容易损伤后侧的坐骨神经。在切口后缘有时能看到臀下神经的异常分支。应尽可能保留此神经分支。我们发现，术中即使切断此神经分支也不会有任何问题。

为了显露臀大肌在股骨的止点，将一个手指放在止点前面，用电刀切断臀大肌的腱性部分，注意停留在髂胫束的后方。显露臀大肌附着，可用电刀分离，注意保留小的肌袖以供缝合（图 14-19）。通常在不需要切断全部臀大肌附着时，股骨就可获得适当的移动度。注意不要损伤其下的穿支血管。

插入 Charnley 拉钩。此时坐骨神经直接暴露在手术视野中，如同外侧入路介绍的方法一样，常规鉴别和显露坐骨神经（图 14-20）。坐骨神经显露后，可在整个手术过程中观察其张力。因为坐骨神经很容易被牵拉，所以在整个手术过程中保持膝关节屈曲位以缓解坐骨神经张力。

同外侧入路介绍的技术一样鉴别、分离和缝合外旋肌。切开腰大肌滑囊和股方肌以使髋关节获得足够的移动度。

为了显露关节囊，应将髋关节置于最大内旋位。用 Deaver 拉钩沿臀小肌周围插入。将关节囊从 1 点位置向下与股骨颈一致并至头 - 颈交界处然后向后分离，使切口呈 L 形（图 14-21）。此形状切开关节囊是为了防止损伤股骨颈滑膜组织。此

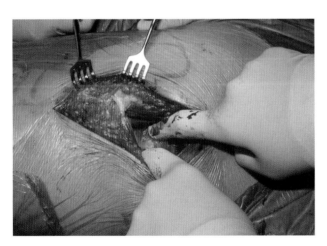

■ 图 14-18　从前向后分离臀大肌纤维（经过以下授权同意使用：Charles Frewen，Director Medical Visual Pty，Ltd）

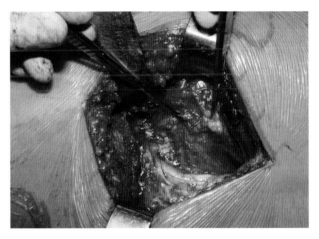

■ 图 14-20　显露坐骨神经（经过以下授权同意使用：Charles Frewen，Director Medical Visual Pty，Ltd）

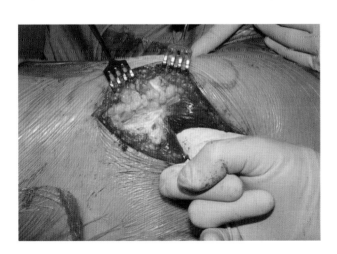

■ 图 14-19　将一个手指放在臀大肌股骨附着处前面，以便用电刀分离附着在髂胫束的臀大肌纤维

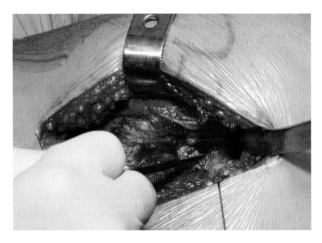

■ 图 14-21　沿着股骨头 - 颈交界处切开后关节囊（经过以下授权同意使用：Charles Frewen，Director Medical Visual Pty，Ltd）。

滑膜组织应保留完整，以避免股骨颈直接暴露在滑液中而导致其被侵蚀或颈变细。

将髋关节屈曲、内收、内旋，同时在股骨做环转活动时推动膝关节使股骨头脱位。为了便于股骨头脱位，应清除骨赘。但是不要使用脱位拉钩，因为它会增加股骨颈骨折的发生概率。

显露前关节囊最困难也是最危险的步骤。将髋关节屈曲至 90°再内旋。将钝性 Hohmann 拉钩放置在关节囊和臀小肌之间。在直视下用有力的关节囊剪刀分开上 3/4 前关节囊。髋关节完全内旋后，将钝性 Hohmann 拉钩放在前下关节囊、腰大肌鞘和下面的血管束之间。这样可在直视下用关节囊剪刀切开关节囊（图 14-22）。

将脱位的髋关节屈曲至 90°，使股骨头位于髋臼后方。将膝关节屈曲，用一个大弧度的 Hohmann 拉钩穿过股骨距放在 12 点位的髋臼上盂唇。用该拉钩抬高近端股骨使其在髋臼上 90°屈曲，这样可同时显露髋臼前后缘。

另外一个拉钩专门为微创入路设计。它沿髋臼前缘钩住，用经把手的环形圈把持并夹在 Charnley 牵开环架上。

将关节囊钳放在后关节囊。将下部关节囊从游离区到横韧带后缘用电刀切开。此时要小心，避免损伤下面的血管束。将另外一个小拉钩放在髋臼后壁后面的关节囊内并卡在髂骨上。

最后一把髋臼拉钩是宽的带尖的 Hohmann 拉钩，它钩在髋臼窝底或泪滴周围。用带环状圈的把手把持，并将其夹在 Charnley 牵开架上。整个复杂的牵开系统除上面的牵开器由助手徒手把持外，其余均为自动把持（图 14-23）。

很容易用标准方式准备髋臼。髋臼朝向至关紧要，因为进行表面置换时，股骨头／颈比率的可变度很小，从而增加撞击的危险。进行后侧入路手术时，容易加大髋臼假体的前倾以预防髋关节后脱位，而此过度前倾在髋关节表面置换时是不允许的。

将髋关节把持在屈曲、内旋位使股骨头在从伤口露出，将叉状拉钩放在股骨颈内侧以帮助向上提拉股骨头脱出切口外。将薄的 Hohmann 拉钩放在大转子上牵拉外展肌。与其他切口不同，我们的切口后置，从而允许在较小的内旋时显露股骨头，此有助于预防术后发生腰肌腱炎。此时可用正常方法实施股骨头手术（图 14-24）。

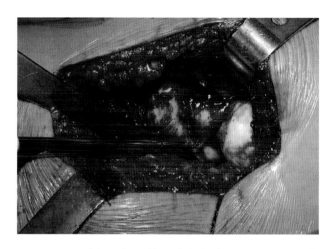

■ 图 14-22 直视下切开前下关节囊（经过以下授权同意使用：Charles Frewen，Director Medical Visual Pty，Ltd）

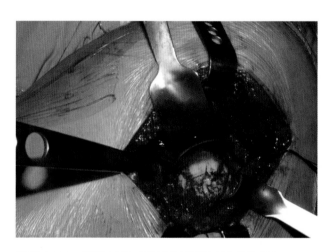

■ 图 14-23 髋臼显露（经过以下授权同意使用：Charles Frewen，Director Medical Visual Pty，Ltd）

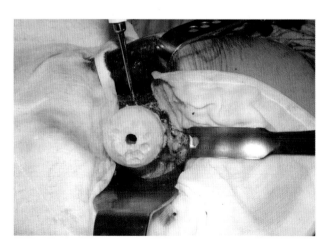

■ 图 14-24 股骨显露（经过以下授权同意使用：Charles Frewen，Director Medical Visual Pty，Ltd）

如同后侧入路所叙述的方法检查软组织平衡和撞击。同侧入后路手术，将外旋肌和关节囊用2号薇桥线或可吸收线穿过骨质缝合。修复其上滑囊和脂肪组织以保护修复的外旋肌。将股方肌和臀大肌附着用2号薇桥线或可吸收线修复。在伤口处放两根引流管，用于局麻药注入伤口，维持54小时。用1号薇桥线修复臀大肌筋膜在阔筋膜的附着，用2-0可吸收线缝合脂肪组织，用3-0可吸收线缝合皮肤组织（图14-25）。

围术期和术后管理

对所有的患者术后48小时内静脉用预防性抗生素，如伤口未干燥，则继续给予口服抗生素。

我们应用多种方法预防深静脉血栓并发症。对所有的患者术后给予低分子肝素、加压弹力袜、间歇性压力充气泵，并进行早期活动。患者出院后我们常规给予肝素，如果伤口有持续性渗液，则停用低分子肝素。所有患者出院前进行双下肢超声检查以排除下肢深静脉血栓[5]。我们已认识到患者在髋关节置换后行双下肢血管超声不应成为常规。

我们常规让患者术后第1天完全负重。术后6周内要限制髋关节活动，以助于后关节囊和外旋肌的修复愈合，从而使髋关节更稳定。因此，在术后6周内，我们不鼓励试图在此期有过度的活动范围。

在髋关节表面置换4周内，患者可在双拐保护下负重行走，这有可能增加股骨颈骨折的风险。因此，在康复期患者提物不宜超过6公斤，不能跳，也不能试图跑，并用双拐保护。术后3个月内，患者不要跑、跳、提物超过10公斤，以及推小车等活动。

并发症

髋关节置换术的并发症有：脱位、坐骨神经麻痹、静脉血栓病、异位骨化、Trendelenburg跛

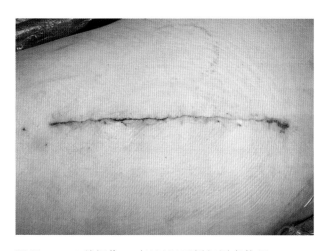

图 14-25 关闭伤口（经过以下授权同意使用：Charles Frewen，Director Medical Visual Pty，Ltd）

行步态及感染。后侧入路解剖少，软组织损伤轻，因此外展肌力弱及异位骨化发生率均较低。脱位发生率在后关节囊增强修复前发生率高[1]，此在前我们已讨论。我们保留了所有数据，对2000年8月至2006年7月悉尼髋膝关节中心182例陶瓷对陶ABG Ⅱ型全髋关节置换术的回顾性复习显示，髋关节脱位率是0.9%；900例32mm大股骨头置换患者脱位率为0.4%。坐骨神经麻痹有6例，发生率为0.1%。

我们应用后下入路行髋关节表面置换术，7年后遇到的问题明显减少。原始McMinn后侧入路异位骨化发生率是60%，这是由于此入路需在臀小肌下为股骨头做一个口袋，而后下侧入路则不再用此法。在最初的231例患者中有4例发生坐骨神经或股神经麻痹，此结果充分证明术中显露坐骨神经的重要性。同一组有2例患者发生股动脉或主要分支的假体动脉瘤。有部分患者出现暂时性腰大肌刺激，有时转成为慢性。我们认为后下入路的更后侧切开使过度内旋的需求减至最小，过度内旋可能是肌腱刺激的原因。

（石少辉 译　李子荣 校）

参考文献

1. Pellicci PM, Bostrom M, Poss R: Posterior approach to total hip replacement using enhanced posterior soft tissue repair. Clin Orthop Relat Res 355:224-228, 1998.
2. Taylor GI, Palmer JH: The vascular territories (angiosomes) of the body: Experimental study and clinical applications. Br J Plast Surg 40:113-141, 1987.
3. Sculco TP, Jordan LC, Walter WL: Minimally invasive total hip arthroplasty: The Hospital for Special Surgery experience. Orthop Clin North Am 35:137-142, 2004.
4. Kessler I: The "grasping" technique for tendon repair. Hand 5:253-255, 1973.
5. O'Reilly RF, Burgess IA, Zicat B: The prevalence of venous thromboembolism after hip and knee replacement surgery. Med J Aust 182:154-159, 2005.
6. Back DL, Dalziel R, Young D, Shimmin A: Early results of primary Birmingham hip resurfacings: An independent prospective study of the first 230 hips. J Bone Joint Surg Br 87:324-329, 2005.

第 15 章

双切口入路

Joseph P.Nessler

要点提示

- 患者需取侧卧位。
- 皮肤切口要稍偏外以避开股外侧皮神经。
- 应用内外楔形股骨假体使股骨扩髓的需要减到最低。
- 4 字位摆放下肢以减少对肌肉的损伤。
- 运用计算机导航系统。

Duwelius 及同事描述的双切口技术的引入将所谓的微创髋关节置换术的时代带入视野[1]。初始的热情及此技术的强大市场化,使许多外科医师应用此技术。然而来自其他研究所的手术医师的报告,对此技术拉响了警报。正如起初描述的,此技术可能导致潜在性的高并发症发生率[2,3]。最常见的并发症是股骨干骨折。Bal 和同事们报道在一亚组病例中因改变了股骨柄假体的设计而降低了此特殊并发症的发生率[3]。此处叙述的双切口技术是两个切口的技术,应用内外楔形的股骨假体设计,是患者在合适体位及使并发症减少到最低且相对较多保留肌肉的手术入路。目前我应用计算机导航技术来完成所有的双切口髋关节置换。计算机辅助导航的加入解决了在有限视野下操作而可能导致的髋关节假体位置安放不良的顾虑[4,5]。下面叙述的是手术技术本身,并讨论手术导航的整合。我建议对导航技术感兴趣的医师首先要熟悉手术导航在标准髋关节置换的应用,然后再将此技术与微创手术操作整合。

适应证和禁忌证

双切口技术是我喜爱的手术入路,在大部分病例(> 90%)我应用此入路手术。禁忌证应包括股骨头颈有金属内固定物、近端股骨明显畸形、严重骨质疏松,以及股骨需延长 2cm 以上。在关节置换时拔出金属内固定物及股骨近端严重畸形可导致股骨颈骨折的高发生率。对于严重骨质疏松患者,我偏向选择骨水泥股骨假体,此种假体不适合使用双切口技术。在有限软组织解剖情况下股骨延长 2cm 以上时使用此手术十分困难,有时需大转子外截骨。我个人认为肥胖是手术的相对禁忌证。我发现,对于肥胖患者施行双切口入路比有限前外侧或后外侧切口要容易,但需要用定制的超长器械去施行手术。

术前计划

术前应对患者进行标准的评估。要确定近端股骨对内外楔形设计的股骨柄假体支撑的可能性。对于严重的骨质疏松、股骨近端严重畸形及股骨头颈内有金属物的患者,手术医师要考虑选择其他设计的假体及其他手术入路。绝大多数患者可应用内外楔形柄及术前标准放射线片模板。术前模板能使术者评估假体大小及偏心距。此外,结合体检,根据术前影像确定下肢长度的改变。

在手术室,恰当的手术器械能帮助充分显露。必须采用特殊的手术牵开器对显露髋臼和保护周围软组织。带灯光的拉钩在此手术中非常有用

（图 15-1）。

整个手术过程中绝对有必要经过训练的助手辅助，在髋臼显露和准备时两个助手是必须的。

手术技术

患者取侧卧位。术者利用骨盆固定装置将患者维持于侧卧位。任何体位固定器都不要超过患者身体的中线，否则将会影响手术切口的进路。如使用手术导航，无须将患者的骨盆牢固固定在体位架内。

在前方切口作体表标记，手术切口为髂前上棘和髌骨外侧缘连线的外侧 2 ~ 3cm。切口从大转子尖端水平起，当需要向远端延长时，通常为 5 ~ 9cm（图 15-2）。

手术切口在阔筋膜张肌肌腹处。切开阔筋膜张肌后，用手指向内侧钝性分离并进入阔筋膜张肌和缝匠肌之间。一旦进入肌肉间隙，旋转大腿，术者手指尖可触摸到股骨头和颈，将一支架安放在大腿下以维持髋关节的外展位置，将髋关节拉钩放在股骨颈上下以显露髋关节囊（图 15-3）。

一旦放置好髋关节拉钩，显露髋关节囊，要注意仔细止血。沿手术切口下缘走行的是旋股动、静脉的返支，解剖出此血管并电凝十分重要。如未找到此血管或未结扎或电烧，残存的出血很隐蔽，可导致术后血肿形成（图 15-4）。

切除部分前上髋关节囊，显露股骨头颈。适当的上关节囊切除对随后经第二个切口处理股骨近端是必须的。对股骨颈施行双重截骨，取出股骨颈截骨块，以使股骨头取出容易。将取头器插

入股骨头，通过杠杆作用使其从髋臼中拔出（图 15-5）。

放置髋臼拉钩，以便使髋臼显露容易，将一把拉钩放在髋臼后壁以牵开近端股骨，将另一把拉钩放在髋臼前方以保护前面的软组织（图 15-6）。

对旋转和外展均受限的非常紧的髋关节，常需多切除一些下关节囊。髂腰肌肌腱恰好走行于下关节囊之下，故在切除下关节囊时应特别注意保护。不经意地撕裂部分髂腰肌肌腱可导致术后

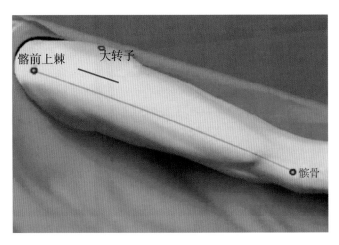

■ 图 15-2 适当的皮肤切口位置十分重要。切口要离开腹股沟，在阔筋膜张肌肌腹处，沿髂前上棘和髌骨外侧缘连线外侧 2 ~ 3cm 处。红线代表皮肤理想的切口位置，将切口从近端平大转子向远端纵行延长，切口长度依据患者的身高和肌肉发达程度而定，通常情况下是 5 ~ 9cm

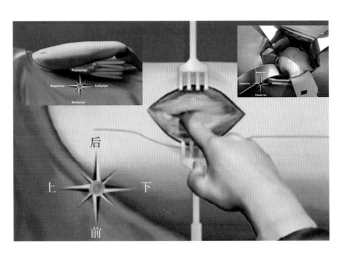

■ 图 15-3 用手指钝性解剖以显露髋关节。使用一个支架用于外展髋关节并使外展肌放松（上左插图）。一旦触及髋关节，则放置牵开器以显露股骨颈（上右插图）

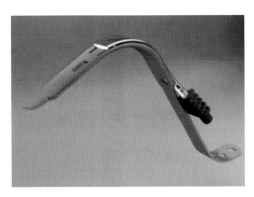

■ 图 15-1 当用小切口手术时，低切迹带灯光的拉钩（如 Stryker Lightpipe）能较好地显露视野

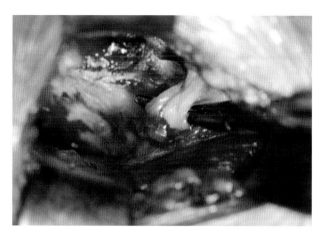

■ 图 15-4　用拉钩显露髋关节囊后，可见切口下缘的穿支血管，此为旋股动、静脉的分支。应电烧或结扎血管以防过多出血及术后血肿形成

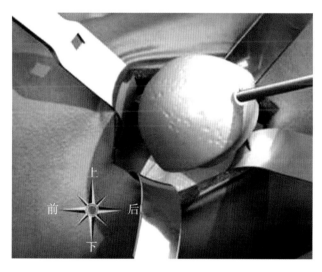

■ 图 15-5　股骨颈双重截骨后，取出股骨颈骨块。将取头器插入股骨头，通过杠杆作用使其脱出伤口外

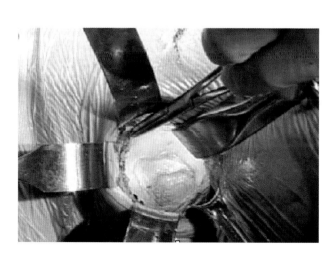

■ 图 15-6　应用多把牵开器沿髋臼壁放在髋臼前方及后方。与带光源拉钩合用，髋臼可获极好的显露

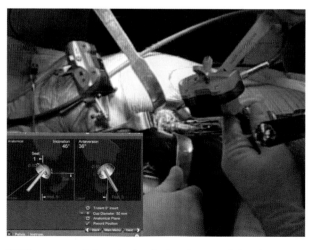

■ 图 15-7　经前切口行髋臼打磨，插图示手术导航监测证实髋臼打磨的适当朝向

腹股沟疼痛。常规打磨髋臼。由于切口限制，最好徒手将髋臼锉头放入髋臼后，再与柄连接，此步骤可减少安放髋臼锉对皮肤及软组织的创伤。打磨髋臼时可用直把或弯曲把的髋臼锉。如果用直把的髋臼锉，最好移除大腿外展支架，以移动皮肤切口，如同向远端的移动窗。允许适当定位后直接打磨。可用手术导航系统证实适当的髋臼打磨（图 15-7）。将紧压匹配的髋臼杯打入髋臼内。再次用直的或弯的嵌入器压紧。将最终的髋臼杯位置通过导航证实。欲获得更稳定，则拧入螺钉。放置内衬时我倾向选择 0 度内衬，承重面的直径为 32mm 或 35mm。然后将注意力转向股骨准备。

股骨准备是首先从前切口检查近端股骨周围的软组织，任何松弛的关节囊下垂部分必须在此点切除，否则会在股骨准备的过程卷入，可导致术中股骨骨折。不要切除后关节囊和梨状肌肌腱，它们可维持后稳定。此时将患侧大腿呈 4 字位置摆放，此位置使髋关节极度屈曲、外旋，使外展的软组织被牵拉，因而可最大程度地减少股骨准备过程中对外展肌的损伤。将患腿呈 4 字位摆放还可使切口松弛，使经皮作股骨准备时的进入点更远，从而造成经臀大肌的进点更接近于其肌肉肌腱的移行区（图 15-8）。为了确定皮肤切口的位置，术者将示指经前侧切口放在股骨大转子顶点的内侧面。用另外一只手握导针指向大转子顶点，通过大转子顶点引导股骨进入点（图 15-9）。将导针插入股骨近端，导针的皮肤进入点后方是皮肤切口的位置。拔出导针，做 2 ~ 4cm 长的皮肤水平切口。将股骨探测器从后面切口进入股骨髓腔，用软组织拉钩保护切口皮缘（图 15-10）。在整个股骨准备过程中腿维持 4 字位。拔出髓腔探测器，用初次开髓器开放髓腔。应用外侧偏移式髓腔探测器。允许磨除转子内侧骨组织以防内翻位或假体太小（图 15-11）。

使用与术前模板相同尺寸的扩髓器系统锉磨近端股骨。应用很小或不需锉磨的股骨假体可使软组织创伤降至最低，该假体有软组织友好的尖头，并且为近端多孔固定无领设计，此手术入

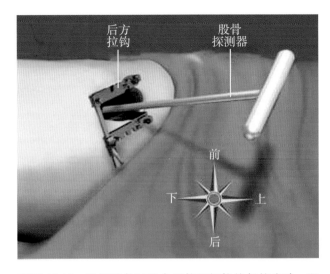

■ 图 15-10　股骨准备过程中用软组织拉钩保护皮肤。股骨探测器用于定位股骨髓腔

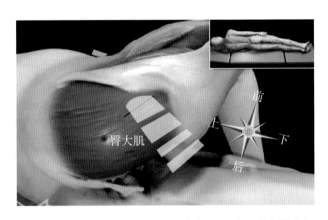

■ 图 15-8　维持腿的 4 字位，后侧切口的进入点在臀大肌更远处，接近肌肉 - 肌腱交界区

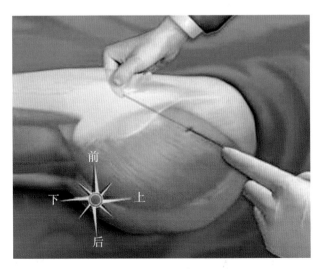

■ 图 15-9　术者示指经前切口触摸大转子顶点，导针由后指向大转子。如定位正确，导针正好在大转子顶点内侧穿透上关节囊。导针穿过皮肤的位置正好是后侧切口的位置

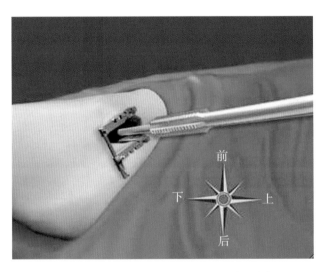

■ 图 15-11　用外侧偏移式髓腔锉去除大转子内侧的骨组织，可避免假体型号过小或内翻位

路我们选择内外楔形股骨假体柄（Accolade hip，Stryker 假体，Mahwah，NJ）。术中透视以确保股骨扩髓器的位置和大小。根据术前计划，应用手术导航确定合适的股骨柄偏心距及股骨颈长度的虚拟试模复位是可能的（图 15-12）。在整个股骨扩髓过程，在扩髓器插入股骨髓腔时，第一个助手要触摸扩髓器的进入情况。扩髓器继续推进直至其内侧颈部的表面的刻槽齐平或不能再推进。如果过度用力推扩髓器将导致股骨骨折。如果扩髓器在扩髓时旋转不良也可导致股骨骨折。采用导航可帮助确定扩髓器在作髓腔扩髓时的旋转角度。股骨扩髓过程通过前切口可直视股骨近端

（图 15-13）。股骨准备完毕后，向股骨髓腔内插入置换的股骨假体。

将内外侧楔形股骨柄从后方切口插入。使用嵌入器可在插入过程中控制假体柄的方向。残存的上关节囊可撞击假体颈，因为它伸入前部伤口，使股骨柄插入股骨时发生旋转或改变方向。此时打压股骨柄可导致股骨近端骨折。在试图固定股骨柄之前，确定手术者能将整个股骨柄包括领能进入前切口内是很重要的。经典的情况是在不用滑锤而直接挤压插入器就可将股骨柄再向下挤压几毫米。如果股骨柄不能进入前切口，需切除残存的上关节囊或经前侧伤口将其切除，助手使患

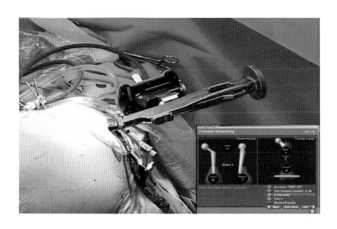

■ 图 15-12　应用手术导航，可用虚拟扩髓器准备试模复位。我们发现这种虚拟复位非常精确，可明显缩短手术时间。插图显示，导航屏幕实时向手术医师反馈，以此股骨扩髓器现在位置为基础的下肢长度与偏心距

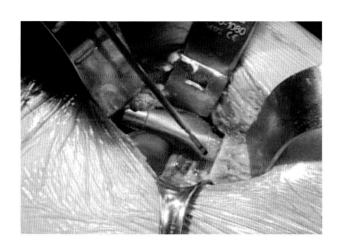

■ 图 15-13　整个股骨扩髓过程在前切口可直视股骨近端，此图显示在置换的股骨柄插入后直视下确保股骨矩无裂开

者髋关节屈曲约 45°，内旋后牵引下肢，使假体领完全进入前侧伤口。此时捶打以完成股骨假体最终座入是安全的。助手可辅助术者在前面手术切口安放股骨柄假体。这时用滑锤打压假体柄相对安全。此时可完全从前切口看见切端股骨，以确保股骨近端无骨折发生并证实假体位置及是否安放到位。

现可试行试模复位，在应用外科导航后，在此期前不需要试模复位。根据临床稳定性评估及导航确定大腿长度，可使用加长或短的股骨头。确认长度后，将假体领擦洗干净，安放真的股骨头假体。髋关节复位后，再次评估髋关节活动范围及稳定性。通过此手术入路，可立即感觉到髋关节极端稳定。如未获得优良的运动阻滞，例如应用区域性麻醉或全麻时未使用肌肉松弛剂，复位有时会遇到困难。

此入路伤口闭合十分简单。通过前切口间断缝合阔筋膜。将前、后切口皮肤常规缝合。我倾向于用皮下可吸收单丝线连续缝合，将皮肤用细的缝合钉关闭。伤口不放引流。将切口表面和深层用 0.25% 丁哌卡因和 1/200 000 肾上腺素混合液浸润。用量根据患者体重，通常是 30 ~ 90 ml。

围术期和术后管理

将切口用敷料覆盖，术后第 1 或第 2 天更换。在恢复室由护士指导作髋关节被动屈曲。不需要平衡悬吊、外展支架或枕头。在恢复室摄 X 线片以确认假体位置，并供随访比较。如病情稳定，患者术后当天下午可坐在椅子上，并在护士的指导下根据耐受程度负重行走。术后第一天晨停止应用麻醉药。在术后第 1 天应用曲马朵、对乙酰氨基酚、非甾体类消炎药以止痛。年轻健康的患者术后第 1 天或第 2 天在理疗师或职业医师指导后回家休养。伴有内科疾的病患者可至少在医院观察 2 ~ 3 天。无须对髋关节严格限制。患者在耐受情况下活动髋关节。允许患者在术后当天用单拐，但鼓励患者在 3 周内尽可能应用行走支具下地行走。术后 5 小时、1 天监测血红蛋白，如患者未出院，术后 2 天再检测一次。术后常规应用低分子肝素或华法林预防血栓。如无特殊情况，术后 4 ~ 6 周再摄 X 线片。复查 X 线片包括髋关节假体位置及评估髋关节稳定性。

并发症

根据笔者的经验，应用双切口入路行常规髋关节置换的并发症并未增加。该入路最大的顾虑是术中股骨近端骨折。在最初 550 例中，股骨矩劈裂 12 例，发生率为 2.18%。如发生股骨矩劈裂，应立即经前切口用钢缆环行捆绑。大多数情况下，如需要可延长手术切口。必须注意在股骨扩髓时，绝不要超过发生骨裂的远端。存在股骨劈裂时，强力打击扩髓会导致股骨骨折明显移位。在笔者的一组 550 例，用双切口手术的关节置换患者中未发生移位性骨折。应用手术导航后，股骨矩劈裂的发生率降到 1.61%（6/372）。在笔者的一组 550 例患者中，据笔者所知无一例发生脱位。前 150 例患者随访至少 2 年，此组也无脱位或感染。术后股骨假体周围骨折需手术翻修率为 1.09%（6/550），仅 1 例因假体松动而翻修，占 0.18%（1/550）。在笔者的临床实践中，双切口置换髋关节的并发症不比常规髋关节置换更多。试图采用此入路前特殊训练是必须的，所有可用的工具，如手术导航均应使用。增加术后活动度并未付出高并发症的代价。

（石少辉 译　李子荣 校）

参考文献

1. Duwelius PJ, Berger RA, Hartzband MA, Mears DC: Two-incision mini-mally invasive total hip arthroplasty; operative technique and early results from four centers. J Bone Joint Surg Am 85:2235-2246, 2003.
2. Pagnano MW, Leone J, Lewallen DG, Hanssen AD: Two-incision THA had modest outcomes and some substantial complications. Clin Orthop Relat Res 441:86-90, 2005.
3. Bal BS, Haltom D, Aleto T, Barrett M: Early complications of primary total hip replacement performed with a two-incision minimally invasive technique. J Bone Joint Surg Am 87:2432-2438, 2005.
4. Teet JS, Skinner HB, Khoury L: The effect of the "mini" incision in total hip arthroplasty on component position. J Arthroplasty 21:503-507, 2006.
5. Fehring TK, Mason JB: Catastrophic complications of minimally invasive hip surgery: A series of three cases. J Bone Joint Surg Am 87:711-714, 2005.

第 16 章

骨水泥全聚乙烯髋臼假体

Amar S. Ranawat，Chitranjan S.Ranawat

要点提示

- 此假体是目前世界上最常见的固定选择，为"金标准"。
- 此假体适用于骨性关节炎的髋臼，特别是辐照后的骨。
- 应用的禁忌证是骨质差、髋臼畸形和髋臼出血过多。
- 长期随访结果显示依赖于技术。
- 可能由于早期反向混合全髋关节置换术的成功使此假体普及。

在过去的 10 年，由于生物固定假体增加，在美国骨水泥全聚乙烯髋臼假体的使用呈大幅度地减少。尽管如此，它仍然是全世界范围髋臼固定的最常用类型。原因很多，如做得好的髋臼假体持久、可重复、便宜，且有可预见的失败机制（图 16-1）。

况且，从瑞典登记中心的最新证据显示，在年轻且活跃的患者应用所谓反向混合型全髋关节置换（全聚乙烯髋臼对非骨水泥股骨柄）有极好的结果。在没有较骨水泥更好的内衬放置固定良好的金属髋臼杯时，在任何情况下，髋臼杯的骨水泥技术仍是全美国髋关节置换医师全套中的一部分，如在翻修术时。

适应证和禁忌证

对多数医生来说，全聚乙烯髋臼适用于所有的患者，不论其年龄、诊断或髋臼有无畸形（表16-1）。在我们的临床中，对于生命预期小于 30年、髋臼骨质好的骨关节炎患者，骨水泥全聚乙

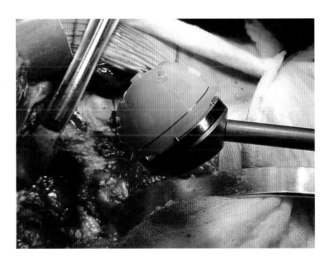

■ 图 16-1 高交联聚乙烯全聚乙烯髋臼假体（Crossfire，Stryker orthopaedics，Allendale，NJ），注意假体表面骨水泥空隙允许骨水泥柱（引用自：Callaghan JJ，Rosenberg AG，Rubash HE. The adult hip.Philadelphia：Lippincott Williams and Wilkins，2007）

烯髋臼假体 10～20 年的存留率是 98%。对曾被照射的骨盆，我们更愿意选择骨水泥全聚乙烯髋臼假体，原因是这些患者生物长入的可能性降低。

然而，在某些情况下在配合固定时有其特定的优势，如髋臼畸形（如发育不良、髋臼内陷）、炎症性关节病伴有明显的骨量减少、髋臼过量出血且不能用低血压麻醉控制等。

最后，因顾虑到在骨水泥加压过程中有发生肺栓塞的可能，原则上对有明显心、肺疾病患者应避免骨水泥固定。

表 16-1 骨水泥髋臼的失败：文献复习				
Author, Year	Prosthesis	No. Hips	Follow-up Minimum (yr)	Revision Rate (%)
Delee, 1977	Charnley	141	10	未报道
Stauffer, 1982	Charnley	231	10	3
Poss, 1988	Mixed	267	11	3.1
Ritter, 1992	Charnley	238	10	4.6
Wroblewski, 1993	Charnley	193	18	3
Kavanagh, 1994	Charnley	112	20	16
Ranawat, 1995	Mixed	236	5	0.8
Mulroy, 1995	CAD, HD-2	105	10	5
Callaghan, 2004	Charnley	27	30	12
Dellavalle, 2004	Charnley	40	20	23

术前计划

包括股骨近端 1/3 的下半部骨盆的站立正位片及受累髋关节侧位片可供模板测量，为我们最常用。站立正位和侧位腰骶部 X 线片用于观察正常腰椎前凸的丧失或加大的情况。如腰椎前凸丧失且伴有固定畸形，我们将减小髋臼杯的前倾角以避免前脱位。相反，如果腰椎过度前凸，我们则加大髋臼杯前倾角以防髋关节后脱位。

我们的目标是恢复髋关节的解剖外形，包括下肢长度、偏心距及假体的准确位置。总体上，骨水泥固定对恢复髋关节解剖外形有较大的灵活度，因为手术者有能力确保任何他们希望的位置。术前选择合适的模板，则发生双下肢不等长或髋臼假体位置不良的危险性非常低。

手术技术

已显示，获得骨水泥髋臼的最终结果依赖于技术。首先要有好的麻醉。我们偏向低血压区域性麻醉。此种麻醉的优点为：减少出血，降低深静脉血栓发生率，有助于围术期疼痛管理。另外的优点是使髋臼出血减至最少，特别是当平均动脉压保持在 55mmHg 以下时。为了获得适当的骨水泥加压，保持干燥的松质骨床最为重要。

患者体位和手术入路由医师选定。无论如何，我们偏向后侧入路，完全松解股直肌反折头，部分松解臀大肌附着，以方便髋臼扩髓时股骨向前移动。

髋臼一旦显露，依次磨挫髋臼。打磨锉的方向是最终欲获得的假体位置的平面。可参考一些解剖标志，如髂前下棘、髋臼横韧带和耻骨前缘。一直磨挫到耻骨和坐骨骨小梁床充分显露为止（图 16-2）。此时一定要注意不要磨穿髋臼内侧壁或除去所有的内侧松质骨，只要有点状出血就可以了。一旦确定髋臼假体大小和位置，可先放髋臼试模。此试模在两个手指之间容易转动，以允许适当的骨水泥厚度（图 16-3）。通常，扩髓要多出 1mm 以获得此合适度。用高速磨钻在髂骨、耻骨和坐骨行多处钻孔（图 16-4）。然后取出试模，混合骨水泥。

取出假体，将髋臼床用肾上腺素浸泡的纱布干燥（图 16-5）。有些医师喜欢用髂骨翼吸引装置维持创面干燥。将面团期的骨水泥放入髋臼，并

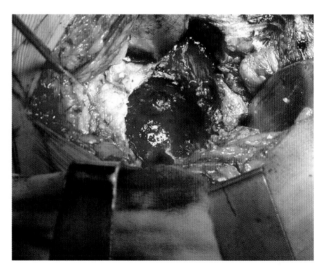

■ 图 16-2 髋臼显露，上面用施氏针，下面用 Aufranc 拉钩，前面用 C 形拉钩，后面用弯的 Hohmann 拉钩（引用自：Callaghan JJ, Rosenberg AG, Rubash HE. The adult hip. Philadelphia：Lippincott Williams and Wilkins，2007）

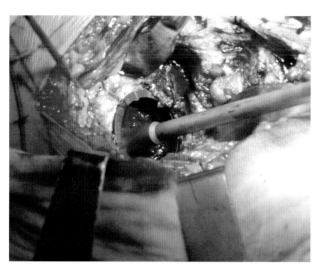

■ 图 16-3　髋臼试模在两个手指间容易转动（引用 Callaghan JJ，Rosenberg AG，Rubash HE：The adult hip. Philadelphia，Lippincott Williams and Wilkins，2007）

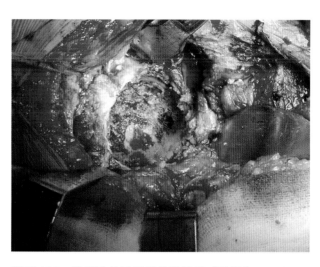

■ 图 16-5　髋臼准备后干燥的松质骨（引用自：Callaghan JJ，Rosenberg AG，Rubash HE. The adult hip. Philadelphia：Lippincott Williams and Wilkins，2007）

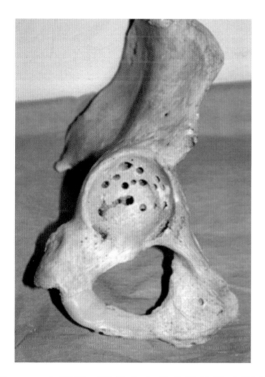

■ 图 16-4　在髂骨、耻骨和坐骨多处钻孔（引用自：Callaghan JJ，Rosenberg AG，Rubash HE. The adult hip. Philadelphia：Lippincott Williams and Wilkins，2007）

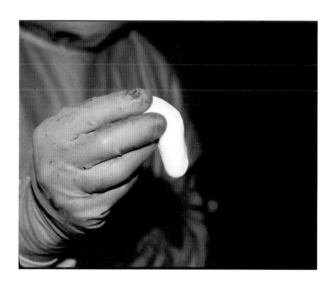

■ 图 16-6　将面团期的骨水泥放入干燥的髋臼床之前

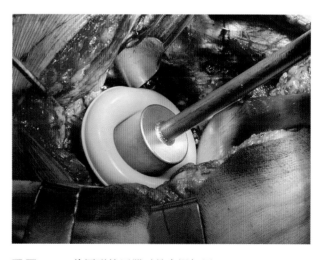

■ 图 16-7　将圆形挤压器对骨水泥加压

用圆头挤压器挤压 30 秒（图 16-6、16-7、16-8）。将剩余的骨水泥从泪滴处溢出，将髋臼杯安放在插入器上，首先从下方插入，然后调整到适当位置（图 16-9）。取出插入装置后，用顶器顶住臼杯中央等待水泥干燥，以防髋臼移位（图 16-10、16-11）。

此时，可去除高出髋臼杯的多余骨水泥，并对髋臼杯的前倾和外展角作微调。注意应切除前方骨赘，这可能是导致撞击的根源。现在继续进行手术处理股骨。

围术期和术后管理

所有患者都接受标准的多模式止痛方案，包括超前止痛、术中局麻药注射及 24 小时不间断的定期非麻醉止痛药。术后第 1 天根据患者耐受负重。对非高危险因素深静脉血栓患者的预防措施包括：区域性麻醉、缩短手术时间，术中应用肝素（500U），术后应用华法林 3 天，并给予机械加压、早期活动，及阿司匹林 6 周。

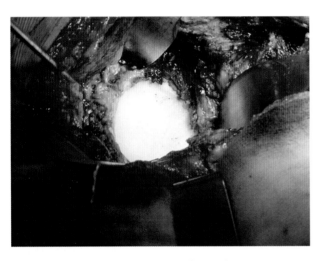

■ 图 16-8　加压后骨水泥视面（引用自：Callaghan JJ，Rosenberg AG，Rubash HE. The adult hip. Philadelphia：Lippincott Williams and Wilkins，2007）

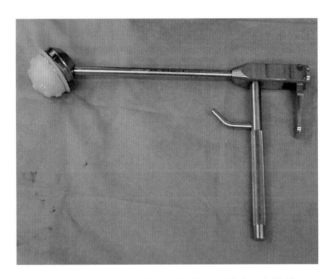

■ 图 16-10　高交链聚乙烯髋臼假体和把持髋臼杯的装置

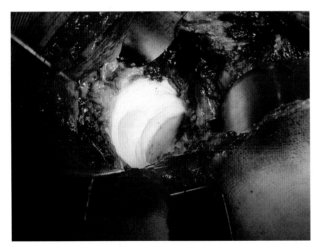

■ 图 16-9　在安放髋臼杯前高出泪滴上的骨水泥（引用自：Callaghan JJ，Rosenberg AG，Rubash HE. The adult hip. Philadelphia：Lippincott Williams and Wilkins，2007）

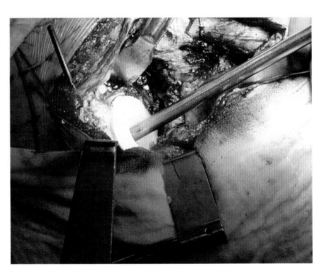

■ 图 16-11　等待骨水泥聚合（引用自：Callaghan JJ，Rosenberg AG，Rubash HE. The adult hip. Philadelphia：Lippincott Williams and Wilkins，2007）

并发症

骨水泥髋臼假体固定早期失败（＜10 年）的最主要原因，直接与不能获得满意的初始骨水泥 / 骨微交锁相关，此可依早期 X 线片显示有分界线而预示（图 16-12 ～ 16-14）。用直接加压成形的全聚乙烯髋臼，假体磨损率低于 0.075mm/y。依据我们的经验，如有适当的骨基质，精确的骨水泥技术使骨水泥进入髋臼皮质松质骨内，髋臼磨损

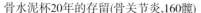
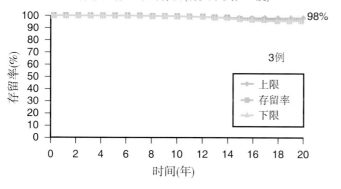

骨水泥杯20年的存留(骨关节炎,160髋)

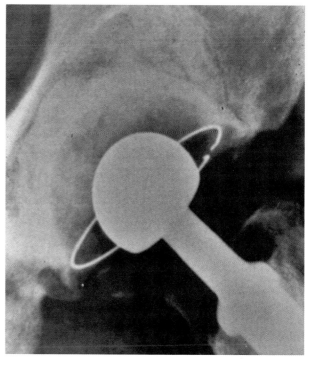

图 16-14　髋臼的全部三区早期骨水泥分界案例（引自：Callaghan JJ，Rosenberg AG，Rubash HE. The adult hip. Philadelphia：Lippincott Williams and Wilkins，2007）

图 16-12　直接加压成形聚乙烯的骨水泥杯 10 年存留率的 99.5% 可信区间

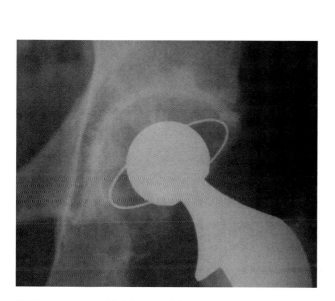

图 16-13　髋臼的全部三区较好的骨水泥交错的案例

率小于 0.1 mm/y，接近永久性的巨 / 微交错是可以获得的。

小结

虽然全聚乙烯髋臼杯的骨水泥技术要求高，但可重复也能学会。对骨关节炎，10 ～ 20 年的存留期可高达 98%（表 16-1）。骨水泥全聚乙烯髋臼假体磨损率优于以金属为背托的髋臼假体（0.1 mm/y）。随着新的高交链聚乙烯假体的引入，磨损率明显下降。基于上述事实，对于在 Ranawat 矫形中心绝大多数年龄＞75 岁的初次髋关节置换患者，我们继续选择骨水泥聚乙烯髋臼假体。

（石少辉 译　李子荣 校）

推荐阅读

Creighton MG, Callaghan JJ, Olejniczak JP, et al: Total hip arthroplasty with cement in patients who have rheumatoid arthritis: A minimum ten-year follow-up study. J Bone Joint Surg Am 80:1439-1446, 1998.

Jasty M, Goetz DD, Bragdon CR, et al: Wear of polyethylene acetabular components in total hip arthroplasty: An analysis of one hundred and twenty-eight components retrieved at autopsy or revision operations. J Bone Joint Surg Am 79:349-358, 1997.

Ranawat CS, Beaver WB, Sharrock NE, et al: Effect of hypotensive epidural anaesthesia on acetabular cement-bone fixation in total hip arthroplasty. J Bone Joint Surg Br 73:779-782, 1991.

Ranawat CS, Deshmukh RG, Peters LE, Umlas ME: Prediction of the long-term durability of all-polyethylene cemented sockets. Clin Orthop Relat Res 317:89-105, 1995.

Ranawat CS, Peters LE, Umlas ME: Fixation of the acetabular component: The case for cement. Clin Orthop Relat Res 344:207-215, 1997.

Schmalzried TP, Kwong LM, Jasty M, et al: The mechanism of loosening of cemented acetabular components in total hip arthroplasty: Analysis of specimens retrieved at autopsy. Clin Orthop Relat Res 274:60-78, 1992.

Sochart DH, Porter ML: The long-term results of Charnley low-friction arthroplasty in young patients who have congenital dislocation, degenerative osteoarthrosis or rheumatoid arthritis. J Bone Joint Surg Am 79:1599-1617, 1997.

第 17 章

骨水泥型股骨假体柄

Ashutosh Acharya, Andrew John Timperley

要点提示

- 骨水泥型假体柄适应于各年龄段的所有病变并且需人工髋关节置换术的患者。

- 无领抛光锥形骨水泥假体比非骨水泥假体更具优势。因为其假体大小、颈的偏心距及柄长都是独立可以调整的,可以很好地重现髋关节生物力学机制。

- 从长期看使用骨水泥柄还有一个优势。如需进一步手术纠正与股骨固定无关的问题,即假体与骨水泥交界组合问题,这将意味着可以自骨水泥鞘中拔出假体柄,而将小一号的骨水泥型假体植入再次骨水泥化的残留骨水泥鞘中。

- 保存 2 ~ 3mm 厚的致密松质骨层对于骨水泥的微内交锁机制很重要。

- 应用骨水泥枪灌注并近端封闭加压直到骨水泥黏度开始增加。

适应证和禁忌证

　　骨水泥型假体柄适用于任何需要人工髋关节置换术的患者。应力相关型或逐渐变细的锥形假体比形状相关型假体有更好的临床效果。[1] 在复杂病例,由于股骨解剖结构改变,可能需要缩短股骨及旋转截骨。截骨处应清除骨水泥或水泥突入,使用松质骨。骨水泥型半髋置换或全髋置换的骨水泥型股骨假体均适用于移位的股骨头骨折。对于既往发生化脓性髋关节炎的髋关节置换,水泥能载入适当的抗生素,减少感染复发的危险。

　　除了活动的持续感染外,对需要关节置换的患者均可采用骨水泥型人工髋关节置换术。

术前计划

　　术前计划对帮助外科医生确定假体大小、偏心距、股骨假体插入的深度都是不可或缺的。传统的 X 线片、数字影像归档和通信系统(picture archiving and communications system,PACS)照片均可应用。重要的是要确保模板测量时的正确放大率。真正的偏心距是髋部内旋时所测得距离。

　　在常规平片上进行模版测量包括:

　　1. 利用同心圆的模板标示股骨头中心。

　　2. 确定理想的偏心距。将模板放在平片上,股骨假体柄位于髓腔中央。选择可以复制患者解剖偏心距的假体(假体中心叠压或接近股骨头中心)(图 17-1、17-2)。

　　3. 如果没有最适合患者的偏心距的假体,则选择最接近患者偏心距的假体。加、减头的长度可调节偏心距。腿的长度取决于带有合适股骨头的假体柄插入的深度,因此可以独立地选择假体柄和颈长。

　　4. 使用模板按照顺序选择股骨柄及头的大小。最大假体以保留 2 ~ 3mm 水泥鞘为宜。

　　5. 将模板放置在 X 线片上,假体头与模板头相互重叠,将假体柄置于髓腔中央。标出假体颈、肩和柄部。标出大转子顶端及假体肩部之间的距离,此假体插入的深度将能复制患者的解剖结构,并获正确的腿长。

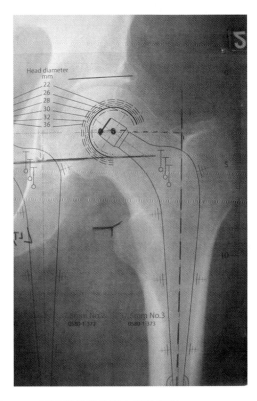

■ 图 17-1 不适当的假体偏心距的模板

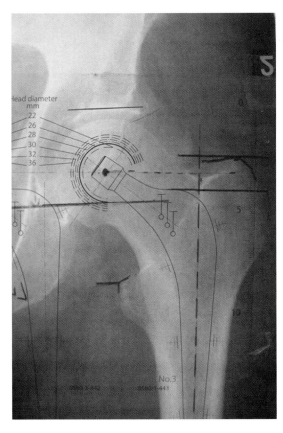

■ 图 17-2 带正确偏心距的模板

手术技术

股骨假体柄使用寿命取决于植入物与骨之间的初始机械交锁的建立。一个稳定的界面及骨水泥与骨的整合对假体的长期使用是必要的。[2] 对于骨水泥柄，首先需造成封闭腔，然后用现代骨水泥技术导入和挤压骨水泥。对骨水泥施压应从骨水泥注射开始至其聚合为止。确保骨水泥挤入以预防血液聚积在界面，一个封闭腔的获得需用髓腔塞去封闭股骨远端。坚固的松质骨在冲洗之后仍被保留，使水泥枪逆行注入骨水泥，封闭近端髓腔，应用骨水泥枪持续加压。使压力一直持续到股骨假体插入并和骨水泥充分聚合。

能够通过任何常规的髋关节入路显露股骨。此文叙述后侧入路显露的手术技巧。

股骨颈截骨

对于抛光双锥形无领假体而言，股骨颈截骨的水平并不十分严格。截骨线通常从小转子上缘与股骨头下缘连线的中点至股骨颈基底上缘与大转子交汇处（图 17-3）。

显露股骨

将下肢内旋并屈髋以显露股骨远端。常规既不需对前关节囊也不需对髂腰肌松解。此外，梨状肌常可被保存。将股骨抬升器放在股骨颈的前内侧以便于显露股骨颈截骨面。将臀中肌拉钩放

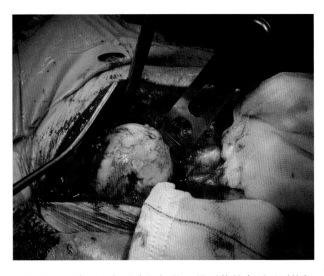

■ 图 17-3 应用无领骨水泥柄的股骨颈截骨水平无严格标准

在大转子周围以利于牵开臀中肌及臀小肌。将拉钩的另一端用巾钳固定（图 17-4）。可用带有重物的链子挂在拉钩上以节省助手。显露应充分，以便直接在股骨侧操作。

髓腔准备

关键步骤是确保髓腔近端的正确入路。对于直柄假体，其入点选在梨状肌窝，以使锥形髓腔锉和扩髓器沿髓腔中线插入，用盒子凿先在股骨近端开槽（图 17-5），通常保留外侧皮质嵴，以确保正确的 a 点（图 17-6）。可用圆凿等将皮质骨片切除（图 17-7），用锥形髓腔锉打通髓腔（图 17-8），反复冲洗髓腔。用髓腔测量器测定股骨柄尖端处的髓腔大小，选择此直径的聚乙烯髓腔塞插入。

依次使用根据模板选定的合适偏心距的髓腔锉，第一锉向转子后外侧方向扩髓以进一步扩大入口，随后使用髓腔锉逐步清除多余的骨质。髓腔锉肩部在转子上的高度应与模板测量的 X 线片比较，最终髓腔锉安放的位置应由模板确定（图 17-10）。在股骨干骺端保留坚固的松质骨是很重要的。不要使用能移除股骨内表面 3 ~ 4mm 的股

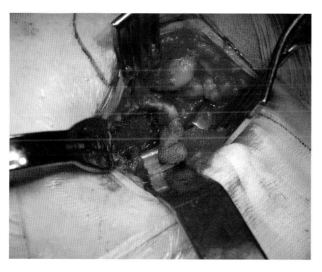

图 17-4　应用股骨抬升器及臀肌拉钩显露股骨近端，此操作通常用于小切口手术

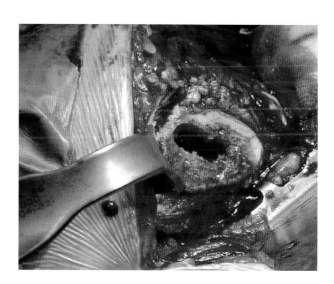

图 17-6　去除开口处骨质后，注意外侧皮质骨

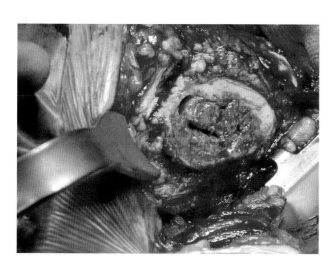

图 17-5　盒子凿与股骨近端开口

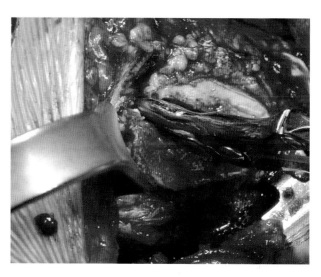

图 17-7　去除皮质骨后向外侧扩展

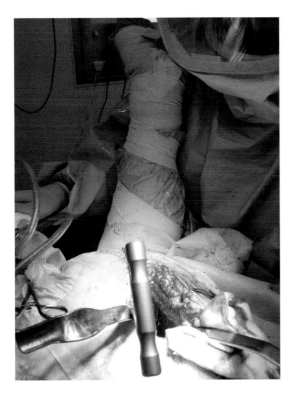

■ 图 17-8　应将锥形髓腔锉放在中立位并沿股骨髓腔指向腘窝

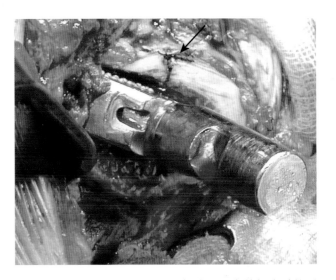

■ 图 17-10　将髓腔锉放置在前倾位，注意前侧皮质的下肢长度标志（↑）

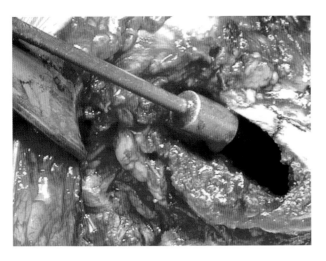

■ 图 17-9　插入远端髓腔塞

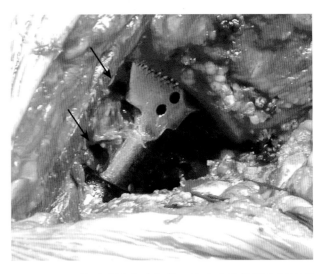

■ 图 17-11　将髓腔锉尝试复位，注意在股骨颈上刻的下肢长度的标记（↑）

骨锉。

安放股骨头并复位髋关节（图 17-11）。根据事先标记点例如股骨髁的相对位置或特殊的下肢长度测量装置评估下肢长度是否恢复。对骨水泥柄而言导航技术非常有用，因为导航技术可精确计算并确定假体插入的深度，如发现下肢变短可通过提升股骨柄矫正，如下肢变长可将髓腔锉打

入髓腔并反复用复位试验确定。可能也需要相同型号偏心距的小号髓腔锉。在各个位置检查关节的活动范围及其稳定性，评估软组织张力，如果发现影响关节稳定性的组织撞击，则必须要处理，有时通过慎重地增加假体柄的偏心距，也会增加关节的稳定性。

获得准确的下肢长度后，将髋关节脱位，摘除股骨头试模。标记股骨颈以明确髓腔锉插入的方向及深度。为了节省时间，可在股骨准备的最后阶段混合骨水泥。

在我们中心常规应用含有抗生素的骨水泥。

在真空负压为 1Hz 的状态下混合骨水泥以防止单体气味扩散到手术室。我们没有采用完全真空下或其他减少骨水泥孔隙的措施，因为中期随访并未发现此措施有优势，[3] 尤其是在应用形态匹配型假体时。通常需在骨水泥枪中放入两袋 40g 的混合骨水泥，对于大髓腔可能需要 3 袋才能达到充分加压的效果。

然后是置入适合的髓腔塞（图 17-12），应将髓腔塞牢固地置于髓腔内，位置在距离假体柄远端约 1cm 处（图 17-13）。检查近端髓腔的封闭情况，如需要可用骨碎片加强。用强力冲洗系统冲洗骨髓腔，将骨小梁内的骨髓及脂肪彻底清洗，以允许骨水泥渗入（图 17-14）。将一个吸引管插

入髓腔塞近端，将一块浸泡双氧水的纱布条塞入髓腔（图 17-15），以利于止血并进一步清理髓腔（图 17-16）。[4] 同时此举也可增加髓腔的表面温度。交替使用浸泡肾上腺素的纱布或冷盐水纱布卷。持续吸引直至骨水泥阻塞管腔。

骨水泥注入和加压

骨水泥混合 1.5 ～ 2 分钟后将其灌入骨水泥枪的注入管的桶内，手术室内温度应在 21℃。取出纱布条，直视下逆行注入骨水泥（图 17-17）。吸引管被骨水泥堵塞后立即将其拔出，髓腔填满后，将骨水泥枪在远端折断（图 17-18），将管中剩余的骨水泥推入髓腔内。经密封注入的骨水泥

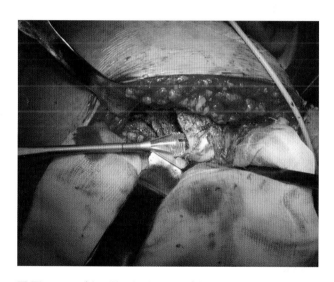

■ 图 17-12　插入器上的聚甲基丙烯酸甲酯塞

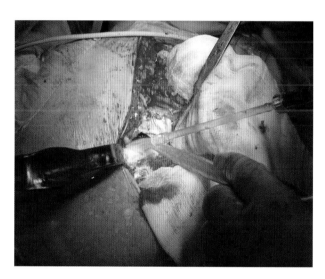

■ 图 17-14　彻底冲洗髓腔松质骨

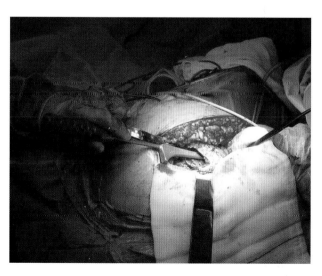

■ 图 17-13　根据事先标记的深度插入髓腔塞

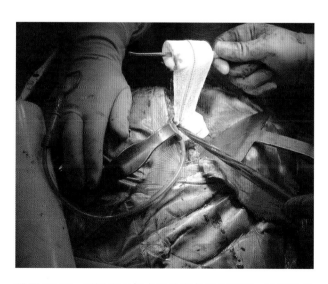

■ 图 17-15　用浸泡双氧水的纱布条填塞髓腔，注意放置引流管

应一开始就加压，在整个过程中板击骨水泥枪重复加压，此过程伴随自股骨皮质近端持续压出脂肪及骨髓（图17-19、17-20），然后在维持压力时慢慢地注入水泥直至骨水泥的黏度适于假体的插入。这一步骤一般在将骨水泥搅拌5分钟后进行，时间依赖于手术室温度，最好的判断方法是手术医师保留一团骨水泥并用手指挤压。

插入股骨柄

将选用的假体柄放置在60℃盐水中并在插入前擦干，目的是加速骨水泥固化，减少假体和骨水泥交界面的多孔。

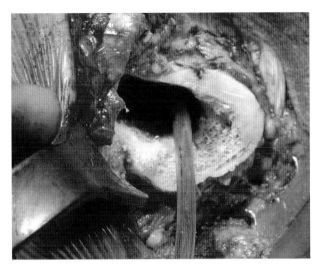

■ 图17-16 注入骨水泥前将近端股骨髓腔清洁、干燥

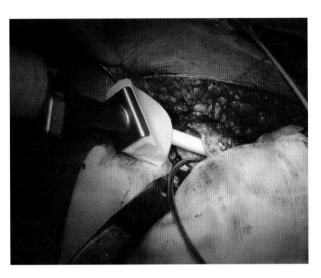

■ 图17-17 用骨水泥枪逆行充填骨水泥

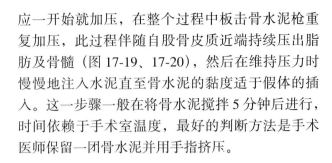

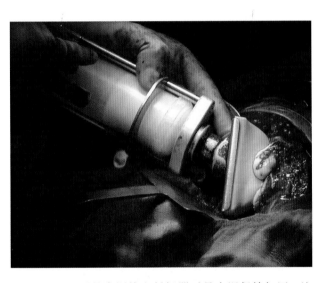

■ 图17-19 用骨水泥枪和封闭器对骨水泥保持加压，注意脂肪从股骨近端渗出

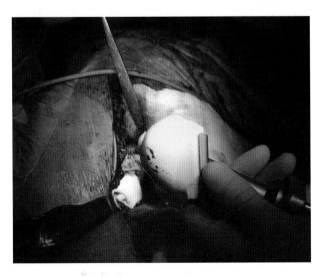

■ 图17-18 缩短喷嘴并与封闭平齐

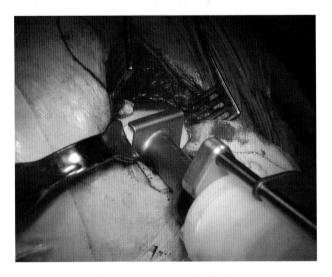

■ 图17-20 用骨水泥枪和近端封闭器加压

骨水泥黏度合适后，将假体柄沿髓腔中轴准确插入，避免出现内外翻。插入点应靠近股骨颈截骨面的后缘，因为正常股骨颈存在前倾，股骨干在矢状面上存在前弓，偏后插入可减少 8 区下方和 9 区上方骨水泥鞘不均匀的情况出现。自股骨颈截骨处的前后中心位插入股骨柄假体易导致不完整的骨水泥鞘，如选择直接外侧入路特别要注意进入点的选择。

最大化增加骨水泥与骨交界面的压力，在整个假体插入过程中，术者的拇指要放在柄内侧髓腔开口处以堵住骨水泥，以使骨与水泥交界面的压力达到最大。特别是在股骨近端，在等待骨水泥干固时应检查假体的旋转及内、外翻情况，如有问题可做适当调节并进一步插入假体（图 17-21）。

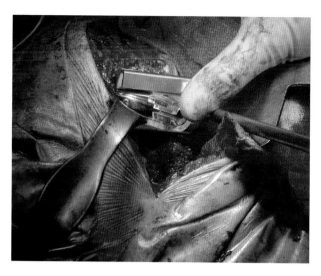

■ 图 17-22 用马领状压实器压对聚合过程中的骨水泥保持压力

置入假体柄后的处理

将假体柄置入正确位置后，要保持不动直到骨水泥固化，撤下假体把持器，用马领状封闭器封闭假体周围并加压骨水泥直到固化（图 17-22）。此装置减慢髓腔内骨水泥压力降低的速度，阻止在骨水泥 - 骨界面发生积血，要直到骨水泥完全固化才可将其撤掉。

骨水泥固化后尝试复位并选择合适的股骨头（图 17-23），髋关节复位后通过大转子钻孔缝合关节囊及外旋肌群（图 17-24），并进一步冲洗伤口。

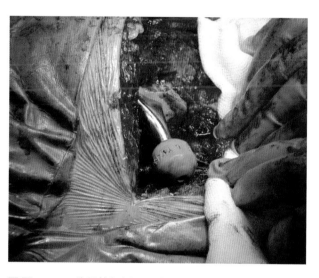

■ 图 17-23 将假体柄插入适当的深度，尝试复位

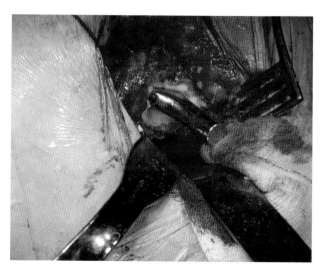

■ 图 17-21 将假体柄置入适当的深度，应在股骨颈截骨处的偏后插入假体

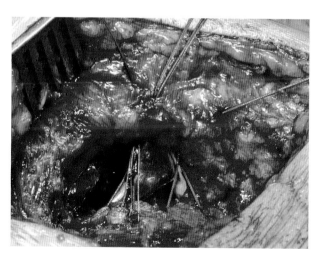

■ 图 17-24 通过股骨侧钻孔缝合外旋肌群和关节囊

术后管理

经典的骨水泥型全髋关节置换术后管理与其他方式的初次关节置换一致。如果能很好地控制疼痛，手术当天即可进行完全负重活动，注意预防血栓形成，出院前摄髋关节正、侧位 X 线片。

并发症

不论哪种关节置换手术，只要处理髓腔均有发生脂肪栓塞的风险，采取充分措施可将此风险降至最低，在髓腔内置入包括髓腔塞在内的任何器械前应充分冲洗髓腔。

骨水泥柄假体术中并发症包括以下几项：

- 一过性血压下降。此并发症的发生率已较过去明显下降，归功于更好的髓腔冲洗及更好的麻醉技术。置入骨水泥前应通知麻醉师，则血压波动比较容易纠正。
- 在完整置入假体柄前固化骨水泥。如果骨水泥被放置在恒温的手术室内，一般不会发生固化。但如发生这种情况，应尽快在骨水泥固化前将假体柄在正确的旋转及力线位插入。如果有骨水泥留在假体柄肩，可用高速钻将其去除。如骨水泥已固化则从骨水泥鞘中拔出假体，可用相同偏心距的小号假体采用骨水泥鞘内翻修。如没有此种假体，可用高速磨钻将骨水泥鞘的腔隙加深、加宽，使常规长度的股骨柄能插入，而不必破坏骨水泥 - 骨界面。
- 骨水泥侵入软组织。如髓腔近端封闭不严密，在对骨水泥加压时骨水泥可渗透到外展肌下。在此过程中要将手指放在外展肌下方以防出

现此并发症，如以前有骨折内固定装置，去除内固定后，加压的骨水泥可以渗透到外侧钉孔。可在置入骨水泥前将螺钉在置入钉孔内阻挡。

应用骨水泥型假体柄的风险并不比非骨水泥型假体大，因为不需要过度的扩髓，而且在置入假体时不需要打击假体，术中发生骨折的概率明显降低。

小结

临床的关键点有：

- 进行模板测量时要有足够的时间，这将对选择假体的尺寸、偏心距及假体置入的深度有很大的帮助。
- 在术前影像图片上详细记录颈干角。伴有髋内翻的患者肢体延长的可能性极大，术前一定要向患者说明。在这些病例，股骨颈截骨常需更低，假体置入的较正常更深。
- 对于髋外翻的患者，要从股骨头下截骨，股骨颈要留的较正常更长一些。
- 如果预先测量合适的髓腔锉太紧，一定要检查入口位置，很可能是靠外、靠后不够。
- 保留股骨矩周围的坚固松质骨很重要。在最后一次用髓腔锉时，至少要保留 2 ~ 3mm 的松质骨，以确保骨水泥能够很好地交锁。
- 如髓腔太小甚至不能放入最小号的具有合适偏心距的假体，可用小一号偏心距的假体，也可用正常偏心距的短柄假体，但不要强力试图使骨髓腔扩张。

（刘丙立 译　李子荣 校）

参考文献

1. Shen G: Femoral stem fixation: An engineering interpretation of the long-term outcome of Charnley and Exeter stems. J Bone Joint Surg Br 80:754-756. 1998.
2. Malcolm A: Pathology of low friction arthroplasties in autopsy specimens. In Older MWJ (ed): Implant Bone Interface. London, Springer-Verlag, 1990, pp 77-82.
3. Malchau H, Herberts P, Garellick G, et al: Prognosis of total hip replacement. Update of results and risk-ratio analysis. Scientific exhibit at the 69th annual meeting of the American Academy of Orthopaedic Surgeons, Dallas, 2002.
4. Majkowski RS, Bannister GC, Miles AW: The effect of bleeding on the cement-bone interface: An experimental study. Clin Orthop Relat Res 299:293-297, 1994.

第 **18** 章

非骨水泥髋臼固定

Curtis W. Hartman, Kevin L. Garvin

第一例髋关节置换术于 1938 年在伦敦开展，较聚甲基丙烯酸甲酯作为骨水泥应用早二十多年[1]。随着 20 世纪 60 年代骨水泥应用于髋关节置换，Charnley 彻底改变了全髋关节置换术的理念[2,3]。尽管骨水泥臼杯的近期结果很好，但随着时间的推移，长期随诊显示，骨水泥臼杯发生松动和移位的概率很高（表 18-1）[2-10]，其发生的病理过程被称为骨水泥病[11]。许多人认为骨水泥表现为长期固定的障碍，试图不用骨水泥，从而期望限制无菌性松动[12]。

很明显，关节置换欲获得耐久的长期功能，它必须与宿主骨之间具有生物学和力学的平衡[1]。1979 年，Morscher 叙述了生物型固定的几种特殊要求。首要的是尽可能小地造成缺陷，尽可能小地干扰骨的生物力学[1]。假体的设计、稳定性和力学特性一定要仔细考虑该系统的各个受力方向，以避免假体生理负荷时的微动。最后，要顾及骨的生物学特点，在骨床准备和置入假体时避免损伤过多的周围组织。

设计

人工关节力的传递要尽可能符合生理。因此理想的假体应对髋和骨盆的生理应力类型干扰最小。Morscher 概括了自 1974 年以来 5 种主要的非骨水泥固定型臼杯（表 18-2）[1]，这 5 种主要设计包括圆杜状、方形、圆锥形、带螺纹的椭圆形和半球形。数据显示有多孔骨长入表面的半球形臼杯是最成功的设计[7,14,15]。半球形杯提供接触面，

骨盆和股骨头之间产生的应力能以一种平衡的方式在压力和剪刀之间在此接触面传导，半球形臼杯也避免了发生在骨水泥固定或与设计偏离的臼杯上的超出预期的应力集中[1]。最后，这种设计最接近髋臼解剖，允许最小量的骨切除。

骨长入

骨长入对非骨水泥型髋臼固定很重要。骨长入是假体初始稳定度的确定因素之一[16,17]。非骨水泥髋臼杯制作的技术对成功与否很关键，包括几何形状、表面结构、辅助固定类型、最大化的稳定及骨长入。

几何外形

为了提高假体的稳定性，已经设计了三款半球形杯：纯半球形、椭圆形和双几何体形。半球形和椭圆形臼杯均有明确的形状，或者是半球形或者是轻度椭圆形（图 18-1）。椭圆形臼杯的外缘轻度外倾，在理论上可以增加周缘的压配[19]。双几何体的臼杯是半球形的，但赤道处半径大于弧顶部半径。

表面设计和涂层

用于现代髋臼假体的原始表面结构包括烧结材料如金属珠，弥散结合材料如钛金属网，以及喷砂处理的粗糙化表面[17]。这些均造成多孔，利于

表 18-1 非骨水泥型假体长期随访结果

作者	假体类型	髋臼杯（例数）	随访时间（年）	翻修率（%）	骨盆骨溶解率（%）	存留率
Gaffey 等	HG-1[*]	72	13 ~ 15	4.2%	7.1%	94% ± 8%[†]
Udomkiat 等	APR[‡]	110	10.2	4.5%	3.6%	99.1%[†]
Clohisy 和 Harris	HG-1[§]	196	10.2	4.1%	4.7%	96%[‡]
Engh 等	AML[l]	174	10 ~ 13	2.2%		92% ± 3%[*]
Della Valle 等	Trilogy[¶]	308	4	0.3%	5%	

[†] 终点定义为临床失败翻修。

[*] 终点定义为髋臼翻修。

[§] Harris Galante-1（Zimmer，Warsaw，IN）。

[‡] 解剖多孔置换（Sulzer Orthopedics，Austin，TX）。

[l] 解剖性髓内锁定假体（Depuy，Warsaw，IN）。

[¶] Trilogy 髋臼系统（Zimmer，Warsaw，IN）。

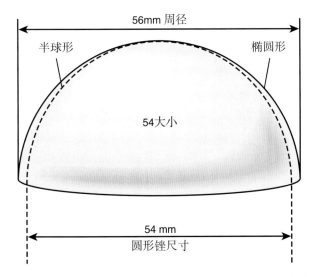

■ 图 18-1 图示半球形臼杯和椭圆形臼杯的不同，实线代表椭圆形臼杯，虚线代表半球形臼杯，可显示球形的髋臼锉将会锉出与半球形臼杯一样大小的直径，而椭圆形臼杯能产生外周压配（重绘自：Haidukewych GJ, Jacofsky DJ, Hanssen AD, Lewallen DG. Intraoperative fractures of the acetabulum during primary total hip arthroplasty. J Bone Joint Surg Am，2006，88：1952—1956）

最大程度的骨长入。100 ~ 400μm 的孔径提供最大机会的骨长入[17]，尽管这些设计的骨长入不可预测[21]。Engh 等对有很好功能的髋进行尸检时发现取出的髋臼杯表面的骨长入区平均为髋臼表面的32%（3% ~ 84%），在骨长入区 48% 的孔隙有成熟骨长入。其他学者也发现同样的结果[22]。促使一些学者去寻求不仅要增加骨长入的数量还要增加骨长入孔隙的比例，以提高骨和假体间的附着强度[23]，为此目的人们已研制了许多表面涂层。

磷酸钙陶瓷有与骨矿盐化学成分相似的特点，它具有很好的生物相容性，且无毒性，能直接与骨质结合[24]。其中的羟基磷灰石研究最多[23-25]。关于多孔羟基磷灰石涂层的假体与无羟基磷灰石涂层的多孔假体的对比研究发现，8 ~ 52 周内前者要比后者有更好的附着强度及骨长入，即使有 1mm 间隙的假体。他们的结论是羟基磷灰石涂层假体对固定有正作用，特别是初始间隙很小时。临床研究发现羟基磷灰石涂层对股骨假体的存留也有好处，但羟基磷灰石涂层的髋臼假体未达理想效果[26,27]。两项多中心研究发现，光滑羟基磷灰石涂层的髋臼假体松动率在随访 7.9 和 8.1 年时分别为 11% 和 14%，而无羟基磷灰石涂层的压配多孔臼杯的松动率分别为 2.0% 和 2.7%。15 年长期随访发现羟基磷灰石涂层的压配臼杯累计存留率为74%[28]。Ilgen 和 Rubash 假设随着时间的延长翻修率增加的原因是假体表面无孔羟基磷灰石涂层的应用，随着羟基磷灰石被吸收导致光滑的臼杯表面与宿主骨相接触[12]。应用多孔杯羟基磷灰石涂层或许会提高临床效果，但尚无长期随访数据评

表 18-2　生物型髋臼杯的形状及类型

形状	设计者及时间		商标，材料，标示（最早应用日期）
Cylinder	Griss 和 Heimke（1981）		Lindenhof，陶瓷
	R. Judet（1975）		Judet，多孔金属，Cr-Cr-Mo
方形	Griss 等（1978）		Friedrichsfeld，陶瓷（用于发育不良的髋关节）
圆锥形	Ring（1982）		聚乙烯
边缘有螺纹的短柱形	Mittelmeier（1974）		陶瓷
边缘有螺纹的圆锥形	Endler 和 Endler（1982）		Endler-cup，聚乙烯
边缘有螺丝的圆锥形	Parhofer 和 Mönch（1982）		PM- 假体—外杯，Ti-Al-V；内衬，聚乙烯
有螺纹环的短椭圆形	Lord 和 Bancel（1983）		Lord 假体—外杯，Co-Cr；内衬，聚乙烯
半球形	Boutin（1981）Morscher 等（1982）		陶瓷（1971）弹性髋关节内置物，聚乙烯（1977）（聚缩醛，1973，弃用）
	Knahr 等（1983）		聚乙烯
	Engelhardt（1983）		Engelhardt 假体，陶瓷

本图修改自：Morscher EW：Cementless total hip arthrosplasty. Clin Orthop Res，1983，181：76-90

PM，Parthotor 和 Mönch。

价此结果。Thanner 和同事们报道多孔伴有或无羟基磷灰石涂层臼杯的结果，用立体放射线测量法发现有涂层的假体很少移位，尽管 2 年随访的临床症状无差别[29]，但 X 线评估显示羟基磷灰石涂层假体的透亮带要小于无羟基磷灰石涂层的假体。证明羟基磷灰石有助于高质量的界面，对减少骨溶解和后期松动有价值[29]。

固定

辅助固定是影响臼杯初始稳定性的另一部件。除了杯翼、杯桩及杯刃外，多种构型的臼杯还可经各种构型的螺钉固定，以增加初始稳定。螺钉固定比杯桩及杯刃等固定的骨长入率更高、更多，且分布更均匀[30]。回顾性研究发现临床用螺钉固定的钉孔周缘骨长入要比未放置螺钉的钉孔周缘骨长入率高 50%[31]。体外研究发现，螺钉固定比杯桩及杯刃等固定能够更好地抗扭转[32]。Stiehl 等评估了五种不同多孔涂层臼杯假体的周期抗负荷能力，包括：半球形杯螺纹，用 3 枚 6.5mm 松质骨螺钉固定；杯径大 1mm 的半球形臼杯，用 2 枚 6.5mm 松质骨螺钉固定；杯径大 1mm 的不用螺钉固定的半球形臼杯；杯径大 1.5mm 的不用螺钉固定的半球形臼杯。他们发现杯径大 1mm 的用 2 枚 6.5mm 松质骨螺钉固定的半球形臼杯初始稳定性最好[33]。

界面

骨 - 假体界面对于假体的稳定及骨长入也很重要。实验研究表明界面间隙大于 2mm 明显影响骨获得充分固定的能力，即使间隙为 0.5mm 的骨长入及抗拔出能力也比无间隙的界面差[24]。临床也有评估骨 - 假体界面的报道。Schmalzried 等报道用 Harris-Galante 假体，采用线对线扩髓螺钉固定和压配技术，结果表明术后立即 X 线片在骨 - 假体界面就存在有间隙的臼杯。与紧密压配的臼杯相比，前者更可能进展为透 X 线带。他们注意到使用压配技术时更易看到顶端的间隙，但 2 年随访发现大多会被骨填充[34,35]。作者的结论是压配技术安全有效，他们注意到压配技术可改善周缘的接触，减少外周透 X 线带的出现。最后，他们得出结论，最适宜的技术是获得臼杯边缘和杯顶的紧密接触[35]。

适应证

非骨水泥型 THA 的适应证与骨水泥 THA 比较是相对的，要考虑患者的整体生理和心理状况。决定手术前医师应与患者公开讨论手术潜在的危险和带来的利益。禁忌证容易量化，但在很大程度上禁忌证也是相对的。活动性感染是绝对禁忌证，一些临床情况也会导致生物型固定的失败[36]。Jacobs 等报道对既往有骨盆放疗的患者采用生物型固定的临床结果，随访 25 个月发现 9 个假体中4 个发生松动，因此作者对有骨盆放疗史的患者推荐使用其他固定方式。

技术要点

充分显露后，首先要对髋臼进行适当的准备，将拉钩放在髋臼周围以确保髋臼的适当显露并利于周围软组织的清理。清理髋臼周缘是重要的步骤，边缘内残留的组织会导致扩髓偏心，残留组织也会夹在假体与髋臼壁之间，导致假体与髋臼壁之间出现间隙，进而降低固定的牢固性，故应避免[24]。

初次用髋臼锉的大小可参考模板测量或股骨头的大小，如参考髋臼模板。初次用髋臼锉要比测量的髋臼小 8～10mm，参考股骨头也同样如此。髋臼锉初次进入时要确定臼杯最内侧的位置。向中线方向锉髋臼，这将重新建立髋臼的旋转中心并增加臼杯的覆盖[37,38]。髋臼锉每次增加 2mm直到其边缘接触到髋臼，然后用试模评估其适合度。

放入非骨水泥型臼杯时要求达初始稳定，以保证假体的骨长入。如假体初始活动度大，则不会发生骨长入，而髋臼假体会很快失效[39]。增加假体与骨床之间的摩擦，采用小号的髋臼锉打磨，

辅以螺钉及杯桩等装置可以达到好的初始稳定性。有人主张线对线打磨（髋臼锉打磨与臼杯大小相同），可以提供充分的稳定并降低骨折的风险[40]。

尽管报道的发生率很低，髋臼骨折仍是压配技术的一大并发症[19,41]。Haidukewych 等分析了 10年间多名医生所做的 7121 例髋关节置换手术，发现 21 例术中发生骨折。相对于组装式椭圆形或半球椭圆式臼杯，单极椭圆式臼杯骨折的发生率更高[19]。Kim 和同事对大 2mm 或 4mm 的臼杯的生物力学研究发现，大 4mm 的臼杯骨折的发生率明显高于大 2mm 的臼杯[42]。Sharkey 和同事们报告了髋臼打磨不够的骨折风险[40]。13 例患者在打入臼杯时发生了骨折，所有患者髋臼打磨要比臼杯小 1～3mm，从理论上讲此项技术增加了臼杯的骨长入及假体的初始稳定性。作者认为非骨水泥型假体过大时可能发生髋臼骨折，因此对骨质疏松的患者要求线对线的打磨。

Kim 和同事报道了将 30 例半球形过大号金属背托的髋臼假体植入尸体髋臼内，直视及 X 线评估髋臼骨折的发生情况。当假体为大 2mm 时，小的髋臼发生骨折；当假体为大 4mm 时，所有髋臼均发生骨折。因此作者认为过大的髋臼假体明显增加骨折的风险。

1mm 的压配对于髋臼固定而言安全而稳定[43]。比较类似单腿站立时检测假体与骨之间相对移位程度，发现 1mm 压配的非骨水泥型半球形钛金属杯置入，较 2mm 压配有更好的稳定性。

无论技术如何，当放置压配的髋臼假体时，一定要知道应选的假体形状及大小。制造商标注的假体的外径不一定与选择的臼杯外径一致，医生有责任根据患者情况选择大小和形状合适的假体。

（刘丙立 译 李子荣 校）

参考文献

1. Morscher EW: Cementless total hip arthroplasty. Clin Orthop Relat Res 181:76-91, 1983.
2. Charnley J: Low Friction Arthroplasty of the Hip. New York, Springer-Verlag, 1979.
3. Hungerford DS: Clinical experience with an acetabular cup for cement-less use. Hip 250-260, 1985.
4. Barrack RL, Mulroy RD, Harris WH: Improved cementing techniques and femoral component loosening in young patients with hip arthro-plasty. J Bone Joint Surg Br 74:385-389, 1992.
5. Madley SM, Callaghan JJ, Olejniczak JP, et al: Charnley total hip arthro-plasty with use of improved techniques of cementing. J Bone Joint Surg Am 79:53-64, 1997.
6. Gaffey JL, Callaghan JJ, Pedersen DR, et al: Cementless acetabular fixa-tion at fifteen years: A comparison with the same surgeon's results fol-lowing acetabular fixation with cement. J Bone Joint Surg Am 86:257-261, 2004.

7. Udomkiat P, Dorr LD, Wan Z: Cementless hemispheric porous-coated sockets implanted with press-fit technique without screws: Average ten-year follow-up. J Bone Joint Surg Am 84:1195-1200, 2002.
8. Clohisy JC, Harris WH: The Harris-Galante porous-coated acetabular component with screw fixation. J Bone Joint Surg Am 81:66-73, 1999.
9. Engh CA Jr, Culpepper WJ, Engh CA: Long-term results of use of the anatomic medullary locking prosthesis in total hip arthroplasty. J Bone Joint Surg Am 79:177-184, 1997.
10. Della Valle AG, Zoppi A, Peterson MGE, Salvati EA: Clinical and radiographic results associated with a modern, cementless modular cup design in total hip arthroplasty. J Bone Joint Surg Am 86:1998-2004, 2004.
11. Jones LC, Hungerford DS: Cement disease. Clin Orthop Relat Res 225:192-206, 1987.
12. Illgen R 2nd, Rubash HE: The optimal fixation of the cementless acetabular component in primary total hip arthroplasty. J Am Acad Orthop Surg 10:43-56, 2002.
13. Holm NJ: The development of a two-dimensional stress-optical model of the os coxae. Acta Orthop Scand 52:135-143, 1981.
14. Harris WH: Results of uncemented cups: A critical appraisal at 15 years. Clin Orthop Relat Res 417:121-125, 2003.
15. Harris WH, Krushell RJ, Galante JO: Results of cementless revisions of total hip arthroplasties using the Harris-Galante prosthesis. Clin Orthop Relat Res 235:120-126, 1988.
16. Cameron HU, Pilliar RM, Macnab I: The effect of movement on the bonding of porous metal to bone. J Biomed Mater Res 7:301-311, 1973.
17. Kienapfel H, Sprey C, Wilke A, Griss P: Implant fixation by bone ingrowth. J Arthroplasty 14:355-368, 1999.
18. Adler E, Sutchin SA, Kummer FJ: Stability of press-fit acetabular cups. J Arthroplasty 7:295-301, 1992.
19. Haidukewych GJ, Jacofsky DJ, Hanssen AD, Lewallen DG: Intraoperative fractures of the acetabulum during primary total hip arthroplasty. J Bone Joint Surg Am 88:1952-1956, 2006.
20. Kim YS, Brown TD, Pedersen DR, Callaghan JJ: Reamed surface topography and component seating in press-fit cementless acetabular fixation. J Arthroplasty 10(Suppl):14-21, 1995.
21. Sychterz CJ, Claus AM, Engh CA: What we have learned about long-term cementless fixation from autopsy retrievals. Clin Orthop Relat Res 405:79-91, 2002.
22. Engh CA, Zettl-Schaefer KF, Kukita Y, et al: Histological and radiographic assessment of well functioning porous-coated acetabular components. J Bone Joint Surg Am 75:814-824, 1993.
23. Cook SD, Thomas KA, Kay JF, Jarcho M: Hydroxyapatite-coated porous titanium for use as an orthopedic biologic attachment system. Clin Orthop Relat Res 230:303-312, 1988.
24. Dalton JE, Cook SD, Thomas KA, Kay JF: The effect of operative fit and hydroxyapatite coating on the mechanical and biological response to porous implants. J Bone Joint Surg Am 77:97-110, 1995.
25. Jarcho M: Calcium phosphate ceramics as hard tissue prosthetics. Clin Orthop Relat Res 157:259-278, 1981.
26. Manley MT, Capello WN, D'Antonio JA, et al: Fixation of acetabular cups without cement in total hip arthroplasty: A comparison of three different implant surfaces at a minimum duration of follow-up of five years. J Bone Joint Surg 80:1175-1185, 1998.
27. Capello WN, D'Antonio JA, Manley MT, Feinberg JR: Hydroxyapatite in total hip arthroplasty: Clinical results and critical issues. Clin Orthop Relat Res 355:200-211, 1998.
28. Reikeras O, Gunderson RB: Long-term results of HA coated threaded versus HA coated hemispheric press-fit cups: 287 hips followed for 11 to 16 years. Arch Orthop Trauma Surg 126:503-508, 2006.
29. Thanner J, Kärrholm J, Herberts P, Malchau H: Porous cups with and without hydroxylapatite-tricalcium phosphate coating: 23 matched pairs evaluated with radiostereometry. J Arthroplasty 14:266-271, 1999.
30. Pidhorz LE, Urban RM, Jacobs JJ, et al: A quantitative study of bone and soft tissues in cementless porous-coated acetabular components retrieved at autopsy. J Arthroplasty 8:213-225, 1993.
31. Lachiewicz PF, Suh PB, Gilbert JA: In vitro initial fixation of porous-coated acetabular total hip components: A biomechanical comparative study. J Arthroplasty 4:201-205, 1989.
32. Cook SD, Thomas KA, Barrack RL, Whitecloud TS 3rd: Tissue growth into porous-coated acetabular components in 42 patients: Effects of adjunct fixation. Clin Orthop Relat Res 283:163-170, 1992.
33. Stiehl JB, MacMillan E, Skrade DA: Mechanical stability of porous-coated acetabular components in total hip arthroplasty. J Arthroplasty 6:295-300, 1991.
34. Schmalzried TP, Harris WH: The Harris-Galante porous-coated acetabular component with screw fixation. J Bone Joint Surg Am 74:1130-1139, 1992.
35. Schmalzried TP, Wessinger SJ, Hill GE, Harris WH: The Harris-Galante porous acetabular component press-fit without screw fixation. J Arthroplasty 9:235-242, 1994.
36. Jacobs JJ, Kull LR, Frey GA, et al: Early failure of acetabular components inserted without cement after previous pelvic irradiation. J Bone Joint Surg Am 77:1829-1835, 1995.
37. Della Valle AG, Padgett DE, Salvati EA: Preoperative planning for primary total hip arthroplasty. J Am Acad Orthop Surg 13:455-462, 2005.
38. Johnston RC, Brand RA, Crowninshield RD: Reconstruction of the hip: A mathematical approach to determine optimum geometric relationships. J Bone Joint Surg Am 61:639-652, 1979.
39. Perona PG, Lawrence J, Paprosky WG, et al: Acetabular micromotion as a measure of initial implant stability in primary hip arthroplasty: An in vitro comparison of different methods of initial acetabular component fixation. J Arthroplasty 7:537-547, 1992.
40. Sharkey PF, Hozack WJ, Callaghan JJ, et al: Acetabular fracture associated with cementless acetabular component insertion: Report of 13 cases. J Arthroplasty 14:426-431, 1999.
41. Sharkey PF, Hozack WJ, Callaghan JJ, et al: Acetabular fracture associated with cementless acetabular component insertion. J Arthroplasty 14:426-431, 1999.
42. Kim YS, Callaghan JJ, Ahn PB, Brown TD: Fracture of the acetabulum during insertion of an oversized hemispherical component. J Bone Joint Surg Am 77:111-117, 1995.
43. Kwong LM, O'Connor DO, Sedlacek RC, et al: A quantitative in vitro assessment of fit and screw fixation on the stability of a cementless hemispherical acetabular component. J Arthroplasty 9:163-170, 1994.

第 **19** 章

非骨水泥锥形柄

Matthew S. Austin

要点提示

- 股骨近端显露要充分。
- 应用模板引导股骨颈截骨及选择假体。
- 扩髓前要评估患者的骨质量。
- 目测耳听评估假体的安放情况。
- 注意发生医源性骨折的可能性。

全髋关节置换术远期成功的基本条件是假体获得适当的非骨水泥固定。最佳固定可为患者提供可预测且持久的结果。适当的假体的放置并且获得良好的股骨假体的初始固定需要轻柔、安全且适当的显露。有几种成功的非骨水泥技术，如近端匹配的楔形锥形柄、近端固定和充填、全喷涂柄的远端固定、多模块组装柄等。锥形柄旨在利用柄的锥形几何形状在冠状面上达到牢固的楔形匹配（图 19-1），而在矢状面上并未达到完全填充。从直观上看，锥楔形较圆形柄在椭圆形的髓腔内提供更好的抗旋转能力。锥形柄的另一个优点是能稍下沉，即使在手术时已感觉到紧密嵌合。这不是环形、圆柱形填充假体所具有的特点。

假体设计

股骨假体设计一定要记住几个关键特点，包括可预测性、骨的长期固定、与骨相近的弹性模量、偏心距的选择、合适的头 - 颈比率和可调颈长。

固定

非骨水泥型锥形假体柄的长期固定是可预测的，已被各种人群长期随访的文献证实。

弹性模量

股骨假体的材料为钴 - 铬和钛合金，这两种合金均显示了优良的中长期效果。[1,2] 从理论上讲，钛的弹性模量更接近骨，可减少大腿痛的发生，但还有待于临床结果的证实。

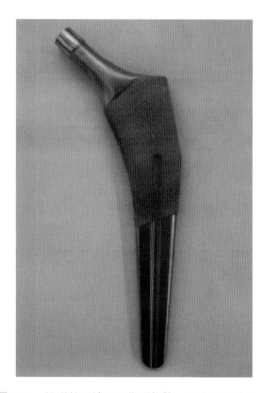

■ **图 19-1** 锥形的近端匹配楔形假体，注意近端涂层

偏心距

每种型号的股骨假体均要有标准和侧方偏心距，外侧偏心距的假体可提高臀中肌和臀小肌的力臂，减少股骨与骨盆的撞击。选择适当的偏心距，可以达到缩短下肢并维持适当的软组织张力的效果，因此，给医生更多的选择可获得双下肢等长和髋关节的稳定。

头－颈比率

股骨颈与骨或髋臼假体边缘的撞击可导致关节不稳，缩小假体股骨颈的直径可降低撞击的发生率，由此使头-颈比率最大化。使用大头也可达此目标。

颈长

随着股骨假体尺寸增加而使股骨颈长度逐渐增加可避免应用带裙边的股骨颈，从而降低发生撞击的可能性（图 19-2）。

适应证和禁忌证

非骨水泥楔形柄可用于各种髓腔形态的股骨，相对禁忌证包括股骨近端骨缺损（Paprosky Ⅱ型及以上）的股骨翻修、进行过放疗的股骨、烟筒样髓腔及伴随活动性感染。

术前计划

术前计划对手术获得成功很重要。非骨水泥

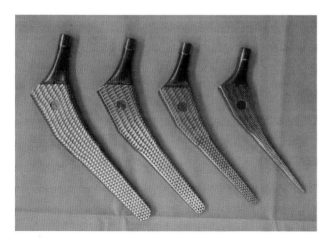

■ 图 19-2　不同尺寸的髓腔锉，颈长各异

股骨固定的目标包括获得牢固的初始稳定，允许早期负重，恢复股骨旋转中心，重建合适的偏心距以使臀中肌和臀小肌保持好的张力，并使下肢恢复精确长度的能力达到最大。利用术前 X 线或数字影像技术进行模板测量，使医生正确评估股骨颈切除长度、假体大小和偏心距大小。另外，根据股骨髓腔形态评估是否适合非骨水泥假体。例如标准的近端固定型锥形假体可能不适合髋臼发育不良继发干骺端及骨干髓腔变小的患者。另外，此类患者股骨前倾较大，利用标准的近端固定型锥形假体，因其近端较宽，可能难以矫正前倾。

模板可指导选择合适大小的假体、假体如何放置及合适的偏心距。模板测量的准确性受 X 线技术的影响（包括放大比例和股骨旋转），不应将此作为选择假体大小、假体放置及偏心距的唯一标准，完全依赖模板的测量可能导致初始的稳定性差，术中发生骨折、下肢长度不等或早期松动。

手术技术

根据个人习惯选择股骨显露方式。近端固定型锥形假体可通过各种成熟入路植入。显露股骨颈，正确放置拉钩，充分显露大、小转子以及转子间线并保护软组织。可通过多种方法确定股骨颈的截骨位置。最简单的方法是确定转子间线和大转子，截骨线从股骨颈与大转子连接处延伸至小转子近侧。截骨量可根据术前模板测量，因为假体类型不同，术中柄的模板可帮助正确截骨，股骨颈截骨可被适当调节以允许股骨柄座入更深。先处理髋臼还是先处理股骨髓腔依照医师的习惯而定。

前外侧入路显露股骨近端需要外旋、内收下肢，而后外侧入路则需要内旋、内收下肢。为精确准备股骨髓腔，应正确放置牵开器，可使器械对软组织的损伤降至最低。如牵开器放置合适，腿的位置亦适当，但股骨显露仍不充分，则需适当劈开臀大肌或使皮肤切口向近端延伸。显露全部的股骨近端皮质缘以便在假体置入时评估内外翻程度、股骨轴线及假体的旋转稳定性。如发生骨折，也可早期检出。初次髓腔锉是用来开髓的。为了防止假体呈内翻位置入，自外侧拔出髓腔锉很重要。减少髓腔锉的次数可最大程度地减少潜在的臀中肌和臀小肌损伤。对股骨髓腔扩髓时向外侧保持适当的力，避免假体呈内翻位置入。医生必须仔细评估患者骨的质量，避免术中发生骨折或压配不良。压配充分与否主要依靠视觉评估，例如充分打击也不能进一步扩髓，或判断击打后是否出现实音。髓腔锉要完全接触内外侧皮质（图 19-3）。如果髓腔锉低于股骨截骨处，医生要重新评估截骨的正确性，如果股骨颈截骨太少，可以加大截骨量，如果认为截骨良好，则应选择更大号的髋臼锉。髋臼锉作为试膜，复位后检查其稳定性、是否有撞击、下肢长度、偏心距等。植入相同型号的假体将达到同样良好的效果。

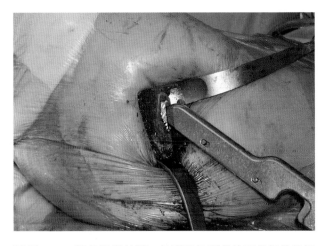

图 19-3　股骨显露扩髓。显露股骨颈截骨面并保护软组织。置入髓腔锉，其内侧完全接触皮质骨，击打时声音变实，髓腔锉不再深入

围术期管理

非骨水泥近端匹配型股骨假体允许早期完全负重。假体的设计允许假体少量下沉直达稳定的位置，此处允许骨长入或骨修复。下沉达到一个稳定的位置并阻止微动使骨修复或骨长入是该假体的明显优点。

并发症

此类假体的并发症继发于初期稳定需更紧的压配而发生的术中骨折。此类骨折多发生于股骨矩，常需环形钢缆。术后过程通常不会受此并发症的影响。感染、脱位、双下肢不等长、假体松动等其他并发症与其他类型假体无区别，长期临床研究显示大腿痛或近端应力遮挡等并发症罕见。

（刘丙立　译　李子荣　校）

推荐阅读

Purtill JJ, Rothman RH, Hozack WJ, Sharkey PF: Total hip arthroplasty using two different cementless tapered stems. Clin Orthop Relat Res 393:121-127, 2001.

Sakalkale DP, Eng K, Hozack WJ, et al: Minimum 10-year results of a tapered cementless hip replacement. Clin Orthop Relat Res 362:138-144, 1999.

Sharkey PF, Albert TA, Hume EL, Rothman RH: Initial stability of a collarless wedge-shaped prosthesis in the femoral canal. Semin Arthroplasty 1:87-90, 1990.

参考文献

1. Teloken MA, Bissett G, Hozack WJ, et al: Ten to fifteen-year follow-up after total hip arthroplasty with a tapered cobalt-chromium femoral component (tri-lock) inserted without cement. J Bone Joint Surg Am 84:2140-2144, 2002.

2. Parvizi J, Keisu KS, Hozack WJ, et al: Primary total hip arthroplasty with an uncemented femoral component: A long-term study of the Taperloc stem. J Arthroplasty 19:151-156, 2004.

第**20**章

非骨水泥锥形柄的开口及扩髓技术

William N. Capello

非骨水泥锥形柄有两种主要类型，一类为需要两步准备的柄，一类为仅需一次扩髓的柄。本章重点介绍需要两步准备的非骨水泥假体柄。此类柄有以下几点优势：近端负重，将剪切力转化为压力而使应力遮挡降至最低。而且，如术中插入假体时发生骨折，该骨折几乎都发生在残存的股骨颈处，术中容易发现。与此相反，充填和匹配更远端的柱状柄假体，裂开型骨折发生在远端，手术医师根本看不到，直到术后拍片才能发现。

假体设计

本章介绍的假体，柄的锥形是在轴线对称处，近端有两个楔形，分别为前后及内外两面（图20-1），它几乎达到近端完全匹配，确保旋转稳定。这些直柄假体需要电动工具处理骨质以便近端匹配填充及良好。用锥形锉处理股骨近端以确保锥形柄适合于截骨面及近侧股骨干。扩髓器不是用于切除骨质而是压实界面松质骨，造成一个比假体稍小的空间，从而使近端负重，将剪切力转化为压力而使应力遮挡降全最低。

术前计划

术前计划可帮助手术医生按程序准备。术前X线片应包括大部分股骨干的髋关节正、侧位片。笔者更喜欢Lowenstein侧位片。投照体位为屈膝、外展、外旋髋关节，将膝和踝平放在摄像板上，X线以小转子为中心垂直投照股骨近段。此法的优

点是可重复性高，可清楚地显示股骨干向前的弧度，但对股骨颈前后倾的判断帮助不大。术前计

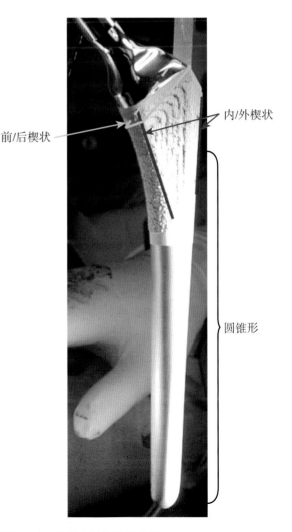

前/后楔状

内/外楔状

圆锥形

■ 图 20-1　非骨水泥锥形股骨柄

划非常重要，可以评估假体大小型号，计算下肢长度及偏心距的重建，评估股骨颈的截骨平面。此种假体适合于各种关节炎患者，包括骨性关节炎、股骨头坏死、类风湿性关节炎等。不适合此类假体的有股骨近段扭转的患者，如髋关节发育不良而继发股骨颈过度前倾，或股骨近段做过截骨手术。此类患者的股骨干骺端与股骨干尺寸不匹配，可能会使假体型号选择过大而使股骨颈过长和下肢过长，幸运的是此类患者的数量较少，而且可以选用骨水泥型假体。

手术技术

置入此类假体时髋关节前后入路均可采用，包括最近流行的小切口入路。采用两个小切口的结果并不很理想。笔者喜欢一个小切口且用后侧入路。具体如下：在准备股骨髓腔前股骨颈截骨平面时一定要清楚显示，使假体内外翻及选择型号较小等情况的发生率降至最低。股骨颈截骨后自转子间窝钻孔，要确保自外侧开始并直通向髓腔，用盒子凿将股骨髓腔开口处的残余骨质清除。将髓腔锉自外缘开始对避免假体内翻位放置比较有利。这一点对股骨颈本身存在内翻的患者尤为重要。

锥形锉是第一步。初次髓腔锉要比模板测量的至少小两号。锉至最大号时要有与骨皮质相接触的感觉。术者应检查髓腔锉的近侧部分而不是远侧部分来判断其与皮质的接触情况。这一点可以根据髓腔锉上残留的骨质判断（图 20-2、20-3）。若根据髓腔锉远端的骨质判断可能会使假体选择的型号小，尤其是对皮质厚髓腔小的患者更易发生。少数情况下可能需要三步处理，用柱状髓腔锉处理髓腔远端从而使锥形锉更易进入。要强调的是一定要在股骨干近侧和干骺端远侧造成一个锥形空间。髓腔锉锉至骨皮质后可以放置铰刀。第一次髓腔锉要比模板测量的至少要小两号，铰刀则从最后一号开始。如果铰刀与最后髓腔锉型号一致能填满近端髓腔，则髓腔准备结束。如果仍然残留松质骨，铰刀周围有 1 ~ 2mm 厚的松质骨时，术者要考虑用加大一号的髓腔锉，同样，铰刀也要加大一号。准备完毕后要检查髓腔，主要检查内、后、外侧松质骨的打压情况（图 20-4）。前侧会暴露皮质骨并主要反应股骨在近端

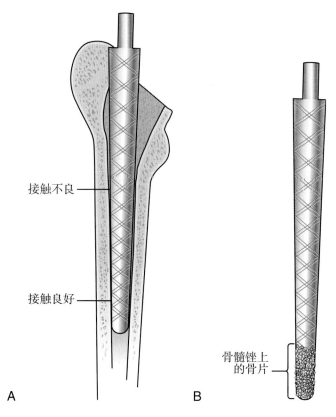

接触不良

接触良好

骨髓锉上
的骨片

■ 图 20-2 第一次髓腔锉要比模板测量的至少要小两号。**A 和 B**，用最后一次髓腔锉时应该能够感觉到接触皮质，最后一次髓腔锉不仅应该接触远端皮质，而且要接触近段皮质，髓腔锉齿部的松质骨有助于判断其接触情况

的后弓情况，置入铰刀之后可以用股骨颈平锉磨平股骨距部分（图 20-5）。

分两步准备髓腔时，锥形髓腔锉有时会在股骨颈后缘磨出一个切迹（图 20-6），事实上切迹最深处将是股骨颈切除的最佳位置。将髓腔锉置入与切迹平齐的深度，用股骨距平锉将股骨颈截骨处磨平，这样会保证髓腔锉的弧度与股骨颈及股骨内侧的弧度一致，然后用髓腔锉作为试模，放置假体颈及假体头试行复位，此时可以根据术前计划调整下肢长度及偏心距。

一旦术者感觉髓腔锉填充合适，试复位良好，则取出髓腔锉冲洗髓腔（图 20-5）。术者要注意近侧外缘部，软组织容易被扩髓器带入髓腔，可以用镊子将其夹出。轻轻敲击置入假体，力量过大会导致股骨矩骨折，如果术者能够置入假体边缘距截骨处 1 ~ 2mm 且假体不再下沉，则可以接受此位置为最后位置，在此位置保留获得的下肢长度，如需要则可更换股骨头假体。继续击打是错

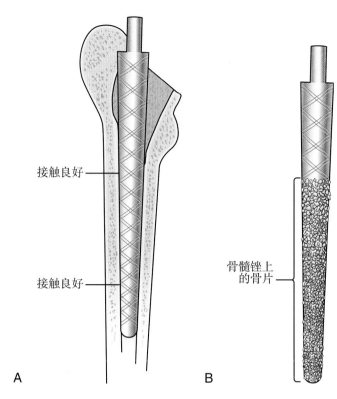

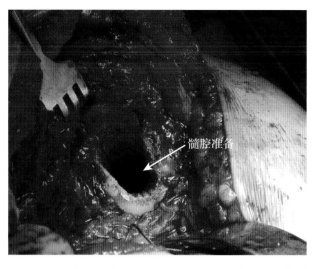

■ 图 20-4　完成扩髓后，主要检查股骨近端内、后、外侧松质骨的加压情况，前侧会暴露皮质骨并主要反应股骨在近端的后弓情况

■ 图 20-3　远端接触容易使假体大小不适合，根据髓腔锉远端的骨质来判断可能会使假体选择小型号，尤其是对于皮质厚髓腔小的患者更易发生

误的选择，否则将增加骨折的风险。如果发生骨折，则要取出假体，以捆绑带或钢丝在小转附近捆绑，然后再次置入假体。

术后管理

　　安放位置好的锥形双楔面设计的假体，即刻负重是可能的。患者可在步行器辅助下行走。[1]进而更换为拐杖，然后是手杖。若患者感觉能够承受，可在术后 7 ～ 10 天鼓励其用手杖辅助行走。术后 6 周内患者适度活动，并进行功能锻炼。对髋部不需要特殊的处理，但应避免坐矮凳及屈曲、旋转患髋的动作。

　　术后 6 ～ 8 周伤口完全愈合，可开展持续的抗阻力锻炼。锻炼方式包括仰卧位直腿抬高、侧卧位屈髋肌肉及外展肌练习，并可在踝部放重物对抗。笔者发现如果过早开始这些训练，许多患者抱怨腹股沟疼痛，因此术后 6 周之内不推荐仰卧位的直腿抬高练习。

　　一旦患者肌力恢复且无跛行，可以恢复一些

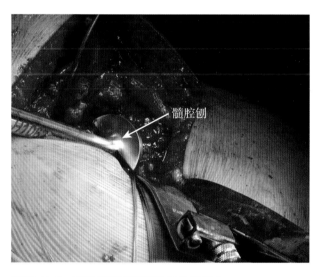

■ 图 20-5　用股骨颈平锉磨平股骨距部分

运动。但笔者不建议参加对髋关节冲击较强的活动，如跑步、排球和篮球。可以参加双打网球或偶尔的半场篮球。鼓励患者骑自行车、游泳、休闲走、徒步旅行，以及参与高尔夫球、保龄球。打猎和钓鱼也是允许的。

　　可采用皮下缝合针或皮肤粘合剂关闭伤口，从而避免了拆线。第一次随访一般是在术后 6 ～ 8 周，如无明显不适，半年后第二次随访，一年后第三次随访。下一次随访时间在术后 3 年或上一次随访后 2 年，且每 3 年一次。

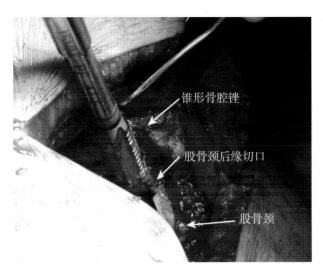

锥形骨腔锉

股骨颈后缘切口

股骨颈

■ 图 20-6　锥形髓腔锉有时会在股骨颈后缘磨出一个切迹

小结

　　骨水泥型全髋关节置换术导致假体松动及骨丢失。为了解决此问题，开始尝试非骨水泥型假体。锥形设计允许压力自假体转移至股骨近段向远端的模式。

　　非骨水泥型锥形柄对常规的关节置值得信赖[1-3]，通过适合股骨干骺端的楔形及锥形设计达到固定效果，也达到了三点固定的效果，通过成功的近端生物型固定，避免了远端固定型假体发生的因应力遮挡造成的骨丢失现象。手术成功依赖于股骨与假体之间的骨整合，使压力逐步自近侧传向远端。假体可继续稍下沉，直到获得新的稳定位置，在此位置维持近端负荷分布。

　　锥形假体柄为髓腔狭窄的患者提供了一种非骨水泥的选择，且无术中骨折及大腿痛的风险。

　　与骨水泥型假体相比，非骨水泥型假体股骨近段发生骨折的概率要高。一项研究发现非骨水泥型假体股骨颈骨折发生率为 6.4%，而水泥型仅为 0.9%[4]。主要原因是假体与髓腔大小不匹配、不正确的插入方法、女性和前外侧入路。

　　非骨水泥型假体发生大腿痛的原因仍不清楚，报道的发生率自 0.5% 到 40% 不等[5]。提示有以下几个因素：假体柄不稳，继发于与假体设计相关的多种因素，例如假体尺寸、材料、设计、涂层孔的数量、宿主骨的质量。原因可能是多因素的。多年来随着假体设计不断改进，已改变了这些担忧。大腿痛发生率降低可能与良好的初始稳定性及良好的骨长入有关。

　　尽管许多报道显示非骨水泥型假体全髋置换无菌性松动发生率低，骨长入良好，但非骨水泥型假体的其他并发症开始被关注，包括大腿痛、骨溶解、应力遮挡。这些报道见于短期的随访报告中[6]。一项关于等离子喷涂的非骨水泥假体至少随访 10 年的报道显示，通过临床、X 线、大腿痛、应力遮挡、远端骨溶解和无菌性翻修等指标的研究，2.5% 的假体因无菌性松动翻修，平均翻修时间为 9.73 年（3.65 ～ 13.48 年），32.4% 发生骨溶解，远端骨溶解发生率仅为 1.7%。96.6% 没有或仅有轻微的大腿痛[2]。

　　锥形设计允许应力自假体传导至股骨并自股骨近端传向远端。大腿痛发生率低可能归因于良好的初始固定及随后发生的骨长入。如果在置入假体时发生骨折，骨折则通常发生在股骨矩处，该处容易被术者发现。也许最强烈的支持继续使用锥形柄的原因是无菌性松动的低发生率。

（刘丙立 译　李子荣 校）

推荐阅读

Akhavan S, Goldberg VM: Clinical outcome of a fibermetal taper stem: Minimum 5-year followup. Clin Orthop Relat Res 465:106-111, 2007.

Bourne R, Rorabeck C: A critical look at cementless stems: Taper designs and when to use alternatives. Clin Orthop Relat Res 355:212-223, 1998.

Brown TE, Larson B, Shen F, Moskal JT: Thigh pain after cementless total hip arthroplasty: Evaluation and management. J Am Acad Orthop Surg 10:385-392, 2002.

Hellman EJ, Capello WN, Feinberg JR: Omnifit cementless total hip arthroplasty: A 10-year average follow-up. Clin Orthop Relat Res 364:164, 1999.

Mallory TH, Lombardi AV, Leith JR, et al: Minimal 10-year results of a tapered cementless femoral component in total hip arthroplasty. J Arthroplasty 16(8 Suppl 1):49, 2001.

Sakalkale DP, Eng K, et al: Minimum 10-year results of a tapered cementless hip replacement. Clin Orthop Relat Res 362:138-144, 1999.

第 21 章

全涂层非骨水泥股骨假体

Bill K. Huang, James P. McAuley

要点提示

- 术前高质量的影像学资料和模板测量是极其重要的，它可为术者提供下述信息：下肢长度的矫正计划、股骨颈截骨平面，并可根据骨干直径及干骺端三角形态尺寸预计假体的大小。

- 适当设置导向开口很重要，经典位置最好在梨状肌窝稍前方。需扩大开口以防其影响髓腔锉的方向，髓腔锉的方向要根据股骨骨干的方向而定，而不能仅根据股骨近端结构的形态（如大转子或股骨颈）。

- 扩髓到最后时髓腔锉与骨皮质至少应该有 5cm 的皮质接触——"骨干抓持。"这可以根据插入与假体直径相同的髓腔锉估计，也可测量导向孔髓腔锉近端外露多少来判断。

- 插入髓腔锉时可以轻轻敲击以使髓腔锉进入更深，同样的击打髓腔锉在最后 2cm 要比开始击打时移动少，假体置入时一般要击打 50～80 次，骨质良好时击打次数可以多一些。术者在击打假体时，如果同样的击打力量突然进入较多，一定要注意检查。

- 假体置入时可以发生干骺端或骨干远端骨折。对于非移位骨折可以嘱患者保护性负重，近端移位的骨折可以用环形钢丝捆绑治疗。尽管远端骨折少见，也需要切开复位并用钢板或钢缆内固定。

用于全髋关节置换术的广泛涂层的多孔股骨假体已有近三十年的历史。此类假体的成功大都依赖于宿主骨与假体之间骨整合，利用骨长入的原理研制的生物型固定获得持续且优良的长期临床疗效[2]。

多孔涂层假体提供良好的骨长入基质。当多孔表面与宿主骨紧密接触时，骨会长入多孔支架并与假体表面相互交错，从而提供持久稳定的固定[3]。从理论上讲，全涂层假体提供最大的骨沉积面积，尤其在皮质骨。与部分或近端多孔涂层的假体相比，它可提供更好的骨长入机会。

非骨水泥股骨假体的发展要追溯到 20 世纪 60 年代在欧洲出现的巨孔表面假体[4]，这类假体作为 Charnley 假体的替代品出现。1977 年为了某些选择性的关节置换，Charles Engh 和 Emmett Lunsford 两位医师率先设计了广泛涂层假体——解剖型髓内锁定（anatomic medullary locking，AML）系统（Depuy，华沙，IN）[5]。1983 年获得美国药品食品监督局（Food and Drug Adminastration ,FDA）批准，AML 成为常规关节置换的一项选择。最初的 AML 在其假体柄周围有环形的多孔涂层，覆盖非锥形柄表面的 4/5。在 20 世纪 90 年代多孔涂层占据整个假体表面。AML 假体至今已有 25 年，当前几乎所有的假体公司都有某些类型的全涂层非骨水泥假体供全髋关节置换使用。本章所讲的为我院应用 AML 假体系统的技术要点，包括 AML、Prodigy 和 Solution 髋部假体。

适应证与禁忌证

多孔涂层髋假体最初是为年轻、活动量大且需要髋关节置换术的人群设计的。多孔涂层髋假体成功的基本原理是股骨侧假体的初始机械稳定和宿主健康的骨质以供骨长入。广泛涂层假体已经在多种人群中取得了较大成功。10 年随访结果显示，在活跃且 < 50 岁的患者，及较活跃且年龄 > 65 岁的患者，假体存留率优、良率分别为 96% 和 98%。广泛涂层假体适用于需要关节置换的骨性关节炎、骨坏死、感染性关节炎、创伤性关节炎和股骨颈骨折等多种患者。

尽管本章重点不讨论髋关节翻修术，但广泛涂层假体在髋关节翻修术中的应用同样很重要。[8] 在需要翻修的髋关节，骨的质量较差，广泛涂层假体可以跨过近端骨缺损区而长久地固定于远端骨干。

涂层假体的唯一绝对禁忌证为活动性感染。也有一些相对禁忌证，如骨干骨缺损和 Dorr C 型髓腔，此时对于假体适当的抓持存在挑战。在代谢性骨病和因严重骨质疏松而继发骨量差的患者，也影响包括广泛涂层在内的非骨水泥假体的骨长入。

术前计划

术前计划的目标是为了帮助医师应对术中各种特殊情况，以便获得良好的效果。对于任何的关节置换术，术前模板测量都极其重要，对多孔涂层假体更为重要。非骨水泥性假体的置入要比水泥型假体更困难，因为此类假体要在无骨水泥条件下矫正异常骨结构[9]。模板测量可使术者更好地估计恢复髋关节的各种因素，如下肢长度、偏心距和旋转中心。术前要决定股骨颈截骨水平并选择在此平面匹配的股骨髓腔假体。

特殊标准的高质量 X 线片是模板测量必需的，骨盆正位及股骨近端真正侧位片是必需的。骨盆正位片应包括双侧髋臼及至少 8 英寸（20cm）的股骨近端。要将投照中心选择在耻骨联合稍下方。理想的体位和投照原理图见图 21-1A。将股骨内旋 20°可抵消股骨颈的前倾角而得到真正的股骨颈干角和真正的偏心距图像，从而有利于模板的测量（图 21-1B）。许多患者因关节僵硬而不能获得标准的投照体位，如果对侧没有疾病可用对侧作参考，或将患者放在俯卧位以旋转骨盆和受累的髋关节以使其达到标准的内旋投照位。股骨侧位的投照体位见图 21-2。侧位片应使髋、膝、踝全部接触 X 线检查台的体位投照。侧位片可评估股骨前后的尺寸、股骨干前弓及股骨头前倾程度。

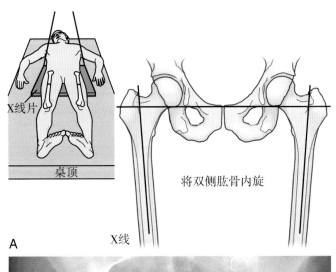

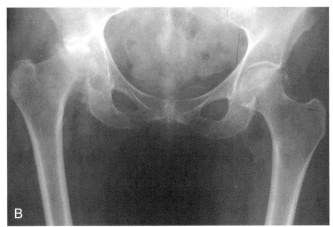

X线片 桌顶

将双侧肱骨内旋

X线

A

B

■ 图 21-1　**A**，标准骨盆正位片的患者体位。**B**，在后骨盆摄片上，将股骨稍内旋，使大转子的前侧和后侧作为一个整体而被摄片

模板测量首先要计算下肢长度的差异，可由正位骨盆平片计算得出。然后行髋臼模板，主要的目的是确定：①髋臼杯尺寸，②臼杯中心位置，③臼杯外展角，④臼杯和宿主骨之间的接触范围。一旦臼杯旋转中心确定，则可选择股骨颈截骨位置及假体柄的颈长。股骨颈截骨水平就是假体放置的水平，合适的颈长能恢复股骨与骨盆的正确空间关系，使股骨假体能充满髓腔的近端及远端。如图 21-3 显示。股骨颈截骨水平和假体颈长影响假体置入股骨深度、下肢长度及股骨偏心距的恢复。股骨模板测量沿股骨干方向上下调整，直到可能的股骨头中心与髋臼假体的旋转中心重叠（图 21-4）。如果必须调整下肢长度，则可能的股骨头中心与髋臼假体中心的距离应该与期望调整的下肢长度一致。

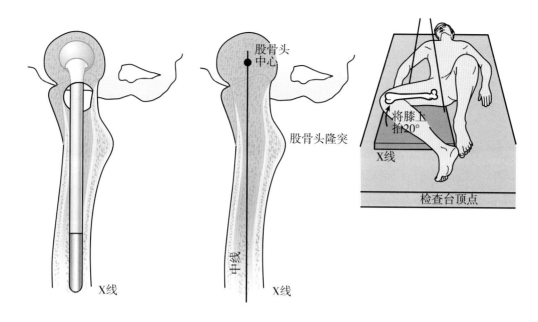

■ 图 21-2　标准侧位像体位。髋、膝、踝贴近 X 线检查台，与 X 线球管垂直

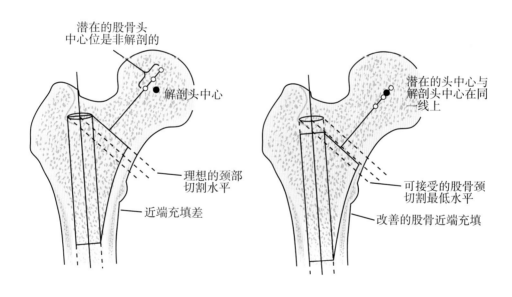

■ 图 21-3　通过控制股骨颈截骨水平可以控制假体头中心及近端髓腔的匹配情况，最终决定假体在髓腔内的位置

下一步是确定假体填充股骨髓腔的范围。将模板与股骨头中轴成一条直线，估计柄远端的直径。对于广泛涂层假体来说，骨干部分的匹配非常重要。用现代钻孔技术可获得股骨干匹配精细的假体。选择的假体直径通常比股骨峡部稍大，此将确保多孔涂层与内、外皮质内膜有至少 5cm 的接触，如图 21-5。应用不同尺寸的模板测量股骨干，允许确定钻的内径，此将确保与内膜骨的接触，并预测钻将切除的水平和距离。测量模板

近端干骺端的弧度与假体的弧度要一致，一定要从股骨颈截骨处至小转子处都有接触，合适的内、外侧填充取决于股骨近端截骨处的填充，股骨颈截骨水平同时关系到下肢长度的恢复。

最后一步为侧位片模板。目的是确定已选假体在矢状面上股骨颈截骨处也充分填充髓腔。侧位模板在合适的位置会在骨内膜与假体间有很好的三点接触。固定长柄时要选择有弧度的假体以防其从前侧穿透骨皮质。

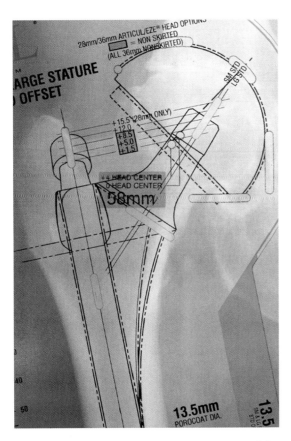

■ 图 21-4　股骨模板可升高或降低，调节颈长以确定股骨头中心位，恢复股骨偏心距和下肢长度

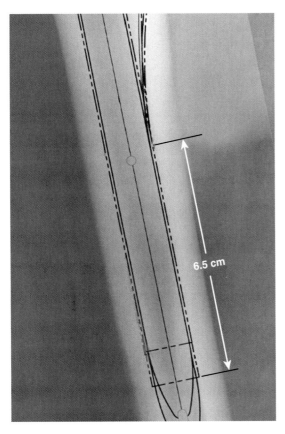

■ 图 21-5　模板要保证至少 5cm 的股骨干皮质接触区

手术技术

全涂层股骨假体可依据术者习惯通过多种手术入路置入，最常用的是后外侧或直接外侧入路。当患者采用侧卧位时，一定要保证骨盆的牢固固定，使髂嵴垂直于手术台并与躯干保持一致，此措施对髋臼假体的方向及下肢长度的判断非常重要。应能在无菌巾包裹后触摸到对侧膝，此有利于手术中下肢长度的判断。对侧下肢应屈髋 60°、屈膝 90°。屈膝 90° 体位可以通过股骨长度的评估来判断下肢长度，一定要注意在下肢长度无差异的情况下比较，如果纯侧位操作时骨盆出现倾斜会使术侧下肢变短。另一个估计下肢长度的方法是于髋臼上方髂嵴处做一标记，并于大转子处做一标记。并保证两标记点的距离来维持下肢长度。

股骨颈截骨后进行髋臼的准备，术前模板测量决定股骨颈的截骨水平。术中参考大转子、小转子或者股骨头的顶部进行截骨，通常股骨颈截骨的角度要垂直于前倾的股骨颈并与假体领平行。

股骨准备的目标是创建与假体匹配的骨内膜表面，尤其是在多孔涂层的柱状区。用一个硬的直髓腔钻将股骨近端骨干磨成管状。合适的开口位置及进入方向对于扩髓非常重要。通常情况下开口位置位于梨状肌窝稍前方，开口要比髓腔钻大些以防其影响髓腔扩髓。髓腔锉的方向要由股骨干控制而不受股骨颈及大转子等股骨近端结构的影响（图 21-6）。在处理开口处结构时可以用高速磨钻处理，例如处理大转子上方的骨质。对于避免位置不佳及扩髓尺寸不足等情况来说，扩髓钻的正确放置非常重要。

选用大号髓腔锉，直到髓腔锉与骨皮质接触，然后以 0.5mm 的大小增加髓腔锉的直径直到术者感觉到在股骨近侧 5 ～ 7cm 处有皮质阻碍。术前模板测量有助于决定扩髓的深度，髓腔钻上的标记与大转子或截骨处的内侧缘的关系有助于判断髓腔钻入的深度。若不能充分对峡部扩髓将影响假体置入，最终导致下肢要比术前模板测量的长。反之，过度扩髓可能导致股骨出现切迹。最后一个髓腔钻要比预期置入的假体直径小 0.5mm 以便使假体达到良好的骨干抓持。骨干抓持的量可根据插入相同直径的髓腔钻时露在开口外的长度来判断（图 12-7）。最后根据髓腔钻钻入长度。髓腔钻扩皮质的长度及患者骨皮质的厚度选择合适的

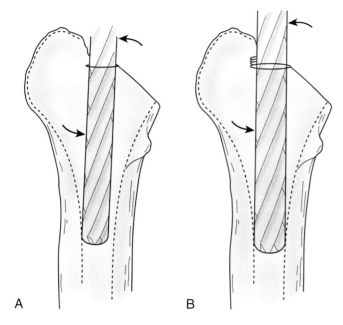

■ 图 21-6 扩髓锉的方向应与股骨干方向一致。**A**, 不合适的定位孔或大转子的阻挡均可导致股骨内翻位扩髓。**B**, 一定要处理近端的阻挡结构, 以保证提供通畅的扩髓锉通道

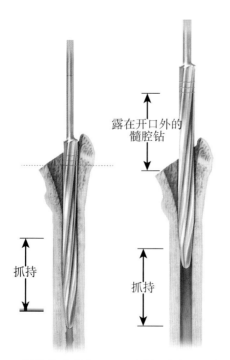

A 最终的髓腔锉　　B 预计的髓腔锉大小

■ 图 21-7 **A**, 最后一次髓腔锉直径要比实际置入的假体直径小 0.5cm。**B**, 骨干抓持的量可以根据插入相同直径的髓腔钻判断, 露在开口外髓腔钻的长度是为达到良好骨干抓持的长度

假体柄。

下一步是准备近端股骨以利于在近端安放三角形的假体。经典的做法是用强力型侧方髓腔锉在股骨扩髓后完成。强力侧方髓腔锉是去除近端干骺端骨, 做成三角形的近端股骨外形非常有效的工具。在以 AML 为基础的系统有为已定型的、远端圆柱状柄提供的几种规格的干骺端三角尺寸。扩髓从用小三号三角扩髓器开始。当最后尺寸完成时, 将扩髓器放置在欲放置的水平, 并试行复位。最终选择的适当干骺端三角形尺寸是由患者骨解剖及能符合术前 X 线片预测来确定。大号干骺端柄提供较大的偏心距及抗旋能力, 如需改善偏心距需用大号干骺端板。如患者的干骺端较细, 则用高速磨钻仔细地除去干骺端部分皮质骨, 但此举可带来近端骨折的危险。

最后一次髓腔锉可用来试复位。试复位的目的是评估髋的稳定性及下肢长度。广泛涂层假体 (如 AML 系统) 的优点是假体在髓腔内能够升高或降低以确保下肢长度的一致。如果术侧下肢比对侧下肢长, 则股骨侧可以磨得更深一些, 在保证固定稳定的前提下使假体向远端进一步加深。

先用手插入假体, 直到假体与骨皮质咬合接触。髓腔外涂层暴露的距离就是股骨髓腔皮质与假体咬合的长度 (图 21-8)。插入时, 每敲击一次假体都应使其向远端深入一段。在最后 2cm, 每敲击一次假体深入的距离较前明显减少。一般情况下敲击次数为 50 ~ 80 次。在骨质良好的患者敲击的次数可以更多。在插入期间, 用同样的力量敲击时如果假体进入较多, 则术者一定要注意, 一般都是因为骨干抓持力下降而导致发生股骨骨折。

术后管理

术后管理方案要根据术中假体匹配情况及患者骨质来制订。如患者骨质好则假体会获得好的骨抓持。如果置入假体时与皮质骨紧密接触, 术后影像显示假体的位置及大小合适则术后患者可以完全负重。如果假体置入过于容易, 或术后 X 线显示假体型号小、假体呈内翻位或有骨折发生则要保护性部分负重。

并发症

　　骨水泥型和非骨水泥性关节置换有共同的并发症，包括关节不稳和软组织问题。与广泛涂层假体更相关的并发症包括术中股骨骨折、骨长入失败、股骨应力遮挡和大腿痛。

　　广泛涂层假体引起的骨折可以是在近端或远端，移位或非移位。在术中置入假体时如发生"跳跃"，则要怀疑是否有骨折发生，术后 X 线更易发现骨折（图 21-9A）。Schwartz 等报道插入

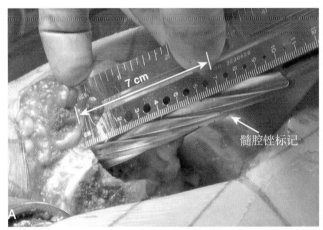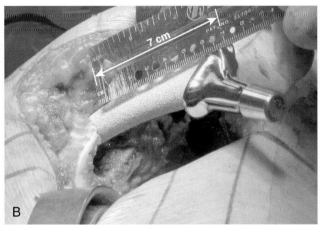

■ **图 21-8**　**A**，术中用相同直径的髓腔锉评估骨干抓持的长度。**B**，髓腔外暴露的距离就是股骨髓腔皮质与假体紧密接触的长度

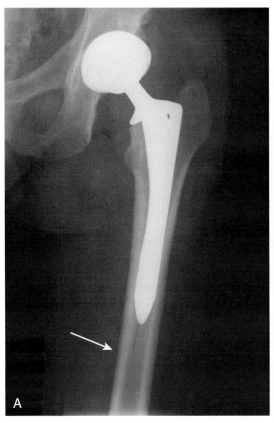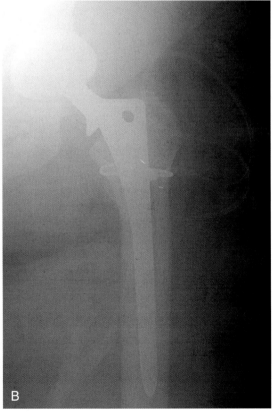

■ **图 21-9**　**A**，无移位的股骨远端骨折（↑），保护性负重处理并最终骨折愈合。**B**，股骨矩处发生骨折，给予钢丝捆绑

AML 系统假体骨折的发生率为 3%[10]。远端非移位骨折更常见。无移位的远端骨折不需要额外的处理，此类患者要行保护性负重（25% 体重）。如存在移位的远端骨干骨折则需要行切开复位内固定术以保持其稳定性，固定材料可以选用钢缆或钢板。

近端股骨骨折通常发生在假体的三角形外形部分与股骨干骺端不匹配时。危险因素包括身材小、女性、股骨颈截骨面太低、股骨内翻。如果髓腔锉不能置入适当，应用侧方髓腔锉或钻头去除多余的干骺端骨质，此措施将降低近端骨折的风险。无移位的骨折可行保护性负重治疗，移位的骨折则要行环形捆扎（图 12-9B）。

很少发生 AML 系统骨长入失败的情况，随访至少 15 年的结果发现松动率为 3.4%[2]。股骨假体型号小最可能导致骨长入失败，避免不适当的开口位置或在扩髓时不适当的股骨近端撞击，可能会预防假体型号选择过小。

广泛涂层假体置入后导致股骨近端应力改变，继而导致的股骨近端骨密度变化的发生率约为 25%[11]。应力遮挡的临床结局还不清楚。应力遮挡是应力模式的改变、内固定物设计及股骨骨质量等多因素相互作用的结果[12]。假体置入后患者初始的骨量对骨的重建有明显影响，术前有骨质疏松的患者术后更易发生应力相关性改变，到目前为止尚无应力遮挡与翻修率、骨溶解、大腿痛和患者满意度相关性的报道[13]。至今为止，尚无对有严重应力遮挡但功能良好、固定良好患者的治疗方案，最好的办法是继续观察。

大腿痛和广泛涂层假体的相关性尚未确定。McAuley 等报道活动受限的大腿痛的发生率为 2.9%，尚未发现临床和影像的易患变量[14]。也未见大腿痛与假体型号的相关性报道。大腿痛也可在近端涂层假体发生[15]。尚无关于大腿痛的自然进展的完整数据。到目前为止，导致大腿痛最常见的原因为骨整合失效[16]。

小结

广泛涂层股骨假体是非骨水泥型全髋关节置换股骨侧固定的金标准。此类假体具有长期极好的临床效果，手术技术易重复，可用于各种需做关节置换术的患者。

（刘丙立 译 李子荣 校）

参考文献

1. Engh CA, Bobyn JD, Glassman AH: Porous-coated hip replacement: The factors governing bone ingrowth, stress shielding, and clinical results. J Bone Joint Surg Br 69:45-55, 1987.
2. Engh CA Jr, Claus AM, Hopper RH Jr, et al: Long-term results using the anatomic medullary locking hip prosthesis. Clin Orthop Relat Res 393:137-146, 2001.
3. Bobyn JD, Engh CA, Glassman AH: Histologic analysis of a retrieved microporous-coated femoral prosthesis: A seven-year case report. Clin Orthop Relat Res 224:303-310, 1987.
4. Lord GA, Hardy JR, Kummer FJ: An uncemented total hip replacement: Experimental study and review of 300 madreporique arthroplasties. Clin Orthop Relat Res 111:2-16, 1979.
5. Engh CA, Hopper RH Jr: The odyssey of porous-coated fixation. J Arthroplasty 17:102-107, 2002.
6. Engh CA, Hopper RH Jr: Porous-coated total hip arthroplasty in the young. Orthopedics 21:953-956, 1998.
7. McAuley JP, Moore KD, Culpepper WJ 2nd, et al: Total hip arthroplasty with porous-coated prostheses fixed without cement in patients who are sixty-five years of age or older. J Bone Joint Surg Am 80:1648-1655, 1998.
8. Paprosky WG, Greidanus NV, Antoniou J: Minimum 10-year-results of extensively porous-coated stems in revision hip arthroplasty. Clin Orthop Relat Res 369:230-242, 1999.
9. Cadambi AE, Engh CA: Cementless total hip arthroplasty system, In Sledge C (ed): Master Techniques in Orthopaedic Surgery: The Hip. New York, Raven Press, 1996.
10. Schwartz JT Jr, Mayer JG, Engh CA: Femoral fracture during noncemented total hip arthroplasty. J Bone Joint Surg Am 71:1135-1142, 1989.
11. McAuley JP, Sychterz CJ, Engh CA Sr: Influence of porous coating level on proximal femoral remodeling: A postmortem analysis. Clin Orthop Relat Res 371:146-153, 2000.
12. Engh CA, McGovern TF, Bobyn JD, et al: A quantitative evaluation of periprosthetic bone-remodeling after cementless total hip arthroplasty. J Bone Joint Surg Am 74:1009-1020, 1992.
13. Bugbee WD, Culpepper WJ 2nd, Engh CA Jr, et al: Long-term clinical consequences of stress-shielding after total hip arthroplasty without cement. J Bone Joint Surg Am 79:1007-1012, 1997.
14. McAuley JP, Culpepper WJ, Engh CA: Total hip arthroplasty: Concerns with extensively porous coated femoral components. Clin Orthop Relat Res 355:182-188, 1998.
15. Berry DM, BF Cabanela ME: Uncemented femoral components. In Morrey B (ed): Joint Replacement Arthroplasty. Philadelphia, Churchill Livingstone, 2003.
16. Campbell AC, Rorabeck CH, Bourne RB, et al: Thigh pain after cementless hip arthroplasty: Annoyance or ill omen. J Bone Joint Surg Br 74:63-66, 1992.

第**22**章

非骨水泥组配柄

Kirby Hitt

　　全髋关节置换术中非骨水泥股骨假体的进展已显出令人振奋的结果。早期的一些设计导致了不可接受的无菌性松动率，因此现在把重点放在通过优化股骨假体匹配和充满度来提高初始稳定性。解剖柄、直柄甚至定制柄都得到改进以期提高稳定性。非骨水泥柄的发展产生了组配式设计理念，不仅通过改善匹配和充满度来增加初始稳定性，而且解决了高度变化的股骨几何形态，这是单体柄不能解决的。

　　组配化在骨科移植物的设计中已不是一个新概念，它在全髋关节置换术中已应用了多年，包括髋臼假体和股骨假体。基本前提是这些装置中的组配化连接允许手术医生定制假体的外形以更好地与患者的需求和解剖相匹配。

　　二十多年来，组配化在髋臼杯设计上已获成功，它可对髋臼内衬选择承重的类型 [例如，金属对金属、金属对聚乙烯、陶瓷对聚乙烯、陶瓷对陶瓷、偏心型（偏心内衬），甚至外形（帽盖、边缘加高、限制型内衬）]，为手术医生在术前和术中提供了选择空间，以满足患者个体化匹配的需要。组配化也为翻修术中衬垫的翻修提供了选择。这些可选择性地解决假体的关键需要，在恢复功能、减轻疼痛、避免脱位和增加活动范围等方面至关重要。

　　在股骨柄，组配化使股骨头可以定制。现代设备充分展现了组配化理念，通过一些新方法解决了很多问题，包括前倾角、颈干角、下肢长度、侧方偏心距、近端和远端尺寸的控制，甚至形状多样性和表面涂层。Bargar 和他的同事们[1] 倡导计算机辅助设计、定制非骨水泥型股骨假体，几乎不需要术中股骨柄模具的使用灵活性。

　　全髋关节置换术中股骨组配柄有多种类型，其中两种完全不同的类型使用最广泛，即中段组配柄和近端组配柄。中段组配柄的代表包括 ZMR 髋 关 节 柄（Zimmer，Warsaw，IN）、Mallory-Head 假体（Biomet，Warsaw，IN）、重建组配柄（Stryker，Kalamazoo，MI） 以 及 Link MP 假体（Link Orthopedics，Pine Brook，NJ）。近端型组配设计包括 S-ROM 假体（DePuy，Warsaw，IN）和 ProFemur 假 体（Wright Medical Technology，Arlington，TN）。

　　在初次全髋关节置换术中，假体长期存留和良好性能的先决条件已被验证。假体必须获得初始固定和长期的稳定，它也必须重建髋关节力学。每一例患者都遗传了不同的股骨解剖结构，在术中表现为不同的结构异常，组配柄允许手术医生定制假体以满足这些需求并最终达到预期目标。

　　广泛涂层柄在初次髋关节置换术中已显示令人振奋的结果，但大多数初次非骨水泥假体置换着重于近端的匹配和有长期稳定作用的骨长入。近端匹配与适当的远端匹配结合来控制微动，便于假体初始稳定及骨长入的重要性，这已被Whiteside 和 Easley 证实[2]。组配柄允许手术医生最大限度地使用近端和远端匹配的假体。

　　在许多病例，对术前影像资料评估使组配柄更好地解决天然解剖问题。此外，当初次使用传统股骨柄不能满足股骨扩髓需要时，组配柄也是有价值的候选。中段组配柄可解决股骨髓腔近远端不匹配。这些操作的成功依赖手术医生确保假体和宿主骨紧密契合以获得结构上的支撑。中段组配柄和近端组配柄也可解决某些生物力学问题，包括颈长度或偏心异常，以及颈干角、股骨前倾角和下肢长度等。人工股骨头的"裙边"设计会增加锥形柄接触面的压力，导致髋臼组件撞击，造成磨损、不稳定和活动角度减小。随着组配柄的应用，人工股骨头的"裙边"设计已几乎被淘汰。而且，组配柄提供了可负载股骨近端和远端的结构，以及由此联合改良的广泛多孔涂层和锥形柄形态。载荷传递到股骨，可以帮助保持骨质获得更多的生理应力。

组配系统也利于股骨髓腔准备得更加精确、精密、可靠。组配柄配套的仪器装置使手术医生能够不依赖股骨近端来制备股骨远端，尤其有助于器械插入时顺利通过股骨前弓，而不干扰相对于远端弓的近端前倾角。这个区域对前倾角固定的单体柄很有挑战性。此外，通过调整近端组件，组配柄可以应对股骨 - 髋臼联合前倾角异常。

初次髋关节置换时，用股骨矫形截骨术处理股骨近端畸形，组配假体提供了坚固的基座以获得髓腔内稳定，进而建造出固定良好的假体柄，以满足髋关节力学，而这是单体柄不能达到的。

组配柄的设计为手术医生通过更小切口和多种入路准备股骨侧提供了可能，不必像传统全髋关节置换术那样破坏自然解剖。例如，近端组配柄的颈在股骨假体植入髓腔后即可安装，减少了切除过量骨和软组织的需要。然而，手术医生要认识到有关这些技术、组配假体和仪器装置使用的学习曲线。手术医生对于技术的改良，柄或入路的选择应该特别小心，尽可能不调整任何可控变量。

组配柄的设计也增加了手术医生取出和改变假体组件位置的能力。在柄翻修时取出近端组件，不管是在股骨远端还是在髋臼组件（例如，伴随衬垫置换），锻炼了手术医生对于植入组件的空间想象能力。单独除去假体近端体部或颈部，即通过简单的组配化组件的置换来达到既定目标，减少了整个股骨侧翻修的需要。

组配连接不是没有缺陷，或者说相对薄弱点。在很多实例中柄在锥形连接处损坏，尽管新近的设计已减少了一些担忧。制造技术的进步使我们将材料的性能发挥到极限，并确保植入理念带来

的真正好处得以保留。然而，手术医生必须研究锥形连接的设计和置入。因为相同情况下，锥形结构在中段组配柄系统比在近端组配柄易遭受多种应力。因此，锥形结构必须获得高质量的宿主骨质支撑。

股骨组配柄有多种设计类型，手术医生应该熟悉它们各自的特点、优点和应用。手术医生也应该知道这些设计的局限性，以及可能对治疗患者的影响。组配系统复制非常小的股骨解剖，以获得与传统单体柄相当的强度的能力有限。组配系统也增加了选择数量，使术前模板对有效假体选择极其重要。

组配设计对翻修方案和初次安放非常有帮助，包括前倾角控制、腿长度、偏心距、近远端不匹配和颈干角内 / 外翻等。在很多情况下，普通单体柄或特制的翻修单体柄就足够了。但是，在单体柄不能满足患者需求时，应该考虑组配系统。只有恢复了合适的腿长度和偏心距，才能获得生物力学稳定可靠的髋关节。没有哪种植入设计或系统适合所有的患者，因此手术医生的当务之急是掌握各种组件设计的常识，包括它们的优势和弱点，以便获得最优的结果。设计良好的组配系统已解决了当下备受关注的性别和种族因素导致的股骨偏心距、前倾和股骨解剖差异。

组配柄的优势显而易见。对于初次和翻修的全髋关节置换术来说，组配设计已找到它在骨科舞台的角色。

临床应用

可用于初次股骨重建的骨水泥型和非骨水泥型假体有一系列型号，但没有一套装置能解决遇到的所有骨形态变化和畸形。组配系统有多种近、远端固定方式，以应付解剖变异的需要（图22-1）。下述股骨组配假体的应用并不能涵盖所有的适应证，仅代表我个人认为此项技术最恰当的应用。

干骺端 / 骨干不匹配

Noble 和他的同事[3]对股骨重建所遇到的各种各样的股骨形态已显示。他们在对 200 例尸体股骨分析时，能够显示无股骨近端干骺端尺寸和形态与骨干之间可预期的相互关系。在老年患者，

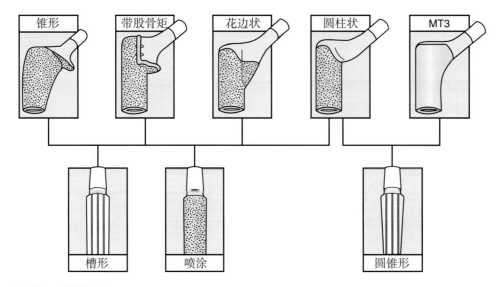

图 22-1　重建的组配假体选择

骨干骨内膜的改变导致皮质骨萎缩和髓腔扩大（"烟管" C 形股骨）。若对此类患者使用非骨水泥固定，股骨组配柄能最大限度地降低常见于单体柄的近远端不匹配。现代单体柄的形态设计不能解决所有的解剖差异，而组配柄允许术中灵活处理骨形态的任何不匹配。

髋关节发育不良

不同程度的髋关节发育不良很常见，尤其在准备行全髋关节置换术的年轻患者。一篇包括 75 例特发性骨关节炎患者的回顾性研究显示，股骨近端畸形的发生率达到 40%[4]。此组患者有特殊解剖问题的组合，使股骨近端组配柄的应用备受瞩目。股骨前倾角过大，小髓腔直径合并相对髓腔不成比例增大的干骺端，股骨颈外翻角和短肢，都为重建增加了难度。术前对患侧股骨近端精确侧位 X 线片上颈干角的测量，可估计出患侧股骨前倾角度。如果未矫正，过大的前倾角易使患者出现大转子或假体颈后方撞击，使外旋受限，并导致前脱位。股骨假体组配化设计的发展，几乎不再需要通过翻转截骨术来纠正过大的前倾角。这个群体的患者往往是活泼好动的年轻人，非骨水泥股骨假体较骨水泥型假体更常用，因为后者可导致严重的力学破坏。手术医生可"定制"组配假体，以获得最大限度的植入稳定性。在 Crowe Ⅲ 型和 Ⅳ 型等严重髋关节发育不良，转子下截骨术可能是必要的。组配柄的设计简化了重建过程，使手术医生不受股骨近/远端尺寸的约束即可确保旋转稳定性，并通过增加设置来恢复偏心距和腿长度。

既往手术

髋部截骨术后和股骨近端骨折固定失败的情况，常导致转子移位或旋转。股骨颈可呈一定的前倾或后倾位，在冠状面上明显成角。显著的短肢很难被当前的单体柄假体矫正。在股骨近端继发于截骨术或骨折内固定的髓内骨痂和移位的骨块，在为放置组配柄而对扭转的股骨近端作机械加工时，比标准扩髓操作更少发生骨折。在截骨失败的全髋关节置换术中，据报道有超过 23% 的病例存在明显的技术问题[5]。为了避免截骨矫正术并能应对任何解剖异常，如果选择非骨水泥固定，就应该使用股骨组配柄。在极端的旋转异常或角度畸形需要矫形截骨时，组配柄具有在安全固定远端的同时最大限度地稳定近端并承载股骨近端的优点，并通过加载截骨术提高愈合率。

其他适应证

先天性髋内翻、纤维异常增殖症和 Paget 病可造成股骨颈和股骨近端不同程度的内翻畸形。解剖扭曲以及调整偏心距和腿长度需要更多的选配方式，使股骨组配化假体设计对这组患者很有吸引力。由于股骨近端解剖扭曲和干骺端缺乏正常标记，融合髋行全髋关节置换术往往很复杂，但这些困难可用组配假体解决。股骨头骨骺滑移和 Legg-Calvé-Perthes 病与股骨前倾角增大有关。青少年类风湿关节炎导致骨髓腔形态扭曲，包括股骨髓腔内外和前后方向正常非对称结构的逆转，伴随股骨前倾角过大和髓腔变窄。这些形态的异常变化，适用于组配固定的理念。

术前计划 / 手术技巧

　　手术设计的重要性怎么强调都不过分，它也是本书前一章的核心。附有放大率标记的骨盆和髋的前后位及髋的侧位 X 线片的模板是必须的。在股骨侧损害严重的病例，对侧髋正位 X 线片对评估重建所需的生物力学要求很有帮助。骨盆倾斜、腰椎畸形、髋关节挛缩、下肢短缩等问题，在决定下肢所需矫正的长度时都应该被考虑。询问病史以了解患者是否感到下肢不等长，并与模板测量的结果比较。如果存在差异，应该与患者沟通以达成共识。手术矫正的目标是功能缺失，未必是真实长度的不等。选择两片股骨模板放置在 X 线片上，通过改变股骨近端试模的长度和偏心距来调整，以恢复关节的运动力学（图 22-2 和 22-3）。如以存的硬件（钢板或假体）取出后将留下远端应力升高，或当用双倍骨干直径跨越这些

缺损外，使用最短的柄也可能获得稳定。术前确定理想的近端固定或远端固定的组配假体系统将可减少器械托盘和必须库存的数量。

　　假体柄插入的第一步是切除股骨头和颈。术前建立模板上的股骨颈切除辅助线，可有效地帮助定位切除股骨颈的合适位置。用股骨颈预期切除位置和小转子顶点之间的距离关系，以及用股骨大转子尖与股骨头旋转中心之间的关系，可帮助确定适宜的切除水平并保证预期的腿长度得以恢复。然后，用手动开髓尖锥钻开股骨髓腔。此技术依赖手术医生对植入理念的把握，因为选择适宜的假体对股骨假体柄的稳定和寿命至关重要。手术医生必须考虑到假体的设计、固定方式、患者的体重和年龄、骨质量和尺寸、活动量水平和术前健康状况，以选择最合适的器械。我个人的经验是选择对股骨特殊畸形最匹配的假体，以获得最大稳定性。

　　在无前倾异常的干骺端 / 股骨干不匹配的年轻患者，可应用槽形柄或锥形柄与齿绞式开孔近端体部联合（图 22-4）。在不匹配且近端骨质不佳的老年患者，手术医生常选择各种近端型等离子喷涂柄。由于单体柄内侧变宽，用其对髋外翻畸形患者进行重建是困难的。对这些患者，用锥形体部配合可选择柄（图 22-5）。在髋关节发育不良

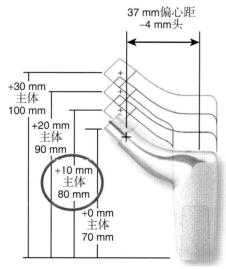

23 mm +10 主体, 155 mm 柄

- 232 mm 结构长度
- 35 mm 侧方偏心距
- –4 mm 头

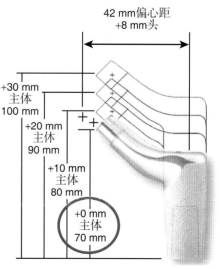

21 mm +0 body, 155 mm 柄

- 230 mm 结构长度
- 42 mm 侧方偏心距
- +8 mm 头

■ 图 22-2　维持长度时，通过增大偏心距建立稳定性

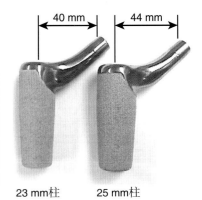

锥形体尺寸	基底侧方偏心距
19	34 mm
21	36 mm
23	40 mm
25–31	44 mm

23 mm柱　　25 mm柱

■ 图 22-3 随假体尺寸增大而增加的偏心距

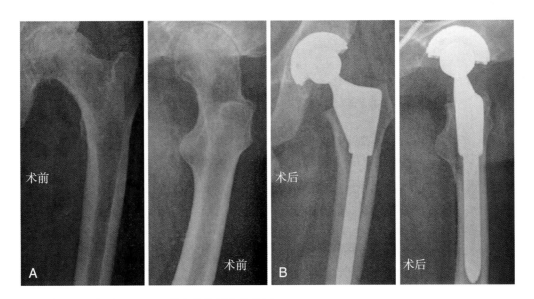

■ 图 22-4 **A**，股骨近/远端不匹配。**B**，带齿绞体部和槽形柄

合并前倾角增大的病例，股骨髓腔小伴外翻颈干角，首选的假体组合是槽形柄或锥形柄配合锥形体部（图 22-6 和 22-7）。锥形体部允许单独对前倾角调整。由于这些患者的股骨髓腔非常小，仔细的模板技术对确定最小直径为 11mm 的柄是否可用是必须的。如果需要更小的柄，则应该使用替代固定或设计。

对股骨转子间骨折固定失败伴股骨矩内侧骨缺损和大转子不愈合或畸形愈合的患者，用带股骨矩体部的假体可获成功，其允许用钢丝或钢缆将转子与假体作机械固定（图 22-8、22-9）。假体柄的选择依赖于股骨近端骨的质量，等离子喷涂圆柱柄尤其适用于假体柄近端的稳定性可疑时。

严重的畸形愈合或先前的截骨术可能需要在插入假体前予以矫正。近端和远端的旋转稳定性能够帮助稳定和承载截骨术以促进愈合。这些病例显示用等离子喷涂柄或槽形柄对增加旋转稳定性有最好的把持，当需要时锥形体部设计允许调整前倾（图 22-10、22-11）。

结果

初次全髋关节置换术使用股骨组配柄的文献数据还比较少。对微粒碎屑、微动磨损、腐蚀、组配连接失败和价格的关注使常规应用组配假体的热情受到挫折。尽管组配柄用于股骨重建在股骨翻修的文献中[6-8]有所报道，但它们用于初次置换术的适应证仅限于近端组配化。S-ROM 股骨组配假体在初次非骨水泥全髋关节置换术中已经显现出可重复的优异结果[9-14]。

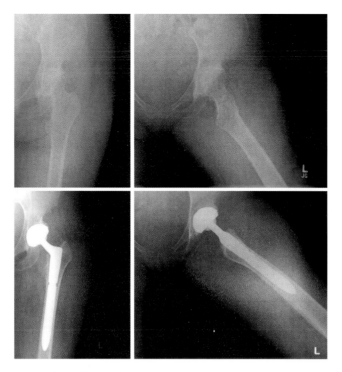

图 22-5　髋外翻及近 / 远端不匹配（锥形体部，等离子喷涂柄）

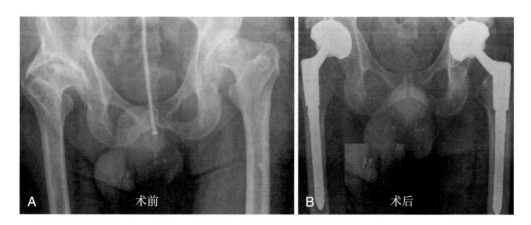

图 22-6　**A**，髋关节发育不良患者，伴前倾和下肢长度的挑战。**B**，锥形体部、槽形柄、陶瓷对陶瓷承重面

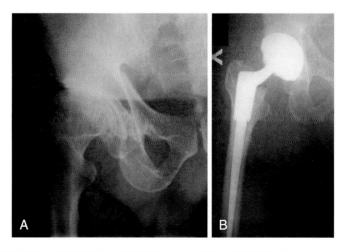

图 22-7　**A**，髋关节发育不良患者，髓腔狭窄和旋转畸形。**B**，锥形体部和锥形柄

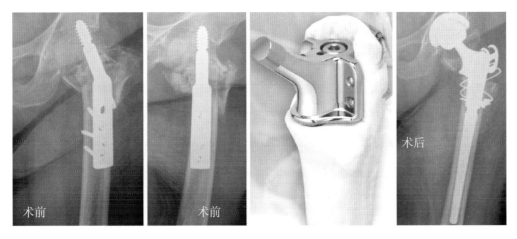

■ 图 22-8 左，近端骨缺损，骨折不愈合，转子再附着。右，股骨矩假体，锥形柄，Dall-Miles 钢缆和收紧器

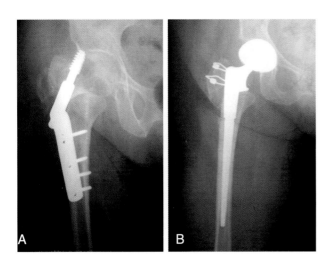

■ 图 22-9 A，骨折不愈合的固定失败。B，股骨矩假体，锥形柄，转子再附着

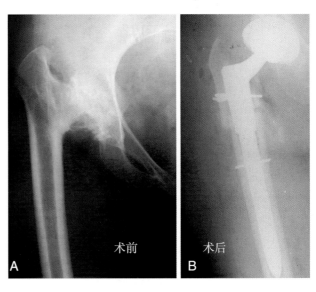

图 22-11 A，髋关节发育不良患者，伴下肢长度及偏心距的问题。B，转子下短缩截骨术，锥形体部，等离子喷涂柄，陶瓷对陶瓷承重面

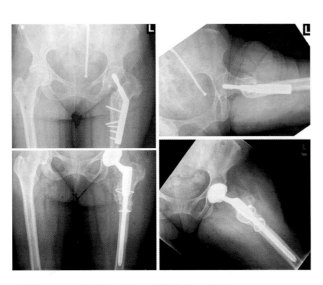

■ 图 22-10 截骨矫正术，锥形体部，槽形柄

小结

尽管全髋关节置换术已有非常骄人的纪录，股骨重建的理念依然在发展。材料、设计和固定方式的进步是这一进展的一部分。鉴于手术医生在全膝关节置换术中要求精确的软组织平衡，由于单体柄不能提供适应各种解剖异常的能力，在全髋关节置换术中折中的理念已得到认可。不是所有的患者都需要股骨组配柄作为他们重建的一部分，当髋关节生物力学不能被常规器械重建时，就该使用这些柄。对组配相关碎屑的产生、组配

连接失败、潜在增加的手术时间、出血和费用的关注，限制了组配柄的广泛使用。未来的研究应该阐明股骨组配柄的潜在收益，能否增进患者的功能和假体寿命，这些顾虑是感觉上的还是真实的。

（许有银、张念非 译　李子荣 校）

参考文献

1. Bargar WL, Murzic WJ, Taylor JK, et al: Management of bone loss in revision total hip arthroplasty using custom cementless femoral components. J Arthroplasty 8:245-252, 1993.
2. Whiteside LA, Easley JC: The effect of collar and distal stem fixation of micromotion of the femoral stem in uncemented total hip arthroplasty. Clin Orthop 239:145-153, 1989.
3. Noble PC, Alexander JW, Lindahl LJ, et al: The anatomic basis of femoral component design. Clin Orthop Relat Res 235:148, 1988.
4. Harris WH. Etiology of osteoarthritis of the hip. Clin Orthop 213:20-33, 1986.
5. Ferguson GM, Cabanela ME, Ilstrup DM: Total hip arthroplasty after failed intertrochanteric osteotomy. J Bone Joint Surg Br 76:252-257, 1994.
6. Cameron HU: The long-term success of modular proximal fixation stems in revision total hip arthroplasty. J Arthroplasty 17:138-141, 2002.
7. Jones RE: Modular revision stems in total hip arthroplasty. Clin Orthop Relat Res 420:142-147, 2004.
8. Sporer SM, Paprosky WG: Femoral fixation in the face of considerable bone loss: The use of modular stems. Clin Orthop Relat Res 429:227-231, 2004.
9. Cameron HU, Keppler L, McTighe T: The role of modularity in primary total hip arthroplasty. J Arthroplasty 21:89-92, 2006.
10. Tanzer M, Chan S, Brooks CE, et al: Primary cementless total hip arthroplasty using a modular femoral component: A minimum 6-year follow-up. J Arthroplasty 16:64-70, 2001.
11. Sporer SM, Obar RJ, Bernini PM: Primary total hip arthroplasty using a modular proximally coated prosthesis in patients older than 70: Two to eight year results. J Arthroplasty 19:197-203, 2004.
12. Christie MJ, DeBoer DK, Trick LW, et al: Primary total hip arthroplasty with use of the modular S-ROM prosthesis: Four- to seven-year clinical and radiographic results. J Bone Joint Surg Am 81:1707-1716, 1999.
13. Marega L: The management of version abnormalities and angular deformities in developmental dysplasia of the hip. Orthopedics 28:1097-1099, 2005.
14. Goldstein WM, Branson JJ: Modular femoral component for conversion of previous hip surgery in total hip arthroplasty. Orthopedics 28:1079-1084, 2005.

第 **23** 章

金属对金属髋关节表面置换术

Michelle O'Neill, Paul E. Beaulé

要点提示

- 表面置换风险指数大于 3 与较差的结局相关。
- 去除股骨头 - 颈交界处的骨赘对股骨假体测量和放置至关重要。
- 应将股骨假体置于相对股骨颈干角外翻 5°~10° 的位置。必须注意避免股骨颈凹口。
- 可能出现股骨 - 髋臼不匹配时，应该在术前确认此种情况，以确保选择适当且大小合适的假体。
- 应该采用手术医生最顺手的入路。

在过去的十年间，表面置换经历了复兴和流行。随着设计工艺和冶金工艺的发展，很多早期设计的问题都已克服。早期设计的高失败率归于骨水泥髋臼假体聚乙烯高磨损率及较大的人工股骨头尺寸[1-4]。

现代人工关节系统使用了混合设计，应用压配型髋臼假体及骨水泥型股骨假体[5]。早中期的随访结果已显示相对于常规全髋关节置换术可比拟的优良性和可比性，随访 4~5 年的存留率为 97%~99%[6-9]。当长期随访变得便利时，髋关节表面置换在髋关节重建中的角色将会得到更好的界定。本章我们复习此种髋关节置换术的主要适应证以及避免短期失败的手术技术。

适应证和禁忌证

髋关节表面置换的绝对适应证和禁忌证是在不断变化的。理想的候选者应是年龄小于 55 岁，在很高的活动水平时功能好或期望功能好。未显示基础病对置换结果有影响，它不应该作为一个排除标准[8]。

由于无法实质上改变腿长度和偏心距，提示大腿不等长差异 > 2cm 和股骨近端显著内翻，应考虑为表面置换的相对禁忌证[11,12]。另外，髋臼侧显著的骨缺失将阻碍获得牢固的固定，也应该被视为一种相对禁忌证。已证明股骨假体松动和下沉与囊肿较大、女性和使用假体尺寸较小的男性患者相关[8,13,14]。

Beaulé 及其同事[13]制定出表面置换风险指数（surface arthroplasty risk index，SARI），为患者特征与早期失败的相关性提供了指南。该体系是 6 分制的评分系统，评分为 3 分以上者 4 年存留率为 89%，而小于或等于 3 分者存留率为 97%[8]（表 23-1）。

术前计划

术前计划是成功施行表面置换术必不可少的，股骨和髋臼假体匹配也是一个重要因素。术前模板使用骨盆正位和穿桌侧位 X 线片，首先对髋臼模板。这可使手术医生选择合适大小的能最小切除髋臼骨且提供良好匹配的髋臼。选定髋臼大小后，需要核实与之匹配的股骨假体是否适合患者的解剖结构（例如，股骨头 - 颈偏心距）。在绝大部分患者，髋关节被置于外旋位，造成股骨偏心距减小和股骨头 - 颈分界不清的假象。适当大小的股骨假体应紧贴股骨颈内下缘，在上外侧头 - 颈交

表 23-1　表面置换风险指数	
危险因素	分值
股骨头囊肿 > 1 cm	2
体重 > 82 kg	2
既往髋部手术史	1
UCLA 活动评分 > 6	1

注：UCLA：University of califonia，Los Argeles，加利福尼亚大学洛杉矶分校

数据来源：Beaulé PE，Dorey FJ，LeDuff MJ，et al. Risk factors affecting outcome of metal on metal surface arthroplasty of the hip. Clin Orthop Relat Res，2004，418：87-93.

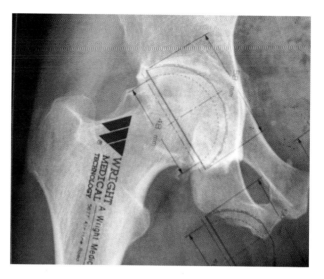

■ 图 23-1　骨盆前后位 X 线片和髋臼侧模板

界处保留 1 ~ 2mm 的间隙，参考原有的股骨颈干角，外翻 5°~ 10°。从血供和力学角度，避免股骨颈凹口是非常必要的[15,16]。对股骨头 - 颈交界处有较大骨赘的患者，须仔细清除以优化股骨头颈偏心距，并确保股骨假体在股骨颈内有适合的朝向[10,17]。

首先测量髋臼，股骨颈和髋臼之间的不匹配则可被适当鉴别。80% ~ 90% 的病例不存在不匹配。因此，绝大部分病例都可以从股骨侧开始准备。小部分病例的髋臼较股骨颈的尺寸偏大，这些患者可能需要使用较厚的髋臼杯。术前识别这些不匹配保证了得以应用合适尺寸的髋臼假体。图 23-1 和 23-2 举例说明一个股骨 - 髋臼不匹配病例。图 23-1 显示一个髋臼模板的尺寸是 56。标准的薄髋臼杯是 6mm 厚，对应的股骨假体尺寸是 50。图 23-2 显示的是股骨侧匹配模板。如图所示，股骨侧模板尺寸为 46，对应的薄臼窝假体尺寸为 52。较厚的臼窝假体可解决这种不匹配，允许尺寸为 56 的臼窝假体对应尺寸为 46 的股骨假体。

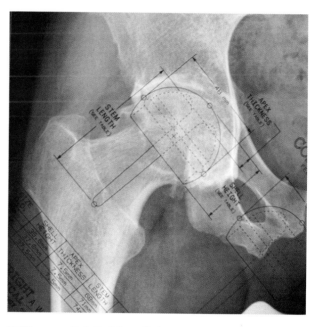

■ 图 23-2　骨盆前后位 X 线片和匹配的股骨侧模板

手术技术

髋关节表面置换术大多采用后侧入路。这一入路越来越受到关注，因为股骨头的主要血供来自沿股骨头后外侧走行的旋股内侧动脉的升支，它在后方入路手术时经常被切断[15,18,19]。鉴于这种风险，资深专家选择前方脱位联合改良转子滑动截骨术来完成表面置换术[20,21]。

表面置换术在全身麻醉或椎管麻醉下施行。患者取侧卧位，用缓冲垫保护所有的骨突部位。

将手术肢体全部备皮，以便将其包裹后移动。近端铺单范围在髂骨翼水平以上。

取外侧常规切口，切开皮肤，近端略斜向后方。全层切开软组织，纵行劈开髂胫束。切除转子下滑囊。伸直下肢有利于松解髂胫束。

用 Charnley 拉钩帮助显露。向后方牵开臀大肌以显露臀中肌和梨状肌交界处。找到梨状肌腱和臀小肌之间的界面，置入一个小的直角拉钩。明确这一界线后，内旋下肢有助于显露转子，并做滑移截骨。内旋后截骨平面可平行于地面。如

果患者内旋不够充分，截骨必须成角以补偿（图23-3）。

转子滑移截骨时，臀中肌主要附着点必须保留 1～2cm。股外侧肌结节可作为远端界标，截骨不能远过此点。用电刀纵行劈开股外侧肌以标记截骨位置。切口可延伸到大转了顶点附近。用薄骨刀截骨。然后将 Hohmann 拉钩置于截骨块下方，将剩余的臀肌从转子剥离。注意保护梨状肌在股骨近端的附着点（图23-4）。最后，将下肢屈曲、外旋，使股外侧肌前部能从股骨干上松解。为了增加髋关节的屈曲，可切除位于髋臼后方表面和髋关节囊前方的臀小肌后上部分。我们推荐锐性切开前关节囊，以避免无意中穿入髋关节。

"Z"形锐性切开关节囊。使切口后支沿髋臼边缘走行，前支沿股骨颈走行。避免后支切到小转子，否则有损伤旋股内侧动脉升支的危险。在准备脱位髋关节之前，将转子滑动截骨片前置并向前折叠。在控制下屈曲、外旋、内收髋关节使之脱位。然后，将小腿置于床侧的无菌袋内。

髋关节脱位后，开始股骨侧准备。用透明测量尺确认股骨头尺寸（图23-5）。股骨头-颈交界处常常显露不佳。用骨刀和高速钻将此处残留的骨和骨赘小心剔除（图23-6～23-8）。

用与股骨头大小匹配的圆柱形铰刀以相对于颈部外翻 5°～10°的方向置于股骨头上（图

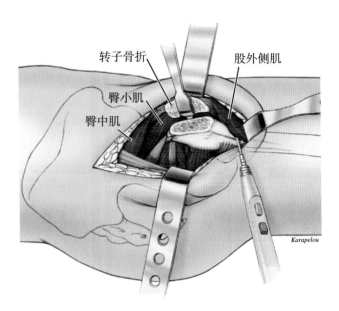

■ 图 23-4 将尖头 Hohmann 拉钩置于截骨块下方以利于切开剩余软组织

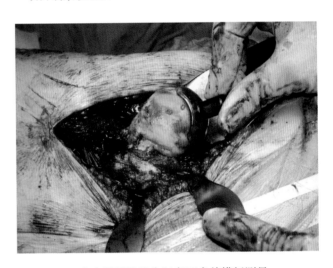

■ 图 23-5 术中测量股骨头以印证术前模板测量

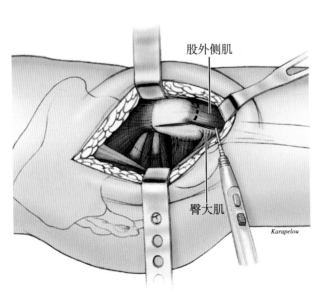

■ 图 23-3 将下肢内旋 10°～15°，用电刀确定截骨位置

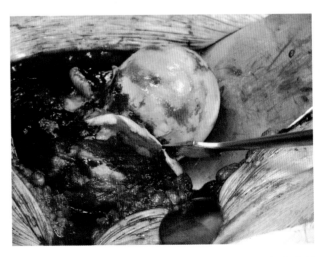

图 23-6 确认股骨头-颈交界处，用骨刀小心去除残留骨

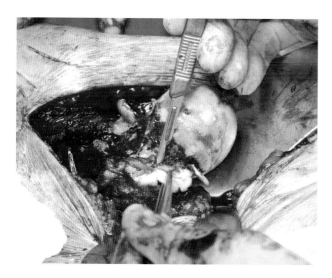

■ 图 23-7　锐性切除残留骨，保护支持带血管

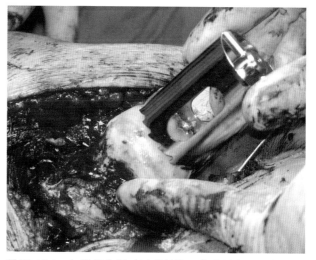

■ 图 23-9　与股骨头尺寸匹配的铰刀作为导向器，使导针置入

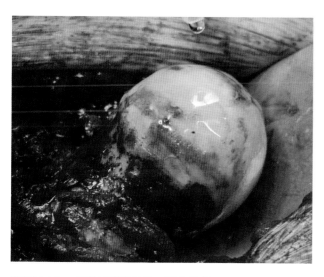

■ 图 23-8　成形后的股骨头 - 颈交界处

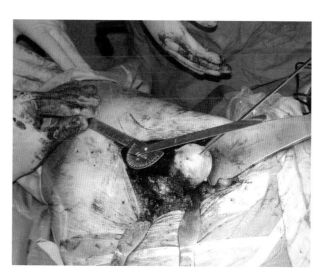

■ 图 23-10　将腿置于旋转中立位，用角度仪确认导针外翻置入

23-9）。置入导针，调整前方和上方，确保留有适当的空间以避免铰刀损伤支持带血管（图 23-10 ～ 23-11）。然后将下肢置于中立位并用角度计检查股骨颈干角。用旋转导向器核查（图 23-11）。

初始的圆柱形铰刀尺寸通常比预计的股骨假体尺寸大两号，在距股骨头 - 颈交界 5 ～ 8mm 处停止铰动（图 23-12）。仔细用弧形截骨术完成切除。确定股骨颈轴线后，应该重新校准导针，如果它被坚硬的皮质骨弯曲，则应该调整以避免内翻位置入。

带筒的导向锯可用于评估最终的假体柄定向（图 23-13）。柄是否用骨水泥固定存在争议。资

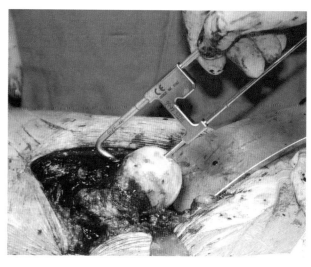

■ 图 23-11　确认股骨颈周围间隙，以确保能避免切出凹槽

深作者依据骨的质量做此决定。对于骨质疏松骨，骨干钻孔要增大 2mm，以便形成骨水泥鞘。最后，用开槽导向器和铰刀完成股骨头制备。用试模假体确认基座并评估准备情况（图 23-14）。试模假体必须完全被股骨头充满。一旦完全就位，试模假体应该能够在其柄上旋转 360°。用最终选定的圆柱形铰刀和开槽导向器或高速磨钻校正试模假体的不对称。不要过分强调精确制备股骨头、颈的重要性（图 23-15）。

现在将注意力转向髋臼。将患肢置于轻度屈髋、外旋位，使膝关节相应伸展。将足置于有衬

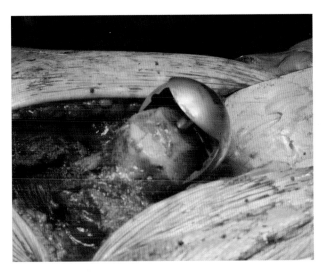

■ **图 23-14** 试模假体应该能够完全安放到位并可以自由旋转

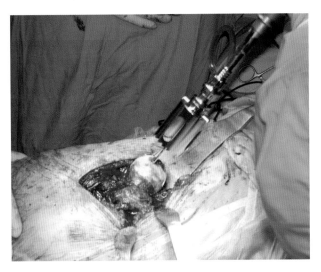

■ **图 23-12** 导针引导下切割。在距股骨头 - 颈交界 1～2mm 处停止铰动，用骨刀完成第一次绞磨

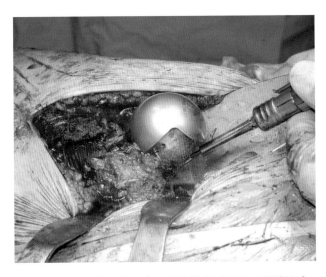

■ **图 23-15** 用高速磨钻去除试模假体周围的不规则骨质

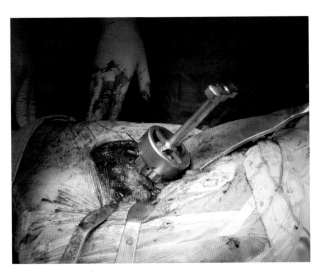

■ **图 23-13** 安装股骨头保护罩。钻孔供假体柄安放。若柄需用骨水泥，孔直径应增加 2mm

垫的 Mayo 台上以协助定位。将 Cobra 牵开器置于髋臼后壁后方以拉开股骨近端。将 Hohmann 钩置于髋臼前壁（图 23-16）。锐性切除周围盂唇。用电凝将下方关节囊如馅饼皮状松解到深层以显露髋臼。

髋臼铰刀型号从 8mm 开始，它小于最终的模板尺寸。铰刀尺寸最初以 2mm 间隔增加，在最后 2mm 时减为 1mm。用试模假体评估钻孔形状和大小是否合适。最后，嵌入髋臼假体。沿边缘压紧髋臼假体并再次确认其稳定性。将患肢恢复屈曲、外旋位以最终完成股骨表面置换。

用小钻头将股骨头残留的硬化骨钻孔，以使

骨水泥能够穿入（图 23-17）。然后，加压冲洗股骨头并放置股骨头吸引装置。尽可能使股骨头保持干燥。混合骨水泥，填充股骨假体，并将骨水泥置于股骨头周围（图 23-18、23-19）。用手将股骨假体置于股骨头上。用顶棒在股骨头上保持一定压力直至骨水泥硬化。用小的 Cobb 起子去除假体周围残留的骨水泥。用盐水浸湿的海绵包绕假体直至骨水泥硬化，用以冷却假体金属来防止其下的骨发生热坏死。一旦假体稳固、骨水泥硬化，即刻冲洗髋臼和伤口并清除骨水泥碎屑。在控制下纵向牵引、外展、内旋患肢，复位髋关节。

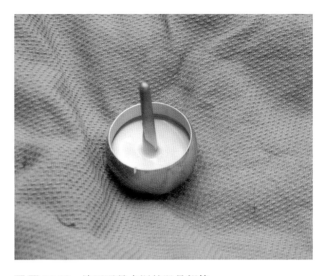

■ **图 23-18** 放置了骨水泥的股骨假体

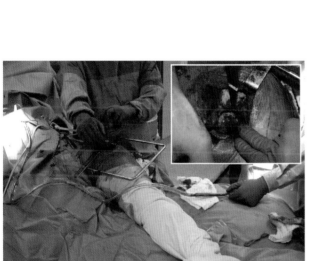

■ **图 23-16** 将患肢以外展伸直位置于 Mayo 台上以显露髋臼

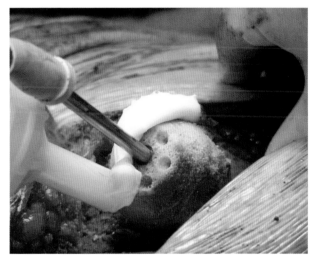

■ **图 23-19** 将骨水泥置于吸引管周围，防止其进入柄孔，骨水泥在固化过程中可保持股骨头干燥

对复位后的髋关节进行全范围活动，以评估是否有髋关节撞击和（或）半脱位。要特别关注股骨头 - 颈交界处，用高速磨钻去除所有引起撞击的骨质。然后，在患肢屈曲、外旋位修复关节囊。接下来在患肢屈膝、髋关节轻度内旋位固定转子滑动截骨处。我们一般使用 2 枚 4.5mm 全螺纹皮质骨螺钉固定。修复股外侧筋膜和阔筋膜，常规闭合伤口。最终缝合皮肤之前，摄骨盆前后位 X线片（图 23-20）。

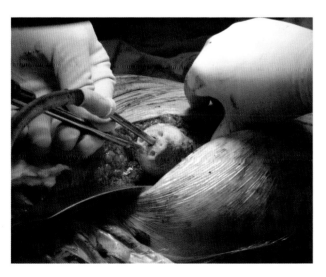

■ **图 23-17** 采用小钻孔以使骨水泥得以穿入

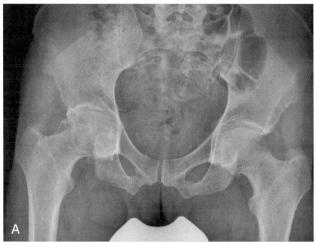

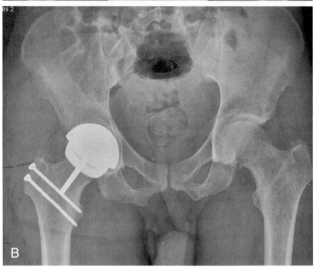

图 23-20 双侧髋关节突入畸形的 37 岁男性术前 (A) 和术后 (B) X 线片

围术期管理

术前给予抗生素并常规维持到术后 24 小时。

使用低分子量肝素抗凝治疗，从术后第 1 天开始，持续到出院后 2 周。术后 6 周内，患者持拐，患肢部分负重不超过 30 磅，以使转子截骨处愈合。术后 6 周内髋关节避免屈曲。术后第 6 周开始正式的门诊理疗。转子截骨骨性愈合后，患者可恢复全部活动，通常是在术后第 12 周。

并发症

表面置换术具有和全髋关节置换术相同的风险，包括深静脉血栓、感染和神经损伤。表面置换术特有的并发症是股骨颈骨折，发生率是 1% ～ 2%[22,23]，以及股骨髋臼撞击[17,24]。特有的并发症还有转子滑动截骨，其中 30% 的患者要求取出内固定物。更重要的是，如截骨处不愈合需要再手术[25]。

小结

表面置换术变得越来越流行，源于其本质上保留了更多的骨质，且容易转换为带柄的髋关节置换术。中期随访结果显示当前的设计是很有前景的，但缺乏长期随访的数据。严谨的手术技术和选择合适的患者是至关重要的。最后，对髋关节表面置换术失败的病例，转换术式相对简单，原位保留固定良好的非骨水泥髋臼假体，在未使用的股骨髓腔内置入柄型股骨假体，使用可匹配的最大型号股骨头，保留金属对金属承重面。

（许有银、张念非 译 李子荣 校）

参考文献

1. Buechel F, Drucker D, Jasty M, et al: Osteolysis around uncemented acetabular components of cobalt-chrome surface replacement hip arthroplasty. Clin Orthop 298:202-211, 1994.
2. Amstutz HC, Grigoris P, Dorey FJ: Evolution and future of surface replacement of the hip. J Orthop Sci 3:169-186, 1998.
3. Kabo J, Gebhard J, Loren G, Amstutz H: In vivo wear of polyethylene acetabular components. J Bone Joint Surg Br 75:254-258, 1993.
4. Howie D, Cornish B, Vernon-Roberts B: Resurfacing hip arthroplasty: Classification of loosening and the role of prosthetic wear particles. Clin Orthop Relat Res 255:144-159, 1990.
5. Beaulé PE: Surface arthroplasty of the hip: A review and current indications. Semin Arthroplasty 16:70-76, 2005.
6. Back DL, Dalziel R, Young D, Shimmin A: Early results of primary Birmingham hip resurfacings: An independent prospective study of the first

230 hips. J Bone Joint Surg Br 87:324-329, 2005.
7. Treacy R, Pynsent P: Birmingham hip resurfacing arthroplasty: A minimum follow-up of five years. J Bone Joint Surg Br 87:167-170, 2005.
8. Amstutz HC, Beaule PE, Dorey FJ, et al: Metal-on-metal hybrid surface arthroplasty: Two to six year follow-up. J Bone Joint Surg Am 86:28-39, 2004.
9. Daniel J, Pynsent PB, McMinn DJW: Metal-on-metal resurfacing of the hip in patients under the age of 55 years with osteoarthritis. J Bone Joint Surg Br 86:177-184, 2004.
10. Beaulé PE, Antoniades J: Patient selection and surgical technique for surface arthroplasty of the hip. Orthop Clin North Am 36:177-185, 2005.
11. Eastaugh-Waring SJ, Seenath S, Learmonth DS, Learmonth ID: The practical limitations of resurfacing arthroplasty. J Arthroplasty 21:18-22, 2006.
12. Silva M, Lee KH, Heisel C, et al: The biomechanical results of total hip

resurfacing arthroplasty. J Bone Joint Surg Am 86:40-41, 2004.

13. Beaulé PE, Dorey FJ, LeDuff MJ, et al: Risk factors affecting outcome of metal on metal surface arthroplasty of the hip. Clin Orthop Relat Res 418:87-93, 2004.

14. Pollard TCB, Baker RP, Eastaugh-Waring SJ, Bannister GC: Treatment of the young active patient with osteoarthritis of the hip: Two to seven year comparison of hybrid total hip arthroplasty and metal-on-metal resurfacing. J Bone Joint Surg Br 88:592-600, 2006.

15. Beaulé PE, Campbell PA, Hoke R, Dorey FJ: Notching of the femoral neck during resurfacing arthroplasty of the hip: A vascular study. J Bone Joint Surg Br 88:35-39, 2006.

16. Markolf, KL, and Amstutz, HC. Mechanical strength of the femur following resurfacing and conventional total hip replacement procedures. Clin Orthop 147:170-180, 1980.

17. Beaulé PE; Harvey N, Zaragoza EJ, et al: Offset Correction and Femoroacetabular Impingement after Hip Resurfacing. Chicago, Orthopaedic Research Society, 2006.

18. Steffen RT, Smith SR, Urban JP, et al: The effect of hip resurfacing on oxygen concentration in the femoral head. J Bone Joint Surg Br 87:1468-1474, 2005.

19. Nork SE, Schar M, Pfander G, et al: Anatomic considerations for the choice of surgical approach for hip resurfacing arthroplasty. Orthop Clin North Am 36:163-170, 2005.

20. Ganz R, Gill TJ, Gautier E, et al: Surgical dislocation of the adult hip: a new technique with full access to the femoral head and acetabulum without the risk of avascular necrosis. J Bone Joint Surg Br 83:1119-1124, 2001.

21. Beaulé PE. A soft tissue sparing approach to surface arthroplasty of the hip. Oper Tech Ortho 14:16-18, 2004.

22. Shimmin A, Back D: Femoral neck fractures following Birmingham hip resurfacing: A national review of 50 cases. J Bone Joint Surg Br 87:463-464, 2005.

23. Amstutz HC, Le Duff MJ, Campbell PA: Fracture of the neck of the femur after surface arthroplasty of the hip. J Bone Joint Surg Am 86:1874-1877, 2004.

24. Wiadrowski TP, McGee M, Cornish BL, Howie DW: Peripheral wear of Wagner resurfacing hip arthroplasty acetabular components. J Arthroplasty 6:103-107, 1991.

25. Bal SB, Kazmier P, Burd T, Aleto T: Anterior trochanteric slide osteotomy for primary total hip arthroplasty: Review of nonunion and complications. J Arthroplasty 21:59-63, 2006.

第 **24** 章

畸　形

Panayiotis J. Papagelopoulos，Javad Parvizi, Franklin H. Sim

股骨畸形对手术医生有诸多技术挑战。畸形使全髋关节置换术显露困难，可增加股骨骨折或穿透的危险，导致假体位置不良。在某些病例，畸形可以损害假体固定。股骨畸形患者可发生骨性撞击或假体位置不良而引起髋关节不稳定。最后，畸形可改变髋关节生物力学，由此造成髋关节外展问题和跛行[1]。

股骨近端畸形虽不常见，但在需要行全髋关节置换术的患者并非罕见。导致其发生的原因很多。股骨近端畸形可能是发育问题，如髋关节发育不良或先天性髋内翻，也可能继发于或出现在股骨近端截骨术后或失败的全髋关节置换术[2]。另外，股骨近端畸形也可能是骨折畸形愈合或不愈合的结果，或是股骨 Paget 病和股骨纤维异常增殖症的结果[3]。Berry[1] 提出了基于畸形部位的解剖分类方法：大转子、股骨颈、干骺端水平和骨干水平。根据畸形的形态建立了进一步的分类方法：成角畸形、旋转畸形或移位畸形、骨尺寸异常，或以上多种畸形并存。

在为股骨近端解剖畸形患者行初次全髋关节置换术或翻修术时，手术医生将面临诸多的技术困难[4]。为这类患者制订髋关节置换计划时，手术方案有三种可能性。第一，如果畸形非常靠近近端，可以单纯切除。第二，如果畸形不很严重，手术医生可调整手术操作或假体以适应改变的解剖结构。第三，当畸形明显、需要手术医生去矫正时，可与关节成形术同时或在置换术前矫正。

仔细的手术计划可帮助预知哪种做法最适合。型号多样的假体可帮助手术医生应对独特的股骨形态。将假体固定于股骨干，可跨越一些股骨近端畸形。组配假体或定制假体简化了对某些畸形的处理。如果需要配合截骨术矫正畸形，必须保护骨块血供，妥善固定截骨处 [用假体和（或）辅助固定]，并保证假体获得稳定。

本章叙述股骨近端畸形最常见原因的处理以及每种情况具体的要求和适用的技术。

髋关节发育不良

髋关节发育不良患者的股骨近端有两种情况：未行手术或股骨截骨术后。

未行手术的髋关节发育不良

第一个问题累及股骨近端，典型表现是超过 20°~30° 的过度前倾。如果选择骨水泥型置换，采用小号股骨假体可减小前倾角，以使其更接近生理水平。干骺端前方的剩余空间用骨水泥填满。对较强烈体力活动的髋关节发育不良的年轻患者，骨水泥固定的股骨假体可有症状性力学失效的高发生率[7]。使绝大多数手术医生在这些青少年患者使用非骨水泥型股骨假体[8-10]。然而，使用非骨水泥型干骺端填充假体可能导致插入后假体前倾角不佳，进而损害关节稳定性；如果用较小的非骨水泥型干骺端填充假体来"对抗"增加的前倾角，则可损害假体固定。远端固定的非骨水泥假体有改良的较窄的近端几何形态或组配假体，常常使手术医生可"免除"解剖结构制约，并提供可靠的非骨水泥固定。

另一个问题是髋臼假体的位置，它必须被安放在髋关节解剖旋转中心附近，以获得可靠固定及必要的外展力量来平衡骨盆[11]。尤其在高脱位病例，股骨短缩术对充分降低假体头以便复位很有价值[11-13]。在这些复杂病例，要合理选择股骨转子下截骨术联合大转子远端抬高或干骺端节段短缩成形术[4,13]。

曾行股骨截骨术的髋关节发育不良

如果股骨近端解剖结构已被早期截骨术改变，最常见的是转子下 Schanz 截骨术，前面概括的技术困难将更加显著。如果股骨近端解剖结构被早期截骨术显著改变，关节置换的同时应行髓腔再排列，必要时合用短缩术。当联合使用非骨水泥股骨假体柄时，这一技术可提供预期结果。髋关节发育不良患者的股骨髓腔常常很狭小，此时特殊假体柄可能是必要的。

非骨水泥型全髋关节置换术联合股骨短缩术以及大转子抬高术，治疗早期行 Schanz 截骨术的髋关节发育不良患者，报道结果令人满意[13]。然而，并发症发生率较初次全髋关节置换术高。

在先天性髋关节完全脱位的成年患者，全髋关节置换术联合双"V"形转子下旋转截骨术显示了令人满意的近期效果[14]。在所有 7 个插入非骨水泥股骨假体的病例，无骨不愈合、脱位或神经麻痹。股骨平均短缩 4.5cm（范围：3.2 ～ 7.1cm），下肢平均延长 1.2cm（范围：−0.3 ～ 1.9cm）。

对髋关节发育不良患者行全髋关节置换术联合各种形式股骨截骨术的近期和中期随访结果已有报道。Reikeraas 及合作者[15] 报道了 25 例髋关节脱位患者，行转子下横行截骨术配合非骨水泥假体置换术治疗。随访 3 ～ 7 年，1 例延迟愈合，1 例畸形愈合，没有力学失效病例。

资深作者和他的同事们报道了对 14 例髋关节发育不良行初次髋关节置换术，其中 8 例是股骨近端截骨术失败者。在截骨部位行短缩术和角度畸形及旋转畸形矫正术。4 例患者中有 2 例因截骨不愈合和股骨假体无菌性松动行翻修术，需要联合股骨短缩术。总的来说，转子下截骨术在至少 80% 的病例显示了满意效果[14-16]。然而，偶尔发生的畸形愈合和不愈合可能与假体柄疲劳断裂[15]或无菌性松动有关。

Yasgur 和同事[16] 报道了横行截骨术使转子下

股骨短缩和去旋转的结果；8 例 Crowe Ⅳ 型髋患者行关节置换术使用了全涂层假体柄（6 髋）、组配假体柄（1 髋）和骨水泥假体柄（2 髋），联合横行转子下截骨术以获得短缩和后倾。平均随访 3.6 年（范围：2 ～ 7 年），8 例患者获得了平均 43 个月的随访，7 例患者效果优良。影像学证实，9 例髋关节中有 8 例（89%）在平均 5 个月时愈合。1 例髋关节进行了翻修，1 例无症状患者显示影像学骨不愈合。

Chareancholvanich 和同事[17] 报道了对 11 例患者的 15 个先天性完全脱位的髋关节行全髋关节置换术和转子下双"V"形股骨短缩截骨术，随访 5.5 年，优 5 例，良 7 例（80% 成功率）。髋关节中心平均降低 8.3cm（范围：5.7 ～ 10.4cm）。7 名患者单侧原因导致下肢不等长，差值从术前平均 3.9cm（范围：1.7 ～ 8.2cm）下降到最近随访时的 1.4cm（范围：0 ～ 4cm）。10 例髋关节中有 8 例 Trendelenburg 征由术前的阳性状态纠正为术后阴性。唯一并发症是术后 1.5 年发生的股骨假体下方股骨髁上骨折和骨水泥型钛外壳髋臼假体松动。

Zadeh 和同事[18] 描述了对一组数量较少的患者行非骨水泥股骨假体固定结合转子下去旋转截骨术。7 例患者的平均年龄为 49 岁，非骨水泥股骨假体结合转子下去旋转截骨术能够恢复股骨近端正常解剖，包括不通过大转子移位来恢复外展肌力臂。纠正股骨过度前倾以避免术后前方不稳定。计算机辅助设计 / 计算机辅助制造商设计包括假体在近端髓腔中紧密充填，使用颈领、侧方增宽和羟磷灰石涂层以获得早期近端固定，利用纵向切割槽型柄提供即刻旋转稳定性。平均随访 31 个月，所有病例均显示截骨处愈合，结果满意。

新近有人描述了一项新技术，即转子下短缩截骨术联合假体原位植入[19]。该技术使并发症最小化，可纠正严重的股骨颈前倾，提供优异的旋转稳定性，同时保留股骨近端，使非骨水泥型压配假体获得更好的固定。据报道，9 例患者显著缓解疼痛、改善功能，12 周时 X 线片显示所有截骨均愈合。

Perka 和同事[20] 在 2000 年描述了对 15 例患者行非骨水泥股骨直柄假体置换，联合同期去旋转、短缩截骨术。优点包括手术时间缩短、并发症发生率降低以及截骨处迅速坚固愈合。随访 4 年未出现股骨骨折、假关节、假体柄松动、局部麻痹或深部感染等。

最近，Eskelinen 和同事[13] 报道了对 56 例 68 髋连续的先天性高脱位髋关节行非骨水泥全髋关节置换术。在 90% 的髋关节，将臼杯置于真实髋臼水平，对股骨近端部分行短缩截骨术，同时抬高大转子远端。平均随访 12.3 年，以无菌性松动行翻修术作为观察终点，先天性髋关节脱位患者股骨假体 10 年存留率是 98.4%。

先前的转子间截骨术

股骨转子间截骨术可导致干骺端明显畸形。从逻辑上讲，在此基础上转换成髋关节置换术的难度更大，从而导致更多的围术期并发症，对远期结果也有质的影响。螺钉取出造成的皮质骨缺陷在假体松动中的作用尚未确定，但在某些情况下似乎有相关性[21]。皮质骨钉孔能降低骨 - 水泥交联的质量，经钉孔渗漏的少量骨水泥可能使骨水泥鞘的应力升高而容易发生松动。在非骨水泥假体柄的病例，钉孔可增加术中股骨骨折的危险。

应该严格遵循转子间截骨术的适应证和操作规程，要注意保持下肢机械轴和股骨近端解剖不变形。截骨愈合后常规去除金属内固定物是简单而明智的。当必须转换为髋关节置换术时，适当的术前计划可以帮助确定分期手术是否推荐，假体能否适应改变的解剖，以及是否需要截骨术去矫正先前的截骨术。在先前已行转子间内翻截骨术的病例，大转子常常被直接置于股骨髓腔部，此时必须采取转子截骨术或滑动截骨术以避免术中损伤外展肌群，并恢复髋关节力学。

Dupont 和 Charnley[23] 首先报道了 121 例股骨近端截骨术转换为全髋关节置换术并随访 1 年的资料。短期随访显示效果满意，87% 的患者无痛且髋关节活动度显著增加。报道未列出并发症、远期松动或翻修率的数据。

Benke 和同事[24] 复习了 105 例股骨截骨术转换为骨水泥型全髋关节置换术并随访平均 4.7 年的病例资料。82% 的患者无痛或轻微疼痛，75%的患者可以长距离行走，感染率是 8.6%。技术性困难，包括螺钉断裂和股骨干骨折的发生率是 17.1%。报道没有提供远期翻修或影像学松动率。

DeCoster 和同事[25] 报道了 3 例在小转子水平行双平面再截骨术纠正先前为股骨头骨骺滑移

作 Southwick 截骨术造成的角度畸形。平均随访 3 年，所有患者截骨处均愈合且临床效果好。所有患者 10 年随访的表现良好。

Ferguson 和同事[21] 报道了对 290 例 305 髋以前失败的转子间截骨术行全髋关节置换术的资料，对 215 髋至少随访 5 年。股骨假体常用的是不伴随股骨截骨术的骨水泥型假体，尽管有时用直柄假体或特制的弯柄假体。有很高的手术技术问题（23%）、并发症（24.9%）和非感染原因翻修（14.9%）的发生率。股骨骨折或穿孔发生率为 7/307 髋。

有报道称先前行股骨截骨术患者的骨水泥型全髋关节置换假体的存留率低。Boos 和同事[26] 报道了一项对照研究，74 例股骨截骨术后全髋关节置换术病例对照同一时期诊断匹配的 74 例初次即行全髋关节置换术患者[3]，在 5 ～ 10 年的随访期内，围术期并发症的发生率（均为 11%）以及感染（8% *vs.* 3%）和非感染（各 4%）原因翻修率均无显著差异。先前未行截骨术组的存留率增加（90% *vs.* 82%）。截骨术组仅有的显著差异是更高的转子截骨率（88% *vs.* 14%）和更长的手术时间。作者结论认为，先前已行截骨术的全髋关节置换术对技术要求更多，但与较高的并发症比率没有必然联系。

Shinar 和 Harris[27] 复习了 22 例股骨近端截骨术失败后由同一个手术医生行初次骨水泥型全髋关节置换术的患者，平均随访 15.8 年。8 例在重建时需要定制小号假体或带股骨矩的置换型假体。19 例股骨假体中有 2 例（10.5%）因无菌性松动翻修，另有 2 例松动。总的来说，转子间截骨术不影响使用现代骨水泥技术的股骨假体预期的极佳效果。然而，转子下截骨术后的严重畸形对结果有不利影响。

非骨水泥假体在原有股骨畸形患者也有松动危险，因为畸形能损害假体在骨内的初始匹配和固定。评价股骨畸形影响非骨水泥股骨假体固定的可靠性和坚固性的数据有限。Breusch 和同事[28] 报道了 45 名患者的 48 个髋关节，转子间截骨术平均 12 年失效，转换为非骨水泥柄全髋关节置换术。平均随访 11 年，3 名患者（3 髋）行股骨翻修术——1 例因为感染，2 例为无菌性假体柄松动。术后 10 年假体柄存留率为 94%，以无菌性松动行股骨翻修术作为观察终点的存留率是 96%。随访病例的 Harris 髋评分中值为 80 分。Gruen 1 区和 7 区的 X 线透亮带分别出现在 14% 和 18% 的髋。没有股骨溶骨、应力遮挡或松动的影像学证据。

在股骨弯曲畸形的发育不良、成骨不全症或骨纤维异常增殖症病例，[29] 均有明显的股骨畸形，这些病例需要一个或多个水平截骨来重新排列股骨髓腔，以允许股骨假体插入。Peltonen 和同事[30] 描述了 3 例骨畸形性发育不良患者，行股骨单水平短缩截骨术结合大转子转移和腱切断术，效果良好。我们有一个先前行股骨近端截骨术的骨纤维异样增殖症患者，为恢复扭曲的股骨髓腔解剖，接受了股骨近、远端双平面截骨术[4]。

在股骨成角畸形（Paget 病）病例，不能用长柄股骨假体跨越，可使用矫形截骨术。畸形顶点常常作为截骨部位，双平面截骨术最常使用[2,4]。

初次全髋关节置换术合并矫形截骨术的手术考虑

在股骨近端严重畸形病例，在关节置换术时行股骨矫形截骨术是一个非常有用的策略[13,25,29-32]。

一般来说，首选非骨水泥固定，几乎所有的手术目的均可由单次手术达成。以我们的经验，分期手术的唯一指征是存在内固定金属物，尤其是取出它被证明非常耗时或造成严重骨缺损。在此种情况下，取出内固定物同时对造成的骨缺损植骨（如果必需的话），经过一段审慎时期（3～6 个月），可行低风险的髋关节置换术。

每个病例都必须个体化对待，适当的手术计划是必不可少的。用股骨前后位和侧位 X 线片制作模板是一种普遍做法，以帮助确定是否需要截骨、必须矫正的角度以及是否必须双平面矫正。通常，截骨术应该位于畸形顶端。此时可以确定假体尺寸，它的长度必需延伸到截骨处以远至少 2 倍骨直径。截骨术本身需要精制技术。对单平面矫形病例，应作不完全截骨，保护楔形骨顶点周围骨膜和软组织附着，去除楔形骨块后通过"青枝"骨折方式轻柔矫正畸形。在大多数病例，近、远端骨块可用持骨钳复位，然后对股骨以常规准备模式来插入假体。当今，常规非骨水泥固定更受青睐。无论对满意的假体效果还是截骨愈合，获得初始稳定性都是必需的，坚强固定对截骨术非常重要[4]。截骨处的髓内固定由假体完成，必要

时可通过接骨板和单皮质骨螺钉获得旋转稳定性。另一种可选择的截骨设计是阶梯状截骨，它具有自身稳定性，仅需环周锚索或线缆额外支撑。锚索或线缆联合异体或自体皮质骨支撑也能有所助益并经常被使用。在截骨处加用自体松质骨移植是可取的。

在髋关节发育不良病例，应评估股骨颈前倾角度，必要时行去旋转截骨术。仔细描摹股骨近端和髓腔，将所选的股骨假体制模。确定最佳截骨位置，以便假体能够适应股骨干骺端和骨干。

对于高脱位的髋关节发育不良病例，缩短股骨是必要的。如前所述，采用干骺端短缩联合大转子远端提升，或转子下骨干短缩。一旦置入股骨假体，短缩术后的股骨近端解剖结构即可维持旋转稳定性（图 24-1）。术后影像学显示在截骨早期愈合之前，用髋人字石膏或至少是髋导向支具保护是明智的。

对由 Schanz 截骨术造成的转子下畸形，转子下短缩术联合非骨水泥长柄股骨假体置入能获得可预期的最佳效果（图 24-2）。确认畸形部位并环周显露，横向截骨，前移近端骨块以显露髋臼，很像常规髋关节后方入路。尽可能多地保护近端骨块上附着的软组织非常重要，包括腰大肌腱和股外侧肌纤维。如前所述，翻转近端骨块以获得髋臼的显露将造成股骨近端骨干发生部分缺血的巨大危险，进而增加截骨不愈合的危险。尽管定向困难，需要仔细关注，仍以常规方式切断股骨头颈部。如此显露有利于髋臼准备和假体固定。然后行股骨近端扩髓，尽管很多时候这一准备用磨钻效果最好；将远端骨块用圆柱状弹性或非弹性铰刀常规扩髓。将与假体大小相同的试模插入近端，复位髋关节，将股骨远端骨干与近端骨块并排放置。手法牵引远端骨块，用锋利的薄刀在认为合适的水平横行直线截骨，尽可能多地保留骨质。不必试图阶梯状截骨，因其操作复杂且增加技术失误的机会。最后，假体置入可能会很棘手，小心握住近端和远端骨块并临时对合，使用 Lowman 钳和接骨板是明智的。现在，我们更愿意用全涂层非骨水泥型假体，它可增加旋转稳定性。一旦假体插入、髋关节复位，可纵行劈开短缩截骨留下的圆柱状小骨块成两块，作为支撑骨，用钢缆或 16 号钢丝固定，以加强截骨部位（图 24-3）。自体松质骨移植可用于截骨部位。若

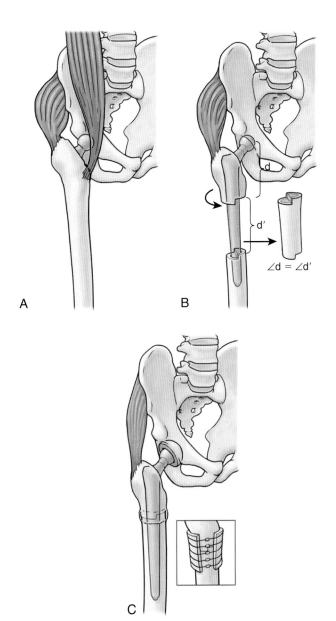

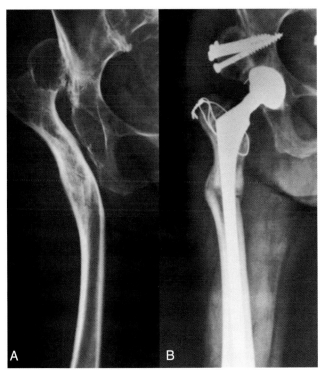

■ 图 24-2　**A**，右髋关节前后位 X 线片。64 岁女性，髋关节发育不良伴疼痛，曾行转子下截骨术。**B**，术后 2 年随访的前后位 X 线片。股骨阶梯状短缩截骨术，非骨水泥股骨假体，临床效果极佳

■ 图 24-1　对髋关节发育不良患者行全髋关节置换术时，用股骨截骨技术矫正股骨近端畸形。**A** 到 **C**，转子下去旋转截骨术，联合阶梯状短缩截骨，一旦置入股骨假体即可维持旋转稳定性。首选全涂层非骨水泥股骨假体。必要时，用钢索或联合异体或自体皮质骨支撑，以获得更大的旋转稳定性。截骨处行自体松质骨移植是可取的。d 和 d′，骨切除的长度

皮质骨变薄或存在节段性骨缺损，用异体骨支撑是可取的。股骨头假体尺寸的选择依赖于所用臼窝假体的外径，但 22mm 的股骨头假体常常是必需的。

失败的全髋关节置换术合并股骨畸形

　　无菌性松动导致的股骨近端骨缺损和骨干畸形，使存在股骨畸形时的全髋关节置换术翻修术特别有挑战性。在此种情况下，找到合适的假体非常困难。造成股骨畸形的原因有：①短柄假体松动移位造成内翻，使骨重建时发生成角畸形；②术中或术后骨折畸形愈合；③假体置入前，原松动假体远端股骨畸形。在这些情况下，股骨矫形截骨术成为目前髋关节置换翻修术的选择（图24-4）。截骨术应位于畸形顶点处。用大号长柄非骨水泥假体固定（图24-5）。皮质骨支撑可用作截骨处辅助固定（图24-6）。

　　Glassman 和同事[33] 报道了对股骨严重畸形患者行全髋关节置换翻修术联合股骨矫形截骨术的病例资料。所有患者均施行了转子截骨术或滑动截骨术。全部转子截骨和股骨截骨均顺利愈合，临床效果优异。所有患者术后都用髋人字石膏

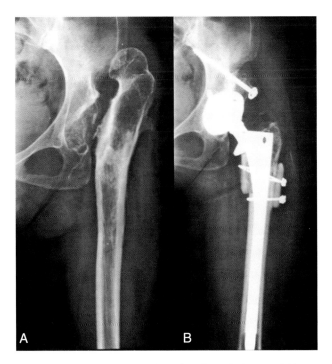

■ **图 24-3** **A**，术前左髋关节前后位 X 线片。44 岁护士，青少年期行左侧转子下截骨术。活动时明显不稳伴中度疼痛。**B**，术后 6 个月随访的 X 线片。无痛，左髋关节稳定

制动。

Holtgrewe 和 Hungerford[31] 报道了 6 个相似病例，影像学显示平均愈合时间为 27 个月；所有病例在术后都予以髋人字石膏固定 5 ～ 16 周。随访 46.3 个月，3 例患者临床效果优秀。

Huo 和同事 [34] 报道了一项选择病例的前瞻性研究，用斜行截骨术矫正股骨近端畸形，以简化困难的翻修术。在 25 名连续患者，施行了 26 次截骨术，最短随访时间 3 年。平均随访时间 50 个月，优良率 81%。3 例因假体柄无菌性松动、1 例因截骨不愈合进行了翻修。尽管股骨斜行截骨术在困难的股骨重建中是一种有用的辅助手术技术，中期随访检查发现接近 25% 的髋关节假体失败或松动。

资深作者和同事们 [4] 报道了 11 名患者的 11 例翻修术伴同期股骨截骨术。对 4 髋高位髋脱位同时行短缩术。使用非骨水泥股骨假体 7 例，骨水泥假体 4 例。截骨处均植骨。术后 4.5 年随访时，初次手术病例的 Harris 髋评分由平均 51 分增加到 77 分，翻修病例由 35 分增加到 73 分。术中股骨骨折 3 例，股骨假体松动 2 例，异位骨化 2

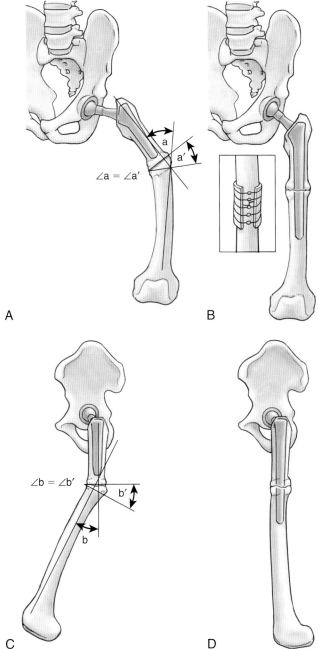

■ **图 24-4** **A 到 D**，全髋关节置换术翻修术，用股骨截骨技术矫正全髋关节置换术失败所致的股骨成角畸形。矫形截骨术局限于畸形顶点处。a 和 a′，畸形角（冠状面）；b 和 b′，畸形角（矢状面）

例，脱位 1 例，无菌及截骨不愈合 1 例，1 例骨水泥股骨假体（25%）和 1 例非骨水泥股骨假体（14%）翻修。

在 Paget 病患者，全髋关节置换术中股骨假体内翻位放置与假体松动相关。Namba 和同事 [3]

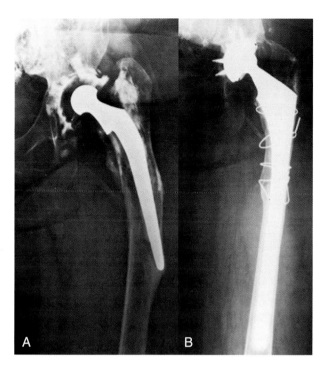

■ 图 24-5　A，左髋关节 X 线片。37 岁女性，全髋关节置换术后 7 年，假体松动伴股骨显著内翻畸形。B，该患者翻修术后 2 年的 X 线片。术中股骨近端发生骨折，被迫使用环周线缆固定。在股骨畸形顶点处行 V 形截骨术。用大号非骨水泥长柄假体固定截骨处。显示截骨已完全愈合

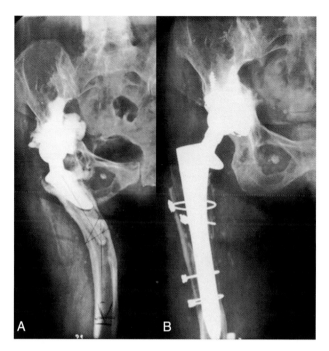

■ 图 24-6　A，右髋关节和股骨前后位 X 线片。60 岁女性，用定制假体行右髋关节翻修术失败。显示严重的股骨近端畸形。B，术后右髋关节前后位 X 线片。用非骨水泥股骨假体翻修，联合股骨截骨术和植骨。显示使用了自体皮质骨支撑辅助固定截骨处

报道了 3 例 Paget 病行全髋关节置换翻修术的患者资料。股骨干截骨以便利于骨水泥的去除，同时提供成角畸形矫正的机会。阶梯状截骨构型为环绕组配式非骨水泥长柄假体的股骨段提供了内在旋转稳定性。临床和影像学结果优异，但伴有中等量失血和截骨处延迟愈合。

小结

存在股骨近端畸形时做全髋关节置换术是一件很复杂的事情。仔细的术前计划可以帮助确定畸形能否消除，手术是否适合已改变的解剖，畸形是否必须通过截骨矫正。如果后者是必须的，计划还应包括所做截骨的准确部位和类型，以及将要使用的假体类型。此种情况，我们喜欢远端固定型假体，它可提供假体和截骨处的稳定固定，此对避免不愈合和继发失败是基本的需要。如皮质骨缺损或薄弱，自体骨移植是有益的，有时还需异体骨支撑以有助于重建骨干。

（许有银、张念非 译　李子荣 校）

参考文献

1. Berry DJ: Total hip arthroplasty in patients with proximal femoral deformity. Clin Orthop Relat Res 369:262-272, 1999.
2. Papagelopoulos PJ, Cabanela ME: Proximal femoral deformity. In Morrey BF (ed): Joint Replacement Arthroplasty, 3rd ed. Philadelphia, Churchill Livingstone, 2003, pp 708-721.
3. Namba RS, Brick GW, Murray WR: Revision total hip arthroplasty with correctional femoral osteotomy in Paget's disease. J Arthroplasty 12:591-595, 1997.
4. Papagelopoulos PJ, Trousdale RT, Lewallen DG: Total hip arthroplasty with femoral osteotomy for proximal femoral deformity. Clin Orthop Relat Res 332:151-162. 1996.
5. Sanchez-Sotelo J, Berry DJ, Trousdale RT, Cabanela ME: Surgical treatment of developmental dysplasia of the hip in adults: II. Arthroplasty options. J Am Acad Orthop Surg 10:334-344, 2002.
6. Hartofilakidis G, Karachalios T: Total hip arthroplasty for congenital hip disease. J Bone Joint Surg Am 86:242-250, 2004.
7. Halley DK, Wroblewski BM: Long-term results of low-friction arthroplasty in patients 30 years of age or younger. Clin Orthop Relat Res

211:43-50, 1986.

8. Callaghan JJ, Dysart SH, Savory CG: The uncemented porous-coated anatomic hip prosthesis: Two-year results of a prospective consecutive series. J Bone Joint Surg Am 70:337-346, 1988.

9. Fredin H, et al: Total hip arthroplasty in high congenital dislocation: 21 hips with a minimum five-year follow-up. J Bone Joint Surg Br 73:430-433, 1991.

10. Silber DA, Engh CA: Cementless total hip arthroplasty with femoral head bone grafting for hip dysplasia. J Arthroplasty 5:231-240, 1990.

11. Hartofylakidis G, Stamos C, Ioannidis T: Low friction arthroplasty for old untreated congenital dislocation of the hip. J Bone Joint Surg Br 70:182-186, 1988.

12. Harley JM, Wilkinson J: Hip replacement for adults with unreduced congenital dislocation. J Bone Joint Surg Br 69:752-755, 1987.

13. Eskelinen A, Helenius I, Remes V, et al: Cementless total hip arthroplasty in patients with high congenital hip dislocation. J Bone Joint Surg Am 88:80-91, 2006.

14. Becker DA, Gustilo RB: Double-chevron subtrochanteric shortening derotational femoral osteotomy combined with total hip arthroplasty for the treatment of complete congenital dislocation of the hip in the adult: Preliminary report and description of a new surgical technique. J Arthroplasty 10:313-318, 1995.

15. Reikeraas O, Lereim P, Gabor I, et al: Femoral shortening in total arthroplasty for completely dislocated hips: 3-7 year results in 25 cases. Acta Orthop Scand 67:33-36, 1996.

16. Yasgur DJ, Stuchin SA, Adler EM, DiCesare PE: Subtrochanteric femoral shortening osteotomy in total hip arthroplasty for high-riding developmental dislocation of the hip. J Arthroplasty 12:880-888, 1997.

17. Chareancholvanich K, Becker DA, Gustilo RB: Treatment of congenital dislocated hip by arthroplasty with femoral shortening. Clin Orthop Relat Res 360:127-135, 1999.

18. Zadeh HG, Hua J, Walker PS, et al: Uncemented total hip arthroplasty with subtrochanteric derotational osteotomy for severe femoral anteversion. J Arthroplasty 14:682-688, 1999.

19. Bruce WJ, Rizkallah SM, Kwon YM, et al: A new technique of subtrochanteric shortening in total hip arthroplasty: surgical technique and results of 9 cases. J Arthroplasty 15:617-626, 2000.

20. Perka C, Thomas R, Zippel H: Subtrochanteric corrective osteotomy for the endoprosthetic treatment of high hip dislocation: Treatment and

21. Ferguson GM, Cabanela ME, Ilstrup DM: Total hip arthroplasty after failed femoral intertrochanteric osteotomy. J Bone Joint Surg Br 76:252-257, 1994.

22. Poss R: The role of osteotomy in the treatment of osteoarthritis of the hip. J Bone Joint Surg Am 66:144-151, 1984.

23. Dupont JA, Charnley J: Low-friction arthroplasty of the hip for the failures of previous operations. J Bone Joint Surg Br 54:77-87, 1972.

24. Benke GJ, Baker AS, Dounis E: Total hip replacement after upper femoral osteotomy: A clinical review. J Bone Joint Surg Br 64:570-571, 1982.

25. DeCoster TA, Incavo S, Frymoyer JW, Howe J: Hip arthroplasty after biplanar femoral osteotomy. J Arthroplasty 4:79-86, 1989.

26. Boos N, Krushell R, Ganz R, et al: Total hip arthroplasty after previous proximal femoral osteotomy. J Bone Joint Surg Br 79:247-253, 1997.

27. Shinar AA, Harris WH: Cemented total hip arthroplasty following previous femoral osteotomy: An average 16-year follow-up study. J Arthroplasty 13:243-253, 1998.

28. Breusch SJ, Lukoschek M, Thomsen M, et al: Ten-year results of uncemented hip stems for failed intertrochanteric osteotomy. Arch Orthop Trauma Surg 125:304-309, 2005.

29. Papagelopoulos PJ, Morrey BF: Hip and knee replacement in osteogenesis imperfecta. J Bone Joint Surg Am 75:572-580, 1993.

30. Peltonen JI, Hoikka V, Poussa M, et al: Cementless hip arthroplasty in diastrophic dysplasia. J Arthroplasty 7(Suppl):369-376, 1992.

31. Holtgrewe JL, Hungerford DS: Primary and revision total hip replacement without cement and with associated femoral osteotomy. J Bone Joint Surg Am 71:1487-1495, 1989.

32. Sponseller PD, McBeath AA: Subtrochanteric osteotomy with intramedullary fixation for arthroplasty of the dysplastic hip: A case report. J Arthroplasty 3:351-354, 1988.

33. Glassman AH, Engh CA, Bobyn JD: Proximal femoral osteotomy as an adjunct in cementless revision total hip arthroplasty. J Arthroplasty 2:47-63, 1987.

34. Huo MH, Zatorski LE, Keggi KJ, et al: Oblique femoral osteotomy in cementless total hip arthroplasty: Prospective consecutive series with a 3-year minimum follow-up period. J Arthroplasty 10:319-327, 1995.

mid-term results with a cementless straight stem. Arch Orthop Trauma Surg 120:144-148, 2000.

第 **25** 章

代谢性疾病患者的全髋关节置换术

Michael Kain, Thomas A. Einhorn

要点提示

- 知晓代谢性疾病对患者全身生理状况的影响。考虑其如何影响骨愈合、骨长入、骨再塑形和机制、假体选择和并发症危险。
- 为不同类型的骨密度和将在手术室遇到的困难制订计划。
- 术前鉴别畸形（例如：髋内翻、股骨弓形变）。

存在代谢性疾病时，初次全髋关节置换术是非常艰难的任务。使手术医师面临挑战的代谢性疾病有镰状细胞血红蛋白病、Paget 病、骨质疏松症、肾病的骨骼结局，例如血液透析或肾移植患者使用免疫抑制剂对骨骼产生的影响。合并这些疾病会改变患者的骨基质环境，使常规的初次全髋关节置换术变得复杂。理解这些基础疾病进程，对确保成功结局的术前计划显得尤为重要。

代谢性疾病

镰状细胞血红蛋白病

对于镰状细胞血红蛋白病，有三个重要的骨科问题需手术医师格外注意：骨髓增生、骨坏死和化脓性感染[1]。镰状细胞血红蛋白病患者骨髓增生的潜在病因是终末器官反复坏死和梗死。脾梗死明显时，骨髓的造血功能增强，导致骨髓增生，进而造成长骨皮质变薄。随着病情进展，局部发生血供受损，从而导致缺血及骨梗死。这些骨梗死区域变成不规则硬化骨，最终使骨髓腔狭窄甚至闭塞。另外，骨髓的这些改变损害了其血液供

应，加上脾出现自发梗死，这些患者由肺炎链球菌、沙门菌、克雷伯杆菌（可导致远处骨和籽骨感染）引起的化脓性感染的风险增加。尽管如此，在全髋关节置换术后感染的镰状细胞血红蛋白患者中，金黄色葡萄球菌仍是最经常被报道的病原菌[2]。

多个研究报道了对镰状细胞血红蛋白病患者行全髋关节置换术时，使用骨水泥假体和非骨水泥假体的效果相当[3,4]。更多的近期研究显示使用非骨水泥假体效果更佳[5]。由于这些研究的患者数量有限，且没有前瞻性随机试验和可靠的理论依据，哪种方法更优越尚不明确。我们使用非骨水泥型假体，因此我们将专门讨论这种技术。

Paget 病

Paget 病是一种代谢性骨病，主要危害具有盎格鲁 - 萨克逊（Anglo-Saxon）血统的人。在病因学上，尽管有证据表明它是一种危害具有相应遗传易感患者的慢性病毒性疾病，但尚无确凿证据[6]。Paget 病使一个或多个独立的解剖区域骨吸收和骨形成明显增强（如单骨或多骨 Paget 病）。最常见的发病部位是髋关节周围，包括股骨近端、髋臼和骨盆。该病有两个主要阶段：溶骨和成骨。在溶骨活跃期，骨血管增加（图 25-1），这与骨痛加重相关。这对患者的整体生理功能至关重要，因为对氧气的需求和到骨的血流短路可使循环系统超负荷，导致高排性心力衰竭[7]。假体固定也会受这种增生血管的影响，如妨碍骨水泥假体良好固定。对血清碱性磷酸酶和尿液骨胶原蛋白的标

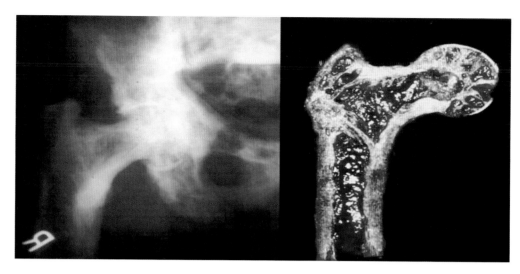

图 25-1　Paget 病患者右髋关节前后位 X 线片和显示富血管性骨的大体标本

记，使疾病转化活动可被量化。这可帮助手术医师或内科顾问在术前控制疾病活动。

变形性骨炎样骨也易发生畸形，例如髋内翻和股骨前弓，应通过适当的术前影像学检查界定，尤其将采用长柄假体或准备行截骨术时（图 25-2）。

骨质疏松症

几乎没有研究仔细地评估骨质疏松症对全髋关节置换术疗效的影响[8-10]。尽管针对骨质疏松症的特殊研究有限，仍有几个研究对老年患者行全髋关节置换术的疗效做了评估。在这些报告中，患者没有按照骨密度进行分层，而是按照股骨近端形态分类[9-11]。虽然这些研究表明重度骨质疏松症会影响假体选择，使用骨水泥假体还是非骨水泥假体[8]，尚无肯定的研究解决这些问题。

更多近期研究称非骨水泥型假体和骨水泥型假体效果相似，前者是我们选择的假体[11]。

Dorr 和同事描述了骨质疏松症对股骨近端的影响，采用一种方法来推断年龄及代谢性骨病对全髋关节置换术术前准备的潜在影响。他们结合影像学所见与组织学改变对股骨近端形态进行分类。这个分类系统包含三种形态类型，A 型主要见于有较厚股骨皮质的年轻男性患者，C 型代表老年患者较薄皮质的股骨，老年女性常具有较宽的骨髓腔，B 型则介于两者之间。这些发现表明骨髓腔变宽时，内层骨皮质逐渐变得疏松并向外

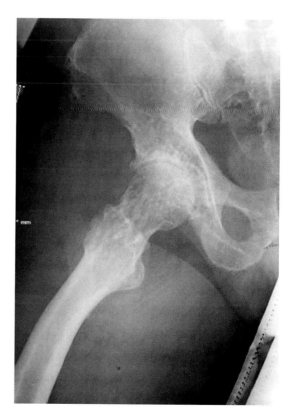

图 25-2　Paget 病患者右髋关节侧位 X 线片显示股骨前弓

层发展[9]。在这一群体使用非骨水泥假体柄需要关注，骨吸收将阻碍足够的骨长入并导致无菌性松动和疼痛。

随着年龄增大、骨量丢失，对圆柱形皮质有支撑作用的骨小梁支架亦丢失。当骨内膜丢失增加时，骨膜骨沉积作为一种代偿机制保护股骨干

的机械力。股骨干的形状因此发生改变，股骨增宽成类似于薄壁的炉烟管，即 Dorr 股骨分型中的 C 型[9]。尽管在股骨发生扭转或弯曲时，这种保护机制发挥作用，但在开口及假体置入时产生的所谓环向应力却不受皮质扩张的影响[12]。反而，在手术过程中，骨质疏松性和老年性股骨容易发生骨折，因此在关键时刻必须谨慎从事，如脱位髋关节为处理股骨及髋臼做准备时，以及加工股骨以适应假体柄时。

肾病

肾在维持骨的矿盐代谢方面扮演着重要角色，因而肾疾病可明显改变骨的代谢活动。关节置换术的医师需熟悉继发于肾衰竭的骨质改变，因为这些代谢改变会影响骨骼质量。有两种与 Paget 病阶段相似的骨营养障碍，即高转化性骨营养障碍和低转化性骨营养障碍[13]。经典的肾性骨营养障碍是高转化状态，这是对高甲状旁腺激素水平所致甲状旁腺功能亢进的反应。高甲状旁腺激素水平引起成骨细胞和破骨细胞活性增加。低转化肾性骨营养障碍的出现是肾病治疗取得进展的结果。它发生在那些肾病得到恰当治疗且甲状旁腺激素水平正常而骨衰弱的患者[14]。这种缺陷被认为与铝排泄障碍有关。铝损害了成骨细胞的增殖和成熟，导致骨衰弱或再生障碍性骨损害。

即使不考虑上述原因，关节置换术的医师也会遇到肾疾病导致的骨软化及异位钙化造成的骨畸形。这些患者经常表现为疼痛、力弱，还可有骨外临床表现，如关节周围钙化。透析或肾移植术后患者行全髋关节置换术的概率很高。这一患者群行全髋关节置换术的主要诊断是骨坏死[15]。由于软化骨硬度低，推荐使用骨水泥股骨假体。一个平均随访时间为 8 年的研究报道：肾疾病患者全髋关节置换术，明确存在假体松动问题，翻修率很高（46%～58%）[16,17]。关节置换术的医师理解肾疾病和它在肌肉、骨骼方面的意义非常重要，认识到在这一患者群行全髋关节置换术与常规全髋关节置换术不同是非常关键的。

适应证和禁忌证

镰状细胞血红蛋白病

骨坏死是镰状细胞血红蛋白病患者行全髋关节置换术最常见的原因。通常，有骨坏死症状的镰状细胞血红蛋白病患者很快会进展到股骨头塌陷阶段。Hernigou 和同事报道，初诊为 I 期或 II 期股骨头坏死的患者，5 年内发展至股骨头塌陷的比率是 87%。在这项纳入 90 例有症状髋关节的自然病程研究中，88 例需要手术治疗。从症状出现到手术治疗的间隔时间：I 期骨坏死为 40 个月，II 期为 10 个月，III 期与 IV 期需尽快手术[18]。有些治疗措施，如髓心减压术，据报道有不同程度的疗效；但由于病情进展，减轻疼痛的最终治疗方案基本上都是全髋关节置换术[18-21]。关节置换术的其他相对适应证是：难以控制的髋关节疼痛、髋臼受到明显波及、关节活动度受限和抗痛性步态。

镰状细胞血红蛋白病患者全髋关节置换术的禁忌证包括：肺动脉高压病史，这些患者术后出现急性胸部综合征的风险增大，患者因血管阻塞危象或间接由肺部感染发展为呼吸窘迫。急性胸部综合征的定义是胸部影像学表现为新鲜渗出，伴随与之相关的发热、气短和胸痛。病因尚不明确，可能包括脂肪栓塞、肺梗死、感染，但通常情况下病因不明。出现血管阻塞危象的患者不能行全髋关节置换术。低血容量或脱水会因大手术导致的生理性应激而加剧，从而引发这些危象。

Paget 病

Paget 病患者几乎一半会发展为退行性髋关节炎[22]。也可出现继发于 Paget 病的畸形，如髋内翻和股骨干弯曲。这些可改变髋关节的生物力学。

应避免在疾病的溶骨活跃期进行手术，因为此期血管增殖增加，可增加术中出血。一个假设认为，受损骨长入产生富血管性骨，仅很少的文献反对这种假设[22,23]。疾病在此阶段会伴随高水平碱性磷酸酶和骨转化的尿标记物，如吡啶啉交联和 N 末端肽。

骨质疏松症

在术前评估和手术阶段，认识到骨质疏松骨对手术可能造成潜在困难很重要。尽管骨质疏松症既不是退行性髋关节炎行髋关节置换术的适应证，也不是禁忌证，手术医师必须小心谨慎，以免在术中关键时刻造成骨折，如脱位髋关节、放置压配型髋臼假体、股骨扩孔、插入股骨假体。

另外，锉削髋臼和置入假体时必须小心操作，因为髋臼内壁往往很薄，容易穿孔。

术前计划

镰状细胞血红蛋白病

对镰状细胞血红蛋白病患者来说，全髋关节置换术计划包括改变患者的生理功能和骨骼畸形两方面。镰状细胞血红蛋白病患者经常出现肺部并发症。因此，术前应行动脉血气分析，并建立基线值，以便术后比较。此外，必要时术前输血治疗以维持血红蛋白水平高于 10g/dl，血红蛋白 S 水平高于 30%。必要时术前置入中心静脉管，对完善术中、术后的液体管理很有价值。另外，可用硬膜外麻醉，因其血管扩张作用可预防疼痛危象。考虑到此类患者比一般患者有更高的感染率，有些学者建议常规行术中细菌培养。Ilyas 与 Moreau 的经验是：术中做骨的细菌培养，联用第三代头孢菌素和氨基糖苷类药物行预防感染治疗。抗生素持续使用到培养出结果。若未见细菌生长，则停用抗生素；若结果为阳性，则根据药敏结果调整抗生素，并延长疗程[5]。

影像学评估应包括骨盆正位片和髋关节正、侧位片。在评估术前影像资料时，手术医师应明确有无下肢长度差异、髋臼突入，并测量股骨髓腔宽度。利用影像学资料明确术中困难所在，可以帮助手术医师挑选必要的特殊器械。在大多数情况下，需要高速磨钻、弹性铰刀和一台透视机。股骨局部硬化和皮质较薄，使得扩髓较为困难，因此有些医师喜欢在透视下扩髓，以免铰刀被皮质卡死。如果存在髋臼突入，且患者的股骨头不能提供足够的骨质，则可能需要支撑架和同种异体植骨。

Paget 病

需要仔细规划 Paget 病患者全髋关节置换的术前准备。术前影像学检查应包括骨盆正位片、髋关节正侧位片和股骨全长片。这些资料将用于评估病变远端范围，以确定有无影响特殊假体使用的股骨畸形，并帮助决定是否需要截骨术。例如，若股骨存在过度弯曲（图 25-2），可用模板行截骨术，并使用定制或组配假体。

在治疗上，过去用降钙素来抑制破骨细胞活性以治疗 Paget 病。但是，在过去的十年间，这种趋势逐渐被二磷酸盐类药物替代。我们推荐围术期使用二磷酸盐类药物限制破骨细胞骨吸收，并促进骨长入。尽管这些药物在限制疾病活动方面有作用，应考虑到失血过多这一并发症，建议术中使用血液回收系统，如血液回收机。

骨质疏松症

术前评估不仅包括全髋关节置换术常规准备，还要对髋臼认真评估，以明确有无髋臼突入。如果骨密度低于相同种族和性别的标准患者群体的峰值骨密度 1 个标准差以上（即 T 值 < 1.0），则必须由内分泌科医师进行正式的病情筛查，以排除植入假体后骨软化或其他代谢异常影响假体的骨长入或骨重建[24]。

手术技术

镰状细胞血红蛋白病

任何的标准手术入路都可用于全髋关节置换术。我们更愿意使用改良 Hardinge 髋关节前外侧入路[25]。将患者置于标准手术床上，用体位垫支撑。患侧朝上，骨盆与地面垂直放置。一只手置于骶部以维持体位，用软的物品如毛毯保护并稳定健侧肢体，同时为患肢创造稳固的松弛区域。注意避免腋神经或腓总神经受压。

显露髋关节并将股骨头脱位，用模板确定合适的股骨颈长度并切断，取出股骨头。保存股骨头以用于可能的髋臼植骨，同时行细菌培养。准备股骨髓腔，我们更倾向使用非骨水泥型光滑锥形股骨假体。处理股骨髓腔，先用尖锥人工扩髓。如果尖锥不能穿过髓腔或髓腔过于狭窄，可用长的钻头和（或）高速钻开髓。扩髓时应小心逐步进行。如果扩髓受阻或不能达到模板尺寸，应用 X 线透视以确定钻头位置和受阻区域。如果阻力是髓腔狭窄所致，用弹性铰刀扩开远端髓腔。如果使用铰刀扩髓，光滑的楔形假体则不再适用，可选择换用表面粗糙的组配假体。安全地制备股骨的关键是认识到与疾病相关的骨硬化，避免扩髓时出现穿孔或骨折。如果骨皮质过薄，则骨折的可能性很大，可行预防性钢丝环扎，甚至使用皮质骨板来增加强度。为了帮助明确和预防这些问题，X 线检查应随时可用。

在髋臼侧，我们倾向使用附加螺钉固定的非骨水泥假体。如果存在髋臼突入，需判定股骨头是否可以提供足够的骨质来填充缺损，以及是否需要使用支撑架。如果没有髋臼突入，则进行常规扩髓，向内直到臼窝内侧壁，扩大髋臼以形成与适合假体的半球形基底。存在髋臼突入时，扩髓主要集中在扩大边缘，以确保稳定的边缘适合髋臼，均匀填充植骨以预防髋关节中心内移。尽管防止旋转中心内移很重要，髋关节中心过度外移也是有害的，这可能需要颈更短或重新切除股骨颈以便于假体进一步下沉。

Paget 病

Paget 病患者髋关节置换手术入路用标准方法。手术医师应做好向远端延长切口的准备，如果股骨过度前弓需要行截骨术。如果髋内翻严重，则可行转子截骨术以便于脱位髋关节；另外一种方法是股骨颈原位截骨术。髋臼制备可通过完全显露臼缘、切除骨赘等常规方法进行。因为可能存在髋臼突入，故应避免髋臼过度内移。刮除骨囊肿，鉴别硬化区域。

在股骨侧，骨硬化会使进入髓腔变得困难。为了进入髓腔，必要时可使用钻头、高速磨钻、软性铰刀等进行髓腔准备。由于扩髓难度增加，术中X线透视显得更加重要。当准备行截骨术以矫正股骨弯曲时，X线透视检查必不可少。

如果必须行截骨术，我们倾向于采用外侧闭合楔形截骨，并使用表面粗糙的组配假体，与Onodera 及其同事描述的方法相似[26]。如果不需要行截骨术，我们采用表面光滑的锥形非骨水泥股骨假体柄。为了预防过度髋内翻，扩髓过程中确保与外侧骨皮质贴合非常关键（图 25-3）。

骨质疏松症

骨质疏松患者行全髋关节置换术的关键是预防骨折。在全部关节囊和其他软组织被完全切除之前，不要尝试髋关节脱位。髋关节脱位后，要轻柔地锉磨髋臼，因为其内壁往往很薄，非常容易发生内壁穿孔。这在使用糖皮质激素治疗的患者身上表现更为明显。如果发生穿孔，可在缺损处移植碎骨块，必要时使用突入型臼杯或充填型臼杯。髋臼假体应该至少用2或3枚松质骨螺钉固定。

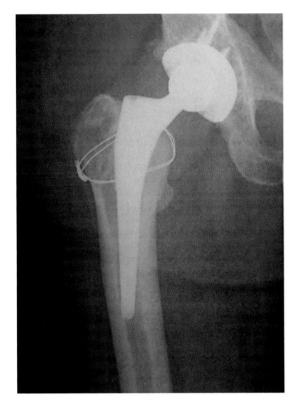

■ 图 25-3　Paget 病患者术后 X 线片，显示股骨假体内翻

骨质疏松症患者股骨经常呈"烟卤管"形态。用力置入股骨压配型假体时，应避免股骨皮质穿孔。X线透视不是经常需要，但可用来确定骨皮质的完整性。为了避免骨折或骨折扩展，扩髓前可预防性使用钢丝环扎（图 25-4）。基于骨质疏松症患者采用非骨水泥假体取得了很好的疗效，我们不再坚持骨水泥假体为首选这一观念。

术后管理

镰状细胞血红蛋白病

术后主要关注点是预防镰状细胞血红蛋白病相关并发症，如血管阻塞危象、充血性心力衰竭、急性胸痛综合征。需要仔细观察水、电解质和红细胞压积水平，因为这些患者血管阻塞危象单独发生率高达 9%[27]。预防这些并发症最有效的办法是维持血红蛋白水平在 10g/dl 且血红蛋白 S 水平不低于 30%。Vichinsky 及同事进行的一项大型前瞻性研究发现：积极输血与保守用血在并发症发生率上无显著差异[27]。但应当注意：这些患者输血

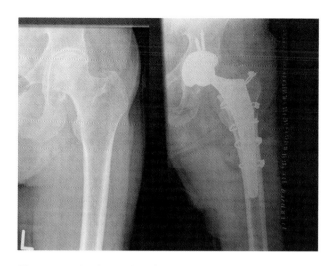

■ 图 25-4 骨质疏松症患者行钢丝环扎以预防骨折

反应的发生率往往很高，因此在输血前应滤除血液中的白细胞。

按常规实施疼痛管理和深静脉血栓预防。在围术期早期使用非甾体类抗炎药（如酮咯酸）可预防未注意到的呼吸损害，这种呼吸损害可导致急性胸痛综合征的发作。必要时，也可使用麻醉止痛药物。

Paget 病

Paget 病患者术后应特别关注包括异位骨化的预防，如行截骨术者须有限负重。接近 50% 的 Paget 病患者术后会出现某种形式的异位骨化，推荐使用放射治疗或吲哚美辛治疗。双磷酸盐类药物已成为降钙素的良好替代，它可抑制破骨细胞功能。术后使用这些药物，如阿仑膦酸盐，有助于减轻骨痛，尤其是有近期证据表明疾病处于活跃期时。这些药物同时被认为可以预防应力性骨折或假体周围骨吸收。如果实施了截骨术，患者应当部分负重，直到有充分的影像学证据表明骨已愈合。

骨质疏松症

骨质疏松症患者全髋关节置换术后的管理按标准步骤实施。仅须特别注意的是限制负重或使用双磷酸盐类药物。如果对骨质量或潜在骨折担心，应该限制患者负重。和 Paget 病类似，双磷酸盐类药物被认为可以促进骨长入，并且有早期证据表明这类药物可以提高假体周围骨密度[28]。

并发症

镰状细胞血红蛋白病

镰状细胞病患者全髋关节置换术的并发症可以分为两组：代谢性并发症和非代谢性并发症。代谢性并发症与镰状细胞危象有关，包括过度失血、急性胸部综合征、肺部并发症、心脏并发症和卒中。降低发生这些事件的风险有赖于维持术中和术后血流稳定及适当的血氧含量。血红蛋白水平应保持在 10mg/dl 以上，配合积极输血以预防这些并发症。应该注意，如果这些患者大量输血，他们存在输血相关异体免疫和与输血有关的并发症。

非镰状细胞并发症包括那些常见于全髋关节置换术的并发症，如深静脉血栓、肺栓塞、术中骨折和假体位置不良。有报道称无菌性松动也见于这些病例，包括骨水泥型假体和非骨水泥型假体。

Paget 病

Paget 病样骨对骨科医师提出了技术方面和医学方面的挑战。预后不佳与异位骨化、骨质溶解、畸形进展和截骨不愈合有关。异位骨化发生率较普通人高，应考虑预防。然而，这些病例最大的顾虑是假体周围进行性骨吸收。过去，骨水泥假体被推荐用于髋臼和股骨；然而，硬化骨和高度血管化骨的存在可阻碍骨水泥的交错结合。因此，非骨水泥假体的使用逐渐增多。在有限的可用的研究中，优良的结果似乎支持此种技术，但更长期随访和更大病例组对获得确切答案是必要的[23]。为了有效预防假体周围骨吸收，已经使用降钙素和双磷酸盐。

截骨术病例有发生骨不愈合的风险。有报道骨不愈合发生于 Paget 病患者行截骨术后，但尚无大宗病例界定实际危险。已认为在 Paget 样骨骨折愈合情况无改变，但已有截骨术后延迟愈合和不愈合的报道[29]。保护性负重和仔细的影像学随访是必要的，以确保在允许无限制负重前截骨已愈合。

骨质疏松症

对骨质疏松患者行全髋关节置换术，有术中骨折、持续性下肢痛和骨生长失败的风险。尽管没有专门针对骨质疏松症病例行全髋关节置换术的研究，一些研究者评估了这种手术在老年人的效果[11,30,31]。已经有更多涉及非骨水泥假体在老年患者使用的证据。在 Keisu 和同事的研究中，未发现骨折，仅有 4% 的大腿痛发生率；所有患者均被证实骨长入[11]。在对 25 个知名髋关节置换专业

手术医师的调查中，骨质疏松症相关的困难包括骨折、股骨穿孔和显露受限问题[8]。

（许有银、张念非 译　李子荣 校）

推荐阅读

Grant RE, Simpson BM: Total hip arthroplasty in patients with sickle cell hemoglobinopathy. In Lieberman JR, Berry DJ (eds): Advanced Hip Reconstruction. Rosemont, IL, American Academy of Orthopaedic Surgeons, 2005, pp 201-208.

Healy WL: Hip implant selection for total hip arthroplasty in elderly patients. Clin Orthop Relat Res 405:54-64, 2002.

Iorio R, Healy WL: Total hip arthroplasty: Paget's disease. In Lieberman JR, Berry DJ (eds): Advanced Hip Reconstruction. Rosemont, IL, American Academy of Orthopaedic Surgeons, 2005, pp 137-141.

Jeong GK, Ruchelsman DE, Jazrawi LM, Jaffe WL: Total hip arthroplasty in sickle cell hemoglobinopathies. J AAOS 13:208-217, 2005.

Parvizi J, Schall DM, Lewallen DG, Sim FH: Outcome of uncemented hip arthroplasty components in patients with Paget's disease. Clin Orthop Relat Res 403:127-134, 2002.

参考文献

1. Jeong GK, Ruchelsman DE, Jazrawi LM, Jaffe WL. Total hip arthroplasty in sickle cell hemoglobinopathies. J AAOS 13:208-217, 2005.
2. Moran MC, Huo MH, Garvin KL, et al: Total hip arthroplasty in sickle cell hemoglobinopathy. Clin Orthop Relat Res 294:140-148, 1993.
3. Hickman JM, Lachiewicz PF: Results and complications of total hip arthroplasties in patients with sickle-cell hemoglobinopathies: Role of cementless components. J Arthroplasty 12:420-425, 1997.
4. Al-Mousawi F, Malki A, Al-Aradi A, et al: Total hip replacement in sickle cell disease. Int Orthop 26:157-161, 2002.
5. Iiyas I, Moreau P: Simultaneous bilateral total hip arthroplasty in sickle cell disease. J Arthroplasty 17:441-445, 2002.
6. Lewallen DG: Hip arthroplasty in patients with Paget's disease. Clin Orthop Relat Res 369:243-250, 1999.
7. Arnalich F, Plaza I, Sobrino JA, et al: Cardiac size and function in Paget's disease of bone. Int J Cardiol 5:491-505, 1984.
8. Krackow KA: Osteoporosis: An unsolved problem in total hip arthroplasty. Orthopedics 27:955-956, 2004.
9. Dorr LD, Faugere MC, Mackel AM, et al: Structural and cellular assessment of bone quality of proximal femur. Bone 14:231-242, 1993.
10. Kobayashi S, Saito N, Horiuchi H, et al: Poor bone quality or hip structure as risk factors affecting survival of total hip arthroplasty. Lancet 355:1499-1504, 2000.
11. Keisu KS, Orozco F, Sharkey PF, et al: Primary cementless total hip arthroplasty in octogenarians. J Bone Joint Surg Am 83:359-361, 2001.
12. Mont M, Maar DC, Krackow KA, Hungerford DS: Hoop-stress fractures of the proximal femur during hip arthroplasty. J Bone J Surg Br 74:257-260, 1992.
13. Tejwani NC, Schachter AK, Immerman I, Achan P: Renal osteodystrophy. J AAOS 15:303-309, 2006.
14. Shepard DJ, Herzcz G, Pei Y, et al: The spectrum of bone disease in end-stage renal failure: An evolving disorder. Kidney Int 43:436-442, 1993.
15. Bucci JR, Oglesby RJ, Agodoa LY, Abbott KC: Hospitalizations for total hip arthroplasty after renal transplantation in the United States. Am J Transplant 2:999-1004, 2002.
16. Murzic WJ, McCollum DE: Hip arthroplasty for osteonecrosis after renal transplantation. Clin Orthop Relat Res 299:212-219, 1994.
17. Toomey HE, Toomey SD: Hip arthroplasty in chronic dialysis patients. J Arthroplasty 13:647-652, 1998.
18. Hernigou P, Bachir D, Galacteros F: The natural history of symptomatic osteonecrosis in adults with sickle cell disease. J Bone J Surg Am 85:500-504, 2003.
19. Styles LA, Vichinsky EP: Core decompression in avascular necrosis of the hip in sickle-cell disease. Am J Hematol 52:103-107, 1996.
20. Clarke HJ, Jinnah RH, Brooker AF, Michaelson JD: Total replacement of the hip for avascular necrosis in sickle cell disease. J Bone J Surg Br 71:465-470, 1989.
21. Jacobs MA, Hungerford DS, Krackow KA: Intertrochanteric osteotomy for avascular necrosis of the femoral head. J Bone J Surg Br 71:200-204, 1989.
22. Iorio R, Healy WL: Total hip arthroplasty: Paget's disease. In Lieberman JR, Berry DJ (eds): Advanced Hip Reconstruction. Rosemont, IL, American Academy of Orthopaedic Surgeons, 2005, pp 137-141.
23. Parvizi J, Schall DM, Lewallen DG, Sim FH: Outcome of uncemented hip arthroplasty components in patients with Paget's disease. Clin Orthop Relat Res 403:127-134, 2002.
24. Mirsky EC, Einhorn TA: Bone densitometry in orthopaedic practice. J Bone Joint Surg Am 80:1687-1698, 1998.
25. Hardinge K: Direct lateral approach to the hip. J Bone Joint Surg Br 64:17-19, 1982.
26. Onodera S, Majima T, Ito H, et al: Cementless total hip arthroplasty using the modular S-ROM prosthesis combined with corrective proximal femoral osteotomy. J Arthroplasty 21:664-669, 2006.
27. Vichinsky EP, Neumayr LD, Haberken C, et al: The perioperative complication rate of orthopedic surgery in sickle cell disease: Report of the national sickle cell surgery study group. Am J Hematol 62:129-138, 1999.
28. Bhandari M, Bajammal S, Guyatt GH, et al: Effect of bisphosphonates on periprosthetic bone mineral density after total joint arthroplasty. J Bone Joint Surg Am 87:293-301, 2005.
29. Parvizi J, Frankle MA, Tiegs RD, Sim FH: Corrective osteotomy for deformity in Paget disease. J Bone Joint Surg Am 85:697-702, 2003.
30. Healy WL: Hip implant selection for total hip arthroplasty in elderly patients. Clin Orthop Relat Res 405:54-64, 2002.
31. Konstantoulakis C, Anatopoulas G, Papaeliou A, et al: Uncemented total hip arthroplasty in the elderly. Int Orthop 23:334-336, 1999.

第26章

术前康复

Camilo Restrepo，Brian Klatt，William J. Hozack

在全髋关节置换手术前，可采用多种干预措施于改善患者的经历和结局。在术前初步评估时，除了全髋关节置换的常规疗效，也必须把对功能和疼痛的合理预期告知患者。包括患者家属在内的教育计划以及术前康复锻炼可以提高术后满意度及疗效[1-4]。

术前计划也可减轻患者的焦虑。当患者完成了术前康复计划，并对医院和医护人员逐渐熟悉，其焦虑情绪可降低。逐渐增加对全髋关节置换术中和术后将要面临经历的理解，有助于减轻患者的焦虑情绪[5-8]。

适当的术前教育在早期活动、缩短住院时间及减少术后镇痛药物需求方面的益处显而易见。如果术前康复计划得以实施，即便老年患者也能获得术后早期行走功能。通过多种干预措施让患者对术前准备有更好的理解可缩短其住院时间[10]。最后，接受术前疏导的患者对术后镇痛的需求亦会降低[4,10]。

术前康复计划

初期评估

对全髋关节置换术候选者第一次临床访视时，医生必须告知患者真实的预期[11]及术后将要面临的种种局限。近亲属必须作为正式成员与患者一起被告知。

视频和教育课程

交给患者一份记录有典型患者术前、术中及术后经历的视频短片或其他媒体资料。这些资料将首次向患者展示手术本身及手术相关过程。通常，患者的疑问可通过这些视频资料得到解答。

视频资料应向患者展示到达医院后将得到的入院服务。也应展示和麻醉师们的术前交流及麻醉过程。随后展示手术细节、术后护理及康复干预措施。根据治疗方案，康复访视可于当天或次日进行。然后，患者会看到早期身体活动和功能活动的介绍。依据治疗方案，医院外或家庭内的康复锻炼也应予以展示。

视频资料应带有常见问题和完整答案，以免引起患者更多疑问。如果患者提出任何问题，应当有可联系的人予以解答。应鼓励患者家属也观看这些视频资料。应为患者和其家属举办术前讲课或讨论会。讲课或讨论会提供的信息将增加他们的认知并解答他们进一步的疑问。

术前康复访视

术前康复评估的内容是所有影响术后康复的因素。包括合并症的处理和对家庭环境的要求。术后预案将教会患者术后使用辅助装置进行安全的功能锻炼。也要教给患者康复期的锻炼活动。术前康复访视需评估以下几点：

- 任何可能影响或改变标准康复计划进行的情况（例如：合并症）。
- 需要的家庭环境（例如：楼梯、淋浴或浴盆）。
- 达成预案的目标数目。

行走

患者必须能够在助步器或拐杖的辅助下独立行走满足日常生活的距离（50～100步）。如果患者没有使用这些必需辅助装置的经验，则必须教会他们正确的使用方法。

登楼梯

术前，患者必须能用拐杖或手杖独自上、下一段楼梯。如果患者没有使用这些辅助装置的经验，则必须教会他们用这些装置上、下楼梯的顺序和方法。一般原则是"好腿先上，坏腿先下"。

移动

患者应该能独立安全地上下床、坐于或站离椅子、进出淋浴室或浴盆，并能上、下车或其他交通工具。通过术前学习这些动作，患者术后对这些动作会更加熟练，以便专注于身体的挑战。

- 没有经验的患者，必须学会5步起床法和3步上床法。
- 必要时，应教会患者站离或坐到椅子上的步骤。
- 必须教会患者进出淋浴室或浴池的方法。
- 缺乏上、下交通工具经验的患者应学会正确的步骤和转体动作。

上肢力量

术前应尽量增强上肢力量，以便患者术后正确握持拐杖或助步器，从而达到预先制定的康复目标。通过以下规律锻炼可增强上肢力量：

- 坐位俯卧撑
- 倚墙俯卧撑
- 墙肩挤压锻炼
- 肩扩展锻炼

下肢锻炼

教会患者下肢不同肌群的锻炼方法。正确的下肢锻炼有助于患者增强力量，增加活动度，减轻僵硬。常用的下肢锻炼方法如下：

- 踝泵运动
- 股四头肌收缩训练
- 臀肌收缩训练
- 提踵训练
- 股四头肌短弧锻炼
- 股四头肌长弧锻炼

小结

全髋关节置换术前对患者进行教育指导有助于增加患者经验，加快患者康复。相关知识可通过办公室访谈、视频资料或术前约见康复治疗师获得。对治疗过程有更好的了解，可减轻患者焦虑情绪，减少术后镇痛需求，缩短住院周期。术前康复计划可识别并解决影响康复的"障碍"。患者教育和术前康复计划应成为外科医生全髋关节置换手术计划的一部分。

（许有银、张念非 译　李子荣 校）

参考文献

1. Aarons H, Forester A, Hall G, Salmon P: Fatigue after major joint arthroplasty: Relationship to preoperative fatigue and postoperative emotional state. J Psychosom Res 41:225-233, 1996.
2. McGregor AH, Rylands H, Owen A, et al: Does preoperative hip rehabilitation advice improve recovery and patient satisfaction? J Arthroplasty 19:464-468, 2004.
3. Roach JA, Tremblay LM, Bowers DL: A preoperative assessment and education program: Implementation and outcomes. Patient Educ Couns 25:83-88, 1995.
4. Sjoling M, Nordahl G, Olofsson N, Asplund K: The impact of preoperative information on state anxiety, postoperative pain and satisfaction with pain management. Patient Educ Couns 51:169-176, 2003.

5. Bondy LR, Sims N, Schroeder DR, et al: The effect of anesthetic patient education on preoperative patient anxiety. Reg Anesth Pain Med 24:158-164, 1999.
6. Doering S, Katzlberger F, Rumpold G, et al: Videotape preparation of patients before hip replacement surgery reduces stress. Psychosom Med 62:365-373, 2000.
7. Persaud DD, Dawe U: Effects of a surgical pre-operative assessment clinic on patient care. Hosp Top 70:37-40, 1992.
8. Spalding NJ: Reducing anxiety by pre-operative education: Make the future familiar. Occup Ther Int 10:278-293, 2003.
9. Wang AW, Gilbey HJ, Ackland TR: Perioperative exercise programs improve early return of ambulatory function after total hip arthroplasty: A randomized, controlled trial. Am J Phys Med Rehabil 81:801-806, 2002.
10. Garretson S: Benefits of pre-operative information programmes. Nurs Stand 18:33-37, 2004.
11. Brander VA, Stulberg SD, Adams AD, et al: Predicting total knee replacement pain: A prospective, observational study. Clin Orthop Relat Res 416:27-36, 2003.

第 **27** 章

髋关节手术的麻醉

James W. Heitz, Eugene R. Viscusi

髋关节手术有多种麻醉方式可供选择。全身麻醉、椎管内麻醉 [包括蛛网膜下腔麻醉和（或）硬膜外麻醉] 及周围神经阻滞都可提供满意的麻醉效果。麻醉方式的选择主要取决于手术的需要。虽然麻醉方式要与手术方式相适应，但是需要指出的是，麻醉方式的选择主要是为了患者。当有多种麻醉方式可供选择时，此时需要综合考虑各种因素。如合并疾病、患者的意愿、既往麻醉史、术后一段间内的预期需要、外科医生的偏好、麻醉师的经验和偏好等。通常完美的麻醉不仅需要详细周密的麻醉计划，更要充分考虑患者的需要。

髋部手术的麻醉最低要求是术中达到足够麻醉，无自主运动，肌肉松弛及自主神经系统稳定。除此之外，理想的麻醉还需要让患者满意，无致死风险，并发症发生率较少，副作用少（如术后恶心、呕吐、头痛或尿潴留），并且不影响术后抗凝，降低手术风险（如术后影响康复的疼痛、深静脉血栓、肺动脉栓塞以及术中失血）。此外，还能术后麻醉镇痛，减少慢性疼痛的发生率。虽然目前尚无一种麻醉方式能同时满足上述所有标准，但目前麻醉技术可以不同程度地达到这些目标。

全身麻醉

全身麻醉可以做到麻醉、无痛、无运动、无记忆，并且自主神经系统稳定。传统上，它被看做髋部手术麻醉的"金标准"[1]。全身麻醉可以通过静脉给药或吸入给药来实现麻醉诱导和维持。在成人，全身麻醉诱导通常是静脉推注巴比妥类

药物（如硫喷妥钠或美索比妥）或非巴比妥类药物（如异丙酚、依托咪酯、氯胺酮）。麻醉诱导剂的选择往往取决于患者的基础疾病，其他指标包括血流动力学和血容量状态等参数。对于儿童，或者成人静脉通道无法建立时，全身麻醉的诱导可以通过吸入挥发性麻醉药来实现。相比静脉诱导，吸入麻醉诱导起效缓慢，痛苦大，在一些患者甚至可能发生不能接受的麻醉风险。

全身麻醉的维持可以通过静脉给药或吸入麻醉气体（如氟烷、安氟醚、异氟醚、七氟醚、地氟醚）来维持。气道管理可以通过气管插管或使用喉罩或面罩来实现。通气模式可以使用自发机械通气或正压机械通气。髋关节手术时，神经肌肉阻滞，肌肉完全松弛，此时正压机械通气是非常必要的。

在全身麻醉的过程中，麻醉师可根据预期手术时间的长短不断相应地调整药物用量，进而调整麻醉深度，改善手术条件。在后面章节，我们将会讨论全身麻醉的风险及并发症。不过，全身麻醉与其他麻醉方式相比，严格的气道管理和罕见的恶性高热是全身麻醉独有的特点。恶性高热虽罕见但可危及生命，这是由于吸入挥发性麻醉气体和去极化神经肌肉阻滞剂引起。恶性高热的发病率在儿童约为 1 : 15 000，在成人约为 1 : 50 000[2]。肌萎缩症患者更易发生恶性高热，虽概率不一，但大部分患者对麻醉剂反应不正常，这与遗传突变骨骼肌兰尼碱 I 型受体有关[3]。

椎管内麻醉

神经传导阻滞麻醉通过留置管神经鞘内注射局部麻醉剂（如利多卡因、丁哌卡因、丁卡因）或骶管内、硬膜外注入阿片类药物来实现。应用重比重阻滞，无论是椎管内麻醉还是神经传导阻滞，都可以做到无意识消失、无痛、肌松的麻醉效果。若不能做到重比重阻滞，普遍采用硬膜外麻醉通常可以实现足够的神经阻滞和肌肉松弛。椎管内阻滞常会发生低血压，因为血液在外周静脉淤滞，心脏前负荷下降。应用升压药和补充血容量可以有效纠正低血压。此外，一些外科医生为了减少失血，术中常选择控制性降低血压。如果需要镇静或无意识，可以使用镇静剂。每种技术可以通过一次注射给药或连续应用维持等途径实现。持续麻醉控制技术提供了初期麻醉的延续，也为术后镇痛提供了便利。连续脊髓麻醉在美国用得比较少，因为 1992 年美国 FDA 撤回鞘内注射导管。然而，在欧洲，在 65 岁髋关节骨折并接受手术修复的患者中，与单次椎管内注射相比，连续椎管内阻滞被证明并没有过高的整体低血压（包括深度低血压）发生[4]。以上部分系两者之间给药剂量的差异所致。在全髋关节置换术中，连续椎管内阻滞时丁哌卡因（ED_{50}/ED_{95}）的等效增加量，较单剂量注射椎管麻醉的剂量要小[5]。大多数临床医生常在脊髓麻醉前静脉输注晶体或胶体，来预防发生低血压。

脊髓麻醉是使用一个细的脊髓穿刺针进行鞘内注射，可从中线入路或旁正中线入路。随着年龄增长，黄韧带可出现骨化，这会导致穿刺操作较困难。因为成人脊髓终止于圆锥水平，为了减少损伤脊髓的风险，穿刺间隙常选择在第二腰椎间隙以下。麻醉在腰 4 平面穿刺即可，通过控制局部麻醉药的剂量和比重以及患者体位调整椎管内麻醉药的升高或降低来调控麻醉平面。向头侧高于 T4 水平的椎管内麻醉不可取，因为可抑制心脏起搏，从而导致心动过缓。满意的镇痛是能满足手术所涉及的皮肤、肌肉、骨膜等的良好镇痛。对于髋部手术麻醉平面，通常 T10 感觉水平就足够了。

通常添加葡萄糖到局麻药中，以增加比重。高比重液由于重力作用将下沉，低比重液则上升，而等比重液仅局限于注射水平，移动很小。应用这种原理，在脑脊液中，椎管内麻醉就可以实现一侧药物浓度比对侧高。应用高比重液时，需手术侧髋关节在下；相反，需要手术侧髋关节在上。侧卧进行术前椎管内麻醉，应用同等剂量的丁哌卡因，若用低比重或等比重液，可以延长作用时间，推迟术后镇痛药的需要[6]。应用小剂量阿片类药物可改善镇痛效果，但使用必须谨慎，因为可能导致皮肤瘙痒、恶心、呼吸抑制等不良反应。椎管内麻醉应用吗啡已被证明可以减少全髋关节置换术后患者自控镇痛所需要的吗啡用量，但在全膝关节置换术并未发现相同结果[7]。观察 60 例 65 岁以上的择期全髋关节置换术的患者，将 50g 吗啡和高比重丁哌卡因一起进行椎管内注射，与口服 100g 和 200g 片剂的患者相比，术后镇痛效果相同。但后者却显著增加术后皮肤瘙痒的发生率[8]。

硬膜外麻醉是将局麻药注射到硬膜外腔。通过注射空气或无菌生理盐水，硬膜外腔的抵抗可以降低（对抗阻力消失）。在透视下注射造影剂，可以证实这种变化，但常规不进行该操作。如需要，硬膜外麻醉可加用阿片类药物。通常，要达到同样的临床效果，硬膜外阻滞的麻药用量要比蛛网膜下腔麻醉用药剂量明显增高。由于鞘内空间有限，恰当进行硬膜外穿刺，鞘内空间不被侵犯。硬膜外麻醉对所有脊柱节段支配皮节起作用。椎管麻醉硬膜穿刺可导致头痛（脊髓头痛）。由于硬膜注射不是故意穿透的，因此，头痛发生的风险较低。如果是对硬膜有意使用粗针头穿刺，术后继发头痛的风险增加。目前不认为，硬膜外使用大剂量的药物鞘内注射会导致灾难性的后果。

对于大的髋部手术，腰椎硬膜外麻醉就足够了。与脊髓麻醉相比，药物比重并不影响药物分配。硬膜外麻醉的影响因素有局麻药剂量和体积。与蛛网膜下腔麻醉相比，硬膜外麻醉的药物分布相对可预测性小，硬膜外阻滞可阻滞不全，或呈单侧阻滞。虽然在技术上，硬膜外麻醉比脊髓麻醉困难，但硬膜外麻醉有可留置硬膜外导管的明显优势，可提供术后镇痛。术后硬膜外镇痛可以有多种不同形式。Meta 分析证实，硬膜外镇痛可以起到较肠外途径吗啡[9]或更特殊的由患者自控给药（patient controlled analgesia，PCA）更强的镇痛作用[10]。

超前镇痛和术后镇痛

恰当的麻醉计划需解决患者术后的镇痛需要。超前镇痛是在疼痛刺激激发之前给予止痛药，阻止中枢刺激，从而减少随后的痛苦经历。周围神经阻滞或椎管内麻醉是多模式超前镇痛的重要组成部分[11]。全髋关节置换患者接受脊椎麻醉，术后疼痛评分降低，减少了麻醉后监护病房镇痛药物的使用。另外，与椎管内麻醉相比全身麻醉的费用更低[12]。髋关节手术使用腰硬联合麻醉，可以有效地体现椎管内麻醉的快速和可靠的初始麻醉优势，与硬膜外麻醉可以提供持续的术后镇痛相结合。传统的硬膜外镇痛虽然有效，但患者术后镇痛的并发症和费用增加。硬膜外导管（例如扭曲、阻塞或移位）或输液泵（例如程序失灵或电池、电源故障）引起的问题也很常见，它们可以导致镇痛失灵。专业训练人员可以帮助解决这些问题，但术后抗凝时留置硬膜外导管可能会增加椎管内血肿形成的风险。

将吗啡注入硬膜外腔提供的有效镇痛持续时间是 24 小时或更短。硬膜外缓释吗啡（Depodur，Endo Pharmaceuticals，Inc，Chodds Ford，PA）可提供 48 小时的术后镇痛。因此，现在采用联合脊髓麻醉和硬膜外麻醉进行髋关节手术，可延长术后镇痛并无须留置硬膜外导管。Depodur 采用了多微囊脂质体携带系统，称为 DepoFoam（SkyPharma，Inc，加利福尼亚州，圣迭戈）。DepoFoam 由带大量含吗啡内囊的脂质为基础的微体组成，吗啡位于其内。硬膜外腔注射后，吗啡以设定的速度缓释，从而发挥作用。已证明 Depodur 在全髋关节置换术的患者中，与应用芬太尼患者自控镇痛相比，无论是在休息还是运动时，都具有更好的镇痛效果，而不会造成运动神经阻滞或需要硬膜外置管[13]。很多使用 Depodur 的患者术后很少或根本不需要肠外给予阿片类药物。目前正在使用 DepoFoam 技术开发一个硬膜外丁哌卡因缓释配方（图 27-1）。

腰丛神经阻滞

腰丛神经阻滞可获得股神经、闭孔神经和股外侧皮神经分布区域的麻醉。应用解剖标志及精确定位神经的绝缘刺激针，已开发一些腰丛入路。

缓释多囊脂质体技术

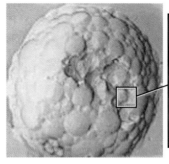
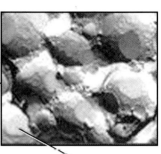

MLV 微粒
（直径：15μm）

药物充填室

■ 图 27-1　使用 DepoFoam 技术研发硬膜外丁哌卡因缓释配方

阻滞麻醉可实现单次注射局部麻醉剂麻醉，也可置管实现持续麻醉。腰丛阻滞可成为全髋置换术后镇痛的有效方式。欲获大腿后侧麻醉，必须阻滞坐骨神经。联合使用坐骨神经阻滞时，腰神经阻滞可用于髋部骨折手术[14]，肌肉松弛普遍不如其他麻醉方式，腰丛阻滞一般用于术后镇痛。全髋关节置换术中的镇痛可在对手术侧下肢系统评估后再在术后阻滞。连续滴注，镇痛保持48小时[15]，术前超前镇痛的价值在于减少腰椎神经阻滞术中及术后阿片类药物的用量[16]。已有报道，在术后接受抗凝治疗的患者，腰丛阻滞可发生腹膜后血肿[17]。

麻醉禁忌证

全身麻醉无绝对禁忌证。有恶性高热的患者，应避免使用麻醉诱导药物和全静脉麻醉。除非急症手术，有基础疾病的患者需要术前适当处理，降低围术期风险。椎管内麻醉的禁忌证包括：穿刺点有感染、血小板减少症、系统性凝血障碍或不能纠正的血液系统疾病、感染、严重心脏病（尤其动脉硬化），和患者拒绝。有脊椎手术史不是绝对的禁忌，但会使椎管内麻醉操作困难或无法进行。通常认为，有神经系统疾病是椎管内麻醉的相对禁忌，但最近至少有一个研究对此提出异议[18]。

主要并发症和死亡率

目前，尚无充分证据显示一种麻醉方式比另外其他麻醉方式更好。很多医生认为椎管内麻醉比全身麻醉安全，但很多患者惧怕进行椎管内麻醉，因为他们认为"仅睡一觉"的全麻更安全。从某种程度上讲，全身麻醉和椎管内麻醉风险各有不同。全身麻醉特有的风险包括牙齿损伤、气管插管机械损伤、机械通气肺气压伤；椎管内麻醉或局部阻滞的风险包括神经组织穿刺或置管的机械损伤、局麻药中毒、损伤出血。总之，在并发症发生率或致死率方面，没有确凿的证据显示各种麻醉方式有显著差异。

在美国，据报道麻醉的总体死亡率为 30 万分之一[19]。这个数字很难准确计算，因为在围术期，当出现一种严重的并发症时，很难区分是麻醉的原因还是手术或患者基础疾病的原因引起的。并发症的发生可能有多种原因。例如，致命性术后心肌梗死原因之一可能是术中低血压和心动过速（麻醉责任），也可是继发难以控制的出血（手术责任），如患者没有冠状动脉疾病和肝衰竭凝血障碍，这种可能性较少，往往只能靠主观判断麻醉的影响，其实这并不容易。有趣的是，在欧洲，死亡率的估计通常把麻醉放在最重要的位置[20]。其次，因为麻醉主要的并发症发生率或死亡率都较低，目前尚无一个可靠的评估方法，这需要大规模的研究来进一步探讨。回顾性研究的结果可能出现偏倚，由于椎管内麻醉通常被认为是安全的，在队列研究中，围术期高风险的患者就可能选择椎管内麻醉，而不选择全身麻醉。严谨设计的随机试验可以避免偏倚，但样本量较少会降低统计效能。当进行 Meta 分析时，每个研究的麻醉管理方式又可能存在差异。进行全身麻醉或椎管内麻醉时，需个体化选择。

2000 年，Rodgers 和助手发表了一篇非常有影响力并经常被引用的 Meta 分析[21]。该分析纳入了 141 个临床研究，包括 9559 例麻醉，患者被随机分配到全身麻醉组或椎管麻醉组。他们发现，在大部分外科手术中，椎管内麻醉可以显著减少围术期的主要并发症的发生率和死亡率。椎管内麻醉的死亡率降低 30%，深静脉血栓风险降低 44%，肺栓塞风险降低 55%，输血风险降低 50%，肺炎发生率降低 39%，通气障碍发生率降低 59%。

相对于围术期致死率，椎管内麻醉可能是保护因素，这很有吸引力。然而，这项研究集中在过去的 1977—1997 年的 20 年期间。近年来，麻醉方法和监测、手术技术、围术期管理都发生了显著变化，需谨慎看待两者的比较结果。几个大型回顾性研究结果显示对髋部骨折进行椎管内麻醉，与全身麻醉相比，两者没有明显差异，而另有研究显示椎管内麻醉可以降低术后 1 个月内的死亡率[22]。对 14 个研究进行 Meta 分析，结果显示成年人接受髋部骨折手术，蛛网膜下腔麻醉、硬膜外麻醉和全身麻醉三者在生存率方面无明显差别，但这项研究纳入的研究时间差异达 18 年，因此影响结果[23]。

现在有大量文献支持椎管内麻醉的主张，特别是在术后持续应用硬膜外镇痛，显著减少了肺炎、肠梗阻和深静脉血栓的并发症发生率[24]。不可否认，这种方式已被证实可导致主要残疾和死亡率减少。然而，患者若有并发病，无论进行全身麻醉还是椎管内麻醉，无疑都不安全。

少见并发症

术后恶心、呕吐（postoperative nausea and vomiting，PONV）是一种最常见的外科手术和麻醉后遇到的并发症。虽然术后恶心、呕吐的后果通常不严重，但对患者来说，仍然是术后一个最不愉快的体验。麻醉是导致术后呕吐的最常见原因，但患者的危险因素、手术因素、麻醉因素也会导致呕吐的发生。在诸多因素中，围术期阿片剂量是导致呕吐的最显著因素[25]。虽然呕吐可以发生在任何手术，通过麻醉技术的改进，包括椎管内麻醉和区域阻滞运用局部麻醉药、限制阿片类药物的使用量，可以减少术后呕吐的发生率。与单剂量椎管内麻醉后患者应用吗啡自控静脉镇痛相比，术后连续脊髓麻醉与局部麻醉可提供良好的镇痛效果，并可降低 PONV 的发病率[26]。当硬膜外或鞘内使用阿片类药物时，也可以引起呕吐。在骨科手术中，当将吗啡注入硬膜外腔，最常用的预防措施是给予止吐药，但常常并不能防止呕吐。

头痛也是麻醉术后一种常见的并发症。脊髓性头痛有时发生在硬膜穿破后，它可以发生在蛛网膜下腔麻醉时硬膜被穿破，或硬膜外麻醉下硬膜被意外穿破。脊髓性头痛的发病率与年龄成反比，很少发生在骨科术后的患者。选用细穿刺针特别是"铅笔点式"针尖（尖端尖）可以降低硬膜穿刺头痛的发生率[27]。围术期头痛最常见的原因是停饮咖啡引起，患者通常爱喝含咖啡因的饮料，手术前几小时禁食水可引起头痛[28]。在髋关节手术的患者，围术期头痛发生率和麻醉的类型无关。

术后尿潴留也是另一个常见的并发症。它和椎管内麻醉密切相关，许多医生在硬膜外术后镇痛时留置导尿管。疼痛和肠外阿片类药物使用也会导致尿潴留，全身麻醉后也常发生。最近的一项研究表明，术后早期尿潴留的危险因素包括年龄大于50岁、术中静脉补液过多、术后膀胱容量迅速扩张。在应用椎管内麻醉和全身麻醉中，两者无明显差异[29]。

术后谵妄

谵妄是住院患者一种常见的并发症，特别是在接受手术者。非心脏手术后谵妄的危险因素包括年龄大于70岁、酒精滥用史、术前认知障碍、生理功能不全，术前钠、钾或血糖值异常，以及主动脉或胸部手术[30]。因为髋部骨折最常发生在老年人，因此术后谵妄是这些患者中一种常见的并发症。在几项研究中，并没有显示全身麻醉或椎管内麻醉与术后谵妄有相关性。一项研究显示术后谵妄的患者术前血清钠水平异常、白细胞计数却正常（表明对骨折的应激反应差）、生理功能不全（应用美国麻醉协会机体状态评估表Ⅱ或更高级评价表评估）[30]，这些是术后谵妄的危险因素。虽然术后谵妄通常持续短暂，但这是术后这些患者难以独立生活的预示[31]。术后疼痛可引起中老年人的谵妄，但硬膜外镇痛虽可镇痛，但未被证明能降低术后谵妄的发病率。有证据表明，与其他吗啡类药物相比，哌替啶能增加老年人术后谵妄的发生率[32]。

困难气道

选择全身麻醉需要进行气道管理。由于担心机械正压通气可能导致胃扩张和吸入性肺炎，对自主呼吸的患者进行喉罩通气仍被很多麻醉师使用。因大多数髋关节手术需要一定程度的神经肌肉阻滞来达到肌肉松弛，进行气管插管机械通气

往往是必要的。由于喉镜显示困难、气管插管困难或气囊面罩通气困难，都可导致气道管理的困难，据报道其发生率分别为1.5%～13%、1.2%～3.8%和0.01%～0.5%。虽然某些解剖特点可提示困难气道的可能，但仍有一小部分困难气道无法在麻醉诱导前预测。

张口受限、颈部伸展不足、舌后坠、巨舌症、牙齿异常或松动都可能影响喉镜的放置和气管插管。当怀疑是困难气道时，在选择全身麻醉或椎管内麻醉时，须将其考虑到。强行对困难气道插管，最常损伤食管或气管[34]。对麻醉患者不能成功置管，可能导致缺氧性脑损伤或患者死亡。选择蛛网膜下腔麻醉或硬膜外麻醉似乎可以避免困难气道相关的风险，但必须记住，任何的区域技术都有一定的失败率。阻滞麻醉深度不够可能迫使转换为全身麻醉，而进行气管插管。即使麻醉深度足够，也可能出现呼吸困难，这可能是因为麻醉平面过高或呼吸暂停引起，这可通过低通气量和呼吸暂停来预测。困难气道可增加某些择期手术的困难，在急诊手术时难度更是挑战，这会大大增加患者气道损伤或缺氧的风险。自从1993年，美国麻醉医师学会提出困难气道的判断方法，在麻醉诱导时因此而导致的死亡或脑损伤减少了近50%，但在手术开始后因此导致的结果却没有改善[35]。怀疑是困难气道时，一些麻醉师可能会选择进行椎管内麻醉，而其他人仍可能通过气道控制方式坚持使用全身麻醉以确保手术安全。面临一个可能的困难气道，在决定进行区域麻醉时，需要作出个体化方案，此需根据困难气道概率、阻滞失败概率、呼吸抑制和麻醉师经验和偏好进行衡量。

静脉血栓栓塞预防

静脉血栓栓塞是住院患者，尤其是骨科手术患者最常见的并发症和致死的主要原因。手术应激可以激活交感神经系统，在凝血级联反应中产生更高水平的因子，减少抗凝素Ⅲ，促进血小板聚集[24]。硬膜外麻醉和镇痛可以抑制手术交感神经反应和降低凝血因素。Rodgers和同事的Meta分析表明，蛛网膜下腔麻醉或硬膜外麻醉手术的患者，可以减少44%的术后深静脉血栓和55%肺栓塞的发生风险[21]。虽然有无数的研究已经表明，椎

管内麻醉可以降低全髋关节置换术后或髋部骨折术后深静脉血栓形成，这些研究都应用了控制性降压[36]。美国胸科医师协会发现椎管内麻醉减少髋关节手术后静脉血栓栓塞的证据是充分的，但全身麻醉术后的抗凝效果却被忽略[37]。椎管内麻醉提供了有益的理论，它术前、术中都影响深静脉血栓形成，而大多数的静脉血栓的预防或治疗在术后开始。

抗凝和脊髓血肿

虽然脊髓和硬膜外麻醉可对髋关节手术静脉血栓形成的患者提供一定的保护作用，但仍需要仔细考虑围术期抗凝。第七届美国胸科医师学会血栓及溶栓治疗会议修订了住院患者静脉血栓的预防指南。全髋关节置换术或髋关节骨折手术可以采用低分子聚糖（戊聚糖钠）、低分子肝素或维生素 K 拮抗剂等进行抗凝。脊髓和硬膜外麻醉有较高的安全性，并且严重的神经后遗症发生风险小，包括硬膜外血肿所致瘫痪。内源性凝血病或抗凝治疗增加硬膜外血肿的风险。椎管穿刺、留置导管、导管拔出都可以引起硬膜外血肿。蛛网膜下腔麻醉和硬膜外麻醉发生硬膜外血肿的风险大约分别是 1 : 220 000 和 1 : 150 000[38]。不过，精确统计蛛网膜下腔麻醉和硬膜外麻醉术后硬膜外血肿存在一定困难。

瑞典医疗系统的一项研究提供了一个独有的椎管内麻醉术后硬膜外血肿发生的精确数字。在瑞典，所有的严重并发症都须报告全国健康和福利委员会（National Board of Health and Welfare），并要求上报个人身份证号以防止重复报告。在瑞典，只有一个制药公司提供脊髓或硬膜外麻醉的局麻药，所以局麻药的剂量及间隔都恒定准确，这为椎管内麻醉提供了一个可靠的数字。正因如此，可以准确得到脊髓或硬膜外麻醉发生硬膜外血肿的分子和分母的信息。此外，瑞典国家全髋关节注册中心（Swedish National Total Hip Registry）还拥有关节置换的相关信息。1993 年全国调查结果显示，82% 的全髋关节置换术使用了椎管内麻醉（蛛网膜下腔阻滞 59%，硬膜外麻醉 9%，两者联合麻醉 24%），相关并发症发生率也有报道。在瑞典，1990—1999 年，虽然硬膜外血肿总体的发病率不高，硬膜外麻醉约有

1 : 220 000 的发生率，蛛网膜下腔术后发生率约为 1 : 480 000，在骨科手术患者中，这个发生率明显偏高。在硬膜外麻醉下进行全髋关节置换术，女性患者发生硬膜外血肿的比例为 1 : 29 000，而男性发生率却高一些[39]。虽然这些数据非常准确，但可能并不适用于其他人群，由于不同人群存在一定差异。

也有少数随机研究为抗凝和椎管内麻醉提供了充分的循证医学证据，虽然样本量不多。临床经验表明，椎管内麻醉不恰当的抗凝可能造成灾难性的后果。虽然肝素（依诺肝素钠）在欧洲有一个公认的安全记录，用于预防骨科患者椎管内麻醉术后静脉血栓栓塞，但 1993 年被引入美国时，却被发现其引起的硬膜外血肿显著增加。在使用依诺肝素的第一个 5 年内，大约 60 例椎管内麻醉术后发生硬膜外血肿的报告[40]。在欧洲，依诺肝素的常规剂量是每日 40mg 皮下注射，但当它被引入美国时，大多数患者是接受 30mg 皮下注射，每天两次。低剂量、短间隔给药增加了每日剂量，或其他一些变量造成了美国和欧洲的经验差异。这方面的经验表明，对椎管内麻醉患者进行抗凝需要谨慎，特别是当将新药物引入临床使用或给药方案更改时。

第二届美国麻醉和疼痛学会椎管麻醉和抗凝会议上（The Second American Society of Regional Anesthesia and Pain Medicine）对椎管麻醉和抗凝达成专家共识[38]。虽然目前不建议预防静脉血栓，对许多使用非甾体抗炎药或阿司匹林的骨科患者进行椎管内麻醉是安全的。椎管内麻醉前需要停用维生素 K 拮抗剂，并需要凝血参数正常。若围术期使用维生素 K 拮抗剂，当国际标准化比值超过 1.5 时，应拔出硬膜外留置导管[38]。使用低分子量肝素预防静脉血栓更需要特别注意。专家建议一段时间会定期修订。2003 年抗凝建议如表 27 - 1 所示。更新的结果请查询美国麻醉和疼痛学会相关网站。抗凝建议中没有提及聚糖和椎管内麻醉，厂家也不推荐同时使用椎管内麻醉和聚糖。当使用硬膜外麻醉时，硬膜外导管拔出 2 小时内不能应用抗凝药。Cannavo 研究了 4871 例椎管内麻醉手术的骨科患者，术后 6 小时给予聚糖，无一例发生硬膜外血肿[41]。然而，需要谨慎对待这个结果，因为该研究样本量小，反复穿刺和凝血障碍的患者被排除在研究之外，因此，本研究只是非

表 27-1　2003 年美国麻醉和疼痛学会椎管内麻醉术后低分子肝素抗凝推荐方案

方案	初次给药时间	留置导管
每日两次剂量（如使用依诺肝素）	只要止血充分，不考虑麻醉方式，首次使用时间不早于术后 24 小时	使用低分子肝素前需要拔出导管
		留置导管作硬膜外镇痛，置管过夜，第二天拔出，拔出 2 小时后再使用低分子肝素
每日一次剂量（例如，使用肝素）	术后 6 ~ 8 小时	低分子肝素停用至少 10 ~ 12 小时再进行硬膜下麻醉较为安全，导管拔出后至少 2 小时后才能使用低分子肝素
	第二次给药与初次给药间隔至少 24 小时	

引自：Rowlingson JC，Hanson PB. Neuraxial anesthesia and low-molecular-weight heparin prophylaxis in major orthopedic surgery in the wake of the latest American Society of Regional Anesthesia guidelines. Anesth Analg, 2005，100：1482-1488.

典型的小样本的临床经验。

Kreppel 和他的同事[42] 对世界范围内各种原因引起的 613 例硬膜外血肿进行了分析，大多数患者（85%）都有背痛症状。背痛被认为是硬膜外血肿的主要症状。然而，在椎管内麻醉手术后，腰背痛也可能不是硬膜外血肿的症状。美国麻醉协会内部资料显示在 20 世纪 80 和 90 年代硬膜外血肿只有 25% 出现背部疼痛[43]。运动障碍或感觉减退是最常见的症状。硬膜外血肿发生后，早期及时诊断非常重要。医生必须高度警惕任何非典型的硬膜外血肿。最近一篇报道显示在一位全髋关节置换术患者置管在 L2（可能是意外），硬膜外血肿却发生在中胸段，因为患者的感觉缺失被错误地归因于初始吗啡弥散引起，从而导致延误诊断[44]。这就提醒大家，要谨慎地辨别椎管内麻醉术后和镇痛的患者感觉缺失引起的原因。

失血

多项研究表明，椎管内麻醉可以减少手术患者的失血。椎管内麻醉可以降低动脉和静脉压力，这可能有助于减少手术失血。全身麻醉保持自然通气与正压通气，降低中心静脉压力，减少手术失血[45]。与气管插管和正压机械通气相比，喉罩气道自发通气有利于减少失血，不过因其肌松不良导致大多髋关节手术不能使用。无论使用或不使用镇静，脊髓麻醉都可以提供可靠的通气量及良好的肌松，并降低手术出血，减少输血反应或疾病传播的风险。全髋关节置换异体输血常带来不良后果，包括延长住院和时间，影响伤口愈合[46]。全身麻醉和硬膜外麻醉都可以通过药物控制性降压，来减少手术出血[45] 术中低体温会影响凝血功能，在全髋关节置换中保持正常体温可以减少手术失血。髋关节手术中常用保温毯来控制体温。在全髋关节置换中，采用全身麻醉联合腰丛神经阻滞，与单独采用全身麻醉相比，可以减少出血[16]。

麻醉方式的选择

一项加拿大骨科医生的调查结果显示，48% 的骨科医生直接选择麻醉[47]。其中，84% 直接选择椎管内麻醉，只有 16% 指导患者选择全身麻醉。由于椎管内麻醉有很多优点，更主要的是减少术后疼痛，所以骨科医生青睐椎管内麻醉（图 27 - 2）。偏好全身麻醉的骨科医生，大部分是因为在一些病例中的拖延或一些与椎管内麻醉不相吻合的结果。很少骨科医生青睐全麻，主要考虑全麻术后并发症少，或不延迟术后神经功能的评估[45]（图 27-3）。

2001 年，美国髋关节和膝关节登记中心回顾了相关病例，显示只有不到一半的患者使用了椎管内麻醉[48]。在这些椎管内麻醉的患者中，大部分患者进行了术后抗凝，少数人应用的是低分子量肝素。然而，自 1997 年后，椎管内麻醉大关节置换术后采用低分子量肝素抗凝的患者越来越多（图

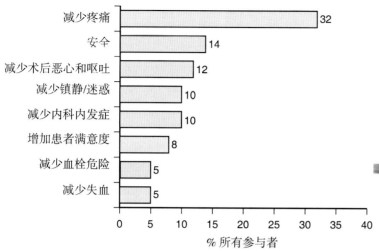

■ 图 27-2 区域麻醉受青睐的主要原因（引自：Oldman M，McCartney CJL，Leung A，et al. A survey of orthopedic surgeons' attitudes and knowledge regarding regional anesthesia. Anesth Analg，2004，98：1486-1490.）

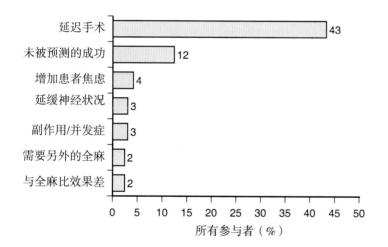

■ 图 27-3 区域麻醉不受青睐的主要原因。OR，手术室；GA，全身麻醉（引自：Oldman M，McCartney CJL，Leung A，et al. A survey of orthopedic surgeons' attitudes and knowledge regarding regional anesthesia. Anesth Analg，2004，98：1486-1490.）

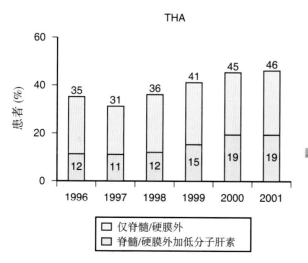

■ 图 27-4 1996—2001 年髋关节注册中心蛛网膜下腔麻醉和硬膜外麻醉使用低分子肝素抗凝的年度百分比（引自：Anderson FA，Hirsh J，Kami White K，Fitzgerald RH. Temporal trends in prevention of venous thromboembolism following primary total hip or knee arthroplasty 1996-2001：Findings from the Hip and Knee Registry. Chest，2003，124：349S-356S.）

27-4）。在美国，尽管开始时存在很多困难，许多医生仍然认为，在椎管内麻醉和术后镇痛患者，低分子量肝素可以安全地用于预防术后静脉血栓。

虽然椎管内麻醉与全身麻醉在关节置换术中使用比例相当[48]，各家机构强力使用某种麻醉方式也并非罕见。这种选择方式可有潜在性的优点，包括提高效率和标准化的护理。然而，应当明白，

麻醉计划是针对个体化患者，而不是一个手术。全身麻醉和椎管内麻醉对不同的人群各有优势，但对特定患者只有一种麻醉方式是最佳的。最佳麻醉是根据患者的特定需要而及时调整麻醉方案，而不是让患者去适应麻醉方式。

（张启栋 译　李子荣 校）

参考文献

1. Indelli PF, Grant SA, Nielsen K, Vail TP: Regional anesthesia in hip surgery. Clin Orthop Relat Res 441:250-255, 2005.
2. Palmer SN, Giesecke NM, Body SC, et al: Pharmacogenetics of anesthetic and analgesic agents. Anesthesiology 102:663-671, 2005.
3. McKinney LC, Butler T, Mullen SP, Klein MG: Characterization of ryanodine receptor-mediated calcium release in human B cells: Relevance to diagnostic testing for malignant hyperthermia. Anesthesiology 104:1191-1201, 2006.
4. Minville V, Fourcade O, Grousset D, et al: Spinal anesthesia using single injection small-dose bupivacaine versus continuous catheter injection techniques for surgical repair of hip fracture in elderly patients. Anesth Analg 102:1559-1563, 2006.
5. Sell A, Olkkola KT, Jalonen J, Aantaa R: Isobaric bupivacaine via spinal catheter for hip replacement surgery: ED_{50} and ED_{95} dose determination. Acta Anaesthesiol Scand 50:217-221, 2006.
6. Faust A, Fournier R, Van Gessel E, et al: Isobaric versus hypobaric spinal bupivacaine for total hip arthroplasty in the lateral position. Anesth Analg 97:589-594, 2003.
7. Rathmell JP, Pino CA, Taylor R, et al: Intrathecal morphine for postoperative analgesia: A randomized, controlled, dose-ranging study after hip and knee arthroplasty. Anesth Analg 97:1452-1457, 2003.
8. Murphy PM, Stack D, Kinirons B, Laffey JG: Optimizing the dose of intrathecal morphine in older patients undergoing hip arthroplasty. Anesth Analg 97:1709-1715, 2003.
9. Block BM, Liu, SS. Rowlingson AJ, et al: Efficacy of postoperative epidural analgesia: A meta-analysis. JAMA 290:2455-2463, 2003.
10. Wu CL, Cohen SR, Richman JM, et al: Efficacy of postoperative patient-controlled and continuous infusion epidural analgesia versus intravenous patient-controlled analgesia with opioids: A meta-analysis. Anesthesiology 103:1079-1088, 2005.
11. Gottschalk A, Smith D: New concepts in acute pain therapy: Preemptive analgesia. Am Fam Physician 63:1979-1984, 2001.
12. Gonano C, Leitgeb U, Stiwzohl C, et al: Spinal versus general anesthesia for orthopedic surgery; anesthesia drug and supply costs. Anesth Analg 102:524-529, 2006.
13. Viscusi ER, Martin G, Hartrick CT, et al, EREM Study Group: Forty-eight hours of postoperative pain relief after total hip arthroplasty with a novel, extended-release epidural morphine formulation. Anesthesiology 102:1014-1022, 2005.
14. de Visme V, Picart F, Le JR: Combined lumbar and sacral plexus block compared with plain bupivacaine spinal anesthesia for hip fractures in the elderly. Reg Anes Pain Med 25:158-162, 2000.
15. Capdevila X, Macaire P, Daduro C, et al: Continuous psoas compartment block for postoperative analgesia after total hip arthroplasty: New landmarks, technical guidelines, and clinical evaluation. Anesth Analg 94:1606-1613, 2002.
16. Stevens RD, van Gessel E, Fiory N, et al: Lumbar plexus block reduces pain and blood loss associated with total hip arthroplasty. Anesthesiology 93:115-121, 2000.
17. Aveline C, Bonnet F: Delayed retroperitoneal haematoma after failed lumber plexus blockade. Br J Anaesth 93:589-591, 2004.
18. Hebl JR, Horlocker TT, Schroeder DR: Neuraxial anesthesia and analgesia in patients with preexisting central nervous system disorders. Anesth Analg 103:223-228, 2006.
19. Lagasse RS: Anesthesia safety; model or myth? Anesthesiology 97:1609-1617, 2002.
20. Arbous MS, Meursing AEE, van Kleef JW, et al: Impact of anesthesia management characteristics on severe morbidity and mortality. Anesthesiology 102:257-268, 2005.
21. Rodgers A, Walker N, Schug S: Reduction of postoperative mortality and morbidity with epidural or spinal anaesthesia: Results from overview of randomised trials. BMJ 321:1493-1497, 2000.
22. Bonnet F, Marret E: Influence of anaesthetic and analgesic techniques on outcome after surgery. Br J Anaesth 95:52-58, 2005.
23. Parker MJ, Urwin SC, Handoll HHG, Griffith R: Regional versus general anesthesia for hip surgery in older patients: Does the choice affect patient outcome? J Am Geriatr Soc 50:191-194, 2002.
24. Moraca RJ, Sheldon DG, Thirlby RC: The role of epidural anesthesia and analgesia in surgical practice. Ann Surg 238:663-673, 2003.
25. Roberts GW, Bekker B, Carlsen HH, et al: Postoperative nausea and vomiting are strongly influenced by postoperative opioid use in a dose-related manner. Anesth Analg 101:1343-1348, 2005.
26. Maurer K, Bonbini JM, Ekatodramis G, et al: Continuous spinal anesthesia/analgesia vs. single-shot spinal anesthesia with patient-controlled analgesia for elective hip arthroplasty. Acta Anaesth Scand 47:878-883, 2003.
27. Gaiser R: Postdural puncture headache. Curr Opin Anesthesiol 19:249-253, 2006.
28. Toth C: Medications and substances as a cause of headache: A systematic review of the literature. Clin Neuropharmacol 26:122-136, 2003.
29. Keitz H, Diouf E, Tubach F, et al: Predictive factors of early postoperative urinary retention in the postanesthesia care unit. Anesth Analg 101:592-596, 2005.
30. Zakriya KJ, Christmas C, Wenz JF, et al: Preoperative factors associated with postoperative change in confusion assessment method score in hip fracture patients. Anesth Analg 94:1628-1632, 2002.
31. Zakriya K, Sieber FE, Christmas C, et al: Brief postoperative delirium in hip fracture patients affects functional outcome at three months. Anesth Analg 98:1798-1802, 2004.
32. Fong HK, Sands LP, Leung JM: The role of postoperative analgesia in delirium and cognitive decline in elderly patients: A systemic review. Anesth Analg 102:1255-1266, 2006.
33. Cattano D, Panicucci E, Paolicchi A, et al: Risk factors assessment of the difficult airway: an Italian survey of 1956 patients. Anesth Analg 99:1774-1779, 2004.
34. Domino KB, Posner KL, Caplan RA, Cheney FW: Airway injury during anesthesia: A closed claims analysis. Anesthesiology 91:1703-1711, 1999.
35. Peterson GN, Domino KB, Caplan RA, et al: Management of the difficult airway: A closed claims analysis. Anesthesiology 103:33-39, 2005.
36. Lieberman JR, Hsu WK: Prevention of venous thromboembolic disease after total hip and knee arthroplasty. J Bone Joint Surg 87:2097-2112, 2005.
37. Geerts WH, Pineo GF, Heit JA, et al: Prevention of venous thromboembolism: The Seventh ACCP Conference on Antithrombotic and Thrombolytic Therapy. Chest 126:338S-400S, 2004.
38. Horlocker TT, Wedel DJ, Benzon H, et al: Regional anesthesia in the anticoagulated patient: defining the risks (the second ASRA Consensus Conference on Neuraxial Anesthesia and Anticoagulation). Reg Anes Pain Med 28:172-197, 2003.
39. Moen V, Dahlgren N, Irestedt L: Severe neurological complications after central neuraxial blockades in Sweden 1990-1999. Anesthesiology 101:950-959, 2004.
40. Rowlingson JC, Hanson PB: Neuraxial anesthesia and low-molecular-weight heparin prophylaxis in major orthopedic surgery in wake of the latest American Society of Regional Anesthesia guidelines. Anesth Analg 100:1482-1488, 2005.

41. Cannavo D: Use of neuraxial anesthesia with selective factor Xa inhibitors. Am J Orthop 31(11 Suppl):21-23. 2002.

42. Kreppel D, Antoniadis G, Seeling W: Spinal hematoma: A literature survey with meta-analysis of 613 patients. Neurosurg Rev 26:1-49, 2003.

43. Lee LA, Posner, KL, Domino KB, et al: Injuries associated with regional anesthesia in the 1980s and 1990s: A closed claims analysis. Anesthesiology 101:143-152, 2004.

44. Hyderally HA: Epidural hematoma unrelated to combined spinal-epidural anesthesia in a patient with ankylosing spondylitis receiving aspirin after total hip replacement. Anesth Analg 100:882-883, 2005.

45. Shander A: Surgery without blood. Crit Care Med 31(Suppl):S708-S714, 2003.

46. Weber EW, Slappendel R, Prins MH, et al: Perioperative blood transfusions and delayed wound healing after hip replacement surgery: Effects on duration of hospitalization. Anesth Analg 100:1416-1421, 2005.

47. Oldman M, McCartney CJL, Leung A, et al: A survey of orthopedic surgeons' attitudes and knowledge regarding regional anesthesia. Anesth Analg 98:1486-1490, 2004.

48. Anderson FA, Hirsh J, Kami White K, Fitzgerald RH: Temporal trends in prevention of venous thromboembolism following primary total hip or knee arthroplasty 1996-2001: Findings from the Hip and Knee Registry. Chest 124:3495-3565, 2003.

第28章

疼痛控制

Aditya Vikram Maheshwari, William T. Long, Lawrence D. Dorr

全髋关节置换术 (total hip arthroplasty，THA) 的长期目标是缓解疼痛、增加功能、提供稳定性并且获得耐久性，绝大多数病例可达到上述目的[1]。近年来，研究的焦点转移到围术期间的积极治疗方案上，旨在加速痊愈、减少残疾和并发症，创造一个维持最高水平管理患者的有效程序。同时，2001—2010 年因 THA 有效进展而使骨与关节领域更具有特色，意指对围术期疼痛最有效的管理可使 THA 患者术后快速恢复。[2]然而，疼痛管理的改变或许对患者带来更大的益处，因为患者更舒适，恶心和昏睡均减少。代谢水平的增进促进了患者术后的康复，满足了患者早期出院回家而不是去康复中心的需求。镇痛的效果和副作用是使患者获得满意的最大决定因素[2]。

最佳的疼痛管理可以减少住院时间并达到更快的康复。然而，并不是总能达到的适宜的疼痛管理。术后严重的疼痛会导致住院时间延长，增加再入院率，增加吗啡类药物的用量，从而也增加了术后并发症如恶心和呕吐，使患者整体满意度降低[2]。美国疼痛学会对疼痛的定义是"一个不愉快的感觉和情绪经历，伴随着实际或潜在的组织损伤，或对这些损伤的描述"[3]。适当的疼痛管理已成为公共和健康照顾特需组织的关节委员会 (Joint Commission on Accreditation of Healthcare Organizations，JCAHO) 的优先考虑[4]，疼痛已成为第五生命体征。这要求在患者的护理中需充分考虑到该内容，不仅包括患者决定出院时，还包括住院和门诊的整个就诊过程。需要疼痛治疗的患者，如不能得到有效的足够的治疗，也会导致起诉或处罚[4]。

急性疼痛的生理学原则

手术操作产生初始传入的连续疼痛信号，并继发炎症反应，实质上两者都与患者术后疼痛有关。这个信号在周围和中枢神经系统能够发生级联放大和延长，导致术后疼痛。[3]周围神经易化，导致传入周围神经末梢感受器阈值降低。中枢神经易化，导致脊髓神经元兴奋性增加，这是来自周围神经元的感受器传入通路持续性显露的结果。综合起来，两种过程均有助于术后超敏状态（脊髓兴奋），使疼痛阈值降低，既发生在损伤部位（初级痛觉超敏），也发生在周围未损伤组织（次级痛觉超敏）。

患者对术后疼痛控制不良的反应包括广泛的躯体和情绪反应[3]。在生理上，疼痛感受器反映了组织损伤后感受器的活化，传入至脊髓，经后角将其传至更高的皮质中心。疼痛感知有两个主要的部分：感觉分辨部分，描述刺激的位置和质量；情感诱导部分，强调疼痛的情感影响并对学习回避及其行为反应负责[3]。除了伦理和人道主义原因外，对疼痛控制的缺乏可导致焦虑、失眠、儿茶酚胺释放增多（神经内分泌反应和激活交感肾上腺系统）。所有的这些都可对术后结果产生不良的影响，特别是在老年人和重病患者。损伤区域内或周围的体液免疫与神经改变可增加术后不适和残疾。痛觉感受器持续活化可激发运动反射，导致痉挛和肌肉筋膜疼痛。血流动力学和有效血容量的改变可导致疼痛和持续性疼痛综合征（慢性疼痛），也可导致长期残疾和康复不佳。

在过去的十年中，人们对这些疼痛机制有了更多的理解，导致超前镇痛概念的提出。超前镇痛是指在疼痛刺激之前给予患者镇痛药物，阻止中枢敏感形成，否则术后患者疼痛被放大。它开始于术前，涵盖手术及术后早期。超前镇痛预防（或减小）病理性疼痛，与生理性疼痛不同，后者在强度和传播方面是过度的，低强度的刺激即可活化（异常性疼痛、痛觉过敏），且痛觉过敏。因此，采用超前镇痛，阻止周围神经系统有害的信息传输到脊髓和大脑，从而起到阻断作用。超前镇痛的概念是基于动物研究的结果，人类临床研究的结果证实了超前镇痛的有效性。

多模式镇痛是多途径止痛，目标是使镇痛效果最大化，药物副作用最小化[3,5]，它吸收了各种止痛剂的叠加或协同效应的优点，可使用更小的剂量，副作用也相应减少。由镇痛治疗带来的许多副作用与肠外阿片类药物有关，限制阿片类药物的使用是多模式镇痛的主要目标。

另一个新理念是"疼痛服务"的发展。[3] 急性疼痛管理服务包括护理人员程序训练并提供安全、有效的治疗方法。疼痛服务一般是多学科和多部门的，不仅有外科医生和麻醉师参与，也包括护士、药剂师、内科医生和助理护士。该小组参与实施标准化的治疗，可有效地解决疼痛和减少镇痛药相关并发症。

疼痛管理的技术

最优疼痛控制是个性化处方，应考虑下述几个因素：患者的生理和心理状态，手术引发的病理生理改变，恢复期可获得的便利技术和经济资源。对 THA 的麻醉和止痛存在挑战，因为患者多为老年人并可能有明显的内科合并症。因此，重要的是选择有效的镇痛方案，使副作用最小化，以容许及时的活动和最佳的功能恢复，以此减少病残率和死亡率。虽然几种治疗方案，包括全身麻醉和区域阻滞，用或不用阿片类药物，对术后疼痛提供了便利，但尚未建立黄金标准。最近，单个与多种方法合并使用的治疗方案对 THA 术后疼痛控制进行评价，包括阿片类药物患者自控镇痛（patient-controlled analgesia，PCA）、不

带局部阻滞的硬膜外麻醉镇痛、关节内注射局麻药、周围神经阻滞及每日口服非甾体类抗炎药物（nonsteroidal anti-inflammatory drugs，NSAIDs）。

传统上，THA 术后镇痛采用 PCA、硬膜外麻醉镇痛。[5] 术后联合多模式镇痛被提倡，可以提供更好的镇痛效果，并减少不良反应。然而，每种方法都各有优劣。阿片类药物并不总能提供足够的疼痛缓解，还常引起镇静、肠梗阻、恶心、呕吐、皮肤瘙痒、呼吸抑制、认知改变、尿潴留、心动过缓和低血压[6~14]。硬膜外注射局麻药（伴或无阿片类药物）可提供良好的镇痛，但也会引起低血压、尿潴留、运动神经阻滞、行走受限、未被认识的间隙综合征、抗凝继发的脊髓血肿[2-5,7]。因此，向多模式镇痛方案的转变，旨在使副作用最小，并可提供 THA 术后有效的镇痛。

全身麻醉 vs. 区域阻滞

与全身麻醉相比，区域阻滞是一个积极的进步，特别是在降低并发症方面[2]。除了在降低失血量和预防下肢深静脉血栓形成方面，术后硬膜外镇痛可提供良好的镇痛效果，并允许早期无痛性的运动和负重，提高患者整体满意度。

肠外阿片镇痛药

虽然肠外给予阿片类药物可适当镇痛，但与用药剂量相关的副作用也非常常见，包括镇静、肠梗阻、恶心、呕吐、皮肤瘙痒、呼吸抑制、认知改变、尿潴留、心动过缓和低血压[6~14]。尽管如此，阿片类药物仍被广泛用于 THA 术后镇痛，用药途径包括静脉注射、肌内注射或鞘内注射。

目前，最常见的方案为术后静脉 PCA 24～48 小时，随后转为口服[5]。PCA 成功启动的关键是阿片类药物负荷剂量的给药，它提供止痛药的基线血药浓度，随后患者可自控给药增强效果。PCA 的设备设置几个参数，包括静脉推注剂量、锁定时间间隔、背景输注。快速注射的最佳剂量是由阿片类药物的相对功效决定的。剂量不足则镇痛效果不佳，过量的剂量又增加了潜在的副作用。锁定时间间隔是根据镇痛作用持续时间决定的。锁定时间太短允许患者自我增加额外药物实现足够镇痛，但可导致阿片类药物用药过量或蓄

积。相反，锁定时间过长，可能导致镇痛效果不够。虽然大多数 PCA 装置允许另一个背景输注，但对缺乏阿片类药物知识的患者不推荐常规使用。当然，对那些能耐受阿片类药物的患者采用背景输注阿片类药物可能有作用。由于患者对药物耐受程度不一，就需调整 PCA 的给药剂量来平衡疗效和副作用。尽管给药容易，可控制应用剂量，阿片类药物肠外给药对全关节修复患者常不能提供充分的镇痛效果，尤其是在下地活动时。随着早期康复和运动的趋势转变，镇痛方案需要避免单独采用肠外阿片类药物镇痛。Wheeler 及其同事报道，采用 PCA 阿片类药物镇痛[6]，呼吸系统的副作用发生率为 1.8%，皮肤瘙痒 14.7%，胃肠道副作用（包括恶心、呕吐、肠梗阻）37.1%，尿潴留 16.4%、认知能力障碍（嗜睡、幻觉、头晕）33.9%。他们仅在中重度疼痛时应用阿片类药物。阿片类药物不能滥用，当其潜在获益超过潜在风险时才可使用。要作出这样的判断，临床医生必须警惕与阿片类药物的使用相关的风险和并发症。

椎管内镇痛

可应用于各种单剂量和持续输注椎管（硬膜外或脊髓）技术，为 THA 术后提供疼痛控制。

单剂量脊髓及硬膜外阿片类药物镇痛

与全身给药相比，阿片类药物椎管内给药可提供更佳的镇痛，但也存在更多的副作用。作用的起始和持续时间是由药物的亲油性决定的[5]。亲油性的阿片类药物，如芬太尼，镇痛起效迅速，在脑脊液内扩散有限（较少的呼吸抑制），清除和降解迅速[14]。相反，亲水性药物，如吗啡和氢吗啡酮，作用时间长，但副作用也更大，同时可迟发呼吸抑制。最近出现了硬膜外吗啡缓释配方，目前镇痛效果大约为 48 小时。可惜的是，这不能在区域阻滞剂中使用（硬膜外麻醉不能转为硬膜外镇痛）。由于副作用大，当患者在全身给药时，可出现对某种阿片类药物过敏，此时就不能在椎管内使用。

硬膜外镇痛

硬膜外镇痛常使用局麻药或阿片类药物，或两者联合使用。单纯阿片类药物硬膜外输注不能提供足够的镇痛，单纯局麻药可提供完全的感觉和运动阻滞，故而患者可能无法行走或存在排尿排便困难。因此，阿片类药物和局麻药联合使用可以协同镇痛，允许每种成分维持在最低浓度而发挥镇痛作用[5]。

作为一种控制术后镇痛的方法，持续低剂量灌注已被推荐。[2]持续静脉输注可允许在相应的疼痛刺激水平进行合理的滴定，若出现问题可迅速终止。该技术避免了间歇推注后的峰值浓度，减少了脑脊液向头侧扩散和延迟呼吸抑制的风险。与间歇性给药技术相比，其优势还包括减少给药时间间隔和疗效评估，以及减少污染和用药失误的风险。持续输注技术还提供了更大的治疗范围，并可减少副作用。

与静脉 PCA 相比，硬膜外 PCA 镇痛提供了更强的镇痛效果，且用药剂量低。不论是单剂量还是持续输注，硬膜外 PCA 均使患者获得更强的镇痛和满意度。然而，尽管硬膜外 PCA 镇痛效果好，但患者仍倾向选择静脉 PCA，因为后者存在更少的技术问题和副作用、更多的自主权、更均匀和持续的镇痛。峰值迟缓效应和迟发性呼吸抑制反映了患者硬膜外自控镇痛的不足之处。因此，由于有更好的可信度，氢吗啡酮和亲脂性阿片类药物芬太尼常是硬膜外 PCA 的选择药物。

硬膜外输注提供了良好的镇痛，但也可合并低血压、血流动力学不稳定、头痛、尿潴留、运动神经阻滞而限制下床活动、未识别的间室综合征、抗凝继发的脊髓血肿。[2-5,7]为了最大限度地提供有效的休息和缓解运动时疼痛，并减少不可接受的副作用，应将硬膜外导管尖端放置在手术的皮节水平[3]（如髋关节手术的 L2～3）。

周围神经阻滞

虽然周围神经阻滞在过去应用不多，但随着导针、导管和神经刺激技术的进步，周围神经阻滞已经取得了很大成功。周围神经阻滞可减少阿片类药物用量，减少因阿片类药物敏感引起的肠梗阻和呼吸抑制。其优点包括有效的术后镇痛、降低阿片类药物用量、提高康复、降低并发症、提高患者满意度[2]。

周围神经阻滞包括浸润技术、关节腔内阻滞、单纯神经阻滞或神经丛阻滞。在手术部位注射局麻药的浸润技术可以提供术中和术后几小时的镇痛。切口周围浸润麻醉可阻断来自兴奋性已经改变的中枢神经系统的伤害刺激传入（超前阻断 N - 甲基 - D- 天门冬氨酸诱导的"终止"现象和炎症介质的释放）[15]。单剂量和持续浸润技术已有介绍[3]。向关节内注射药物至关节囊和肌肉组织也可阻止外周易化。在局麻中可将糖皮质激素、吗啡、可乐定、肾上腺素、酮咯酸几种药物联合使用[3,5,15-17]。

单独股神经或坐骨神经阻滞本身不能对髋部手术提供足够镇痛，但可作为非常有用的辅助治疗，其能减少全身麻醉药的用量。但腰丛阻滞与骶丛阻滞联合可提供满意的镇痛效果。腰丛麻醉覆盖皮节和股骨区，骶丛旁阻滞覆盖髋臼的神经支配区[2]。腰丛阻滞可由三个明确的入路实施[5]。全腰丛阻滞（股神经、股外侧皮神经、闭孔神经）可通过封闭腰肌实现。因为它是最邻近的腰丛阻滞技术，用于髋关节手术是可取的。相比较而言，髂筋膜入路和股部入路可以提供可靠的股部阻滞，但不能阻滞股外侧皮神经和闭孔神经。单侧完全性下肢阻滞可由腰丛阻滞联合近端坐骨神经阻滞实现。

这些阻滞通常是安全的，它的单侧特性使其成为患者的理想选择，因为患者在对侧肢体协助下即可早期下床活动。然而，神经功能障碍和腔内注射是主要的顾虑。大部分神经系统并发症是暂时性的[5]。此外，由于腰肌入路离脊神经非常近，因此，硬外扩散和鞘内穿射也有报道。因此，把握好局麻药的总剂量，注射时增加吸引量对诊断针刺位置不良或置管位置不良极为重要。其他的理论关注了无感觉肢体的损伤、导管移位、潜在的麻药毒性及被与手术相关的神经损伤及骨筋膜室综合征假象掩盖[2,3,5,15]。

单次注射的持续时间通常不足以对镇痛和结果有重大改善。虽然持续神经阻滞对住院患者已获得极大成功，但对带着无感觉的肢体回家，或参加康复锻炼且需依靠患者自己管理局麻药的出院患者而言仍存在争议，需要临床对照研究。卫生保健中心网络让患者在门诊使用持续区域阻滞。成功的标准是提供与住院部相同的护理质量和安全水平。初步经验显示，其可缓解疼痛，术后恶心和呕吐发生率低，阿片类药物需求小，患者满意度高，安全可靠。然而，这需要一个程序，包括患者选择、深入的患者教育、家庭保健护士的教育，以及密切随访等[2]。

周围神经阻滞将改变运动和本体功能，有时会妨碍早期下床活动。较新的周围神经和神经丛技术涉及单次注射局麻药的用量测定及联合使用长效药物。缓释药物的使用可避免留置导管。在提供麻醉镇痛的前提下，可限制非期望的对运动和周围本体感觉缺乏的不良作用。新的局麻药使用合并较少的毒性和更大的感觉和运动神经选择性阻滞（如罗哌卡因和丁哌卡因），这可进一步增进局麻药的益处[15]。

基于特定的术后疼痛的程序管理（procedure specific postoperative pain management，PROSPECT）研究，推荐股神经阻滞是基于其对髋部骨折手术的镇痛效果[7]。他们建议椎管内麻醉联合应用肠外阿片类药物，以降低副作用。推荐持续输注、患者自控或经导管单次"即时"股神经阻滞镇痛，因为它可提供近端广泛扩展的效果且持续时间长。可能需补充闭孔和股外侧皮神经阻滞。后侧入路腰丛阻滞（腰肌鞘阻滞）较股神经阻滞有更强的效果。然而，后侧入路腰丛阻滞常伴有更多的并发症，因此应个体化使用，并评估风险 - 收益间的平衡。

对乙酰氨基酚

在非阿片类止痛药中，对乙酰氨基酚是最有应用潜力，也是围术期应用最广的一种药。其作用机制尚未完全明确，它主要通过在中枢神经系统中抑制前列腺素的合成而发挥作用[5]。它没有非选择性非甾体抗炎药的副作用，如血小板聚集受损，心、肾影响，以及对骨骼和韧带愈合的影响。然而，每天总剂量必须少于 4000mg，因为剂量过大可引起胃肠反应和肝毒性[5]。单独应用止痛效果可能不够，因此应联合使用其他止痛剂。为了最大限度地发挥药理效应，应按计划给药。而且，许多口腔麻醉药物就是联合使用对乙酰氨基酚和一种阿片类药物。在此处方，阿片类药物的总剂量因对乙酰氨基酚的摄入而被限制。因注射剂型较便利性（内帕他莫），故已扩大了它的使用，因为可预测其作用和持续时间。对乙酰氨基酚已被推荐为所有的疼痛强度的基准治疗，因为它减少了补充镇痛剂的需求[5,15,17]。

非甾体类抗炎药

非甾体抗炎药（NSAIDs）通过抑制 1 型和 2 型环氧化酶（COX - 1 和 COX- 2），从而阻止前列腺素的合成，降低急性炎症介质产生[3,5,15]。COX -1 途径涉及前列腺素 E_2 参与介导胃黏膜保护和血栓形成。COX-2 途径主要涉及诱导产生前列腺素，包括调节疼痛和发热，但不影响血小板和凝血系统。通过减少手术创伤的炎症反应，非甾体抗炎药可减少周围的伤害感受。当然，最近的研究也表明，非甾体抗炎药抑制在脊髓合成的前列腺素，也可调节中枢系统对疼痛刺激的反应[5,15]。酮咯酸肠外制剂的使用（在一些地方称双氯芬酸）增加了其适应证。

选择性 COX - 2 抑制剂是围术期镇痛的一个突破。选择性 COX-2 抑制剂的优点是不抑制血小板且胃肠道反应发生率低。由于它们不干预血小板聚集和凝血系统，故可在手术中持续使用。也可在术后立即给药。尽管有功效，但仅塞来昔布（西乐葆）是此组药物中唯一可用的。因心血管和皮肤等副反应，其他药物均被撤回。值得注意的是，塞来昔布的禁忌是有磺胺类药物过敏史的患者。近日，肠外形式的帕瑞昔布已在欧洲被批准应用，它是一种活性代谢产物（伐地昔布）的前体药，与塞来昔布有类似的药代动力学和药效学。

已证明在大多数患者使用酮咯酸静脉内给药止痛（和突破性疼痛）能有效地避免静脉注射麻醉药。但有潜在的副作用，如出血、胃溃疡和肾损害，在治疗成人中度至重度急性疼痛时，使用酮咯酸不应超过 5 天。

非甾体类抗炎药的主要副作用有血小板功能障碍、肾衰竭、胃溃疡或出血，从而限制了其在术后镇痛的应用[3,5,15]。COX 酶抑制剂可能对健康肾影响轻微，但对老年患者或有低容量的患者（例如失血、脱水、肝硬化、心力衰竭）可导致严重的副作用。类似 COX-2 抑制剂——非甾体类抗炎药也可抑制阿司匹林的 COX-1 对血小板活动性，也可对抗心血管的保护效应。而且，在骨愈合的关键时期需谨慎使用，虽然尚无令人信服的证据表明它干扰骨长入髋关节的假体表面[5]。

非甾体类抗炎药或选择性 COX-2 抑制剂被推荐，因为它们能减轻疼痛，减少辅助止痛剂的需求[7]。联合强效吗啡类药物用于重度疼痛，弱效吗啡类药物用于轻中度疼痛。

口服阿片类药物

口服阿片类药物有速效型和缓释型两种剂型。速效型口服阿片类药物可有效缓解中重度疼痛，但必须每 4 小时服用一次。当这些药物需处方时，有可能造成延迟给药，从而增加后续痛苦。此外，在夜间中断用药可能导致疼痛增加。因此，对术后超过 48 小时的仍需阿片类药物的患者推荐固定剂量给药时间表[5]。口服阿片类药物的副作用比肠外给药相对低，主要是胃肠道反应[5]。给予羟考酮控释片可改善术后 72 小时的镇痛，合并镇静、呕吐或睡眠障碍的副反应少，较固定剂量或按需给药的副作用小[5]。因此，应用多模式镇痛应以控释剂为主，对撕裂性疼痛补充另外镇静剂，以最大化镇痛疗效和减少副作用。

曲马朵

曲马朵是一种中枢作用的镇痛药，结构类似于吗啡和可待因[5]。其镇痛效果是通过结合阿片受体以及阻断 5 - 羟色胺和去甲肾上腺素摄取而发挥作用。由于其副作用发生率较低，尤其是呼吸抑制、便秘和被滥用的可能性，曲马朵已获得普及。由于足够的镇痛作用，它可用于多模式镇痛，替代阿片类药物，特别是对阿片类药物不能耐受的患者。

N- 甲基 -D- 天冬氨酸受体拮抗剂

最近，N- 甲基 -D- 天冬氨酸受体拮抗剂（N-methyl-D-aspartate，NMDA）受体被证实参与疼痛的调节，因此如氯胺酮和右美沙芬类的 NMDA 拮抗剂已被用于多模式镇痛的疼痛控制[15a]。使用低剂量的氯胺酮（0.1 ～ 0.2mg/kg）通常合并更少的副作用 [心血管疾病、心理学、眼科（复视及眼球震颤症）]，而被患者和医生接受。进一步的研究是必要的，以确定剂量、时间和 NMDA 受体拮抗剂的时限，以及与其他镇痛药联合使用的益处。

α₂- 受体激动剂

α₂- 受体激动剂如可乐定和右旋美托咪啶有镇静和镇痛的作用[7]。可乐定口服、静脉注射或经皮给药可减少阿片类药物需求并提高镇痛效果。然而，由于它的副作用，包括心动过缓、低血压、过度镇静，使应用受限。在周围神经阻滞或关节腔内注射时，向局麻药中加入可乐定，可增强和延长镇痛效果，并可减少副作用，但仍呈剂量依赖性。右旋美托咪啶是一种高选择性 α₂- 受体激动剂，作用时间短，具有麻醉剂和阿片类药物的双重作用。然而，其潜在功能尚不清楚。

糖皮质激素

糖皮质激素有抗炎特性，通过抑制前列腺素和白三烯产物抗炎，可减轻术后疼痛，减少对手术应激的炎症反应。在大型研究中，虽然对单剂量糖皮质激素未观察到其副作用，但仍应关注胃肠道、伤口延迟愈合和感染的副作用[17]。

其他镇痛技术

经口腔黏膜及经皮吸收系统已被引入[3]。芬太尼透皮吸收制剂可提供有效的术后镇痛，但其较长的作用潜伏期、渐进性增加麻药、昏迷、恶心和呕吐等限制了它们在术后的整体使用。这些制剂可作为其他疗法的辅助。使用经皮神经电刺激疗法（transcutaneous electrical nerve stimulation，TENS）是减少术后疼痛的保守方法[3,15]。虽不能缓解剧烈的急性疼痛，但它可提供镇痛的辅助治疗。

冷冻疗法是使用冷冻减少继发于外伤或手术干预引起的组织肿胀和疼痛。确切机制尚不知，它被认为是由于改变血流量而减少了炎症、水肿和血肿的形成。此外，冷冻治疗可以使神经传导速度减慢，对疼痛纤维产生局部麻醉和抑制牵张反射，并可减少肌肉痉挛。为了获得这些有益效果，重要的是，皮肤温度降低至约 20℃，以取得关节腔内可测量的温度改变。但是，在术后条件下很难获得使关节内温度持续下降超过 24 小时的装置。多种因素，包括室温、皮下脂肪的厚度及敷料厚度均会影响关节腔内冷却能力，这或许可以解释文献报告中相互矛盾的结果。所以冷冻术仍然是一种镇痛的辅助措施。

其他因素

营养或患者的营养状态可对围术期并发症起关键作用[1]。已显示，术前营养不良不仅可预示伤口愈合延迟或复杂化，也可预示残疾率增加和住院时间延长。同样，劝导戒烟可急剧减少吸烟者围术期并发症[1]。因此，治疗计划应包括营养评估、饮食和营养补充，以及戒烟计划。其他因素，如伤口愈合辅助剂（自体血小板凝胶）仍处于实验阶段。对于疼痛和感染率，手术引流的作用仍存争议。PROSPECT 并不推荐 THA 术后使用引流，因为引流并不降低伤口感染的风险，也不减少疼痛评分[7]。

患者教育的重要性

关节置换患者术前常有不切实际的恢复期望，包括疼痛和功能，这可能导致高度不满意[16,18,19]。术前宣教是教育患者和家属的最好方法之一，因为它提供了整个手术及治疗过程将会发生什么的信息，明显地减轻了患者可能面临的"未知的恐惧"。我们发现，将患者和家属组织在教室里，让他们与其他接受该类手术的患者进行交流学习是很有益的。术前小册子宣教，尤其是口头强调可改善患者的期望。患者与团队成员互动讨论可能会让他们对期望有更好的理解。患者可能经历的痛苦就会更少，因为他们做好了准备应对疼痛。已有报告证实焦虑可增加疼痛的敏感性，减少焦虑可减少疼痛。患者被动员去及早活动，因为其在治疗计划中已获得信心。他们能认识到理疗的重要性并希望迅速恢复。患者的满意度与治疗团队和患者之间的交流和沟通密切相关。教育不到位会降低术后镇痛效果，降低患者的总体满意度。

此预防方法已提供了患者可询问并参与治疗决策的机制，使他们了解相关的治疗程序。其好处包括减少围术期患者的焦虑和痛苦，因此改善和增强术后恢复。此外，术前教育已显示能影响病房周转率和降低成本，平均每位患者可节省 810 美元[19]。

多模式镇痛

作者经验

我们研究的假设是多模式镇痛可避免常规使用静脉麻醉药，从而消除严重的副作用，提高满意度，缩短住院时间。将 140 例连续接受初期单侧 THA 患者划分成研究小组（表 28-1）。100 髋采用先前描述的后侧切口[16]；40 髋采用 Matta 和 Ferguson 描述的前侧切口[20]；125 髋诊断为骨关节炎；7 髋为髋关节发育不良，6 髋骨坏死，2 髋创伤后损伤。

方案（框 28-1）

每位患者在接受手术之前参加一次术前手术教育，内容包括术前及术后治疗，以及术后恢复和康复。我们的术前教育是由有个人魅力、有信心、有见识的人主持。它包括治疗的各个方面，

表 28-1 多模式镇痛与肠外麻醉药镇痛效果的比较（既往对照）

不良反应	静脉麻醉药（%）[*]	多模式镇痛（%）
血氧饱和度下降（＜93%）/呼吸抑制	0 ～ 60	0
心动过缓	2 ～ 11	0
低血压	10 ～ 60	0[†]
肠梗阻	0 ～ 25	0
需阿片拮抗剂	12.5	0.7[‡]
认知障碍	0 ～ 23	0
尿潴留	0 ～ 70	2.9[§]
瘙痒	10 ～ 74	2.9[‖]
恶心	11.1 ～ 76	20[¶]
呕吐	6.2 ～ 53	3.5[**]

[*] 数据参考文献 4、8、10、12、22、25、27 ～ 30、33、34。

[†] 虽然 13 名患者由于体液丢失有低血压（9.2%），但均未用诱导药物。

[‡] 此患者接受静脉注射吗啡（二氢吗啡酮）。

[§] 2 例曾有毒品注射史而 2 例没有；3 例有前列腺手术史；1 例女性有直导管插入史。

[‖] 所有 4 例患者均有过肠外使用麻醉毒品，并曾用苯海拉明治疗。

[¶] 35 例在恢复室有恶心（25%），但只有 28 例出室后仍存在恶心（20%）。其中 11 例患者在恢复室和病房均有恶心。

[**] 5 例（3.5%）中 2 例在恢复室有呕吐，3 例发生出室后呕吐。

从术前期望，到住院和恢复。特别强调疼痛管理方面，尤其是减少疼痛分数。应告知患者疼痛都是主观的，我们的目标是让他们舒服些，以便他们能参与物理治疗。教育患者使用直观类比标度，以使他们能对术后疼痛分级。回顾疼痛的级别，容许患者作出适当的响应，以加强团队的治疗计划。告知患者术后准备的止痛药类型，使患者与护士和治疗团队的其他成员之间互动，配合治疗。在手术前，告知患者严重的术后疼痛和恶心等症状是不常规出现的。告知患者疼痛是主观的，但是，我们有信心通过常规使用麻醉药控制疼痛。告知患者，在他们出院前，他们已经能恢复到安全且足够的功能。所有一切最终是要增加痊愈率。

术前 1 ～ 2 小时，每位患者均口服奥施康定 10mg、对乙酰氨基酚 500mg（泰诺林）和塞来昔布（西乐葆）400mg。如果患者对磺胺类药物过敏，则不给予非甾体类抗炎药，用黄素氧还蛋白（林布列克细平布）1000mg 替代。为了防止胃肠道刺激，给予口服质子泵抑制剂兰索拉唑 30mg。术前无须停止任何 COX-2 抑制剂。

手术时，应用药物会产生局部反应。硬膜外麻醉用 1% 罗哌卡因 60 ～ 80mg、1.5% ～ 2% 利多卡因 80mg 与肾上腺素混合。不需要将麻醉药注入硬膜外腔。麻醉完成后拔除硬膜外导管。持续静脉注射 10mg/（kg·h）异丙酚达到镇静效果。不需要气管插管，用麻醉喉罩下控制呼吸。手术期间不用静脉麻醉药。昂丹司琼 4mg、多拉司琼 12.5mg，或甲氧氯普胺（胃复安）10mg 术中静脉注射，防止术后呕吐。

鸡尾酒镇痛是采用罗哌卡因 100mg、吗啡 4mg、醋酸甲泼尼松 40mg 于 60ml 生理盐水稀释后，注射到关节囊和肌肉，以防止外周敏感；用糖皮质激素预防局部炎症，当关节内存在炎症时，用吗啡激动三个阿片受体（μ、δ 及 κ 受体）。

在恢复室，如患者存在疼痛，根据患者年龄和肌酐水平，注射酮咯酸 15 ～ 30mg。酮咯酸是一种静脉用 COX-1 和 COX-2 抑制剂，可阻止前列腺素产生，降低炎症反应。对于中重度疼痛，给予口服速效阿片类药物，奥施康定速效型 5mg。可将冰袋放置在手术部位。

框 28-1　全髋关节置换多模式镇痛

术前（手术日的早晨）

1. 奥施康定 10mg，口服

2. 塞来昔布（西乐葆）400mg，口服（如果对磺胺类药物过敏，就不需要非甾体类抗炎药）

3. 对乙酰氨基酚（泰诺林）500mg，口服

4. 兰索拉唑［兰索拉唑缓释胶囊剂（质子泵抑制药）］30mg，口服

5. 如果对磺胺类药物过敏，则用黄素氧化还原蛋白（林布列克细平布）1000mg

恢复室

1. 对双侧髋关节手术，保留硬膜外导管直到患者被转移到病房

2. 对初次髋关节置换，在手术室拔除硬膜外导管

3. 阿司匹林 600mg，直肠用

4. 酮咯酸 30mg，轻中度疼痛需要时 IV 一次（如果年龄在 65 岁以上，IV 15mg）

5. 奥施康定速效型，5mg，剧烈疼痛需要时口服

6. 冷冻手术侧

病房管理

1. 如果小于 65 岁，氢考酮 / 对乙酰氨基酚（氨酚氢可酮片）10mg，一次一片；或者使用对乙酰氨基酚（泰诺林）500mg，每 4 小时口服一次，从上午 6 点到下午 6 点，连用 2 天

2. 如果大于 65 岁，右丙氧芬 65mg，一次一片，或者使用对乙酰氨基酚 500mg，每 4 小时口服一次，从上午 6 点到下午 6 点，连用 2 天

3. 塞来昔布 200mg，口服每日两次，从术后第一天，或黄素氧还蛋白，500mg，每日两次

4. 羟考酮 / 对乙酰氨基酚，5mg/ 500mg，按疼痛需要每 3 ～ 4 小时口服 1 ～ 2 片

5. 氢考酮 / 对乙酰氨基酚 10mg/ 325mg，按疼痛需要每 3 ～ 4 小时 1 ～ 2 片

6. 右丙氧分 / 对乙酰氨基酚（丙氧酚 N- 100），一次一片，每 4 小时按疼痛需要口服（如果大于 65 岁）

7. 盐酸曲马多片（镇痛药）50mg，一次一片，按疼痛需要每 4 ～ 6 小时口服

8. 头孢菌素（头孢唑啉）1g，每 8 小时 IV×24 小时

9. 多拉司琼（Anzemet）12.5mg，每 6 小时 ×24 小时 IV

10. 如果有反流性疾病，昂丹司琼（预混合）4mg，每 6 小时 ×24 小时（或者是多拉司琼）

11. 胃复安（Reglan）10mg，IV，每 8 小时 IVP×48 小时

12. 阿司匹林肠溶片（Ecotrin）325mg，每日两次，一次一片

13. 氢氧化镁乳剂 30ml，每 8 小时

14. 多库酯钠（Colace）100mg，每日两次

15. 若需用于便秘，比沙可啶（Dulcolax），每日直肠栓剂给药

16. 兰索拉唑 30mg，每日两次口服

17. 食物选择的膳食指导

18. 规律饮食

19. 每日早餐有麦片糊以避免需要含铁药片

出院

1. 塞来昔布 200mg，每日两次口服 21 天（总共 3 周）或黄素氧还蛋白 500mg，每日两次口服

2. 阿司匹林肠溶片 325mg，每日两次口服，一次一片（持续术后 30 天）

3. 兰索拉唑 30mg，每日两次（在包有肠溶衣的阿司匹林）

4. 止痛药治疗（不管患者是不是在医院）

注意：术前患者不需要停止使用塞来昔布。

　　一旦患者被转移到骨科病房，可继续使用 COX-2 抑制剂塞来昔布，200mg，每日 2 次，从术后第 1 天开始。如果患者对磺胺类药物过敏，口服对乙酰氨基酚 500 ～ 1000mg，一天 4 次（最大 4000mg/d）。前两夜，口服阿片类药物和对乙酰氨基酚混合制剂，每 4 小时一次，从上午 6 点到下午 6 点。如患者的年龄小于 65 岁，口服氢考酮 / 对乙酰氨基酚（氨酚氢可酮片），10mg/ 325mg，和对乙酰氨基酚 500mg，每 4 小时一次；如年龄大于 65 岁，口服右丙氧芬，65mg，对乙酰氨基酚 500mg，每 4 小时一次。小于 65 岁的患者氢可酮 / 对乙酰氨基酚 5mg/ 500mg；年龄大于 65 岁，或因阿片类药物恶心或过敏的患者，右丙氧芬 / 对乙酰氨基酚（Darvocet）100mg/650mg，盐酸曲马朵 50mg，可根据要求每 4 ～ 6 小时一次。镇吐药方案的组成：多拉司琼 12.5mg，或昂丹司琼 4mg（如有反流性疾病），每 6 小时一次，联合甲氧氯普胺（胃复安）10mg 静脉注射，每 8 小时一次，连用

48 小时。如患者疼痛程度仍无法控制，采用静脉注射氢吗啡酮（Dilaudid）派替啶（杜冷丁），或吗啡等肠外麻醉药。

除非存在禁忌，应预防下肢深静脉血栓形成，可通过口服阿司匹林肠溶片（Ecotrin），并联合双侧小腿间歇性充气加压装置和患者快速活动。在恢复室，直肠给药阿司匹林 600mg。住院期间 325mg，每日 2 次口服。如果患者不能耐受阿司匹林，则用双嘧达莫替代，25mg，一天 3 次。如患者被认为是深部静脉血栓形成高危人群（如既往深静脉血栓形成或肺栓塞、心血管疾病、恶性肿瘤、应用高危药物如激素替代、血栓形成倾向或某种代谢疾病），则给予华法林或低分子肝素。如下午 2 点前患者离床行走，则需再次动员患者下地走动，否则应第二天上午下地活动。大多数患者 48 ~ 72 小时离院。当日出院患者有一便利方案：口服塞来昔布 200mg，每日 2 次，共 3 周。阿司匹林与兰索拉唑 30mg 合用，每日 2 次。术后穿血栓栓塞性疾病弹力袜 30 天。在住院期间，无论采用什么止痛方案，出院后都停止。告知患者每天行走，并逐渐增加距离，目标为 1 英里。出院当天对患者的双下肢做常规多普勒超声检查。

（张启栋 译　李子荣 校）

参考文献

1. Berend KR, Lombardi AV Jr, Mallory TH: Rapid recovery protocol for perioperative care of total hip and total knee arthroplasty patient. Surg Technol Int 13:239-247, 2004.
2. Indelli PF, Grant SA, Nielson K, et al: Regional anesthesia in hip surgery. Clin Orthop Relat Res 414:112-120, 2003.
3. Sinatra RS, Torres J, Bustos AM: Pain management after major orthopaedic surgery: Current strategies and new concepts. J Am Acad Orthop Surg 10:117-129, 2002.
4. Skinner HB, Shintani EY: Results of a multimodal analgesic trial involving patients with total hip or total knee arthroplasty. Am J Orthop 33:85-92, 2004.
5. Horlocker TT, Kopp SL, Pagnano MW, et al: Analgesia for total hip and knee arthroplasty: A multimodal pathway featuring peripheral nerve block. J Am Acad Orthop Surg 14:126-135, 2006.
6. Wheeler M, Oderda GM, Ashburn MA, et al: Adverse events associated with postoperative opioid analgesia: A systematic review. J Pain 3:159-180, 2002.
7. Fischer HBJ, Simanski CPJ: A procedure-specific systemic review and consensus recommendations for analgesia after total hip replacement. Anaesthesia 60:1189-1202, 2005.
8. Block BM, Liu SS, Rowlingson AJ, et al: Efficacy of postoperative epidural analgesia: A meta-analysis. JAMA 290:2455-2463, 2003.
9. Keita H, Geachan N, Dahmani S, et al: Comparison between patient-controlled analgesia and subcutaneous morphine in elderly patients after total hip replacement. Br J Anaesth 90:53-57, 2003.
10. Rathmell JP, Pino CA, Taylor R, et al: Intrathecal morphine for postoperative analgesia: A randomized, controlled, dose-ranging study after hip and knee arthroplasty. Anesth Analg 97:1452-1457, 2003.
11. Sarvela J, Halonen P, Soikkeli A, et al: A double-blinded, randomized comparison of intrathecal and epidural morphine for elective cesarean delivery. Anesth Analg 95:436-440, 2002.
12. Singelyn FJ, Ferrant T, Malisse MF, et al: Effects of intravenous patient-controlled analgesia with morphine, continuous epidural analgesia, and continuous femoral nerve sheath block on rehabilitation after unilateral total-hip arthroplasty. Reg Anesth Pain Med 30:452-457, 2005.
13. Souron V, Delaunay L, Schifrine P: Intrathecal morphine provides better postoperative analgesia than psoas compartment block after primary hip arthroplasty. Can J Anaesth 50:574-579, 2003.
14. Viscusi ER, Martin G, Hartrick CT, et al: Forty-eight hours of postoperative pain relief after total hip arthroplasty with a novel, extended-release epidural morphine formulation. Anesthesiology 102:1014-1022, 2005.
15. White PF: The role of non-opioid analgesic techniques in the management of pain after ambulatory surgery. Anesth Analg 94:577-585, 2002.
16. Dorr LD: Hip arthroplasty: Minimally Invasive Techniques and Computer Navigation. Philadelphia, Saunders Elsevier, 2006.
17. Joshi GP: Multimodal analgesia techniques for ambulatory surgery. Int Anesthesiol Clin 43:197-204, 2005.
18. Giraudet-Le Quintrec JS, Coste J, Vastel L, et al: Positive effect of patient education for hip surgery: A randomized trial. Clin Orthop Relat Res 414:112-120, 2003.
19. McGregor AH, Rylands H, Owen A, et al: Does preoperative hip rehabilitation advice improve recovery and patient satisfaction? J Arthroplasty 19:464-468, 2004.
20. Matta JM, Ferguson TA: The anterior approach for hip replacement. Orthopedics 28:927-929, 2005.

第 29 章

全髋关节置换术快速康复方案

Omar Abdul-Hadi ，William J.Hozack

对于终末期髋关节炎患者，全髋关节置换术（THA）是缓解疼痛、减少伤残非常成功的手术。THA 的长期目标包括改进功能、缓解疼痛、保持关节稳定性，在多数病例都能实现。因此，治疗重点扩展到围术期，目标是试图减少并发症、促进恢复并缩短住院时间。

随着技术进步和手术器械的改进，患者对于全髋关节置换的期望值也得以提高，包括尽早恢复正常的生理功能和日常活动等。特别是，在髋部手术后恢复正常行走功能是治疗的主要目的，也是患者重建功能和独立生活能力的一个关键部分。终末期髋关节炎患者由于疼痛、髋关节活动范围受限以及外展肌力弱导致运动功能受到损害。

积极的围术期治疗方案旨在加快恢复，减少病残率和并发症，并建立有效的方案，保持高水平的患者管理，这种围术期方案已经得到认可。

全髋关节关节置换术快速康复方案的目标是加快患者功能恢复、缩短住院时间和降低整体费用，并减少患者的整体不适。当然，不影响全髋关节置换术的质量。为了达到这些目标，需要包括患者、家属、手术医生、麻醉组、护士、康复治疗组以及社会工作人员等多方面的参与。

本章将简要地介绍快速恢复方案的多种组成要素，包括手术医生和患者因素、积极的术后理疗、适当的疼痛治疗、改良的麻醉方案及康复程序。

手术因素

为了实现成功的康复方案，手术医生必须集中注意手术的技术层面，以重建一个稳定的关节，从而使康复治疗在围术期即能启动。

本质上，前方比侧方入路更稳定，脱位率也低。如采用后方入路，为降低脱位率，需要认真缝合关节囊[1]。

THA 后术后制动对延长恢复期有很大责任，因为患者关注的是防止脱位而不是康复的程序。在一项前瞻性随机研究中，已研究经前外侧入路非骨水泥固定 THA 术后功能限制对脱位发生的作用[2]。

在这项研究中，265 名患者（303 髋）被随机分成两组：限制组和未限制组。两组都被告知：髋关节屈曲不超过 90°，内旋和外旋不超过 45°。限制组的患者要求术后 6 周内遵循额外的髋关节保护措施。限制组有 1 例脱位，而非限制组无关节脱位发生。

作者由此得出结论：初次关节置换术后解除一些限制不会增加关节脱位的发生率。况且，此做法使费用降低，而且，由于患者在术后获得更快的恢复，也提高了满意度。

能帮助降低关节脱位的手术因素之一是股骨头大小。随着新材料的出现和设计的改进，出现了采用尽可能大的股骨头的倾向。但必须认识到，这样做时不能牺牲聚乙烯厚度。

同样，使用能够立即完全负重的假体是围术期加快康复的关键成分。在我们研究所，我们倾向于使用无领、锥形、多孔涂层的股骨柄。这些股骨柄已经时间检验。在一项为期 15 年的 Trilock 柄和 Taperloc 柄的追踪中，96% 的 Trilock 组和 100% 的 Taperlox 组有骨组织长入的放射学证据。设计的特性能完全保证骨长入，此被认为是获得较高临床结果和长期耐久使用的原因[3]。

几项研究评估了 THA 术后的承重能力以确保使用新设计的股骨柄假体的安全性。Woolson 和 Adler 评估了全涂层有领股骨柄在 THA 术后 6 周内完全承重和承重 50 磅以内的效果[4]，随访 2 年发现，所有股骨假体都有骨长入固定的放射学证据。

这些研究者的结论是：应用全涂层解剖型髓腔锁定（anatomic medullary locking，AML）股骨柄能获得牢固的初始固定，不管是部分还是完全负重，骨长入固定确实发生。

研究者比较了 Taperloc 股骨柄的单侧或同期双侧非骨水泥固定 THA 术后影像学下沉情况和临床结果。双侧 THA 患者术后第二天在双下肢能耐受时开始负重。单侧 THA 的患者在术后 6 周内，手术侧肢体维持 10% 体重负重[5]，两组所有的股骨假体都显示放射学稳定，有骨长入的证据，假体无松动的迹象。两组患者临床结果都令人满意。

在另一项前瞻性研究中，包括两组非骨水泥固定的 THA 患者，一组允许术后立即完全负重，另一组在术后 6 周内保护性承重。两组患者在性别、手术时年龄、身高、体重以及随访方面均匹配。结果显示，两组患者在髋关节评分上没有显著差别，所有患者均有影像学证据提示有骨组织长入。保护性负重会带来更长的住院时间[6]。

微创手术技术

微创手术的出现给快速康复计划带来了希望。但是，我们必须对微创手术或小切口手术的快速康复作用持谨慎态度，因为切口长短不是快速康复方案的最重要方面。

未控制的术后疼痛对功能恢复的有害影响比切口长度更重要。微创 THA 手术的倡导造成市场需求，对公众就现代标准治疗的概念作出误导。很明显，对功能恢复疼痛控制比切口长度更重要。

许多微创手术的支持者宣称他们的患者得到更快的恢复和康复。然而，微创手术的定义尚未被准确描述。

在许多病例中，我们试图进行微创手术，但却以小切口手术告终，并没有减少软组织损伤，在一些病例甚至增加了对组织的损伤。

微创手术的定义必须是直视下并采用改良技术的小切口手术。但是我们不能偏离经典的手术原则，应包括：

- 有良好的手术视野。
- 对软组织操作轻柔且无创。
- 避免神经和血管损伤。
- 确切止血。
- 假体位置准确，固定可靠。
- 手术时机合适。
- 不要过多计较切口，必要时可延长切口。

依靠这些原则，我们将确保患者能快速康复。

患者因素

患者教育

患者术前的期望和教育对 THA 术后改善功能和满意度是非常重要的。

一项通过患者信息手册强化重视术前康复的研究招募了 35 名患者，他们在入院前被随机分成两组，一组接受标准的护理路径，另一组接受恢复计划和手册宣教。术前培训和手册宣教似乎对住院时间有很大的影响——住院时间缩短 3 天，治疗投入得以减少，而这些都显著地影响所需费用（平均每位患者节省了 810 美元）。另外，接受指导的患者术后 3 个月满意度提高了，并且对手术期望更现实。[7]

另一项相似的研究评估了入院前社会教育对于骨科患者如 THA 和全膝关节置换（total knee arthroplasty，TKA）的住院时间的影响。社会工作者干预包括入院前心理评估和初步的出院计划。与未干预组患者相比，干预组患者的平均住院时间明显缩短。研究者得出结论：社会工作者对患者入院前的干预指导和个案管理，通过早期多项评估、出院计划和协调服务等有助于缩短住院时间。[8]

在另一项研究中，Daltroy 和他的助手们更深入地阐述了教育干预减少了住院时间。他们还发现患者使用的止痛药物减少，术后焦虑也减轻。[9]

营养状况

患者术前的营养状况对于术后切口的愈合具

有巨大影响。另外，营养状况对于病残率和住院时间具有预示作用。因此，对患者这方面的处理需要特别关注。

De Savio 与其合作者的研究旨在证明，对于择期 THA 患者，术前营养不良是术后效果不佳的高危因素。[10] 他们发现血浆白蛋白值和住院时间呈反比。白蛋白值 < 3.9 的患者需要延长两倍的住院时间。他们得出结论：术前营养不良常使术后住院恢复期延长，但和长期恢复关系不大。

相反，Gherini 和同事发现，患者术前血清转铁蛋白水平对预测患者伤口是否会延迟愈合有较大价值。其他血清检测项目，包括血浆白蛋白和淋巴细胞计数，都有此价值。联合双侧一期手术和高龄两个因素，血清转铁蛋白水平可准确预测 79% 病例的伤口延迟愈合[11]。

因此，改善择期髋关节手术患者的营养状况对于围术期具有重大作用。对于营养素补充必须谨慎，其对患者可能有的一些副作用，如，使用中等量 ω-3 脂肪酸可增加出血。

吸烟

在评估吸烟影响时，Moller 和同事研究了 811 例做过 THA 或 TKA 的患者。他们发现吸烟是引起术后并发症的单个重要的危险因素，特别是在切口愈合、心肺并发症以及需术后重症监护方面[12]。

在那些需要延长住院时间的患者中，在切口并发症上吸烟者是不吸烟患者的两倍。因此，建议患者术前戒烟对减少并发症和改善预后是非常关键的，并应成为选择性髋关节手术患者快速康复方案的一部分。

关节置换术前康复

术前定制锻炼方案对 THA 术后最初 6 个月的恢复速度和行走功能很有效。对患者和家属提供高水准的教育对于术后早期便利康复很有帮助。

在一项随机控制研究中，28 例计划行 THA 的患者被随机分成两组，一组是锻炼组，他们接受围术期定制的锻炼程序，对照组接受常规围术期治疗。通过 25 米步行测试步态参数来评估行走功能，通过一项 6 分钟步行测试来评估步行耐量。[13]

术后 3 周，锻炼组在跨越步长及步态速率上均优，术后 12 ～ 24 周，步速及 6 分钟步行距离明显优于对照组。

Crowe 和 Henderson 评估了 THA 和 TKA 接受个体化康复计划对住院时间的影响。133 名患者被随机分成两组，分别接受术前常规治疗和个体化康复方案，后者包括：优化功能的多样化康复、住院期教育以及早期出院计划。所有康复对象都接受关于出院回家的多项咨询和教育。结果发现接受个体化康复方案的患者更早达到出院标准，并且住院时间更短（平均住院时间分别为 5.4 天和 8 天）[14]。

Munin 和同事证明将患者早期从重症监护病房（intensive care unit，ICU）转到康复部，会更迅速地达到康复目标；然而，尚无前瞻性研究评价 THA 和 TKA 术后住院康复的好处。[15]

一项前瞻性的随机研究对欲行 THA 的患者进行了为期 8 周的术前个体化康复锻炼，然后接着术后锻炼。与没有额外锻炼、常规住院治疗的患者相比，前者在术后 3 ～ 24 周的疗效均较后者显著好[16]。

所有这些研究都说明：术前个体化康复锻炼程序对于终末期髋关节炎的老年患者可很好地耐受，它有效地增加了 THA 术后最初 6 个月的行走功能。

临床路径方案

临床路径在减少住院时间和费用方面的作用已获得广泛研究。制定临床路径是为了提供围术期治疗的框架。这将有助于患者治疗，并对住院患者的管理更有效。

在一项前瞻性的随机对照研究中，作者期望建立临床路径，以改善 THA 和 TKA 患者预后和减少住院时间。133 名初次行 THA 和 TKA 的患者被随机分成临床路径组和对照组。临床路径组的患者平均住院时间更短，下地活动更早，再次住院率更低，更符合出院标准[17]。

在一项 Meta 分析中，一些文献评估了 THA 和 TKA 临床路径。采用临床路径治疗的患者住院时间更短，花费更少，与未行临床路径的患者相比效果更好。他们得出结论：临床路径对减少急诊医院花费和缩短住院时间方面都很成功，且对疗效无损害[18]。

护理问题

护理问题包括：

- 拔除静脉置管。
- 术后第 1 天拔除导尿管。
- 停止经鼻吸氧。
- 安慰和鼓励患者。

积极的术后理疗

围术期积极的理疗是快速康复方案的基石。术后理疗前，理疗师应在护理人员的帮助下使患者从椅子上坐起。

几项研究评价了术后理疗的作用。Berger 和同事描述了快速康复程序方案：手术当日，在耐受的情况下负重。这是与微创 THA 技术相结合的康复[19]，包括入院前、住院期间和出院后处理。术前，患者参加由护士任教的辅导班。除了讲解 THA 可能的并发症外，还需具体描述医院程序和术后处理。告知患者手术当天就可独立行走。课后，教会患者用助步器进行步态训练并在耐受情况下负重。在手术当天早晨，常规口服 40mg 伐地考昔和 10mg 奥施康定。使用没有附加麻醉药的硬膜外麻醉，术中静脉给予 4mg 昂丹司琼和 10mg 甲氧氯普胺来减少恶心和呕吐。对患者适当补液以防止术后低血压和恶心。Berger 和同事应用此方案前瞻性地观察了 100 名患者，结果显示 97% 的患者在手术当天达到了出院回家的理疗标准，100% 的患者在术后 23 小时内达到上述标准。弃拐、停止使用麻醉止痛药和重新恢复驾车的平均时间是术后 6 天。能步行 0.5 公里的平均时间是术后 16 天。更重要的是，没有患者再次住院，也没有脱位和需要再次手术的病例。因此，他们得出结论：快速康复方案是安全的，并能满足微创 THA 患者的快速恢复的潜在利益。

适当的疼痛治疗

成功的围术期疼痛治疗对于加快 THA 术后恢复是关键性的。围术期疼痛治疗方案必须使疼痛减轻至最低程度，而又不造成过度镇静或活动障碍，以避免发生治疗的并发症。包括麻醉药物和术后疼痛治疗的多模式镇痛方案对于患者最大程

度的恢复是必须的。

COX-2 抑制剂在围术期控制疼痛的作用和效应已被清楚记录。在一项随机空白对照的双盲试验中，有 70 名 40 ～ 77 岁 TKA 患者参加。患者在术前 24 小时或术前 1 ～ 2 小时随机服用 50mg 罗非昔布，在术后 5 天每天服用 50mg，在接下来的 8 天每天服用 25mg，或者在相同的时间里服用安慰剂[20]。作者发现，在罗非昔布组，硬膜外麻醉药用量和住院期间阿片类药物用量都比对照组少。在术后当天夜里和术后第 1 ～ 2 天，罗非昔布组的术后呕吐、睡眠紊乱较安慰剂组相比都少。出院时患者对于镇痛和麻醉的满意度也高，并且这种满意度持续到术后 1 个月。重要的是，两组的失血量无差别。

超前镇痛

有两种与手术相关的疼痛类型：神经源性疼痛和炎症性疼痛。前者由手术本身刺激所致，后者是由细胞因子、前列腺素以及其他化学介质介导的连锁事件引起。

应用超前镇痛方法，是对导致神经性和炎症性疼痛的诱发事件之前的疼痛进行预处理。结果显示，周围神经疼痛刺激被中和，随后导致中枢神经系统的兴奋性也由此降低。

Mallory 和同事叙述了对关节置换术患者的多模式镇痛方案。他们回顾性地将常规疼痛治疗方案和两种新近改进的疼痛方案作比较。在常规止痛组，硬膜外麻醉到术后麻醉恢复室即停止，而开始定时常规口服阿片类药物，静脉滴注氢吗啡酮以控制手术引发的剧烈疼痛。改良的第一组采用硬膜外麻醉，第二组采用脊髓麻醉。两组方案特点是，在术前 2 周和持续至术后 10 天应用 COX-2 抑制剂抗炎药，患者自控镇痛 24 小时后定期口服阿片类药物[21]。与患者及住院长短有关的两种疼痛均减少。

Ranawat 和同事提倡术中局部组织注射，以加强围术期疼痛控制。这套方案为：在伤口闭合前，将 80 ～ 120mg 丁哌卡因、4 ～ 10mg 硫酸吗啡、300μg 肾上腺素、750mg 头孢呋辛混合在 60ml 的盐水溶液中，并注射到关节周围的韧带附着点、滑膜、关节囊和截骨处。[22]

Skinner 和同事描述了围术期疼痛控制的"堆

积模式"[23]。该方案包括尝试 24 小时使用对乙酰氨基酚、罗非昔布、曲马朵、地塞米松并联合丁哌卡因镇痛泵，需要时用吗啡。评估 THA 和 TKA 患者。研究者们注意到，患者阿片类药物用量减少，住院时间缩短，PCA 时间减少，疼痛评分也改善。

一项相似的研究评估了另一种疼痛控制方案。该研究比较了 THA 和 TKA 患者各 50 名的连续队列。新方案包括定时口服麻醉药、COX-2 抑制剂、非椎管内麻醉药、TKA 行股神经阻滞以及局麻药伤口浸润。在静息痛评分、全麻药用量、术后第一天和第二天行走距离和住院时间上，均有统计学上的显著改进。

总的来说，这些研究证明超前镇痛，包括术前、术后联合非甾类抗炎药、区域麻醉、止吐药的止痛方案，可提供可靠有效的术后疼痛控制。

重要的是，手术医生应积极参与疼痛治疗方案，全面了解和理解周围疼痛的生理，熟悉各种疼痛管理方案的疗效，对全关节置换术患者的手术处理是至关紧要的。

改良的麻醉方案

相对全麻而言，区域麻醉有一些潜在优势。它避免了对中枢神经系统的抑制，对心、肺系统的影响范围也和全麻不同，它可中和手术的应激反应，降低 THA 深静脉血栓发生的风险。

另外，对使用吗啡止痛的 THA 和 TKA 患者，硬膜外使用方式较经静脉患者自控镇痛能更持续地控制术后疼痛。术后麻醉的相关肺部并发症和意识障碍均影响康复、及时出院及参加早期理疗。由于这些原因，应用区域阻滞包括腰麻、硬膜外麻醉和周围神经阻滞日趋普及。

在一项 TKA 患者硬膜外麻醉和全麻的比较研究中，Williams-Russo 和同事随机设计了 262 名接受硬膜外或全麻的患者[25]。前者比后者在术后更早达到康复的各项指标。由此得出结论：硬膜外麻醉能更快地达到 TKA 术后住院期康复的指标。在硬膜外麻醉患者中，术后深静脉血栓的发生率有较小幅度的下降。

另外，周围神经阻滞是硬膜外麻醉的一种替代。或许周围神经阻滞是一种更特殊的技术，它对其他器官系统干扰最小。周围神经阻滞的另一个好处是减少尿道插管的需求。并且，可消除因硬外置留导管和术后同时使用抗凝药而发生的硬膜外血肿的危险。

文献中用"三合一阻滞"描述坐骨神经和股神经联合阻滞，与全麻和脊髓麻醉比较，似乎能为髋、膝关节手术的患者提供更有效的疼痛控制。

Luber 和同事评估了应用腰丛神经阻滞的 87 例 TKA 患者在 1 年内的治疗效果[26]。应用腰丛和坐骨神经区域阻滞，可提供 13 个小时的适当镇痛。腰丛神经阻滞麻醉患者的满意度高达 92%。

最近 DepoDur 的使用受到关注，它是一种单剂量硬膜外长效吗啡制剂，可提供 48 小时镇痛。与持续硬膜外注射相比，它对进行抗凝治疗的患者具有潜在好处。

在一项多中心、随机、双盲和平行组的研究中，膝关节置换患者，在全麻或区域麻醉前 30 分钟，随机接受单剂量的 20mg 或 30mg DepoDur，或硬膜外注射安慰剂。[27]

使用 DepoDur 的患者，在给药 30 小时后平均疼痛得分显著降低。他们在术后使用的阿片类药物总量大约要少三倍，相当比例的患者未要求补充阿片类药物。呼吸抑制是最常见的严重副作用，有 4 例超过 65 岁的患者发生。结论是：老年患者使用 10 ~ 15mg 剂量的 DepoDur 是比较合理的。与 20mg 和 30mg 剂量的 DepoDur 有很少的差别。因此，不推荐使用 30mg 或高于 20mg 的剂量。

结论：所有这些改进的麻醉方式都减少了术后补充阿片类药物的需要，为此使患者对自我控制疼痛方法顾虑很少，从而在整体上增进了他们对手术和术后经历的感受。

目前我们倾向采用脊髓麻醉而不是持续硬膜外麻醉，尽管后者也很有效，但对患者镇静要密切观察，而使管理复杂。

出院

快速恢复并不意味着早早出院。当然如果不需要患者就不必留在医院，但从医学观点看，在手术当天就将患者送回家是不安全的。

近来全关节置换手术趋向微创，从而强调更快恢复和更短住院时间，识别择期 THA 的各种并发症的时间和严重性变得越来越重要，这是确保患者早期出院安全的部分。

微创手术最常宣称的是患者能在 24 小时内出院回家。然而，缩短住院时间的影响尚不知。已有报道显示，术后 80 ～ 120 天随访死亡率有增加的记录，从 1994 年的不到 1% 增高到 2001 年的 4.7%，因为患者用于康复的住院时间缩短了。[28] 诸如肺栓塞、心肌梗死和贫血等潜在致命并发症可发生在欠安置的地方。

因此，问题被提出来了。早出院安全吗？

在一项前瞻性研究中，作者观察了 1636 例初次 THA 和 TKA 的患者（966 例单侧 THA 和 670 例非骨水泥固定 TKA）术后严重医学并发症的发生时间和发病率。由研究人员每日记录住院期和术后 6 周所有的并发症。并发症分为全身的和局部的，主要的和次要的。较大的全身并发症定义为威胁生命，需要复杂的医疗干预。6% 的患者发生此种并发症，55% 发生在术后第一天。有 1 例 TKA 患者术后第三天死于吸入性肺炎。

单变量分析老龄、高体重指数、全麻和内科并发病是引起术后重大并发症的危险因素。但是，这些并发症 60% 发生在那些不被认为是高危的患者。

这使我们关注在没有严密监视即让患者早期出院的潜在严重性和危险性。对于减少大关节重建术后住院时间的现行策略，我们已经更加关注和谨慎。[29]

小结

获得快速恢复娱乐和职业能力的策略包含如下几条：

- 手术因素，包括获得最佳的稳定性、使用能完全承重的假体、轻柔的无创手术操作和仔细止血。
- 改善疼痛管理，包括尽量减少注射麻醉药、口服镇痛药，使用抗炎药物、局部疼痛阻滞和注射。
- 患者选择和教育是核心。病态性肥胖和对麻醉剂依赖是用"快速通道"处理的禁忌证。应利用患者教育、加强理疗和反复强调适当目标等方法。
- 团队操作很有帮助，包括手术医生、社区工作者、疼痛医生、理疗医生、家庭护理协调者和家属。
- 必须向家属、患者和整个患者治疗团队讲解清楚关键性的治疗路径。

（张启栋 译 李子荣 校）

参考文献

1. Goldstein WM, Gleason TF, Kopplin M, Branson JJ: Prevalence of dislocation after total hip arthroplasty through a posterolateral approach with partial capsulotomy and capsulorrhaphy. J Bone Joint Surg Am 83(Suppl 2):2-7, 2001.
2. Peak EL, Parvizi J, Ciminiello M, et al: The role of patient restrictions in reducing the prevalence of early dislocation following total hip arthroplasty: A randomized, prospective study. J Bone Joint Surg Am 87:247-253, 2005.
3. Purtill JJ, Rothman RH, Hozack WJ, Sharkey PF: Total hip arthroplasty using two different cementless tapered stems. Clin Orthop Relat Res 393:121-127, 2001.
4. Woolson ST, Adler NS: The effect of partial or full weight bearing ambulation after cementless total hip arthroplasty. J Arthroplasty 17:820-825, 2002.
5. Rao RR, Sharkey PF, Hozack WJ, et al: Immediate weightbearing after uncemented total hip arthroplasty. Clin Orthop Relat Res 349:156-162, 1998.
6. Kishida Y, Sugano N, Sakai T, et al: Full weight-bearing after cementless total hip arthroplasty. Int Orthop 25:25-28, 2001.
7. McGregor AH, Rylands H, Owen A, et al: Does preoperative hip rehabilitation advice improve recovery and patient satisfaction? J Arthroplasty 19:464-468, 2004.
8. Liebergall M, Soskolne V, Mattan Y, et al: Preadmission screening of patients scheduled for hip and knee replacement: Impact on length of stay. Clin Perform Qual Health Care 7:17-22, 1999.
9. Daltroy LH, Morlino CI, Eaton HM, et al: Preoperative education for total hip and knee replacement patients. Arthritis Care Res 11:469-478, 1998.

10. Del Savio GC, Zelicof SB, Wexler LM, et al: Preoperative nutritional status and outcome of elective total hip replacement. Clin Orthop Relat Res 326:153-161, 1996.
11. Gherini S, Vaughn BK, Lombardi AV Jr, Mallory TH: Delayed wound healing and nutritional deficiencies after total hip arthroplasty. Clin Orthop Relat Res 293:188-195, 1993.
12. Moller AM, Pedersen T, Villebro N, Munksgaard A: Effect of smoking on early complications after elective orthopaedic surgery. J Bone Joint Surg Br 85:178-181, 2003.
13. Wang AW, Gilbey HJ, Ackland TR: Perioperative exercise programs improve early return of ambulatory function after total hip arthroplasty: a randomized, controlled trial. Am J Phys Med Rehabil 81:801-806, 2002.
14. Crowe J, Henderson J: Pre-arthroplasty rehabilitation is effective in reducing hospital stay. Can J Occup Ther 70:88-96, 2003.
15. Munin MC, Rudy TE, Glynn NW, et al: Early inpatient rehabilitation after elective hip and knee arthroplasty. JAMA 279:847-852, 1998.
16. Gilbey HJ, Ackland TR, Wang AW, et al: Exercise improves early functional recovery after total hip arthroplasty. Clin Orthop Relat Res 408:193-200, 2003.
17. Dowsey MM, Kilgour ML, Santamaria NM, Choong PF: Clinical pathways in hip and knee arthroplasty: A prospective randomised controlled study. Med J Aust 170:59-62, 1999.
18. Kim S, Losina E, Solomon DH, et al: Effectiveness of clinical pathways for total knee and total hip arthroplasty: Literature review. J Arthroplasty 18:69-74, 2003.

19. Berger RA, Jacobs JJ, Meneghini RM, et al: Rapid rehabilitation and recovery with minimally invasive total hip arthroplasty. Clin Orthop Relat Res 429:239-247, 2004.

20. Buvanendran A, Kroin JS, Tuman KJ, et al: Effects of perioperative administration of a selective cyclooxygenase 2 inhibitor on pain management and recovery of function after knee replacement: a randomized controlled trial. JAMA 290:2411-2418, 2003.

21. Mallory TH, Lombardi AV Jr, Fada RA, et al: Pain management for joint arthroplasty: Pre-emptive analgesia. J Arthroplasty 17(4 Suppl 1):129-133, 2002.

22. Ranawat CS, Ranawat AS: Present status and future direction. In Hozack WJ, Krismer M, Nogler M, et al: Minimally Invasive Total Hip Arthroplasty. New York, Springer-Verlag, 2004.

23. Skinner HB, Shintani EY: Results of a multimodal analgesic trial involving patients with total hip or total knee arthroplasty. Am J Orthop 33:85-92, 2004.

24. Peters CL, Shirley B, Erickson J: The effect of a new multimodal perioperative anesthetic regimen on postoperative pain, side effects, rehabilitation, and length of hospital stay after total joint arthroplasty. J Arthroplasty 21(6 Suppl 2):132-138, 2006.

25. Williams-Russo P, Sharrock NE, Haas SB, et al: Randomized trial of epidural versus general anesthesia: Outcomes after primary total knee replacement. Clin Orthop Relat Res 331:199-208, 1996.

26. Luber MJ, Greengrass R, Vail TP: Patient satisfaction and effectiveness of lumbar plexus and sciatic nerve block for total knee arthroplasty. J Arthroplasty 16:17-21, 2001.

27. Hartrick CT, Martin G, Kantor G, et al: Evaluation of a single-dose, extended-release epidural morphine formulation for pain after knee arthroplasty. J Bone Joint Surg Am 88:273-281, 2006.

28. Ottenbacher KJ, Smith PM, Illig SB, et al: Trends in length of stay, living setting, functional outcome, and mortality following medical rehabilitation. JAMA 292:1687-1695, 2004.

29. Mui A, Parvizi J, Purtill JJ, et al: Total joint arthroplasty: When do fatal or near fatal complications occur? J Bone Joint Surg Am 89:27-32, 2007.

第四部分

翻修术

本部分概要

第30章

疼痛性全髋关节置换评估

Eric J. Yue，Gavan P. Duffy

美国每年大约要进行 20 万例的 THA[1]，该手术被认为是现代外科领域内最成功的骨科手术之一。绝大多数患者的疼痛和残疾均可得到长期而显著的缓解[2-4]。然而，小部分不幸患者在全髋关节置换后依然存在疼痛，对这些患者的诊断和处理是一个重大挑战。虽然全髋关节置换术失败的主要原因是植入假体的无菌性松动，但还需彻底检查其他所有的可能，尤其要考虑需行全髋关节翻修的患者。本章对这些检查进行综述，并对疼痛性全髋置换术进行评估。

鉴别诊断

疼痛性全髋关节置换术患者的鉴别诊断可分为两个方面：髋关节内在的原因和髋关节以外的原因（表 30-1）。表中所列的疾病可作为检查评估的起始点。

病史

在评估疼痛性全髋置换术患者时，详细了解病史和仔细检查是重要的第一步。这些信息可显著缩小鉴别诊断的范围，使评估检查更有效，也更省时。病史的采集应该针对患者疼痛主诉的各方面，包括发作时间、定位以及缓解和激发因素。

如术后疼痛仍与术前相同，揭示导致髋关节疼痛如能是不能被 THA 矫正的外部原因。另一方面，疼痛与术前不同，而且在术后立即发生，则表明可能是术后早期并发症，如未能识别的术中

表 30-1　疼痛性全髋关节置换术患者的鉴别诊断

内在原因	外在原因
无菌性松动	腰椎疾病（狭窄、椎间盘脱出、椎关节强直 / 脊椎前移）
感染	外周血管疾病
股骨假体顶端疼痛（尺寸不匹配）	神经病变（坐骨神经、骨神经、外侧皮神经）
假体周围骨折	复杂区域疼痛综合征
应力性骨折	代谢性疾病（Paget 病）
股骨转子骨不连	恶性肿瘤
磨损碎屑性滑膜炎	疝（腹股沟疝、股疝、闭孔内疝）
骨质溶解	胃肠道、泌尿生殖道或妇科疾病
转子滑囊炎	
髂腰肌肌腱炎	
隐匿性失稳	

骨折、脱位、固定不佳导致的植入物早期松动、急性感染或血肿。发生时间较晚的疼痛，且中间有较长的无痛间歇期，则可能为无菌性松动、假体周围骨折、晚期感染、滑囊炎或肌腱炎[5]。晚发疼痛也可能是外部原因，随活动增加而加重，是成功的 THA 允许的。

虽然有时对有些患者很难精确地对症状定位，但是疼痛的位置非常有助于鉴别诊断。腹股沟或

臀部深处的疼痛可能是髋臼的问题。然而，腹股沟疼痛可能是腹股沟疝、股疝或闭孔内疝所致[6]；也可能是因为髋臼后倾及碰撞引起的髂腰肌肌腱炎[7]或某些泌尿、生殖道或妇科疾病所致。此外，臀部的疼痛也可能源自腰背痛、骶髂关节疾病或梨状肌综合征。

大转子附近的疼痛常因滑囊炎所致，有时也可能与深部的缝线或钢丝有关，但也有可能是转子骨折或骨不连。

大腿前部的疼痛常和股骨干假体松动、宿主骨与股骨假体的硬度不匹配有关[8]。大腿部疼痛也可为神经性牵涉痛，尤其是大腿后外侧的麻木和刺痛，并向膝盖下的皮区放射的疼痛。这种疼痛最有可能是腰部神经根病变所致，但是也可能为坐骨神经的医源性损伤引起[9]。最后，如果疼痛位于小腿，则可能为神经性或血管性跛行所致。

关于疼痛发作的时间，静息痛和夜间痛常与感染或恶性肿瘤有关。THA 后持续轻度疼痛常常预示感染[10]。活动后加重、休息时减轻的疼痛可能是肌腱炎或假体组件松动所致。一般来说，三相型疼痛，即活动开始时痛，随后减轻，随着活动的持续又继续加重的疼痛常预示早期的假体组件松动。某些特殊体位下出现的疼痛常为半脱位或脱位所致。

还应该询问患者任何可能的疼痛诱发因素。摔倒后所致的疼痛，可能为骨折或创伤导致的植入物松动。近期有远处感染、牙科、胃肠道或泌尿生殖道手术操作、全身性疾病，以及包括术后血肿或持续引流在内的伤口愈合问题都可能导致 THA 后感染。患者的既往史也可揭示出一些可能增加感染机会的因素，如糖尿病、肥胖、慢性炎症性疾病、免疫功能受损及既往髋部手术[11]。

体格检查

体格检查应包括对双髋、膝以及脊柱的完整评估。是否为髋部疼痛？是否为其他来源的牵涉痛？患者首先取站立位，医生可检查脊柱的力线，以排除脊柱侧凸、后凸、前凸或骨盆侧倾，并可寻找臀部、腘窝或股四头肌的萎缩。可嘱患者单腿站立几秒钟，观察是否有 Trendelenburg 征（单腿站立试验）阳性。该体征常说明有外展肌无力、大转子骨不连、臀部神经损伤、内收畸形、关节

强直及 THA 失败。用垫木块法测量下肢的长度，确定是否为真实或外表的下肢不等长。随后可行拄拐和不拄拐的步态检测，确定是否为抗痛步态或 Trendelenburg 步态，并评估患者的平衡和活动能力。

然后嘱患者取仰卧位，检查是否有远端肌肉萎缩或不对称，肢体的力线和仰卧位下肢的长度。还需行皮肤检查，寻找是否有皮炎、蜂窝织炎、脓肿、溃疡形成、皮肤菲薄、慢性或活动性窦道。转子部触痛多为常见的转子滑囊炎或骨不连、骶髂关节炎引起的骶髂关节触痛、腘窝肌腱炎引起的坐骨触痛、骨盆应力性骨折引起的耻骨支触痛，以及臀肌或棘突的触痛。触诊还可以发现筋膜缺损和包块，常见于疝、异位性骨化或异位骨水泥。

通过主动和被动屈曲检查髋关节的活动范围，并注意任何痛感反应。极度活动时有疼痛常见于植入物松动，整个屈曲活动过程中都有疼痛则可见于活动性滑膜炎或感染[10]。进行稳定性检查时应非常小心，因为在诊室中可能会出现脱位。肌力检查可发现单纯屈曲时无力，常见于髂腰肌肌腱炎、既往有腰大肌肌腱的松弛或外展无力，也可因为外展肌肌腱炎或臀中肌腱撕脱伤所致。

由于腰背部原发病理的反射痛是髋关节最常见且需鉴别的病因，对疼痛性全髋置换术作腰背部和神经系统检查为重要部分。尤其应该注意股神经、闭孔神经以及坐骨神经的腓骨支和胫骨支的感觉、运动和反射功能。对坐骨和股神经可采用伸腿试验，应该注意可能出现的皮支和肌肉支的功能障碍。最后还要检查脉搏、皮肤萎缩性改变或外周水肿，对血管和淋巴系统进行评估。

实验室检查

全髋关节置换后感染的诊断常需外周血 WBC、红细胞沉降率（erythrocyte sedimentation rate，ESR）以及 C 反应蛋白（C-reactive protein，CRP）的检测。一般认为 WBC 的敏感度较差，其作用有限。Canner 等报告，在 52 名已诊断全髋关节置换后感染的患者中，只有 15% WBC 升高[11]。另外，Spangehl 等人对 178 例全髋关节置换后翻修患者的前瞻性研究中发现，WBC 对于感染的敏

感性只有 20%[12]。

ESR 是非常敏感的炎症指标，常在术后上升，6 个月内下降至 20mm/h 以下[13]。Forster 和 Crawford 报道，在确诊全髋关节置换术感染时的平均 ESR 为 60mm/h，感染根除后，ESR 可下降至 20mm/h 以下。据报道，ESR 敏感率为 78% ～ 100%[14]，但特异性不强，而且在类风湿性关节炎、结缔组织疾病、恶性肿瘤及妊娠时可升高。

CRP 可能更有帮助，因为该指标在术后 3 周内就可恢复正常[15]。Sanzen 和 Carlsson 发现 23 例髋部感染的患者中只有 1 例 CRP 小于 20mg/L，而 33 例未感染的髋部均是如此[16]。和 ESR 一样，CRP 也是一个极其敏感的炎症指标，但其特异度很低。

采用两种高度敏感的检查，如果均在正常范围就可排除感染。Spangehl 等人使用 ESR 和 CRP 联合检查，排除全髋关节置换术后感染诊断的特异度为 100%[12]。

穿刺检查

针吸检查是诊断疼痛性全髋置换术的一个重要手段。然而，THA 翻修术前常规使用仍存争议。Roberts 等报道，在全髋关节置换翻修术的 78 名患者中，该检查的敏感度为 87%，特异度为 97%[17]。如将 ESR 升高和术后间隔时间小于 5 年综合考虑，Levitsky 等报道的敏感度和特异度甚至更高，分别为 92% 和 97%[18]。然而，Barrack 和 Harris 的一项研究被广泛引用，包括 270 名患者的大系列研究中，假阳性率为 13%，阳性预测值只有 6%，他们建议在全髋关节置换翻修前不需要常规使用穿刺抽吸检查[19]。一些作者建议，仅在初步实验室检查或核素成像结果异常时采用该方法，以证实诊断，在有疑问时，可鉴定病原微生物[5,10,14]。

X 线检查

即使无疼痛，也建议术后定期进行 X 线检查，以监测磨损或松动的早期征象。出现疼痛时应行骨盆正位、髋关节正位、穿桌侧位和蛙式位摄片，投照体位应和以前的体位保持一致。系列检查时应使用相同技术，以便比较不明显的结果。重要的影像学包括假体移位、磨损、折断、骨水泥折断、X 线透亮线、骨质溶解、高密度线、硬化、骨再塑及异位性骨化等均应评估。需注意，骨水泥和非骨水泥型假体比较、髋臼以及股骨假体之间的 X 线评估都会有轻微的差异。

在评估骨水泥股骨假体是否松动时，O'Neill 和 Harris 的建议被广泛认可[20]。他们对松动的 X 线表现定义为组件的移动、骨水泥或组件的折断，或植入物周围出现连续的骨和骨水泥之间的 X 线透光带，且任何一处的宽度均大于 2mm。他们回顾分析了 60 例髋部手术，其敏感度为 89%，而特异度为 100%（无假阳性结果）。这说明该 X 线标准非常可信，可以用于骨水泥组件松动的诊断。Miniaci 等人对 65 例髋部手术进行了分析，其中他们对该标准做了轻微的修改。他们的定义为：下沉或移位超过 1cm，环绕整个组件的 X 线透光带均大于 2mm，或者 50% ～ 100% 的组件周围出现进行性的 X 线透光带。该标准诊断股骨假体松动的敏感度为 86%，而特异度为 81%[21]。

假体 - 骨水泥界面松动或分离的临床意义，根据假体设计的不同差异很大。有几组系列病例研究证实，无领、抛光和锥形股骨假体组件，在最初的数年内其分离和下沉的程度都很轻微，可保持在稳定的位置，不会出现疼痛，也不会影响存留率[22-24]。然而，Mohler 等证实，将股骨假体从骨水泥鞘上分离后，很快就可以形成碎片微粒，迅速出现骨溶解[25]。

Engh 及同事对非骨水泥型股骨假体进行了广泛的研究，他们确定了股骨假体固定和稳定的主要及次要 X 线表现[26]。骨整合的两个主要表现为假体柄多孔涂层部分周围无反应线，出现连接骨内膜骨和假体柄多孔涂层部分的骨"点焊"现象。骨整合的次要表现为股骨矩萎缩、无小珠脱落、远端假体柄稳定以及无骨性底座。需要注意的是，骨性底座的存在并不一定是松动的表现，除非合并有光滑的远端假体出现 X 线透光线。骨整合缺乏的主要表现为在多孔涂层部分周围出现广泛的反应性高密度放射线；然而，骨内膜点焊缺如也是骨整合缺乏的一个次要表现。

感染的 X 线改变很难和无菌性的松动区别。但是，有些感染有比较特异的 X 线表现，包括骨内膜扇贝样改变，层状和广泛性的骨膜新骨骨量减少，特别是如果这些表现在第一年快速进展，则更说明问题[17,20]。Lyons 报告骨内膜扇贝样变诊断感染的敏感度为 47%，特异度为 97%，层状骨膜新骨的敏感度为 25%，特异度为 92%。

一般认为放射线检查对髋臼侧松动的评估比股骨侧更困难，这是因为假体本身阻挡了绝大部分髋臼界面的视野。有几项研究使用了不同标准确定髋臼侧假体松动，其结果也不一致。O'Neill 和 Harris 在其研究中，评价使用骨水泥的髋臼侧假体时，采用的 X 线标准为移位或者骨水泥 X 线透光线持续且其宽度在某些点上大于 2mm，所获得的敏感度只有 37%。他们还发现，将 X 线标准调整为移位或 X 线透光线连续或其某些点上宽度大于 2mm，则敏感度会上升至 57%；当然，由于出现了假阳性结果，因此总准确率只从 63% 上升至了 68%[20]。Miniaci 等人使用改良 Harris 标准，该标准包括进行性 X 线透光线环绕假体超过 50%，该指标在预测髋臼松动方面的敏感度为 81%，特异度为 86%[21]。Lyons 等人在其研究中使用的 X 线标准为移位，髋臼骨折或突入，或骨-骨水泥放射线透光线大于等于 2mm，或进行性增宽，其诊断松动的特异度为 100%（无假阳性）[27]。Hodgkinson 及其同事报告，大约有 94% 的骨水泥鞘在松动时都有完整的放射线透光线，而无论其宽度如何，74% 的病例透光线在 1 区和 2 区，7% 的病例在 1 区和 3 区，只有 5% 的病例透光线在 1 区。

Southwell 等使用侧位 X 线片使更多的髋臼假体界面能获得显示[29]。他们报告，单纯的正位观只能显示 38% 的髋臼杯表面，45° 髂骨和闭孔斜位观则可以显示 81% 的髋臼杯表面，再增加 60° 的闭孔斜位观就能显示 94% 的髋臼杯表面。

在评估非骨水泥型髋臼假体的松动方面，Berry 建议，出现螺钉折断或完全性的放射线透光线时应该考虑有松动可能，下内侧透光线和上外侧硬化表明有早期倾斜[30]。Heekin 等发现，术后超过 2 年，小珠脱落就和移位及松动相关[31]。Udomkiat 等人的病例序列包括 52 例需要再次手术的 THA 患者，他们发现，进行性放射线透光线出现 2 年，或最初出现的透光线 2 年后大于 1mm，这两者对松动的预测率均为 100%[32]。最近，Engh 通过尸检发现，髋臼骨长入是无法预测的，是随机的且不遵循持续的规律[33]。他们随后提出了诊断多孔涂层髋臼假体骨整合的 5 种 X 线表现：无 X 线透光线，存在上外侧骨柱，内侧应力和放射状

骨小梁，以及存在下内侧骨柱。Engh 等人的研究包括 119 例需要进行翻修手术的 THA 患者，他们将存在上述三种或以上的表现作为评判标准，结果发现诊断髋臼假体松动的敏感度为 90%，特异度为 77%，阳性预测值为 97%[34]。

关节造影

虽然 O'Neill 和 Harris 认为，关节造影在确定骨水泥型髋臼假体的松动方面优于 X 线平片检查[20]，而随后的研究结果却各不相同，部分原因可能是缺乏标准的关节造影技术和结果说明。Maus 等人使用的标准为任一单个区域的对比厚度超过 2mm 或者两个或以上的临近区域出现任何厚度的对比，其报告诊断骨水泥性髋臼假体松动的敏感度为 97%，特异度为 68%[35]。然而，Murraty 和 Rodrigo 等人报告的假阳性率为 12 例中有 7 例[36]。此外，Barrack 报告的敏感度为 60%，特异度为 60%，而且假阳性率和假阴性率都很高，故不推荐使用该技术[37]。目前，该技术并不常用于独立的诊断措施，只用于针吸时证实针头的位置。

放射性核素关节显像

放射性核素关节造影已显示，它可克服应用普通关节造影时，造影剂被不透 X 线的假体，或骨水泥遮挡而看不见的困难。Miniaci 等人发现，该技术对股骨侧更有用，但是并不优于系列 X 线平片[21]。同样，由于部分缺乏标准方案，因此结果变异大，目前该方法并未常规采用。

核素显像

目前有多种核医学技术用于对疼痛性全髋关节的评估。锝-99（^{99m}Tc）标记的亚甲基二磷酸盐骨闪烁成像是非常敏感的检测代谢活性增强的方法，但特异度非常低。该检查可在正常 THA 后 2 年时仍呈阳性，也可在关节置换后感染或松动、应力性骨折、异位性骨化、代谢性骨病、恶性肿瘤和反射性交感神经营养障碍呈阳性。[40] 因为其敏感度较高，因此本检查的最佳用途是，当检查结果正常时，帮助排除髋关节本身的疾病。

目前还研发了几种方法，和标准的 ^{99m}Tc 共同使用，增加了其临床用途。柠檬酸镓 -67 可以被炎症和感染区域摄取，它可和锝扫描一起使用，以增加特异度，但代价是敏感度下降[41]。Rushton 等认为，在鉴别有菌性和无菌性松动时这种联合技术是可信的方法[42]。铟 -111 标记的白细胞扫描与 ^{99m}Tc 标记的亚甲基二磷酸盐，或柠檬酸镓 -67 扫描相比有很高的敏感度和特异度[43]。如果与 ^{99m}Tc 标记的亚甲基二磷酸盐扫描联合使用，敏感度可增至 88%，特异度可至 95%[44]。^{99m}Tc 标记的胶体硫可以在正常骨髓中蓄积，但是不存在于感染部位中，敏感度为 100%，特异度为 97%[45,46]。

计算机断层扫描

在髋臼周围骨溶解的监测方面，计算机断层扫描（computed tomography，CT）优于平片检查。较为快速的螺旋 CT 可以减少移动伪影，更新一代的成像方法在减去金属伪影方面大为改善[47]，用金属伪影最小化的螺旋 CT 显示，在检出髋臼线性或膨胀性骨溶解方面比平片更灵敏[48]。Leung 等人在一项尸检研究中发现，CT 检查在确定髋臼周围溶骨性病损方面要优于 X 线平片检查[49]。Kitamura 等人使用 CT 证实圆顶孔的髋臼周围骨溶解比外周孔更多见[50]，而和关节腔的交通情况可用于鉴别溶骨性病变和单纯性软骨下囊肿。[51]

CT 还可以用来判断股骨假体的旋转性松动。Berger 等人用髋关节在最大内旋和外旋位行髋部 CT 轴位成像，重点注意植入假体与上髁轴的位置关系。[52] 任何大于 2° 偏离的发现表明假体松动。

磁共振成像

由于全髋关节假体周围会出现金属伪影，因而磁共振成像（magnetic resonance imaging，MRI）的应用受到限制。幸运的是，现已发展了金属减影技术。近期研究显示，与 CT 或 X 线平片相比，MRI 的优点是髋关节周围小的溶骨性病变，不管位置或大小，均能准确测量溶骨性病变的三维体积[53]。Potter 等人也描述了用于检出 X 线隐匿的骨外软组织和关节囊内滑膜碎片[54]。

正电子发射断层扫描

正电子发射断层扫描（positron emission tomography，PET）主要用于恶性肿瘤病变的定位、诊断和分级，但也可用于假体周围及其他骨与肌肉系统感染。PET 操作过程中常用放射性标记的示踪剂，如氟脱氧葡萄糖（FDG-PET），以便对肿瘤或感染等高代谢活性的组织定位。示踪剂可被绝大多数高葡萄糖代谢需求的细胞摄取，随后以代谢不活跃形式停留在细胞中，随后在 1 小时内遭受放射活性衰减。这种正电子衰减约在 1 小时后可被扫描仪检出，然后可以三维重建图示，并对相同部位的叠加 CT 进行研究。

Pill 等人在一项包含 92 名髋关节置换术后疼痛患者的前瞻性研究中，对 FDG-PET 及 ^{99m}Tc 胶体硫骨髓联合铟 -111 白细胞闪烁成像进行了比较，发现 FDG-PET 在检测人工关节周围感染方面更具有优越性，其敏感度为 95.2%，特异度为 93%[55]。Mumme 等人报告，FDG-PET 在诊断假体周围感染方面的敏感度为 91%，特异度为 92%[56]。最近一项对 273 例怀疑有感染的髋关节置换术的患者 Meta 分析报道，手术后 12 个月内，PET 均具有良好的敏感度和特异度[57]。

小结

仔细的病史和体格检查是鉴别疼痛性 THA 的基石。基本实验室检查和 X 线平片是常规基本诊断的标准组成部分。将鉴别诊断分为内在和外在原因，就可缩小鉴别诊断的考虑范围。必要时可进行关节针吸检查、核素扫描、CT、MRI 和 PET 以完成鉴别。

循证医学的文献表明，任何一个检查结果都可以将检查前的可能诊断变成另一种可能诊断。通过各种检查，一旦达到确切的标准，则可开始适当的治疗。

（孙 伟译 李子荣校）

参考文献

1. Hall MJ, Owings MF: 2000 National Hospital Discharge Survey. Adv Data 329:1-18, 2002.
2. Alonso J, Lamarca R, Marti-Valls J: The pain and function of the hip (PFH) scale: A patient-based instrument for measuring outcome after total hip replacement. Orthopedics 23:1273-1277; discussion 1277-1278, 2000.
3. Britton AR, Murray DW, Bulstrode CJ, et al: Pain levels after total hip replacement: Their use as endpoints for survival analysis. J Bone Joint Surg Br 79:93-98, 1997.
4. Mancuso CA, Salvati EA, Johanson NA, et al: Patients' expectations and satisfaction with total hip arthroplasty. J Arthroplasty 12:387-396, 1997.
5. Smith PN, Rorabeck CH: Clinical evaluation of the symptomatic total hip arthroplasty. In Steinberg ME, Garino JP (eds): Revision Total Hip Arthroplasty. Philadelphia, Lippincott Williams & Wilkins, 1999, p 109.
6. Gaunt ME, Tan SG, Dias J: Strangulated obturator hernia masquerading as pain from a total hip replacement. J Bone Joint Surg Br 74:782-783, 1992.
7. Jasani V, Richards P, Wynn-Jones C: Pain related to the psoas muscle after total hip replacement. J Bone Joint Surg Br 84:991-993, 2002.
8. Brown TE, Larson B, Shen F, Moskal JT: Thigh pain after cementless total hip arthroplasty: Evaluation and management. J Am Acad Orthop Surg 10:385-392, 2002.
9. Lewallen DG: Neurovascular injury associated with hip arthroplasty. Instr Course Lect 47:275-283, 1998.
10. White RE Jr: Evaluation of the painful total hip arthroplasty. In Callaghan JJ, Rosenberg AG, Rubash H (eds): The Adult Hip. Philadelphia, Lippincott-Raven, 1998, p 1377.
11. Canner GC, Steinberg ME, Heppenstall RB, Balderston R: The infected hip after total hip arthroplasty. J Bone Joint Surg Am 66:1393-1399, 1984.
12. Spangehl MJ, Masri BA, O'Connell JX, Duncan CP: Prospective analysis of preoperative and intraoperative investigations for the diagnosis of infection at the sites of two hundred and two revision total hip arthroplasties. J Bone Joint Surg Am 81:672-683, 1999.
13. Forster IW, Crawford R: Sedimentation rate in infected and uninfected total hip arthroplasty. Clin Orthop Relat Res:48-52, 1982.
14. Evans BG, Cuckler JM: Evaluation of the painful total hip arthroplasty. Orthop Clin North Am 23:303-311, 1992.
15. Aalto K, Osterman K, Peltola H, Rasanen J: Changes in erythrocyte sedimentation rate and C-reactive protein after total hip arthroplasty. Clin Orthop Relat Res 184:118-120, 1984.
16. Sanzen L, Carlsson AS: The diagnostic value of C-reactive protein in infected total hip arthroplasties. J Bone Joint Surg Br 71:638-641, 1989.
17. Roberts P, Walters AJ, McMinn DJ: Diagnosing infection in hip replacements: The use of fine-needle aspiration and radiometric culture. J Bone Joint Surg Br 74:265-269, 1992.
18. Levitsky KA, Hozack WJ, Balderston RA, et al: Evaluation of the painful prosthetic joint. Relative value of bone scan, sedimentation rate, and joint aspiration. J Arthroplasty 6:237-244, 1991.
19. Barrack RL, Harris WH: The value of aspiration of the hip joint before revision total hip arthroplasty. J Bone Joint Surg Am 75:66-76, 1993.
20. O'Neill DA, Harris WH: Failed total hip replacement: Assessment by plain radiographs, arthrograms, and aspiration of the hip joint. J Bone Joint Surg Am 66:540-546, 1984.
21. Miniaci A, Bailey WH, Bourne RB, et al: Analysis of radionuclide arthrograms, radiographic arthrograms, and sequential plain radiographs in the assessment of painful hip arthroplasty. J Arthroplasty 5:143-149, 1990.
22. Berry DJ, Harmsen WS, Ilstrup DM: The natural history of debonding of the femoral component from the cement and its effect on long-term survival of Charnley total hip replacements. J Bone Joint Surg Am 80:715-721, 1998.
23. Gie GA, Fowler JL, Lee AJC, et al: The long term behavior of a totally collarless, polished femoral component in cemented THA. J Bone Joint Surg Br 72-B:935, 1990.
24. Ling RS: The use of a collar and precoating on cemented femoral stems is unnecessary and detrimental. Clin Orthop 285:73-83, 1992.
25. Mohler CG, Callaghan JJ, Collis DK, Johnston RC: Early loosening of the femoral component at the cement-prosthesis interface after total hip replacement. J Bone Joint Surg Am 77:1315-1322, 1995.
26. Engh CA, Massin P, Suthers KE: Roentgenographic assessment of the biologic fixation of porous-surfaced femoral components. Clin Orthop Relat Res 284:107-128, 1990.
27. Lyons CW, Berquist TH, Lyons JC, et al: Evaluation of radiographic findings in painful hip arthroplasties. Clin Orthop Relat Res 195:239-251, 1985.
28. Hodgkinson JP, Shelley P, Wroblewski BM: The correlation between the roentgenographic appearance and operative findings at the bone-cement junction of the socket in Charnley low friction arthroplasties. Clin Orthop Relat Res 228:105-109, 1988.
29. Southwell DG, Bechtold JE, Lew WD, Schmidt AH: Improving the detection of acetabular osteolysis using oblique radiographs. J Bone Joint Surg Br 81:289-295, 1999.
30. Berry DJ: Evaluation of the painful THA. In Morrey BF (ed): Joint Replacement Arthroplasty, 3rd ed. New York, Churchill Livingstone, 1991.
31. Heekin RD, Callaghan JJ, Hopkinson WJ, et al: The porous-coated anatomic total hip prosthesis, inserted without cement: Results after five to seven years in a prospective study. J Bone Joint Surg Am 75:77-91, 1993.
32. Udomkiat P, Wan Z, Dorr LD: Comparison of preoperative radiographs and intraoperative findings of fixation of hemispheric porous-coated sockets. J Bone Joint Surg Am 83:1865-1870, 2001.
33. Sychterz CJ, Claus AM, Engh CA: What we have learned about long-term cementless fixation from autopsy retrievals. Clin Orthop Relat Res 405:79-91, 2002.
34. Moore MS, McAuley JP, Young AM, Engh CA Sr: Radiographic signs of osseointegration in porous-coated acetabular components. Clin Orthop Relat Res 444:176-183, 2006.
35. Maus TP, Berquist TH, Bender CE, Rand JA: Arthrographic study of painful total hip arthroplasty: Refined criteria. Radiology 162:721-727, 1987.
36. Murray WR, Rodrigo JJ: Arthrography for the assessment of pain after total hip replacement: A comparison of arthrographic findings in patients with and without pain. J Bone Joint Surg Am 57:1060-1065, 1975.
37. Barrack RL, Tanzer M, Kattapuram SV, Harris WH: The value of contrast arthrography in assessing loosening of symptomatic uncemented total hip components. Skeletal Radiol 23:37-41, 1994.
38. Oswald SG, Van Nostrand D, Savory CG, Callaghan JJ: Three-phase bone scan and indium white blood cell scintigraphy following porous coated hip arthroplasty: A prospective study of the prosthetic tip. J Nucl Med 30:1321-1331, 1989.
39. Utz JA, Lull RJ, Galvin EG: Asymptomatic total hip prosthesis: Natural history determined using Tc-99m MDP bone scans. Radiology 161:509-512, 1986.
40. Mittal R, Khetarpal R, Malhotra R, Kumar R: The role of Tc-99m bone imaging in the management of pain after complicated total hip replacement. Clin Nucl Med 22:593-595, 1997.
41. Kraemer WJ, Saplys R, Waddell JP, Morton J: Bone scan, gallium scan, and hip aspiration in the diagnosis of infected total hip arthroplasty. J Arthroplasty 8:611-616, 1993.
42. Rushton N, Coakley AJ, Tudor J, Wraight EP: The value of technetium and gallium scanning in assessing pain after total hip replacement. J Bone Joint Surg Br 64:313-318, 1982.
43. Merkel KD, Brown ML, Dewanjee MK, Fitzgerald RH Jr: Comparison of indium-labeled-leukocyte imaging with sequential technetium-gallium scanning in the diagnosis of low-grade musculoskeletal sepsis: A prospective study. J Bone Joint Surg Am 67:465-476, 1985.
44. Tehranzadeh J, Gubernick I, Blaha D: Prospective study of sequential technetium-99m phosphate and gallium imaging in painful hip prostheses (comparison of diagnostic modalities). Clin Nucl Med 13:229-236, 1988.
45. Palestro CJ, Kim CK, Swyer AJ, et al: Total-hip arthroplasty: periprosthetic indium-111-labeled leukocyte activity and complementary technetium-99m-sulfur colloid imaging in suspected infection. J Nucl Med 31:1950-1955, 1990.
46. Robbins GM, Masri BA, Garbuz DS, Duncan CP: Evaluation of pain in patients with apparently solidly fixed total hip arthroplasty components. J Am Acad Orthop Surg 10:86-94, 2002.
47. Claus AM, Totterman SM, Sychterz CJ, et al: Computed tomography to assess pelvic lysis after total hip replacement. Clin Orthop Relat Res 422:167-174, 2004.
48. Puri L, Wixson RL, Stern SH, et al: Use of helical computed tomography for the assessment of acetabular osteolysis after total hip arthroplasty. J Bone Joint Surg Am 84:609-614, 2002.
49. Leung S, Naudie D, Kitamura N, et al: Computed tomography in the assessment of periacetabular osteolysis. J Bone Joint Surg Am 87:592-597, 2005.
50. Kitamura N, Leung SB, Engh CA Sr: Characteristics of pelvic osteolysis on computed tomography after total hip arthroplasty. Clin Orthop Relat Res 441:291-297, 2005.
51. Kitamura N, Naudie DD, Leung SB, et al: Diagnostic features of pelvic

osteolysis on computed tomography: The importance of communication pathways. J Bone Joint Surg Am 87:1542-1550, 2005.

52. Berger R, Fletcher F, Donaldson T, et al: Dynamic test to diagnose loose uncemented femoral total hip components. Clin Orthop Relat Res 330:115-123, 1996.

53. Walde TA, Weiland DE, Leung SB, et al: Comparison of CT, MRI, and radiographs in assessing pelvic osteolysis: A cadaveric study. Clin Orthop Relat Res 437:138-144, 2005.

54. Potter HG, Nestor BJ, Sofka CM, et al: Magnetic resonance imaging after total hip arthroplasty: Evaluation of periprosthetic soft tissue. J Bone Joint Surg Am 86:1947-1954, 2004.

55. Pill SG, Parvizi J, Tang PH, et al: Comparison of fluorodeoxyglucose positron emission tomography and (111)indium-white blood cell imaging in the diagnosis of periprosthetic infection of the hip. J Arthroplasty 21:91-97, 2006.

56. Mumme T, Reinartz P, Alfer J, et al: Diagnostic values of positron emission tomography versus triple-phase bone scan in hip arthroplasty loosening. Arch Orthop Trauma Surg 125:322-329, 2005.

57. Crymes WB Jr, Demos H, Gordon L: Detection of musculoskeletal infection with ^{18}F-FDG PET: Review of the current literature. J Nucl Med Technol 32:12-15, 2004.

第31章

全髋关节置换翻修术的适应证

Slif D. Ulrich, Frank R. Kolisek, Ronald E. Delanois, Michael A. Mont

初次全髋关节置换术常被认为是20世纪医学史上最伟大的进步之一[1,2]。现在，全髋关节置换术十年或更长的假体存留率在75岁以上人群中超过了95%[2-4]。随寿命的不断延长，越来越多的患者需要接受全髋关节置换手术，他们通常期望维持高水平的活动能力[5,6]。因为手术例数的不断增多，不久的将来，全髋关节置换后翻修术的数目也会增加。[7]据估计，超过20%的全髋关节置换术的患者需要接受翻修手术，换言之，每年将实施3万～5万例翻修手术。

全髋关节置换翻修术占美国所有全髋关节置换术的近四分之一，它给医疗系统带来严重的经济负担，其效果也较初次置换术差[8]。髋关节翻修手术的原因一般分三类：患者原因、植入假体原因以及手术技术缺陷原因[9,10]。因承重面失效导致的骨溶解和无菌性松动是全髋关节置换翻修术的主要原因[3]。这些失效一般在初次植入后较长时间发生。其他失效且较早发生的原因包括植入假体的问题，如多孔涂层的脱落或其他工艺问题。导致全髋关节置换失败的患者因素包括内科合并病，如镰刀状细胞贫血[10]、骨质量较差或其他一些可能使患者易发生感染或脱位的情况。手术技术也可以影响全髋关节置换术的效果。手术技术的影响可能较以前认为的要大一些，因为很多翻修手术都是由于反复脱位、假体位置不好或其他技术问题所致[11,12]。全髋关节置换术后的深部组织感染也是常见原因，感染被彻底控制后常需接受翻修手术的治疗。

在考虑翻修手术时，医生需花费大量的时间决定采用何种手术技术和选择哪种假体。然而，医生需要全面了解全髋关节置换翻修的手术时机和患者个体的条件。并不是所有出现全髋关节置换术后疼痛的患者均需翻修手术。很多情况下患者并不需要再接受此类复杂的手术。如一位92岁的老年患者，出现过三次心脏病发作，只是在行走时会有少许疼痛，这就不需要再次手术。必须进行翻修手术的情况包括出现假体柄或杯严重无菌性松动伴疼痛、反复脱位且非手术治疗无效、出现大范围骨溶解和骨丢失，以及出现各种假体周围骨折导致假体组件松动。翻修手术的另一个常见适应证为出现深部感染需要再次假体植入。本章主要讨论翻修手术的明确理由，以及需要或不需要翻修的潜在情况。

在多种情况下绝不能行髋关节翻修手术，包括无特殊原因的复杂性大腿痛、无特殊原因松动或感染等。转子滑囊炎或异位骨化极少需手术探查，因此也不是翻修手术的适应证。这些疾病一般可以通过全面的病史采集、体格检查和放射学诊断进行鉴别，排除需要进行翻修手术的明显原因。患者还需接受评估，排除疼痛的其他来源，如椎间盘疾病、椎管狭窄、关节炎或既往腰背手术导致的腰背痛。其他可能导致疼痛但不需要翻修的有：转移性疾病、腹腔内疾病以及陈旧骨盆骨折。总之，医生需要对非全髋关节置换本身所导致的疾病进行鉴别。通常，这一过程可以通过一般检查和影像学评估完成，但是有时候也需要特殊的实验室检查、髋关节针吸和（或）注射以及特殊的扫描来完成。

翻修手术也许有直接适应证，如经影像学评估的松动，但是更重要的是医生应该了解风险 - 效益比的概念。这一概念在某些病例中体现得更为直接。例如一位 42 岁的患者出现假体柄松动，超过一个街区就需要双拐行走，很明显需翻修手术。而一位 90 岁的老年患者，只有轻微疼痛和假体柄松动，而且有多种疾病，这样的患者很难从翻修手术获益，因此就不是合适的手术适应证。医生总是试图帮助患者，而首先不能对患者有害。如很可能会增加行走能力，减轻疼痛并且能改善患者的生活质量，则可以行髋关节翻修手术。如患者获益的可能很小，那就不应手术。这包括存在多种合并疾病，可能增加手术风险，或存在可能限制活动能力的疾病的患者。此外，有些患者可能会有过高、不合理的预期，在此种情况下手术也不能实施[12]。

近期，Lachiewicz 及其同事对两组 100 例患者，每 10 年手术为一组，对其翻修手术的原因进行了比较。前 10 年组的适应证包括髋臼及股骨假体松动、感染、假体周围骨折、复发性脱位以及聚乙烯磨损。后 10 年组的翻修原因相似，[13] 但是最重要的适应证发生了改变，脱位、磨损和股骨假体松动的数目显著增加（表 31-1）。

Clohisy 等回顾性分析了近期 493 例实施全髋关节置换翻修术的原因[14]，发现翻修的主要原因如下（按重要性顺序排列）：无菌性松动、骨溶解、感染和假体周围骨折。其结论见表 31-2。

Hozack 等人的研究也发现类似适应证[15]。

表 31-1 全髋关节置换手术的适应证变化

手术失败原因	翻修手术比例	
每 10 年分组	A 组	B 组
假体松动	38%	15%
髋臼杯松动	22%	24%
半关节成形术松动	13%	6%
感染	10%	7%
股骨组件松动	8%	22%
假体周围骨折	2%	3%
复发性脱位	2%	16%
骨溶解或聚乙烯磨损	1%	7%

摘自：Lachiewicz PF，Soileau ES. Changing indications for revision total hip arthroplasty. J Surg Orthop Adv，2005，14：82-84.

表 31-2 实施全髋关节置换翻修手术的原因

失败原因	占翻修手术比例
无菌性松动	55%
失稳	14%
骨质溶解	13%
感染	7%
假体周围骨折	5%

数据摘自：Clohisy JC，Calvert G，Tull F，et al. Reasons for revision hip surgery：A retrospective review. Clin Orthop Relat Res，2004，429：188-192.

本章的目的是集中讨论全髋关节置换翻修术的适应证，主要包括无菌性松动、骨溶解、感染、假体周围骨折及复发性脱位。

全髋关节置换翻修术的适应证

无菌性松动

翻修手术的一个常见原因为无菌性松动。对症状重、疼痛，影像学证实松动的假体多需翻修。对出现疼痛的无菌性松动考虑翻修时，医生和患者之间的讨论是非常必要的。医生应有特殊术前计划的概要，包括特殊检查（如冰冻切片检查排除感染）、手术计划以及预期的术后恢复过程。应使患者清楚预期的手术效果，包括从手术治疗获得效益可能性的评估。[12]

举例，一位 49 岁的男性患者，既往接受右侧全髋关节置换，但仍存在右髋关节疼痛，负重困难。患者既往有乳铁蛋白缺乏史，易发生感染。术后两次感染检查均为阴性。进行髋关节抽吸，但未抽出液体。年中时随访 X 线平片未发现骨吸收或溶解。随后患者开始出现股骨柄松动表现，拟行右髋人工关节股骨柄翻修，对髋关节进行了冲洗和清创。手术过程中采集了细菌培养样本和冰冻切片检查，确定是否有感染存在。如出现感染，则将假体拔除，植入抗生素骨水泥隔体（图 31-1）。

复发性脱位

总的来说，关节失稳是仅次于无菌性松动髋关节翻修术的第二位常见原因。在所有脱位的病例中，75% ~ 90% 为后脱位。即使通过前外侧、外侧或经转子入路的关节置换中，超过 60% 的脱位也是后脱位。60% 的脱位为单次发生，不会再脱位。不同的研究报道，63% ~ 83% 的脱位可经保守治疗成功治愈[16]。只有在多次脱位不稳定才需行翻修手术。

脱位仍是全髋关节置换手术最常见且麻烦的并发症。出现脱位的患者死亡率甚至高于从不脱位的患者。早期脱位一般在术后 3 个月内发生，常因软组织松弛所致。然而，以关节周围软组织愈合时间的推定时间为基础，6 周甚至 1 个月也可作为临界点[16]。

以一位 77 岁女性患者为例，她接受右侧全髋关节置换手术后出现 4 次脱位，均经保守复位治疗。拟将其右侧髋关节置换更换成限制性内衬以减少脱位的发生。将患者的右侧全髋关节置换用限制性内衬翻修，同时行滑膜切除术（图 31-2 和 31-3）。

感染

髋关节置换术后感染是第三位常见的适应证。

它是灾难性并发症，需长期治疗，且大多数病例需至少两次手术。由于合并病残率，感染的预防是非常关键的。感染的危险因素可分为患者因素、技术因素、医院和手术室因素以及围术期管理因素。

一位 59 岁女性患者，既往行左侧全髋关节置换手术，初次手术 5 年后患者发生左侧大腿深部脓肿，行清创治疗。1 年后，患肢假体深部感染，彻底冲洗及清创治疗。随后又复发股部脓肿及感染；拔除左侧感染假体，置入抗生素骨水泥隔体，并进行彻底的冲洗及清创。2 个月后，进行了人工关节翻修再植入手术（图 31-4 和 31-5）。

假体周围骨折

全髋关节置换术后骨折是非常严重的问题，可由多种因素引起，需要足够的知识预防、识别和处理。松动的股骨柄周围骨折需翻修手术。如果股骨柄稳定，则可对骨折进行固定，无须翻修。

一位 85 岁女性患者，有摔伤及髋部骨折病史。患者有髋臼前柱骨折，右侧无移位；患者因右侧股骨颈骨折接受了右髋半关节成形术。2 年后发生股

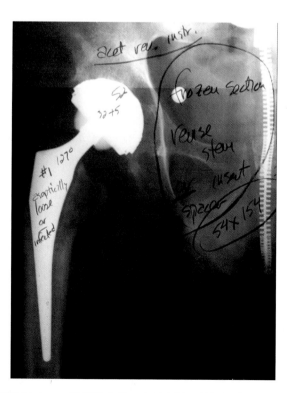

■ 图 31-1　49 岁男性患者，出现右侧股骨柄松动

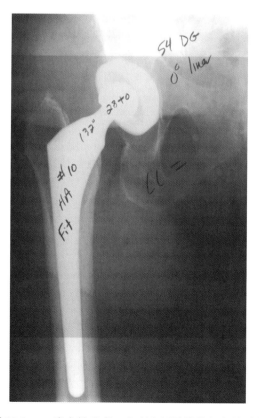

■ 图 31-2　77 岁女性患者，出现右侧髋关节复发性脱位

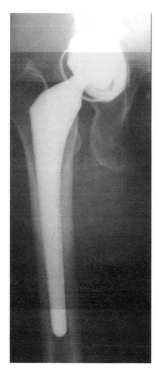

■图 31-3　复发性脱位翻修术后

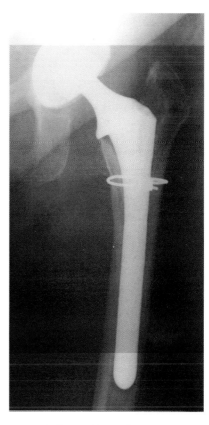

■图 31-5　人工关节置换感染翻修术后

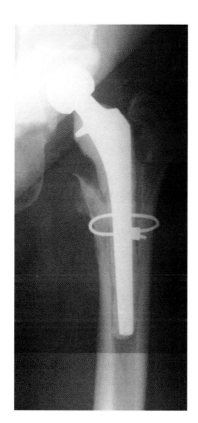

■图 31-4　59 岁女性患者，因假体感染行左侧人工关节切除手术

骨干骨折，随后接受切开复位内固定及四根钢缆和异体骨移植手术。后又摔伤，假体周围再次发生骨折，骨折为人工关节顶端股骨横行骨折，伴移位。由于股骨柄出现松动，因此行切开复位内固定加股骨柄翻修手术（图 31-6 和 31-7）。

骨溶解

　　骨溶解依然是全髋关节置换术后灾难性的并发症，骨丢失是进行性的，必须定期连续 X 线摄片才能识别。

　　一位 40 岁男性患者，行双侧全髋关节置换术。右侧髋关节出现症状伴腹股沟部较重的疼痛。连续 X 线检查显示股骨头进行性向上移位及髋臼 1 区溶骨性改变，但是假体柄和杯没有松动。随后对患者进行广泛的冲洗、清创、滑膜切除及广泛的髋臼骨移植，并进行了股骨头和髋臼内衬置换（图 31-8 和 31-9）。

　　一位 63 岁女性患者，行骨水泥全髋关节置换术已 19 年。患者对她的髋关节成形术非常满意，尽管依然有很轻微症状。对患者每年定期随

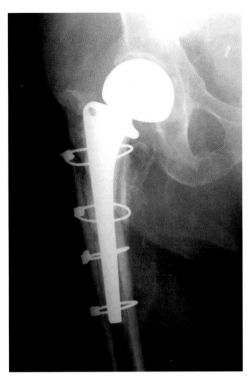

图 31-6　85 岁女性患者，右侧假体周围粉碎性骨折伴骨水泥型股骨柄松动

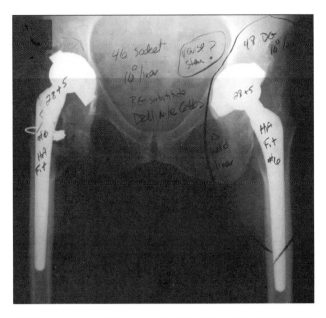

■ 图 31-8　40 岁男性患者，左侧全髋关节置换术后骨溶解

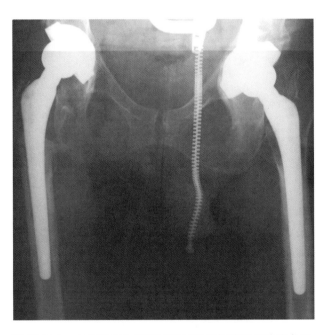

■ 图 31-9　左侧股骨头及髋臼内衬置换加髋臼骨移植术后

访。在过去的 5 年，骨科医师已强调常规髋部 X 线片上的小的骨溶解区，在 5 年期间未发生改变。本例为稳定性非进行性骨溶解病例。该患者没有显著症状，骨溶解在过去的 5 年里也未发生变化。医生建议每年复查，除非症状加重或骨溶解增大。

小结

对髋关节翻修术重要的是要清晰了解，手术

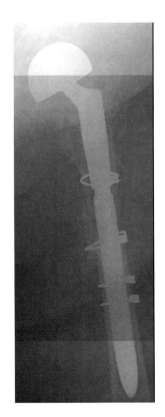

■ 图 31-7　右侧股骨柄翻修手术加自体骨移植

在什么时间去实施？对疼痛的特殊原因应鉴别。如果发生的疼痛能用翻修手术消除，这时就应行风险 - 效益分析，明确医生翻修要求是否为患者所理解。除非原因已经被明确肯定，翻修手术可

消除或明显改善病因，否则应明智选择非手术治疗[12]。

（孙　伟译　李子荣校）

参考文献

1. Mahomed NN, Barrett JA, Katz JN, et al: Rates and outcomes of primary and revision total hip replacement in the United States Medicare population. J Bone Joint Surg Am 85:27-32, 2003.
2. Eisler T, Svensson O, Tengstrom A, Elmstedt E: Patient expectation and satisfaction in revision total hip arthroplasty. J Arthroplasty 17:457-462, 2002.
3. Furnes O, Lie SA, Espehaug B, et al: Hip disease and the prognosis of total hip replacements: A review of 53698 primary total hip replacements reported to the Norwegian Arthroplasty Register 1987-1999. J Bone Joint Surg Br 83:579-586, 2001.
4. Older J: Charnley low-friction arthroplasty: A worldwide retrospective review at 15 to 20 years. J Arthroplasty 17:675-680, 2002.
5. Kuster MS: Exercise recommendations after total joint replacement: A review of the current literature and proposal of scientifically based guidelines (review). Sports Med 32:433-445, 2002.
6. SM Kurtz, Lau E, Mowat F, et al: The future burden of hip and knee revisions: U.S. projections from 2005 to 2003. Annual Meeting American Academy of Orthopaedic Surgeons, Chicago, 2006.
7. Mahomed NN, Barrett JA, Katz JN, et al: Fates and outcomes of primary and revision total hip replacement in the United States Medicare population. J Bone Joint Surg Am 85:27-32, 2003.
8. Berry DJ, Harmsen SW, Cabanela ME, Morrey BF: Twenty-five year survivorship of two thousand consecutive primary Charnley total hip replacements: Factors affecting survivorship of acetabular and femoral components. J Bone Joint Surg Am 84:171-177, 2002.
9. Ong A, Wong KL, Lai M, et al: Early failure of pre-coated femoral components in primary total hip arthroplasty. J Bone Joint Surg Am 84:786-792, 2002.
10. Phillips CB, Barrett JA, Losina E, et al: Incidence rates of dislocation, pulmonary embolism, and deep infection during the first six months after elective total hip replacement. J Bone Joint Surg Am 85:20-26, 2003.
11. Alberton GM, High WA, Morrey BF: Dislocation after revision total hip arthroplasty: An analysis of risk factors and treatment options. J Bone Joint Surg Am 84:1788-1792, 2002.
12. Mont MA, Hungerford DS: When not to revise a hip. In Steinberg ME, Garino JP (eds): Revision Total Hip Arthroplasty, Philadelphia, Lippincott Williams & Wilkins, 1999, pp 142-147.
13. Lachiewicz PF, Soileau ES: Changing indications for revision total hip arthroplasty. J Surg Orthop Adv 14:82-84, 2005.
14. Clohisy JC, Calvert G, Tull F, et al: Reasons for revision hip surgery: A retrospective review. Clin Orthop Relat Res 429:188-192, 2004.
15. Homesley HD, Minnich JM, Parvizi J, Hozack WJ: Total hip arthroplasty revision: A decade of change. Am J Orthop 33:389-392, 2004.
16. Scuderi GR, Trousdale RT: Complications after total hip arthroplasty. In Barrack R, Booth RE Jr, Lonner JH, et al (eds): Orthopaedic Knowledge Update: Hip and Knee Reconstruction, ed 3. Rosemont, IL, American Academy of Orthopaedic Surgeons, 2006.

第**32**章

术前影像学评估及缺损分类

Stephen R. Kearns, Steven J. MacDonald

　　术前计划的制订是实施全髋关节置换翻修术的第一步，或许是最重要的一步。翻修计划应有程序，包括确定诊断的准确性、实施重点的体格检查、获得适当的影像学评估，最终评估骨缺损。

影像学评估

　　多种影像学检查模式可用于全髋关节置换术后失败或疼痛的评估。连续 X 线平片依然为首选；然而，其他影像学方法可单独或联合使用，包括放射性核素扫描、CT、针吸关节造影以及 MRI。本章将对各种检查方法及对有问题的全髋关节置换术的评估进行讨论。

X 线平片检查

无菌性松动

　　连续 X 线平片检查依然是检测骨水泥和非骨水泥型全髋关节置换术后松动的可信方法 [1]。骨水泥型髋关节置换术可使用 Harris 和 McGann 提出的标准诊断松动（图 32-1） [2]。在此分类中，股骨假体松动可分为肯定松动（假体移位或骨水泥折断）、或许松动（水泥 - 骨界面完全 X 线透光影）、可能松动（水泥 - 骨界面出现 50% ~ 100% 的 X 线透光影）。髋臼假体松动可定义为明确（组件移位或骨水泥折断）或即将发生（骨 - 水泥界面出现连续 2mm X 线透光区）。值得注意的是，发现这些放射学上的改变在股骨松动较髋臼松动更明显 [1]，金属骨水泥 X 线透光区可能代表初始骨水泥

差，明显稳定的则不提示松动。锥形骨水泥假体柄 为 Exeter 公 司（Howmedica，Rutherford，New Jersey）生产的柄，可在无骨水泥鞘失效时下沉，X 线透光区仅在假体侧方肩部上保留（图 32-2）。依 Gruen [3]、DeLee 和 Charnley [4] 的方法，分别叙述股骨和髋臼假体的 X 线透光区（图 32-3）。

　　非骨水泥型假体的稳定性可用 Engh 等人的标

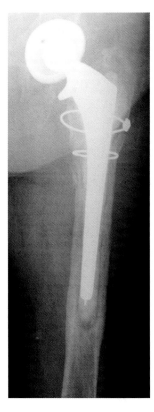

图 32-1 骨水泥型全髋关节置换术后松动的正位平片，所有 Gruen 区域均出现溶解线

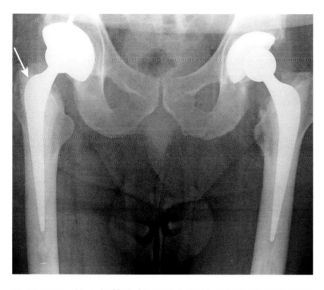

■ **图 32-2** 植入假体肩部和骨水泥鞘之间出现 X 线透光区，证实 Exter 股骨柄出现轻微下沉（箭头所示）

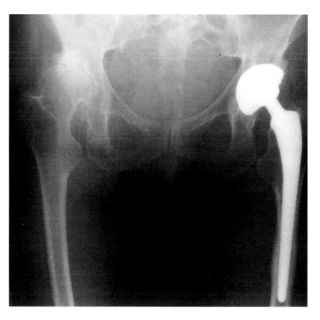

■ **图 32-4** 骨长入 Mallory-Head 非骨水泥型股骨柄出现第 2、3、5 及 6 区的骨皮质萎缩及近端股骨应力遮挡

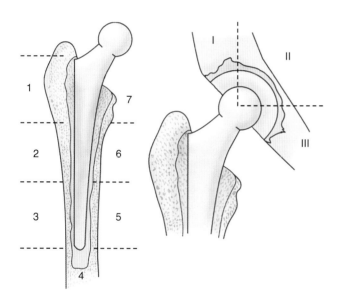

■ **图 32-3** Gruen 以及 DeLee 和 Charnley 描述的 X 线透光分区

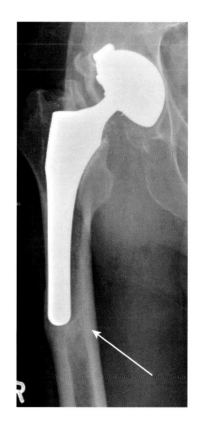

■ **图 32-5** 非骨水泥型股骨柄松动，出现远端底座（箭头所示）

准评估[5]，采用主要及次要标准界定非骨水泥型假体柄的骨整合。主要标准为反应线和假体柄多孔涂层部存在内皮质"点焊"现象。次要标准包括股骨矩萎缩、无小珠脱落以及无远端骨底座（图32-4）。骨底座可能是因为内骨膜硬化延伸至股骨假体尖端的髓腔内而形成的（图32-5）。如果没有 X 线透光线，孤立的底座形成并不表示有失稳的情况存在。假体组件移位是髋臼假体失稳唯一可信的表现[1]。

连续 X 线检查也可用于检测髋臼聚乙烯内衬的磨损，如果发现此类问题，医生应该立即评估是否有相关的骨溶解存在。严重的骨溶解可能无症状，但可导致病理性骨折及组件松动的危险。如正或侧位平片发现 50% 的髋臼杯长度出现骨溶解，手术干预可能是适应证[6]。

感染性松动

感染性松动在 X 线平片中有一定的特征性，快速进行性松动更明显。这些表现包括骨内膜扇状变、骨量减少、广泛性骨溶解以及骨膜新骨形成（图 32-6）。

其他 X 线平片检查

Judet 斜位

Judet 斜位（图 32-7）可用于评估髋臼柱的完整性以及髋臼骨溶解范围及骨盆不连续性。

针吸和关节造影

如果没有关节针吸检查排除细菌性松动，单纯髋关节造影的临床用途不大。使用关节造影评估假体松动可能会高估髋臼松动的发生率，对股骨假体评估的假阴性率也较高。在评估非骨水泥型假体组件时该技术的可靠性更差。

血管检查

如翻修手术要取出骨盆内的假体组件，就有大血管损伤的潜在风险（图 32-8）。此时需用常规血管造影以使髂血管显影。

核素成像

非特异性成像（图 32-9）

有多种非特异性的放射性核素可用于髋关

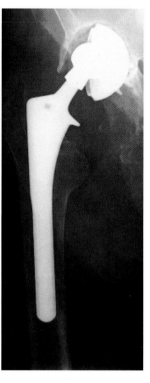

■ 图 32-6　全髋关节置换术后感染，出现股骨骨量减少及髋臼整体松动

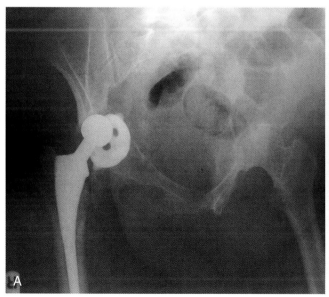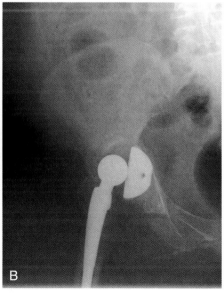

■ 图 32-7　**A**，内（闭孔）Judet 斜位投照显示髋臼组件松动及坐骨骨溶解。**B**，外（髂骨）Judet 斜位检查证实髋臼组件内侧迁移，后柱无改变

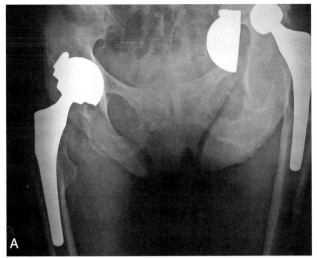

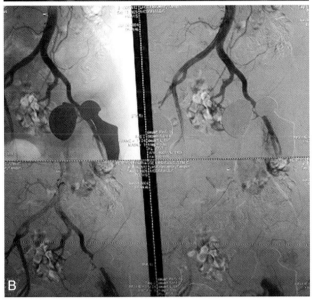

■ **图 32-8** **A**，骨盆内无骨水泥型髋臼组件。**B**，血管造影显示了髂血管和植入物的关系

节置换手术失败的评估。锝 -99 亚甲基二磷酸盐（technetium-99 methylene diphosphonate，TMDP）是最常用的核素示踪剂。TMDP 可与羟基磷灰石结合，会被骨转换活跃的区域摄取。TMDP 灵敏度高但不是特异性的，很多情况能引起摄入增加，包括骨折、感染、肿瘤和异位性骨化。值得注意的是，在全髋关节置换手术后 24 个月内，正常情况下均可出现摄取增加，这就限制了该检查在术后的用途[1]。正常 TMDP 扫描是有用的发现，结合正常的 C 反应蛋白结果即可排除感染。

放射性核素柠檬酸镓 -67 可被感染或炎症区域优先摄取，与 TMDP 扫描合并使用可增加感染诊断的特异性，但特异性仍较低。

特异性成像（图 32-10）

白细胞标记扫描的目的是改善 TMDP 和放射性镓的特异性。[111] 铟和 [99m] 锝六甲基丙烯胺肟可用于此项检查。白细胞标记扫描和 TMDP 扫描联合使用可显著增加检查的灵敏度和特异度[1]。

超声检查

超声用于全髋关节置换术后对疼痛的检查涉及假体周围软组织的影像。特别是腰大肌肌腱撞击可用此方法诊断[8]。超声还可用于引导关节针吸。

彩色多普勒血流显像伴加压是一种非常准确的方法。髂外静脉水平之上的盆腔内栓塞，一般不能用此技术显影。该检查一般常用于术前制动或假体周围骨折的患者。

CT

软组织成像

CT 技术的显著进步很大程度上减少了假体的

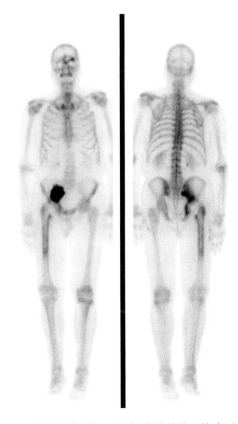

■ **图 32-9** 核素骨扫描显示右侧全髋关节置换术后摄取增加

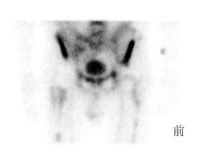
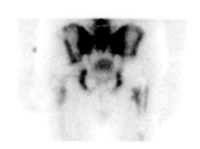

前　　　后

■ 图 32-10　白细胞标记扫描排除感染。右侧全髋关节置换术后未出现摄取增加

金属伪影，使 THA 周围的软组织可良好显影。CT 可用于检测软组织撞击（腰大肌肌腱）和臀肌失神经支配。外展肌失神经支配的 CT 扫描特点是出现脂肪浸润[9]。

骨成像

CT 检查还可用于评估翻修手术前的髋臼周围的骨架。X 线平片（正侧位）评估髋臼缺损有很强的主观性，不同的观察者之间差异很大。[10]

植入假体的位置和松动

CT 已用于评估全髋关节置换术后的朝向（图 32-11）。内旋和外旋应力 CT 可在两个水平上诊断假体的移动。植入假体的相对位置与骨性股骨差 2 度则说明植入物松动[1]。

MRI

MRI 的应用也受到金属植入物产生的伪影（信号缺乏）的限制（图 32-12）。目前已研发了 MRI 序列以减少该影响，从而增加了此检查的临床应用。不锈钢所产生的伪影最强，而钛金属没有磁性，因此钛植入物所产生的伪影非常小。MRI 还可以用于显示髋关节周围的液体聚集（如腰大肌脓肿）、功能不全或隐匿性骨折（如骶骨不全骨折）以及近端深静脉血栓。

髋关节缺损的分类

对髋臼和股骨缺损进行分类有助于制订术前计划、描述术中发现以及比较术后结果。目前有关最好的分类系统还没有达成一致意见，其中很多分类系统均在文献中被描述。实际上，这些分

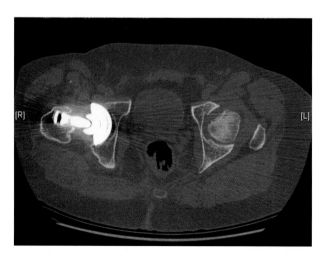

■ 图 32-11　全髋关节置换术后 CT 扫描，显示髋臼及股骨组件均后倾

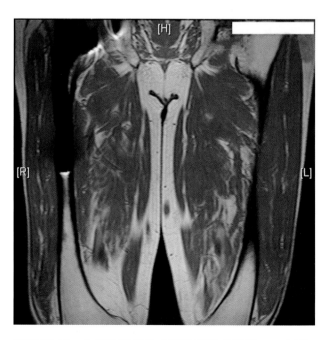

■ 图 32-12　全髋关节置换术后股部肌肉组织 MRI 扫描，显示植入物信号缺乏及股四头肌萎缩

类系统通常都很难使用及记忆，观察者本身及之间的变异水平也较低，使人们对它们的有效性产生了怀疑[11]。以下将简要叙述一些最常用的分类系统。

髋臼

用 X 线平片作术前评估，可被另加的其他影像改善，如 CT。然而，对髋关节缺损的术中评估最终决定了植入物的选择以及重建方法。最常使用的髋臼缺陷评估系统为美国矫形外科医师协会（American Academy of Orthopedic Surgeons，AAOS）及 Paprosky 的分类。AAOS 分类系统是对髋臼缺损及宿主骨量的术中评估。而 Paprosky 分类的依据是术前 X 线检查，该分类有助于骨缺损的估算，对术前计划的制订很有价值。

AAOS 分类

AAOS 的分类为：
- Ⅰ型：节段性缺损，外周或中央。
- Ⅱ型：腔状缺损：髋臼窝内组织出现容积性丢失，包括髋臼底的损毁，而髋臼缘保持不变。
- Ⅲ型：腔状和节段联合缺损。
- Ⅳ型：骨盆连续性中断，髋臼失去结构上的完整性。
- Ⅴ型：关节融合。

Paprosky 分类

该分类首次发布于 1994 年。Paprosky 分类系统的依据是正位 X 线检查结果（图 32-13），其描述如下：
- Ⅰ型：边缘具有支撑骨，无骨溶解或假体组件移位。
- Ⅱ型：髋臼部分扭曲，但髋臼柱正常，上内侧或外侧移位小于 2cm（图 32-13 B ~ D）
  - ⅡA：泪滴的外侧缘轻度内移，Köhler 线完整。
  - ⅡB：上外侧缺损伴髋臼缘缺陷；Köhler 线完整；向上移位 1cm；坐骨轻度溶解。
  - ⅡC：轻微向上移位；内侧移位进入骨盆伴 Köhler 线中断；中重度泪滴骨溶解。

- Ⅲ型：自上横闭孔线向上移位大于 3cm；髋臼边缘和上穹顶完全无支撑；内侧及坐骨明显骨溶解（图 32-13E、F）。
  - ⅢA：向上移位大于 3cm，伴中度泪滴及坐骨溶解；膨胀或移位超过 Köhler 线并进入骨盆。
  - ⅢB：向上移位超过 3cm 伴严重泪滴及坐骨溶解；潜在性骨盆连续性中断。

股骨

很多分类系统描述了全髋关节置换翻修术股骨骨缺失。这些分类系统是依据术前的 X 线改变而制订的，因此限制了其准确度及可用性。三种最常使用的系统为 AAOS、Paprosky 以及 Endo-Klinik 分类。这些分类可对股骨缺损的程度定量，并预测重建手术方式。本中心使用 Paprosky 系统。

AAOS 分类

AAOS 的分类为：
- Ⅰ型：节段性缺损，包括股骨皮质支撑丧失。
- Ⅱ型：腔状缺损伴松质骨丢失，皮质骨完整。
- Ⅲ型：节段及腔状联合缺损。
- Ⅳ型：股骨排列异常——成角或旋转。
- Ⅴ型：股骨狭窄，股骨髓腔变窄或消失。
- Ⅵ型：股骨连续性中断——骨折伴或不伴假体的存在。

Paprosky 分类（图 32-14）

Paprosky 分类系统包括以下几个类型：
- Ⅰ型：轻微缺损，完整骨基质，股骨矩及正位片骨部分丢失。
- Ⅱ型：仅干骺端损害，骨干完整；股骨矩完全缺失。
- Ⅲ型：根据骨干是否存在 4cm 的"擦配"（scratch-fit），分为 A 和 B 两种亚型。
  - ⅢA：累及干骺端和骨干结合处。
  - ⅢB：进一步延伸至骨干。
- Ⅳ型：干骺端广泛损害，皮质变薄，髓腔变宽，股骨峡部无支撑。

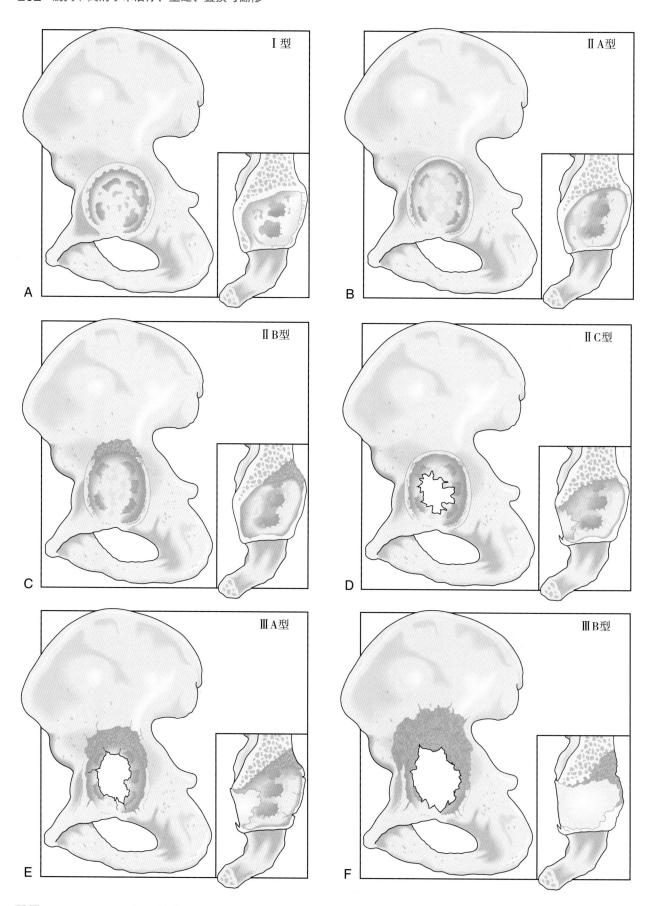

图 32-13 Paprosky 髋臼缺损分类（经作者允许，摘自：Paprosky WG，Perona PG，Lawrence JM. Acetabular defect classification and surgical reconstruction in revision arthroplasty. A 6-year follow-up evaluation. J Arthroplasty，1994，9：33-44.）

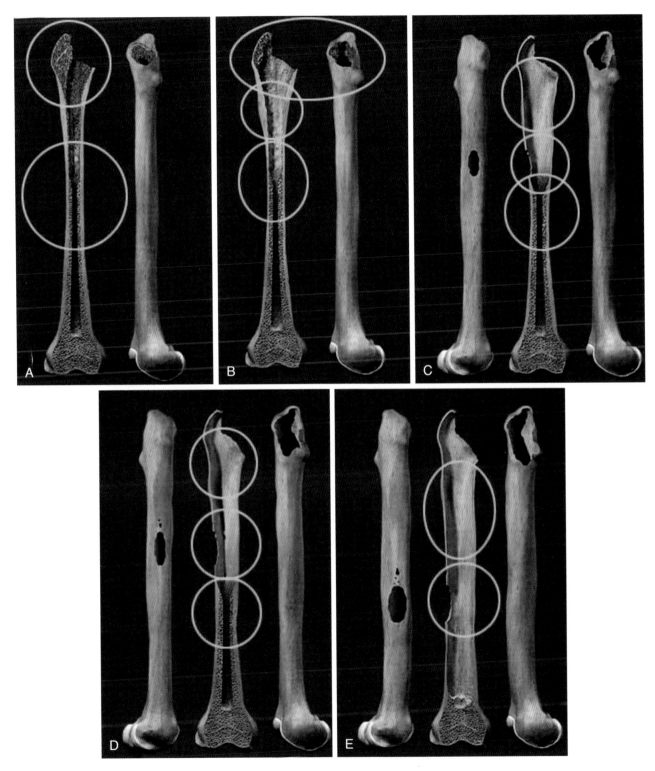

■ 图 32-14　Paprosky 分类（经作者允许，摘自：Della Valle CJ，Paprosky WA. Classification and an algorithmic approach to the reconstruction of femoral deficiency in revision total hip arthroplasty. JBJS（AM），2003，Suppl 4：1-6.）

（孙　伟　译　李子荣　校）

推荐阅读

Lieberman JR, Berry DJ (eds): Advanced Reconstruction: Hip. Rosemont, IL, American Academy of Orthopaedic Surgeons, 2005.

Paprosky WG, Perona PG, Lawrence JM: Acetabular defect classification and surgical reconstruction in revision arthroplasty. A 6-year follow-up evaluation. J Arthroplasty 9:33-44, 1994.

参考文献

1. Duffy PJ, Masri BA, Garbuz DS, Duncan CP: Evaluation of patients with pain following total hip replacement. J Bone Joint Surg Am 87:2566-2575, 2005.

2. Harris WH, McGann WA: Loosening of the femoral component after use of the medullary-plug cementing technique. Follow-up note with a minimum five-year follow-up. J Bone Joint Surg Am 68:1064-1066, 1986.

3. Gruen TA, McNeice GM, Amstutz HC: "Modes of failure" of cemented stem-type femoral components: a radiographic analysis of loosening. Clin Orthop 141:17-27, 1979.

4. DeLee JG, Charnley J: Radiological demarcation of cemented sockets in total hip replacement. Clin Orthop Relat Res 121:20-32, 1976.

5. Engh CA, Massin P, Suthers KE: Roentgenographic assessment of the biologic fixation of porous-surfaced femoral components. Clin Orthop Relat Res 257:107-128, 1990.

6. Mehin R, Yuan X, Haydon C, et al: Retroacetabular osteolysis: when to operate? Clin Orthop Relat Res 247-255, 2004.

7. Lieberman JR, Berry DJ (eds): Advanced Reconstruction: Hip. Rosemont, IL, American Academy of Orthopaedic Surgeons, 2005.

8. Rezig R, Copercini M, Montet X, et al: Ultrasound diagnosis of anterior iliopsoas impingement in total hip replacement. Skeletal Radiol 33:112-116, 2004.

9. Roy BR, Binns MS, Horsfall H: Radiological diagnosis of abductor denervation after hip surgery. Skeletal Radiol 30:117-118, 2001.

10. Wenz JF, Hauser DL, Scott WW, et al: Observer variation in the detection of acetabular bone deficiencies. Skeletal Radiol 26:272-278, 1997.

11. Gozzard C, Blom A, Taylor A, et al: A comparison of the reliability and validity of bone stock loss classification systems used for revision hip surgery. J Arthroplasty 18:638-642, 2003.

第33章

全髋关节置换翻修术：术前计划

John Manfredi，William J. Hozack

全髋关节置换翻修术是一种复杂且要求很高的手术，发生围术期并发症的风险较高，而且术中常会遇到意想不到的情况，因此术前计划是手术程序中最关键且不可或缺的部分。

制订术前计划应从采集患者的完整病史开始，进行全面的体格检查，实施适当的影像学评估，评估骨缺损，进行准确的模板测量，计划好术中要使用的假体组件并准备好备用的手术方法。完整的术前计划可帮助鉴别手术患者的绝大多数潜在问题，避免术中并发症的发生，尽可能缩短手术时间，使临床结果最优化。

病史及体格检查

任何手术计划的第一步都是采集详细的病史，进行完善的体格检查。没有详细的病史、症状回顾和体格检查发现，就不可能作出可靠的诊断。询问病史时，应该先了解以前手术过程和围术期治疗的病历记录。这些病历的手术记录中应包含有关植入材料的信息。在患者首次就诊时就应该要求患者提供这些信息，这会给手术医生提供有关既往手术和使用植入物的珍贵信息，这一点非常有用。

初次采集病史时首先应该对患者的主诉进行讨论。患者疼痛的位置和性质可引导医生作出确切的诊断。髋臼组件松动常伴有腹股沟疼痛，而大腿部的站立痛（从坐位起立）则可能为股骨组件松动。不全脱位或全脱位可出现感觉髋部"弹响"或"僵硬"的主诉，并不一定具有明确的

脱位史。

对患者的病史全面分析，完整的系统回顾可帮助手术医生鉴别可能导致围术期并发症的潜在因素，并允许手术医生有机会采用内科方法治疗患者，或在实施择期手术前极大地改善患者的病情。心脏、呼吸、血栓性栓塞及糖尿病等内分泌疾病的病史均非常重要。此外，还应该发现潜在或伴随存在的感染灶，在手术前完成准确的评估和治疗。有研究证实，术后深部组织的感染率受高龄、肥胖、代谢性疾病、糖皮质激素治疗、免疫抑制状态、类风湿疾病、既往髋部手术史和术前住院时间较长等因素的影响。患有前列腺疾病的男性及患有反复泌尿系统感染的女性在手术前应该请泌尿科医师会诊。龋齿也可能是潜在的感染源，术前齿科检查可帮助避免细菌在手术部位的种植。伤口延迟愈合、持续引流、术后抗生素的长期使用等病史也应使医生警惕是否有可疑感染。如果怀疑有感染，则应该进行常规的实验室检查，其中应包括全血细胞计数（complete blood count，CBC）和分类、红细胞沉降率和C反应蛋白，此外还应进行髋部针吸检查。必须要注意的是，髋部针吸检查阴性并不能完全排除感染，还需进行行术中组织采样及冰冻切片检查。病理科相关人员在计划的手术日应该在位。

有慢性静脉淤滞性溃疡、既往血管旁路移植术或无外周脉搏等病史的患者应请血管外科医生会诊。有心脏冠状动脉旁路移植术、血管造影或冠状动脉支架的患者在实施择期手术前应由心脏科医生作评估，以便决定需要何种术前检查，这

样麻醉医生也会了解是否需要特殊的围术期处理或术后加强监护。

体格检查是极其有用的资源，它可帮助确证病史采集期所获得的初步印象。体格检查结果为手术医生提供了术后评估的基线。体格检查时首先应分析患者的步态，注意行走辅助器械的使用、跛行或下肢畸形等情况。抗痛步态是负重行走各时相疼痛所致，如出现站立相缩短，表明有髋关节疾病。Trendelenburg 步态或外展倾斜则说明可能有外展肌群的麻痹或连续性中断，可通过观察步态站立负重期受累肢体重力中心的移位来判断。臀大肌力弱可造成特征性的伸展倾斜步态，该步态为髋部伸展时胸部的重量向后转移所致。股四头肌肌力弱时，用足跟负重时膝部不能伸直，而胫骨前肌力弱时常会出现足下垂。

应常规检查既往的手术伤口。手术切口的计划对决定手术重建的入路非常重要。而且，虽然髋部手术后罕见皮瓣坏死，但也应设计好切口的最大距离和角度，以避免此类并发症的发生。

对肢体的长度也应检测，以便在翻修手术中能获得矫正。一般测量内踝，这是临床上非常有用的检测手段。重要的一点是告诉患者稳定性比肢体的等长更重要，在可能的情况下会进行测量以便能恢复肢体的长度。

必须确定髋部运动的主动和被动范围，以及髋带肌群的肌力。臀大肌是髋部伸展的主要肌肉，正常患者的髋关节大约可伸展30°。髂腰肌是髋部屈曲的主要肌肉，典型的可使髋部屈曲125°～135°。长收肌是髋关节最主要的内收肌肉，臀中肌是主要的外展肌肉，分别可使髋关节获得20°～30°的内收及50°的外展。髋关节强直或髋臼突出的患者常需扩大的手术暴露以及转子截骨，需要相应的植入物和手术器械。

也要评估手术涉及的肢体的血管状态，需注意任何异常发现。血管检查包括股动脉、腘动脉、足背动脉以及胫骨后动脉的搏动评估。如果未触及患者的脉搏，则须由血管外科医生进一步会诊，并进行相应的动脉或静脉血管检查。

放射学评估

初始的X线评估包括骨盆正位（anteroposterior，AP）片和受累髋关节的侧位片。摄正位片时，受累髋关节内旋15°有助于消除正常的髋关节前倾，以便准确测量偏心距和颈干角。正位片应延长至假体和骨水泥的顶端以远，以便获得假体固定情况的确切评估，便于需要时拔除。闭孔及髂骨斜位（Judet 位）加 CT 扫描对广泛髋臼及骨盆缺损的评估非常有用。

从统筹的观点来看，较容易的是首先观察假体的固定情况，然后再观察存在的骨损害的程度。髋臼和股骨组件的固定情况均须首先评估。股骨侧组件可为骨水泥型或非骨水泥型。骨水泥型的股骨组件松动可分为三类：肯定松动、极可能松动或可能松动。肯定松动是指有明确证据表明组件在骨水泥鞘内松动或骨水泥鞘移位。其 X 线表现为股骨组件位置在骨水泥鞘中进行性改变，骨水泥鞘折断或断裂成片，股骨假体组件变形或断裂，以及股骨组件和骨水泥明确分离。极可能松动是指骨水泥-骨界面周围至少在一张 X 线片上出现完整的 X 线透光区域。可能松动是指环绕骨水泥-骨界面至少50%的区域出现 X 线透光区。从实践的角度，肯定松动是指股骨组件从骨水泥上脱落，极可能松动是指骨水泥从骨上脱落。骨水泥型髋臼组件如果在骨水泥和骨之间100%的界面内出现 X 线透光区，则说明有肯定松动。其他明确松动的指征有髋臼杯和骨水泥向内侧移位、组件位置进行性改变或组件破坏，以及髋臼骨折。

非骨水泥型组件的评估和骨水泥型评估有少许不同。髋臼组件松动的评估基本相同，只是评估的界面不是骨-水泥，而是骨-假体。髋臼侧假体松动的另一个表现就是螺钉折断。评估股骨侧假体时需要寻找骨整合及组件失稳的表现。Engh分类的效果最好，该分类将组件的情况分为三类。股骨组件稳定伴骨长入是指组件无沉降并伴有点焊和股骨矩萎缩（骨长入的表现）。股骨组件不稳定是指组件存在沉降或位置改变，而且存在骨长入失败的表现，如无点焊形成、股骨矩肥大、远端底座形成及股骨组件多孔部分骨-假体界面完整 X 线透光区的形成。偶尔，股骨组件看起来稳定，但实际上仅为纤维固定（无点焊、骨-假体界面出现完整 X 线透光区）。

X 线摄片在术前准备阶段非常重要，不仅可提供准确的诊断，还可用于手术计划的制订，特别是无既往手术记录的情况时。X 线片不仅可用于确定以前植入的假体，帮助术者制订准确的翻修计划，还可帮助手术小组准备假体摘除和再植入的手术器械。就股骨侧假体，X 线片可帮助确定股骨假体是单件式还是组装式。如发现假体固定保持良好，则术者应该明确单件式组件需要相应的髋臼内衬，而组装式假体则需要组装头和植入物的试模。就髋臼侧，X 线片可以确定髋臼外杯和螺钉，这样可准备取出这些组件的合适器械和弯骨刀，以便取出髋臼杯时尽可能减少骨量的丢失。

骨缺损的分类

完整的病史询问和体格检查，以及适当的 X 线检查足以引导手术医师获得确切的诊断，而且还可以获得正确的治疗方案。存在明显骨缺失时，手术医生在术前准备阶段就应认识到骨缺损的情况，以便准确地计划翻修，使术中窘迫状态减到最小。骨缺损的分类通常可由常规系列的 X 线检查确定，但 Judet 体位或 CT 检查有时更有助于更准确地确定髋臼骨缺损的类型。

髋臼骨缺损最常用的两个分类系统是 AAOS 分类和 Paprosky 分类。AAOS 系统将骨缺损分为四类：Ⅰ 型（节段缺损）、Ⅱ 型（腔状缺损）、Ⅲ 型（节段和腔状联合缺损）及 Ⅳ 型（盆腔连续性中断）（表 33-1）。Paprosky 系统是一种更常使用的分类方法，创立于非骨水泥半球形髋臼组件出现后，其目的是引导手术医生根据骨缺损的类型选择正确的植入假体（表 33-2 及表 33-3）。[2]

人们设计了很多有关股骨侧骨缺损的分类系统，其中 Paprosky 分类[3] 仍然是最常用的分类系统。该分类主要关注了股骨干支持无骨水泥型广泛涂层股骨假体组件的能力。该系统描述了三种基本的骨缺损类型，为股骨能够支撑的重建类型提供了指导，并明确了是否需要骨移植的情况（图 33-1）。

模板测量

术前模板测量对髋关节翻修术的成功至关重要。术前 X 线片上显示的宿主骨量和移植物拔除后预期的骨损失，均有助于判断重建时的需要。在计划重建手术时，重要的一点是根据 X 线的放大情况调整模板。

髋关节翻修手术时，模板测量的第一步应从髋臼侧开始。通常使用多孔涂层的半球形假体，此时应将髋臼模板放置在 X 线片上，应使髋臼杯获得最大的骨覆盖，且内侧角靠近泪滴及内侧壁。该区域通常有骨缺损，因此模板的髋臼杯放置的位置更靠近近端，使用较大的髋臼杯可抵消这一情况的影响，可帮助髋关节的旋转中心回到更接近正常的解剖位置。目前有很多种特殊的髋臼内衬可供选择，如偏心形、斜坡形和前倾形等，可帮助手术医生更好地使髋关节旋转中心回复到接近正常的解剖位置。一旦根据正位 X 线片选择好需要的髋臼杯尺寸，这时应用侧位模板测量以证实在髋臼前后柱假体能匹配。偶尔，髋臼外侧缘无法覆盖髋臼杯。如果宿主骨严重缺损，这时必须准备假体垫块、骨移植或髋臼支架。如果存在骨盆连续性中断的表现、前柱和后柱存在骨折线、Köhler 线（髂骨坐骨线）中断（表明骨盆的下部向内侧平移）或闭孔不对称（表明骨盆的下半部分旋转），在这些情况下就应使用抗突入支架。

人工髋关节置换术的最终目的均是减轻疼痛，恢复髋关节的生物力学。髋臼假体的准确放置有助于恢复髋关节的旋转中心，而股骨侧重建的目标是恢复肢体长度和股骨偏心距。在髋臼侧假体模板测量完成后，应该将股骨模板放置在确定好的旋转中心。同时应该对假体柄的长度进行估算，使之能穿过皮质缺损至少两个髓腔直径的长度。如果选择广泛多孔涂层假体柄，则从股骨髓腔的峡部算起至少能和骨皮质有 6cm 的接触。而接触长度小于 6cm 的情况则适合锥形沟槽式假体柄。此外，应解决近端股骨并鉴定其骨量。股骨矩骨基质的存在决定了股骨假体领的接触点；如

表 33-1　AAOS 髋关节股骨缺损分类	
Ⅰ 型	节段缺损，包括股骨皮质支撑缺失
Ⅱ 型	腔状缺损伴松质骨缺失，皮质骨完整
Ⅲ 型	节段及腔状联合缺损
Ⅳ 型	股骨排列异常（成角或旋转）
Ⅴ 型	股骨狭窄，股骨髓腔狭窄或消失
Ⅵ 型	股骨连续性中断（骨折，有或无植入物）

摘自：D'Antonio J，McCarthy JC，Bargar WL，et al. Classification of femoral abnormalities in total hip arthroplasty. Clin Orthop, 1993, 296：133-139.

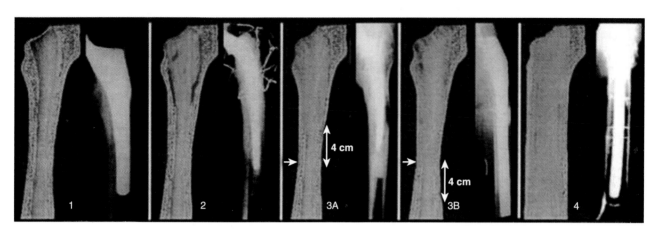

■ 图 33-1　股骨缺损分类。1 型为干骺端轻微累及，且松质骨骨量很充分。2 型存在干骺端破坏，但是股骨干仅轻微受累。3 型 A 存在干骺端破坏，但是峡部近端存在 4cm 的可靠皮质，3 型 B 为存在干骺端破坏，峡部远端存在 4cm 的可靠皮质。4 型为干骺端广泛破坏，且菲薄隆起的骨皮质和增宽的髓腔妨碍了有效固定（经作者允许，摘自：Beaty JH [ed]：Orthopaedic Knowledge Update 6. Rosemont，IL，American Academy of Orthopaedic Surgeons，1999，455-492.）

表 33-2　全髋关节置换术髋臼缺损类型及特征（Paprosky）分类系统

类型	髋臼缘	髋臼壁和髋臼顶	髋臼柱	骨床
Ⅰ 型	正常	正常	正常，具有支撑性	松质骨 50%
Ⅱ 型	变形	变形	正常，具有支撑性	松质骨 50%
Ⅲ 型	缺失	严重受损	不具支撑性	呈膜状或硬化

摘自：Beaty JH（ed）.Orthopaedic Knowledge Update 6. Rosemont，IL，American Academy of Orthopaedic Surgeons，1999，455-492.

表 33-3　Paprosky 髋臼缺损分类

1 型	轻微骨溶解或假体移位
2 型 A	上内侧移位＜ 2cm
2 型 B	上外侧移位＜ 2cm
2 型 C	泪滴骨溶解；内侧壁缺失
3 型 A	移位＞ 2cm，有坐骨溶解
3 型 B	与 3 型 A 相同，外加 Kohler 线的中断，表明有明确的内壁缺失；可出现骨盆解离

摘自：Paprosky WG，Perona PG，Lawrence JM. Acetabular defect classification and surgical reconstruction in revision arthroplasty. A 6-year follow-up evaluation. J Arthroplasty，1994，9：33-44.

果内侧股骨矩区域骨缺损，应考虑其他选择。目前有一种股骨矩替代假体，可以用于长度达 15 ～ 30mm 的缺损。如果有严重骨溶解或内侧股骨矩缺损超过 30 ～ 40mm，应考虑进行近端股骨置换或打压植骨。如果股骨有内翻畸形，应计划实施延伸转子截骨术。此外，如果假体柄的长度超过 175mm，这时股骨前皮质可能会和远端假体出现碰撞；这时需要一种弓形柄，以防止穿透皮质。

手术器械及部件的准备

确定手术入路和器械可以使手术更加简单，并且避免更多得骨损伤，因此充分理解翻修术的计划是必要的。充分显露髋臼和股骨非常重要。如果清除骨水泥，纠正成角和取出股骨柄，需要做扩展转子截骨或转子滑移截骨，那么需要准备摆锯、磨锯和适合的骨刀。同时需为股骨的修复准备重建钢板、转子爪和环扎钢缆。保留宿主骨的骨水泥清除技术需要包括超声刀、骨刀、骨水泥剥离器和反向刮勺等器械。对于髋臼侧，需要用到螺丝刀、弧形骨刀和特殊的臼杯拔出工具来取出髋臼假体，同时尽量减少骨丢失。

小结

如果没有设计好重建手术的备用方案，全髋关节置换翻修术的术前计划将是不完整的。在因术中意外导致原有计划失败或不可能实施时，备用计划就可发挥作用。这种情况在现实中非常常见。手术前应该计划好包括备用方案在内的多种手术选择，使翻修手术获得充分甚至改善的效果，这是因为在完成手术暴露并确定实际解剖关系前，我们常常不能预期到实际上更简单、更方便的手术操作就可获得更好的效果。如果 A 计划无法实施，则 B 计划或 C 计划应顺利实现。如果事实证明 A 计划比 B 计划更复杂，但是结果均相似，这时就应该灵活地选用 B 计划。在实施切开前设计好多个备用方案可改善翻修手术的效果并降低并发症的发生率。

（孙　伟译　李子荣校）

参考文献

1. Engh CA, Bobyn JD: The influence of stem size and extent of porous coating on femoral bone resorption after primary cementless hip arthroplasty. Clin Orthop 231:7-28, 1988.
2. Paprosky WG, Perona PG, Lawrence JM: Acetabular defect classification and surgical reconstruction in revision arthroplasty. A 6-year follow-up evaluation. J Arthroplasty 9:33-44, 1994.
3. Della Valle CJ, Paprosky WG: The femur in revision total hip arthroplasty evaluation and classification. Clin Orthop Relat Res 420:55-62, 2004.

第 **34** 章

全髋关节置换翻修术：后侧入路

Thomas Parker Vail

要点提示

- 后侧入路可显露髋臼上缘及后柱、髋臼内缺损及整个股骨。
- 后侧入路对大范围上部和前柱缺损的显露不理想。
- 应用后侧入路时，坐骨神经和臀上神经是最容易损伤的重要结构。
- 有步骤地分离附着在近端股骨上的软组织有助于股骨移动和全周长显露。
- 需要遵守后侧入路髋关节手术的注意事项，尽可能减少术后脱位的风险。

髋关节后侧入路用途广泛，能有效完成大多数髋关节置换翻修术。经典切口为弧线形，从髂后上棘（posterior superior iliac spine，PSIS）开始至股骨大转子顶部，随后沿股骨干向远端延伸，直至达到手术要求。切口向远端的延长主要取决于下述因素，如股骨柄的取出、皮质缺损或骨折的位置、截骨或进行骨移植。

适应证及禁忌证

后侧入路的适应证是显露股骨为重建术的主要需要时。后侧入路可显露整根股骨的前侧和外侧皮质远端、近端股骨皮质及髓腔。同样，该方法还适用于髋臼的大范围显露，可暴露后柱及上缘缺损，不进入股骨四边区或前柱。绝大多数手术适应证都需要显露后柱，包括钢板植入、硬件摘除、坐骨神经显露、大型球形髋臼杯或髋臼支

架的放置以及骨移植等。

后侧入路手术的主要局限性和禁忌证是该方法很难显露前柱及骨盆四边区，或需要避免通过后关节囊的髋关节手术的病例。后侧入路方法向近端的延长也受到从坐骨切迹发出的支配及滋养臀中肌的臀上神经血管束的限制。该神经血管束在显露骨盆外侧壁时不能过分牵拉，以防止臀中肌和阔筋膜张肌因神经损伤而失神经支配。如果需要考虑到关节稳定性，必须将髋关节后部关节囊的完整性放在第一位，后侧入路方法就不能作为入路选择，因为有导致髋关节后脱位的风险。

术前计划

制订术前计划首先应确定后侧入路方法是否能提供骨盆和股骨的显露，以达到满足重建手术目的。后侧入路可显露髋臼上缘和髋臼本身，包含前柱缺损、各种类型的后柱缺损及几乎整个股骨。对大的上部或前部骨盆或前柱缺损，后侧入路手术并不理想。根据对解剖结构的印象以及仔细的影像学检查，可确定后侧入路手术在既定条件下是否为正确选择。

其他术前考虑包括以前的手术切口及术式、后部失稳病史以及保留的假体等。虽然后侧入路可用于既往的各种入路的手术，但如使用后侧入路并无优势时建议还是使用以前的切口和入路。例如，以前使用前侧入路或前外侧入路行髋臼内衬更换、清创或单纯髋臼翻修等情况（有后部失稳病史的患者更应如此）。

一旦确定显露骨组织为主，则以后侧入路为宜，所需的切口长度以及切口的确切位置应进一步考虑。需对后柱广泛显露时，可将切口移向后方。如需同时行转子截骨术，则应取直的且更靠近转子切口。必要时可将切口向远端延伸长，显露股骨干。

手术技术

标记手术部位。患者取侧卧位，需特别注意下位腿的腓骨头下方，此处腓神经正好在此。在胸部下方垫腋窝枕，以对下方肩部和臂丛提供保护。对预计时间较长或因扩大暴露而导致失血量较多的手术，用中心静脉监测适当的血容量状态，放置导尿管，并可考虑使用术中血液回输装置。无菌包裹腿部，用不透水布包裹足部，使下肢在术中可自由移动。切口黏性保护膜可代替切口洞巾，覆盖任何暴露的皮肤，因为皮肤在手术过程中可能成为污染源。

计划皮肤切口时应该作体表标记，如髂后上棘、坐骨切迹、股骨大转子尖端以及股骨干等。切口应该以大转子为中心，近端向髂后上棘延长，远端与股骨干平行（图 34-1）。用手术刀切开皮肤，分离皮下脂肪和深筋膜。显露筋膜时，需要将脂肪仔细抬起，刚好显露筋膜的边缘，以便结束手术时缝合。整个操作过程中需要轻柔把持脂肪和皮肤，以避免血管损伤，这是伤口裂开或皮肤缝合断裂的潜在原因。

经过臀大肌向深部解剖（臀下神经支配），在

臀中肌（臀上神经支配）和臀小肌（臀上神经支配）后方行深部分离，从近至远依次切断梨状肌、上孖肌、闭孔内肌、下孖肌、闭孔外肌和股方肌（骶丛 L5、S1 及 S2 支配）的附着点。

深部解剖时首先切开覆盖在股外侧肌远端的阔筋膜张肌。分离可从以前的切口远端开始，此时阔筋膜张肌和其下的股外侧肌已经有确定好的组织平面，显露方便。从以前手术瘢痕的远端开始分离，确保术中在肉芽肿形成或瘢痕粘连内找到间隙。近端显露至臀大肌腹的后三分之一。一旦筋膜切口的远端部分通过阔筋膜张肌，这时从头侧触摸臀大肌下方，对臀大肌羽状结构定位。然后缓慢钝性分离该肌肉，注意止血。沿纤维走行向髂后上棘方向纵向分离臀大肌，肌肉分离的程度应该保证在暴露口的近端能触及坐骨切迹。臀大肌分离后，可通过切口在肌肉下方放置拉钩牵开皮肤、皮下脂肪和臀大肌。此时可选用自动拉钩，以保证伤口边缘的压力最小，同时还可间断放松拉钩，防止对被牵拉组织的损伤。

显露过程中应触摸并保护好坐骨神经，整个手术过程中都要了解该神经的走行。坐骨神经对拉钩引起的间接牵拉或手术过程中的直接损伤均很敏感。在翻修手术过程中，该神经可能会被包裹在瘢痕组织中，有时很难和其他软组织区分。在使用以前的后侧入路切口暴露或有后柱骨缺损、后柱内固定或神经附近存在大量异位骨的情况下，坐骨神经很容易受到损伤。为准确地确定其位置，可在以下几个固定解剖位点寻找该神经：从坐骨切迹发出时、在坐骨结节表面走行时、在臀大肌肌腱附着于股骨粗线的远端时。在不能触摸或直视的情况下，为了保证坐骨神经的安全性，应该从远端寻找或从近端追踪该神经。手术过程中使患者的膝关节保持在弯曲状态，可减轻该神经被牵拉时所承受的压力。如果能够触摸得到或直视到该神经，则不需要常规显露该神经或松解神经。

一旦显露臀中肌后缘，就可以通过髋关节囊进入关节。从髋臼缘开始沿臀中肌后缘切开关节囊（如果有梨状肌，也可以沿其上缘切开）。轻柔地抬起臀中肌及其肌腱可使臀中肌下面与臀小肌的上面分离，有助于显露。如果两者之间形成间距，可在臀小肌上方和髋关节囊前方放置拉钩（通常为钝性 Hohmann 拉钩）。用拉钩轻轻将臀中肌的后缘拉向前方，这时就可以沿着梨状肌上

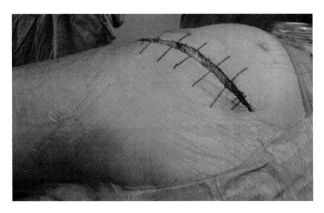

■ 图 34-1　皮肤切口及体表标记。皮肤切口以大转子中心为基点，近端成角度向髂后上棘延伸，远端以股骨干为中心向远端延长

侧缘从髋臼缘开始向远端，从臀中肌和臀小肌的后方切开关节囊，在梨状肌筋膜近端处结束切开。标准的关节囊切开为"L"形（图 34-2），其顶点在梨状肌筋膜，长支越过梨状肌肌腱和结合腱（闭孔及孖肌）。如果可能，可分离并标记好髋关节外旋肌群，包括梨状肌、联合腱以及髋关节囊后部，以便以后的修补。然而，在很多翻修手术过程中，这些解剖结构都被瘢痕粘着在一起，很难各自辨认。因磨损形成的碎片或反复脱位而导致存在肉芽肿性炎症的患者中，关节囊后部可能会形成瘢痕或缺如。在绝大多数翻修手术中，还应该向远端分离，使股骨能获得确切的显露。远端松解的结构不仅包括髋关节旋外肌群，还包括附着在股骨小转子上的髂腰肌肌腱，以及在股骨后方附着的臀大肌。向远端分离有助于将股骨从切口处抬起，使股骨头脱位或股骨旋内。

　　翻修手术时扩大显露可导致大量失血，失血量通常要多于初期手术。因此重要的是在进入的过程中一定要仔细分离和对出血点电凝。几条动脉分支的分布有一定的规律性，包括位于股方肌外表面的内侧旋股动、静脉，股深动脉位于臀大肌肌腱附着点和沿股骨粗线分布的动脉穿支以及绝大部分位于髋臼下部内侧的闭孔动脉分支，如果显露髋臼时在其前方分离，还可见到髋臼前柱处的股动脉。

　　向远端延长后，后侧入路可对股骨干获得极好的显露。远端显露的程度主要根据骨折、骨缺损、前次手术的假体柄穿孔或骨水泥脱出等所要求股骨显露的程度而定。后侧入路手术中远端肢体的显示至少应该包括：游离梨状肌、闭孔和孖肌，并沿股骨后缘游离股方肌。如果要显露得更远，还需要游离部分臀大肌附着点，并将股外侧肌脱离股骨干。更为扩大的暴露还可包括切断整个臀肌的附着位点，并将肌间隔从股骨粗线上分离至要求的水平，以便显露股骨缺损。实际上，如果需要，本方法可使远端肢体显露至膝部。然而，如可能，最好是能保护股骨后方的肌间隔，因为其内存在滋养股骨干的血管分支。

　　后侧入路近端的延长受到骨盆从坐骨切迹发出的臀中肌神经血管蒂的限制。为了显露骨盆四方区而过度牵拉臀中肌可导致臀上神经的损伤，使臀中肌失神经支配，引起外展倾斜或 Trendelenburg 步态。本方法在近端的显露限制点

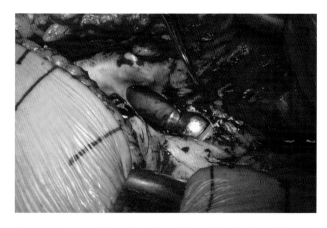

■ 图 34-2　关节囊切开。可从髋臼缘开始沿臀中肌后缘向梨状肌窝切开，然后向远端沿转子间线至臀大肌肌腱的附着点水平

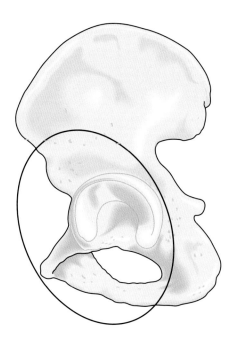

■ 图 34-3　暴露的近端范围。后侧入路时将近端限制在髋臼上缘上方 3～4cm 及坐骨切迹。远端可用于显露整个后柱至坐骨结节，及股骨全长至膝

恰在髋臼上缘的上方（图 34-3）。此部位可通过游离臀中肌，进行转子截骨，而使臀中肌游离后进入该区域。此外，可将梨状肌抬高至坐骨切迹背侧，仔细操作以显露和保护臀上神经和从切迹发出的动脉。抬高臀中肌和臀小肌并除去髋臼缘的关节囊可获得进一步的显露，此时还需切除大转子、臀中肌及其肌腱下面和剩余髋关节囊处的瘢痕组织和肉芽。如果关节囊严重挛缩或在进入关节的过程中受到损伤，则需要施行完全的关节囊切除。

后侧入路特别适用于骨盆的整个后柱显露。可用于有后柱骨缺损且需要植骨、取出钢板等内固定及显露坐骨神经的患者。作为解剖标记，梨状肌肌腱可被定位为坐骨大切迹的出口。将拉钩放置在切迹内是危险的，因为此处有坐骨神经和臀上动脉和神经。放置尖锐的牵开器在切迹内可能会损害臀上动脉，此造成的出血将很难看见且不会停止。同样，将牵开器放在切迹内也可能引起坐骨神经牵拉性损伤。闭孔内肌从坐骨小切迹处呈现，从小切迹出来后转弯处常合并有滑囊，此滑囊提供一个安全放置钝性牵开器的部位，这有助于看见后柱。将放置小切迹的牵开器放置在坐骨神经深层，对其强力牵拉将引起坐骨神经的受压或牵拉。在显露后柱时，屈膝位将减少坐骨神经张力，松松地牵拉将有助于预防神经损伤。整个后柱可自坐骨切迹至坐骨结节的尖端显露。

一旦初步完成近远端暴露，可将假体的股骨头从髋臼中脱出。髋关节的脱位可增加近端股骨，尤其是股骨前方的显露，该区域在髋关节在位时很难看见。髋关节脱位后，注意不要过度扭转股骨干，尤其对易骨折的患者或存在股骨缺损的患者。过度扭转可导致股骨干骨折。在股骨头脱出的过程中，可将股骨干保持在内收、屈曲和内旋的状态下，并使用骨钩仔细将股骨头从髋臼中提出。一旦脱位成功，则股骨假体可作为股骨近端暴露过程中松动股骨的"把手"。取出假体有助于髋臼的显露。在此点可完成近端股骨周缘显露，使近端股骨缺损得以显示。随着近端股骨的显露，股骨逐渐内旋、内收和屈曲，增加了对股骨髓腔的显露。继续进行全周显露和远端松解，直至股骨能充分移动。此显露必须将髂腰肌肌腱从小转子处部分或完全松解。股骨完全松动后，手术医师通过后侧入路接近近端股骨、股骨干和股骨髓腔的骨内膜（图 34-4）。

首先将拉钩放置在残存的股骨颈下方及髋臼前缘，经后侧入路可显露髋臼。将近端股骨轻轻抬向髋臼前缘，目的是将近端股骨移向髋臼前缘的上方。此时将前关节囊抬高以脱离髋臼前缘，可与股骨前移并行（图 34-5）。切开整个关节囊以及切除髋臼附近的肉芽及瘢痕组织，以获得进一步显露。

伤口的关闭可以从远端到近端分步进行。先

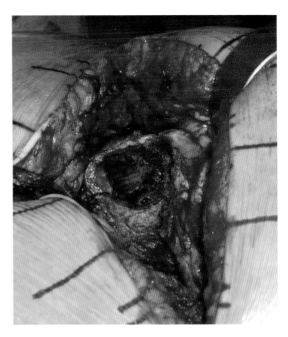

■ 图 34-4　显露股骨髓腔。完全显露股骨近端后，可使股骨内旋、屈曲，取出股骨柄，沿着股骨干可清楚地显示整个髓腔

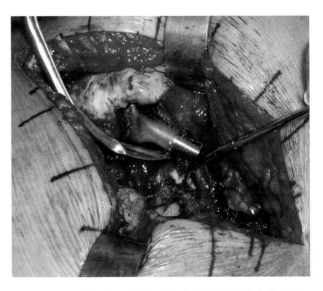

■ 图 34-5　前部关节囊的抬升。如果需要保留假体组件，则可在假体柄在位的情况下显露髋臼，也可在取出股骨柄后显露。在这两种情况下，可将拉钩放置在股骨颈下方及髋臼前缘上，采用该方法放置拉钩可在直视下抬升髋关节前部关节囊纤维（如本图中的尖钳所示）。这些纤维的抬升可使股骨向前平移，直接显露髋臼

修复臀大肌肌腱，如果显露股骨干时抬升了股外侧肌，则可缝合股外侧肌。如果有组织修复后关节囊，此时最好再修复后关节囊，以保证术后保

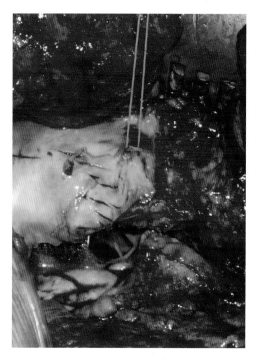

■ 图 34-6　关节囊的修复。如果有组织存在，可修复后关节囊或关节囊瘢痕。修补时可在大转子钻孔，将修补的关节囊固定在大转子的后部，或者如图片中所示呈叠瓦状叠合在臀大肌肌腱上

持髋关节的稳定性（图 34-6）。随后缝合阔筋膜张肌，再逐层缝合皮下组织及皮肤。

延伸的后侧入路髋关节翻修术有多种方式，可用于单纯和复杂翻修。该入路能有良好的视野，包括髋臼上缘、后柱及整个股骨。此显露使一系列复杂重建手术变得可能，包括上部、内侧及后部骨移植，以及后柱钢板置入、支架置入（不需要外侧骨盆扩大显露）、超大髋臼杯置入和从一期植入至延伸至膝部的所有类型的股骨重建手术。

围术期管理

髋关节翻修术患者的围术期管理的重点是重建手术的细节而非应用的入路。然而，就后侧入路本身最重要的考虑是，维持关节的稳定性以及对后部失稳的预防。由于髋关节囊缺损很常见，加上需广泛的清创以及缺乏早期肌肉的保护功能，因此术后髋关节后脱位成为一个真正存在的问题。如果此顾虑还伴随有假体的保护、骨移植、假体周围应力性骨折的修复等问题，此时就应考虑行保护性负重或使用外展支具。支具由骨盆带、股带、膝铰链及膝下方的延伸装置组成，可为重建结构提供保护并限制可能导致股骨头脱位的髋关节屈曲或外展活动。如果存在扭转应力，则可增加足部支具。支具最少应使用 4 ～ 6 周，以保证软组织的愈合及某些髋关节带肌肉功能的恢复。

并发症

髋关节脱位是髋关节后侧入路手术后最常见的并发症。据报道在大样本美国医保人群中，髋关节翻修术后的关节脱位的发生率高达 14.4%。[1]坐骨神经在髋关节翻修过程中很容易受到损伤，因此在后侧入路手术应对其进行保护。然而，和其他手术方式相比，文献报道并不支持后侧入路手术坐骨神经损伤发生率更高的结论[2-5]。本手术的其他并发症还包括感染、骨折等，切口并发症也是翻修手术后常见的问题，但和手术入路无特殊关系。

（孙　伟　译　李子荣　校）

参考文献

1. Phillips CB, Barrett JA, Losina E, et al: Incidence rates of dislocation, pulmonary embolism, and deep infection in the first six months after elective total hip replacement. J Bone Joint Surg Am 85A:20-26, 2003.
2. Masri BA, Campbell DG, Garbuz DS, Duncan CP: Seven specialized exposures for revision hip and knee replacement. Orthop Clin North Am 29:229-240, 1998.
3. Blackley HR, Rorabeck CH: Extensile exposures for revision hip arthroplasty. Clin Orthop 381:77-87, 2000.
4. Barrack RL: Preoperative planning for revision total hip arthroplasty. Clin Orthop 420:32-38, 2004.
5. Glassman AH: Exposure for revision total hip replacement. Clin Orthop 420:39-47, 2004.

第35章

手术入路：直接前侧入路翻修

Michael Nogler

- 直接前侧入路可保留外展肌群完整，使臀肌功能不全的潜在风险达到最小。
- 和初次全髋关节置换类似，通常可通过微创切口显露髋臼杯。
- 该入路在沿髂嵴走行的间隙中容易向近端延长。
- 在阔筋膜张肌的起点部分松解可直接显露股骨，便于股骨内操作。
- 使切口向背外侧延伸或第二个外侧切口向背侧延伸直至股外侧肌，可从侧方显露股骨。

直接前侧入路（direct anterior approach，DAA）的主要优点是保留肌肉结构，尤其是对臀部外展肌肉的保护，这些肌肉在初次全髋关节置换手术中可保持完整。而翻修手术的一般趋势更倾向于破坏性，但是在翻修手术中，DAA 及其扩大入路也会对臀部肌肉提供保护。

该入路近端可以沿髂嵴延长，远端可以沿股骨外侧延长。"直接前侧入路"一词实际上是指该入路在髋关节区域利用了阔筋膜张肌（tensor fasciae latae，TFL）和股直肌的间隙。然而，本入路保持臀部肌肉完整的主要优点仍然可实现。

根据笔者的经验，通过 DAA 显露髋关节行髋臼杯翻修手术可能非常理想。即使在髋臼破坏非常严重的病例中，使用本入路行骨水泥或非骨水泥型重建很少需要切口的延长。

如果计划实施股骨翻修手术，用此入路可直接显露股骨近端。这时需松解阔筋膜张肌在髂骨上的部分止点。

需要显露股骨干时，股骨的神经支配不允许在股骨前方直接显露。这时可将切口向外侧延长或准备第二个切口。即使如此，臀部肌肉仍然能保持完整。

适应证及禁忌证

髋关节置换翻修术的适应证为关节置换术的两个或其中之一的部件感染或无菌性松动。在翻修手术中，如果仅需对髋臼杯或股骨柄翻修，则 DAA 的切口可很小。从近端方向就可以严格地在股骨内进行股骨床准备。无论该入路在阔筋膜张肌或股直肌的间隙之内，还是需要延长，臀部肌肉都可获得保护。

如果希望保护臀部肌肉，则可以选择 DAA 或将其延伸。对股骨内翻修手术除了切断阔筋膜张肌，使手术腿过伸并充分内收是非常重要的。如果这一情况不能实现，则应该考虑其他手术方案或不同的入路。由于本入路可以沿股骨向近端及远端延长，它可与外侧入路一样显露髋关节和股骨，没有其他另外的禁忌证。手术中必须使用特殊弯曲、成角或偏心的器械。

手术技术

皮肤切口

本书前面的章节中描述了 DAA 一期髋关节置换术微创手术的皮肤切口位置。对标准髋臼杯翻修，切口及肌肉间的操作限定在同一间隙。

虽然有人建议手术切口应较原有的 Smith-Petersen 切口更偏外，但是该切口仍可很轻易地向近端延伸。不能直接将切口设在髂嵴上，但可以在原有切口的外侧平行于髂嵴延长。通常该切口只需要将阔筋膜张肌的部分起点从髂骨上离断。因此，该切口可以向近端充分延长至髂前上棘水平或其近端（图 35-1）。

切口远端可以向前延长至小转子水平。如果需要显示远端股骨，则可通过侧方切口实现。因此可将切口弧向股骨外侧，或经过第二个外侧切口获得股骨显露。

患者体位

如做初期髋关节置换手术，笔者喜欢将患者仰卧位在手术台上。该体位可保证骨盆稳定，同时也易于测量下肢的长度。如果在股骨假体存在的情况下要显露髋臼，这时需要附着在手术台上的腿支架（如 Mayo 器械台）。将手术对侧肢体固定在手术台上（如臂托板）可在股骨显露过程中使对侧腿轻易地保持在过度外展体位。均可将两腿包裹。这样可允许股骨暴露过程中将手术侧腿交叉在对侧腿下方。

精要

- 可使用标准手术台，这种手术台可在髋关节水平断开，使两腿保持在过伸体位。

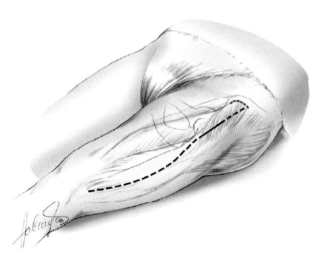

■ **图 35-1** 图示为位于阔筋膜张肌侧方的标准微创手术切口、近远端延长线（黑色虚线）以及阔筋膜张肌的分离线（红色虚线）

- 双腿无菌包裹可在暴露股骨时将手术腿交叉在对侧腿的下方。
- 在股骨假体存在的情况下暴露髋臼时应有小腿支撑架。
- 股骨准备时可使用臂托支撑内收腿。

手术入路

初始的入路应和初次髋关节置换术的入路一致。在髂前上棘和股骨大转子定位（图 35-2）。入口近端起始点应在髂前上棘外侧及远端两横指处。切口长度可以根据手术要求选择。作者建议开始时可选择较短的切口，手术过程中可根据需要不断延长。

股外侧皮神经在此入路范围。如前所述，在切口时保护该神经。在切口区域可发现通向髂胫带的血管穿支，切开时需电凝这些血管（图 35-3）。

初次手术入路不是 DAA 的患者，其操作过程和初次手术一致，直至完全显露再生的关节囊。

在确定正确的手术入口前，切勿切开阔筋膜张肌。用示指从近端至远端来回移动触摸阔筋膜张肌和缝匠肌之间的间隙（图 35-4）。

如果本次翻修前的手术使用的是 DAA 入路，则应该注意在阔筋膜张肌腹侧缘的外侧进行操作，以避开股外侧皮神经。

精要

- 皮肤切口的起点为髂前上棘外侧及远端各两横指。
- 外侧皮肤切口可保护股外侧皮神经的主要分支。
- 对既往手术为 DAA 的患者来说，操作应该一直保持在阔筋膜张肌的外侧。

髋关节的显露

在阔筋膜张肌筋膜的中点处（内侧至外侧）切开。将筋膜从肌纤维上剥离，然后严格在筋膜下方操作。轻轻将阔筋膜张肌肌纤维拉向外侧，在该肌筋膜下可轻易发现类似于脂肪层的 Smith-Petersen 间隙。

将第一个锐拉钩放置在股骨颈的外侧或上侧。在放置拉钩前用手指在此区域内轻轻推动以确定

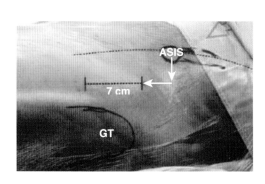

■ 图 35-2　使用髂前上棘和股骨大转子作为皮肤切口起始点的坐标

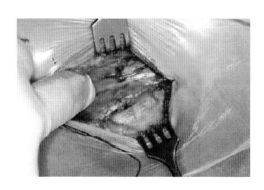

■ 图 35-4　触摸股直肌和阔筋膜张肌之间的间隙。白色区域为臀中肌上方的筋膜（Watson-Jones 间隙）

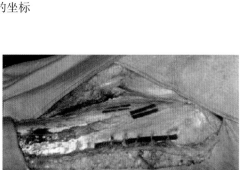

■ 图 35-3　皮肤切除后的解剖关系，所示为股外侧皮神经（绿色）、髂胫束及皮肤切口内的血管穿支

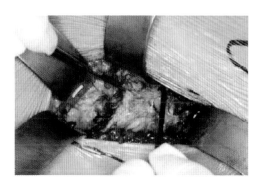

■ 图 35-5　使用四个拉钩后可显露关节囊，并可进行部分切除

拉钩的正确位置。将第二个锐拉钩放置在大转子区域。用钉耙拉钩或 Hibbs 拉钩拉住内侧的软组织。

将另一个拉钩放置在股骨颈内侧，牵拉住股直肌和缝匠肌。使用锐拉钩或钝拉钩均可。

将第四个锐拉钩放置在髋臼前缘。轻轻牵拉此拉钩可以显著增加髋臼的显露。如果必要，还可以进一步松解股直肌筋膜。随后将外侧远端的拉钩放回到其原来的位置（图 35-5）。

髋臼的显露及准备

对再生关节囊组织必须分步切除，直至关节可脱位。脱位后更容易松解背侧的关节囊。

如果可能，将人工股骨头从股骨假体上脱出。使用偏心冲击器平行于假体颈的长轴操作可很好地完成此操作。取出股骨头后，可将近端股骨放置在髋臼的后外侧。将一只双爪拉钩放置在髋臼后缘的下方，将近端股骨推向下方。为了获得最佳显露，必须抬高手术肢体并将其外旋。可将臂

托板放置在患者的膝部以支持此体位（图 35-6）。

显露髋臼时，还应该再使用三把或更多的拉钩。将前拉钩放置在髋臼前缘周围。如果该拉钩和髂腹股沟带呈 90° 角，且尽可能放置在髋臼外侧及髂腰肌的后方，则可以安全地避开血管和神经。第二和第三把拉钩可分别放置在髋臼内侧和外侧（图 35-7）。根据骨质破坏的程度，还可以放置尖头拉钩。

如同初次全髋关节置换手术，此小入路需更多专门的手术器械。

精要

- 使用四把特殊的弧形拉钩可减少软组织所承受的压力并优化操作空间。
- 将近端股骨放置在髋臼的侧后方。
- 用臂托板抬高患肢，使近端股骨下降。
- 为了取出旧组件，放置新的髋臼杯系统，有必要使用弯的或偏心器械。

的原则是，要求使用有角度的器械并使其进入髋臼及股骨髓腔。这一观念促成了初次假体微创植入手术的成功。但对于股骨柄翻修术，如果计划从近端进入股骨髓腔进行翻修手术，则这一观念还远远不够。对这些病例必须要直行操作。这一点可以从近端延长髂前上棘及髂嵴外侧的皮肤切口来实现。可以显露阔筋膜张肌的止点。在保留少部分肌肉筋膜使之粘附在髂骨上的同时，可将阔筋膜张肌腹侧的部分从其起点上离断。这样可调低股骨抬高器，直至可将直把器械直接进入股骨髓腔（图 35-9）。

其他可松解的结构

在大转子尖端及转子窝内部可找到臀小肌、梨状肌、上孖肌、闭孔内肌及下孖肌的附着点。

可将一把锐牵开器放置在髂腰肌近端的股骨矩区。此外，还可将另一把锐拉钩放置在近端股骨的外侧以便将外侧软组织拉向侧方。显露股骨

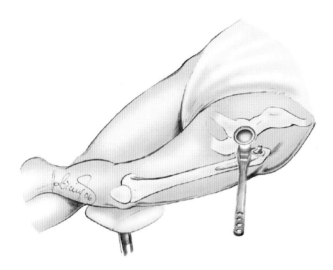

■ 图 35-6　髋臼的显露。将近端股骨放置在髋臼的后外侧。使手术腿抬高，用一臂托板放置在患者的膝部下方支持此体位

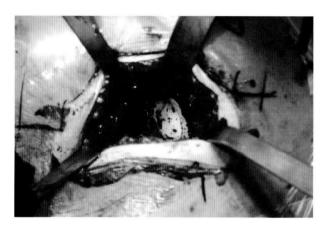

■ 图 35-7　显露髋臼。可将一把拉钩放置在髋臼的前方，将另外两把拉钩放置在其内侧或外侧

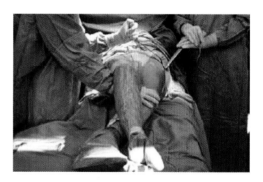

■ 图 35-8　为了获得过伸位，可将手术台在髋关节平面处断开并屈曲 20°～40°。将股骨抬高器放置在大转子的后方

股骨的显露及准备

将定制的双爪长牵开器（股骨抬高器）放置在股骨大转子后方及臀中肌前方。然后将骨钩放置在股骨颈的股骨矩区，向前缓慢用力牵拉抬高股骨。放置双爪长撑开器，把持股骨在抬高的位置。然后松解其后方的组织结构，以便获得确切的股骨显露。将对侧腿过度外展，第二助手在膝盖处使手术肢体外旋。也可将对侧腿交叉放置在手术腿的上方及助手的手上，以维持手术腿的外旋。手术肢体的膝必须保持伸直，以减少近端股骨的肌肉力量，使近端股骨的显露充分（图35-8）。

一条直接前侧入路微创全髋关节置换术观念

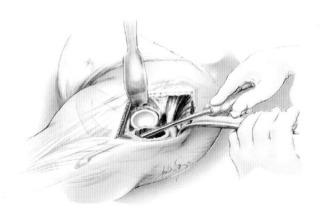

■ 图 35-9　仔细摆好肢体的体位，将部分阔筋膜张肌从其髂嵴的起点上离断，使直把器械能进入骨髓腔

后，如果必要可松解上述肌腱。

精要

股骨的显露可分为以下几个步骤：

1．松解后外侧关节囊。
2．使用骨钩将股骨拉向外侧和向上。
3．用股骨抬高器作杠杆将股骨抬高。
4．使手术侧肢体过伸。
5．使肢体内收。
6．使肢体外旋。
7．使膝关节完全伸展。
8．松解转子窝内的关节结构。

注：上述步骤的实施程度根据每个病例的情况有所变化。

直接前入路的远端延伸

在小转子水平的远端，支配股外侧肌的股神经分支在股骨的前方交叉（图 35-10）。可从前方将切口从远端延长至小转子。可将此区域的软组织推向远侧。在小转子水平时，应该避免前方的直接锐性剥离。

为了到达股骨的侧方，可将皮肤切口向外侧延长或另行外侧切口。可将阔筋膜张肌筋膜在阔筋膜张肌的后方沿股骨干长轴纵向劈开。在阔筋膜下方显露股外侧肌。将该肌肉的筋膜从后方切开，并将肌纤维从背侧筋膜上抬起，直至希望的长度。结扎穿支血管。

精要

■ 从外侧皮肤切口直接显露股骨。
■ 将阔筋膜向远端及背侧劈开，直至阔筋膜张肌。

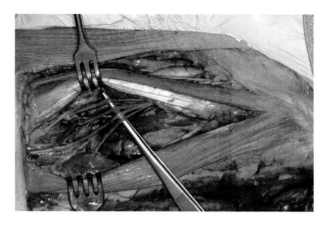

■ 图 35-10　在小转子水平的远端，股神经分支穿过股骨的前方

■ 经过股外侧肌筋膜显露股骨干。

围术期管理

有关入路无特殊建议。根据入路的扩大情况及重建手术的类型选择术后治疗。入路局限在前方的微创切口处可使肌肉的损伤减少，使术后康复更加迅速。

并发症

特殊并发症包括股外侧皮神经和股骨前方的股神经分支的损伤。将皮肤切口靠近外侧并避免切口内侧皮下组织的损伤可保护股外侧皮神经。为了保护股神经分支，应使用外侧切口对小转子远端的股骨进行操作。

（孙　伟译　李子荣校）

推荐阅读

Kennon R, Keggi J, Zatorski LE, Keggi KJ: Anterior approach for total hip arthroplasty: beyond the minimally invasive technique. J Bone Joint Surg Am 86A(Suppl 2):91-97, 2004.

Mayr E, Krismer M, Ertl M, et al: Uncompromised quality of the cement mantle in Exeter femoral components implanted through a minimally invasive direct anterior approach: A prospective, randomised cadaver study. J Bone Joint Surg Br 88:1252-1256, 2006.

Nogler M, Krismer M, Hozack WJ, et al: A double offset broach handle for preparation of the femoral cavity in minimally invasive direct anterior total hip arthroplasty. J Arthroplasty 21:1206-1208, 2006.

Nogler M: Navigated minimal invasive total hip arthroplasty. Surg Technol Int 12:259-262, 2005.

Pfirrmann CW, Notzli HP, Dora C, et al: Abductor tendons and muscles assessed at MR imaging after total hip arthroplasty in asymptomatic and symptomatic patients. Radiology 235:969-976, 2005.

第**36**章

髋关节手术入路：直接外侧入路

Adolph V. Lombardi Jr., Keith R. Berend

- 直接外侧入路是髋关节前外侧入路的一种，需经臀中肌和臀小肌解剖。

- 外侧入路有多种变异，依据臀中肌和臀小肌从股骨大转子上松解的数量以及肌肉的松解是否带有骨片而不同。

- 沿股外侧肌切开，经转子的前外侧面 S 形缓慢上延，达臀中肌和臀小肌之间。

- 避免损伤外展肌群，锐性切开臀中肌和臀小肌，切开范围不要超过 3 ~ 4cm，以尽量保留支配外展肌的神经。

- 此切口显露极易延长，如手术需要，远端可延伸至股外侧肌。

髋关节的直接外侧入路广泛应用于全髋置换术的初次和翻修手术。依据定义，此入路是通过劈开臀中肌和臀小肌而进入髋关节。外侧入路有多种，总体上是根据外展肌从股骨大转子上的剥离量和外展肌剥离是否带有骨片或直接剥离而分。最普及的直接外侧入路可能是 Hardinge 改良入路[1]，此入路普及是因多孔涂层的解剖型（porous coated anatomic，PCA）全髋关节系统（Howmedica，Rutherford，NJ）的安放。Hardinge 改良入路的关键在于仅有约 50% ~ 60% 的外展肌从大转子上剥离，如此显露在假体安放时既利于髋臼的暴露也利于股骨近段的暴露。考虑到外科医生所担心的腱性愈合不佳，Dall 描述了一种外展肌附带有大转子骨块的显露方式[2]，截骨块可以在手术结束

时通过缝合或钢丝环扎原位复位固定，其优点是直接的骨性愈合。1985 年以来，本文作者一直采用直接外侧入路独特的改良方法。此入路最早在作者和 Frndak 及同事行初次全髋置换术[3]，以及 Head 和同事进行全髋关节翻修术时所描述[4]。这种改良方法的最显著变化在于大转子止点上至少 60% ~ 75% 外展肌得以保留，通常仅切断 25% ~ 30% 的外展肌。然而外侧入路的最大争议之一是由于外展肌受累造成的髋关节功能术后康复受影响而出现跛行，而此改良方法的最大优势是最大程度地保留了外展肌，从而有利于术后髋关节功能的快速恢复，减少术后跛行。

适应证和禁忌证

初次全髋置换术和髋关节翻修术均可采用直接外侧入路（图 36-1）。此入路是作者喜用的入路。此入路的最大优势是髋臼和股骨近端可在直视下操作。应用此入路既可进行简单的初次全髋置换术，也可扩展用于复杂的髋臼和股骨重建手术。近年来有关此入路的文献报道显示，直接外侧入路最大的优势是术后髋关节稳定性好，全髋关节翻修术的效果更证实此点。目前髋关节翻修术中最常见的是仅更换髋臼内衬。对医患双方来讲，内衬的更换是相对简单的手术，但是后侧入路所带来的术后脱位一直困扰着医患双方。而采用直接外侧入路更换内衬患者的术后脱位率相对较低，其他几项研究也证实了此结论。[5] 为了避免术后脱位，髋关节翻修的内衬更换手术是选择外

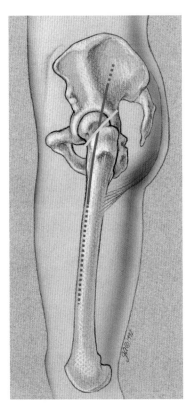

■ **图 36-1**　标准初次入路（深蓝色粗的实体线）的皮肤切口是在股骨外侧面以大转子为中心的外侧直切口，从髂前上棘水平开始向远端延伸经股骨大转子至大转子远端 10 ～ 15cm。此入路的微创改良入路（浅蓝色实体线）可以最小程度地减少手术解剖。对于翻修手术，标准切口可以根据手术要求相应地向近端或远端延伸［获得关节置换医生协会（Joint Implant Surgeon）允许转载］

侧入路一项特有的指征。所有的髋关节翻修术均可采用直接外侧入路，即使是那些既往采用后侧入路的患者。外侧入路唯一的相对禁忌证是股骨近端后方软组织结构完全缺失的患者，而这些患者采用后侧入路更为合适。此入路术毕时可更便于重建后方腱性的"白头鹰"结构。

术前计划

　　不管考虑采用何种入路，髋关节翻修术均需行恰当的术前计划。适当的影像学检查、假体选择、是否需要骨移植或和骨移植替代物，这些在术前计划中都是至关紧要的。如采用直接外侧入路，应行术前影像学检查，评估观察异位骨化的存在情况。如有 Brooker Ⅲ 或 Ⅳ 度异位骨化或存在异位骨化高危因素如强直性脊柱炎，应考虑术前

或术后即刻放疗或者口服吲哚美辛药物。

手术技术

　　麻醉成功（全麻、局部阻滞或联合应用）后，仰卧位时测量患者的肢体长度。手术采用患肢在上的全侧卧位，需采取不同的支架来确保患者安放在此位置。有多种支架可用，作者推荐应用挡板固定，它适合于各种体型的患者，且可提供可靠的固定，而不必担心术中的患者体位改变。主要的风险是安放挡板时要防止局部压迫，最终导致皮肤压伤。此外，安放前方的挡板时不要影响髋关节活动度，特别是屈曲、内收和内旋动作。

　　将患肢常规消毒铺单，测量仰卧位和侧卧位的肢体长度。侧卧位时肢体长度按照前面所描述的"参照健腿法"测量。[6] 此方法需对齐双侧足跟，注意膝关节的相互关系。手术开始时应用腰椎穿刺针标记大转子近端，沿大转子切开，通常切口的 2/3 位于大转子近端，1/3 位于远端（图 36-1）。将切口向后倾斜约 30°。翻修手术时需注意原手术切口。在设计外侧切口时，尽可能将原切口包含在内。沿大转子行外侧直切口，距离大转子尖的切口近端和远端的长度与翻修手术的范围有关。切开皮肤和皮下组织达阔筋膜，沿切口切开深筋膜。牵拉开前后方的肌筋膜袖，显露股骨外侧面（图 36-2）。初次关节置换时，从股骨前方由外向内牵开臀中肌和臀小肌，将关节囊与臀小肌也一并牵开（图 36-3）。

　　行翻修手术时，最好能够分辨出阔筋膜张肌和股外侧肌远端的平面。向近端延伸时必须仔细显露此平面，因为阔筋膜张肌和臀大肌以及其下的臀中肌之间一般会有粘连。一旦显露出此平面，可向前后方牵开肌筋膜袖（图 36-2）。牵开后股骨外侧面可广泛地显露。从股外侧肌的远侧和后外侧切开。沿股外侧肌切开或者从肌间隙向前牵开股外侧肌。向近端切开至股肌结节，用 Hohmann 型或 Bennett 型牵开器向前牵开股外侧肌。在股外侧肌结节处，切口继续在前方向头端延伸，以一体方式自股骨近端前内侧抬高臀中肌和臀小肌以及关节囊。解剖进入臀中肌和臀小肌的间隙，以保留大转子后侧面附着的 2/3 臀中肌和臀小肌。在臀中小肌劈开的具体位置和方向由人工假体的头颈位置决定（图 36-4）。解剖外展肌时应避免超

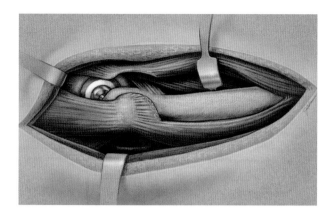

■ 图 36-2 翻修术时切开皮肤和皮下组织达深筋膜，并沿切口切开阔筋膜。向前及向后牵开肌筋膜袖，显露股骨外侧面（获得关节置换医生协会允许转载）

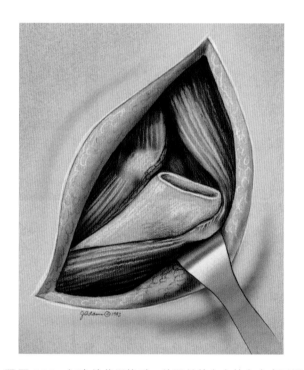

■ 图 36-3 初次关节置换时，从股骨前方由外向内牵开臀中肌和臀小肌，将关节囊与臀小肌也一并牵开（获得关节置换医生协会允许转载）

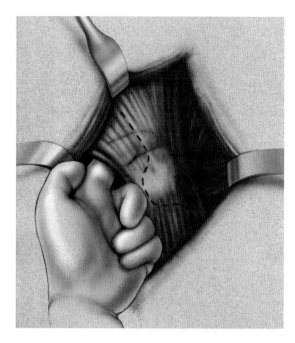

■ 图 36-4 臀中肌和臀小肌确切的切开位置和方向由触摸到的假体或股骨头颈的位置决定（获得关节置换医生协会允许转载）

子上的髂腰肌肌腱。

一旦关节假体脱位，将肢体进一步外旋以允许医生从股骨处松解后侧关节囊。将宽 Hohmann 拉钩放在大转子下，将股骨抬出伤口，将另一把拉钩沿股骨颈后方放置，以增加股骨近端显露，将第三把拉钩放于梨状肌窝处，将臀中肌和臀小肌复合体牵开，以保护它们不受损伤。以上显露有助于清晰、完整地显露股骨近端，便于股骨假体的取出。试图取出股骨假体前，还需清理整个股骨近段的骨和软组织，尤其是转子间窝处的组织。如果仍不能取出股骨柄，则需将股骨近端劈开截骨（图 36-6），此截骨线为大转子延长截骨术的前缘。截骨后再尝试取出股骨柄，如果仍难以取出，上述截骨便可容易地转变成 ETO 截骨术。取出股骨柄时，助手需屈曲、内收和外旋患肢。手术时前方可放置无菌袋，或者像作者推荐的用无菌袜套，当将患肢远端放回手术床后就脱掉它。

将肢体以轻度屈曲和外旋位放置在手术台上，髋臼就可获显露。前方放置 Hohmann 拉钩，将第二把 Hohmann 拉钩放在后方，并推向坐骨，此将向后牵开股骨（图 36-7）。根据髋臼需要暴露程度，将整个臀中肌和臀小肌从髂骨翼向后牵

过 3 ~ 4cm，这样可以保留支配臀中肌和臀小肌前方大部分肌肉纤维的神经（图 36-5）。这样的操作使最前侧的臀小肌和臀中肌肌束与股外侧肌保持了连续性。将拉钩放置于假体颈部，助手屈曲、内收、内旋患肢时，术者向远端及外侧牵引，脱出关节假体。如果难以脱位，可应用以下几种方法：松解髋臼后上缘的关节囊；进一步松解股外侧肌，同时松解后内侧关节囊远端和附着于小转

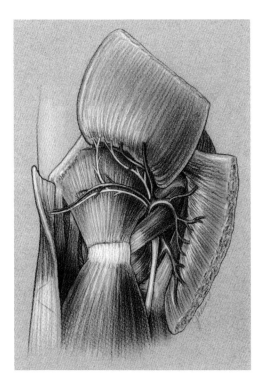

■ **图 36-5**　图示提供外展肌群的臀上动脉和臀上神经（浅层肌肉已被翻起）（获得关节置换医生协会允许转载）

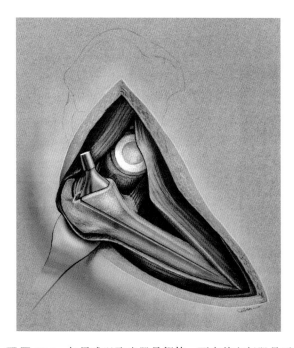

■ **图 36-6**　如果难以取出股骨假体，可在前方行股骨近端劈开截骨。此劈开线可作为大转子延长截骨的前缘（获得关节置换医生协会允许转载）

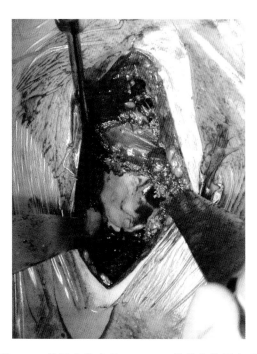

■ **图 36-7**　放置在前方的 Hohmann 拉钩和放置在后方的第二把 Hohmann 拉钩并向坐骨拉开，此将股骨向后牵开（获得关节置换医生协会允许转载）

开。此操作需在骨膜下进行，以防止损伤臀上神经（图 36-5）。应用 Charnley 钉或者 Hohmann 拉钩插入髂骨以保持切口牵开。因此，此入路是依据髋臼或股骨翻修所需显露的最小延伸。

髋臼和股骨假体的安放决定了关节稳定性和肢体长度。髋臼重建的目的是恢复髋关节真正的旋转中心，可采用多种方法和或材料重建髋臼骨缺损，包括骨移植（颗粒和结构骨移植）、多孔金属块、巨大髋臼杯、带偏心距的内衬、重建金属笼和带三翼附件髋臼杯。

股骨重建常需要重建股骨近端。采用标准的或外移选择的多种股骨翻修柄，辅助或不辅助异体骨条，可实现此目标。维持大转子的完整性对于重建后关节的最终稳定性和关节的功能恢复至关重要。放置翻修柄后，利用可调的股骨头颈对肢体长度和关节稳定性进行微调。我们采用"参照健腿法"去确定肢体长度。因为没有损害后方 1/2 ～ 2/3 外展肌，因此外展肌的张力也有助于判定肢体长度。后方肌肉条索提供了髋关节的屈曲、内收和内旋的稳定性。大直径的股骨头也能提高髋关节的稳定性。

闭合裂开的外展肌对于髋关节重建后整体的

功能恢复至关重要。为了使术后跛行降至最低，需认真细致地修复外展肌：将外展肌用几根 5-0 号不可吸收爱昔邦或泰龙缝线缝合到近端大转子处，同时缝合前方袖套，屈曲、内旋髋关节以便于外

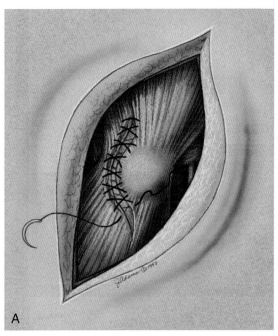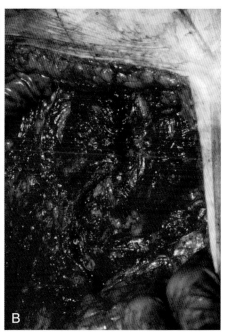

图 36-8 **A**，认真细致地修复外展肌以避免术后跛行：用几根 5-0 号不可吸收爱昔邦或泰龙缝线将外展肌缝合到近端大转子处，同时缝合前方袖套。**B**，用 1-0 号可吸收缝合线加强缝合，恢复股外侧肌的连续性（获得关节置换医生协会允许转载）

展肌缝合。应用 1-0 号可吸收缝合线加强缝合，恢复股外侧肌的连续性（图 36-8）。

围术期管理

　　直接外侧入路髋关节翻修术后康复和理疗的目的是保护愈合初始阶段的修复过程。术后至少 6 周内应用拐杖或助行器。根据髋臼和股骨重建情况决定负重状态。术后 6 周后开始髋关节活动练习，同时要考虑重建情况选择活动强度。患者应循序渐进康复。

并发症

　　直接外侧入路最严重的并发症是外展肌修补的断裂。防止断裂的技巧是用结实的不可吸收线将外展肌与大转子严密缝合，术后 6 周内限制髋关节的活动度。另一个并发症是继发于外展肌力弱的持续跛行。保持大转子的完整性、髋臼和股骨假体的安放得当、恢复肢体长度和偏心距均可降低跛行的发生。

（王佰亮 译　李子荣　校）

推荐阅读

1. Hardinge K: The direct lateral approach to the hip. J Bone Joint Surg Br 64B:17-19, 1982.
2. Dall D: Exposure of the hip by anterior osteotomy of the greater trochanter. A modified anterolateral approach. J Bone Joint Surg Br 68:382-386, 1986.
3. Frndak PA, Mallory TH, Lombardi AV Jr: Translateral surgical approach to the hip. The abductor muscle "split." Clin Orthop Relat Res 295:135-141, 1993.
4. Head WC, Mallory TH, Berklacich FM, et al: Extensile exposure of the hip for revision arthroplasty. J Arthroplasty 2:265-273, 1987.
5. Smith TM, Berend KR, Lombardi AV Jr, et al: Isolated liner exchange using the anterolateral approach is associated with a low risk of dislocation. Clin Orthop Relat Res 441:221-226, 2005.
6. Iagulli ND, Mallory TH, Berend KR, et al: A simple and accurate method for determining leg length in primary total hip arthroplasty. Am J Orthop 35:455-457, 2006.

第 37 章

大转子截骨延展术：后侧入路

Scott M. Sporer，Wayne G. Paprosky

要点提示

- 对固定良好股骨柄和股骨远端残留骨水泥的取出，以及股骨内翻位塑形，应考虑采用大转子截骨延展术（extended trochanteric osteotomy，ETO）。
- 对短柄股骨假体翻修，ETO 长度应尽可能短，但也应足够长以跨过股骨塑形的尖端，以便于取出假体和骨水泥，同时允许应用至少两根钢缆环扎固定。
- 需同时应用多把宽型骨刀向前撬开截骨块，以在最大距离上分散应力。
- 股骨扩髓和假体安放前在截骨的远端环扎钢缆，预防骨折。
- 在确保剩余的股骨干牢固前，应向后侧及远侧推进截骨块，以提供适当的外展肌张力，减少撞击风险。

全髋关节置换术可提供可预测性退行性关节炎患者的疼痛缓解和关节功能改善，是成本 - 效益最佳的手术方法。尽管全髋关节置换术成功率高，长期效果可靠，但仍有几种情况导致股骨柄翻修。ETO 手术是通过人为可控的皮质骨折显露股骨近端。此技术对顺利取出固定良好的股骨柄假体非常有帮助，它增加手术显露，允许同轴安放新的股骨柄。对于经常做髋关节翻修或对股骨侧畸形患者行初次全髋置换的外科医生，熟悉此技术非常重要。

适应证

ETO 最常见的适应证包括固定良好的股骨柄

假体的取出、远端残留骨水泥的取出、股骨近端塑形患者的股骨柄假体安放，以及增加手术显露（图 37-1）。

取出固定良好的股骨柄假体极具挑战。假体取出的适应证包括感染、股骨柄位置不良和（或）偏心距不佳造成的反复性脱位、假体出现不良事

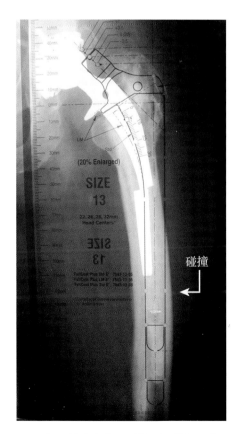

碰撞

■ **图 37-1** 股骨近端内翻位塑形的"碰撞"现象

件记录以及需增加髋臼显露的患者。由于仅显露近端，不能使假体柄远端的骨 - 假体界面分离，此时试图取出固定良好的股骨假体势必会引起较广泛的骨丢失。皮质骨开窗可能有帮助，但此法会削弱剩余宿主骨皮质的强度，而需要更长的股骨柄跨越因开窗造成的应力薄弱区。

取出固定良好的远端骨水泥同样具有较大难度。仅显露近端欲取出的远端骨水泥时极易造成皮质骨穿孔。通过设计 ETO 的长度，可更好地显露远端骨水泥塞，应用标准骨钻、丝锥和刮勺，使骨 - 水泥界面断裂，以便于取出残留的骨水泥。

超过 30% 的股骨柄松动的患者均有近端股骨的内翻位塑形。虽然这些患者的假体取出相对容易，但因畸形的股骨近端，使随后重建有很大难度。股骨近端畸形患者的手术方法选择包括：接受此畸形，采用骨水泥固定股骨柄假体于畸形位；或采用 ETO 手术对股骨髓腔行中心性扩髓。而骨水泥固定股骨柄于内翻位，因疗效较差，仅适用于要求较低的患者。对于重建内翻畸形者如不采用 ETO 技术，而尝试插入广泛涂层的股骨柄，势必极易造成皮质骨穿孔、股骨柄假体型号偏小以及内翻位移位。

ETO 的其他相对适应证包括：异位骨化或严重的髋臼缺损需要增加髋臼显露而广泛暴露髋臼的前后柱；严重转子骨溶解患者的股骨翻修，ETO 可以最大程度地减少术中骨折；极少数情况下，ETO 还用于初次关节置换患者，这些患者通常有既往截骨手术史，有畸形愈合或由于先天发育不良造成的股骨近端畸形。

术前计划

ETO 术前需要准备标准的骨盆正位片和股骨正侧位片。骨盆正位片用于测量肢体长度差，股骨正位片用于测定截骨的长度和内翻塑形股骨的畸形顶点，据此确定截骨长度。

股骨近端内翻塑形约占股骨翻修的 30% 以上，畸形处最常见于松动性股骨柄假体的顶端。由于股骨内翻畸形，股骨柄假体轴线与股骨近端轴线并不一致，此现象称为"碰撞"现象。此时需要将 ETO 的截骨长度延长到畸形顶点，否则，股骨扩髓仍会处于内翻位力线。

如果用来取出远端残留骨水泥，ETO 的截骨长度应至少包括远端骨水泥塞在内的几厘米。如果仅是为了增加显露，可稍微缩短截骨长度。然而，小转子下必须有足够长的皮质骨才能确保手术结束时的骨折块复位固定。

截骨的长度也要根据选择的翻修假体而定。为了获得稳定的假体固定，术前需用模板测量以确定截骨的长度。如选用广泛涂层的多孔股骨柄，至少需要 4 ~ 5cm 的"把持适配"，从而获得轴向和旋转稳定性。如选择锥形的股骨柄，重要的是截骨线不能超出干骺 - 骨干的远端嵴。标记截骨线后，根据大转子顶点或小转子等固定的骨性标志测量截骨的长度（图 37-2）。

如其他手术一样，适当的术前准备对手术结果至关重要。摆锯、铅笔尖样磨钻、各种宽度骨刀、环钻、Gigli 线锯、金属切割钻、反向拉钩和

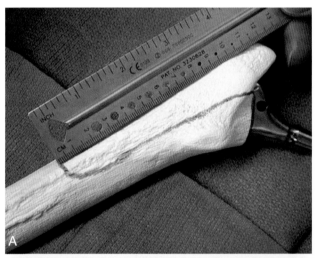

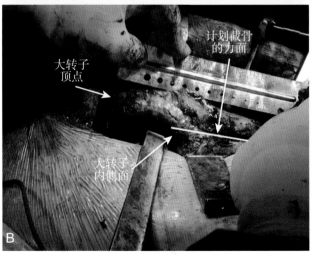

■ 图 37-2 A，从大转子顶点起确定截骨长度。B，沿股骨近端后外侧面、臀大肌止点稍前截骨

撑开器以及环扎钢缆均是手术所需。

于术技术

显露

可用既往的手术切口做翻修手术。作者比较喜欢后外侧入路，此入路不仅可以向近端和远端延伸，也可更好地显露股骨和髋臼。于大转子后外侧 1/3 处沿股骨做皮肤纵切口，劈开阔筋膜与臀大肌筋膜，用 Charnley 钩牵开，辨认臀大肌肌腱后缘边界，向前牵开，拉开作为后侧基底瓣的后外侧假关节囊和股骨外旋短肌，手术结束时缝合这些结构用于修补后侧关节囊。松解臀大肌止点便于活动股骨。屈曲、内旋髋关节并向后脱出股骨头，使膝关节保持屈曲以减少坐骨神经张力。

清理股骨柄近端周围的软组织，评估股骨假体的稳定性。如果股骨柄已经非常松，大转子不妨碍假体的取出，则取出假体。如果大转子妨碍假体的取出，或股骨柄固定良好，应采用 ETO 手术。如果由于严重的髋臼突入或广泛的异位骨化造成脱位困难，也可采用 ETO 手术。

截骨

截骨时，在外展、内旋髋关节的同时保持膝关节屈曲。此体位可最大程度地减少坐骨神经牵拉性损伤，同时还可以显露股骨后侧面。辨认股外侧肌后侧边界，从股骨外侧向前剥离牵拉肌腹，尽量减少软组织剥离。在预期的截骨位置周围放置 Chandler 或 Hohmann 拉钩，显露骨膜。应保护臀大肌肌腱的止点，除需显露股骨外。应用电刀或笔标记设计好的截骨线。大转子顶点可作为骨性参考，如已取出股骨柄，则大转子顶点可用来确定截骨长度。保持股骨外展、内旋位，从股骨前方开始到股骨粗线，用往复锯由后外方向到前外方向进行纵向截骨。理想情况下，截骨块应该包含股骨近端后外侧的 1/3，方向垂直于髋关节的前倾（图 37-3）。如果已经取出股骨假体，摆锯的方向指向远端前外侧皮质，此处皮质骨已经变薄，很容易造成青枝骨折。如仍未取出股骨假体，摆锯必须向前外方成一定角度，以获得最大宽度的截骨块，防止碰到股骨柄假体。近端截骨时，摆锯需向后内侧成一定角度，可截取完整的大转子。应用手持铅笔样磨钻行远端横行截骨（图 37-4）。

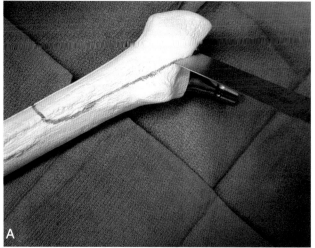

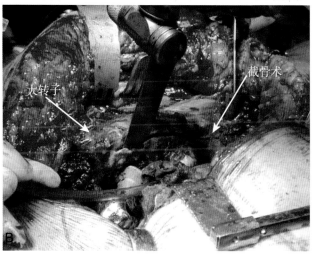

■ 图 37-3　**A**，截骨块远端部分的边角变为圆形。**B**，初始应用摆锯行纵向截骨，方向应从后向外向前外，截骨范围应包含股骨近端的后外 1/3

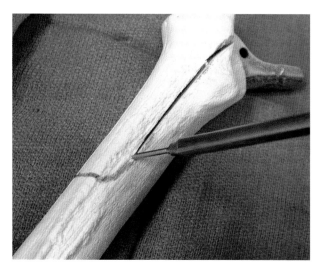

■ 图 37-4　用电动磨钻进行横行截骨，并打磨骨块边角以减少应力集中

需打磨截骨块的边角变圆以消除应力集中，并降低传导性远侧骨折的风险。可在截骨的远端前枝的开始使用摆锯或手持铅笔样磨钻。

应用多把宽骨刀从后向前轻轻撬起截骨块（图 37-5）。整体移动整个截骨块，以避免在股外侧肌嵴处发生骨折。在前方骨块一开始活动时，大转子骨块即会由于附着的外展肌和股外侧肌的作用被向前牵拉移位。沿大转子前侧松解拉紧的假性关节囊，移动截骨块，同时要避免大转子骨折。由于股肌的血液供应和神经支配在前方进入，沿截骨的前外侧线的剥离应减到最小，这一点非常重要。

如果截骨前已取出股骨假体，此时可清除股骨内假性包膜。如是骨水泥型假体，应用水泥分离器和高速磨钻去除残留的水泥及远端塞。手术结束前需一直保留大转子骨块上的骨水泥，以增加强度已减弱的大转子骨块，防止牵拉骨折。

如应用 ETO 取出固定良好的近端涂层假体，需用手持磨钻打磨假体周围绝大部分的假体 - 骨界面。在假体取出之前，在股骨近端放置 Gigli 锯破坏骨 - 假体界面。如果应用截骨术取出固定良好的广泛涂层假体，则需用金属切削钻在假体的锥形

和圆柱形的交界处切断假体。应用前面已经叙述的方法取出假体近端部分，可用直径较假体柄大 0.5mm 的环钻取出残存远端圆柱部分。

骨准备

取出股骨柄后，为使髓腔准备时意外骨折风险降至最低，需应用倒钩将残留的假膜或骨水泥清除干净。松动的非骨水泥假体的远端常会发生增生骨足柱，为保证假体中置也应将其清除。

翻修股骨柄时绝大多数情况下选用非骨水泥的远端固定翻修柄。根据骨丢失的类型、患者骨骼的解剖特点和截骨的长度，可选用全涂层弧状柄或直柄或远端锥形柄。如选用有曲度的全涂层的股骨柄，则需用软钻处理髓腔，而如选用全涂层直柄，则应选用实心直的髓腔锉处理髓腔。将股骨髓腔继续扩髓，直至感觉皮质对抗。为获得股骨柄的旋转和轴向稳定，扩髓直径应比假体小 0.5mm。在整个扩髓过程，医生应对新植入假体的深度和大概位置做到心中有数。对选择多孔全涂层的股骨柄，股骨干长度至少有 5cm 的"把持适配"。如果"把持"固定的长度不够，可考虑选用带锥度的股骨柄等重建办法。

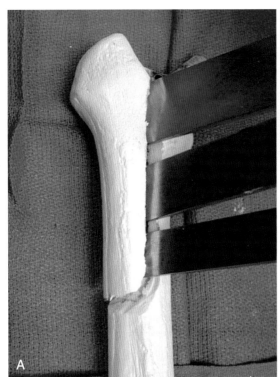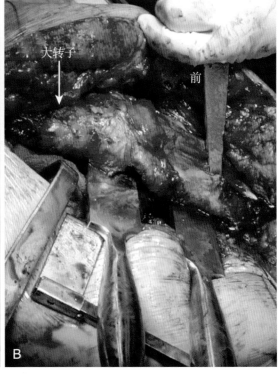

图 37-5 **A**，应用宽 Lambotte 骨刀掀起骨块。**B**，沿大转子前方松解包紧的假关节囊

一旦扩髓时感觉阻力明显应安放股骨试模。复位检查髋关节活动度及关节稳定性。如果稳定良好，则标记股骨柄的前倾角度。如果选用 8 英寸或者 10 英寸带曲度的股骨柄，股骨和假体的弧度会控制最终的股骨前倾。如果股骨柄不能提供适当的前倾角，或髋关节在此角度不稳定，替代的方法是选用组配式股骨柄进行重建。

假体安放

翻修手术的全涂层股骨柄的安放与初次人工关节置换的方法类似。应用带孔的卡尺测量扩髓后的股骨远端的髓腔直径（例如，18mm 直径的假体应能通过 18.25mm，而不是 18mm 的口径），如果假体型号稍大，股骨髓腔应再扩大 0.5mm 以减少假体植入过程中的环箍应力和传导骨折。此外，截骨入口处也应扩开至少 1cm 长度，以减少骨折风险。徒手插入假体深度为 4 ~ 5cm。如果假体必须放置超过 5cm，必须将髓腔纵向轴性扩髓。保持合适的前倾角，并轻轻捶打假体几次。理想上来讲，每次锤击股骨柄都会深入一点，完全植入需要捶打 20 ~ 30 次（图 37-6）。

关闭伤口

安放好股骨柄后，清除大转子截骨块上残留的骨水泥。保持患肢轻微外展和内旋位复位截骨块，采用至少两根钢缆或钢丝固定，确保大转子骨块与剩余股骨干固定牢靠。应用高速磨钻打磨转子截骨块以使骨块更贴假体外侧肩部位置，使股骨柄达到最大的骨接触。当由于股骨内翻塑形进行 ETO 时，大转子骨块前后都没有骨折，此时截骨块应该稍微向远端和后方复位，以促进稳定性并避免内旋时撞击。骨折处的钢缆应该用逐渐递减的力量由远及近逐渐收紧。此时要注意避免在股骨粗线处的转子骨折。除非在处理髋臼或股骨时有多余的骨质，截骨处不常规植骨。作者喜欢把后外侧关节囊和短外旋肌与臀中肌的外侧部分缝合修补在一起。应用 1 号不可吸收线缝合臀大肌筋膜和髂胫束，并放置引流，用 2-0 号可吸收线缝合皮下组织。

术后康复

股骨柄翻修患者术后需要应用外展支具保护 6 ~ 8 周以减少脱位风险。在此期间，应用助行器

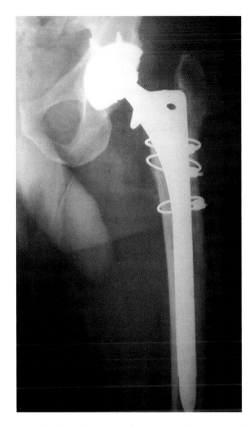

■ 图 37-6　全涂层股骨柄重建。注意截骨愈合和股骨柄中置力线情况

或拐杖辅助行走，患肢 30% 负重行走。6 周后可以借助手杖行走，并逐渐增加负重至能承受。6 ~ 12 周内患者应尽量避免主动外展，直到影像学证实截骨处已有骨性愈合。

临床结果和并发症

ETO 的潜在并发症包括大转子骨折块的近端移位、不愈合和畸形愈合、骨折及难治性大转子滑囊炎。

资深作者既往曾报道过应用 ETO 行股骨柄翻修的治疗效果。1992—1996 年，行 142 例髋关节翻修术，其中包括应用 ETO。对 122 例患者进行随访，平均随访 2.6 年。结果显示未发生截骨块不愈合，也未发生股骨近段移位超过 2mm 的患者。X 线摄片显示所有患者 3 个月后都达骨性愈合。1992—1998 年，增加新的患者后，对这组患者重新进行评估。平均随访 3.9 年后，2 例患者（1.2%）出现骨不连，1 例患者（0.6%）出现畸形愈合，其他均获得骨性愈合。开展此手术的其他医生的临

床结果与此相近。Chen 及其同事应用 ETO 对 46 髋进行髋关节翻修术，报道的骨愈合率为 98%。

由于股外侧肌可防止明显的近端移位，因此截骨块近端移位极少出现。同样，由于有致密的纤维组织形成，截骨块的不愈合也极少成为临床问题，但在外侧股肌结节处的截骨块骨折会导致转子游离而引起外展力量减弱。

小结

ETO 对行髋关节翻修术的医师是一项必备的手术技术。为了获得股骨柄翻修的成功，取出股骨柄时应尽量减少骨丢失，避免扩髓造成股骨穿孔，必须将股骨柄假体同心插入以获得适当的轴向和旋转稳定。ETO 可以更好地接近假体 - 骨界面或假体 - 骨水泥界面，以有利于上述目标的实现；对股骨近端畸形患者股骨远端进行中心性扩髓；恢复外展肌张力；改善髋臼显露；截骨可获预期愈合。总体来说，如医生认真考虑了这个手术，就应实施 ETO。此技术最终使股骨假体大小不适的危险减至最小，促进假体的初始稳定，使皮质骨穿孔降到最低 [1-5]。

（王佰亮 译 李子荣 校）

参考文献

1. Aribindi R, Paprosky W, Nourbash P, et al: Extended proximal femoral osteotomy. Instr Course Lect 48:19-26, 1999.
2. Della Valle CJ, Berger RA, Rosenberg AG, et al: Extended trochanteric osteotomy in complex primary total hip arthroplasty. A brief note. J Bone Joint Surg Am 85A:2385-2390, 2003.
3. Masri BA, Campbell DG, Garbuz DS, Duncan CP: Seven specialized exposures for revision hip and knee replacement. Orthop Clin North Am 29:229-240, 1998.
4. Paprosky WG, Krishnamurthy A: Five to 14-year follow up on cementless femoral revisions. Orthopedics 19:765-768, 1996.
5. Younger TI, Bradford MS, Magnus RE, Paprosky WG: Extended proximal femoral osteotomy. A new technique for femoral revision arthroplasty. J Arthroplasty 10:329-338, 1995.

第 38 章

大转子延长截骨术：前侧入路

Raymond R. Ropiak, Matthew S. Austin

要点提示

- ETO 对髋关节翻修术非常有用。
- ETO 可增加髋臼显露。
- ETO 有利于假体和骨水泥的取出。
- ETO 可改善翻修假体的放置。

全髋关节置换翻修术最大的难题之一是获得适当的手术显露。清楚的显露对于避免术中并发症、确保疗效十分必要。解剖结构的变异、广泛的瘢痕、过度骨生长及骨质缺损使翻修术比初次全髋置换更具挑战。包括预测潜在并发症在内的术前计划和准备，对获得满意的疗效是至关紧要的。髋关节翻修术所采用的任何一种入路，当需要时都可延伸至更广泛显露的潜在特点。广泛显露而使软组织创伤降至最低，此常在髋关节置换翻修术中被忽略。

ETO 手术可以直视股骨髓腔并改善髋臼显露。因此对取出固定良好的股骨柄假体是理想之举，对骨水泥的取出也是安全的。ETO 的优势在于可减少术中骨折的危险、缩短麻醉时间、增加髋臼暴露以及能够矫正股骨近端畸形。

适应证和禁忌证

ETO 常被推荐于困难的股骨翻修，初次置换时也用来矫正畸形（图 38-1），尤其适合于生物或骨水泥股骨柄的取出，包括断裂假体、远端骨水泥、骨水泥塞和骨性足柱的完整取出（图 38-2）。

其他常用的适应证包括股骨近段畸形、明显内翻畸形的股骨柄翻修、过度骨增生的转子截骨或者转子移位术以及需要广泛髋臼重建的手术。ETO 的相对禁忌证是将要植入骨水泥股骨柄体，原因是骨水泥会溢出到截骨处。另外，应用此入路时应注意的情况是继发于骨溶解的薄皮质骨，因为截骨块与股骨再固定存有挑战。

术前计划

和其他翻修手术一样，术前计划至关紧要，必须准备合适的工具和材料。ETO 的目标是更好地显露股骨和髋臼，同时保留截骨块上的大部分软组织附着，以利于骨折愈合。术前要理解此手术的适应证，以便设计手术显露和假体取出的技术，确定翻修需植入假体的类型。术前 X 线片可用于辨认假体类型，对新假体作模板测量。多孔涂层或骨水泥型假体的固定范围对于设计截骨的长度非常重要。如估计有大块的骨缺损，需准备异体的皮质骨条，及钢缆或钢丝以满足固定需要。再次安放翻修假体前还需鉴别松动是细菌性还是无菌性。

手术技术

后侧或前外侧入路均可行 ETO 手术，它可在下述几点中的某一点选用：可用于方便地取出固定良好的股骨柄，或用于在截骨前取出松动柄，也可用于取除骨足柱和（或）骨水泥，同时帮助

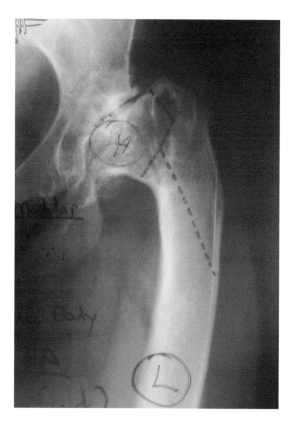

■ 图 38-1 近端股骨畸形。注意计划的截骨可对内翻成角进行矫正

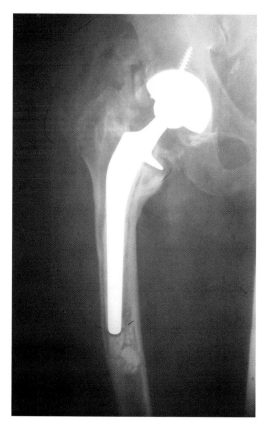

■ 图 38-2 继发于骨水泥型假体松动的近端股骨畸形，ETO 可以矫正畸形，便于骨水泥及远端塞的取出，进而清晰的远端骨干显露有助于准确扩髓和假体安放

准确扩髓。术前确定截骨长度，以获得最大的显露，而又保留用于远端固定的至少 5cm 的峡部骨质，同时截骨块的长度也要满足两股钢丝固定。截骨的宽度大约是股骨干周径的四分之一或三分之一。

根据医生喜好选择入路显露股骨。劈开股外侧肌并根据需要尽可能向远端延伸（仅超过截骨水平即可）。如果采用改良的外侧入路，则在前方劈开股外侧肌，并向内外牵开。避免广泛的骨膜剥离。须注意此区域的血管穿支并仔细止血。用无菌笔和电刀标记截骨线（图 38-3）。利用摆锯在股骨前侧作第一条切割线。然后将截骨的前支与后方皮质用铅笔样磨钻做成圆形远端相连，ETO 的圆形远端可避免由于矩形切割造成的潜在应力集中。后方截骨有两种方式：如果已经取出股骨柄，可以直接通过前方截骨线截骨，此时要注意保护坐骨神经；如果未取出股骨柄，必须联用摆锯和骨刀在假体外侧截骨，目的是尽可能保护骨折块上附着的软组织。后侧骨膜应保持完整，用此骨膜可作为 ETO 的合页。最后用骨刀完成截骨，向后牵开外侧骨块。如果进行远端截骨，那

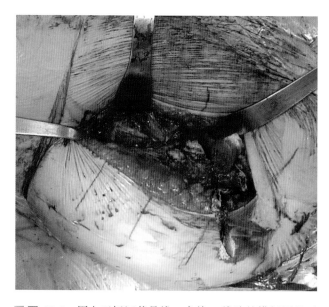

■ 图 38-3 用电刀标记截骨线。术前 X 线片的模板测量对确定 ETO 的最适宜长度非常重要

就变为三部分截骨，此方法可用来矫正畸形或提供更好的视野（图 38-4）。

用宽骨刀完成 ETO 截骨。用一把或两把宽骨刀掀开骨块（图 38-5）。小心轻柔地打开而不要使截骨骨块骨折。大转子后方近端的软组织通常会妨碍掀起骨块。

ETO 可以提供髋臼极好的显露。术中必须非常小心地放置髋臼拉钩，以避免造成截骨块骨折。

ETO 手术现在用于方便地取出股骨柄、骨水泥和骨水泥塞以及远端增生骨脚。此手术可确保准确的扩髓和翻修假体的安放。在截骨块远端 1cm 处捆扎预防性的钢丝可预防医源性骨折。需在最佳的视野下进行扩髓（图 38-6）。安放股骨柄假体时应尽量减少失误而保证准确（图 38-7）。在骨折块复位前，用高速磨钻打磨截骨块以获得最大的皮质接触面积。至少使用两根钢丝环扎骨块

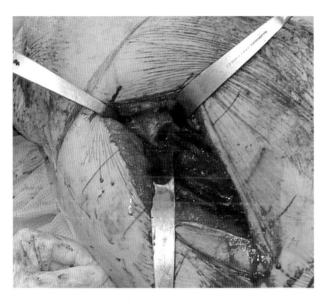

■ 图 38-4 此图为 ETO 后的横向截骨，用于改善股骨干远端显露，有助于扩髓和假体安放

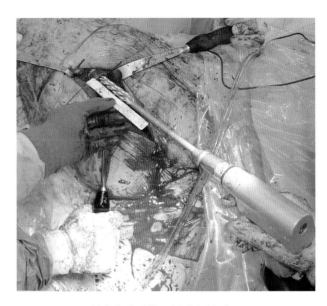

■ 图 38-6 以最小穿孔及偏心风险行扩髓

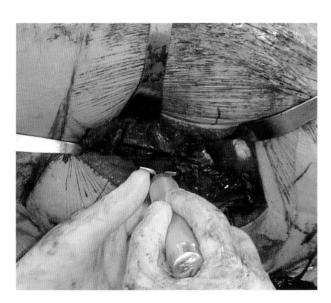

■ 图 38-5 应用宽骨刀逐渐、轻柔地做合页状掀开。截骨不完全或者软组织附着会妨碍骨块掀开。仔细观察那些妨碍骨块牵开的因素，因为过度的暴力会造成骨块骨折。如果可能，尽量保留完整的后侧骨膜作合页

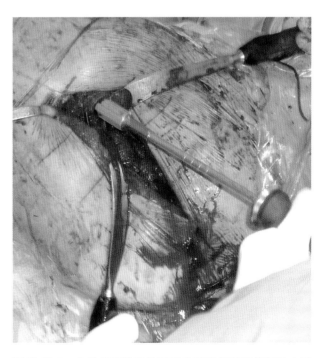

■ 图 38-7 在最低风险的位置不良下将组配翻修柄推入股骨远端

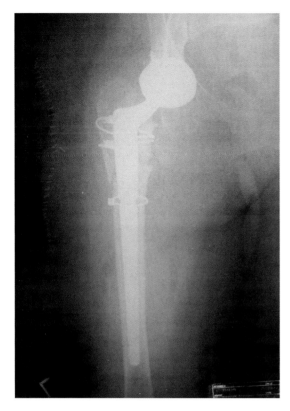

■ 图38-8　ETO治疗股骨近端畸形的术后X线片

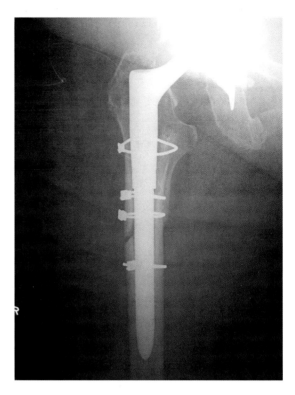

■ 图38-9　ETO治疗股骨柄松动的翻修术后X线片

和股骨，应用结构性的异体皮质骨填充缺失的骨干（图38-8）。如有必要，可以前移大转子以增强外展肌力（图38-9）。

围术期管理

根据医生选择、骨质情况和翻修假体的初始稳定性，患者可采用脚尖负重。为了促进截骨块愈合，防止大转子移位，建议12周内不主动外展。除非脱位风险较大，一般不需要外展支具。术后6～12周开始逐渐负重锻炼及练习髋关节活动度。

并发症

此手术入路的并发症包括骨折不愈合、大转子移位和术中或术后的骨折。

（王佰亮 译　李子荣 校）

推荐阅读

Glassman AH: Symposium: Exposure for revision total hip replacement. Clin Orthop Rel Res 420:39-47, 2004.

MacDonald SJ, Cole C, Guerin J, et al: Extended trochanteric osteotomy via the direct lateral approach in revision hip arthroplasty. Clin Orthop Rel Res 417:210-216, 2003.

Miner TT, Momberger NG, Chang D, et al: The extended trochanteric osteotomy in revision hip arthroplasty: A critical review of 166 cases at mean 3-year, 9-month follow-up. J Arthroplasty 16:188-194, 2001.

Paprosky WG, Weeden SH, Bowling JW: Component removal in revision total hip arthroplasty. Clin Orthop Rel Res 393:181-193, 2001.

Younger TI, Bradford MS, Magnus RE, et al: Extended proximal femoral osteotomy: A new technique for femoral revision arthroplasty. J Arthroplasty 10:329-338, 1995.

第39章

假体取出：髋臼

Kenneth A. Greene

伴随髋臼重建假体和重建技术的持续进展，髋臼假体的取出技术也层出不穷。既往，只要显露得当，取出明显松动的骨水泥髋臼假体在技术上并不困难。然而，对固定良好的骨水泥型假体，特别是非生物型假体，常由于造成严重的骨破坏而影响后续的重建，仍存挑战。何时取出髋臼假体或原位保留稳定的髋臼的决策制订近几年也有了一定进展[1-3]。这些进展是随着固定良好的、尤其是伴有大的骨溶解缺损，骨缺损周围骨质差的假体取出难度的增加而产生的。毫无疑问，由于髋臼取出和后续重建技术的难度较大，一些并不理想的髋臼杯在翻修手术时仍留在原位。这就使我们更强调安全可靠的髋臼假体取出技术以改善疗效。

髋关节翻修术的教科书注重重建技术而不是假体取出技术。精准的假体取出技术依据宿主骨保留情况，避免手术医生去做骨重建手术。话虽如此，自第一例全髋关节翻修开始，髋臼假体翻修的主要目标从未改变，即保留宿主髋臼骨量是髋臼假体取出时最为要紧的考虑。骨量的保留可降低术后的残疾度，并改善后续重建术的疗效。

适应证和禁忌证

全髋关节翻修术时，髋臼假体取出的适应证受假体设计、承重材料的进展以及假体取出的难易程度影响。

尽管存在这些因素的影响，髋臼假体的取出有其绝对适应证。松动的髋臼假体应在手术时翻修。若无症状或症状轻微的松动但不合并进行性骨溶解，可以通过定期的临床和影像学随访观察。当然，对以任何理由进行手术髋臼松动的患者，则应行髋臼翻修手术。磨损的全聚乙烯髋臼造成的疼痛、髋关节不稳定或者骨溶解也是髋臼翻修的适应证，因为它没有组装性能，故不能行简单的承重面更换。髋关节的慢性感染也是假体取出的绝对适应证，因为大量的细菌有形成生物膜的能力，如果不取出假体，生物膜会使感染治疗失效。急性髋关节感染术后为获得早期诊断，也应取出髋臼假体，因为在生物性骨长入之前，很容易完成假体取出和重新扩髓。明显的假体位置不良是假体取出的另一指征，因为位置不佳会造成不稳定、撞击或磨损（臼杯过陡），或者为了重建适当的生物力学需要恢复髋关节中心。最后，不再承重的毁坏的髋臼也是髋臼取出和翻修的绝对适应证。

髋臼假体取出和重建的相对适应证包括应用了既往失败率高的假体。这类假体包括某些早期非组配设计和某些聚乙烯内衬锁定机制不良的髋臼假体。年轻患者早期失败也可考虑髋臼假体翻修重建，原因在于翻修会采用新的承重面，而这种承重面和早期髋臼杯设计并不相配。毁坏的髋臼即使结构坚固，也应进行翻修重建，特别是如聚乙烯锁定机制失效时。这可作为相对指征，因为更换的聚乙烯内衬可用骨水泥与已经植入的外杯粘合。

髋臼假体保留的指征包括假体固定良好、结构坚固、位置良好，并且没有明显的磨损。如果髋臼杯轻度位置不佳，可以通过更换盆状或带唇边的聚乙烯内衬，或者防止髋关节中心偏内的外侧化髋臼内衬来校正，此时髋臼杯也可不动。在单独股骨翻修时，如果已经纠正股骨偏心距来应对髋臼位置欠佳，此时的髋臼位置也可忽略。一般来说，如果髋臼位置不良有任何承重面的初次手术失败，而不仅是在术中偶然发现，则应取出假体并翻修。

单独更换髋臼内衬可用于选择性病例，即组配式髋臼实施。相同适应证为髋臼杯维持良好固定，有便利匹配的内衬可用。这就需要术前对所翻修的假体要有所了解，是否有所要需的可调性内衬所用，尤其要了解它们的锁定机制。这部分病例的临床疗效是满意的，即使合并骨溶解病变（图39-1）。[2,4] 如果锁定机制失效或者没有相应的髋臼内衬，可应用骨水泥将内衬粘合到髋臼外杯上。[5,7] 此方式初期效果很明显，但长期疗效尚不确定。仅更换内衬可能会阻止进行性的骨溶解，可根据轻微的位置变化和稳定性做调整，有机会选用新一代的承重材料。虽然看起来简单，其实仅更换内衬也会伴有明显的并发症，尤其是术后脱位。

术前计划

全髋置换翻修术术前计划的重点是明确假体失败的原因。很明显，关节感染时需要全部取出假体，手术前应尽可能地明确诊断。没有哪种试验可对感染作肯定结论，但阴性红细胞沉降率和C反应蛋白及同位素扫描结果可否定感染。假体松动是髋臼翻修的另一指征，可通过系列X线片仔细观察判断来明确。假体移位、三个区域出现X线透亮线、任何一个部分的X线透亮线超过2mm、2年后初始出现透亮线、2年后透亮线进展都是假体松动的表现。[9]

在影像学上，髋臼内股骨头位置不对称或者假体周围骨溶解提示内衬磨损。股骨头在已经磨损的内衬内，关节对合性失去限制可导致晚期不稳定。平片难以确定髋臼位置。髋臼倾斜比扭转更易察觉，而扭转通常需要透视或者CT明确。

根据医生喜好和专长选择手术入路。然而，所有的髋臼翻修手术都需要显露髋臼假体周缘骨质。除了考虑髋臼取出，也须考虑髋臼重建问题，尤其是有结构性骨移植可能时。采用髋关节的外侧入路行髋臼翻修术，术后脱位率低[4]。然而，后侧入路延展性更好，如有需要可能转成ETO。如果需要翻修股骨，则先取出股骨假体，这样可更好地显露髋臼。Nabors等[10]所采用的股骨柄翻修方法为使髓腔内的骨水泥保留在原处，或者在髋臼翻修后取出，以减少出血。如果不需要取出股骨假体，可单独取出股骨头，便于移动股骨，显露髋臼。

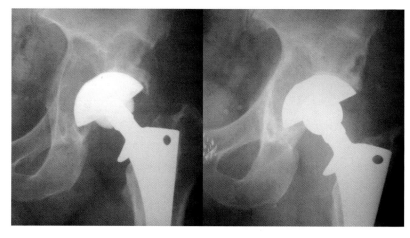

■图39-1　继发于聚乙烯磨损后的髋臼骨溶解。左侧为术前X线片，右侧为单独更换内衬、骨溶解刮除与植骨后3年X线片

采用后侧入路时，应松解或切断粘连的前关节囊，保留足够的关节囊组织以便术毕修复使用。如果保留股骨柄假体，则前方松解和切除费力且困难，但对适当显露却十分重要。保留股骨柄和广泛的松解对于单独行髋臼翻修的患者来说，术后脱位率很高[8]。用拉钩从髋臼的前缘牵开股骨，造成股骨上方脱位。股骨牵引会造成前方组织张力增大，而进一步增加显露的难度。

良好的髋臼重建可能需要 ETO 手术，此方法在文献中已详细描述[11]。此方法为后侧入路的延展，是便于股骨和髋臼假体翻修的较佳入路。如果传统入路难以显露髋臼周围，髋臼翻修时也需用 ETO。

术前鉴定体内的髋臼假体类型非常重要，特别对组配式髋臼假体的翻修。明确了假体类型，医生可以准备可用的合适试模和内衬，还有合适的锁定环或钢丝。专门的假体取出器械不仅可以方便地假体取出，而且术中可以用来测试假体稳定性。明确假体类型也有助于在必须时准备专门的螺钉改锥供螺钉取出（图 39-2）。当然也应该随时备有螺钉切断和取出工具。

为了破坏固定面，对不管是水泥的还是生物性的髋臼都需要带有弧度的骨刀。老式的骨刀例如 Smith-Petersen 样式相对较厚，占空间较大，即使精确应用也会造成一定程度的骨损伤。Zimmer公司的髋臼取出工具是在髋臼周围利用薄的旋转刀刃进行，可以减少骨质损害（图 39-3）。Explant工具的使用对于保留髋臼的骨质作出很大贡献，也能改变髋臼是作整体翻修还是单独更换内衬的适应证。

近来，有人考虑术中应用高速金属切割钻，可用在显露髋臼假体周围，取出不相容的螺帽，切割髋臼假体以便于拔出，同时也可打磨金属杯内面用于内衬的骨水泥固定。应随时准备几套金属切开工具，尤其是在需要取出钴铬材质假体时。

手术技术

单独内衬更换

单独内衬更换需显露整个髋臼周缘。术前了解体内假体类型，对于选择合适的试模和翻修假体，以及置换锁定钢丝或钢圈，准备设计破坏锁定系统的工具来说至关重要。如果没有取出内衬

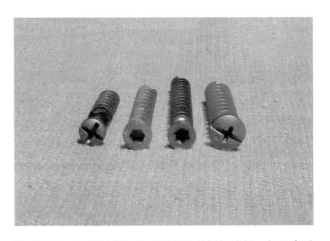

■ 图 39-2 不同的螺钉帽需要相应的螺钉改锥。如无合适的螺钉改锥，则需用金属切割钻切断螺帽，再用断钉取出工具取出残留的螺钉

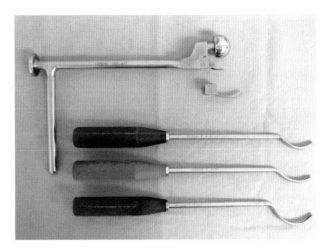

■ 图 39-3 DePuy 公司的髋臼骨刀（下）和 Zimmer 公司的 Explant 工具（上）。Explant 刀刃很薄，具有边缘切割能力

的特殊工具，可以借鉴以下两种技巧：如果聚乙烯有很厚的边缘，可以用小直径的骨刀插入内衬嵌入环的上缘，然后插入内衬下面（图 39-4）。这样就可以通过徒手向下翘出内衬，同时避免损伤髋臼杯和周围骨质；反之，用 3.2mm 的钻头在内衬上钻孔，然后拧入 6.5mm 的螺钉，可以顶出髋臼内衬（图 39-5）。钻孔时须注意避开内衬后面的缺损，例如顶洞或螺钉孔。沿四周插入多个螺钉可破坏坚强的锁定装置。在安放新的内衬前，应检测髋臼外杯的稳定性。取出用以固定的螺钉，因为它们的存在可能会导致判断失误。应用安放假体或取出假体的专门工具或者偏心距塞子撞击

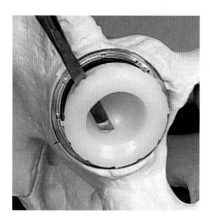

■ **图 39-4** 将骨刀通过假体的上缘放置在内衬下面，取出聚乙烯髋臼假体和内衬。骨刀应以上缘为杠杆，避免损害髋臼骨质或可调节的髋臼外杯

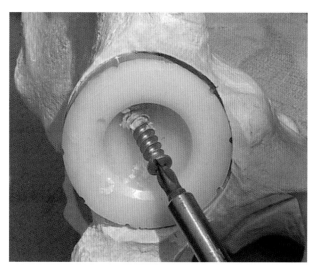

■ **图 39-5** 通过应用 3.2mm 的钻钻孔并拧入 6.5mm 的螺钉，从外杯中取出可调节髋臼的内衬

假体的四周边缘，检测假体的稳定性。如有任何移动都提示假体松动，即需要整体翻修。

如果髋臼外杯稳定，应检测锁定机制是否毁坏。如果锁定装置完整，或者可通过插入新的锁定环或钢丝修复，则行标准的内衬更换。如锁定机制损坏或不能稳定配套的内衬，则可以通过骨水泥粘合。几项研究表明如果固定正确[12-14]，骨水泥粘合的锁定力量相当于或优于传统工艺提供的锁定装置的强度。需要用高速磨钻对抛光的髋臼外杯内面打磨，以利于骨水泥粘合，但打磨会导致碎屑产生，潜在性加速磨损，对于有孔或者有纹理结构的外杯不需要打磨。这种手术技术失败的原因是由于骨水泥和聚乙烯结合界面连接失效。内衬应小于外杯，以容许 2mm 厚的骨水泥层，内

衬也应粗糙化以允许增加连接。这种粗糙化可以通过制造工艺完成，也可利用高速磨钻完成，但要注意防止过度磨薄聚乙烯。保留一定的聚乙烯厚度仍旧是必要的，这项技术对于小直径的髋臼不适合。髋臼假体方向的重新调整应尽量小于10°。

如果假体周围骨质的骨溶解影响假体稳定，则应刮除骨溶解并通过螺钉、顶洞或者活板门技术植骨。应用带角度的刮勺甚至关节镜刨刀可成功地刮除这些骨缺损，刮除干净后，再决定是否植骨[2,4]。

松动性髋臼杯的取出

髋臼杯的松动可分为四种类型：①影像学上表现松动，但由于纤维组织生长，髋臼杯是稳定的；②明显松动且周围无阻挡；③明显松动，周围有一定阻碍；④极少数的突入骨盆型。术前影像学和临床上认为是松动，由于纤维性固定，手术中显示没有大的移位时，可采用取出固定良好的生物型假体的方法取出。

松动明显且周围无阻挡的髋臼假体最容易取出。典型的除了需要一把公司提供的抓持器外不需要特殊工具。取出外杯前应尽可能先取出用于固定髋臼的螺钉，如果不取出螺钉，则在取髋臼假体时极易破坏骨质。取出骨水泥性髋臼假体后，需检查髋臼骨质情况，确保骨水泥取出完整。

在松动明显但周围有阻碍的髋臼假体，由于髋臼缘过度骨增生，导致髋臼口比假体小。如果聚乙烯在原位，最好用高速磨钻将聚乙烯杯切割成小块，然后将其一片片取出，并保留骨性边缘。在切割过程中应用尖的持钩夹持聚乙烯块以确保安全。高速磨钻切割金属髋臼假体难度较大。切割易造成金属碎屑，也可并发有限突入。此时，可以选择切除髋臼缘一部分或者逐渐扩大髋臼以便髋臼假体取出。用髋臼锉逐渐扩大髋臼边缘时需谨慎，一定要牢记随后而来的重建问题。同样，应避免切除上面和后面部分的髋臼缘，这两部分对随后的重建至关紧要。

取出凸入骨盆的松动性髋臼假体不太常见但难度很大（图 39-6）。在所有类型中，此类型最需要术前计划。突入的原因可能是创伤，但大都为慢性过程，最终会由于大转子与髋臼缘的撞击而限制过度突入。这种缓慢的腐蚀可能会导致骨盆

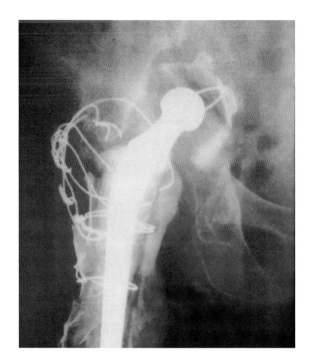

■ 图 39-6　骨盆内假体需要腹膜后入路剥离粘连的骨盆内组织，预防潜在致命的并发症

内器官，如髂外动、静脉，膀胱、输尿管、股神经、生殖股神经和闭孔神经的粘连。曾有报道术中改用腹膜后入路取出髋臼假体，因此要特别强调全面考虑的术前计划的需要。术前的症状和体征例如单侧下肢肿胀、神经系统异常甚至负重时尿急都可发生。术前需做对照 CT、动脉造影、静脉造影等检查。留置导尿管不仅对于膀胱减压十分必要，而且可以检测血尿，这可提示膀胱损伤。虽然有几项报道对骨盆内显露问题进行过描述[15-17]，但没有明确的影像学指征提示何时做骨盆内显露。如果预料到可能需要腹膜后显露，则需血管外科医生一同上台。腹膜后显露完成后，放置髂外动、静脉血管夹以便随时控制出血。Petrera 报道此显露会增加 75 分钟的手术时间，未发现并发症，23 例患者中有 2 例出现血管问题，都得到了及时处理[16]。

固定良好的骨水泥型髋臼假体的取出

取出固定良好的骨水泥型髋臼假体需要完整清晰地显露假体边缘。采用高速磨钻显露假体外缘，断裂假体 - 骨水泥界面，防止对其下的骨质产生损害，可采用以下几种方法：应用骨凿或高速磨钻将聚乙烯杯打成碎片取出，也可以应用髋

臼磨钻将聚乙烯内衬逐渐研磨，显露出骨水泥层；应用髋臼骨刀分离骨水泥 - 假体界面，去除髋臼金属外杯和整个聚乙烯内衬。也可以采用 Smith-Petersen 样式的骨刀或者诸如 Explant 的新型器械。虽然 Smith-Petersen 骨凿较厚，但是如果从假体 - 骨水泥层小心操作，也极少造成骨质损害。如果假体 - 骨水泥界面非常坚固，如骨水泥多孔或者预涂型的假体，最好选用 Explant 器械，它可以保持切割刀和假体之间的距离，避免由于不经意的切割造成的骨损害。取出假体后，须全部取出髋臼床上的残存骨水泥。最好在直视下应用骨水泥起子和手凿将骨水泥一片片取出（图 39-7），包括骨水泥固定桩，因为这些骨水泥容易妨碍髋臼骨面扩髓。中心性内侧缺损区的"墨西哥帽"式骨水泥限制器和骨水泥可能会与骨盆内结构粘连，如果它们处于无菌状态则不需要取出，也不妨碍翻修假体的髋臼骨床准备。

取出固定良好的非骨水泥髋臼假体可能会有明显的骨丢失。Maloney 及同事[2] 报道取出平均直径 52mm 的髋臼假体，翻修杯直径可达 66mm，由此说明了骨去失的数量。应首先打断假体 - 骨界面，直到假体开始游动。在此之前试图取出假体很可能造成明显的骨缺损，尤其是髋臼内壁很可能与假体一起被取出。如果发生此事，应将髋臼假体上附着的骨质取下作为自体骨移植材料。沿髋臼边缘撬拨也可导致骨缺损，应避免用此方法（图 39-8）。偏心距打孔器和假体专用牵开器有助于假体取出，并可避免骨损伤。

应用 Explant 髋臼杯取出系统可以减少平均 4mm 的骨缺损（AAOS 骨缺损评分系统的分级）[18]。也应取出其他的所有固定物例如螺钉。如螺钉为螺纹或者无合适的取出器，可用高速金属切割钻将螺钉头磨除。完整的内衬对于 Explant 器械的中心化非常重要，因为此器械的刀刃对所取出的假体直径是特制的（图 39-9）。如果内衬磨损明显，应该先尝试一下。如果不成功，应该旋转内衬使聚乙烯内衬的最后部分维持刃在离假体边缘合适的距离。首先采用短刀刃，将其插入假体和骨的周缘界面，也可旋转刀刃行边缘切割。第二步，应用长刀刃进行边缘切割，刀刃长度的增加可以允许穿透全半径。一旦结合界面被完全打断，可撬拨取出假体（图 39-10）。不仅可以将此装置插入假体 - 骨四周界面，还可将其旋转以

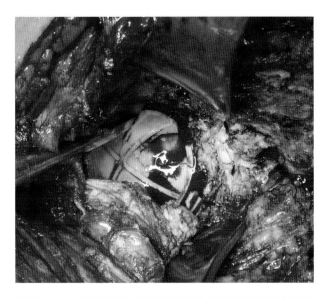

■ 图 39-7 应用凿子和骨膜剥离器直视下逐片将骨水泥完全取出

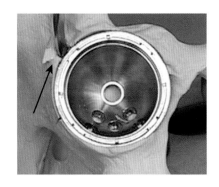

■ 图 39-8 应用器械沿髋臼骨撬拨（箭头）会导致髋臼缘损害，应被禁止

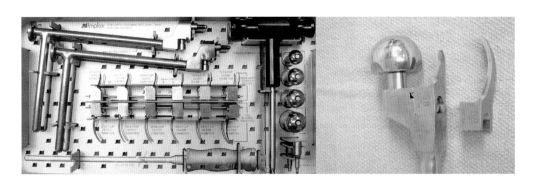

■ 图 39-9 Explant 髋臼杯取出器械（Zimmer，Warsaw，IN），适用于假体半径的特制切割刀。中心化器械和不同长度的薄刀刃可以用来取出假体并减少骨丢失

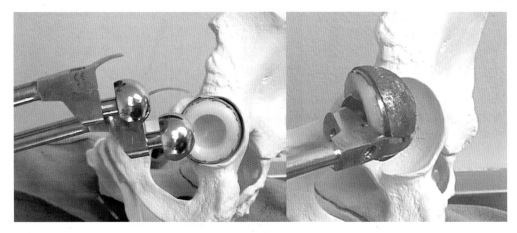

■ 图 39-10 将 Explant 器械的最短刀放置在髋臼周围，并旋转行边缘切割。接着应用长刃。此步骤完成后，将很容易取出髋臼假体

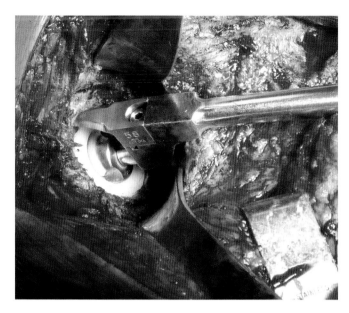

■ 图 39-11　不论何种技术或器械，取出固定良好的髋臼假体需要完整地显露髋臼周围

产生边缘切割力，因此完全显露髋臼边缘是必须的（图 39-11）。

一旦取出髋臼假体，需检查骨性髋臼，髋臼重建前需对骨丢失分类重新评估。

（王佰亮 译　李子荣 校）

推荐阅读

Archibeck MJ, White RE: Revision total hip arthroplasty. In Lieberman JR, Berry DJ (eds): Advanced Reconstruction Hip. Rosemont, IL, American Academy of Orthopaedic Surgeons, 2005, pp 305-310.

Bono JV, McCarthy JC, Thornhill TS, et al: Revision Total Hip Arthroplasty. New York, Springer-Verlag, 1999.

Eftekhar NS: Total Hip Arthroplasty. St Louis, Mosby, 1993.

Maloney WJ, Wadey VMR: Removal of well-fixed cementless components. In Light TR (ed): Instructional Course Lectures, vol 55. Rosemont, IL, American Academy of Orthopaedic Surgeons, 2006, pp 257-261.

Paprosky WG, Weeden SH, Bowling JW: Component removal in revision total hip arthroplasty. Clin Orthop 393:181-193, 2001.

参考文献

1. Blaha JD: Well-fixed acetabular component retention or replacement: The whys and the wherefores. J Arthroplasty 17(Suppl 1):157-161, 2002.

2. Maloney WJ, Paprosky W, Engh CA, Rubash H: Surgical treatment of pelvic osteolysis. Clin Orthop 393:78-84, 2001.

3. Naudie DD, Engh CA: Surgical management of polyethylene wear and pelvic osteolysis with modular uncemented acetabular components. J Arthroplasty 19(Suppl 1):124-129, 2004.

4. O'Brien JJ, Burnett SJ, McCalden RW, et al: Isolated liner exchange in revision total hip arthroplasty: Clinical results using the direct lateral surgical approach. J Arthroplasty 19:414-423, 2004.

5. Haft GF, Heiner AD, Callaghan JJ, et al: Polyethylene liner cementation into fixed acetabular shells. J Arthroplasty 17(Suppl 1):167-170, 2002.

6. Springer BD, Hanssen AD, Lewallen DG: Cementation of an acetabular liner into a well-fixed acetabular shell during revision total hip arthroplasty. J Arthroplasty 18(Suppl 1):126-130, 2003.

7. Beaule PE, Ebramzadeh E, LeDuff M, et al: Cementing a liner into a stable cementless acetabular shell: The double-socket technique. J Bone Joint Surg Am 86:929-934, 2004.

8. Griffin WL, Fehring TK, Mason JB, et al: Early morbidity of modular exchange for polyethylene wear and osteolysis. J Arthroplasty 19(Suppl 2):61-66, 2004.

9. Udomkiat P, Wan Z, Dorr LD: Comparison of preoperative radiographs and intraoperative findings of fixation of hemispheric porous-coated sockets. J Bone Joint Surg Am 83A:1865-1870, 2001.

10. Nabors ED, Liebelt, R, Mattingly DA, Bierbaum BE: Removal and reinsertion of cemented femoral components during acetabular revision. J Arthroplasty 11:146-152, 1996.

11. Meek RMD, Greidanus NV, Garbus DS, et al: Extended trochanteric osteotomy: Planning, surgical technique, and pitfalls. In Helfet DL (ed): Instr Course Lect, vol 53. Rosemont, IL, American Academy of Orthopaedic Surgeons, 2004, pp 119-130.

12. Meldrum RD, Hollis JM: The strength of a cement acetabular locking mechanism. J Arthroplasty 16:748-752, 2001.

13. Bonner KF, Delanois RE, Harbach G, et al: Cementation of a polyethylene liner into a metal shell: Factors related to mechanical stability. J Bone Joint Surg Am 84A:1587-1593, 2002.

14. Haft GF, Heiner AD, Dorr LD, et al: A biomechanical analysis of polyethylene liner cementation into a fixed metal acetabular shell. J Bone Joint Surg Am 85A:1100-1110, 2003.

15. Eftekhar NS, Nercessian O: Intrapelvic migration of total hip prosthesis: Operative treatment. J Bone Joint Surg Am 71:1480-1486, 1989.

16. Petrera P, Trakru S, Mehta S, et al: Revision total hip arthroplasty with a retroperitoneal approach to the iliac vessels. J Arthroplasty 11:704-708, 1996.

17. Rorabeck CH, Partington PF: Retroperitoneal exposure in revision total hip arthroplasty. In Zuckerman JD (ed): Instr Course Lect, vol 48. Rosemont, IL, American Academy of Orthopaedic Surgeons, 1999, pp 27-36.

18. Mitchell PA, Masri BA, Garbuz DS, et al: Removal of well fixed, cementless, acetabular components in revision hip arthroplasty. J Bone Joint Surg Br 85:949-952, 2003.

第 **40** 章

股骨假体取出

B. Sonny Bal

要点提示

- 术前计划是股骨柄翻修取出手术的关键步骤。
- 尽一切可能鉴别体内假体的类型。
- 可保留固定良好股骨柄的组配型近端配件。
- 需用特制器械取出带轴的组配型与非组配型股骨柄。
- 颈的直径随厂家不同而不同。
- 准备整套的翻修工具，同时要备有专门工具来处理 X 线片上不能明确的突发问题。
- 大转子截骨或各种改良方法通常可为全髋关节翻修术提供最好的显露。
- 首先尽量分离股骨近端与假体之间的界面，并尽可能向远端延伸。
- 即使需用 ETO 手术，显露股骨近端也会便于假体的取出。
- 对股骨柄取出造成的骨缺损要有估计和相应的准备。
- 估计手术失血量、手术时间和手术难度。
- 采用自体血回输装置。
- 术中透视有助于显露股骨髓腔。

全髋关节置换翻修术包括三个基本步骤。第一，选用最熟悉、最恰当的手术入路显露；第二，安全地取出既往假体，并尽量减少骨丢失，对关节腔必须清创以取出异体材料。第三，植入的翻修假体应获得良好的机械稳定性，关闭伤口。

全髋关节置换术翻修的总体目标是在尽量减少创伤的同时，尽可能有效地完成以上三步。对于每一步操作，其复杂程度、所需要的时间以及可能遇到的难题都会因人而异，同时也会受到医生的手术技巧的影响。有鉴于此，本章的目的是叙述取出股骨柄假体的安全有效方法。

适应证

股骨髓腔内股骨柄可由于骨、纤维组织长入或者骨水泥的交联而被牢固地固定在髓腔内。纤维组织长入的股骨柄虽存在移动，但仍需要一定的松解以保证将其安全地从髓腔中取出。

不管伴或不伴髋臼假体取出，股骨柄假体取出的适应证是不同的，包括髋关节不稳定、无菌性松动、深部感染、假体骨折、假体撞击、假体周围骨折、内衬磨损、假体周围骨溶解以及组配连接的断裂。

禁忌证

股骨柄假体取出（和全髋关节翻修术）的禁忌证包括难以耐受较大手术的一些疾病或严重合并病。此种情况下需考虑其他的治疗方法，例如，应用支具治疗髋关节不稳定、用慢性抑菌性抗生素治疗感染、保守或者有限内固定治疗假体周围骨折，或用轮椅、助行器或者拐杖等辅助装置治疗无菌性松动和严重骨溶解且虚弱的患者，这些方法可用于没有手术机会的患者。

相对禁忌证包括无深部感染而位置极度不良但固定良好的股骨柄。在此种情况下，如果肢体长度和软组织张力能够恢复，则重新更换组配的配件，例如股骨头或者组配型性股骨柄。

手术技术

术前计划和准备

除了手术经验外，术前计划、人员沟通和恰当的术前准备将决定手术成败，当然也不应过分强调这些因素。术前计划的重要目的是估计手术中的意外情况。

每一例成功的全髋关节翻修术都需要高清的术前X线片，以供详细的术前计划和模板测量及全方位证实病理。对股骨假体翻修，骨盆正位片和股骨正侧位片是最基本的准备。股骨柄的X线片应包括完整的假体和骨水泥的远端部分。由于翻修通常需植入更长的假体，因此X线片最好包括整个股骨，以更好地了解股骨干的形状、骨皮质结构和髓腔的形状和直径。

术前讨论时应详细地回顾分析X线片和病史。参加术前讨论的人员应包括能够评估此手术的所有有关人员，至少包括手术医生、助手和厂家代表。最好还包括物流运输人员、巡回人员、洗手护士和麻醉人员，这些相关人员均应对手术的时间和难度、预期的失血量、特制器械及是否做骨移植和术中透视有所了解。

查看既往的手术记录或标签，确定体内股骨假体的类型。经验丰富的厂家代表可协助鉴定。如果难以明确假体类型，则应准备特制的股骨柄近端配件，例如与围领直径相匹配的组配式股骨头颈。也应在术前讨论时仔细检查取出原有股骨柄假体需用的工具和器械，同时也要检查准备植入的柄的设计、骨移植及重建所需的配件垫块。

合适的规划和沟通是此手术的关键部分。知识丰富的厂家工作人员和代表与手术室人员沟通手术细节，有助于顺利有效地开展手术。详细记录术前讨论，提倡用标准表格记录，让所有与手术有关的人员均能了解这些信息。

工具和特制器械

根据假体的固定方式（骨水泥或多孔生物固定），准备合适的假体取出工具。Moreland骨水泥和非骨水泥翻修工具（DePug，Warsaw，IN）可适用于绝大多数的假体。其他假体厂家的类似手持器械效果相同。

在某些病例，为了安全取出股骨柄，可能需要动力性工具例如Anspach（Lake Park，FL）和Midas Rex（Fort Worth，TX）器械。对高速低扭矩工具的应用应该做专门培训。使用动力摆锯和不同型号的往复锯刀可非常有效且迅速地分离近端股骨和假体之间的界面。

某些情况下可应用超声工具取出髓腔内的骨水泥[1]。特制的超声工具尖端将电能转化为机械能，并使其集中在骨水泥鞘上，破碎骨水泥。一旦接触到皮质骨而不是骨水泥，听-触觉反馈机制将防止打穿骨皮质[2,3]。因为弄断皮质骨比骨水泥需要更大的力，临床证实超声装置一般来说是安全的[4]。其局限性在于较长的学习曲线、且费用较高。如果没有这些设备，则可应用手动钩取出，或通过ETO暴露帮助取出骨水泥鞘。

在某些翻修手术中，残存的骨水泥可被打破形成小的碎片。此时，可应用新的骨水泥粘合陈旧的骨水泥，利用粘在新骨水泥鞘上的取出杆取出1～2cm长碎片的骨水泥（图40-1）。如果需应用此方法，则需要准备特殊的器械（SEG-CES，Zimmer，Warsaw，IN）。

取出工具包括用于使组配式股骨头颈脱开的器械及股骨柄拔出器。用于组配型和非组配型假体的通用股骨拔出器，能插入假体孔的，或紧密抱住假体股骨颈的特殊器械能使假体取出极为方便，并节省手术时间。除了拔出器，一把长柄的带或不带偏心的安放在器械上的骨打击器可方便地用于顶住假体颈部（如有），协助拔出股骨柄（图40-2）。

手术入路

手术入路由手术医师的个人偏好确定。在美国，最常用的为后外侧入路和直接外侧入路（改良的Hardinge入路）。后外侧入路通常可较好地显露后柱和髋臼壁，而在显露近端股骨上与直接外侧入路同样满意。

大转子截骨（greater trochanteric osteotomy，GTO）[5,6]和ETO[7,8]对方便取出股骨假体提供了更大的便利和显露，而且可减少股骨髓腔穿孔的危险。这些手术入路对复杂的全髋关节翻修术特别有用。在试图实施任何全髋翻修术前，手术医生都应熟悉转子截骨术及再附着方法。取出股骨假体后，转子床的骨缺损可能需要将转子抬高至远端股骨皮质上，并用钢缆抓紧系统再附着。

转子截骨的改变方法之一是滑移转子截骨术[9]。

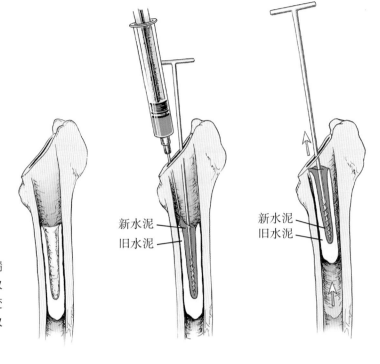

■ 图 40-1 应用机械工具或替代方法取出髓腔远端内松散、碎裂的骨水泥。放入新的骨水泥作为取出工具，抓住髓腔内陈旧骨水泥。骨水泥一旦变硬，则取出整个骨水泥鞘，把骨水泥从髓腔内取出

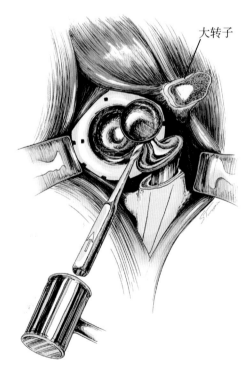

大转子

■ 图 40-2 安放在器械上带或不带偏心的长柄骨打击器对顶住柄的颈部拔出假体是必须的

这为极好的技术，在翻修手术时，将大转子截骨块与两块肌肉一起移动，从而维持了股外侧肌与外展肌的连续性。尽管保持了肌肉连续性，将截

骨块移位并将其再附着在有活力的远端股骨皮质上的选择仍可保留。

如进一步股骨显露是必要的，无论是后侧入路还是前侧入路都可以使用 ETO 及相关的技术。ETO 涉及股骨周径的外 1/3 截骨并与大转子保持连续。将与肌肉附着的截骨块抬高，可极好地显露股骨髓腔。将截骨块用钢丝或钢缆环形固定至其解剖床。

转子截骨通常可以提供一个很好的股骨视野，方便假体和骨水泥的取出。但对于一些特殊病例，如果假体取出困难，ETO 最好是一个备选方案。如果是转子滑移截骨后不能取出股骨柄，这种情况下也可以行 ETO。

非骨水泥柄的取出

在作术前计划时，应在影像学上评估多孔股骨柄上骨长入的状态及部位。将"稳定"、"骨长入"和"纤维长入"的分类用于对已存在多孔股骨柄的影像评估是有帮助的。

如果股骨柄在影像学上是机械性松动，或在术中证实假体和骨之间有活动，假体取出则是直接的。应清理悬垂的近端骨，用骨打击器顶在假体柄的颈部或用合适的柄拔出器实施持续的解离

嵌塞的力量拔出股骨柄。如果仍不能拔出，则应放弃上述方法，因为对稳定的股骨柄施以重复的解离嵌塞力可导致股骨骨折。如仍不能取出股骨柄，证明它是稳定的，则改用下述步骤。

为了对稳定的非骨水泥多孔涂层股骨柄采用合适的入路，用分步法完全显露近端股骨。除去骨水泥、过度增大的转子骨及此部位的纤维组织，目标是显露近端股骨。然后，从近端开始，用薄的、可弯曲的各种直径和形状的骨刀分离金属与骨的界面（图 40-3）。首先应用小摆锯和动力性往复锯，然后应用可折弯的骨刀进进出出进行轻柔、反复的捶打。暴力性的捶打极易造成骨穿孔。此步的目的是游离假体近端，并尽可能地向远端推进。环绕股骨柄近端，自内向外用 U 形薄骨刀沿柄的外形深入，一旦假体充分游离，快速的撞击可以打断残留的假体 - 骨的连接，利于取出。如果不能拔出假体，需用薄骨刀对骨 - 金属界面从近段到远端再次剥离。此项工作非常费劲，需要耐心，

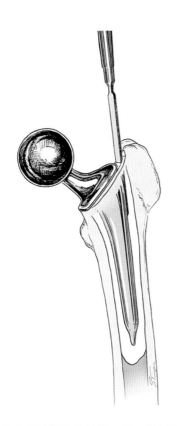

图 40-3　作为股骨柄取出的第一步，应用适当大小和形状的薄的可折弯骨刀使骨和假体界面分离，从近端开始逐步尽可能向远端分离。此步骤有利于后续的操作，不管此技术是否最终取出假体

没有捷径。匆忙的暴力操作只会使股骨近端多处碎裂，使手术复杂化。

如果能细心、耐心和精巧地按上述方法操作，对于仅限于股骨近段骨长入的多孔股骨柄的取出，极少需要 ETO 手术。对大多数如此设计的骨长入股骨柄，可通过打断股骨近端的骨连接取出。即使广泛涂层的股骨柄与整个骨髓腔结合得非常紧密，首先分离假体和骨界面，对再用 ETO 手术或应用开窗方法暴露骨长入的假体远端区域来说，也起到了方便作用。因此，作为全髋翻修手术假体取出的第一步，应认真地由近向远地分离骨 - 金属界面。通常情况下此操作就能取出假体。如不能，它也使经 ETO 或其他截骨术取出股骨柄变得容易。

通过皮质骨开窗可显露骨长入紧密的股骨柄远端，并保留股骨髓腔的连续性。通过骨窗，应用高速金属切割钻切断金属柄，分离假体并取出近端。应用专门的动力或手动环锯切割残存的股骨柄周缘，以活动远端部分（图 40-4）。一般情况下，松动的远端部分会被环锯套住，可通过特殊的 T 形手柄装置取出。修复骨窗，恢复股骨髓腔的完整性。

此技术的替代方法是 ETO 手术。ETO 的位置应在股骨柄假体锥形和圆柱形交接处的远端。一旦显露，应用 Gigli 线锯绕假体四周使近端股骨柄松动。如远端股骨柄很牢固，按照前面所述的方法切断，在环锯的帮助下取出远端残存的股骨柄。ETO 远端截骨有助于取出假体，但医生必须意识到翻修性假体需要至少 4 ~ 6cm 的完整骨内膜骨质，以利于机械稳定。

ETO 有许多优点，它有极好的手术显露，保留了骨折块上的肌肉附着并允许外展肌前移。ETO 的缺点是增加了骨损伤、失血量较大、需要环扎固定、硬件相关的疼痛以及骨块不愈合或移位。同时，对于伴或不伴股骨打压植骨的骨水泥性股骨柄翻修，骨水泥从截骨处被挤出是潜在的顾虑。

选用 ETO 取柄的指征应根据近端骨与金属界面打断之后柄取出的难度决定。骨质差时会导致小的骨折和穿孔，这些与应用薄的可折弯骨刀分离处理骨长入假体的空间占位特点有关。每个手术的情况是不一样的，但通常来说，如果在合理的时间和努力下，股骨柄仍不能用解离近端的方法取出，或者在松动既往假体时股骨近端

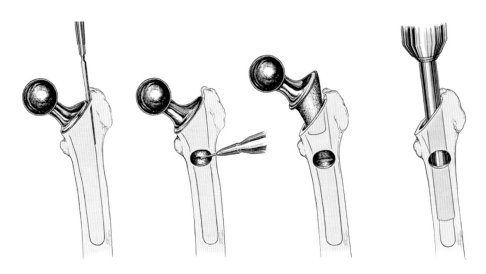

■ 图 40-4   图示应用"分割‑打断"法取出骨长入的生物型股骨柄。用近端分离松动假体锥形末端。由于工具不能深入远端，可通过骨窗横断股骨柄，取出近端部分。用环锯对残留的股骨柄进行环形切割，取出残端

遇到意外创伤或骨的连续性中断，医生应改用 ETO 手术。

断裂股骨柄的取出

折弯应力产生的金属疲劳，会导致骨水泥型或远端固定和近端支撑不足的非骨水泥型假体的股骨柄断裂。取出股骨柄近端的松动部分后，对固定良好的远端部分的取出，时常需用高速磨钻对残存假体的近端下部钻孔。还有比较可靠的策略，包括应用环锯钻入断裂的远端块外，使其松动并取出它（图 40-4）[11]。如仍不能取出或骨质非常差，也可选其他的方法。

替代技术之一是在断裂股骨柄的远端股骨前侧皮质骨开窗。可用测量或术中透视定位开窗位置。应用薄的可折弯骨刀松动骨长入的前皮质窗口，并沿断裂假体周围逐步分离，然后取出假体。骨水泥型假体断裂体也可通过类似方法取出，但需要透过骨窗打断骨水泥。应用高速金属切割钻或金刚钻将股骨柄假体切成薄片，然后一片片取出。另一种方法是进行 ETO 截骨，ETO 的截骨远端部分恰在股骨柄的断裂平面下，然后应用 U 形骨刀或者环锯分离并取出远端股骨柄。

骨水泥股骨柄的取出

如果假体表面没有特殊处理，或者 X 线片已经明确骨水泥层与近端股骨柄分离，在去除股骨近端过多的骨质、骨水泥和纤维组织后，股骨柄的取出常是简单的。主要的难题在于取出骨水泥本身。

如果已存的骨水泥鞘牢固地固定在骨上，并且如果骨水泥块与股骨分离及骨溶解，合理的选择是采用新的骨水泥将翻修假体固定到残存的骨水泥鞘上[13]。应用钻头或超声工具把残存骨水泥层打磨出粗糙面，如果残存的骨水泥层仍完整，在再次应用骨水泥前，残存骨水泥需完全干燥[14]。这些技术的效果是避免除去固定良好且完整的骨水泥鞘。如果需要取出固定良好的骨水泥，如感染病例，则可采用超声工具和长柄的翻修工具将髓腔内的骨水泥分步取出，应用超声工具也可取出远端塞，局部皮质开窗显露并取出髓腔塞，或经髓腔塞钻孔，取出一圈骨水泥鞘。

如果股骨有骨溶解伴断裂的骨水泥，取出骨水泥碎片相对简单，借助头灯，直视下应用长柄工具分离骨水泥块后，应用垂体钳夹出碎块。借助新的骨水泥和埋入其中的取出杆（SEG-CES 系统），从股骨髓腔取出旧的残存骨水泥也是一种方法[15]。此技术需要把新的骨水泥注入原来的骨水泥层并固化。根据骨水泥‑骨水泥结合比陈旧骨水泥与骨面结合更坚固的原则，利用拔出杆和特制工具取出部分骨水泥[16]（图 40-1）。

取出松动的骨水泥后，如果远端骨水泥塞在股骨峡部近端，应用电钻和丝锥装置取出远端塞（图 40-5）。如果塞位于股骨峡部以远，可采用更为安全的 ETO 或皮质骨开窗法取出。取出移位的

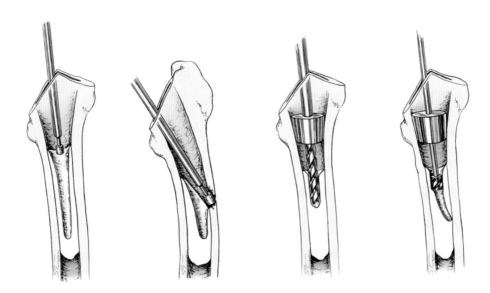

■ 图 40-5　在取出骨水泥型股骨柄后，在塞子上钻孔并取出残留的固定良好的远端骨水泥塞。如果此方法不可行，则可对皮质开窗，在直视下取出骨水泥。移位股骨柄造成的空洞易误导钻孔造成髓腔穿孔。术中透视可确保安全，或者专门的髓腔中心器如上图所示，有助于对残存骨水泥的中心钻孔

股骨柄后残存的空腔容易误导医生，取出骨水泥时极易引起皮质穿孔，尤其是在应用高速钻头或钻孔器时。[13] 此时，分离时应借助术中透视以保证安全。

　　如果假体表面进行过处理，导致骨水泥附着非常牢固，或者骨水泥鞘本身非常牢固，如全髋关节置换术后早期并发深部感染，对显露、松动股骨柄假体和固定良好的骨水泥，ETO 或许是最安全的方法。即便如此，外科医师也应首先从近端清除骨水泥，用高速金属切割钻去除假体的领部，显露股骨矩。

　　清除周缘骨水泥，尤其是近端外侧的骨水泥，这在很大程度上便于假体的取出。应用手持骨刀极易造成骨折或者穿孔，此时可采用薄而高速精细的铅笔头样手持磨钻，分离结合良好的骨水泥和假体界面。

　　如果骨水泥 - 假体的远端固定范围超出了高速磨钻的到达范围，需用 ETO 方法显露远侧股骨假体柄。此方法是横断股骨柄，并用高速磨钻和环锯取出远端假体，这是最彻底的方法。从近端取出骨水泥后，采用皮质骨开窗的方法取出远端假体是另一种方法（图 40-6）。

复杂的假体取出和两步股骨重建术

　　髋关节置换翻修术是一令人生畏的差事，在

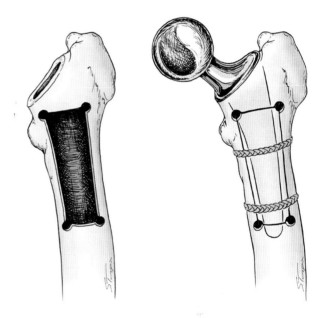

■ 图 40-6　如图所示股骨前方皮质开窗方法：钻孔标记矩形窗的四角，用微锯或骨刀连接四个钻孔。开窗的位置由需要注意的区域和开窗的目的决定——骨水泥柄取出后是为了取出残留骨水泥还是假体的远端部分。用钢丝或钢缆环匝环绕股骨以复位固定骨块

某些病例存在着技术上的难题和重建的独特挑战。对长时间且骨长入良好的股骨柄假体，由于边缘骨的质量或广泛骨水泥固定的假体，取出它需广泛分离和长段截骨，这一切都将严重损害

骨质。

在这种情况下，偶尔也需要分期重建。在股骨侧，带有近端组配颈的广泛多孔股骨柄能被插入剩余的股骨髓腔内，可将受损害的宿主股骨骨块用线缆环形固定在假体上，以加强股骨皮质的骨移植。这些病例也可能需用钢板，重建金属笼或广泛骨移植以行骨盆重建。有可分离股骨颈组件的组配式股骨柄用作临时股骨重建。剩下的患者行 Girdlestone 成形术，而假体负重面的最终组装延迟至第二次手术。

8～12 周当宿主骨与多孔假体愈合时，行二次手术植入组配型头颈和髋臼内衬，负重行走。此方法可以避免由于骨质量较差，难以获得良好的假体稳定而需要漫长过程。对于择期手术患者，此方案可使医生有效地处理面临特别困难的重建手术，这些患者难以在合理的时间内一次手术重建。

围术期管理

股骨柄取出和翻修患者的围术期管理包括术前教育和理疗师进行康复锻炼。步态练习、助行器应用和职业治疗等方面的指导能帮助患者达到预期疗效。对 ETO 手术的患者，在愈合期合理的运动量是安全的，但应避免主动外展，应对患者作演示。

取出残存股骨柄后，康复和负重锻炼的程度应根据骨的质量和固定的稳定性确定。骨水泥重建的患者，除了打压植骨者外，借助助行器负重行走是安全的。若采用生物型假体翻修，在获得生物稳定性前，应限制负重。采用大转子截骨或者 ETO 的患者，保护性负重 6 周，并避免过度外展动作，此有利于骨折愈合，且避免了进一步损害已经功能缺失的外展肌。对于极少数分期重建的患者，由于髋关节功能的丧失，直到二次手术后允许负重前可能都需要轮椅辅助。

对广泛近端股骨剥离和关节囊松解的患者，可能需要去除股骨假体，这些患者在关节囊愈合前应考虑应用髋人字支具。限制性的髋臼假体对这些患者是有用的。对于需要广泛软组织松解的复杂性股骨重建的大体重患者，常规应用限制性的髋臼假体是比较适宜的选择，术后最初 6 周内可以应用支具保护。

并发症

股骨柄取出时股骨干骨折是严重的并发症。在没有适当松解既往的手术瘢痕和挛缩时，而作不慎重的股骨旋转可导致此问题。在旋转股骨以获得假体近端的适当显露之前要进行仔细的软组织松解，从而避免该并发症的发生。

股骨髓腔穿孔是股骨柄假体取出过程中的一大并发症。应用直的髓腔锉和高速磨钻对天然前弓的股骨很容易导致骨髓腔前方穿孔。如果采用的翻修柄不能越过此缺损，局部的应力增加会导致术后的假体周围骨折。术前应根据正、侧位 X 线片仔细评估股骨的形状和直径，与翻修假体对比其长度和形状，可以避免此并发症。髓腔锉的触觉反馈机制和对所锉骨质的评估（通过远端髓腔锉凹槽获知的）也可以指导安全扩髓。另一安全方法是采用术中透视，帮助用锐性器具和髓腔锉扩髓。

许多骨水泥型股骨柄的弧形形状意味着假体取出后留下空腔，它与股骨轴线并不一致。取出内翻或外翻移位的股骨柄后，也会造成此类情况。残留的假皮质会误导医生造成髓腔穿孔。而骨水泥的存在使此情况复杂化，因为当用锐性器具，由上压紧取出骨水泥时，会导致髓腔穿孔。术中透视在此类患者手术中是很有用的，除非医生很有经验，能预测到此类手术潜在的陷阱。

在辨认髓腔方向的同时，采用合适的工具和髓腔锉可有效地避免穿孔。选用合适的工具，耐心且轻柔，而不是用力打击，可避免骨水泥取出过程中的髓腔穿孔。光线良好的头灯，或其他使髓腔显露良好的方法，对安全地取出股骨柄非常有用。如已识别髓腔穿孔的位置，且又不能跨越翻修假体，则应采用条形异体骨移植和环扎钢缆固定。

如果在骨水泥型或生物型假体的取出的过程中有骨丢失，通常也会发生近端股骨的微骨折、骨和机械完整性的进行性丧失。在取出股骨旋转或股骨柄时，也会发生意外的转子骨折。通过对骨质量和假体取出时的阻碍程度的感觉，可以预知这些问题，此时及时用 ETO 或者转子滑动截骨则可避免。如果发生了大转子骨折，此时可将骨块与股外侧肌和外展肌一起前移，使用钢缆捆扎，必要时加用钢板。

（王佰亮 译 李子荣 校）

参考文献

1. Caillouette JT, Gorab RS, Klapper RC, Anzel SH: Revision arthroplasty facilitated by ultrasonic tool cement removal. Part I: In vitro evaluation. Orthop Rev 20:353-357, 1991.
2. Callaghan JJ, Elder SH, Stranne SK, et al: Revision arthroplasty facilitated by ultrasonic tool cement removal. An evaluation of whole bone strength in a canine model. J Arthroplasty 7:495-500, 1992.
3. Brooks AT, Nelson CL, Hofmann OE: Minimal femoral cortical thickness necessary to prevent perforation by ultrasonic tools in joint revision surgery. J Arthroplasty 10:359-362, 1995.
4. Gardiner R, Hozack WJ, Nelson C, Keating EM: Revision total hip arthroplasty using ultrasonically driven tools. A clinical evaluation. J Arthroplasty 8:517-521, 1993.
5. Jando VT, Greidanus NV, Masri BA, et al: Trochanteric osteotomies in revision total hip arthroplasty: Contemporary techniques and results. Instr Course Lect 54:143-155, 2005.
6. Boardman KP, Bocco F, Charnley J: An evaluation of a method of tro-chanteric fixation using three wires in the Charnley low friction arthro-plasty. Clin Orthop Relat Res 132:31-38, 1978.
7. Mardones R, Gonzalez C, Cabanela ME, et al: Extended femoral oste-otomy for revision of hip arthroplasty: Results and complications. J Arthroplasty 20:79-83, 2005.
8. Meek RM, Greidanus NV, Garbuz DS, et al: Extended trochanteric oste-otomy: Planning, surgical technique, and pitfalls. Instr Course Lect 53:119-130, 2004.
9. Glassman AH, Engh CA, Bobyn JD: A technique of extensile exposure for total hip arthroplasty. J Arthroplasty 2:11-21, 1987.
10. Harris WH, White RE Jr, Mitchel S, Barber F: A new technique for removal of broken femoral stems in total hip replacement. A technical note. J Bone Joint Surg Am 63:843-845, 1981.
11. Collis DK: Revision of aseptic, loose, broken femoral components. Instr Course Lect 35:151-157, 1986.
12. Moreland JR, Marder R, Anspach WE Jr: The window technique for the removal of broken femoral stems in total hip replacement. Clin Orthop Relat Res 212:245-249, 1986.
13. Lieberman JR, Moeckel BH, Evans BG, et al: Cement-within-cement revision hip arthroplasty. J Bone Joint Surg Br 75:869-871, 1993.
14. McCallum JD 3rd, Hozack WJ: Recementing a femoral component into a stable cement mantle using ultrasonic tools. Clin Orthop Relat Res 319:232-237, 1995.
15. Cordonnier D, Desrousseaux JF, Polveche G, et al: [An original proce-dure for cement diaphyseal extraction. The segmental cement extraction system or SEG-CES]. Rev Chir Orthop Reparatrice Appar Mot 82:166-170, 1996.
16. Schurman DJ, Maloney WJ: Segmental cement extraction at revision total hip arthroplasty. Clin Orthop Relat Res 285:158-163, 1992.

第**41**章

骨水泥取出技术

Gurdeeps，Biring,Bassam A. Masri

全髋关节置换术中骨水泥固定已广泛应用，如果处理得好，将获得极好且持久的效果。改善骨水泥与骨骼之间交锁的骨水泥技术使放射线显示的髋臼和股骨固定的存留率增加[1,2]。然而，确有失败发生，通常是由聚乙烯颗粒碎屑及其相关炎症应答所致的无菌性松动和骨丢失所致。采用更好的骨水泥技术又会使取出骨水泥变得更困难，特别是在发生感染而必须取出所有的骨水泥时。理想的骨水泥取出技术要求能够安全取出骨水泥而又不会导致医源性骨丢失，从而不会影响后期重建。这是一项具有挑战性的工作，手术医生应熟悉所有的外科技术才能安全地取出骨水泥，而不会进一步损害骨的完整性。术前计划非常重要，应对任何术中事件做好准备。充分了解有待取出的组件将进一步辅助骨水泥取出和最终的重建。本章将讨论安全取出假体和骨水泥的术前计划、需要的器械及手术技术。

术前计划

髋关节翻修手术成功的关键包括充分理解取出假体的适应证、认真的术前计划以及选择适当的手术路径。取出假体和骨水泥涉及几步，包括充分的暴露、识别假体并安全取出以及可视下仔细地取出骨水泥 - 假体界面的骨水泥。

为了安全地到达假体并使用专门的骨水泥清除技术，必须达到最佳显露。需要应用相应的器械，包括手持式器械、高速钻头和凿、组合拔出系统及超声器械（表41-1）。使用X线透视有帮

助，可辅助预防意外损伤。还可使用碎石术和激光削弱骨 - 骨水泥界面，直接取出骨水泥。但是在普通的骨科实践中，我们对这些知识知之甚少。

器械

假体专用的取出器械

取出骨水泥之前，应先安全地取出假体，除非它们经过喷砂或预涂层处理。在这些情况下，常常无法首先取出假体，特别是在治疗假体固定良好的感染患者。必须通过股骨延长截骨术股骨开窗，采用机械外力分离并取出假体。如果假体明显松动，可完整地取出骨水泥鞘。然而，骨水泥常常被留在原位，需单独取出。

股骨侧假体

应首先取出股骨假体，以帮助显露髋臼。如果是组配的股骨头，可采用打孔器或带有楔形的把持器推股骨头以使头解脱，如预计单纯翻修髋臼，则注意保护颈侧的 Morse 锥度。

用制造商或通用拔出器取出股骨假体。这些装置包括 J 形钩，专用于钩住在假体肩部设计的孔；闭合圈套，用于套在假体领的夹子，可将其紧到螺钉上并连接到有槽的打击锤上（图 41-1）。骨水泥的假体取出系统有通用拔出器，可啮合莫尔斯锥度，将假体拔出。如果假体柄有领并且被周围骨包绕，则必须清除周围骨，以免发生股骨矩骨折，这一点很重要。如果有肥大的大转子，则必须修整，否则在拔出假体过程中可能使大转

表 41-1 取出假体和骨水泥所需的器械	
假体专用的取出器械	组配型股骨头和股骨颈分离器械
	假体柄拔出器
	聚乙烯衬拔出器
	拔出系统
手持式骨水泥取出器	市售骨水泥型翻修器械
	鹅眉凿
	偏心半圆凿
	T 形头
	V 形头
	倒钩
	弯骨刀
	钻头
	丝锥
	风动扳手
	高速钻
	各种型号钻头
	橡子状头
	铅笔状头
	圆柱形钻头
超声骨水泥清除器械	用于骨水泥型关节翻修成形术的 Orthosonics 系统（OSCAR）
	Ultradrive（Biomet，arsaw，IN）

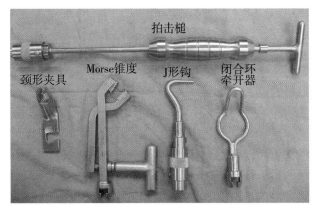

图 41-1 股骨拔出器包括牵拉钩、闭合环拔出器和夹子

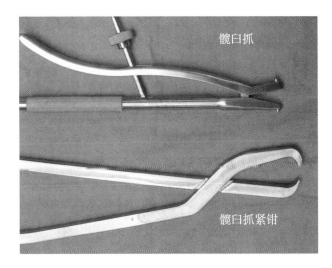

图 41-2 髋臼拔出器有一个爪和把持器

子撕脱，特别是当假体具有较宽的肩部时。最后，如果假体肩部上有骨水泥，则在安全拔出假体前清除骨水泥。

髋臼侧假体

在髋臼侧，可使用各种带爪的系统从内部啮合髋臼杯，然后拉出髋臼杯（图 41-2）。如果界面粘合良好，则可采用髋臼扩孔钻扩展聚乙烯内衬，直达骨水泥鞘。然后注意取出剩余的骨水泥。使用拔出系统（Zimmer，Warsaw，IN）取出非骨水泥型杯。该系统适用于骨水泥型髋臼杯，可用于拔出聚乙烯髋臼杯。该系统有短和长的弯刃，与髋臼杯的轮廓一致。该器械的中心定位在聚乙烯内衬或聚乙烯内衬试模，将刃沿着把手旋转，允许快速并且完全地松动髋臼杯，使对其下面的骨质损伤达到最低。使用手锤使短刃进到界面；然后将短刃旋转 360°，之后使用长刃。然而，磨损可能导致器械偏心定位或骨水泥鞘的多样性，可能导致骨水泥鞘较薄处意外的骨丢失。有不同尺寸的可用于中心定位的股骨头，包括 22mm、26mm、28mm 和 32 mm。还可用不同直径的刃，直径为 42 ～ 72 mm（图 41-3）。

手持式工具

聚甲基丙烯酸甲酯骨水泥的机械特性使它可承受几倍于体重的力。它比皮质骨弱得多，并且拉伸时比压缩时更弱。一旦取出假体，各种翻修器械将破坏此界面而不损害其下骨的完整性。

股骨

在股骨侧，沿骨纵轴的平面使用器械。采用T形、V形或偏心环形分离铲，而不进入骨皮质（图41-4）。如骨水泥鞘较厚，必须非常小心地使用这些分离铲。在这种情况下，我们宁可首先用高速磨钻将骨水泥鞘磨至可处理的厚度，然后再用分离铲。T形铲是适用于分离粘固良好的骨水

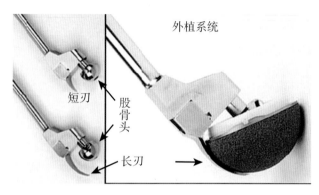

■ 图41-3 用于取出骨水泥型和非骨水泥型髋臼杯的拔出系统

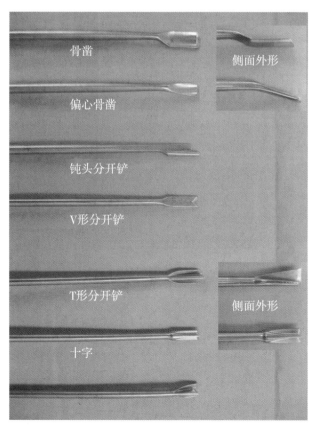

■ 图41-4 手持式器械包括标准和偏心矩凿以及分离铲的选择

泥 - 骨界面的理想工具，它的垂直臂可当切割凿用以破碎骨水泥，而它的水平臂则起推进作用，将其下方破碎的骨水泥取出。如骨水泥鞘较厚，如前所述，则这种方法无效。V形分离铲可将骨水泥造成应力性纵向裂开，以允许将碎块成片状取出。使用圆凿取出碎片，使第三体颗粒不分散。采用高速磨钻时应用水灌注，以免过度热量聚积。所有器械都带有伸展干，如此可取出更远端骨干的骨水泥。使用长柄荧光灯及抓钳会有帮助。一旦取出骨水泥，则可在远端骨水泥限制器或远端塞钻孔并用特殊螺头拔出（图41-5）。完成这些后，测量髓腔大小，放置充满髓腔大小的导向钻，然后将钻头通过导向钻中心插入髓腔中，以允许骨水泥在中心钻孔。必须注意，此举也不是万无一失的方法。手术医师必须仔细操作，确保钻孔位于远端塞中心，避免穿破皮质。对厚的骨水泥柱可多次重复这些步骤，而不要冒意外穿破的危险。远端塞钻孔后，将适当大小的螺头拧入孔中，采用反向攻丝将骨水泥或塑料块抓住，将其逆行取出。任何残留的骨水泥或阻碍物可以用不同大小的反向钩刀取出（图41-6）。可以用带橄榄头的导丝作为探针以确认皮质没有穿破。

髋臼

在髋臼侧，用与假体外径外形一致的弧形器械可达到骨水泥 - 假体界面。切开界面，取出髋臼杯（图41-7）。

气动压紧扳手可用于困难的髋臼翻修，这些器械对髋臼假体施加重复的旋转力，使骨水泥 - 假

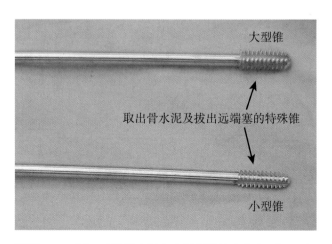

■ 图41-5 用于远端骨水泥塞和限制器拔出的专用螺丝头

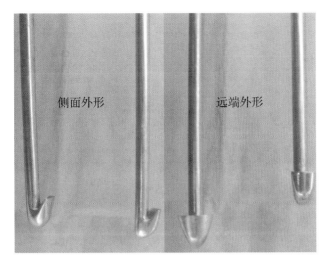

■图 41-6　用于取出限制器、破裂基座和取出残留骨水泥的反向切割牵引钩

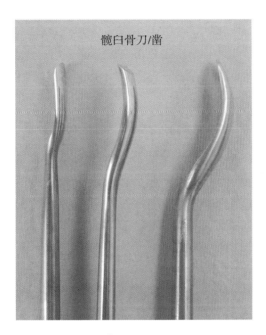

■图 41-7　髋臼骨刀和凿

体或骨水泥 - 骨界面产生剪切应力，从而使假体松动[3,4]。存在骨溶解时使用应小心。气动扳手上有 6mm×6mm 的大头钉。采用高速磨钻在髋臼杯上作出凹槽，使两者匹配。通过 15°的弧形递送 276～1379kPa 的转矩 30 秒，然后反转。一般来说这样可以松动髋臼杯，但是最大用途是拔出非骨水泥外杯。这些器械尚未普及，未被广泛使用，并有骨盆骨折的报道[3]。

在髋臼侧，磨钻可用于切割聚乙烯髋臼杯，

使髋臼杯变得容易折断并容易取出，而显露骨水泥塞。可凿出初次手术中用于达到锁定目的的大孔和小孔中的骨水泥塞。由于邻近的血管结构，在未进行适当的血管造影术看清邻近结构的情况下，追踪延伸到骨盆内的骨水泥是不明智的。可以考虑腹膜后入路，此入路提供取出任何突入骨水泥的途径。

难题

骨量减少时，会有高骨折的风险，在整个取出过程中都需要谨慎的操作。器械越锋利，干骺端骨越易被穿透。

分块骨水泥取出系统

分块骨水泥取出系统被广泛使用。此类系统一种是分节骨水泥清除系统，称为 SEG-CES（Zimmer，Warsaw，IN）。该骨水泥清除方法依赖于下述的事实：如果新骨水泥被放入旧鞘中，则新、旧的骨水泥之间可形成强有力的粘合。清洁旧骨水泥鞘，并采用金属丝刷子使其变得粗糙。在远端髓腔塞中心钻孔，为插入的杆提供一个锚点。然后清洁界面，在引入新骨水泥时界面上必须没有血液，否则获得的界面将比较脆弱。将每间隔 1cm 处有螺母的一个穿线杆向下推动，与远端孔啮合并定位在骨水泥鞘中间。允许骨水泥凝固，凝固过程将花费大约 15 分钟。骨水泥变硬后，采用动力钻头将穿线杆取出，将螺母留在原位并将其包埋在骨水泥中。有具有不同长度的穿线拔出器械用于啮合螺母，然后将其附着到敲击锤；每次以 1cm 节段取出骨水泥，并向下深入股骨（图 41-8）。远端螺母是金色的，可使手术医生在进入远端塞时容易看到该螺母。该系统仅在历史上有过应用，因为目前已经不再使用。

超声骨水泥清除装置

骨水泥对超声装置（频率大于 16 kHz）有即时反应，因而可将超声装置用于髋关节翻修手术。动力源发生器将电能传至晶体，由于晶体自身的压电效应而振动[6~7]。将电能转换成机械能，机械能聚焦在探针的顶部。振动频率为 28.3kHz。这就使得局部快速加热并融化骨水泥，骨水泥变得柔软并容易通过探钩从髓腔中取出。超声造成的骨水泥的内在特性是在 1mm 的小距离内维持 200℃的温度梯度，使残留骨水泥或邻近骨中温度升高很小，从而最低程度损伤邻近骨骼。

但仍可有热释放。动物试验证明如果使用超声器械 10 秒钟，骨坏死深度为 50μm，但通常在骨水泥固化过程中产生的放热反应会导致 500μm 的骨坏死。研究者证明骨水泥 - 骨界面的温度高达 50℃，建议进行同时灌洗以避免温度升高，而减少骨坏死。

松质骨受超声的影响，在骨水泥取出过程中采用的能量水平能除去松质骨，但不影响皮质骨。皮质骨不像骨水泥一样容易吸收超声。超声探针的设计使得探头在接触皮质骨时可发射高频声音，从而对手术医生发出警报，告知他们的操作已经

达到了骨内膜表面。通过这种听觉和触觉的反馈程序，可防止皮质穿孔。

钛合金制成的几种探头可用于股骨和髋臼骨水泥清除。每种探头用于执行不同的功能，包括切割、开槽、穿孔或刮除。探头部有孔，当推进探头时，使融化的骨水泥从尾端到达近端。然后骨水泥凝固，可通过取出器械或抓紧器拔出骨水泥。为了促使骨水泥清除技术容易进行，现有内镜照相机，可通过数字技术显示髓腔。图 41-9 描述了各种探针。

股骨

用开槽器在近端骨水泥鞘中纵向开出沟槽，以削弱骨水泥鞘。如果沿着鞘周切割出环形槽，则残留骨水泥可进入该槽并可采用传统器械将其取出。

钻孔器是一个圆的矛形器械，头部有 4 个孔，可用于穿透骨水泥的远端塞，提供一个清楚的通道，然后可采用长刮匙扩大该通道。

刮匙有一个矛形头，头部有三个不同的尺寸，范围为 6 ~ 10 mm，切缘与探头轴成 20° 角。使用钻孔器后，反向使用刮匙（即从远端至近端）清除残留的骨水泥。

L 形探针可用于在中间平面和侧面切割骨水泥，在骨水泥中作出垂直于股骨干的一个环形槽。

螺旋头装置允许插入至远端骨水泥塞并控制拔出。还有一些钻头盘，可旋转并拔出远端的骨水泥塞。

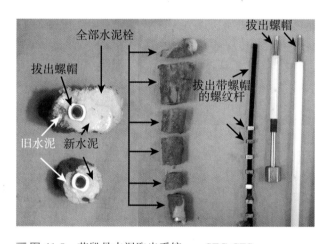

■ 图 41-8　节段骨水泥取出系统——SEG-CES

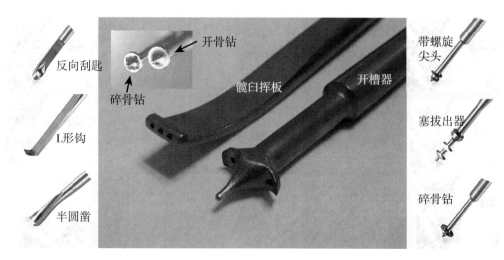

■ 图 41-9　具有便利探头的超声拔出器

髋臼

髋臼探钩用于辅助取出髋臼杯。该探钩是弯的，有一个导向边和台阶，可围绕髋臼的轮廓。其他器械有圆凿和反向刮匙，形状与传统手持式工具相似。

难题

有时会生成烟雾。烟雾成分主要是甲基异丁烯酸甲酯、石油精和苯乙烯，但不会达到引起损害的浓度。

探头不应触及金属，以避免在金属上留下刮痕并导致应力增加，并且金属可能疲劳。应常规检侧探针，探头如果受损，在使用过程中可能会断裂。

用于骨量减少患者时应极小心，由于听觉反馈可能不会被感知，而发生穿孔。皮质骨需至少2mm厚，否则会发生皮质穿孔。

骨 - 骨水泥界面可能被划伤，应当通过传统的手动工具确保到达骨内膜表面。

用脉冲灌洗法进行频繁的灌洗可减少热量蓄积，但是在操作系统过程中不得使用，否则将降低骨水泥取出的速率。

手术技术

股骨

骨水泥型股骨柄的取出

取出股骨柄可分为下列两步：

1. 破裂骨水泥 - 假体界面并取出近端骨水泥。
2. 取出假体。

髋关节和股骨的正位和侧位片可充分评估股骨和假体。骨科医生可分辨出假体是否为组配式的、是否有拔出孔、是否有颈领或松动（肯定、很可能或可能），可确定骨丢失的程度、骨水泥鞘的位置和厚度以及是否存在远端塞。评价股骨是否存在塑形，塑形可能使拔出技术变得复杂。如果有内翻塑形，侧面骨皮质很容易穿孔，应当考虑使用ETO。[9]如有领的假体已经下沉并且位于骨内，则应当清除周缘的骨质，以避免拔出时损坏股骨矩。如手术医生希望避免进一步损伤股骨矩，则可使用高速钻切除颈领。在清除骨水泥前，确认假体肩部的骨水泥以及挤出的骨水泥，并首先

清除这些骨水泥。从假体肩部清除骨水泥后，可插入器械并抽取骨水泥，从而不会发生大转子撕脱。如预期会发生大转子撕脱，可在开始时就行转子截骨术，从而避免该问题。准备钢丝、缆线及钩板，以固定截骨块。

现在可以取出股骨假体。前面描述了不同的拔出器。施力方向应当与股骨干一致，不应偏心。如果假体有领，可将领作为放置拔出器的锚点，并在控制下松动嵌压。如为光滑双锥形假体，用拔出器很容易将其取出。有近端聚甲基丙烯酸甲酯预涂层的无光泽或粗糙抛光的假体难以取出，取出前应先破坏骨水泥 - 假体界面。可使用薄的有弹性且可弯曲的骨凿或高速钻。

骨水泥的拔出分下列三个阶段进行：

1. 取出近端干骺端骨水泥。
2. 取出骨干骨水泥。
3. 取出远端骨水泥塞。

在取出股骨假体时大部分近端干骺端骨水泥已被带出。如果广泛涂层达干骺端 - 骨干交界处，应使用扩大的手术入路，建议进行ETO形式的股骨截骨术。截骨长度由待取出骨水泥柱的长度决定，但不应损害远端固定所需的骨骼。如欲使用非骨水泥型假体，则应自假体尖端起算，保留至少两倍骨皮质直径长的骨质，以达到稳固的固定。如欲用骨水泥型假体，骨的保留仍然非常重要，不建议骨水泥超过峡部。如果股骨假体内翻，则对变形的骨骼进行ETO，操作时记住前文提及的考虑。

骨水泥固定良好时，则高度推荐ETO，ETO可直接到达界面。当假体仍在原位时，ETO可能较困难，但仍有可能。经后侧入路或外侧入路暴露髋部，显露股骨，将股外侧肌向前反折，遇到动脉穿支时结扎。自近向远操作，作双皮质截骨，制成与大转子及股骨干外侧1/3相连的ETO截骨块，部分股外侧肌仍覆盖在截骨块上，以维持血供。如果不能取出假体柄，截骨块可能非常薄且可碎裂，除非手术医生非常仔细地从股骨内、外侧两处施行，以完成完整的骨块截骨。如预测有碎裂，可从前方经肌肉到达前方皮质。股骨内侧截骨可用3.5mm钻头每隔0.5cm穿孔，放置3.5mm动力加压钢板，将孔作为引导。用小骨刀呈45°角将钻孔连接以使穿孔抓紧并纵向连接。应用骨刀叠加，将骨向后抬高时进行控制性截骨。

也可在内侧使用骨凿取代钻头，但在不对肌肉造成损伤的情况下可能难以保留在同一个平面内。截骨的远端应当呈一斜面并将其修圆滑，以避免应力增加并使该节段复位容易。清除骨水泥后，采用 Luque 钢丝或缆线固定截骨片。可能需要从内侧面修整大转子，从而允许容纳假体并结束 ETO。可继续 ETO，以对外展肌提供张力。由于与干骺端和骨干骨具有较大的接触面，ETO 几乎都愈合。

通过三到四个通道纵向劈裂近端骨水泥，取出松动的节段。可使用高速钻打碎大的骨水泥柱。利用此显露，可采用各种型号的分离器或凿，取出骨水泥，沿股骨向下进行，直到遇到远端塞，可按照上文描述的方法取出远端塞。

如果是长柄股骨假体或有较长的骨水泥柱，可在前面或侧面的股骨皮质上开窗，以接近骨水泥。应采用钻头制作这些窗口或控制性穿孔，做成圆形，则不会导致显著的应力增加，否则可能发生骨折。孔的直径应不超过 9mm，孔间至少间隔 2 倍的皮质直径。允许开窗用高速钻以削弱骨水泥并允许取出碎屑。通过这些窗口可进一步导引器械，因而不会导致远端骨的偏心制备。如果做了多个窗口，可采用皮质骨板加强皮质。如果股骨假体破碎，可在近端节段的远端以一定角度开窗，以插入薄的打击器并通过连续击打向近端推进。可能有必要在骨柄上作出连续的压痕，从而使在骨柄推进时紧抓住穿孔器。

替代性控制性开孔是舟状开窗，这可造成较好的接近，应在术前确定截骨的位置和长度。与控制性穿孔相反的是不去除骨质且保留软组织包壳，最后采用金属丝或线缆将截骨固定。

最后一步是取出远端骨水泥塞或限制器。骨水泥松动时，可将一个反向牵引钩穿过塞，钩住塞的下面并逆向取出。如果骨水泥固定牢固，每次增加 1cm 钻孔并攻丝，然后用去嵌压力取出。还可将一个超声探针包埋在骨水泥中，将探针埋入骨水泥中，旋转 90°，关闭，并允许冷却 10～15 秒。移开手控单位，并使用敲击锤，在数次可控性击打后取出骨水泥。采用逆向钩取出所有的残余物。也可采用长把手的咬骨钳取出残余物。使用超声器械时皮质穿孔的发生率大约为 1%[7]。可使用套筒末端磨钻技术，[14] 或装配有中心定位的高功率钻头，安全地取出远端骨水泥塞 [15]。可用咬

骨钳抓住骨水泥限制器，或使用反向牵引钩将其取出。如果无法取出塞或限制器，并且不是因感染而作翻修，只要新假体仍然可以充分固定，即可将其向下推入髓腔远端或留在原位作为限制器。

髋臼

取出骨水泥型髋臼时，术前拍片，包括正位骨盆、真正的髋关节侧位片和 Judet 位片，用于评估前壁和后壁以及柱。这些放射照相可识别骨盆内或闭孔中的骨水泥的位置和量。该信息以及关于骨质溶解程度和髋臼杯位置的信息可帮助确定髋关节入路以及是否所有的骨水泥都必须取出。如果使用全聚乙烯髋臼杯，CT 可能有帮助，或如果骨水泥是可透射线的，MRI 可能有帮助。应当预测潜在的骨缺损，从而达到稳定固定和重建。为了获得充分的髋臼暴露，可使用转子滑移或转子截骨术，髋臼杯的环周可清楚地显示，允许到达假体 - 骨水泥界面从而安全地拔出假体。如果要取出骨盆内骨水泥，虽然在我们手中这种情况非常罕见，需要经髂腹股沟入路作腹膜后解剖，最好联合有经验的血管外科医生共同操作。

骨水泥型髋臼假体的拔出

前文已经描述了髋臼假体的拔出，该过程涉及破坏骨水泥 - 假体界面。传统的弯骨凿、高速钻、气动扳手器械和超声技术允许安全地取出髋臼组件。

暴露髋臼假体的上外侧，用窄骨凿取出一些骨水泥。然后将一个弯曲的骨凿导入骨水泥 - 假体界面，将髋臼组件与骨水泥分离。

用带螺纹的拔出器通过钻头孔插入聚乙烯中，一旦骨水泥界面被破坏，则可用去嵌塞法取出髋臼杯。当应用最新的髋臼杯设计包括预涂层、多孔涂层和编织涂层增强骨水泥 - 假体界面时，还可用扩髓器磨除聚乙烯。[10] 然而，该方法确实会留下一些碎屑，并必须费时清除所有这些碎屑。在周缘采用 2.5mm 钻头钻多个孔，随后插入 4.5mm 螺钉的最新技术，有助于将髋臼杯从下方的骨水泥上抬高。[17] 当内侧壁缺损时，该方法特别有用。

一旦取出假体，则应将注意力转至骨水泥。如果骨水泥鞘完好，可采用一把窄骨凿，用切割比萨饼的方式放射性切割骨水泥（下文称作"比萨派"技术）。然后无须撬动骨就可很容易地清除

碎片，从而避免造成骨折。

　　刮除术可用于清除松动的骨水泥，如果初次手术时内侧壁已穿透，该技术对确定骨水泥与纤维组织之间的界面是有用的。骨水泥与骨盆内结构之间常有致密的纤维膜形成，轻柔操作即可使两者分离。即将发生的骨盆内损伤的预兆特征包括骨盆疼痛、骨盆肿块或用听诊器听诊有杂音。

　　在有大量骨水泥的病例中，使用超声器械可辅助拔出。这种器械的主要优势是无机械创伤，可逐渐将骨水泥取出而无须施加突然且极大的力。这样将允许骨在健康的骨床上而不是骨水泥层上嵌入结合。然而，无感染时，突入骨盆内的骨水泥可不动，特别是如骨水泥呈现为瓶颈样外形时。

　　前文所述的手术技术应当允许安全地取出假体和骨水泥，如恰当使用这些技术，将可提供健康骨床和良好的骨的完整性，用于髋关节翻修手术时重建股骨和髋臼并且获得持久的效果。技术的组合和可用的工具将使手术医生以可预测的方式可靠地取出假体组件和骨水泥。有经验的手术医生可熟练地用这些方法及时地取出骨水泥，以便着手行髋关节的确定性重建。

（岳德波 译　李子荣 校）

参考文献

1. Ranawat CS, Rawlins BA, Harju VT: Effect of modern cement technique on acetabular fixation total hip arthroplasty. A retrospective study in matched pairs. Orthop Clin North Am 19:599-603, 1988.
2. Barrack RL, Mulroy RD Jr, Harris WH: Improved cementing techniques and femoral component loosening in young patients with hip arthroplasty. A 12-year radiographic review. J Bone Joint Surg Br 74:385-389, 1992.
3. Anspach WE III, Lachiewicz PF: A new technique for removal of the total hip arthroplasty acetabular component. Clin Orthop Relat Res 268:152-156, 1991.
4. Lachiewicz PF, Anspach WE 3rd: Removal of a well fixed acetabular component. A brief technical note of a new method. J Bone Joint Surg Am 73:1355-1356, 1991.
5. Schurman DJ, Maloney WJ: Segmental cement extraction at revision total hip arthroplasty. Clin Orthop 285:158-163, 1992.
6. Klapper RC, Caillouette JT, Callaghan JJ, Hozack WJ: Ultrasonic technology in revision joint arthroplasty. Clin Orthop Relat Res 285:147-154, 1992.
7. Gardiner R, Hozack WJ, Nelson C, Keating EM: Revision total hip arthroplasty using ultrasonically driven tools. A clinical evaluation. J Arthroplasty 8:517-521, 1993.
8. Brooks AT, Nelson CL, Stewart CL, et al: Effect of an ultrasonic device on temperatures generated in bone and on bone-cement structure. J Arthroplasty 8:413-418, 1993.
9. Younger TI, Bradford MS, Magnus RE, Paprosky WG: Extended proximal femoral osteotomy: A new technique for femoral revision arthroplasty. J Arthroplasty 10:329-338, 1995.
10. Sydney SV, Mallory TH: Controlled perforation. A safe method of cement removal from the femoral canal. Clin Orthop Relat Res 253:168-172, 1990.
11. Cameron HU: Femoral windows for easy cement removal in hip revision surgery. Orthop Rev 19:912, 1990.
12. Nelson CL, Barnes CL: Removal of bone cement from the femoral shaft using a femoral windowing device. J Arthroplasty 5:67-69, 1990.
13. Kerry RM, Masri BA, Garbuz DS, Duncan CP: The vascularized scaphoid window for access to the femoral canal in revision total hip arthroplasty. Instr Course Lect 48:9-11, 1999.
14. Gray FB: Total hip revision arthroplasty. Prosthesis and cement removal techniques. Orthop Clin North Am 23.313-319, 1992.
15. Jingushi S, Noguchi Y, Shuto T, et al: A device for removal of femoral distal cement plug during hip revision arthroplasty: A high-powered drill equipped with a centraliser. J Arthroplasty 15:231-233, 2000.
16. de Thomasson E, Mazel C, Cagna G, Guingand O: A simple technique to remove well-fixed, all-polyethylene cemented acetabular component in revision hip arthroplasty. J Arthroplasty 16:538-540, 2001.
17. Sabboubeh A, Al Khatib M: A technique for removing a well-fixed cemented acetabular component in revision total hip arthroplasty. J Arthroplasty 20:800-801, 2005.

第 **42** 章

单体广泛微孔涂层股骨翻修

C. Anders on Engh. Jr

要点提示

- 远端非骨水泥固定绕过已被损伤的股骨。
- 此为适于多数翻修的可扩展的技术。
- 这是一种利用扩大转子滑移的理想技术。
- 在骨科文献中其结果可重复且被证实。

虽然股骨重建关节置换术的复杂性大同小异，但股骨侧关节翻修术差别很大。股骨骨质缺损可从最小的缺损至整个股骨干破坏。股骨畸形如后倾和内翻塑形也常发生。最后，既往进行过手术以及存在的金属如钢板、螺钉和钢丝都可能限制手术选择。

治疗如此广泛的股骨问题时，矫形手术医生需要掌握一种简单并可重复技术，以处理从最简单的病例到最复杂的情况。单体股骨假体，特别是广泛的微孔涂层柄，有很多优势，但同时也有一些缺点。该假体依赖健康的远端骨固定，故足以支持体重。作术前计划时主要应识别最近端 4 ~ 6cm 的健康股骨。该技术在本质上无法真正扩展，对复杂的较严重的股骨缺损仅需用长柄。根据选择用于初期固定的健康骨节段，计划整个手术。大转子延长截骨是手术技术的一个完美补充，因为使假体和硬件取出更加容易并且固定不会受损。只要在事先识别的 4 ~ 6cm 骨干节段的近端进行截骨术，固定和骨整合就非常可靠。当将骨骼节段适当制备成圆筒形时，假体柄可任意旋转至前倾，并在该圆筒内升高和降低，以获得适当的前倾和腿长。由于该技术依赖于宿主骨最

初的机械固定和随后的生物学固定，因而很少需要同种异体骨移植，使该技术很容易在所有的社区医院施行。

虽然简单是远端固定的一个优点，但是该技术也有弱点。一个问题是担忧应力遮挡而导致近端骨丢失。还有关于远端应力集中导致远端大腿疼痛的担忧。文献中已有关于适应性塑形和大腿疼痛的清楚的记录。应当注意仅在骨长入或骨整合的柄才发生应力遮挡，一旦股骨假体有骨长入，则晚期失败非常罕见。很少发生限制活动的大腿疼痛，大腿疼痛是骨长入失败的一个体征。

适应证和禁忌证

对于股骨翻修，手术医生可有许多选择。因为近端骨长入和打压植骨可维持甚至恢复骨量而具有吸引力，但也有局限性。近端骨长入需要近端股骨加强到足以支持体重。打压植骨需要有完整的股骨髓腔，它可把持同种异体骨和股骨假体。对比之下，远端固定装置可用于大范围的翻修病例。远端固定本质上是一种延长技术，如同我们认为不同手术径路具有延长性一样。该技术的成功取决于具有可利用的 4 ~ 6 cm 健康皮质骨，可被制备用于固定柄的远端。如果发生骨折或穿孔，可采用长柄假体将该技术延伸至皮质骨的更远端节段。除了较长的假体柄，很少需要额外植入物或同种异体移植骨。远端固定的这种可延伸的特性，使手术医生能将此相同技术应用于常规和复杂翻修以及术中发生并发症时。

多中心的经典论文记录了该技术在广泛的病例中获得的成功。Lawrence 和 Engh 报告了平均随访期 9 年 81 位患者的结果。股骨翻修率为 10%，机械松动率为 11%。Moreland 和 Bernstei 公布在平均随访期 5 年的 175 位患者中有更好的结果。股骨翻修率和机械松动率各为 4%。接受远端固定治疗的最大系列患者包括了 Paprosky 报告的 297 例股骨翻修。平均 8 年的股骨翻修和机械松动率各为 2%。

虽然适应证是有 4～6 cm 健康皮质骨的几乎任何股骨，但结果仍受股骨丢失范围的影响。对具有不同程度干骺端丢失或没有及较少骨干丢失（Ⅰ 型和 Ⅱ 型缺损）的 38 例中的 34 例，Paprosky 获得了骨整合[1]。相反，在存在广泛干骺端骨丢失和骨干损害的病例中，30 例中（Ⅲ 型股骨缺损）的 24 例获得了骨整合。3 例完全无支撑和增宽的骨干均未获得骨整合。同一作者在另一篇论文中报告 Ⅲ 型缺损的 69 例中有 8 例翻修，Ⅳ 型缺损的 8 例中有 2 例翻修[2]。另一个机构的存留率分析确证了骨质对结果的影响[3,4]。

另外有两篇报道广泛骨丢失病例的论文。Engh 发表了关于具有广泛干骺端和皮质骨丢失的一组 26 个髋关节的报告[5]。该系列病例中，190mm 或更长的假体柄被用于绕过小转子下 10cm 或更长的皮质缺损。在该涉及广泛近端骨丢失的系列病例中，最短 10 年随访时股骨无菌松动率为 15%，10 年股骨存留为 89%。最近，Nadaud 和 Griffin 发表了关于皮质骨丢失扩展至小转子下的一组患者的报告[6]。在远端固定的假体柄中，平均 77 个月随访时 94% 能够良好地行使功能。

根据本综述，适应证涵盖大多数股骨翻修病例。当无股骨皮质骨可用于支撑时（Paprosky Ⅳ 型），手术医生可能需要考虑替代技术。另外，该技术禁忌用于具有很小股骨直径的患者中。如果股骨髓腔小于 10.5mm 时，用 18cm 长的股骨柄，或股骨髓腔小于 13.5mm 时，用 22.5cm 长的股骨柄，如果无近端骨支撑，则有假体柄断裂的风险。

虽然远端固定的应用涵盖广泛的病例，但是该技术仍然有另外的相对禁忌证。这些禁忌证并非远端固定特有，而是更加普遍并适用于大多数股骨翻修术。患者不依从是非骨水泥型固定的相对禁忌证。依从术后限制负重的治疗对于获得可重复的好的结果很重要。然而，简单翻修的患者可能能够耐受负重，因广泛近端骨丢失而进行更加复杂操作的患者可能需要长达 3 个月的保护性负重。因而患者必须能够在心理上和体力上遵循负重注意事项。

除了这些担忧，手术医生必须确保患者的目标是现实的。仅用稳定的骨长入的股骨组件不能确保患者满意。既往手术导致的腿长度及神经和外展肌功能问题并不是都能解决的。同样，对于无法解释的大腿或髋关节疼痛，手术医生应当慎重推荐股骨翻修。

术前计划

术前计划需包括全部病史、体检及高质量 X 线片。病史的重点应包括既往手术的入路及感染史。体检应高度注意下肢长度、外展肌功能及外旋挛缩，后者系后倾股骨假体松动的体征。

放射线摄片包括低位骨盆正位片，摄片中心应在小转子水平。采用此方法摄片可显示髋臼上大约 2cm 的骨骼和 6 英寸（15.2cm）或更短的股骨假体全长。此投照位允许应用坐骨结节连线与小转子交叉线的平行线确定放射线下肢长度不等（图 42-1）。正位骨盆摄片对恢复下肢长度、偏心距及 Shenton 线的髋臼和股骨作联合模板也非常重要。近端股骨包括骨缺损远端数厘米的正位摄片为骨盆片的补充。股骨 Lowenstein 侧位片必须包括股骨假体和远端数厘米处。对偶尔伴有严重骨缺损的患者，股骨摄片需包括膝关节近端。

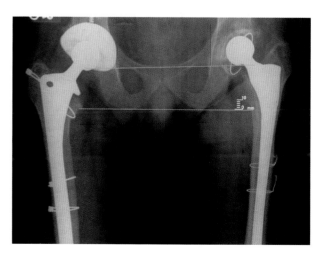

■ 图 42-1　典型的骨盆正位。与右、左小转子交接的泪滴间连线显示左下肢 1 cm 缩短的 X 线片

通过高质量 X 线片以及对患者下肢不等长的了解后，模板操作可采用分步进行的方式。应先行髋臼模板，因为髋臼骨量通常不允许太多的灵活性去调整髋部生物力学（图 42-2）。通过预估髋关节的中心位置，并联合放射线及临床下肢不等长，可使手术医生选择正确的柄长及适当的股骨偏心距或颈长，以重建髋关节生物力学。

下一步是定位骨内膜皮质骨最近端 4～6cm 节段。此节段足以提供股骨假体初始稳定。此节段骨将确定股骨假体的直径及在股骨髓腔中的力线。此节段股骨被称为固定位（图 42-3）。

模板第四步是选择股骨柄，此柄在远端固定位有 4～6 cm 的足够长度的"抓配"（scratch-fit），并能在以前模板的固定髋关节中心给予正确的下肢长度。应用各种股骨偏心距的假体或不同长度的头，对柄安放的水平作较小的调整，将允许股骨偏心距的调节。

偶尔，由远端假体确定的股骨柄力线，将可能导致股骨模板的近端在患者近端股骨外侧。此常发生在松动的股骨假体引起的股骨内翻位塑形后。这是需作延长的转子截骨或转子下截骨的一个征象。作延长的转子截骨不仅对取出假体有帮助，也能为骨髓腔准备及假体插入提供进路。

模板的最后一步是确保选择的股骨假体适合患者股骨侧位，而不会穿透股骨前侧。依此点确定用直柄还是弧形柄（图 42-4）。如弧形股骨假体的近端部分超越患者股骨近端前侧，则转子延长截骨术应包括股骨前外侧而不仅恰在股骨外侧。因为侧位片常揭示松动的后倾股骨假体，因此也必须记住查看股骨塑形及使新的股骨假体前倾。

手术技术

手术技术反映了模板过程，重点依然是股骨固定位置。应用单体远端固定柄时，各步骤分别是固定部位的显露、扩髓、试模复位及股骨假体的插入。

远端固定柄可经前或后髋关节入路。6 英寸或 8 英寸柄将不需用转子延长截骨。股骨显露最重要的一步是直接接近固定位置。如应用转子延长截骨取出股骨假体或显露髋臼，转子延长截骨应达到固定部位 1～2cm 内。截骨术在不削弱假体固定的 4～6cm 股骨的前提下，更长的截骨将允许

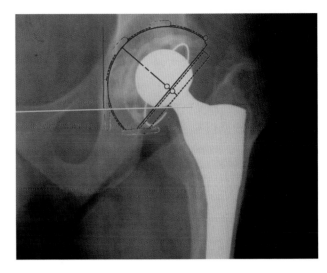

图 42-2 髋臼模板可能对髋臼杯大小估计不精确，但所有的努力都应去估计髋关节中心，当取股骨为模板时，可调节下肢长度和偏心距

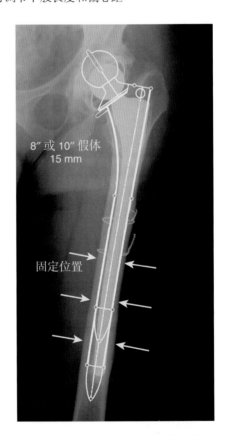

图 42-3 好的股骨正位片将显示股骨假体全长及远端 4～5cm。此股骨不能用 8 英寸（20.3cm）长的股骨柄处理。股骨干的整个长度足以使初始机械固定坚固。固定位置的选择将决定柄的直径、力线及长度

较好显露，这也是被推荐的。在截骨远端采用保护性钢丝或钢缆以避免扩髓及假体插入时的环状应力。如不需要转子延长截骨时，必须处理过度

悬垂的大转子。因为对过度悬垂的大转子的偏心扩髓可导致选择假体偏小或假体力线不良，并有股骨穿透的潜在可能。另外，扩髓器与过度悬垂的大转子接触或撞击可引起转子骨折。

对股骨扩髓以制备股骨的精细机械圆柱。对股骨制备，手术医生应注意应用扩髓器的类型及扩髓时的感觉。通常直的、全长凹槽的扩髓器用于 6 英寸和某些 8 英寸柄。如应用转子延长截骨，则用直的扩髓器，即使 10 英寸的柄也可能是弯的。虽然柄是弯的，至少 4 ~ 6cm 的柄与固定位置的接触区几乎是直的。直的全长凹槽扩髓器之所以较好是由于它们容易控制，且可在股骨制备较精细的圆柱。当应转子延长截骨术中已移开转子及近端撞击的来源时，可用长柄假体。

薄柄球头扩髓器可作为替代品，原因有两个：它们较少穿透股骨，扩髓时感觉也不一样。所有的扩髓器，无论是薄柄的或全凹槽的都必须用最小的力量推进。如直的全凹槽的扩髓器不能推进，则它可能接近穿透前侧股骨。薄形柄扩髓器可沿股骨弧度弯曲。由于薄形柄扩髓器有圆头，故对确定皮质接触长度有帮助。全凹槽扩髓器将持续接触皮质，即使尖端已通过固定部位（图 41-5），这使它测量皮质长度时有困难。用薄形柄扩髓器，当开始接触皮质时手术医生能觉察，当扩髓器向远端推进至骨干时，皮质接触结束，因为切割凹槽不再与皮质接触。薄形扩髓器的底部缺乏精细度。如果在固定部位制成的圆柱体不精细，则线对线甚至 0.5mm 的过度扩髓是需要的，以便插入假体。在这种情况下，由三点固定的柄将比真正的圆柱对圆柱抓配有更好的把持力。

比较精确的圆柱形"抓配"使柄在圆柱内自由上升、下降及旋转，与三点固定稳定柄相比，它可提供多孔喷涂柄与宿主骨之间的更大接触。用三点固定柄骨折的危险性增加，因为柄楔入此处。在更可靠的圆柱体对圆柱体精确扩髓技术与精确度较小的扩髓的三点固定之间，每一例病例都有所折中。手术医生应毫不犹豫地应用术中 X 线片去帮助选择扩髓器大小、扩髓长度及方向。

用股骨柄作试模复位。此试模柄与最终植入柄的长度相等，直径小于最终植柄 1mm。6 英寸或 8 英寸直柄试模通常容易穿过。试模与准备的骨髓不匹配，表明线对线或大 0.5mm 扩髓是必要的，扩髓后试模不能匹配，则将最后的扩髓锉放

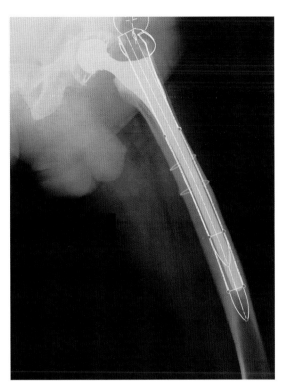

图 42-4　侧位股骨 X 线片显示严重的股骨后倾。股骨前弓将迫使手术医生应用弯柄假体。如选择直柄，将需作前侧转子延长截骨

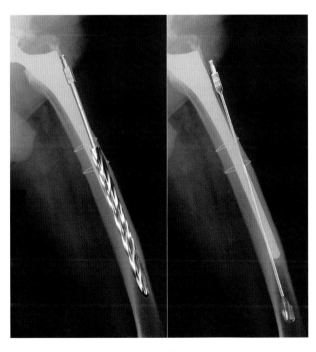

图 42-5　（左）全凹槽扩髓器与整个固定区保持接触，制备一精细圆柱体，但可能穿透前侧皮质。（右）薄形柄扩髓器自由旋转进入干骺端。此可测量皮质接触的长度，且较少发生前侧皮质穿透，但与更坚固的扩髓器相比，它不是很精确

在原位作术中摄片。股骨试模也可用于确定最终股骨柄的安座水平。使髋复位，证实预定下肢长度，测量柄底部。用未做转子延长截骨时放置的 6 英寸或 8 英寸股骨柄，测量大转子顶点至股骨柄外侧或股骨矩到小转子之间的距离。对已作转子延长截骨术的病例，将试模柄在延伸转子截骨的远端作标记，也可在最终的股骨柄假体上作相应标记，用作柄插入时的参照。

最终确定股骨假体的旋转。由于试模柄稍小，它们可在股骨内旋转。依据髋臼的倾角，股骨柄需 5°～10°的前倾。此可由向下观察朝向 90°屈曲膝的股骨干作参照。由于松动的股骨假体常处于后倾位，因此以固定膝作股骨前倾参考比用股骨近端解剖结构作参考准确。

插入股骨柄时常需打击数次，但应作全面的术中判断。插入远端固定柄的力量应依骨的质量及固定长度而变。如用手推入柄直至停住，最初几次捶击每次可前进 0.5cm 甚至 1cm。一旦柄开始与固定部位结合，则推进变慢，逐渐增加捶击力量，使每次捶击推进 1～3mm，直至柄进入座内 1cm，最终 1～2cm 的柄进入座内需捶击 20～40 次，每 2 次捶击间推进 0.5mm。应判断嵌插的力量以获得此插入量。如所需力量似乎过度，则应拔出股骨柄并对股骨再扩髓。相反，如股骨柄进入太容易，则应考虑用更大的柄或应用保护性更强的康复程序。

围术期管理

术后康复程序是以假体固定、髋关节稳定性及外展功能为基础。假体固定是以柄插入的紧密度及术后 X 线片为基础。柄由干骺端及骨干两者支撑，需捶击至牢固插入超过 6cm，在 X 线片上 6cm 或更多的柄干接触，可 50% 承重 4～6 周。在其他极端情况，患者无近端股骨支撑，小于 4cm 的远端股骨皮质接触或插入时很容易，则在最初 6 周保持 10% 的负重。

髋关节的稳定性决定患者术后是否需用支具。髋关节稳定且有良好的外展张力者不需支具。如有向前或向后脱位的倾向，则应使用髋部外展支架，屈髋限制在 20°～70° 的运动范围。鼓励患者每日佩戴支具 22 小时，仅在入浴或换衣服时脱下支具。6 周后，依赖患者控制腿的能力，停用支具

或仅在白天使用。在罕见的情况下，患者股骨固定不恰当，且外展功能差，或有脱位倾向，则宜将患肢放置在单腿髋人字石膏内。石膏用到出院时或一旦初期下肢肿胀消退且伤口清洁时。

外展肌功能最开始决定是否应用重复性增强肌力锻炼。有完整外展肌的患者可允许作髋屈曲及外展的重复增强肌力训练，而截骨固定不佳或因既往手术至外展功能缺乏的患者则不能作此训练。这些患者给予腿提升设备以帮助在日常生活活动中保护外展肌，直至软组织愈合或瘢痕组织形成。这些患者如有脱位倾向也需使用支具。

某些患者由于手术以外的理由而需修改康复计划。患者有医学缺陷如肥胖、类风湿性关节炎、普遍不适应及认知障碍等限制了他们依从术后限制的能力，对于这些患者，作出限制更严格的康复计划是明智的。

并发症

手术和术后并发症的频率随手术复杂性而自然增加。在 Egan 的经典论文中对常见的手术并发症已有详细描述。股骨穿孔既可发生在假体取出时，也可发生在扩髓过程中，以前方穿孔最常见。仔细观看术前侧位片、假体远端骨柱及水泥的完全取出、应用扩展的转子截骨术及术中 X 线监视都是避免股骨穿透最好的方法。对术中发现的股骨穿孔可用固定到骨缺损以远的长柄假体治疗。虽然不是强制，但用钢缆固定异体骨条以修复骨缺损是应该考虑的。不管是术中还是术后发现股骨穿孔，康复程序均宜作适当的调整。

股骨骨折，如同穿孔，两者均为骨质量差或已有假体取出困难导致的，也可发生在股骨柄插入时。一旦发现骨折，最佳的治疗方法是切开复位，钢板或异体骨板固定，并用更长的远端固定的股骨柄。柄插入时发生骨折通常为多种原因组合，最常见的原因是将紧的柄插入不精细扩髓的髓腔中。在这种情况下，制备的髓腔形状与假体形状不相匹配。在试图避免股骨骨折时，用试模复位，术中摄片，适当的插入力量及良好的扩髓技术较应用尺寸不够或太短的假体要好。

对术后摄片发现的非移位骨折可用钢缆加强或观察。对严格限制性负重依从性好的患者，非移位骨折将会愈合，也可观察到柄与骨干的骨整

合。但必须告知患者，以使他们理解保护性负重的原因。

预防下肢不等长和术后脱位最好的方法是术前计划和术中试模复位。髋臼高度、外移及前倾常由骨盆骨量确定，因为对股骨前倾和柄的长度的调整较易。如下肢长度正确，股骨前倾也与髋臼前倾匹配，但依然存在不稳定，则主张抬高大转子。

（岳德波　译　李子荣　校）

推荐阅读

Egan EJ, DiCesare PE: Intraoperative complications of revision hip arthroplasty using a fully porous-coated straight cobalt-chrome femoral stem. J Arthroplasty 10(Suppl):S45-S51, 1995.

Krishnamurthy AB, MacDonald SJ, Paprosky WG: Five- to 13-year study on cementless femoral components in revision surgery, J Arthroplasty 12:839-847, 1997.

Lawrence JM, Engh CA, Macalino GE, Lauro GR: Outcome of revision hip arthroplasty done without cement. J Bone Joint Surg Am 76:965-973, 1994.

Moreland JR, Bernstein ML: Femoral revision hip arthroplasty with uncemented, porous coated stems. Clin Orthop 319:141-150, 1995.

参考文献

1. DellaValle CJ, Paprosky WG: Classification and an algorithmic approach to the reconstruction of femoral deficiency in revision total hip arthroplasty. J Bone Joint Surg Am 85-A(Suppl 4):1-6, 2003.
2. Sporer SM, Paprosky WG: Revision total hip arthroplasty: The limits of fully coated stems. Clin Orthop 417:203-209, 2003.
3. Engh CA Jr, Hopper RH Jr, Engh CA Sr: Distal ingrowth components. Clin Orthop 420:135-141, 2004.
4. McAuley JP, Engh CA Jr: Femoral fixation in the face of considerable bone loss: Cylindrical and extensively coated femoral components. Clin Orthop 429:215-221, 2004.
5. Engh CA Jr, Ellis TJ, Koralewicz LM, et al: Extensively porous-coated revision for severe femoral bone loss: Minimum ten-year follow-up. J Arthroplasty 17:955-960, 2002.
6. Nadaud MC, Griffin WL, Fehring TK, et al: Cementless revision total hip arthroplasty without allograft in severe proximal femoral defects. J Arthroplasty 20:738-744, 2005.

第43章

股骨重建的手术选择：组配柄的使用

Arthur L. Malkani, Madhusudhan R.Yakkanti

要点提示

- 组配股骨假体主要用于全髋关节置换术中的股骨侧假体翻修。
- 组配柄使用大小合适的柄和近端部件使骨干和干骺端达最佳固定。
- 不同尺寸的柄和近端部件可帮助调整所需的偏心距及肢体长度。
- 术前计划对确定柄和近端部件的类型和长度，以达到预期目标是必须的。
- 采用柄的类型——圆柱形、锥形或槽形——取决于最适合供假体固定骨的位置和质量。
- 目前，组配假体的临床结果与常规及广泛涂层柄近似。

股骨假体翻修对骨科医生来说是一个具有挑战性的问题。股骨假体翻修时，遇到的主要问题是骨缺失和宿主骨低质量。全髋关节翻修的主要目的是消除疼痛、恢复髋关节功能，并提供稳定耐用的假体。翻修全髋关节耗时，麻醉时间长，可能会因显著失血和体液转移而导致内科并发症。因此，迅速达到所需的最终结果是明智的选择。手术医生应做好手术准备，透彻理解导致手术失败的病理机制，并制订一个全面的术前规划。

股骨假体翻修时，多种治疗方案可用于重建性手术。治疗方案的选择主要基于骨丢失的范围、可用的宿主骨和软组织质量以及治疗医生的经验。假体的选择有长柄骨水泥假体[1]、多孔广泛喷涂股骨柄[2]、组配式广泛涂层式带槽柄[3]、压紧植骨[4]、异体骨假体复合植入物[5]、肿瘤型巨型假体[6]。本章的目的是讨论全髋关节翻修时组配股骨柄的应用。

组配柄的概念用于全髋关节置换术已超过三十年。关节手术医生已熟知组配股骨头和髋臼杯内衬的概念。McBride 在 1948 年最早使用组配柄[7]。Bousquet 和 Bornard[8] 开发了一个近端组配柄，特点是近端组件附着在带有锥形安放柱的柄上。S-ROM 股骨假体是组配柄的原型。目前的 S-ROM 系统是 1972 年首次引入美国的 Sivash 柄改进的第四代产品。S-ROM 由钛合金制成，远端凹槽固定和假体近端套袖提供自由旋转。

1987 年，Wagner 推出了一种为全髋关节翻修设计的锥形、槽形、非骨水泥股骨柄[9]。他报道，将非骨水泥锥形翻修柄固定在骨干上，则骨可长入。股骨柄由具有 2 度锥度和 8 个纵形嵴的钛合金组成。槽形柄设计提供了高度的旋转稳定性。现代组配柄的设计包括了 Sivash[10] 和 Wagner[11,12] 股骨组件翻修中的柄设计理念，提供了圆锥形、锥形、槽形柄设计和直的或弯弧形的圆筒形设计。圆筒形柄可为光滑或抛光，配有凹槽，有微孔或羟基磷灰石涂层形成的粗糙面。近端体部有各种直径和长度，以适应股骨组件翻修时遇到的骨干-干骺端不匹配（图 43-1）。近端体部也有各种偏心距和设计，以便最大限度地使近端骨长入并恢复腿长。

组配柄的生物力学

组配固定涉及按"适配和填充"（fit and fill）

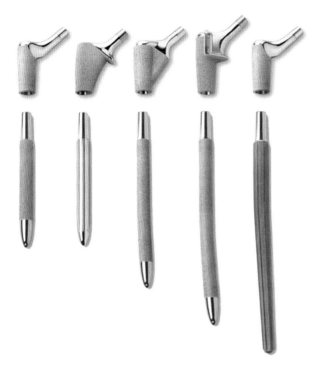

■ 图 43-1　组配式股骨假体，有多种柄和体部可供选择
（Stryker，Kalamazoo，MI）

的理念独立选择近端和远端假体。股骨髓腔的几何形状展示了显著的多变性，为此组配可方便地对远端和近端的分别固定。术中定制使组配式股骨假体较单体柄设计更普及。

组配柄对股骨假体翻修的主要优势之一，是采用适当直径的柄单独固定骨干，并采用适当髓腔充填的近端体部单独固定。从生物力学的角度，使用组配股骨柄时必须考虑三个因素，①组配柄的几何形状、长度、表面抛光度，②近端假体的长度、形状和表面抛光度，③将近端假体与柄连接的锥体强度。目前使用的柄在几何形状和表面抛光度方面可为多样。高度抛光、平滑、带有凹槽的圆柱形柄是为最大的适配，而设计没有考虑远端骨长入，目的是促进近端稳定和骨长入。广泛涂层圆柱形柄为真正的远端固定而设计。对锥形、槽形、带有嵴的柄表面进行金刚砂喷砂处理，以促进股骨近端区域更多的骨长入。基于股骨组件翻修过程中可用于固定的宿主骨的质量和位置，这三种柄设计都有一定的适应证和用途。

髓腔充填组配式圆柱形柄的使用与单体广泛喷涂柄相似，均提供远端固定。广泛喷涂远端固定柄的主要缺点是随时间推移不可避免地出现近

端应力遮挡。锥形、圆锥形、槽形柄的使用也很普遍。由于圆锥形和锥形柄的设计，它们的负重比远端固定的广泛喷涂圆柱形柄更靠近端 [14]。使用锥形、圆锥形带凹槽的柄的旋转稳定性是通过 1 ~ 2mm 嵴或凹槽获得（图 43-2）。

近端体部是一个干骺端套袖，可用作锥形匹配、圆柱形、圆锥形或股骨矩承载。套袖可为多微孔或羟基磷灰石喷涂。与宿主骨接触的近端固定具有吸引力，因为它可以提供长期的生物性骨长入，从而使近端应力遮挡最小化，使位于同心圆接头上的应力去载荷。

最初设计的组配式股骨假体主要在莫氏圆锥接头处失效。莫氏圆锥上循环载荷产生的应力随时间推移导致锥体断裂。圆锥接头的强度一直是一个重要问题，因为高应力集中在这一区域。莫氏圆锥接头需要充分调整循环载荷，以避免疲劳断裂，抵抗微动磨损和腐蚀。在翻修情况下，由于缺乏可用于骨长入的近端宿主骨，莫氏圆锥接头可能承受显著负荷，而导致失效。通过使用氮化物浸渍、抛光、喷丸，莫氏圆锥接头的生物力学性能已获改善 [15]。喷丸是一种是表面硬化过

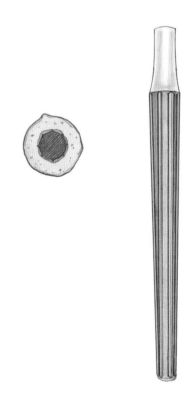

■ 图 43-2　锥形、圆锥形带凹槽的股骨柄，横截面图显示提供旋转稳定的嵴

程，用小球体材料，如钢铁或陶瓷，去轰击圆锥接头，这些球体使圆锥接头表面形成小凹痕，使其更紧地包裹表面分子，导致更大的压缩力。喷丸过程增加33%的疲劳强度。由国际标准化组织（International Standards Organization，ISO）建立的现代接受的导引建议，组配式股骨假体的莫氏圆锥接头能够承受2300牛顿（N）或517磅的循环荷载。目前设计的接头超过这些标准，能够承受4450N（1000磅）。在理想情况下，由于宿主骨和假体的近端体部之间骨逐渐长入，发生在圆锥接头的应力可能会随着时间的推移而减少。

普遍采用两种类型的锁扣机制将假体近端和柄牢固连接。一种是莫氏锥，另一种由带齿的圆柱形锁组成，用加压螺钉将其连在一起。圆锥接头是一种有效手段，能够单独将远端和近端组件一起紧固在组配式髋关节柄上。莫氏锥以压缩和屈曲形式起作用，但并不可靠，除非明确锁定，但当将圆锥安装在髓腔内时很难判断。圆柱形锁定的缺点是螺丝松动，从而导致界面上运动增加并可能解体。为了克服这些问题，有些厂家已经联合使用这两种锁紧机制。另加近端锁紧螺钉使莫氏圆锥压紧。假体部件的锁定最好是在股骨外的手术台上完成，这样就在假体植入前完成假体的基本安装。这样做的缺点是组装特点丢失。如果没有锁紧圆锥，植入接头将会失败。将莫氏圆锥接头适当锁紧是绝对必要的。

另一个设计问题是如果近端假体未填满干骺端，因而不能形成近端骨长入，它就不会形成密封或衬垫。髓腔上部处于有效关节空间内，更可能使股骨骨溶解并迁移至骨长入的远端区域。在一项近端模块股骨干固定的回顾性研究中，Cameron的结论是干-袖套接可提供足够的密封或衬垫，至少有二十年的使用寿命，且远端骨溶解罕见[18]。

适应证和术前计划

组配式股骨柄的使用在过去的20年稳步增长[19,20]。应用这些柄的适应证主要是以前重建或创伤造成的骨缺损或变形的全髋关节置换翻修术。组配股骨柄对假体周围骨折也很理想[21,22]。在这些情况下，采用远端固定的圆柱形股骨柄可使达远端的骨折类型获得坚强固定。股骨柄类似髓内钉，可提供骨折的髓内固定。在安放股骨假体近端部分后插入假体柄，然后用钢缆环扎确保骨折牢固固定，以恢复腿长和偏心距。

全面的术前计划是绝对必须的。评估关节置换后疼痛性髋的鉴定诊断时，一定要包括感染和无菌性松动。应仔细阅读X线片以确定骨丢失、骨溶解、畸形或即将发生骨折的范围。如临床有任何感染的疑点，必须行适当的实验室检查，包括髋关节穿刺培养。

组配式股骨柄假体主要依赖远端固定。有多种几何外形、表面涂层及尺寸的柄可供选择。圆柱形柄能被槽沟磨光和抛光，或可有一个粗糙的涂层表面。当有足够的可供骨长入的近端骨存在时，可选用带槽沟的抛光的圆柱式柄。这种柄的优点是再翻修时拔出容易，缺点是插入时有巨大的环周应力，从而导致骨折和大腿痛的可能。当股骨近端因皮质或松质骨丢失而受损时，应用多孔喷涂圆柱形柄行远端固定可能为最佳选择。远端固定的缺点是不可避免的应力遮挡，从而有引起大腿痛的可能及日后翻修困难[2,23]。选择光滑和广泛涂层圆柱形柄均有直的和弓形两种选择，以使前侧皮质骨折的可能性降至最低。圆柱形柄的尖端部呈子弹头样、冠状面裂开状或为三叶状，以使其插入容易且将大腿痛减到最轻。

如小转子水平之下的近端股骨有适当厚度的皮质骨可用，则可选择锥形带槽柄设计，因为小转子下为锥形柄最大接触。如近端骨不适当或假体太小，则锥形柄将下沉。锥形柄确保高的轴向稳定并可传导极大的力量。在做广泛转子截骨的患者，由于周缘皮质接触丧失，故锥形柄可能有较高的下沉发生率。在我们对转子延长截骨术取出的固定良好的假体或远端骨水泥的病例的经验中，用圆柱形多孔喷涂柄的远端固定可提供更好的预期效果。远端圆锥形固定包括将远端髓腔扩至圆锥形。柄必须是直的，不管其长度如何，因为它不可能将髓腔锉成适合弯曲柄的圆锥（图43-3，A-C）。

术前对患者作临床评估，包括神经和血管状态、以前的手术瘢痕、相关下肢不等长的存在及外展肌力。既往的手术记录可提供已用的假体类型及尺寸的信息。术前评估必须包括对骨缺损的放射线检查（图43-3A-C）。锥形柄与圆柱形柄有不同的尺寸。术前采用X线片作模板测量，以确定股骨柄的类型，包括其长度和直径（图 43-3D、E）。

　　模板测量必须在股骨近端和远端分别进行。当应用圆柱形柄时，应选择充填骨缺损以远股骨髓腔的最宽直径的柄。翻修柄的长度至少应超出最严重的骨缺损或转子延长截骨术两倍股骨干直径的最远端。假体柄和股骨皮质之间至少有 5 ～ 7cm 的接触面才可获得坚固、即刻的远端固定。如果估计长度超出峡部中点，需用弯柄假体以避免前皮质穿透。术前计划将允许手术医生预测偏心距或腿长的问题，以使将术中麻烦减至最少（图 43-3F、G）。

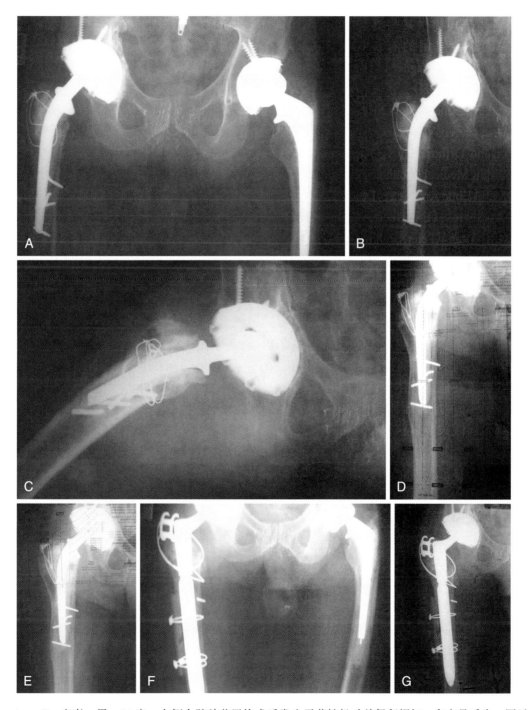

■ 图 43-3　A ～ C：患者，男，56 岁，右侧全髋关节置换术后发生无菌性松动并保留螺钉，存在骨丢失，图示为 X 线正位骨盆片和右髋正侧位片。**D、E**：术前分别对远端柄和近端体部作组配式假体模板测量。**F、G**：术后骨盆正位和右髋正位 X 线片，显示采用羟基磷灰石涂层的组配式圆柱形柄，带适合的近端体部以用于恢复腿长

手术医生必须计划术中用放射线、储血技术及装置、术前抗生素及需用的移植骨。必须备齐取出假体和骨水泥的手术设备，如高速磨钻、可折弯骨刀、Moreland 器械。处理髓腔的器械应包括带球头导引线的可折弯扩髓锉。为了修复延伸的转子截骨，预计要用夹骨器、环绕钢丝、转子钢板、皮质骨条及松质骨。周密的计划可使手术时间缩短，以减少因过长时间手术带来的并发症。

大多数假体公司提供某些类型的组配式股骨固定假体。可供使用的有 S-ROM（DePuy，WarSaw，IN）、依据原 Wagner 设计的 ZMR 髋系统（Zimmer，WarSaw，IN）、恢复型组配式翻修髋系统（Stryker，Kalamazoo，MI）、Mallory-头组配式股骨矩翻修系统（Biomet，Warsaw，IN）、Margron（Porland Orthopaedics，Atlanta，GA）、ProFemur（Wright Medical Technology，Arlington，TN）、Link MP（Link America，Denville，NJ）、AccuMatch M-Series（Exactech，Gainesville，FL），以及 MRP-Titan（Peter Brehm，Weisendorf，Germany）（表 43-1）。

手术技术

在采用全麻时，多数医院常规使用某些类型的区域性镇痛以达到术后疼痛控制。用透 X 线的手术台将患者放置在适当的体位，以便髓腔操作时可提供术中影像。对股骨假体翻修手术的基本步骤包括适当显露髋关节以获得特殊目标，如取出固定结实的假体或残存的骨水泥，矫正畸形及恢复骨量，插入固定良好耐久的假体，以提供疼痛缓解及恢复下肢长度和功能。

前面章节已描述全髋关节置换翻修术的特殊显露（见第 34 和 38 章）。适当显露必须考虑以前的切口，以及依据术前计划对髋臼和股骨侧操作的特殊目标。如需要取出固定良好的股骨假体或远端骨水泥，则应作转子延长截骨术（图 43-4）。对于大多数翻修术，标准的后外侧入路或前外侧入路是适合的。所有延长显露的原则是使外展、外移呈直线一体化，以保持翻修关节的结构稳定和功能[18]。

必须在适当显露及软组织松解后尝试髋关节脱位，以使股骨上承载的扭矩最小化。取出假体时必须仔细以避免骨折。在应用坚硬的锥形或圆柱形髓腔锉前，我们常规使用可弯曲的髓腔锉及 Moreland 器械，自股骨髓腔中取出碎块。术前计划确定组配式股骨柄的类型，是带沟槽的锥形柄，还是多孔涂层的圆柱形柄。术前确定大约的直径和长度，或是将用直柄还是弧形柄。如股骨近端骨损坏重，即骨皮质很薄或欲用转子延长截骨术，则在大多数病例应用多孔涂层的圆柱形柄似乎是明智的，这种柄的远端固定可较好预料。如股骨近端有适当的皮质骨存在，则锥形带沟槽的柄也可用于伴转子延长截骨术的患者。

不管应用何种类型的柄，如锥形、带沟槽的柄或多孔喷涂的圆柱形柱，术中获得绝对坚强固定是必须的。我们的扩髓技术是以现存的宿主骨质量而定（图 43-5）。对于需远端固定的圆柱形

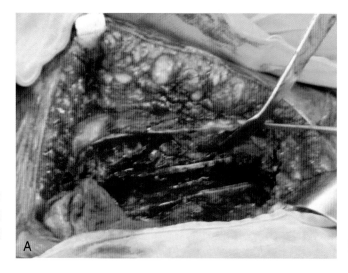

■ 图 43-4　**A**，用于去除固定良好的假体或存留硬件和骨水泥的转子延长截骨术的术中图像。**B**，转子延长截骨术的示意图

名称	生产商	设计依据	近端选择	远端选择	锁紧机构
S-ROM	DePuy	Konstantin Sivash	袖带斜槽	用远端头抛光的槽形柄,以防止向内生长	莫氏圆锥 近端柄
Link MP	Link America	Link	袖带斜槽	冠状开口,锐凹槽,远端锥形	带有压紧螺栓的莫氏圆锥 中段柄
恢复组配	Stryker	Wagner	扩髓器 股骨距 磨钻 圆锥 MT3	圆锥形"锥形,锐凹槽,厚喷砂" 血浆"羟基磷灰石涂层,圆锥柱形" 槽形:"圆柱形,子弹头,高度抛光的钝凹槽"	带有压紧螺栓的莫氏圆锥 中段柄
ZMR 髋关节系统	Zimmer	Wagner	斜槽 斜槽带重建 圆锥体部 锥形体部	条线样柄 微孔柄 锥形柄	带有压紧螺栓的莫氏圆锥 中段柄
MRP-Titan	Peter Brehm	Wagner	圆锥体部	条线样柄	带有压紧螺栓的莫氏圆锥 近端柄
Mallory-Head 组配矩翻修	Biomet,Warsaw,IN	Thomas Mallory,William Head prosthesis	带内侧龙骨的平台,以达到旋转稳定性	条线样柄 微孔涂层	带有压紧螺栓的莫氏圆锥 中段柄
Emperion	Smith & Nephew,Memphis,TN	S-ROM	带有锥形微孔表面的近端袖	带有冠状槽和抛光子弹头的远端凹槽	莫氏圆锥 近端柄

表 43-1　可选用的股骨组件翻修的组配柄系统的特性比较

柄,我们宁愿用带动力的锉,并比依据骨的质量而定的长度少锉 0.5～1mm。如应用锥形带沟槽柄,我们宁愿用带动力的锥形锉,线对线锉,直至获得坚硬的皮质接触。一旦将适当大小的柄坚固地插入远端股骨,则可用带近端体的试模复位,目的是恢复下肢长度和偏心距。理想状态是近端假体体部应获得与宿主骨接触,从而促进长时间的生物学固定(图 43-6)。

手术的首要目标是执行术前计划。在大部分病例,医生应能估计柄的类型、所需直径和长度以获得期望的目标。应获得股骨的穿桌位 X 线片或放大影像片,以此估计皮质接触及整个固定情况。一旦柄的位置及适配满意,可将植入的假体放置在此位置。对于有明显骨丢失的患者,股骨预防性钢丝可避免可能的骨折。然后使股骨近端与适配的近端体部连接。将试模插入,检查腿的长度、偏心距及股骨前倾情况。用带各种宽度、前倾及偏心距的股骨近端试模进行调节以恢复关节运动学。当稳定及运动学获得满意的恢复后,安放近端体部,仔细确保近端体部与 Morse 接头完全紧锁(图 43-7)。

用结构性皮质覆盖植骨条或环绕钢缆以提供于有骨折危险的股骨支持。在近端体部与宿主骨皮质接触间的空隙放置异体松质骨。环绕钢丝如

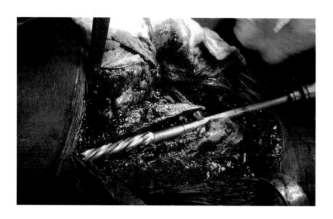

■ 图 43-5　用圆柱形钻头准备远端股骨

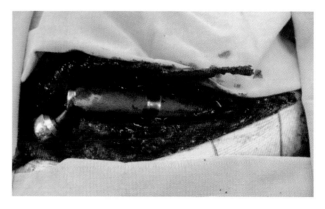

■ 图 43-7　将远端固定的圆柱形柄和锥形近端体部安放到位的术中照片

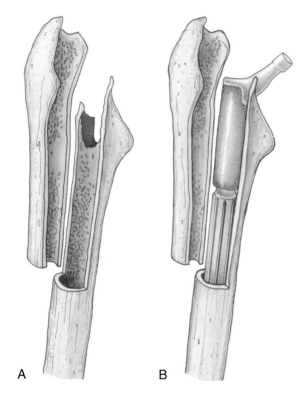

■ 图 43-6　**A**，插入股骨髓腔中锥形带槽柄示意图。**B**，将近端体部安放在锥形柄上的示意图。选择近端体部的长度以达到所需偏心距和腿长

钢缆可用于修复转子延长截骨或骨折，用转子钢板可恢复大转子撕脱或骨折。将伤口逐层缝合，并放置 Hemovac 吸引引流管。

我们常规使用围术期抗生素 48 小时，应用机械及药物预防深静脉栓塞（deep vein thombosis，DVT）。在顾虑有不稳定的患者考虑使用髋关节外展支具。负重应个体化。但多数患者在手术后恢复过程中可早期完全负重。

结果和并发症

组配式股骨假体在全髋关节翻修术股骨侧的应用，效果非常理想（表 43-2）。Cameron 及同事[24] 报道应用 S-ROM 长柄假体对 188 例患者翻修，平均 6.5 年随访，整个失效率仅为 1.4%。Murphy 及同事[25] 报道用组配式远端固定的锥形带沟槽柄行股骨假体翻修，35 例患者显示不稳定而失效，占 5.5%，97% 显示骨长入假体柄上（Link MP 柄，Hamburg，德国）。他们的初步结果显示，应用带沟槽的锥形柄的设计，在存在股骨缺损或损害的情况下，可实现远端固定。

Bolognesi 及同事[26] 在一项对组配式髋关节翻修系统患者的回顾性研究中，采用羟基磷灰石涂层的近端袖与多孔微孔涂层袖作对照。在 Paprosky Ⅲ 型骨缺损的股骨中，前者获得的骨性固定较后者多，但用于 Ⅰ 或 Ⅱ 型骨缺损患者，结果则无明显差异。S-ROM 组配式髋关节系统在 Ⅰ、Ⅱ 型股骨缺损较 Ⅲ 型好一些。

Wirtz 及同事[24] 报道用组配式股骨假体（MRP-钛）对 280 例股骨假体翻修，平均随访 3 年，再翻修率为 4.9%，92% 获得成功。Schuh 及同事[27] 也报道 79 例应用 MRP-钛组配式股骨假体，平均随访 4 年，失效率为 3.8%。柄的尺寸为 13 ～ 22mm。在 Morse 锥形接头处无失效者。1 例股骨柄发生下沉。

无论多孔还是羟基磷灰石涂层，用上述现代设计的组配式股骨柄的结果，较单体广泛涂层股骨假体更好些[23,28]。最新一代组配式股骨假体设计了对抗发生在 Morse 锥形接头处的高循环负荷。应用组配式股骨假体与传统的单体广泛喷涂假体

表 43-2　组配柄用于翻修的结果比较					
作者及年份	采用的组配式假体	股骨翻修数量	平均随访年数（范围）	平均患者年龄（岁）	结果
Bono 等, 2000	S-ROM	63	4 ～ 9（5.9）	57（范围：24 ～ 83）	86% 柄存留率 96% 显示近端骨量改善
Christei 等, 2000	S-ROM	129	4 ～ 7（6.2）	63	2.9% 无菌性松动 低于 1% 再翻修率
Cameron, 2002	S-ROM 标准柄	97	2 ～ 13（7.5）	64	无菌性松动的零翻修 无下沉 放射性光亮缺失 91.7%
Cameron, 2002	S-ROM 长柄	188	2 ～ 12（6.5）	73	1.4% 翻修 两个骨干沉降 5mm 放射性透光缺失 72.9%
Kwong 等, 2003	Link MP 柄	143	2 ～ 6（3.3）	67（范围：37 ～ 91）	97.2% 柄存留率 平均下沉 2.1mm
Murphy 等, 2004	Link MP 柄	35	2.5 ～ 4.5（3.5）	70（范围：35 ～ 92）	97% 骨整合 因不稳定性, 再翻修率为 5.5% 3/35 踝上骨折
Schuh 等, 2004	MRP-Titan	79	2 ～ 7（4）	67（范围：46 ～ 89）	77 名患者放射性透光缺失 翻修率为 3.79%
Wirtz 等, 2003	MRP-Titan	280	1 ～ 8（3）	67	11 例脱位 92% 柄存留率 再翻修率为 4.9%
Cherubino 等, 2002	ZMR	61	2 ～ 3.7（2）	71.5（范围：41 ～ 92）	1 例早期脱位 1 例术中股骨骨折
Sporer 等, 2004	Link ZMR	115	1 ～ 4（2）	66（范围：51 ～ 85）	1 例由于败血症再翻修

相比, 所得结果类似。前者主要理论上的优点是有多种可供选择尺寸的柄和近端体部, 从而使下肢长度和偏心距更好改善。由于失败的初次全髋关节置换术后股骨髓腔不匹配, 组配式假体可提供柄在股骨干部最适宜固定而不依赖于近端体部与干骺端的固定。应用组配式股骨假体另一个理论上的优势是, 已证实可缩短手术时间, 并减少术中出血。

组配假体的并发症与在做髋关节置换翻修术时应用广泛喷涂单体假体类似。术中并发症包括骨折, 可采用预防性环扎钢丝、绕过骨缺损区域、仔细实施手术操作等使此并发症降至最低。术后即刻并发症包括脱位、下沉、感染、深静脉栓塞及下肢不等长。晚期并发症包括因骨长入失效而导致的下沉、不稳、骨折或截骨不愈合。

小结

在过去的几十年, 股骨假体翻修从应用长柄骨水泥假体进展到应用近端涂层假体, 再进展到广泛涂层假体。对于有明显骨丢失的严重病例, 应用打压植骨, 对于有严重股骨缺损需挽救的情况, 采用巨型假体或同种异体假体复合也是可行的。应用组配式股骨假体已有数年, 它可适应从损害到溶解的股骨的各种情况。应用组配式股骨假体的主要优点是, 将近端股骨单独固定以恢复偏心距及下肢长度后, 股骨柄在股骨髓腔中获得单独且最佳的固定。对这些假体的长期结果评估, 将需证明它们的真实效果和理论优势。

（岳德波 译　李子荣 校）

参考文献

1. Gramkow J, Jensen TH, Varmarken JE, et al: Long-term results after cemented revision of the femoral component in total hip arthroplasty. J Arthroplasty 16:777-783, 2001.
2. Engh CA Jr, Ellis TJ, Koralewicz LM, et al: Extensively porous-coated femoral revision for severe femoral bone loss: Minimum 10-year follow up. J Arthroplasty 17:955-960, 2002.
3. Sporer SM, Paprosky WG: Femoral fixation in the face of considerable bone loss: The use of modular stems. Clin Orthop Relat Res 429:227-231, 2004.
4. Hostner J, Hultmark P, Karrholm J, et al: Impaction technique and graft treatment in revisions of the femoral component: Laboratory studies and clinical validation. J Arthroplasty 16:76-82, 2001.
5. Blackley HR, Davis AM, Hutchison CR, et al: Proximal femoral allografts for reconstruction of bone stock in revision arthroplasty of the hip. J Bone Joint Surg Am 83:346-354, 2001.
6. Malkani A, Settecerri JJ, Sim FH, et al: Long-term results of proximal femoral replacement for non-neoplastic disorders. J Bone Joint Surg Br 77:351-356, 1995.
7. McBride ED: A femoral head prosthesis for the hip joint; four years experience and the results. J Bone Joint Surg Am 34:A989-996, 1952.
8. Bousquet G, Bornard F: A Screw Anchored Intramedullary Hip Prosthesis. The Cementless Fixation of Hip Endoprosthesis. Berlin, Springer-Verlag, 1984, pp 242-246.
9. Wagner H: Revision prosthesis for the hip joint in severe bone loss. Orthopade 16:295-300, 1987.
10. Spitzer A: The S-ROM cementless femoral stem: History and literature review. Orthopaedics 28(Suppl):1117-1124, 2005.
11. Bircher HP, Riede U, Luem M, Ochsner PE: The value of the Wagner SL revision prosthesis for bridging large femoral defects. Orthopade 30:294-303, 2001.
12. Isacson J, Stark A, Wallensten R: The Wagner revision prosthesis consistently restores femoral bone structure. Int Orthop 24:139-142, 2000.
13. Bohm P, Bischel O: The use of tapered stems for femoral revision surgery. Clin Orthop Relat Res 420:148-159, 2004.
14. Berry DJ: Femoral revision: Distal fixation with fluted, tapered grit-blasted stems. J Arthroplasty 17:142-146, 2002.
15. Shot Peening Applications, ed 8, 2003, Metal Improvement Company, Inc.
16. ISO 7206-4: Implants for Surgery—Partial and Total Hip Joint Prosthesis. Part 4: Determination of Endurance Properties of Stemmed Femoral Components, 2002, IHS.
17. ISO 7206-8: Implants for Surgery—Partial and Total Hip Joint Prosthesis. Part 8: Determination of Endurance Properties of Stemmed Femoral Components with Application of Torsion, 1995, IHS.
18. Cameron HU: Modular junctions. Orthopedics 28(Suppl):1057-1058, 2005.
19. Goldstein MW, Branson JJ: Modular femoral component for conversion of previous hip surgery in total hip arthroplasty. Orthopedics 28(9 Suppl):S1079-S1084, 2005.
20. Jones RE: Modular revision stems in total hip arthroplasty [review], Clin Orthop Relat Res 420:142-147, 2004.
21. Klein GR, Parvizi J, Rapuri V, et al: Proximal femoral replacement for the treatment of periprosthetic fractures. J Bone Joint Surg Am 87:1777-1781, 2005.
22. Berry DJ: Treatment of Vancouver B3 periprosthetic femur fractures with a fluted tapered stem. Clin Orthop Relat Res 417:224-231, 2003.
23. Weeden SH, Paprosky WG: Minimum 11-year follow-up of extensively porous-coated stems in femoral revision total hip arthroplasty. J Arthroplasty 17(Suppl 1):134-137, 2002.
24. Wirtz DC, Schuh A, Rader C, et al: Uncemented femoral revision arthroplasty using the MRP-Titan stem. Results of 280 cases followed for 1 to 8 years. J Bone Joint Surg (Br) 86-B(suppl 3):229, 2004.
25. Murphy SB, Rodriguez J: Revision total hip arthroplasty with proximal bone loss. J Arthroplasty 19(Suppl 1):115-119, 2004.
26. Bolognesi MP, Pietrobon R, Clifford PE, Vail TP: Comparison of a hydroxyapatite-coated sleeve and a porous-coated sleeve with a modular revision hip stem. A prospective, randomized study. J Bone Joint Surg Am 86-A:2720-2725, 2004.
27. Schuh A, Werber S, Holzworth U, et al: Cementless modular hip revision arthroplasty using the MRP Titan Revision Stem: Outcome of 79 hips after an average of 4 years' follow-up. Arch Orthop Trauma Surg 124:306-309, 2004.
28. Crawford CH, Malkani AL, Incavo SJ, et al: Femoral component revision using an extensively hydroxyapatite-coated stem. J Arthroplasty 19:8-13, 2004.

第44章

打压植骨股骨重建的手术选择

R.G.Stecle, G.A.Giie, A.J.Tomperly

要点提示

- 异体骨打压技术可恢复股骨骨量（图 44-1）。
- 该技术可使股骨近端负重从而刺激股骨塑性。
- 该技术可使股骨重建，即使存在峡部缺损时也如此。
- 对假体近端压紧植骨以防止股骨假体下沉。
- 重要的是使用长柄假休绕过骨缺损或骨折区。

　　股骨打压植骨是将磨碎的异体骨嵌入缺损股骨内，重建股骨髓腔的技术。将无领的双锥面抛光股骨柄用骨水泥固定在新的髓腔内，建造一个假体的骨水泥包壳，随后将骨水泥与宿主骨结合。

　　打压植骨首先于 1987 年在英国 Exeter 使用[1]，此后被广泛推广。专业器械的开发（图 44-2）和手术技术的改进已使打压操作更具可重复性，并可将碎屑更好地压实，从而获得稳定性以及使假体获得较恒定的力线[2]。该技术的想法是髋臼打压植骨的适应性，荷兰 Nijmegen 为该方法的先驱地。体外研究及回收样品表明骨常常能整合并重塑，恢复与天然骨非常相似的小梁结构，因而使随后需要进行的任何翻修操作容易进行[3]。

　　股骨打压植骨是一种技术要求很高的操作，需要注意技术细节。常需用金属网或异体骨条在股骨骨膜表面加强。发现用长柄假体跨越骨缺损区或应力区很重要，如遵守原则，15 年的随访结果令人满意[4]。

适应证

　　打压植骨的适应证包括：

- 股骨的重度内骨膜溶解，特别是补充骨量很重要的年轻患者。
- 仅用骨水泥固定假体，固定不可靠或非骨水泥型假体柄固定不充分。
- 使用非骨水泥型假体难以获得骨干"抓配"（scratch-fit）的翻修病例。
- 假体周围骨折，有股骨柄松动及股骨骨缺陷。
- 因感染伴广泛股骨丢失拟行二期翻修时。
- 在转子延长截骨术进行股骨重建时。

禁忌证

　　该操作的禁忌证包括：

- 近端股骨丢失大于 10 cm。
- 如股骨明显需要重建，但年龄或身体虚弱不能耐受长时间手术。

术前计划

排除感染

　　常规对患者进行感染筛查。如果可疑感染或发现抗炎标记物升高，在翻修手术前行关节抽吸。如证实感染或高度可疑，则分两期进行，第一期用含骨水泥占位器，内加高剂量抗生素。在随后的打压植骨时将抗生素粉末添加到异体骨和骨水泥中。

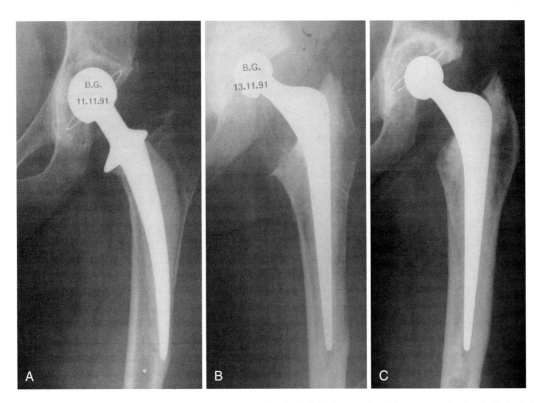

图 44-1　**A**，术前骨皮质和骨小梁丢失。**B**，术后植入物周围嵌塞移植物的无定形外观。**C**，术后 8 年骨皮质和小梁骨的整合和重建

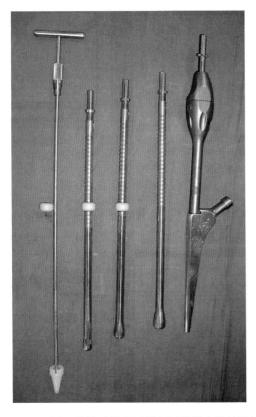

图 44-2　用于股骨远端和近端打压的带套管的器械

分析骨缺损

仔细观察翻修前 X 线照片。正位骨盆平片应延伸至假体远端下方，同时行侧位 X 线照片，检测股骨骨内膜和骨皮质的缺损。与前一次的随访平片认真比对，以发现现存植入物的失败模式。如有必要，从骨库中订购同种异体股骨头或股骨髁。如术前 X 线片显示骨皮质缺损或股骨颈内侧骨丢失，必须准备股骨重建金属网，以便于股骨髓腔重建。

模板测量

股骨组件

根据 X 线片采用合适的半透明翻修模板，以确定翻修所需的股骨柄的尺寸、长度和偏心距（图 44-3）。股骨柄必须绕过明显股骨缺损的最远端（在两种投照上，累及 50% 或更多骨皮质）——至少一个骨皮质直径，最好是两个。柄的偏心距可为 35.5 ～ 50mm，长度可为 125 ～ 260mm。术中确定柄的准确偏心距和尺寸。

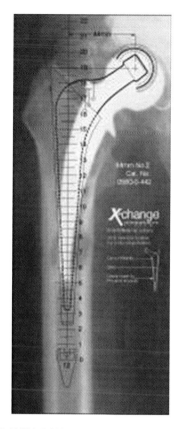

■图 44-3 股骨模板测量

股骨髓腔塞

股骨远端髓腔塞的位置在假体柄尖端下 2～3cm。此允许在假体远端髓腔内有嵌压良好骨碎片的构建，并放置中空中心定位器和骨水泥塞。例如，采用标准 160mm 长的假体，将塞放置在至距转子尖端大约 190mm 的深度。采用塞模板确认髓腔塞的位置并测量髓腔塞与大转子尖端的距离。还需估计塞的直径。

如果固定良好的骨水泥髓腔塞位于最远端骨缺损下至少 2cm，并与即将要使用的假体柄尖端有水平相似的距离，髓腔塞则可留在原位。

使用长柄的适应证

如在相当于常规长度的假体柄尖端的水平有骨皮质丢失、存在假体周围骨折或有 Endo-Klinik 3 或 4 级骨量丢失，应考虑用长柄[3]。长柄尖端应当超越任何股骨溶解远端至少一个骨皮质直径（3cm）。应超越重度溶解或骨折至少两个骨皮质直径。

手术技术

取出股骨组件

骨水泥型

打压植骨前，应取出植入物和所有的骨水泥，从而使打压植骨碎片为宿主骨包绕而无夹层。

非骨水泥型

如取出非骨水泥型假体，可能需要单独纵向劈开股骨或转子延长截骨。这并不妨碍打压植骨技术。必须用缆线牢靠固定截骨处。重建时，绕过远端截骨部位的"X 改变幻影"区（X-change phantan）将股骨安放在适当的水平，当截骨复位时将其用 Dall-Miles 钢缆把持（Stryker, Rutherford，NJ）。

进一步显露股骨

使股骨近端获得适当的移动和充分扩开大转子的侧面是很重要的，[5]以允许导丝沿中轴线插入髓腔，从而使随后形成的新髓腔处于中立位，避免内翻或外翻。这就要求在距中轴大约 1cm 的外侧面扩开转子隆起处，从而以正确的力线导入器械，而不会导致转子骨折的风险。

去除骨水泥和膜

打压植骨术必须完全去除骨水泥和膜。应当彻底清除所有的肉芽肿组织和纤维膜，随后充分冲洗股骨髓腔。将界面处组织和膜的几处样品送微生物学检查。

修复股骨

打压植骨的目的是使股骨恢复至初次关节成形术时的骨质状况。如果需要，第一步采用金属网恢复股骨髓腔，随后用打压植骨恢复松质骨。

修复骨干缺损

打压植骨的成功取决于移植物材料的物理限制。打压植骨前必须修复股骨的任何缺损。采用单根环扎金属丝编织的可延展性不锈钢网（Stryker, Rutherford，NJ）修复骨皮质缺损或穿孔。

以相似的方式处理假体周围骨折。通过向前翻转股外侧肌，显露股骨缺损，尽量最少剥离软组织，并放置这种金属网。

股骨预防性钢丝固定

如近端股骨的骨质量差或有骨皮质纵向劈开的证据，建议行预防性环扎[6]。如果未进行环扎，打压植骨过程中用力填塞可导致术中股骨骨折或骨折线扩展。

移植准备

标准长度重建一般需用两个股骨头。理想情况下，移植骨应是新鲜冷冻的。清除骨骼上所有的软组织和软骨，必须用碎骨机（Noviomagus 碎骨机，Spierings Medische Techniek，Nijmegen，荷兰）制作同种异体的碎片，用于打压。碎骨机允许制备两种尺寸的碎骨片：用于填塞髓腔塞以上远端 3/4 股骨髓腔，8～10mm 碎骨片用于打压近端四分之一髓腔。对扩张很大的髓腔，采用咬骨钳手工制备 10～12mm 的"碎块"，并与较小的碎屑混合，用于打压"X 改变幻影"区周围。应注意，很细的研压骨或骨浆均不适合用于打压植骨。这样的骨碎屑不具有充分嵌入所需的机械特性，使用它们将导致失败。

股骨远端封闭

移植前，必须封闭股骨髓腔远端从而限制移植骨。通常使用一个"X 改变幻影"髓腔塞（Stryker，Rutherford，NJ）。

采用骨髓听音确认股管尺寸。确认髓腔发出声音的大小，将合适尺寸的带螺纹的聚乙烯塞连接在髓腔导杆上，用配有敲击锤的套管导向器锤入髓腔内。将髓腔塞推进至模板水平，取出导入杆。如果髓腔塞必须超过股骨峡部，则使用通过股骨峡部达到适当深度的最大髓腔塞，并经皮穿入一枚克氏针至髓腔塞内，或紧贴塞下固定。使导丝保持在原位，用有套管的器械通过导丝，进行打压植骨。

嵌入移植骨

力线和尺寸检查

使用带套管的器械穿过导丝，将骨片填充至股骨远端和近端。将模板大小的近端打压器穿过导杆，确保将导杆固定在适当的水平从而恢复腿长。该模型应当无阻塞，使导丝很容易向下通过，达到一个舒适的恢复适当腿长的深度。在此点确定对假体柄尺寸进行任何的调整。

插入打压器时，应小心确保导杆不被驱动至内翻位。如发生内翻，有必要进一步扩张转子的后外侧槽，直到近端打压器在中立位对准。导丝应自由位于股管近端。从近端观察时，导丝应当与腘窝中线成一条直线。

远端嵌入

在使用远端打压器（图 44-4）压紧骨碎片前，重要的是要确定每种直径的打压器能向下通过髓腔而不被堵塞的距离，否则有骨折的潜在危险。为了获得 2cm 远端髓腔塞，选择比髓腔塞直径小一个尺寸的远端打压器。该打压器应当使导丝很容易向下通过至髓腔塞，而不会导致阻塞。将一个标记夹连接到打入器上大转子水平的凹槽上，并标示插入的最大深度（图 44-5）。

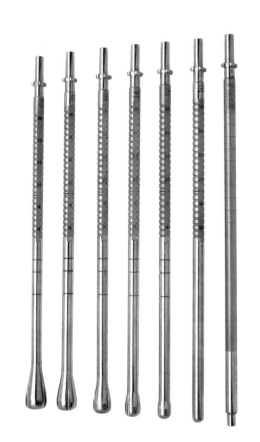

■ 图 44-4 远端打压器

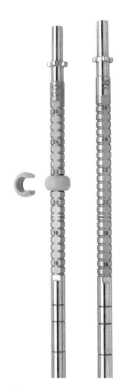

图 44-5　显示远端打压器插入的安全深度的塑料夹

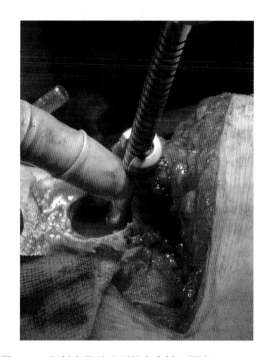

图 44-6　塑料夹指示达到的安全插入深度

依次将较大直径的打压器尽可能地向下插入髓腔远侧，并用塑料夹作类似标记（图 44-6）。随后压紧碎骨片（图 44-7），不要使打压器超过此深度，否则将发生股骨爆裂性骨折。

采用末端开放的 10ml 或 20ml 注射器，将较小直径的同种异体移植物碎屑注入导杆周围的髓腔内。用一个较大的打压器，手工将碎屑推向髓腔内。

打压是由导入和压紧更多碎骨片组成的持续过程，应用更大号的打骨器达到其标记的深度，眼睛要始终盯住导向杆的标记，从而确保髓腔塞不向远端游动。否则应采用一根 2mm 克氏针临时穿过塞。

继续打压，直到远端打压器无法超过远端嵌入线。此以远端打压器上最远端的沟，或在长柄打压器上作额外标记线指示。一旦达到该点，应使用近端打压器（试模）（图 44-8）。如果髓腔填充超过该点，将无法导入试模至所需水平。

柄中段嵌入

将先前确定的试模安装在敲击锤组合配件上，并将试模通过导杆。使用敲击锤将试模推进远端骨塞内。然后拔出试模并打入更多碎骨。再次插

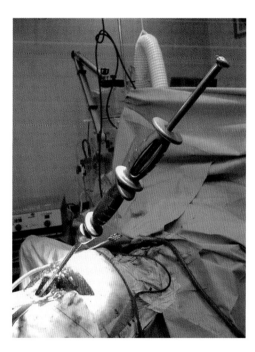

图 44-7　用锤子敲击远端打压器

入试模。获得足够的稳定性时，立即行试验性复位。移开敲击锤，将股骨头试模放置到试模颈部，复位髋关节，将导丝保持在原位。检查髋关节的稳定性和腿长。用亚甲蓝在近端股骨上标记出试模插入的水平，供随后参考。这时可评估股骨矩或近端股骨任何缺失，并采用适当的金属网重建，

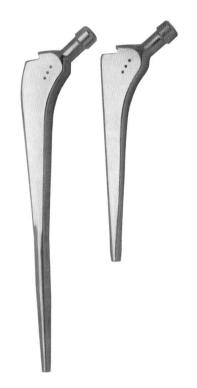

■ 图 44-8　标准长度和 205mm 长柄的近端打压器

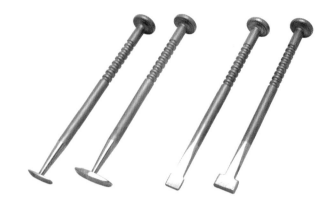

■ 图 44-9　用于近端股骨嵌入的手动打压器

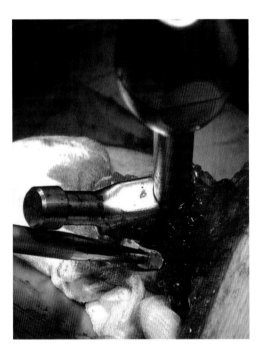

■ 图 44-10　采用近端打压器将更多的骨碎片压紧在试模周围

同时保持试模在原位（将下文中讨论）。重建水平必须至少达到试模上标记的最远端三个环。重建水平越高，达到的旋转稳定性越好[7]。

在试模上标记了骨或金属网的位置后，取出试模，并将更多的移植骨导入髓腔内中，每次大约 10ml，开始用手推进远端打入器。然后采用敲击锤重复将试模推至移植骨中。由敲击锤把手控制试模的旋转，确保形成的新髓腔处于适当的前倾位，通常为 10°～ 15°。连续添加移植骨并用力压紧，直到髓腔被填塞离股骨矩的几厘米范围内。只有用力敲击锤敲击才能使试模达到要求的深度，打压才足够紧密。

近端移植骨填塞

在该阶段，改用较大直径的骨碎片进行最终近端填塞。使用近端填塞器械（图 44-9）用手将这些碎屑放到安放的试模周围，随后用锤嵌入（图 44-10）。继续进行该操作，直到无法导入更多碎骨。完成嵌入时，试模应显示绝对的轴向和扭转性稳定。用敲击锤敲击，使试模有最低程度的轴向推进（＜ 1 mm），在不使用敲击锤的情况下无法拔出[8]。如需要，此时可行第二次试验复位。

现已完成松质骨重建，已做成新髓腔，准备插入假体（图 44-11）。选择的最终假体柄与用于嵌入的试模打入器型号相同，试模尺寸稍大，以使骨水泥鞘和远端中心定位器导入。

近端股骨重建

如果近端股骨缺失，应将试模安放在适当深度进行重建。如在任何方位上骨丢失达小转子水平，均需重建。重建水平至少应达到试模上（假体上）颈的三个标记的最低标记水平上。在此水平假体柄必须有支撑，以确保股骨内的扭转稳定性。

使用可延展性的"X 改变幻影"不锈钢网（Stryker，Rutherford，NJ），用单根钢丝固定获得近端重建。如近端骨丢失向下至股骨矩但未累及小转子，三个尺寸的髋臼缘金属网（图 44-12）之一常可很容易地被安放在缺失区，采用单根钢丝固定。对于较大缺损，可采用根据股骨矩塑形解剖形状的金属网，用环扎钢丝固定金属网。在大转子的最外侧钻孔，钢丝最初穿过此孔，在小转子尖与水平的中间穿过 1/2（图 44-13）。在两面皮质上钻孔，将钢丝向前、向内环绕股骨颈，然后穿过金属网前缘的一个近侧孔，并在将其游离端拉紧前，穿过网的后缘。此固定法可预防金属网沿股骨上下滑动。

将第二条钢丝在小转子下深度在股外侧肌处绕过股骨，从前侧穿过金属网，相互绑紧。偶尔需用第三根钢丝，股骨矩金属网可能需要更多的金属丝。远端可以用线缆固定，但近端应避免使用，因为存在线缆穿过金属网时因磨损产生关节内碎屑的潜在风险（图 44-14）。

黏着骨水泥、插入假体柄和闭合

移开敲击锤，随后移开导丝。将试模留在原位，直到骨水泥注入前即刻保持移植骨处于压力下 [9]。放置一个 F14 号的抽吸管到试模腔内，可保持髓腔干燥。

采用与 Exeter 初次全髋关节置换时相同的技术行骨水泥固定。取出试模后，将 Simplex 骨水泥（Stryker，Rutherford，NJ）混合，2 分钟后用翻修骨水泥枪以逆向方式注入骨水泥，此骨水泥枪配有逐渐变细或窄的喷嘴，可确保移植骨不受干扰。

一旦髓腔被充填，将可弯曲型股骨密封套放在喷嘴上，该封盖可阻断骨水泥回流。对近端

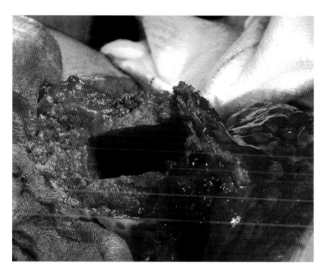

■ **图 44-11**　完全压紧的股骨，新髓腔

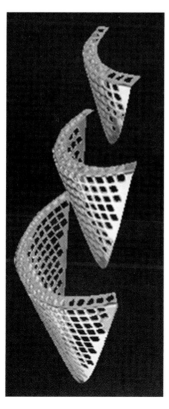

■ **图 44-12**　用于近端股骨重建的金属丝网

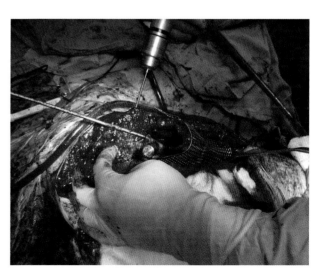

■ **图 44-13**　将解剖网连接至近端股骨

股骨再运用骨水泥枪，并将骨水泥压入移植骨中（图44-15）。保持压力，连续注射骨水泥，直到骨水泥的黏度适合假体柄插入：如果室温为20℃，一般在混合后5分钟可达到适当的黏度。至少需要两包40g骨水泥[10]。

将带有无翼中置器的股骨柄假体插入到预定位置，以减少对植骨的干扰。在插入过程中，应特别注意假体柄的力线和之前的亚甲蓝标记。

在整个插入过程中，手术医生的大拇指始终放置在股骨颈的内侧面，以堵塞髓腔骨水泥的挤出并维持对骨水泥的挤压。当达到假体的要求位置时，取出假体柄插入器，将一个密封块放在近端股骨周围，从而在骨水泥聚合过程中维持对骨水泥和移植骨的压力。进行最后试验复位，采用合适颈长的股骨头，复位髋关节。用2号不可吸收编织缝线穿过股骨后面的钻孔，将关节囊再附着到股骨。常规闭合伤口。虽然初次髋关节手术不再使用引流，但是当翻修手术中有大量软组织松解时，应该用单根深部吸引管。

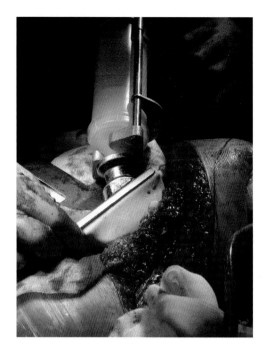

■ 图44-15 采用近端股骨密封的现代骨水泥填充技术

围术期管理

术后1天患者可活动，6周触地。老年患者可立即完全负重。拍摄X线片，以评估假体位置、移植骨或骨水泥的挤出，最重要的是评估未被发现的股骨骨折。注意后侧入路法的常规事项，一般患者在术后5～7天出院。在6周时复查，再一次行X线检查，评估假体柄下沉和完全承重的进展状态。第12个月时常规随访，评估移植骨整合和骨小梁重塑情况。之后每2年进行临床和X线评估。

并发症

曾报告有术中和术后早期股骨干骨折[11,12]。骨质疏松或薄弱的骨质承受力量过大的打压植骨、未充分超越皮质缺损的技术失败或未能识别皮质穿孔或假体周围骨折，均可导致骨折。使用长柄可明显减少该事件。

不适当的打压可导致假体柄下沉。最终的移植骨重建应类似皮质骨，应无空隙。为了避免此并发症，采用较大直径的碎骨行致密的近端打压非常重要，该并发症现已少见。

其他并发症如不稳定或神经、血管受损也和

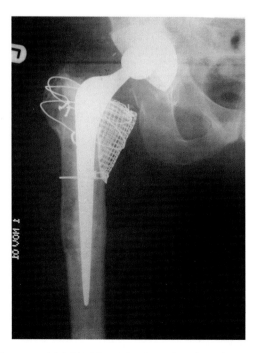

■ 图44-14 用金属丝行近端股骨重建的嵌入移植的X线片

其他翻修手术相似，用打压植骨技术也没有增加。与其他翻修手术报告的感染率（4%）一致，但使用填充抗生素骨水泥并在打压前在同种异体移植骨中再添加抗生素，可降低感染率[13]。

（岳德波 译　李子荣 校）

参考文献

1. Simon JP, Fowler JL, Gie GA, et al: Impaction cancellous grafting of the femur in cemented total hip revision arthroplasty. J Bone Joint Surg Br 73B(Suppl 1):564-568, 1991.
2. Halliday BR, English HW, Timperley AJ, et al: Femoral impaction grafting with cement in revision total hip replacement: Evolution of the technique and results. J Bone Joint Surg Br 85B:809-817, 2003.
3. Ullmark G, Obrant KJ: Histology of impacted bone-graft incorporation. J Arthroplasty 17:150-157, 2002.
4. Gie GA: Instructional Course Lecture, American Academy of Orthopaedic Surgeons, Annual Scientific Meeting, Chicago, March 2006.
5. Schreurs BW, Arts JJ, Verdonschot N, et al: Femoral component revision with use of impaction bone-grafting and a polished stem. J Bone Joint Surg Am 87:2499-2507, 2005.
6. Mahoney CR, Fehringer EV, Kopjar B, Garvin KL: Femoral revision with impaction grafting and a collarless, polished, tapered stem. Clin Orthop 432:81-187, 2005.
7. Gokhale S, Soliman A, Dantas JP, et al: Variables affecting initial stability of impaction grafting for hip revision. Clin Orthop 432:174-180, 2005.
8. Edwards SA, Pandit HG, Brover ML, Clarke HJ: Impaction bone grafting in revision hip surgery. J Arthroplasty 18:852-859, 2003.
9. Cabanela ME, Trousdale RT, Berry DJ: Impacted cancellous graft plus cement in hip revision. Clin Orthop 417:175-182, 2003.
10. Gore DR: Impaction bone grafting for total hip revision. Int Orthop 26:162-215, 2002.
11. Ornstein E, Atroshi I, Franzen H, et al: Early complications after one hundred and forty four consecutive hip revisions with impacted morselized allograft bone and cement. J Bone Joint Surg Am 84:1323-1328, 2002.
12. Lind M, Krarup N, Mikkelsen S, Horlyck E: Exchange impaction allografting for femoral revision hip arthroplasty: Results in 87 cases after 3.6 years' follow-up. J Arthroplasty 17:158-164, 2002.
13. Buttaro MA, Pusso R, Piccaluga F: Vancomycin-supplemented impacted bone allografts in infected hip arthroplasty: Two stage revision results. J Bone Joint Surg Br 87:314-319, 2005.

第**45**章

全髋关节置换翻修术：巨型假体近端股骨置换和全股骨置换

Javas Parvisi, Franklim

要点提示

- 全面检查患者。注意既往手术瘢痕、外展肌状况和肢体长度。
- 与患者沟通，使他们的期望现实化。
- 进行详细的术前模板测量，与公司代表共同进行模板测量，确保在手术当天得到合适的假体以及相似尺寸的假体。
- 确保身体在最适宜的状态下进行手术。
- 需要富有经验的助手、护士和麻醉团队成员。
- 尽量减少软组织剥离，尽可能多地保留宿主骨。
- 恢复适当的下肢长度及软组织张力。
- 尽可能少用限制性内衬。
- 确保良好的止血，并仔细地闭合伤口。

过去的十年，髋关节重建翻修领域有了明显的进步。一是引入了第二代组配式假体（图45-1），允许更好的恢复肢体长度并达到最佳的软组织张力，从而减少了单体巨型假体插入后导致的频繁不稳定发生。新一代巨型假体还提供了软组织附着更好的环境，以及使保留的宿主骨与假体再结合的能力。然而，随着目前替代重建法的改进和用于增强宿主骨的皮质骨板移植物使用的增加，使巨型假体的适应证变窄。

适应证

目前我们将巨型假体（近端股骨置换和全股骨置换）的使用留给老年或久坐患者的快速恢复，

这些患者可能因全髋关节成形术深部感染而失败，并有大量骨丢失（图45-2）、假体周围骨折（图45-3）和骨不连，虽经多次行骨接合术尝试仍失败，或在切除性关节成形术失败后进行髋关节补救。在大量骨丢失并且无法通过常规方法重建骨骼的年轻患者中，选用同种异体骨与假体复合体

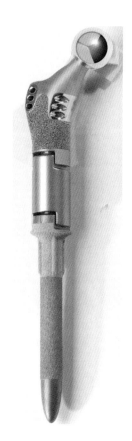

图 45-1 照片显示新一代组配式近端股骨和全股骨置换假体

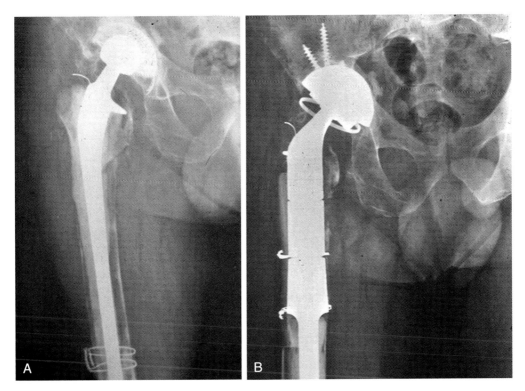

■ 图 45-2　某患者的正位 X 线片，患者因深部感染既往多次手术而导致广泛的近端股骨骨丢失（**A**），有必要使用巨型假体重建（**B**）

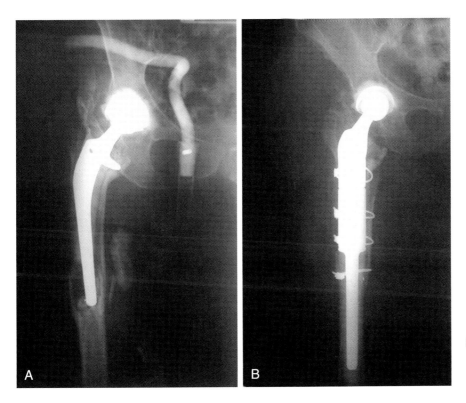

■ 图 45-3　72 岁患者假体周围骨折（**A**）。由于重度骨丢失，采用巨型假体重建（**B**）

较股骨假体置换更好。使用股骨假体置换和同种异体骨假体复合体的一个重要前提是有足够可用的远端股骨长度（＞10 cm），以确保骨水泥型或非骨水泥型股骨柄的固定。当远端骨重度缺失时，可考虑全股骨置换。

禁忌证

髋关节周围存在浅表或深部感染被认为是大型假体置换的绝对禁忌证。另外，患者不合作、有影响愈合的血供不足、存在明显的内科并发病且妨碍麻醉给药的患者也被视为禁忌。

术前计划

术前计划的重要性与常规的髋关节置换术相同，不能过分强调巨型假体重建术的特殊性。这些病例的技术要求很高，需要注意细节才能获得成功。

进行巨型假体重建的大多数患者曾进行过多次手术。因此要认真检查切口部位是否有使患者感染的皮肤病变，确定哪些瘢痕可用。如既往瘢痕使进入髋关节不合适，要利用新切口。如果重建时需用局部或游离皮瓣，应请整形外科医师评估软组织的状态。对髋关节行全面的检查，特别应注意外展肌的状态和肢体长度。术前检查肢体长度及 X 线片（站立位），并记录结果。告知患者手术可能导致的肢体不等长的可能性。将肢体延长 4cm 是安全的。超过这个范围有可能使神经、血管受损。预计有过度（＞4cm）肢体延长时，术中要监测坐骨神经和股神经。

需巨型假体的所有患者（除肿瘤切除术的患者）都曾进行过多次髋关节手术。要求进行术前白细胞计数及分类计数、C 反应蛋白和红细胞沉降率检查，以排除感染。根据临床和 X 线照片检查及血清学结果，对于高度怀疑感染的关节，应进行术前关节穿刺抽吸以排除深部感染。应进行仔细的医学检查并进行适当的实验室检查。使用巨型假体进行髋关节翻修术时，通常需要广泛剥离软组织，手术时间长，失血多，故对患者的生理要求非常高。

术前模板对选择假体长度及直径很重要。应考虑已存假体的取出困难、髋臼重建、可能使用限制性内衬的特殊需要，以及确保无感染等。尽管术前测量准确，但术中可能会调整假体大小，因而应准备各种尺寸的假体。建议公司代表到手术室。应由有经验的手术室人员辅助手术，特别是洗手护士。这些患者常是老年或虚弱者，需要采用侵入性方法监测，应由富有经验的麻醉师团队实施。

手术技术

麻醉和患者体位

这些患者首选区域性麻醉。术中对血液进行回收（采用细胞回收设备）。告知麻醉团队可能会有大量失血，需密切监测。必要时使用动脉插管或肺插管进行侵入性装置监测。患者取侧卧位并使用髋关节垫以固定体位（图 45-4）。使用无渗透性的 U 形手术单隔离腹股沟。还应使用无渗透性的手术单包裹肢体远端三分之一。将膝关节纳入至手术野中非常重要——即便是进行近端股骨置换的患者。用于解决术中难题如骨折向远端延伸时，使切口延伸至膝关节不是不常见的。采用聚维酮碘溶液擦洗皮肤至少 10 分钟，应用 Ioband 前用 DuraPrep 涂在皮肤上。

手术入路

采用直接的侧方入路（Hardinge）或后外侧入路伴大转子截骨平移进入髋关节，如需延长切口，维持切口的最低点（图 45-5）。当需广泛显露股骨时，采用 Head 及其同事[9]描述的股外侧肌平移技术，即将外展肌前部、股外侧肌和股中间前部作为一个单元平移，以显露股骨的前面和外侧面（图 45-6）。轻柔的软组织把持有助于组织愈合并将手术后并发症降至最低。对所有病例均应取用于冷冻切片和培养的深部组织样本。对髋关节仔细清创，取出既往手术时股骨周围的钢板及金属碎屑（如果有的话）。

股骨重建

近端股骨置换

为了方便地取出以前的假体或内固定物，股骨近端截骨或劈开可能是必需的。首先在环绕宿主骨的周围为高质量骨的最近端区域行横向截骨。

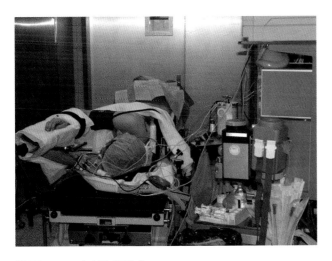

■ 图 45-4　患者取侧卧位

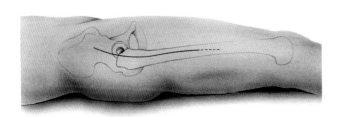

■ 图 45-5　切口位置示意图

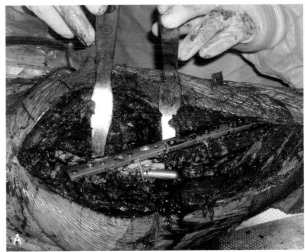

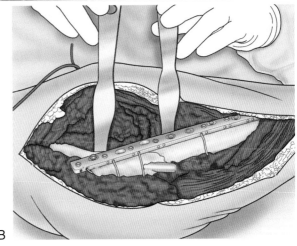

■ 图 45-6　**A**，术中照片显示骨折患者的假体周围的股骨显露。**B**，同一照片的图示

由于该操作的结果受剩余股骨长度的直接影响，因而应不惜代价保留患者自身股骨的最大长度[12]。我们倾向采用纵向 Wagner 型冠状面截骨法劈开骨质量较差的近端股骨。尽可能保留软组织与近端股骨的附着，特别是外展肌。显露股骨后，用逐渐加大的髓腔锉制备髓腔远端。为了获得更好的骨水泥交错，应保留松质骨（如果有的话）。完成股骨制备并测定最佳扩髓匹配，插入假体试模并检查髋关节的稳定性。可能的话使用远端骨水泥阻挡器。导入阻挡器并推进至远端，允许假体柄尖端有至少 2cm 的骨水泥。将骨水泥加压并植入最后的阻挡器，确保假体柄的多孔涂层部分直接放置并且与骨干紧密相连，中间没有骨水泥嵌入。可用组配假体在远端加骨水泥，或者在假体柄上加骨水泥，然后将股骨假体组装到柄上。任何情况下都需非常小心，以防旋转对线不良（图 45-7）。为了标记旋转，适当定位试模后，我们使用锋利的骨凿在远端股骨皮质上做划痕。用骨水

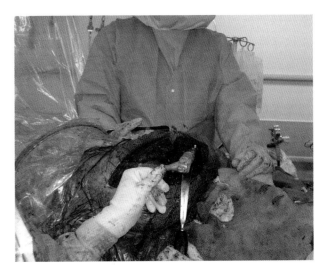

■ 图 45-7　术中照片显示如何确定股骨假体旋转定位或前倾。通过膝关节适当定位判定股骨柄的前倾

泥固定远端假体柄后，假体的旋转就无法改变。

全股骨置换

适合全股骨置换的病例罕见，包括用于固定股骨柄的远端股骨长度不足（< 10cm）或质量较差（图 45-8A）。在大多数病例，可以保留股骨远端足够长度和质量，以进行安全固定。全股骨置换包括膝关节的关节切开术，可同时行膝关节置换。采用股外肌显露股骨（图 45-8A），通过冠状面将整根股骨纵向劈开。尽管骨质可能很差，仍应尽可能保留骨及软组织附着。股内侧肌下入路可扩展到包括膝关节内外侧切开和髌骨翻转。尽量减少胫骨切骨量，但厚度应足以不抬高关节线，允许假体的植入和聚乙烯的插入。胫骨侧的准备与全膝关节置换相同，确定胫骨假体大小，插入试模，安装全长股骨试模，恢复理想的肢体长度。除非使用限制性内衬，我们的倾向是使用较大尺寸的股骨头以改善活动度，维持稳定。胫骨聚乙烯侧的准备垫为 15 ～ 20mm，必要时调整准备垫以恢复肢体长度及关节线。

由于丧失了稳定的韧带结构，需要设计用绞链连接的膝关节。组装假体后，进行试复位并测试稳定性。通常我们不做髌骨表面置换，除非观察到关节软骨重度磨损。

肢体长度的确定

股骨假体组件的长度是通过认真的术前计划和术中评估确定的。有两种方法可用来确定适当的下肢长度。第一种方法是在肢体上施加牵引力，测量从髋臼杯至宿主骨截骨部位的长度（用于近端骨置换病例）。第二种方法也是首选的方法，是将施氏针放在髂嵴，测量脱位前股骨上的固定点。采用长柄试模可准确地恢复适当的腿长。对于行全股骨置换的患者，可在术前获得对侧或正常股骨的 X 线片并用于准确地测量长度。假体长度通常等于被切除骨的长度，虽然在这些患者中，许多患者骨的完整性已被破坏并有解剖学明显改变。最终的股骨假体长度取决于髋关节周围的软组织张力。平衡张力、恢复肢体长度和避免过度牵拉坐骨神经，对避免并发症非常重要。

髋臼重建

手术开始时暴露髋臼并认真检查。如之前的

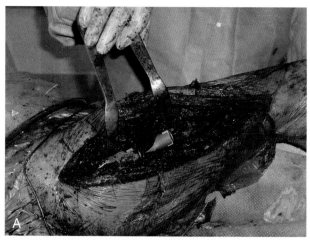

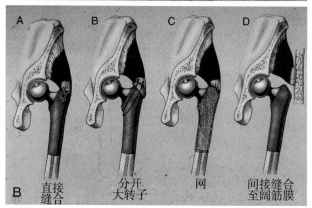

■ 图 45-8　A，78 岁患者髋关节 - 膝关节成形术失败的术前 X 线片。因远端股骨长度和质量太差，无法固定股骨柄假体。B，软组织附着至近端股骨或假体的不同方法。该患者行全股骨置换

髋臼假体在原位，则应详察假体的稳定性及位置。如假体位置理想且稳定，则将其保留在原位，只更换内衬。如髋臼假体不在位，则安装一个新的压配合适的假体并用螺钉固定。有时需复杂的髋臼重建，如使用抗中心脱位的金属笼。对于软组织张力差和不稳定性的患者可能必须使用限制性内衬，因而完成股骨重建后确定髋臼衬里的类型。可用骨水泥将限制性内衬粘合在固定良好的髋臼外杯内。在这些病例中，应当用凿子在金属髋臼杯上作出划痕，并在内衬背面作出沟槽，并应选择相对小的内衬，允许有 1 ～ 2mm 的骨水泥厚度。

限制性内衬可用"压配嵌入"方式或将骨水泥固定在杯上，取决于植入的髋臼组件的类型。根据我们的经验，接受巨型假体时约一半的患者需要限制性内衬。我们使用限制性内衬的绝对适

应证是髋臼杯位置好、下肢等长或接近等长、有继发软组织缺损的术中不稳定。

关闭伤口

尽管股骨质量较差，假体安装完成时尽量保留股骨并将其置于巨型假体周围。如有可能，保留肌肉 - 肌腱附着。将软组织特别是外展肌（如果存在）仔细地固定至假体。用多圈不吸收缝线穿过转子残留物和附着的软组织。使腿处于外展位，将缝线穿过假体上的孔或近端体部和深部组织，将转子牢固地固定在假体近端。我们偶尔将外展肌缝合至股外侧肌、阔筋膜张肌或大转子上（如果存在）（图 45-8B）。在关闭伤口前，插入两根手术引流管并逐层缝合。如有必要，切除既往的肥大瘢痕并仔细关闭皮肤，使术后引流减至最少。

术后管理

预防性静脉内使用抗生素并维持到获得最终培养结果。预防抗血栓治疗 6 周。患者可在术后第 1 天开始保护性负重。所有患者使用外展矫形器并进行保护性负重 12 周，直到充分的软组织愈合。12 周内使用行走辅助装置。全股骨置换的患者可能需要持续性被动运动以康复膝关节。建议每日行物理治疗作为辅助，并进行行走和膝关节活动锻炼。

结果

肿瘤切除后使用巨型假体的早期经验令人鼓舞。因此，我们开始在髋关节假体失败和重度骨丢失而又仅主张行切除性关节成形术的患者使用全股骨假体置换。最初的观察表明在有或无肿瘤的患者中，巨型假体的失败模式相似。我们无法对照这 2 组中巨型假体手术结果以及失败、X 线片透光度发生率、跛行、疼痛缓解和行走辅助器的使用之间的任何显著差异。

1981 年我们报告了我们中心初次使用巨型假体用于非肿瘤患者的近端股骨重建[21]。虽然所有的 21 位患者疼痛缓解显著，仍有 2 例失败。1 位患者需要髋臼假体翻修，另一位患者因再发性不稳定性需要股骨组件翻修。

另一项回顾性研究报告了在不伴肿瘤的 49 位患者中使用假体股骨置换的 50 例髋关节翻修术的结局。所有患者具有广泛的股骨近端骨丢失，并且一些患者多次尝试其他重建性手术而失败。平均随访 11 年。术前平均 Harris 髋关节评分为 43±13 分，1 年时显著改善至 80±10 分，末次随访时改善至 76±16 分。手术前，86% 的患者有中度至重度疼痛。1 年和末次随访时分别有 88% 和 73% 的患者达到疼痛缓解。步态和行走能力显著改善。然而，所有参数随着时间推移均有一定程度的变异。

详细分析 X 线片，显示股骨和髋臼进行性 X 线透亮带发生率增加。在约 37% 的髋臼假体和 30% 的股骨假体中观察到进行性 X 线透亮带。翻修手术的主要原因是无菌性松动。以翻修作为终点，第一组病例中 12 年时的总存留率为 64%。最常见的并发症是脱位，总发生率为 22%。

最近评价了在 Mayo Clinic 进行全股骨置换的 11 位患者的结果。这些患者中有 6 位因多次同侧全膝关节成形术和全髋关节置换术失败而进行全股骨重建。5 位患者由于肌与骨骼恶性肿瘤进行全股骨置换保肢手术。这些患者中有 4 位发生了病理性骨折。在关节置换失败进行全股骨置换的 6 位患者中，2 位患者的髋关节不稳定而有必要用限制性髋臼内衬替换。在既往罹患感染的 2 位患者中，1 位尽管进行了分期全股骨再置换，仍发生复发性感染，1 位在使用慢性抗生素抑制时红细胞沉降率仍高，但没有临床感染的证据。所有患者能使用助行器或拐杖走动。在进行全股骨置换治疗肿瘤的 5 位患者中，1 位在 3 年内发生髋关节和膝关节疼痛，膝关节铰链衬套磨损，处于残疾状态。1 位患者手术后发生伤口开裂和败血病死亡。2 位患者使用助行器行走，3 位未常规使用任何步行辅助即可行走。

并发症

使用巨型假体后遇到的主要并发症是早期脱位和无菌性松动。该组患者的不稳定系多因素。首先，这些患者既往多次行重建性手术，导致髋关节外展肌受损。此外，残留软组织无法得到安全修复使金属假体易出现不稳定[6]。在未达到适当腿长度和适当软组织张力的患者中，该问题更加明显。

在临床工作中我们持续改进，将不稳定降至最低程度。包括在选择性病例中使用限制性髋臼杯，常规使用手术后外展支具，以及应用使软组织附着更加牢固的同种异体骨板以增强近端骨。未来可通过使用具有极好软组织生长附着性能的骨小梁金属，例如钽，能更好地解决软组织与金属的附着问题。

大多数报告研究中巨型假体重建的另一个常见并发症是髋臼和股骨射线透亮带的发生率相对较高。造成该并发症的原因是该重建操作的生物力学方面。骨干部骨水泥固定使骨-骨水泥-假体具有高度扭转性和压缩应力，导致早期松动。已知骨水泥型长柄翻修植入物仅为有限成功，并且目前仅建议用于老年和久坐患者中。[15] 同预期的一样，使用压力适合或近端或广泛涂层的骨长入柄后，射线透亮带的发生率明显减少[1,16]。

近几年我们的机构中巨型假体重建后射线透亮带的发生率有所降低。这可能是因改进骨水泥技术，即使用了脉冲灌洗和髓腔塞从而获得更好的骨水泥交错。然而，造成射线透亮带发生率降低更可能的原因是，我们将使用巨型假体的适应证缩窄至对假体要求较低的老年和久坐患者。

小结

尽管有上述所有的担忧，对于治疗有广泛骨丢失且无法应用其他重建性手术患者的髋关节外科重建医师来说，巨型假体仍然是有价值的工具。对较年轻患者，该假体将有无法接受的高失败率，故应寻求其他重建方法。

（岳德波 译 李子荣 校）

参考文献

1. Berry DJ, Harmsen WS, Ilstrup D, et al: Survivorship of uncemented proximally porous-coated femoral components. Clin Orthop Relat Res 319:168-177, 1995.
2. Donati D, Zavatta M, Gozzi E, et al: Modular prosthetic replacement of the proximal femur after resection of a bone tumour. J Bone Joint Surg Br 83:1156-1160, 2001.
3. Emerson RH, Malinin TI, Cuellar AD, et al: Cortical strut allografts in the reconstruction of the femur in revision total hip arthroplasty: A basic science and clinical study. Clin Orthop Relat Res 285:35-44, 1992.
4. Gie GA, Linder L, Ling RS, et al: Impacted cancellous allografts and cement for revision total hip arthroplasty. J Bone Joint Surg Br 75:14-21, 1993.
5. Giurea A, Paternostro T, Heinz-Peer G, et al: Function of reinserted abductor muscles after femoral replacement. J Bone Joint Surg Br 80:284-287, 1998.
6. Gottasauner-Wolf F, Egger EL, Schultz FM, et al: Tendons attached to prostheses by tendon-bone block fixation: An experimental study in dogs. J Orthop Res 12: 814-821, 1994.
7. Gross AE, Hutchinson CR: Proximal femoral allografts for reconstruction of bone stock in revision arthroplasty of the hip. Orthop Clin North Am 29:313-317, 1998.
8. Haentjens P, De Boeck H, Opdecam P: Proximal femoral replacement prosthesis for salvage of failed hip arthroplasty: Complications in 2-11 year follow-up study in 19 elderly patients. Acta Orthop Scand 67:37-42, 1996.
9. Head WC, Mallory TH, Berklacich FM, et al: Extensile exposure of the hip for revision arthroplasty. J Arthroplasty 2:265-273, 1987.
10. Johnsson R, Carlsson A, Kisch K, et al: Function following mega total hip arthroplasty compared with conventional total hip arthroplasty and healthy matched controls. Clin Orthop Relat Res 192:159-167, 1985.
11. Kantor GS, Osterkamp JA, Dorr LD, et al: Resection arthroplasty following infected total hip replacement arthroplasty. J Arthroplasty 1:83-89, 1986.
12. Malkani A, Settecerri JJ, Sim FH, et al: Long-term results of proximal femoral replacement for non-neoplastic disorders. J Bone Joint Surg Br 77:351-356, 1995.
13. Morrey BF: Bone deficiency in reconstruction surgery of the joints. In Morrey BF: Adult Reconstruction, ed 2, New York, Churchill Livingstone, 1996, pp 1569-1586.
14. Morris HG, Capanna R, Del Ben M, Campanacci D: Prosthetic reconstruction of the proximal femur after resection for bone tumors. J Arthroplasty 10:293-299, 1995.
15. Mulroy WF, Harris WH: Revision total hip arthroplasty with the use of so-called second-generation cementing techniques for aseptic loosening of the femoral component: A fifteen-year average follow-up study. J Bone Joint Surg Am 78:325-330, 1996.
16. Paprosky WG: Distal fixation with fully coated stems in femoral revision: A 16-year follow-up. Orthopedics 21:993-995, 1998.
17. Roberson JR: Proximal femoral bone loss after total hip arthroplasty. Orthop Clin North Am 23:291-302, 1992.
18. Ross AC, Tuite JD, Kemp HBS, Scales JT: Massive prosthetic replacement for non-neoplastic disorders. J Bone Joint Surg Br 77:351-356, 1995.
19. Rubash HE, Sinha RK, Shanbhag AS, Kim S: Pathogenesis of bone loss after total hip arthroplasty. Orthop Clin North Am 29:173-186, 1998.
20. Sim FH, Chao EYS: Hip salvage by proximal femoral replacement. J Bone Joint Surg Am 63:1228-1239, 1981.
21. Sim FH, Chao EYS: Segmental prosthetic replacement of the hip and knee. In Chao EYS, Ivins JC (eds). Tumor Prostheses for Bone and Joint Reconstruction: The Design and Application. New York, Thieme-Stratton, 1983, pp 247-266.
22. Xenos JS, Hopkinson WJ, Callahan JJ, et al: Osteolysis around an uncemented cobalt chrome total hip arthroplasty. Clin Orthop Relat Res 317:29-36, 1995.
23. Zehr RJ, Enneking WF, Scarborough MT: Allograft-prosthesis composite versus megaprosthesis in proximal femoral reconstruction. Clin Orthop Relat Res 322:207-223, 1996.

第 46 章

股骨重建的手术选择：异体骨 - 假体复合体

Petros J. Boscainos, Catherine F. Kellett, Allan E. Gross

要点提示

- 确定髋关节置换翻修术的技术及结果最重要的因素是骨量。
- 异体骨加假体复合体是一种可行的解决方案，它可缓解疼痛、改善功能并使植入物稳定，不干扰宿主骨远端髓腔，有利于再次翻修手术。
- 经阶梯状或斜行截骨，并辅以钢丝和骨条捆扎植骨，使异体骨安放在宿主骨上以获得初始稳定。
- 通过移植骨与宿主骨愈合而获得长期稳定；利用带有软组织附着的宿主近端骨包绕移植骨与宿主骨交界处以促进愈合。
- 愈合通常需 6 ～ 10 周。

骨量是最重要的因素，决定了在处理一个失败的全髋关节置换中采取何种适当的技术，为翻修手术的复杂性提供参考，并提供了一个预期结果[1]。骨量丢失程度与髋翻修次数相关，因为更年轻的患者接受髋关节置换手术，这个问题预计变得更加突出。

有几种分类系统用于评估股骨丢失，我们使用的系统分为五种类型[1-3]。对发表原始的资料，我们已经做了修正（表 46-1）[4]，并在 4 和 5 型使用了近端异体股骨移植。利用现代假体设计，对延伸到股骨干 8cm 以上近端股骨缺损的病例，我们使用了异体骨移植。肿瘤假体可作为选择性患者的替代物。

肿瘤型假体或巨型假体的优点是组配的，可用现成的，也不会传播疾病。植入假体的手术时

表 46-1　股骨缺损的 GROSS 分类

Gross 分型	缺损类型	治疗选择
1 型	没有明显骨丢失	通常的骨水泥或非骨水泥假体
2 型	包含性（空腔性）骨缺损	近端涂层假体 广泛涂层骨长入假体 广泛打磨钛涂层假体 打压植骨 + 骨水泥假体 近端或广泛涂层的组件假体 长柄骨水泥假体
3 型	近端节段性（全周）骨缺损，长度小于 5cm，影响到股骨距和小转子，但没有延伸到股骨干	同 2 型，可选择股骨距假体
4 型	近端节段性（全周）骨缺损，长度大于 8cm，影响到股骨距和小转子，延伸到股骨干	异体骨 - 假体组合或肿瘤型假体
5 型	同 4 型，附加假体周围骨折	异体骨 - 假体组合或肿瘤型假体

间通常短于股骨近端异体骨重建。肿瘤假体的缺点是，宿主骨或肌肉不能得到有效的重新附着，不能恢复骨量，骨水泥或多孔涂层柄可穿透宿主远端髓腔，使下一步翻修手术更加困难。

另一方面，股骨近端骨移植可使骨骼和肌肉附着，特别是大转子再附着，从而减少了脱位危险和功能的改善。用适当的技术不穿透远端髓腔，此便于下一步翻修手术。坚固的移植骨 - 宿主交界区愈合，增强了已有的骨基质，这在年轻的患者非常重要。异体移植骨假体复合体的缺点是潜在的疾病传播以及因为生物学并发症，包括骨吸收、骨折、移植骨与宿主骨不愈合，从而导致不良结果的可能性。

适应证、禁忌证和陷阱

股骨近端异体骨移植是以异体骨 - 假体的复合体形式，适用于全髋关节置换翻修术或肿瘤切除后的髋关节重建手术。在我们医院的髋关节置换翻修术，已将环形的结构性异体骨与假体的复合体用于股骨干超过 8cm 的非包含性节段性骨缺损，特别是在如果不能获得足够的远端稳定的病例。另一个指征是伴有明显骨量丢失的温哥华 B3 型假体周围股骨骨折[5]，而用一个长的非骨水泥股骨柄远端固定不是不能，至少是很困难。股骨近端异体骨移植是一种有用的技术，特别是对年轻患者，因为它保留了远端骨量，并潜在地改善了近端的骨量，以便于今后的重建。

活动性感染是 I 期翻修手术使用股骨近端骨移植的禁忌证。不过，在感染标记物和冰冻切片阴性的患者，我们已成功地在 II 期利用异体骨移植 - 假体复合体完成重建手术。

恶性肿瘤患者可能更多地受益于肿瘤型假体，因为化疗和放射治疗对异体骨与宿主骨愈合有不良影响。此外，由于广泛切除肌肉和骨骼，包括股骨大转子，使肌肉和骨骼的附着破坏。况且，患者有多种合并症，寿命有限，或患者需要迅速活动，而从肿瘤型假体获益，因为它并不需要一个超长的非负重期。

如果异体骨截得太短，股骨近端异体骨移植可能会出现问题。移植骨的长度应在术中经过多次试模后确定。异体骨扩髓或放置金属板和螺钉会削弱异体骨，并可能导致骨折或后期异体骨假体复合体失败。让骨水泥流到异体骨与宿主骨交界的远端有许多不良的效果：在异体骨与宿主骨交界处未获得足够的加压及交错，交界处受损，可能发生不愈合。另外，远端股骨被骨水泥侵入

使可能的下一步翻修手术更加复杂。我们建议用单独的器械台准备异体骨 - 假体复合体。选择一个相对小直径的柄，因这种技术不需要远端适配。大直径柄可能需要异体骨扩髓，才能获得充分厚的水泥壳。异体骨扩髓会削弱其机械性能，因此不推荐。最后，保留近端股骨外壳及附着的软组织，用于包裹宿主骨 - 移植骨交界处，以促进愈合。

术前计划

术前计划将确定股骨近端缺失水平、需要的异体骨大致的长度和直径，以及正确的股骨假体大小。为此，骨盆 X 线正位片、受累的股骨正侧位片以及受累的髋部侧位片是必需的。进一步影像是需要的，以便解决可能的髋臼翻修（图 46-1）。

谨慎的做法是定制的长度稍长于预估的异体骨。宿主股骨和异体骨的直径应大致相等，这将确保异体骨与宿主骨在交界处的匹配。最好不要用一个比宿主骨直径更大的异体骨，因为这可能会阻止或延迟愈合，或可能导致结构不稳定。移植物的直径一般小于因溶解和腔隙增大的宿主股骨。这不是缺点，因为移植骨可以套入宿主骨内 1cm 或 2cm，从而增强了愈合和稳定。重要的是

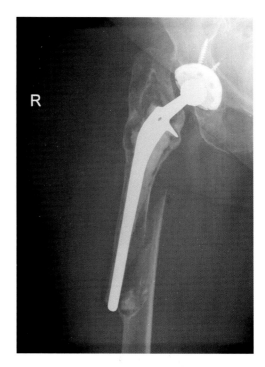

■ 图 46-1　术前平片。股骨周围严重骨溶解并伴有假体周围骨折

异体骨髓腔要与使用的假体相匹配，在扩髓后至少保证 2mm 厚的骨水泥鞘。因此，用标记的放大倍率拍摄异体骨 X 线片是重要的术前计划，如同置入股骨假体的模板技术。通常是将移植骨放在无菌包装中拍片。术前应测量任何的下肢长度差异，并在制作模板时考虑该差异。

手术技术

异体骨制备

我们所采用的是储藏在 –70℃并用 2.5M 拉德辐射过的异体骨。异体骨的准备是由第二手术梯队在单独的器械台上完成，术者作手术显露。我们推荐使用美国组织库学会（American Association of Tissue Banks）认可的组织库的新鲜冷冻骨。在深冻比较大的组织库前，都要进行灭菌和病毒处理。一些组织库提供的辐射骨，依照射剂量不同而出现 10% ~ 20% 强度的下降[6]。对置换股骨近端，我们更喜欢采用近端异体股骨，但一些医生使用远端股骨，因其可以插入更大的假体。细菌培养后，将异体骨放在 5% 碘酒溶液解冻，然后剔除上面的软组织，以为股骨假体准备。在小转子上 1cm 或甚至在其基底部截除股骨头，以便于插入假体和调整前倾角。不是在股骨颈处调节下肢长度，而是由小转子下的异体骨长度调节。最初的异体骨应留有足够长度。建立稳定的移植骨与宿主骨的交界面是必需的，台阶状或斜行截骨均可获得稳定。斜行截骨较容易，可调整前倾角而不会对截骨造成较大影响，斜行面尽可能长一些，至少需要 2cm，偶尔移植骨与宿主骨髓腔不匹配，此时可将异体骨像望远镜一样插入宿主骨髓腔内数厘米，这样就不需要台阶状或斜行截骨了（图 46-2）。

切除大转子，以允许宿主大转子重新附着。如果患者无大转子，则应保留异体骨的大转子并保留附着外展肌袖，以供患者外展肌再附着。然后扩髓，如用直的假体则用坚硬的直把扩髓器，对弓形假体则用可弯曲的扩髓器。将股骨矩区磨平直至能使假体安坐，扩髓至使假体能插入且仅有 2mm 宽的骨水泥鞘。重要的是不要试图插入更大的假体而过度对异体骨扩髓，因为这会使异体骨削弱。宿主骨髓腔总是比异体骨髓腔稍大，如果医生尝试使用足够大的假体，以获得宿主骨远

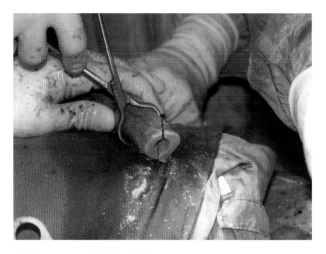

图 46-2　斜行截骨的照片

端压配，这样异体骨不得不过分扩髓而削弱强度。我们通常使用 13.5mm 或 14mm 直径的柄，此通常不能提供适合远端宿主骨的压配。没有必要进行压配，因为用水泥与异体骨固定假体，一旦异体骨与宿主骨交界处愈合，整个结构就稳定了。

由于假体是用骨水泥与异体骨固定，而不是与宿主骨固定，稳定是依赖宿主骨与异体骨交界处实现的。骨水泥进入异体骨近端，从远端进入宿主骨都将会干扰移植骨与宿主骨的愈合[7]（由于异体骨与宿主骨交界处的应力遮挡，导致移植骨吸收）。此外，远端的骨水泥会影响未来的翻修手术。

在将假体置入骨异体骨水泥固定之前，用 5% 聚维酮碘（碘伏）溶液、1% 过氧化氢和杆菌肽（50 000 单位溶于 1 升 0.9% 生理盐水）作三遍冲洗。最后，我们使用过氧化氢作为干燥剂。用海绵通过异体骨的髓腔使移植物干燥。将股骨假体放在另一个操作台上涂骨水泥。这确保了无水泥进入异体骨与宿主骨交界处。水泥枪是用来将水泥填入异体骨髓腔内的，用手指填入髓腔远端并进行骨水泥加压。然后根据试模复位，确定以正确的角度插入假体。假体就位后，用湿海绵清除远端柄以及截骨面的骨水泥。如此异体骨 - 假体复合体便做好了插入宿主骨的准备。根据试模复位情况额外微调移植物的长度和截骨的角度可能是必要的。

翻修手术技术

患者取侧卧位，采用外侧直切口，如果可

能，应切除原切口瘢痕。我们更喜欢使用转子滑移截骨术改善显露（图 46-3）[8]。由于近端股骨常有缺失，转子截骨片非常薄，但重要的是保持外展肌和股外侧肌的连续性。我们已经改良了转子部滑移截骨，以减少后脱位的发生率[9]。通过保留约 1cm 股骨大转子后部与股骨连接的部位，以保留后关节囊和外旋肌的完整。完成股骨转子部截骨后，将股外侧肌从肌间隔处掀起至股骨冠状面劈开截骨的水平。这是由术前计划和术中对看到的骨缺损和健康的宿主股骨（图 46-4）交界处判断而决定的。将股外侧肌向前方牵开大约 1cm 或 2cm 宽，只要够劈开股骨就行。将转子牵向前方，然后将宿主股骨冠状面劈开至被认为是足够健康、不需要用同种异体骨移植的股骨水平。用锯或骨刀劈开股骨很容易做到，因为股骨近端有缺损。在健康的股骨水平，横向前方和后方截骨，环绕股骨各截 1/4，保留半根内侧完整的股骨。在股骨的缺损处，用多把骨刀撬开。在水平截骨平面，股骨内侧的一半保持不变，可用于阶梯或斜行截骨。在去除或脱位旧的股骨假体以前，用针插入髂嵴和宿主骨上的股骨的固定点作标记。此点必须在异体骨以远的健康的宿主股骨上，并钻孔标志，因为它是一个测量腿长度的参考点。测量髂骨针与股骨远端宿主骨上的固定点之间的距离并

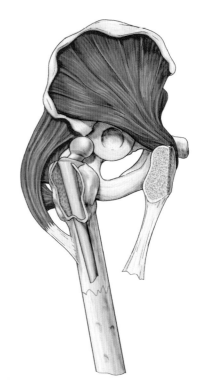

■图 46-4 大转子截骨示意图

记录。可以对比术前下肢的不等长，以便在术中调整。然后，将髋脱位并取出股骨假体。

清理受损股骨上残留的骨水泥和肉芽组织，应保留任何附着完整软组织的残留骨，此可作为带血管的移植骨包裹异体骨，特别是在移植骨与宿主骨在受损的近端股骨交界处，此处可以促进愈合（图 46-5）。交界处近端的残留宿主骨不能替代异体骨，但可将其固定成一体而加强它。当然，不能确保异体骨的成功，因为残留的宿主骨包裹异体骨通常很少，但宿主骨包绕交界处很重要，

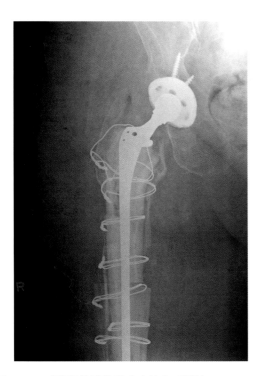

■图 46-3 近端股骨异体骨重建的术后照片

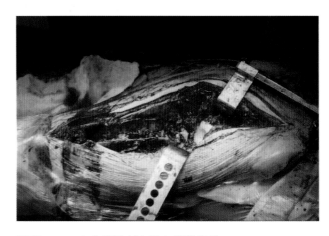

■图 46-5 宿主骨清创和髋臼假体翻修

因为它能增加异体骨和宿主骨的愈合。在劈开的宿主骨远端轻柔扩髓，要清除任何骨水泥和肉芽组织。

完成上述各项后进行髋臼翻修。髋臼重建一旦完成，可置入髋臼试模，就可确定异体骨的长度。首先，可选择股骨假体的长度，股骨假体的长度应超出预定的宿主骨与异体移植交界处至少4倍股骨周径长度。在模板上预先测量股骨假体的直径。股骨假体可以是一体的（如 Johnson and Johnson，Raynham，MA），或组装的（ZMR，Zimmer，Warsaw，IN），小心操作，避免假体柄远端卡在宿主骨髓腔内。

将股骨假体插入宿主骨髓腔，暂不放异体骨，复位进入髋臼试模（图 46-6），利用髂嵴的钉与先前在宿主股骨的钻孔距离来测量下肢长度（图46-7）。然后确定异体骨的长度。切取异体骨长度稍长于需要的长度（包括台阶状或斜行截骨），然后尝试复位（图 46-8）。近端异体骨长度为 9 ～ 25cm（平均为 15cm）。进一步调整长度和前倾角（通过修整台阶边缘或斜行截骨），可能需要多次试模复位（图 46-9）。一旦用骨水泥将假体固定入异体骨，精细调整前倾角，仍能靠修整截骨实现稳定性及长度。当所有的参数满意后，插入异体骨 - 假体复合物，并用钢丝环扎固定于宿主 - 骨交界处（图 46-10）。将所有的残存宿主股骨用钢丝固定于交界处，用作带血管自体骨移植以促进愈合。将任何在去除松动假体或磨削宿主股骨时获得的自体骨充填在宿主骨 - 异体骨交界处（图 46-11）。如果交界处不是特别稳定，可用皮质骨板环

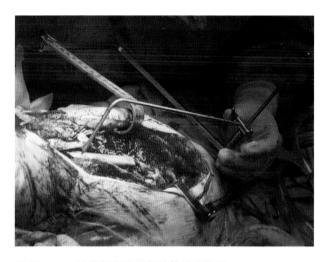

图 46-7 试模复位后进行肢体长度测量

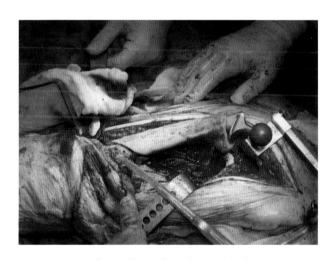

图 46-8 试模加异体骨复位（未用骨水泥）

扎于交界处。我们更喜欢用皮质骨板，是因为钢板螺钉会削弱异体骨强度，必要时也可以接受钢板。采用 2 根直径 1.6mm 的不锈钢丝将大转子环扎于异体骨上。尽量避免在异体骨上钻孔，在小转子远端缠绕钢丝，使其不会向近端移动。将劈开的股外侧肌肌肉重新缝合在肌间隔上。对其余部分进行常规缝合（框 46-1）。

围术期管理

术后，静脉注射 5 天头孢唑啉（如对青霉素过敏则用克林霉素）。在静脉注射抗生素 5 天后，再口服 5 天抗生素（头孢氨苄或克林霉素）。使用导尿管的患者在插入尿管同时再静脉注射一次

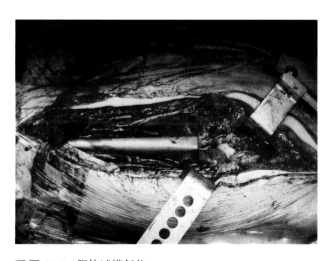

图 46-6 假体试模复位

框 46-1 手术技巧精要
■ 选择的异体骨直径较宿主骨稍小或相等，并且比预计的长一些。
■ 在另一个操作台上准备异体骨。
■ 尽可能保留宿主大转子，实施大转子延伸截骨。
■ 尽可能保留宿主近端骨及附着软组织，并将它沿异体骨 - 宿主骨交界处包裹。
■ 避免远端骨水泥及避免在异体骨上放置钢板螺钉。
■ 多次试模复位以确保下肢长度矫正及稳定。

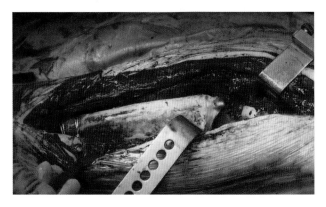

■ 图 46-10　用骨水泥将假体固定，在异体股骨的近端插入，将宿主植骨、异体骨与宿主骨的结合部用钢丝环扎

庆大霉素。然后口服甲氧共啶，直到尿管被拔除。用低分子量肝素预防抗凝治疗持续 3 周。患者卧床休息 3 天，然后非负重行走，直到影像学证明异体骨 - 宿主骨交界处愈合。这通常需 6 ~ 10 周。6 周后允许不对抗阻力外展。

结果

1984—1998 年，本文作者对 219 例股骨近端节段缺损超过 8cm [Gross 4 和 5 型，Paprosky Ⅳ型，AAOS Ⅲ型)] 需髋关节翻修的患者，完成

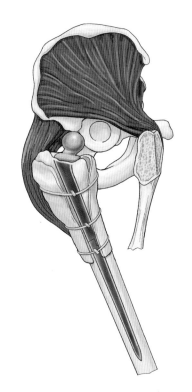

■ 图 46-11　将股骨近端残留骨捆扎到异体骨

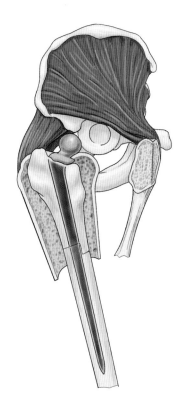

■ 图 46-9　将假体 - 异体骨复合体插入宿主骨

224 次近端股骨异体骨复合体移植[10]。有 84 例男性和 135 例女性，翻修时平均年龄为 65.7 岁（范围：30 ~ 92 岁）。在此以前平均翻修 2.5 次（范围：1 ~ 5 次）。异体骨的平均长度是 14.7cm（范围：8.5 ~ 32cm）。

在最初的 219 例患者中，90 人死亡，13 人失访，对其余 116 例患者进行放射和功能评估。90 例死亡患者平均随访为 5.4 年（范围：3 ~ 11 年）。手术时平均年龄为 75.5 岁（范围：61 ~ 92 岁）。

没有患者因直接并发症死亡。90 例患者中 84 例死亡时原来的近端股骨异体骨在位。3 例翻修了近端股骨异体骨：2 例因为感染，1 例因为骨折不愈合。2 例患者行切除关节成形术：1 例因感染，1 例因慢性脱位。1 例因持续感染行患髋关节离断术。

13 例患者失访；12 例在最后一次随访时有一个正常功能的近端股骨异体骨，共有 2 例并发症发生。1 例患者因为感染而进行了异体骨翻修，1 例患者异体骨 - 宿主骨交界处不愈合，相应进行植骨和固定。

剩下的 116 例患者共有 119 次异体骨移植，平均随访 10.6 年（范围：5 ～ 20 年）。他们为 42 例男性和 74 例女性，随访时的平均年龄为 73.2 岁（范围：39 ～ 95 岁）。

对 116 例患者行放射影像学分析，尤其关注异体骨 - 宿主骨交界处愈合、异体骨骨外膜及骨内膜吸收、假体松动、大转子愈合和移植骨骨折的情况。如我们先前发表的研究，同种异体骨根据 Gruen 分区法进行分区，不包括 1 区（宿主骨大转子）和 4 区（异体骨 - 宿主骨交界处）。测量这些区域异体骨吸收，分为轻度吸收（部分厚度损失不到 1cm），中度吸收（部分厚度损失大于 1cm），或严重吸收（全厚度损失任何长度）。植入物的稳

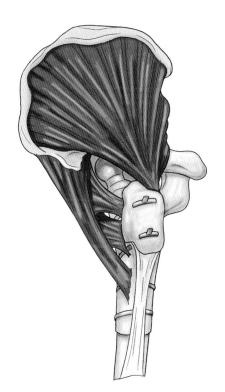

■ **图 46-12** 将大转子重新捆扎复位

定性评估依据透亮线、植入物移位和骨水泥骨折。

在 10.6 年的随访期间中（范围：5 ～ 19 年），影像学分析显示 16 例患者异体骨 - 宿主骨交界处不愈合，9 例植骨和固定后愈合，6 例更换异体骨，1 例接受非水泥型长柄股骨假体翻修。大转子骨愈合 70 例患者（52%）、纤维愈合（定义为移位不到 1cm）37 例，不愈合（移位大于 1cm）9 例。自 1999 年以来，采用在本章前面描述的广泛大转子滑移截骨后，大转子愈合没有明显的问题。

在随访的病例中 59% 的髋出现异体骨骨外膜吸收。45% 轻度吸收，16% 中度吸收，8% 的患者严重吸收。吸收最常见于 Gruen 2 区（27% 髋）和 3 区（15% 髋）。骨内膜吸收出现在 5% 的患者中，有 5 例患者显示中度吸收，1 例显示严重吸收（该患者需要翻修松动的假体）。有 9 例患者假体松动，8 例翻修和 1 例接受非手术治疗。对 5 例患者同种异体骨断裂都进行了翻修。

在平均随访 11.02 年（范围：5 ～ 20 年）时对 60 例患者进行了功能性评价。显示 WOMAC 平均得分是 64.6（范围：17.86 ～ 94.6），SF-12 体力项目总要（physical component summary，PCS）得分为 36.0，精神项目总数得分（mental component summary，MCS）为 52.4[10]。我们定义成功的近端股骨同种异体骨复合体是，股骨侧作为一个稳定的植入物不需要额外的手术，包括那些死亡或失访患者。根据此定义，我们 11 年的成功率是 88%。存活患者随访 10.57 年的成功率为 83.1%。在那些重新翻修近端股骨同种异体骨复合体的患者中，新的异体骨全部在原位功能良好。这些结果可与其他系列文献结果相媲美（表 46-2）[12-22]。

并发症

10 例患者（4.4%）发生感染。2 例患者需须做切除关节成形术，1 例患者截肢。5 例患者分期翻修成功，2 例患者用抗生素抑制控制感染。

16 例患者（7.1%）异体骨 - 宿主骨交界处骨折不愈合，其中 1 例患者并发感染。6 例患者需要翻修异体骨；9 例患者需移植骨和钢板固定。所有的 15 例患者获得了异体骨 - 宿主骨交界处骨折愈合。1 例患者采用长柄假体远端压配固定翻修。

脱位是最常见的并发症，观察到有 21 例患者

表 46-2 应用股骨 - 异体骨复合体髋翻修的病例报告

使用者	宽骨数量	平均随访（范围）	植入	结果	脱位	骨不连	感染
Head 等 1987—达拉斯，德克萨斯	22 22	28 个月 （21 ~ 40）	混合骨水泥型 非骨水泥型	术后平均 HHS：65 再手术：9 例 优良率：73% （10 例患者）	6 5（23%）	3（14%）	8 0（0%）
Roberson，1992—亚特兰大，GA	24	48 个月 （12 ~ 96）	组合柄 假体近段用骨水泥与异体骨固定 锥状柄在宿主骨压配固定	术后 HHS 评分：82 1 例再手术（4%） 12 例患者（50%） 结果优秀和良好	1（4%）	2（8%）	2（8%）
Chandler 等，1994—波士顿，MA	30	22 个月 （2 ~ 46）	组合柄 假体近段用骨水泥与异体骨固定 锥状柄在宿主骨压配固定	术后 HHS 评分：78 4 例再手术（13%）	5（17%）	1（3%）	1（3%）
Gross 等，1995—多伦多，安大略	168	58 个月 （6 ~ 138）	长柄假体近段骨水泥固定 宿主股骨轻度扩髓 宿主侧无压配或骨水泥固定 异体骨扩髓至皮质骨	术后 HHS 评分：66 17 例再手术（10%）	9（5%）	7（4%）	5（3%）
Gross 和 Hutchison，1998—多伦多，安大略	200	58 个月（最少 24 个月）	长柄假体近段骨水泥固定 宿主股骨轻度扩髓 宿主侧无压配或骨水泥固定 异体骨扩髓至皮质骨	25 例再翻修（12.5%） 成功率为 85%	11（6%）	7（4%）	6（3%）
Head 等，1999—普莱诺，德克萨斯	164	N/A	长骨水泥柄 宿主侧避免骨水泥 冻干异体骨	成功率为 85% 无明显移植骨吸收	10%	8%	3%
Haddad 等，2000—温哥华，英属哥伦比亚省	40	106 个月 （60 ~ 138）	长细柄 异体骨及宿主骨骨水泥固定 大多数病例弃用残存的近端宿主骨	术后 HHS 评分：79 13 例再手术（33%） 6 例可见骨吸收（3%）	4（10%）	3（8%）	2（5%）
Haddad 等，2000—温哥华，英国哥伦比亚省	55	106 个月 （60 ~ 150）	长细柄，异体骨及宿主骨骨水泥固定 （在这项研究后间断的宿主骨采用骨水泥固定） 少量非骨水泥柄很快失败，并且手术不连续 大多数病例弃用残存的近端宿主骨（在作者的机构手术不连续）	术后 HHS 评分：77 19 例再手术（35%） 11 例（20%）异体骨中度或重度吸收	6（11%）	5（9%）	2（4%）
Blackley 等，2001—多伦多，安大略	63	132 个月 （112 ~ 180）	长柄假体近段骨水泥固定 宿主股骨轻度扩髓 宿主侧无压配或骨水泥固定 异体骨扩髓至皮质骨	术后 HHS 评分：66 14 例重建失败（22%） 77% 成功 25% 出现异体骨相关并发症	4（6%）	4（5%）	5（8%）
Graham 和 Stockley，2004—谢菲尔德，英国	25	53 个月 （16 ~ 101）	混合系列的水混柄 1 例在宿主骨水泥固定 一些组合的，远端锥状柄在宿主骨压配固定 一些柄远端螺钉固定 异体骨扩髓	术后 OHS 评分：34 2 例再手术（8%）	0（0）	5（20%）	1（4%）

续表 46-2　应用股骨 - 异体骨复合体髋翻修的病例报告

使用者	宽骨数量	平均随访（范围）	植入	结果	并发症		
					脱位	骨不连	感染
Wang 和 Wang，2004—台湾，中国	15	91 个月（48 ~ 132）	长细柄只在骨质疏松患者采用异体骨及宿主骨骨水泥固定 感染病例弃用残存的近端宿主骨 异体骨扩髓钻孔 宿主骨扩髓	术后 HHS 评分：81 7 例再手术（47%）	2（13%）	3（20%）	2（13%）

（9%）脱位。3 例患者只需要闭合复位，但 3 例患者需要切开复位。12 例患者接受了限制型臼杯成功翻修。剩下的 3 例为髋关节慢性脱位。

5 例患者（2.2%）出现近端异体骨骨折，所有的病例更换异体骨成功翻修。

2 髋出现神经损伤；经保守治疗，完全缓解。3 例患者（1.3%）需要探查和修复血管损伤。

9 例患者（4%）显示异体骨与骨水泥界面松动，经过平均 11.0 年的随访（范围：5 ~ 20 年）。8 例患者需要翻修，1 例患者需要保守治疗。

排除髋臼侧原因，出于其他所有原因而进行的异体骨翻修有 24 例患者（10.7%）。

（刘朝晖 译　孙　伟、李子荣 校）

参考文献

1. Saleh KJ, Holtzman J, Gafni A, et al: Reliability and intraoperative validity of preoperative assessment of standardized plain radiographs in predicting bone loss at revision hip surgery. J Bone Joint Surg Am 83:1040-1046, 2001.
2. Krishnamurthy AB, MacDonald SJ, Paprosky WG: 5- to 13-year follow-up study on cementless femoral components in revision surgery. J Arthroplasty 12:839-847, 1997.
3. D'Antonio J, McCarthy JC, Bargar WL, et al: Classification of femoral abnormalities in total hip arthroplasty. Clin Orthop Relat Res 296:133-139, 1993.
4. Gross AE, Blackley H, Wong P, et al: The role of allografts in revision arthroplasty of the hip. Instr Course Lect 51:103-113, 2002.
5. Duncan CP, Masri BA: Fractures of the femur after hip replacement. Instr Course Lect 44:293-304, 1995.
6. Tomford WM: Disease transmission, sterilization and the clinical use of musculoskeletal tissue allografts. In Tomford WM (ed): Musculoskeletal Tissue Banking. New York, Raven, 1993, pp 209-230.
7. Haddad FS, Garbuz DS, Masri BA, et al: Femoral bone loss in patients managed with revision hip replacement: Results of circumferential allograft replacement. J Bone Joint Surg Am 81:420-436, 1999.
8. Glassman AH, Engh CA, Bobyn JD: A technique of extensile exposure for total hip arthroplasty. J Arthroplasty 2:11-21, 1987.
9. Goodman S, Pressman A, Saastamoinen H, Gross A: Modified sliding trochanteric osteotomy in revision total hip arthroplasty. J Arthroplasty 19:1039-1041, 2004.
10. Safir O, Flint M, Zalzal P, et al: Proximal femoral allograft for revision arthroplasty of the hip. Paper presented at the Canadian Orthopaedic Association Annual Meeting, Calgary, 2004.
11. Gruen TA, McNeice GM, Amstutz HC: "Modes of failure" of cemented stem-type femoral components: A radiographic analysis of loosening. Clin Orthop Relat Res 141:17-27, 1979.
12. Head WC, Berklacich FM, Malinin TI, Emerson RH Jr: Proximal femoral allografts in revision total hip arthroplasty. Clin Orthop Relat Res 225:22-36, 1987.
13. Roberson JR: Proximal femoral bone loss after total hip arthroplasty. Orthop Clin North Am 23:291-302, 1992.
14. Chandler H, Clark J, Murphy S, et al: Reconstruction of major segmental loss of the proximal femur in revision total hip arthroplasty. Clin Orthop Relat Res 298:67-74, 1994.
15. Gross AE, Hutchison CR, Alexeeff M, et al: Proximal femoral allografts for reconstruction of bone stock in revision arthroplasty of the hip. Clin Orthop Relat Res 319:151-158, 1995.
16. Gross AE, Hutchison CR: Proximal femoral allografts for reconstruction of bone stock in revision arthroplasty of the hip. Orthop Clin North Am 292:313-317, 1998.
17. Head WC, Emerson RH Jr, Malinin TI: Structural bone grafting for femoral reconstruction. Clin Orthop Relat Res 369:223-229, 1999.
18. Haddad FS, Garbuz DS, Masri BA, Duncan CP: Structural proximal femoral allografts for failed total hip replacements: A minimum review of five years. J Bone Joint Surg Br 82:830-836, 2000.
19. Haddad FS, Spangehl MJ, Masri BA, et al: Circumferential allograft replacement of the proximal femur. A critical analysis. Clin Orthop Relat Res 371:98-107, 2000.
20. Blackley HR, Davis AM, Hutchison CR, Gross AE: Proximal femoral allografts for reconstruction of bone stock in revision arthroplasty of the hip. A nine to fifteen-year follow-up. J Bone Joint Surg Am 83:346-354, 2001.
21. Graham NM, Stockley I: The use of structural proximal femoral allografts in complex revision hip arthroplasty. J Bone Joint Surg Br 86:337-343, 2004.
22. Wang JW, Wang CJ: Proximal femoral allografts for bone deficiencies in revision hip arthroplasty: A medium-term follow-up study. J Arthroplasty 19:845-852, 2004.

第 **47** 章

巨型髋臼杯

Brian A. Klatt, Matthew S. Austin, William J. Hozack

要点提示

- 必须充分暴露残存的髋臼骨质。
- 用合适的磨削器打磨剩余的髋臼，使宿主骨切除最少。
- 对于明显的结构性骨缺损，可采用自体骨移植、异体骨移植或金属块加强。
- 适当的固定和骨结构完整性缺失之间存在精细的平衡。
- 轻柔地压配髋臼杯，并至少用两个螺钉加强固定。

对髋臼用非骨水泥假体翻修已获明显成功。几组病例报告平均随访 13.9 年，没有因无菌性松动而再翻修的病例[1]。非骨水泥髋臼翻修技术对各种情况均可行，包括骨盆不连续的某些病例。Paprosky 分型对重建技术预测是必要的（表 33-3）。Ⅰ 型和许多 Ⅱ 型骨缺损可用标准的非骨水泥假体重建。标准髋臼杯可能随骨丢失增加而失效。

许多 Ⅱ 型和Ⅲ 型骨缺损涉及额外的结构性骨丢失，可用巨型杯重建。Whaley 等将巨型杯定义为：臼杯直径在女性 > 61mm，在男性 > 65mm。比平时置入的臼杯直径 > 10mm[2]。

巨型杯增加了宿主骨和杯之间的接触面积，从而最大限度地提供骨长入或爬行的表面积。使受力接触面积增加，还可以防止杯移位。巨型杯的使用也可减少骨移植的需要。相比定位在所谓的高髋关节中心杯，巨型杯可帮助恢复髋关节的旋转中心。

这项技术的缺点是要去除宿主骨以便置杯，无法用重建恢复骨量，这就决定了在椭圆形的骨量不足的情况下，这种半球状杯的适用性有限。

巨型髋臼杯可与结构性及松质骨植骨联合应用。在这种情况下必须使非骨水泥杯与宿主骨充分接触，以便允许骨长入。尚不清楚与宿主骨接触的比例多大被认为是足够的，但最近的一项研究表明，与宿主骨接触 50% 是需要的[3]。

非骨水泥重建杯的另一种选择是安置高的髋关节中心。这种技术的优点是能够实现为固定而增加的宿主骨接触，同时避免另外使用骨或金属。缺点是关节反应性负荷增加，从而可能会导致磨损加剧。此外，此技术增加了潜在的对前或后柱骨撞击，由此使脱位的风险增加。已显示通过限制置入杯从解剖位置向近端移位小于 2cm 的范围使此缺陷最小化，避免了髋关节旋转中心位置外移。

适应证和禁忌证

巨型杯适合于可获得两点固定稳定的 Ⅱ 型和 Ⅲ 型缺损翻修。固定的两点可位于前壁和后壁之间，髋臼前上方和后下方之间，或髋臼后上和前下方之间（图 47-1）。应在辅助螺钉拧入前获得髋臼杯的初始稳定。此杯可用于节段性、空窝性以及联合髋臼骨缺损。必须有足够的骨为臼杯提供初始支持，在骨长入发生的愈合阶段，臼杯必须仅有最小的微动。此外，必须有适当的骨接触和骨的质量，以容许生物骨长入。

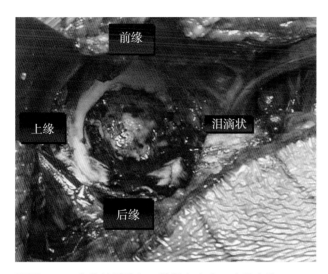

■ 图 47-1　充分显露髋臼，缺损在中央，边缘完整

相对禁忌证包括辐射后的缺血骨、骨盆不连续以及杯与宿主骨接触少于 50%。如果后柱用钢板固定，或在张力带型结构中将杯用于撑开骨盆时，巨型杯可用于骨盆不连续。如果有灾难性的后柱丢失，非骨水泥髋臼固定未必可行。如前所述，可以使用结构性异体骨或金属增强块与巨型杯组合，但必须有足够的宿主骨接触以提供骨长入或骨爬行，初始的结构稳定是必须的。

术前计划

为了使重建最优，术前计划是必不可少的。Paprosky 髋臼缺损分类系统可作为指导重建（表 33-3）。重要的是对缺损分级，以确定适当的重建技术。正位、侧位和 Judet 位平片将提供总体的骨缺损印象。术前正位 X 线片证实为 Paprosky ⅡC 骨缺损（图 47-2）。如对骨盆不连续，以及柱或壁缺损有任何疑问，CT 扫描可以获得更清楚的骨解剖的界线，因为髋臼假体能遮挡骨缺损。计划必须包括定制结构性异体骨、金属增强块、骨盆重建钢板和（或）抗凸入笼。

应该使用模板确定杯的近似大小，但重要的是要注意模板仅起指导作用。模板的精度受放射技术（例如，放大和旋转）的影响，它不应是股骨柄最终的大小、位置及偏心距的唯一界定。然而，作为一般指导，模板是有用的，它可确保应用适当大小的假体。最终尺寸的决定必须根据手术中解剖标志和残存骨量。

手术方法是基于外科医生的感受和经验以及

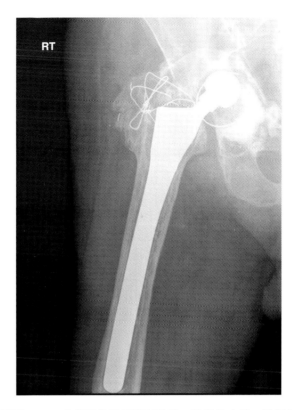

■ 图 47-2　术前平片显示髋臼缺损、股骨头内移，缺损分级为 Paprosky Ⅱ 型

后柱显露需要而定。大部分的翻修可通过前外侧入路或后侧入路。后柱固定须用后侧入路。因此那些喜欢前外侧入路的外科医生，应该确信不必用钢板固定后柱，才施行前外侧入路。

手术技术

入路选择依赖于医生的偏好以及是否需要后柱和（或）壁的显露。无论采用哪种入路，完全显露髋臼是关键的。外科医生必须切除瘢痕组织和松解关节囊，以充分牵开股骨。

取出髋臼假体。虽然假体取出技术并不在本章中讨论，绝对关键的是，再次强调取出过程中最小程度地损伤宿主骨，以获得最大可能的潜在的高质量的重建。取出杯后，清除髋臼腔的纤维组织，并评估残存骨质。必须鉴别前后柱、坐骨、髂骨、耻骨、泪滴（图 47 2），如有断裂，对于后柱首先用骨盆重建钢板对柱塑形以备固定。

确定骨缺损后，将注意力转向残余髋臼骨基质的准备。该操作的目标是使髋臼杯达到足够的压配固定。这应通过最大限度的假体 - 宿主骨接触，同时尽量减少额外的骨质损失来实现。必须保证前、后柱的完整性。最初准备用的髋臼锉应与缺损大小相似（图 47-3）。髋臼磨锉最初是用于测量缺损的大小而不是磨骨质。如果选择一个小的髋臼锉，可能出现偏心磨锉。这个概念是在最小去除宿主骨时假体与缺损匹配（图 47-4）。轻柔地进行控制性磨锉，以避免不经意的骨质破坏，这是至关重要的。磨锉器必须以缺损为中心，以避免造成一个椭圆形的缺陷，否则将影响臼杯的压配稳定。然后按顺序扩髓，直到获得两点固定。根据骨质丢失的类型，固定的两点可能是前后壁之间、前上和后下骨之间，或后上与前下骨之间。锉臼为臼杯准备的范围应按照 Lewinnek 和同事所述[4]。最后的髋臼锉应在骨床内获得稳定。

建议臼锉比假体小 1 ~ 2mm，以获得足够的初始稳定性。臼锉过小可能会导致医源性骨折。将最终选择的髋臼杯压配在准备的骨床上（图 47-5）。骨盆的位置必须是稳定的，且在最后假体嵌入前确定。注意假体的最终位置是至关重要的，以避免出现不稳定、撞击、下肢延长和加速磨损等相关的问题。轻柔地将假体打入髋臼，以避免受损的髋臼骨骨折。应该测试臼杯，以确认它是稳定的。所有病例均应使用螺钉固定。应将螺钉放到 Wasielewski 和其同事[5]定义的"安全"区。术后 X 线片见图 47-6。

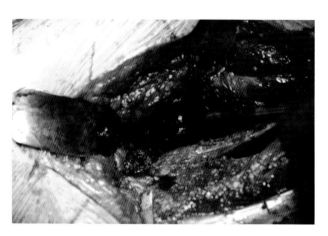

■图 47-5　将最终的臼杯压入髋臼

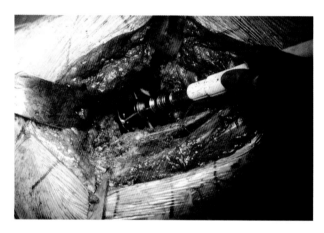

■图 47-3　首先用的髋臼锉应与骨缺损的髋臼大小相似，并将其放在中心

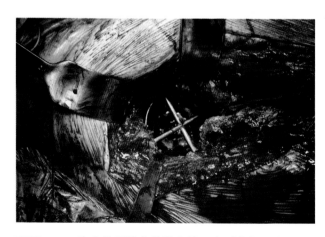

■图 47-4　依次使用较大的髋臼锉，直到获得两点固定。最终髋臼锉应达到内在的稳定。髋臼锉的手柄可以拆卸。髋臼锉手柄的位置可以移动，可评估髋臼锉的安放位置和稳定性

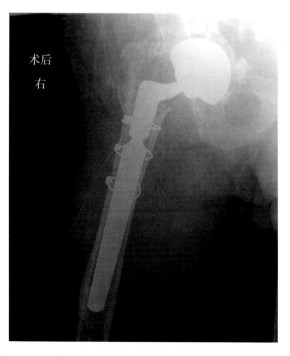

■图 47-6　术后巨型杯 X 线片。臼杯适当的定位具有良好的骨性接触，恢复旋转中心，固定螺钉

各种尺寸衬垫的选择应包括标准型、倾斜型、高边型、偏心型、外侧偏心型以及限制型。将股骨头试模复位，评估软组织张力、稳定性、撞击和肢体长度。有证据表明较大的股骨头可以减少大髋臼与小股骨头不匹配造成的不稳定[6]。

一旦完成假体置入，要仔细地缝合软组织，后侧入路应特别注意缝合关节囊。

围术期管理

在臼杯获得最终固定后，必须确定术后限制，包括负重情况。如巨型杯与骨接触良好，初始稳定性很好，完全负重是可能的。如果最初稳定有疑问，或骨质损失程度增加，6 ～ 12 周的负重限制是合理的。

并发症

如未能达到骨整合，可能系置入杯时初始稳定性不良之故。这可通过优化最初的压配，增加固定螺钉解决。如假体没有达到足够的稳定性，可能需要植骨、金属加强块，或抗凸入笼重建结构性骨缺损。

髋臼骨折可发生在磨削锉臼、打入试模杯或在嵌入最终的髋臼杯时。必须注意置入的臼杯较最后的髋臼锉大 1 ～ 2mm，可使不匹配降至最低。最后的嵌压应轻柔。

髋关节翻修术比初次髋关节置换术脱位率高，这与软组织、骨解剖不清晰以及髋关节的生物力学改变有关。大臼杯和相对较小的股骨头存在脱位的风险，这可能是这种假体结构留下了较大的潜在空间之故[6]。使用大的股骨头有助于避免这种并发症[7]。

结果

现有的文献证明，非骨水泥巨型杯应用于髋臼翻修是成功的。可贵的是，这些杯是在骨基质缺损较为严重的情况下使用的。Hendricks 和 Harris 发表了他们病例的最新资料，未发现无菌性松动病例[1]。平均随访 13.9 年，臼杯均固定良好。此组病例的感染率高。Whalley 和他的同事们报告 8 年因无菌性松动而翻修的比例为 2%[2]。以假体取出为终点的翻修率为 5%。在其系列中最常见的并发症是关节脱位，89 例中有 11 例。在另一组病例，Patel 等[7] 平均随访 10 年，36 例中 2 例发生无菌性松动（6%）。

（刘朝晖 译　李子荣 校）

推荐阅读

Callaghan JJ: The Adult Hip, ed 2, Philadelphia, Lippincott Williams & Wilkins, 2007.

Paprosky WG, Perona PG, Lawrence JM: Acetabular defect classification and surgical reconstruction in revision arthroplasty: A six year follow-up evaluation. J Arthroplasty 9:33-44, 1994.

参考文献

1. Hendricks KJ, Harris WH: Revision of failed acetabular components with use of so-called jumbo noncemented components. A concise follow-up of a previous report. J Bone Joint Surg Am 88:559-563. 2006.
2. Whaley AL, Berry DJ, Harmsen WS: Extra-large uncemented hemispherical acetabular components for revision total hip arthroplasty. J Bone Joint Surg Am 83:1352-1357, 2001.
3. Lewallen DG: Acetabular revision: Technique and results. In Morrey BF (ed): Joint Replacement Arthroplasty, ed 3, Philadelphia: Churchill Livingstone, 2003, pp 824-843.
4. Lewinnek GE, Lewis JL, Tarr R, et al: Dislocations after total hip-replacement arthroplasties. J Bone Joint Surg Am 60:217-220, 1978.
5. Wasielewski RC, Cooperstein LA, Kruger MP, et al: Acetabular anatomy and the transacetabular fixation of screws in total hip arthroplasty. J Bone Joint Surg Am 72:501-508, 1990.
6. Kelley SS, Lachiewicz PF, Hickman JM, et al: Relationship of femoral head and acetabular size to the prevalence of dislocation. Clin Orthop Relat Res 355:163-170, 1998.
7. Patel JV, Masonis JL, Bourne RB, et al: The fate of cementless jumbo cups in revision hip arthroplasty. J Arthroplasty 18:129-133, 2003.

第 **48** 章

组装式髋臼重建系统的应用

David G. Lewallen

髋臼骨缺损是全髋关节置换翻修术中常遇到的情况。影响治疗的因素包括骨缺损的严重程度、缺损的位置，以及残留宿主骨的质量、位置和血运情况。最终影响治疗方法的选择和成功的关键因素是磨削髋臼后可用于支撑和固定髋臼杯的宿主骨量。对骨质缺损的成功处理须认真评估缺损的存在，选择最佳的重建方法，使宿主骨最大程度地支撑翻修假体，获得牢固的初始稳定，尽可能保留或恢复正常解剖。

适应证和禁忌证

几个系统已提出对髋臼骨缺损的分型，Paprosky 建议的分型已被证明对制订治疗计划有帮助，它可预测取出失败的假体后翻修假体的支撑情况。

Paprosky 分型

- I 型：失败的假体没有上移，骨溶解最少，Kohler 线完整。
  - 提示杯可获得 90% 的宿主骨支撑。
- II 型：上移小于 3cm，前、后柱完整；意味着至少有 70% 的宿主骨接触。
  - II A 型：包含性缺损，边缘及髋臼底完整，髋关节中心上移轻微。
  - II B 型：髋关节中心略上移，但仍具有髋臼上方的支撑。
  - II C 型：髋关节中心向上及内侧迁移，但仍具有上方的支撑；Kohler 线中断。

- III 型：上移超过 3cm，有大量的骨质丢失。
  - III A 型："向上并向外"——可能存在髋臼内侧支撑，失去了髋臼上方的支撑。
  - III B 型："向上并内陷"——没有髋臼内侧或上方支撑，Kohler 线中断。

采用组装式髋臼重建系统的选择

取出失败的假体后，评估缺陷，常规行髋臼准备，进行骨移植以重建骨基质。颗粒状松质骨移植是首选，结构性异体骨仅在大量骨缺损时是必需的。半球形多孔骨长入多螺钉固定杯是目前主要的髋臼翻修方法，在超过 90% 病例的应用可获成功。带有多个螺钉孔半球形骨长入的臼杯始终是我们更喜欢的第一选择，只有在此方法不能完成或固定状态很脆弱时才寻求替代方法。使用钽金属杯可使用碳钢钻额外钻孔以增加固定螺钉数。通过造成"锁定螺钉"效应的聚乙烯衬垫，骨水泥固定时可增加稳定性。髋臼螺钉被骨水泥覆盖，即可防止负载时退钉或螺钉成角。

对于大量和不规则的骨缺损，或宿主骨质量受损（例如，先前的辐射），替代方法可能是必需的。组装系统联合使用多个螺孔与半球形杯匹配增强块，可以用于填充大的节段性和空腔性缺损的关键支撑部位，将髋臼杯放置在解剖或接近的位置。如涉及骨盆分离、骨质量差或更大的缺损的情况，臼杯不能获得宿主骨的稳定支撑（甚至使用加强块），这时可以用抗内陷笼和骨长入杯组合（即所谓的杯 - 笼组合）。

术前计划与手术技术

下述是组配翻修髋臼系统每个组件的手术技术和优、缺点。

髋臼加强块

优点

- 当存在必要的节段性缺损时，为半球杯提供稳定的支撑。
- 避免结构性异体骨的使用和潜在的移植骨吸收引起的机械支撑失败。
- 增加多孔长入材料接触面以及宿主骨对臼杯的依托。

缺点

- 该技术为新方法，只有相对短期的数据支持（Nehme 和其同事报告，2004 年）。
- 如发生固定失败，则有组装失效的潜在可能，并有可能产生碎屑。
- 如果植入牢固（例如，在感染的情况下），可能取出困难。

手术技术建议

手术建议如下：

1. 最初准备后，判断缺损范围、位置和宿主骨的对臼杯的机械支撑，决定是否使用增强块以及在何处使用。

2. 首先尝试采用增强块重建半球形髋臼窝（Ⅱ型或Ⅲ型的构型，见后详述），然后在重建髋臼内将臼杯放置在最佳位置。

3. 先放置臼杯可能会更容易，然后另加增强块，特别是外上边缘缺陷（Ⅰ型结构缺损，见后详述）。

4. 使假体与宿主骨接触面积最大化。

5. 使用松质骨填充剩余的骨缺损。

6. 尽可能将增强块与宿主骨牢固固定。

7. 将增强块牢固固定到臼杯，避免微动和碎片（通过水泥）。增强块或臼杯和宿主骨之间不需要骨水泥。

8. 用螺钉将臼杯固定到坐骨区域和后柱（3区），以及顶或髂部。

9. 将髋臼衬垫用水泥粘附在臼杯固定螺钉帽上，形成"螺钉锁定"固定类型，使成固定角度的假体不太可能回退或成角（特别是在骨质疏松骨）。

10. 钽杯允许使用硬质合金钻洞创造"额外"的螺钉固定，如果标准孔位和（或）螺丝没有给予足够的固定或附着。

11. 在最初使用的增强块的 16 个髋臼翻修中，至少 2 年（Nehme 和他的同事，2004 年）没有发现松动的临床或放射征象。

加强块放置的类型

Ⅰ型的配置见图 48-1 ~ 48-3。

最近上市的凸形延伸的加强块可以替代结构性异体骨，应用在Ⅰ型缺损配置。在Ⅱ型缺损的配置见图 48-4，在Ⅲ型缺损的配置见图 48-5。

杯 – 笼组合

如果半球杯螺钉固定效果很差，可以应用抗内陷笼加骨长入杯。

优点

- 将笼放在杯的顶上，使即将形成的生物固定，以增加固定和杯的机械支撑。
- 避免结构性植骨，如系临界状态负载，结构骨被（常常会）吸收。
- 在大的骨缺损时，可以使用松质骨移植以替代结构性活骨。
- 将笼置入到位后，还可将聚乙烯嵌入在最佳位置。
- 比定制植入假体便宜且更容易嵌入。

缺点

- 没有长期结果或验证的新概念。
- 如多孔杯无骨长入，几乎等同于单独使用抗内陷笼。

既往需要大直径骨长入杯（60mm 或更大）以适应现在的笼的设计。然而，最近发布的整合笼系统提供了增加笼尺寸设计，以适应直径 54mm 或更大尺寸的翻修杯。

杯 - 笼组合应用技术见图 48-6。

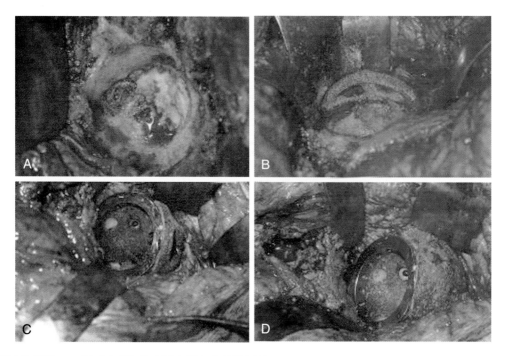

■ **图 48-1** 髋臼加强块——呈"飞碟"状配置在外上方骨缺损处

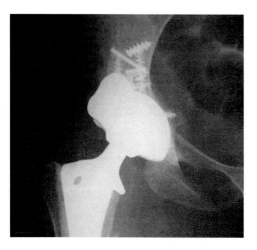

■ **图 48-2** 术后 X 线片显示 I 型缺损应用髋臼加强块的最终术后结果

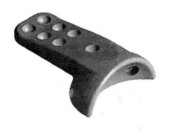

■ **图 48-3** 在 I 型缺损中采用了凸缘延伸的加强块，可以替代结构性异体骨

小结

现代组装髋臼翻修系统的原则包括以下内容：

1. 一套植入物的整合系统，可根据需要分步合用以适应治疗骨缺损和关节置换翻修中的全方位髋臼重建的挑战。

2. 术中基于组配化装配方式置入一个半球形的髋臼，为外科医生提供最大的术中适应性。

3. 通过在宿主骨接触的区域骨长入，使固定更理想。

4. 使宿主骨的支撑最大化，在大块骨缺损的病例，使用与骨缺损相匹配的植入结构。

5. 当骨结构和骨质量最大受损时，通过机械手段的进展，以确保在杯 - 笼组合使用的初始植入稳定，以促进骨长入。

6. 替代结构性异体骨并与颗粒骨结合使用的概念有待继续发展和验证，在主要骨质缺损的情况下使用此技术可以重新提供植入物支撑所需要的骨性基础。

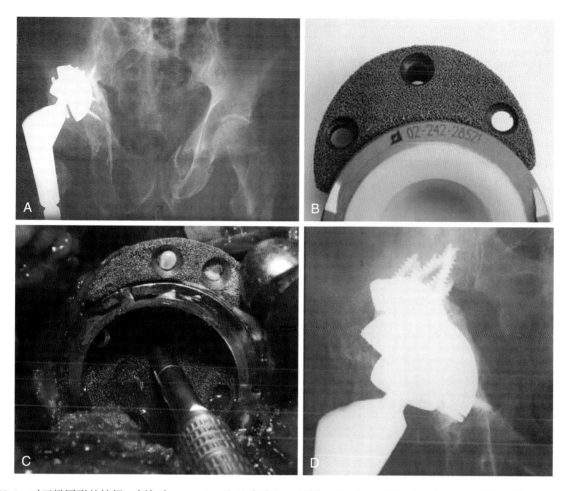

图 48-4　对于椭圆形的缺损，例如在 Paprosky Ⅲ 型看到的，可将加强块放置在髋臼上方组合成 "椭圆臼"

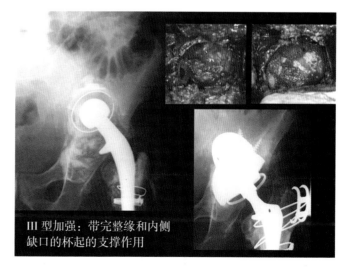

图 48-5　在将加强块放置在髋臼内侧 "立足"，以支撑髋臼假体在解剖位置，这可见于许多 Paprosky Ⅲ B 型骨缺损中

Ⅲ 型加强：带完整缘和内侧缺口的杯起的支撑作用

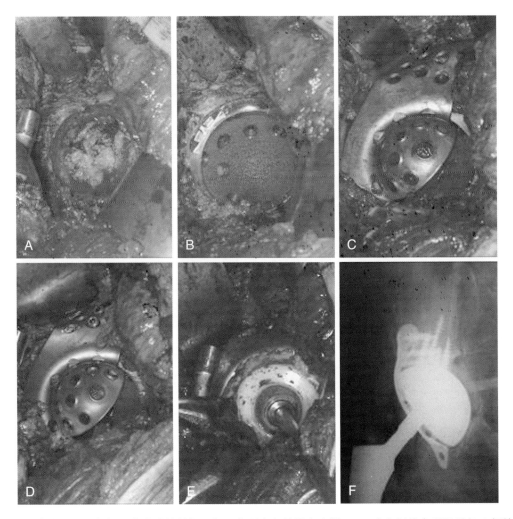

图 48-6 **A**，准备髋臼，用螺钉固定多孔的骨长入杯，实现宿主骨最大支撑。**B**，确定杯稳定以及骨长入杯接触宿主骨的比例。**C**，如固定不牢，宿主骨接触不足，加笼。**D**，原位放入杯后，笼的髂骨翼凸起在上方，将坐骨翼插到槽里或置在坐骨远端外表面。**E**，可选择的变化是单独使用的髂骨翼或坐骨翼（如果不需要，其他的翼都可以用钨钻切断）。用骨水泥入笼将聚乙烯固定在笼中（将聚乙烯垫和笼固定到外壳内部）。

（刘朝晖 译 李子荣 校）

推荐阅读

Avci S, Connors N, Petty W: 2- to 10-year follow-up study of acetabular revisions using allograft bone to repair bone defects. J Arthroplasty 13:61-69, 1998.

Bensen CV, Del Schutte H Jr, Weaver KD: Mechanical stability of polyethylene liners cemented into acetabular shells. Crit Rev Biomed Eng 28:7-10, 2000.

Berry DJ: Acetabular anti-protrusio rings and cages in revision total hip arthroplasty. Semin Arthroplasty 6:68-75, 1995.

Berry DJ, Lewallen DG, Hanssen AD, Cabanela ME: Pelvic discontinuity in revision total hip arthroplasty. J Bone Joint Surg Am 81:1692-1702, 1999.

Berry DJ, Muller ME: Revision arthroplasty using an anti-protrusion cage for massive acetabular bone deficiency. J Bone Joint Surg Br 74:711-715, 1992.

Bradford MS, Paprosky WG: Acetabular defect classification: A detailed radiographic approach. Semin Arthroplasty 6:76-85, 1995.

Buoncristiani AM, Dorr LD, Johnson C, Wan Z: Cementless revision of total hip arthroplasty using the anatomic porous replacement revision prosthesis. J Arthroplasty 12:403-415, 1997.

Chareancholvanich K, Tanchuling A, Seki T, Gustilo RB: Cementless acetabular revision for aseptic failure of cemented hip arthroplasty. Clin Orthop Relat Res 361:140-149, 1999.

Dearborn JT, Harris WH: Acetabular revision arthroplasty using so-called jumbo cementless components: an average 7-year follow-up study. J Arthroplasty 15:8-15, 2000.

Dearborn JT, Harris WH: Acetabular revision after failed total hip arthroplasty in patients with congenital hip dislocation and dysplasia. Results after a mean of 8.6 years. J Bone Joint Surg Am 82:1146-1153, 2000.

D'Antonio JA, Capello WN, Borden LS, et al: Classification and management of acetabular abnormalities in total hip arthroplasty. Clin Orthop Relat Res 243:126-137, 1989.

Dorr LD, Wan Z: Ten years of experience with porous acetabular components for revision surgery. Clin Orthop Relat Res 319:191-200, 1995.

Emerson RH Jr, Head WC: Dealing with the deficient acetabulum in revision hip arthroplasty. Semin Arthroplasty 6:96-102, 1995.

Garbuz D, Morsi E, Mohamed N, Gross AE: Classification and reconstruction in revision acetabular arthroplasty with bone stock deficiency. Clin Orthop Relat Res 324:98-107, 1996.

Glassman AH: Acetabular revision: Uncemented. In Revision Total Hip Arthroplasty. Steinberg ME, Garino JP (eds): Philadelphia, Lippincott Williams & Wilkins, 1999, pp 301-337.

Hadjari MH, Hollis JM, Hofmann OE, et al: Initial stability of porous coated acetabular implants. The effect of screw placement, screw tightness, defect type, and oversize implants. Clin Orthop Relat Res 307:117-123, 1994.

Harris WH: Reconstruction at a high hip center in acetabular revision surgery using a cementless acetabular component. Orthopedics 21:991-992, 1998.

Jain R, Schemitsch EH, Waddell JP: Cementless acetabular revision arthroplasty. Can J Surg 43:269-275, 2000.

Kelley SS: High hip center in revision arthroplasty. J Arthroplasty 9:503-510, 1994.

Lachiewicz PF, Hussamy OD: Revision of the acetabulum without cement with use of the Harris-Galante porous-coated implant. Two to eight-year results. J Bone Joint Surg Am 76:1834-1839, 1994.

Lachiewicz PF, Poon ED: Revision of a total hip arthroplasty with a Harris-Galante porous-coated acetabular component inserted without cement. A follow-up note on the results at five to twelve years. J Bone Joint Surg Am 80:980-984, 1998.

Lamerigts NM, Buma P, Sardar R, et al: Viability of the acetabular bone bed at revision surgery following cemented primary arthroplasty. J Arthroplasty 13:524-529, 1998.

Leopold SS, Rosenberg AG, Bhatt RD, et al: Cementless acetabular revision. Evaluation at an average of 10.5 years. Clin Orthop Relat Res 369:179-186, 1999.

Lewallen DG: Neurovascular injury associated with hip arthroplasty. Instr Course Lect 47:275-283, 1998.

Lewallen DG, Berry DJ, Cabanela ME, et al: Survivorship of uncemented acetabular components after THA. Presented at the Annual Meeting of the American Academy of Orthopaedic Surgeons (AAOS), February 2002, Dallas, Texas.

Morsi E, Garbus D, Gross AE: Revision total hip arthroplasty with shelf bulk allografts: A long-term follow-up study. J Arthroplasty 11:86-90, 1996.

Moskal JT, Danisa OA, Shaffrey CI: Isolated revision acetabuloplasty using a porous-coated cementless acetabular component without removal of a well-fixed femoral component. A 3- to 9-year follow-up study. J Arthroplasty 12:719-727, 1997.

Nehme A, Lewallen DG, Hanssen AD: Modular porous metal augments for treatment of severe acetabular bone loss during revision hip arthroplasty. Clin Orthop Relat Res 429:201-208, 2004.

Mulliken BD, Rorabeck CH, Bourne RB: Uncemented revision total hip arthroplasty: A 4-to-6-year review. Clin Orthop Relat Res 325:156-162, 1996.

Paprosky WG, Perona PG, Lawrence JM: Acetabular defect classification and surgical reconstruction in revision arthroplasty. J Arthroplasty 9:33-44, 1994.

Paprosky WG: The revision acetabulum: Dealing with bone loss. Preoperative recognition of acetabular defects: Paths of reason. Orthopedics 23:959-960, 2000.

Petrera P, Rubash HE: Revision total hip arthroplasty: The acetabular component. J Am Acad Orthop Surg 3:15-21, 1995.

Rosenberg AG: The revision acetabulum: Dealing with bone loss. Cementless socket revision: The majority rules. Orthopedics 23:967-968, 2000.

Sharkey PF, Hozack WJ, Callaghan JJ, et al: Acetabular fracture associated with cementless acetabular component insertion: A report of 13 cases. J Arthroplasty 14:426-431, 1999.

Silverton CD, Rosenberg AG, Sheinkop MB, et al: Revision total hip arthroplasty using a cementless acetabular component. Technique and results. Clin Orthop Relat Res 319:201-208, 1995.

Silverton CD, Rosenberg AG, Sheinkop MB, et al: Revision of the acetabular component without cement after total hip arthroplasty. A follow-up note regarding results at seven to eleven years. J Bone Joint Surg Am 78:1366-1370, 1996.

Sutherland CJ: Radiographic evaluation of acetabular bone stock in failed total hip arthroplasty. J Arthroplasty 11:91-98, 1996.

Tanzer M, Drucker D, Jasty M, et al: Revision of the acetabular component with an uncemented Harris-Galante porous-coated prosthesis. J Bone Joint Surg Am 74:987-994, 1992.

Van der Hauwaert N, Vandenberghe L, Demuynck M: Noncemented acetabular revision and bone grafts. Acta Orthop Belg 61:117-121, 1995.

Weber KL, Callaghan JJ, Goetz DD, Johnston RC: Revision of a failed cemented total hip prosthesis with insertion of an acetabular component without cement and a femoral component with cement. A five to eight-year follow-up study. J Bone Joint Surg Am 78:982-994, 1996.

Woolson ST, Adamson GJ: Acetabular revision using a bone-ingrowth total hip component in patients who have acetabular bone stock deficiency. J Arthroplasty 11:661-667, 1996.

第 **49** 章

髋臼打压植骨

J.W.M. Gardeniers

全髋关节置换术是现代医学中最成功的手术之一，接受全髋关节置换的患者人数每年都在增加。然而，这也提示，先前的人工全髋关节而需翻修的患者也越来越多。从长期结果来看，全髋关节假体的各类失败的主要原因是无菌性松动。其他原因是感染性松动、反复脱位、假体位置不良、假体周围骨折、植入物机械失效。在大多数情况下，失败导致骨基质丢失。广泛的骨基质丢失时需要进行翻修手术。一般来说，对髋部骨基质损失巨大的病例，髋关节置换翻修的结果不良。

在髋臼侧，松动的过程可导致空腔性骨缺损，但在较严重的情况下节段性缺损与空腔性骨缺损并存。许多髋臼重建技术描述用骨水泥型或非骨水泥型固定臼杯。对这些骨基质不足的最好的手术方法仍在争论，不仅依赖于对残存的骨基质和骨的缺损范围的判断，而且要根据外科医生具有的确定的技术经验而定。

在 Nijmegen，在复杂的初次和翻修手术中，我们采用打压植骨技术（impaction bone grafting，IBG）重建骨缺损髋臼的历史悠久。在所有的骨基质丢失的髋臼，我们使用坚固打压自体和异体颗粒松质骨，重建并用骨水泥固定臼杯。我们认为，这是一项有吸引力的生物技术，因为用这种方法可以真正恢复受损的骨基质。如果需要再次翻修，骨基质得以修复，第二次翻修变得更容易。

自 1979 年以来，我们使用了 IBG 技术重建髋臼骨缺损，多次报道了对初次 THA[1]、年轻患者[2]、先天性髋关节发育不良（congenital dysplasia of hip，CDH）[3]、翻修髋[4]，以及类风湿患者[5]的临床

结果，总的临床结果是不错的，即使长期随访也是如此。IBG 不是一项容易和简单的技术，其成功依赖于医生使用的技能。外科医生应了解该技术的基本原则。技术不良会导致早期的不稳定和髋臼假体位移。我们相信，对包含和打压颗粒骨移植技术透彻的理解将带来良好的临床结果。

IBG 是一种生物方法，它可重建骨基质缺损。用锤子和打压器行坚固打压是必须的。重建节段性骨缺损需要金属网。当考虑学习 IBG 技术时，建议从简单的空腔性缺损起步，以熟悉此技术和器械。

理想的骨水泥技术和经过验证的植入物是必须的。

本章的目的是讨论髋臼，IBG 中最重要的力学和技术层面，以便对合并用骨水泥型假体的缺失髋臼重建提供恰当的手术技术的指南。

适应证和禁忌证

在我们的机构，IBG 应用于所有全髋关节重建计划中髋臼骨基质丢失的患者，无论是困难的初次置换还是翻修手术。

对初次人工全髋关节置换中单纯的髋臼内陷重建，我们用自体的股骨头制成的骨片，有时也同时取股骨近端松质骨。然而，在严重的骨基质缺损（如 CDH）的初次置换，我们也使用新鲜冷冻异体股骨头与自体的股骨头移植相结合，在解剖旋转中心金属网重建新的臼壁。

在骨基质丢失翻修 THA 时，有必要探究失败

的原因。治疗感染性松动基本上不同于无菌性松动。感染性松动是 IBG 技术的主要禁忌证之一。在考虑 IBG 技术重建前，应尽一切努力排除感染。对怀疑感染性松动的病例，可通过实验室检查、锝扫描、γ- 球蛋白显像、术前髋关节抽液获得培养材料以检测感染是否是造成松动的原因。对感染性松动，现有感染应首先用手术和药物治疗。IBG 可用于感染的病例，但需要在两个阶段的抗生素适当的治疗后。

有许多替代方案用于髋臼翻修。单纯水泥重建可适用于有限寿命的老年人。但 IBG 可能不需要，因手术对具有较短寿命的老人创伤太大。许多不同的技术和假体对非骨水泥性重建也很便利。打压植骨也曾被描述与金属外壳、坚固的重建环和非骨水泥杯相结合。我们没有使用这些方法的经验。不推荐看似很小改动 IBG（使用金属网和水泥杯）原有技术的做法。虽然曾经尝试过这样的修改，报告结果并不总是很好的。

对于骨盆分离时的髋臼翻修，稳定骨盆骨折是第一位的。使用可折弯的金属网重建骨折离断将导致失败。柔软的金属网不会导致不正确的接骨，但该网太薄而柔软，使用很小的螺丝固定不足以稳定骨盆骨折。合适的骨盆钢板和螺钉用于修复和稳定是恰当的。只有在骨折已固定时，才可用金属网覆盖节段性缺损，并创建一个空腔性缺损，该缺损可用于填充打压颗粒骨片（图 49-1）。

打压植骨在盆腔放射治疗导致的失效髋或骨基质丢失的患者中失败率较高。骨盆死骨是不适

合松质骨骨长入的宿主骨床，而且感染率高得难以接受。

进行 IBG 时必须具备髋臼骨水泥技术的基本知识，否则不能指望有很好的结果。

术前计划

在制订翻修计划时，应当认识到，在手术过程中经常遇到的髋臼骨缺损和髋臼变形较术前 X 线片显示的情况严重。因此有必要用双方位投照的优质平片来评估解剖变形、骨溶解位置和范围以及骨水泥分布。一个好的经验法则是，普通 X 线片只显示了 50% 的现实情况（图 49-2）。

如正侧位平片不足以确定缺损的范围，可以考虑 CT 扫描。

在作出建议应用假体计划前，应作对侧测量，特别是如对侧髋部为正常或在原位功能良好的全髋关节置换假体，对侧模板是有价值的。用此种方法可使等长下肢长度和适当的偏心距获得最好的结果。受累侧模板将提供骨质丢失更真实的情况，使手术外科医生和团队对手术有更充分的准备，对所需材料如金属网、钢板、螺钉和足够的移植骨有更好的估计。

如前所述，重要的是患者的年龄、身体状况以及存在的相关疾病。另外，应考虑实验室检查结果（如红细胞沉降率、白细胞计数、C 反应蛋白、血红蛋白、红细胞压积）。如果患者不适合耐受较大的手术或预期寿命太短，IBG 是不适合的。

手术技术

显露

我们常规使用侧卧位后外侧入路。但其他入路也可使用。髋臼充分显露是必须的。应当看见前侧、内侧、头侧，以及后壁和骨缺损情况。如果采用后外侧显露，很少有必要转子截骨，但如果显露不足，还应予以考虑。必须进行主要标志的识别，因为正常的解剖结构被以前的手术瘢痕破坏。这些标志是大转子尖端、小转子、臀大肌在股骨上的止点、臀中肌和臀小肌的下缘，以及坐骨和坐骨神经上的止点。

在打开关节囊前，抽取关节液，术前进行革兰染色，以排除感染。

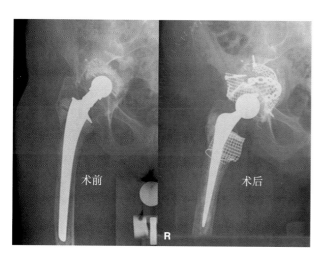

■ 图 49-1　骨盆断离。用骨盆钢板、金属网和打压植骨恢复髋臼骨基质，并创立一个稳定的重建

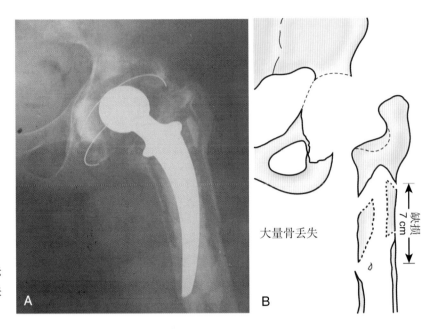

大量骨丢失

缺损 7 cm

■图 49-2 X 线片只能显示 50% 的实际情况，平片不能清楚地显示所有的缺损或骨折

髋臼广泛显露是基本的。切开关节囊，可用缝线标识其后瓣。随后切除所有的围绕髋臼缘的瘢痕，围绕髋臼切开关节囊。仔细松解瘢痕组织和在近端股骨的上部附着的关节囊，以预防在脱位或向前移动股骨时发生股骨骨折。如果有必要，也应松解髂腰肌肌腱。可取出失效的髋臼假体，同时保留尽可能多的骨基质。对界面处组织活检并做细菌培养，并在有条件时，进行术中冰冻切片进行病理评估。培养样本后，给予全身性抗生素。下一步，将界面膜以及髋臼壁和缘上残留的骨水泥用锐利的刮匙彻底清除。检查边缘缺陷和内侧壁缺陷，选择金属网类型和形状，估计重建需要的骨量（图 49-3）。

骨床准备

细致检查整个髋臼以检出所有的骨缺损（图 49-2）。横韧带几乎总是存在的，可以作为一个标志。横韧带常肥厚，必须修剪，然后置拉钩于其下方，以方便髋臼重建。将试模杯紧贴韧带并将其放置在最佳、最想要的位置。利用试模杯可以很容易地确定现存的外上边缘缺陷范围。内侧壁缺损和边缘缺损可用可折弯的金属网（髋臼 X-Change 网，Stryker，Newbury，United Kingdom）重建。该网可用特殊剪刀和钳子修整以适应骨缺损。将网边缘放在骨盆骨外（图 49-3）。抬高上覆的外展肌肉使其离开骨盆骨，因而使神经和血管损伤的风险极低。必须将这些金属网边缘用至少

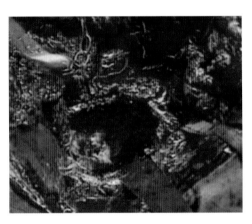

■图 49-3 围术期照片显示彻底清洗和去除残留物和瘢痕组织后髋臼边缘和内侧壁缺损

三枚螺钉牢固地固定在骨盆上。自钻自攻螺钉更容易使用，也可以用 AO 螺钉。为了使金属网正确定位，在做此操作时，应将试模杯控制在原位。螺钉应垂直于骨盆骨，以获得更好的把持力（图 49-4）。该技术的关键是要牢固固定金属网的前后角。固定螺钉后，术者必须尝试提拉固定的金属网以检验固定的强度，确定无螺钉松动，如需要可以添加更多的螺钉，也可将金属网的边角增强固定，应用特制的环形钢丝在后部穿过坐骨也可加强固定。如固定不是最佳或骨质量较差，可在边缘处每隔 2cm 固定一个螺钉，这是很好的指针。如果需要，也可将内侧壁的金属网修整成适当大小。此外，内侧壁虽完整但很薄弱，可能在打压植骨过程中断裂，建议对内侧壁用金属网加

强（图 49-5）。为了避免造成内侧壁骨折，外科医生不会强力打压植骨。如果钢丝网较完美且获得稳定的契合，则不一定需要螺钉固定内侧壁的金属网。但是，如果医生有疑问，也可用小螺钉固定金属网。当所有的节段性缺损被闭合，髋臼已制成包含性腔性缺损，最后一个重要步骤是准备宿主骨。在髋臼硬化区域必须使用多个小直径钻（直径约 2mm）进行浅表钻孔。创建一个供体骨床和移植骨之间更好的接触面，以增加移植物血管化的可能性。在打压植骨开始前，脉冲冲洗髋臼。

移植骨制备

对髋臼打压植骨理想的骨片是直径 8 ~ 10mm 的新鲜冷冻松质骨。我们所有的长期结果是基于用咬骨钳制作这些冷冻松质骨。当然，这是一个繁琐且耗时间的操作。因此，使用磨骨机较有吸引力并且是可尝试的。大多数市售的骨磨机似乎有吸引力，但其制作的骨片太小（2 ~ 6mm），对髋臼不是最优。一种专门开发的磨骨机（Noviomagus Bone Mill，Spierings Medical Technique，Nijmegen，the Netherlands）能生产 8 ~ 10mm 的骨片（图 49-6）。至关重要的是在用手或用磨骨机制作骨片前，去除股骨头所有的软组织和软骨。在移植骨中掺杂软组织及软骨将降低结构稳定，影响愈合。我们只有用新鲜冷冻股骨头骨小梁移植的经验。

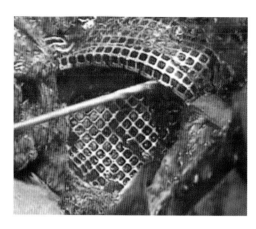

■ 图 49-5 金属网紧贴内壁缺损，并重建髋臼缘。现在可得到保证包含性植骨。钻多个小孔以易于血管化

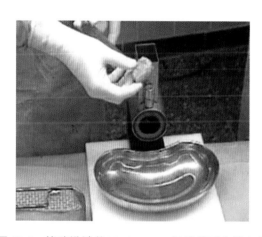

■ 图 49-6 特殊设计的 Noviomagus 切骨器可为髋臼制作大骨粒，为股骨制作小骨粒

根据当地情况和取骨的便利性，外科医生已经使用了含皮质的松质骨片、冻干骨、合成骨 [磷酸三钙 / 羟基灰磷石（tricalcium phosphatel/hydroxy apatite，TCP/HA）颗粒]，甚至辐射骨。如前所述，用这些合成骨移植打压植骨的经验是有限的。

骨移植打压和假体置入

冲洗宿主骨后，用大骨粒紧密压实包含性空腔。首先对臼壁小的不整的缺损填实后再使用小的打压器打压。如果内侧壁非常不规整，首先填充这些不规整处，将内侧壁的金属网适当安放在不规整骨面，使各个部位获得支撑，否则内侧壁的金属网会摇晃不稳。

随后，对整个空腔缺损逐层打压植骨（图 49-7）。使用特殊设计的髋臼打压器（X-Change，Stryker，Newbury，United Kingdom）和锤子。该

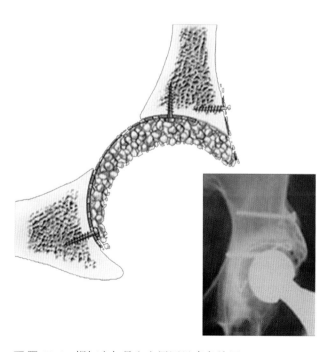

■ 图 49-4 螺钉应与骨和金属网呈直角放置

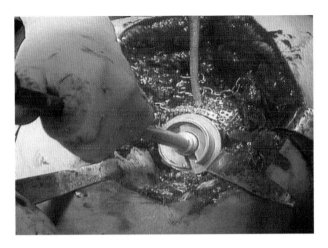

■ **图 49-7** 使用特殊设计的 X-Change 器械将移植骨一层层牢固打压

移植层的厚度至少应为 5mm。如果小于 5mm，水泥可以穿透这一层薄骨而与宿主骨粘合，这将阻碍血运重建和骨移植融合。打压植骨开始于最下端的横韧带水平的新骨床上。这是新的髋臼杯的解剖位置。也必须将移植骨置于边缘金属网下方并适当打压，随后整个臼壁是将骨移植一层层打压重建。最后的打压器尺寸决定了使用臼杯的大小。打压器比计划杯直径大 2 ~ 4mm，以获得足够的至少 2mm 厚的水泥层。可将试模杯放置在植骨骨床上并检查，以最终选择假体。对骨水泥开始真空搅拌。打压过的移植骨达到一定水平的黏弹性，进行抗生素骨水泥（Surgical Simplex 骨水泥含黏菌素和红霉素，Stryker，Newbury，United Kingdom）准备时，用最后的打压器压在髋臼里。用骨水泥枪注入骨水泥，用初次髋关节置换术（图 49-8）中相同的加压器对骨水泥加压。最后放

入选定的臼杯并对杯加压，一直到骨水泥完全聚合（图 49-9）。

伤口闭合

选择股骨假体前用试模复位，选定股骨和股骨头假体尺寸后，进行髋关节复位。试模复位时重要的是要认识到，打压植骨重建的髋臼在压力状态下是稳定的。但是在试模脱位时，必须避免对髋臼施行牵引力。因此，在试模脱位时用手控制试膜杯的位置，这一点非常重要。关闭伤口前，加压冲洗和彻底清洗伤口。去净所有的植骨残渣和水泥颗粒，以防第三体磨损。在关闭伤口前最后检查手术区出血情况。髋关节可以留置低真空引流管。另外，如有可能，使用非吸收线将后关节囊和外旋短肌缝合到股骨大转子上。仔细缝合筋膜、皮下层和皮肤是必须的。

围术期管理

手术后，我们的大部分患者最多卧床 2 天，以使广泛暴露的软组织恢复。第 3 天，他们挂双拐杖活动，6 周开始负重。6 周后进行门诊放射学检查和体检，并在大多数情况，下一个 6 周可以使用双拐逐步负重到 50% 的体重。12 周后，患者可完全负重。该治疗程序的唯一例外是当患者的重建非常广泛时（例如，骨盆分离或内壁巨大缺损和大规模植骨）。

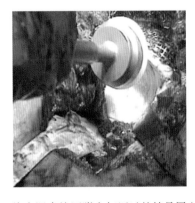

■ **图 49-8** 将水泥直接压附在打压过的植骨层上

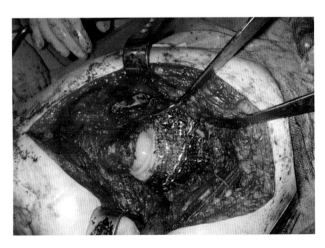

■ **图 49-9** 将新的髋臼杯置入骨水泥里，可见新的骨性髋臼壁

并发症和陷阱

使用市售磨骨器制作的重建所需的骨片是有吸引力的，但也有可能存在陷阱。首先，如果用磨骨器制作新鲜冰冻股骨头骨片，要清除股骨头所有的软组织和软骨。如果软骨微粒仍然存包含在骨内，将会妨碍重建的力学性能。患者活检标本已表明，这些颗粒将永远不会融合，并将成为重建骨中的软骨碎片。其次，必须认识到，大多数商业工厂生产 2～5mm 大小的小骨片颗粒，对股骨 IBG，这种骨片可以使用，因为理想的移植物尺寸是 4mm×4mm，这是由股骨髓腔直径所限制的。在髋臼必须使用 8～10mm 直径的骨颗粒。更小的骨颗粒将导致髋臼重建的初始稳定性降低。我们已经获得使用新鲜的 8～10mm 大小颗粒的长期结果。这些大的移植颗粒更容易使用，更容易打压，并在骨颗粒创建之间有更多的交锁。我们骨科实验室的生物力学测验实验表明，在 IBG 重建空腔型缺损中，大颗粒重建的稳定性比小于 4mm×4mm 颗粒高两倍。IBG 操作技术也很重要。我们所有的经验是基于使用一个特别设计的打压器和实心锤，采用适当的金属网，并用螺钉牢固固定。将臼锉反方向加压旋转以使移植骨塑形，将使复位杯稳定。在实验环境下已被证明，采用这种改良的方法，初始的杯子位置上移 2～3mm，特别是将反向锉与所谓的泥浆移植骨（1～3mm）联合应用时。

临床结果

1984 年我们首次报道了 40 例 43 髋髋臼重建术打压植骨的短期结果：21 髋初次手术，22 髋 THA 失败后翻修[1]。随访 2 年，无翻修，但在 5 例可见 X 线透亮线。然而，只有经过长期的临床随访方可证明真正的临床应用价值。

现我们提供对用打压技术髋臼翻修的长期随访资料。1979—1986 年，对 58 例 62 髋因失败的髋假体进行髋臼重建。2 髋失访，剩下 56 例（60 髋）。15 例已死亡，均未再翻修。对无菌性松动的 56 髋和因感染性松动的 4 髋进行了翻修。2 髋以前有过翻修史，其中 1 髋一次，1 髋两次。13 例男性和 43 例女性，手术时平均年龄 59.1 岁（23～82 岁）。根据 D'Antonio[8] 缺陷进行分类：37 例为大的空腔型缺损，23 例为同时有空腔型和节段型缺损（10 髋为中央节段型缺损，13 髋为壁缺损）。随访平均 11.8 年（10～15 年），平均 Harris 评分为 85 分（53～100 分）。5 例再翻修：2 例经培养证明为感染性松动，分别出现在术后 3 和 6 年；3 例无菌性松动，出现在术后第 6、9 和 12 年。根据 DcLee 和 Charnley 分型[9]，4 髋影像学松动表现在 3 区出现进展性透亮带。然而，大多数髋部放射学非常稳定，即使是长期随访的年轻患者。用此手术技术翻修无菌性松动，平均近 12 年的假体存留率为 94%。由于无菌性松动或影像学松动的翻修存留率为 85%。最坏的情况即考虑把所有的失访者都归为失败，则无菌性松动的存留率为 90%。

本组病例在 2001 年 4 月，对 38 例 42 髋重建获得随访，最短为 15 年。最初的 62 例，19 例（20 髋）在术后第 15 年内死亡。这些患者均未进行再翻修术，而且死亡与髋关节手术无关。在最初 60 髋中，11 髋进行了再翻修术。再翻修的原因是 2 髋感染性松动，7 髋无菌性松动，1 髋是术后 17 年磨损，1 髋是因为股骨翻修带来的匹配问题而再翻修。在平均 16.5 年的随访中，无菌性松动的存留率为 82%（图 49-10）[4]。

我们还研究了类风湿性关节炎患者髋臼翻修的结果。对于类风湿关节炎患者，THA 失败的髋臼翻修是很难的，这是由于骨质量差和骨量少。1983—1997 年，对连续 28 例 35 侧髋臼翻修采用骨移植打压和骨水泥杯。手术时平均年龄为 57 岁。无患者失访，但 8 例（10 髋）在随访期间死亡。死亡与手术无关。所有死亡的患者都曾有定期随访检查，他们的数据是包含在这个报告中。8 侧髋臼再翻修：2 侧因感染性松动（术后 0.7 年和 1.3 年）、5 髋因无菌性松动（术后 3、4、4、10、16 年）、1 髋因在股骨柄翻修时发现磨损而再翻修（术后 12.3 年）。Kaplan-Meier 生存分析显示，以任何原因取出臼杯作为终点，髋臼组件的存留率 12 年为 80%（95% 可信区间：65%～95%）；以无菌性松动作为终点，12 年的存留率为 85%（95% 可信区间：71%～99%）。在没有翻修的髋中，只有一侧杯表现为放射学松动。我们认为，这种技术对类风湿性关节炎髋臼翻修是有吸引力的，术后 8～21 年的结果是可接受的。

此外，我们还研究了髋臼骨基质丢失的年轻患者的结果。正如文献报道，年轻患者初次和翻

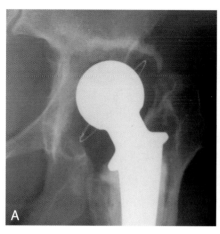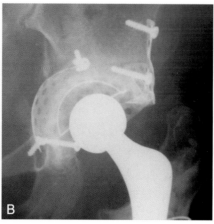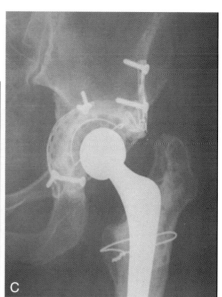

■ 图 49-10　43 岁女性，**A.** 放射线显示术前缺损；**B.** 术后重建时；**C.** 10 年随访结果

修 THA 伴髋臼骨量丢失的结果一般是不佳的，如文献报道。对 37 例年龄 50 岁（平均 37.2 年）的 42 髋进行了髋臼重建。在 23 髋初次 THA 和 19 髋翻修的髋臼中，32 例（37 髋）获得最少 15 年随访，平均随访 17.5 年。对临床和影像学结果进行了评估，用 Kaplan - Meier 法进行生存分析。8 髋（4 个初次和 4 个翻修）术后平均 12 年（3 ～ 21 年）进行了翻修。4 髋出现髋臼假体无菌性松动，2 髋出现培养验证的感染性松动。2 髋（均经过翻修置换术）在股骨柄翻修过程中由于磨损和持续不稳定而翻修臼杯。有 25 例（28 髋）保留了 15 年以上的髋臼组件，他们的平均 Harris 髋关节评分为 89。28 髋中的 26 髋有髋部区域疼痛。以任何理由作翻修臼杯为终点，20 年存留率为 80%。用髋臼假体无菌性松动翻修作终点，存留率为 91%（95% 可信区间：80% ～ 100%）。我们的结论是打压植骨、髋臼重建和水泥固定聚乙烯杯行 THA 翻修，对年轻的髋臼骨基质缺损患者有良好的长期疗效，是可靠和持久的技术 [2-3]。

（刘朝晖 译　李子荣 校）

参考文献

1. Slooff TJ, Huiskes R, van Horn J, Lemmens AJ: Bone grafting in total hip replacement for acetabular protrusion. Acta Orthop Scand 55:593-596, 1984.
2. Schreurs BW, Busch VJ, Welten ML, et al: Acetabular reconstruction with impaction bone-grafting and a cemented cup in patients younger than fifty years old. J Bone Joint Surg Am 86:2385-2392, 2004.
3. Somford MP, Bolder SB, Gardeniers JW, et al: Favorable survival of acetabular reconstruction with bone impaction grafting in dysplastic hips. Epub 466(2):359-365, 2008.
4. Schreurs BW, Bolder SB, Gardeniers JW, et al: Acetabular revision with impacted morsellised cancellous bone grafting and a cemented cup. A 15- to 20-year follow-up. J Bone Joint Surg Br 86:492-497, 2004.
5. Schreurs BW, Luttjeboer J, Thien TM, et al: Acetabular revision with impacted morselized cancellous bone graft and a cemented cup in patients with rheumatoid arthritis. A concise follow-up, at eight to nineteen years, of a previous report. J Bone Joint Surg Am 91(3):646-651, 2009.
6. Van Der Donk S, Buma P, Slooff TJ, et al: Incorporation of morselized bone grafts: a study of 24 acetabular biopsy specimens. Clin Orthop Relat Res 396:131-141, 2002.
7. Bolder SBT, Schreurs BW, Verdonschot N, et al: Particle size of bone graft and method of impaction affect initial stability of cemented cups—human cadaveric and synthetic pelvic specimen studies. Acta Orthop Scand 74:652-657, 2003.
8. D'Antonio JA, Capello WN, Borden LS, et al: Classification and management of acetabular abnormalities in total hip arthroplasty. Clin Orthop Relat Res 243:126-137, 1989.
9. DeLee JG, Charnley J: Radiological demarcation of cemented sockets in total hip replacement. Clin Orthop Relat Res 121:20-32, 1976.

第50章

应用抗突入笼重建髋臼骨缺损

James Purtill, Khalid Azzam

对髋臼翻修最具挑战性的一个方面是处理骨缺损。骨缺损发生在不同的位置，骨缺损的大小也是多变的。我们的目标是创造一个稳定的结构以提供髋臼假体的长期稳定[1]。

大多数髋臼缺损可直接采用非骨水泥半球形臼杯螺钉固定，另加或不另加骨移植。明显的髋臼结构性缺陷根据骨缺损类型的需要，可选择结构性移植骨、双球杯、带或不带加强块的骨小梁金属杯、髋臼抗突入笼，或者杯状笼[2]。在全髋翻修术中悬而未决的课题是髋臼重建时，广泛的骨缺损超过大的半球形臼杯限度的情况[3]。

抗突入笼（antiprotrusio cage，APC）提供了植入物与剩余的骨盆骨之间大的接触面积，使负荷分布在大面积上，并降低了植入物移动的可能[4]。它允许颗粒骨或大块骨移植治疗骨缺损，以及桥接宿主骨缺损，从而保护移植骨免受负荷而失败[5]。APC提供骨盆不连续区域上方和下方内固定，从而可同时治疗骨盆不连续和髋臼假体失败。

相关外科解剖

相关的解剖知识在任何操作中都是基础，特别重要的是在放置APC之前。

血管

髂外动脉和静脉位置固定，靠近髋臼内侧壁。由于其靠近手术野，在髋臼翻修时受到损伤的风险最高。动脉由于其壁较厚，与骨的距离较远，从而比静脉损伤的概率小一些。

股动脉位于髋关节囊前内侧。在血管与关节囊之间只有髂腰肌。股静脉位于动脉内侧，不太可能会受到损伤。

对股动脉损伤最常提到的机制是在手术操作前方放置拉钩时[6,7]。手术医生必须避免此损伤，采用钝头的拉钩，与骨面紧贴，避免在髋臼唇上强力牵拉。

神经

坐骨神经

坐骨神经的解剖路径使其易受到髋臼后侧拉钩和电动髋臼锉损伤的危险。坐骨神经（L4～S3）来自骶丛神经，是人体最大的神经。在通过坐骨大切迹时它位于梨状肌近端的前内侧。

坐骨神经继续垂直走行在两层肌肉之间。外层是臀大肌和梨状肌（有时会穿出梨状肌或在其后方）。内层是上孖肌、闭孔内肌、下孖肌和股方肌。进行复杂髋臼重建，尤其是当使用三翼笼时，增加了坐骨神经损伤的危险。

股神经

股神经（L2、L3、L4）下行通过腰大肌纤维，并出现在其外侧缘下部，然后向下穿过髂筋膜后方，在腹股沟韧带下方进入大腿。股神经是股三角内的最外侧结构。它在腰大肌肌腹的位置相当于髂前上棘和耻骨结节之间的中点附近。股神经位于髋臼前方，因此主要是在关节囊切除时有受到损伤的风险，特别是经髂腹股沟入路。

闭孔神经

闭孔神经（L2、L3、L4）下行通过腰大肌的纤维，并出现于它的内侧边界。然后通过髂血管后方，输尿管外侧方，沿着小骨盆侧壁，在闭孔血管上前方走行。神经穿过位于闭孔上部的闭孔管进入大腿。然后分为前支和后支。在 THA 手术中闭孔神经损伤似乎是一种罕见的并发症。

髋臼骨缺损分型

AAOS 将髋臼骨缺损分为 5 型（图 50-1）[8]

- Ⅰ型：节段性骨缺损
- Ⅱ型：空腔性骨缺损
- Ⅲ型：混合性骨缺损（包括节段性骨缺损和空腔性骨缺损）
- Ⅳ型：骨盆不连续
- Ⅴ型：髋关节融合

Berry 和同事[9]进一步将骨盆不连续的Ⅳ型分为：Ⅳa，伴有空腔型骨缺损；Ⅳb，伴有节段性或合并两者（空腔和节段性）。如果伴有以前的骨盆辐射，有或无空腔或节段性骨缺损，定为Ⅳc。

Paprosky 髋臼缺损分类如下[10]：

- Ⅰ型：髋臼完整，小灶性包含性骨溶解，Kohler 线完整，无结构骨移植需要。
- Ⅱ型：髋臼边缘变形，前后柱完整，上内侧或上外侧迁移＜3cm，在闭孔线以下＜7mm 的坐骨小区域溶骨，半球形髋臼，Kohler 线完好无损；如果需要骨移植的话，需要增强而不是结构性目的。
- ⅡA 型：上内侧迁移，髋臼中心在闭孔线以上＜3cm，Kohler 线完整，如果需要骨移植，是为增强而不是结构性目的（必须有上壁能够将其包容）。
- ⅡB 型：上外侧迁移，髋臼中心在闭孔线以上＜3cm，Kohler 线完好，上壁中断小于 1/3 周长；可能需要结构骨移植。
- ⅡC 型：内侧迁移，完整的髋臼边缘，Kohler 线中断，如果需要骨移植，需要增强或结构植骨重建内衬。

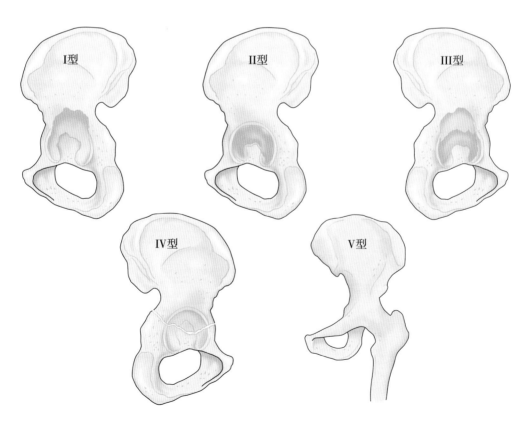

图 50-1 根据 AAOS 髋臼骨缺损的分类（根据以下图片重绘：Macheras GA，Baltas D，Kostakos A，*et al.* Management of large acetabulum bone defects，Acta Orthop Traumatol Hell，2003，54：1）

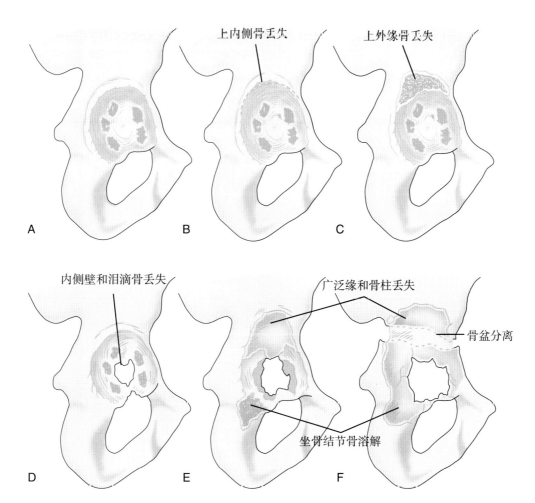

■ 图 50-2　Paprosky 髋臼骨缺损分类系统。**A**，Ⅰ型；**B**，ⅡA型；**C**，ⅡB型；**D**，ⅡC型；**E**，ⅢA型；**F**，ⅢB型。（重绘自：Buly RL，Nestor BJ. Revision hip replacement.//Craig EV ed. Clinical orthopaedics. Philadelphia：Lippincott Williams & Wilkins，1999）

- Ⅲ型：髋臼边缘变形，前后柱不完整，髋臼呈半球形，上内侧或上外侧迁移 > 2cm，在坐骨闭孔线以下有 > 7mm 的严重骨溶解，骨移植时需要结构性植骨。
  - ⅢA 型：向上外侧迁移，髋中心在闭孔线以上 > 3cm，必须有 > 40% 至 60% 的宿主骨，以支持非骨水泥杯；髋臼边缘缺损 1/3 以上，但不到圆周的一半，通常位于 10 点钟和 2 点钟位置之间；Kohler 线完好；出于结构重建的目的需要骨移植。
  - ⅢB 型：向上内侧迁移，髋臼中心在闭孔线以上 > 3cm，宿主骨 < 40%；缺陷大于圆周的一半，通常位于 9 点钟和 3 点钟之间的位置；坐骨严重的溶骨在闭孔线以下 > 15mm；Kohler 线中断；需要进行移植

以结构重建，可能存在或没有骨盆不连续；通常需要金属笼重建。

笼设计

不同中心应用几种设计的抗突入金属笼。Kerboull 髋臼加强装置[11-13]（1974 年首先在法国设计）由不锈钢制作的 4 个分支的半圆十字架组成。其垂直板的末端有一个可插在泪滴下（当此位置的骨质完整时）的钩子，垂直板的近端是圆形板，可用以髂骨螺钉固定。Burch-Schneider 金属笼由 Burch 在 1974 年设计，随后由 Schneider 在 1975 年改良，设计了上（髂骨）翼和下（坐骨）翼，可容纳多个螺钉在骨盆固定。还有其他多种设计。

抗突入笼的适应证

笼结构的主要指征是巨大的非包容或包容性缺损，非骨水泥型臼杯与宿主骨接触不充分，不能获得螺钉充分固定，骨长入将是漫长过程[2]。APC 重建被认为用在 Paprosky ⅢB 型（图 50-3），偶尔被用在 ⅢA 型缺损。Ⅰ型和Ⅱ型缺损可用半圆型假体。

术前计划

所有的术前评估、详细的病史、查体以及合适的影像是必须的。病史应包括患髋的以往手术史、可能的感染史、并发症史，特别是神经和血管损伤史。查体包括髋活动范围、挛缩、下肢不等长以及适当记录的神经、血管评估。

影像

应仔细检查影像中髋臼骨丢失的范围。如果要预测广泛骨丢失，CT 是有价值的，最好用金属减影技术。可用模板以确定金属笼的大小。

实验室检查

术前常规实验室检查应包括红细胞沉降率和 C 反应蛋白。如果怀疑有感染，应抽吸髋关节液进行白细胞计数和细菌培养。

手术入路

前外侧和后外侧入路是全髋置换最常见的手术方法。在复杂的髋臼重建，扩大入路有时是不可避免的，包括延伸的腹股沟和髂股入路。在一般情况下，髋臼翻修的手术入路多半选择与初次置换相同的入路。

尽管在美国最常用后侧入路完成 THA，我们通常使用 Hardinge 入路——改良的前外侧入路[14]。分离臀中肌前三分之二，并与劈开的股外侧肌相连续，形成软组织袖。沿头颈方向切开前方关节囊。因股直肌和髂腰肌附着在关节囊，很难分清关节囊与肌肉的界面，特别是在翻修手术。如果屈曲约 30°，比较容易寻找股直肌和髋关节前关节囊之间正确的界面。切除髋关节前方的假性包膜，造成髋关节前方脱位。取出人工股骨头（或

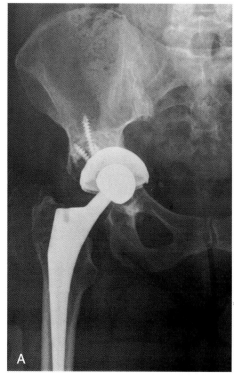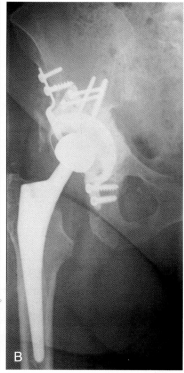

■图 50-3　**A**，术前 X 线片显示 Paprosky Ⅲ型髋臼缺损，此前曾尝试骨移植和非水泥髋臼重建，但失败。**B**，对同一患者采用笼和水泥臼髋臼重建的术后平片

全股骨假体，如果可能的话），以便更好地显露关节。然后在髋臼前缘放置一把 Hohmann 拉钩，确保将拉钩插入股直肌和髂腰肌之下，因为神经血管束在腰肌前方走行。应将前方拉钩放置在 1 点钟（右髋）和 11 点钟（左髋）位置。也应将上方和后下方拉钩小心地放置在与骨直接接触处，以暴露整个髋臼。自骨面锐性剥离股骨近端内侧和下关节囊，以松解股骨。如暴露前后柱，可能需要转子截骨，这是一些医师的首选[2,15,16]，因为常规入路可能损伤臀上神经和血管。

笼置入技术

取出失败的髋臼假体后，清除软组织膜。通过视和触的方法，仔细评估髋臼边缘和内侧臼壁在前后柱间的扩展。在前后方向对下方骨盆施加应力可显示骨盆不连续部位的假关节活动[9]。

在髋臼上缘暴露数厘米的髂骨外板。同样，使坐骨近端外侧显露 2 ～ 3cm，小心注意避免损伤坐骨神经。可用试模笼判断最适合患者骨的尺寸。在坐骨和髋臼边缘的交界处，在金属笼的下翼做一个槽，以放置笼的下叶，先用高速磨钻多个钻孔，然后采用弧形骨刀向外方向加深骨槽，避免突入闭孔环内。另外，可将笼翼放置在坐骨的表面，并用螺钉固定。对植入的笼翼适当塑型，以提供笼翼与髂骨及坐骨的紧密接触。将翼（避免反向折弯）仅在一个方向折弯，否则强度将被削弱。通常情况下，上部翼应弯向髂骨，下部翼稍微远离坐骨。所有的塑型应在拧螺钉之前完成，使笼不会在拧紧螺钉后移位。然后根据髋臼缺损类型和大小植骨。一般来说，大多数包含型内侧壁缺损可以使用颗粒同种异体骨充分重建，然而，对于节段性或壁缺损，需要使用结构性同种异体骨。将笼置入，固定坐骨翼，然后将上翼向内压并靠在髂骨上。使金属笼达到满意的外翻角和前倾角，对上翼用多枚 6.5mm 螺钉穿过笼顶并将其固定在髋臼上缘，注意在钻孔和拧钉过程中避免损伤盆腔内结构。另外，将横向螺钉经上翼固定到髂骨。将一个适当大小的臼杯用骨水泥粘固在金属笼内。用试模复位，然后调整直至获得满意的稳定性和下肢长度。

非骨水泥杯 - 笼结构

为了获得生物固定，可用非骨水泥的半球形杯，并用 APC 保护[1]。采用骨小梁金属的理由是，它提供了一种环境，有利于骨生长重塑，最终使骨长入和稳定。在骨长入并达到稳定后，金属笼将保护骨小梁金属杯[2]。

去除旧的植入物和清创髋臼后，当需要时行骨移植。为放置骨小梁金属杯而对髋臼扩髓，然后用多根松质骨螺钉固定髋臼杯。将笼放置在杯外，然后进行如前面描述的相同步骤。金属笼的外径应适合臼杯。将螺钉穿透笼并将杯固定到髂骨。如果笼和杯的螺孔未对齐，需用高速钻在金属杯额外钻孔。然后将适当的内衬用骨水泥固定在笼里。

术后护理

术后患者应部分负重 8 ～ 12 周，以使移植骨愈合，当能耐受时逐渐过渡到完全负重。

结果

几位作者最近报道用这种装置可获得优秀的中长期结果。平均随访 7.3 年，Winter 和同事[17]显示 38 例 Burch-Schneider 笼，没有 1 例出现异体骨移位或髋臼假体松动，所有患者在骨移植区发生骨愈合[17]。

Pieringer 和同事[18]报道平均随访 50.3 个月，以金属笼去除作为终点，有 93.4% 的存留率。使用相同终点标准，另一组病例用 APC，21 年随访显示有 92% 的存留率[19]。

Gallo 和同事[20]平均随访 8.3 年，69 例翻修髋臼 Burch-Schneider 笼的成功率为 80.9%。

Boscainos 和同事[2]以结构稳定、无进一步髋臼翻修、骨愈合而无骨折或吸收为界定，用髂坐金属笼为 61 例髋臼翻修，平均随访 4.6 年，显示 76% 的成功率。

Perka 和同事[21]显示随 Paprosky 骨缺损分期、后柱及上部缺损的增加，髋臼重建笼的移位率也增加。在他们的病例中，手术治疗后柱的缺陷与无菌性松动率增加相关。

其他研究也显示了良好的效果，因无菌性松

动有 0 ～ 12% 的翻修率[21-26]。

优点

金属笼有许多优点。它将髋关节放置在正确的解剖水平，通过支持底层的移植骨（颗粒或结构），有助于恢复骨量。此外，即使是应用非骨水泥臼杯，它也允许使用含抗生素骨水泥并提供调整杯前倾的可能性。如果不能达到足够的稳定性，金属笼还允许使用限制性杯。可将金属笼插入和固定在辐射过的骨盆上。当金属笼失败，由于恢复了骨量，使翻修手术可能在正确的解剖水平实施。

缺点

翼的放置需要更大的组织分离，有可能导致更多的软组织受损并增加脱位的可能[27]。现存一代笼制作的材料不提供骨长入或骨爬行的表面，不能获得生物学固定，导致在许多病例机械性失败[2]。

并发症

我们复习了丧失固定、松动和移位的并发症，并在下述研究报告。

Perka 和 Ludwig[21] 使用 Burch-Schneider 笼的成功率很高，报告 62 例只有 3 例无菌性松动，平均随访 5.45 年。然而，所有这 3 例都是ⅢB 型骨缺损的患者。作者发现移位与后柱缺陷和 Paprosky 分级增加有直接的关系[21]。

Udomkiat 和其同事[28] 确定，当 60% 或更多的上缘负重区缺损，仅用骨水泥或颗粒骨充填时，髋臼金属环支撑会由于游动而失败。他们建议，金属支撑的髋臼上缘应获得 60% 宿主骨的支持，如果没有，必须用结构性骨移植，而不是颗粒骨移植。

Paprosky 和同事[29] 报道了 16 例髋臼笼重建骨盆不连续。在 16 髋中的 11 髋采用后柱钢板内固定，结合了结构性异体骨移植。5 髋（31%）进行了翻修，4 例因为无菌性松动，1 例因败血症。平均随访 46 个月。X 线松动发生在三个另外的髋，共有 44% 的失败率。

其他可能的并发症包括神经麻痹（坐骨神经、腓神经、臀上神经）、翼断裂、脱位和感染。

（刘朝晖 译 孙 伟、李子荣 校）

参考文献

1. Paprosky WG, Sporer SS, Murphy BP: Addressing severe bone deficiency: What a cage will not do. J Arthroplasty 22:111-115, 2007.
2. Boscainos PJ, Kellett CF, Maury AC, et al: Management of periacetabular bone loss in revision hip arthroplasty. Clin Orthop Relat Res 465:159-165, 2007.
3. Christie MJ, Barrington SA, Brinson MF, et al: Bridging massive acetabular defects with the triflange cup: 2- to 9-year results. Clin Orthop Relat Res 216-227, 2001.
4. Oh I, Harris WH: Design concepts, indications, and surgical technique for use of the protrusio shell. Clin Orthop Relat Res 175-184, 1982.
5. Berry DJ, Muller ME: Revision arthroplasty using an anti-protrusio cage for massive acetabular bone deficiency. J Bone Joint Surg Br 74:711-715, 1992.
6. Aust JC, Bredenberg CE, Murray DG: Mechanisms of arterial injuries associated with total hip replacement. Arch Surg 116:345-349, 1981.
7. Mallory TH, Jaffe SL, Eberle RW: False aneurysm of the common femoral artery after total hip arthroplasty. A case report. Clin Orthop Relat Res 105-108, 1997.
8. D'Antonio JA, Capello WN, Borden LS, et al: Classification and management of acetabular abnormalities in total hip arthroplasty. Clin Orthop Relat Res 126-137, 1989.
9. Berry DJ, Lewallen DG, Hanssen AD, Cabanela ME: Pelvic discontinuity in revision total hip arthroplasty. J Bone Joint Surg Am 81:1692-1702, 1999.
10. Paprosky WG, Perona PG, Lawrence JM: Acetabular defect classification and surgical reconstruction in revision arthroplasty. A 6-year follow-up evaluation. J Arthroplasty 9:33-44, 1994.
11. Hedde C, Postel M, Kerboul M, Courpied JP: [Repair of the acetabulum using a bone homograft preserved at the time of revision of total hip prostheses]. Rev Chir Orthop Reparatrice Appar Mot 72:267-276, 1986.
12. Tanaka C, Shikata J, Ikenaga M, Takahashi M: Acetabular reconstruction using a Kerboull-type acetabular reinforcement device and hydroxyapatite granules: A 3- to 8-year follow-up study. J Arthroplasty 18:719-725, 2003.
13. Kerboull M, Hamadouche M, Kerboull L: The Kerboull acetabular reinforcement device in major acetabular reconstructions. Clin Orthop Relat Res 155-168, 2000.
14. Hoppenfeld S, deBoer P: Surgical Exposures in Orthopaedics: The Anatomic Approach, ed 3. Philadelpia, Lippincott Williams & Wilkins; 2003.
15. Gill TJ, Sledge JB, Muller ME: The Burch-Schneider anti-protrusio cage in revision total hip arthroplasty: indications, Principles and long-term results. J Bone Joint Surg Br 80:946-953, 1998.

16. Berry DJ, Muller ME: Revision arthroplasty using an anti-protrusio cage for massive acetabular bone deficiency. J Bone Joint Surg Br 74.711-715, 1992.
17. Winter E, Piert M, Volkmann R, et al: Allogeneic cancellous bone graft and a Burch-Schneider ring for acetabular reconstruction in revision hip arthroplasty. J Bone Joint Surg Am 83:862-867, 2001.
18. Pieringer H, Auersperg V, Bohler N: Reconstruction of severe acetabular bone-deficiency: The Burch-Schneider antiprotrusio cage in primary and revision total hip arthroplasty. J Arthroplasty 21:489-496, 2006.
19. Wachtl SW, Jung M, Jakob RP, Gautier E: The Burch-Schneider antiprotrusio cage in acetabular revision surgery: A mean follow-up of 12 years. J Arthroplasty 15:959-963, 2000.
20. Gallo J, Rozkydal Z, Sklensky M: [Reconstruction of severe acetabular bone defects using Burch-Schneider cage]. Acta Chir Orthop Traumatol Cech 73:157-163, 2006.
21. Perka C, Ludwig R: Reconstruction of segmental defects during revision procedures of the acetabulum with the Burch-Schneider anti-protrusio cage. J Arthroplasty 16:568-574, 2001.
22. Schatzker J, Wong MK: Acetabular revision. The role of rings and cages. Clin Orthop Relat Res 187-197, 1999.
23. Bohm P, Banzhaf S: Acetabular revision with allograft bone. 103 revisions with 3 reconstruction alternatives, followed for 0.3-13 years. Acta Orthop Scand 70:240-249, 1999.
24. Symeonides P, Petsatodes G, Pournaras J, et al: Replacement of deficient acetabulum using Burch-Schneider cages. 22 patients followed for 2-10 years. Acta Orthop Scand Suppl 275:30-32, 1997.
25. Sembrano JN, Cheng EY: Acetabular cage survival and analysis of factors related to failure. Clin Orthop Relat Res 2008.
26. Peters CL, Curtain M, Samuelson KM: Acetabular revision with the Burch-Schnieder antiprotrusio cage and cancellous allograft bone. J Arthroplasty 10:307-312, 1995.
27. Paprosky WG, Sporer SS, Murphy BP: Addressing severe bone deficiency: What a cage will not do. J Arthroplasty 22:111-115, 2007.
28. Udomkiat P, Dorr LD, Won YY, Longjohn D, Wan Z: Technical factors for success with metal ring acetabular reconstruction. J Arthroplasty 16:961-969, 2001.
29. Paprosky W, Sporer S, O'Rourke MR: The treatment of pelvic discontinuity with acetabular cages. Clin Orthop Relat Res 453:183-187, 2006.

第 **51** 章

髋臼重建的手术选择：定制假体

Ginger E. Holt, Douglas A. Dennis

对全髋关节置换翻修术遇到的严重髋臼缺损的现代治疗方案很多，但往往有不恒定的临床效果和重要的并发症的发生率。这些重建方案包括采用标准的髋臼杯创建高的髋关节中心、巨型半球形髋臼假体、双极人工股骨头置换术、髋臼打压植骨结合一个半球形杯、大块结构性骨移植、椭圆形髋臼假体、骨小梁金属杯与加强块联用[1,2]，以及非定制的髋臼重建环[3]。大量髋臼周围的骨丢失的患者，应用这些方法的相应困难有固定失效、假体断裂、髋关节不稳、髋关节的生物力学功能恢复障碍造成的步态改变。

另一种假体设计方案旨在限制这些失败机制，是采用定制的带三个侧翼的髋臼杯（custom triflanged acetabular component，CTAC）。这种定制假体是采用骨盆 CT 薄层扫描技术设计，中央是圆顶形，适合于髋臼中央缺损，可与髂骨上部接触。中央穹顶伸出的三个翼提供额外的髂骨、坐骨和耻骨固定。聚乙烯或金属内衬被放置到中央穹顶，采用了组装锁定机制。本章介绍此技术的适应证、设计方法、手术技巧，以及用于严重的髋臼缺损翻修的 CTAC 的结果。

适应证

由于各种原因，患者可能产生大量髋臼周围骨丢失。最常见的原因是继发于聚乙烯过度磨损造成的假体周围骨溶解。存在两种分类系统评估髋臼周围骨丢失。这些分类的基础是骨丢失的严重程度和获得固定的能力。通常，前面提

到的髋臼重建的其他手段除 CTACs 外，适合于 Paprosky Ⅰ～Ⅲ A 型和 AAOS 的 Ⅰ 型和 Ⅱ 型，而 Paprosky Ⅲ B 型和 AAOS Ⅲ 型和 Ⅳ 型缺损适合 CTAC 植入。在两个最大的现有的病例系列研究中，Paprosky Ⅲ B 型或 AAOS Ⅲ 型或 Ⅳ 型髋臼周围骨丢失的患者被选定用 CTAC 重建。

假体

对有或无假体的骨盆，从髂前上棘到闭孔 3mm 层厚 CT 扫描，对剩余部分的骨盆用 5mm 层厚扫描。然后将未压缩的数据记录在 CD-ROM，发送给假体制造商。制造商（Biomet 或 DePuy，Warsaw，IN）将对手术医生的要求提供详细说明。金属减影软件是用来创建一个三维的 1：1 的半骨盆模型，供手术医生分析（图 51-1）。工程师依靠手术者在骨盆模型上的翼的标记，随后制作一个组件的黏土原型。股骨头的中心定位是根据特定患者考虑的，包括腿长度差、计划保留或翻修股骨假体、对侧腿长度和现有的髋臼大小选择，并应在初始订单中详细说明。一般来说，首先是用闭孔上缘作为参照点确定股骨头的大致解剖中心，建立垂直头的中心位置。用前柱和后柱剩余的骨确定冠状面上股骨头的中心，而翼的几何形状和假体直径指导矢状面上股骨头中心的位置。假体面定向是按照安放杯外展和前倾角而确定。外展角度是用闭孔平面作为参照面建立。前倾角是用髂骨翼平面和闭孔作为参考而建立。

一旦完成假体的设计，对钛合金表面进行铣

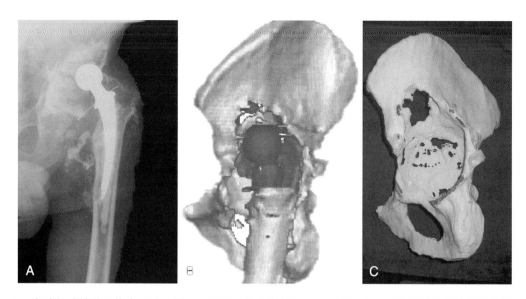

■ 图 51-1 A，失败的髋关节置换术和髋臼周围严重骨丢失患者的正位 X 线片。B，三维重建患者的半骨盆的照片。C，计算机辅助设计的患者半骨盆模型照片

削。锻造钛合金棒材的模子的内部呈半球的几何形状，以与标准的假体髋臼衬垫兼容。

髂骨和坐骨翼含有多排的螺孔，螺钉为 6.5mm。在坐骨侧翼设 5 ~ 6 个螺孔较理想，因为此部位已被证明是最常见的固定失败的位置。两排 3 ~ 4 个螺钉已经证明足以固定髂骨翼（图 51-2）。耻骨翼较小，无螺孔。

将植入物的内部几何结构加工成组装的锁定机制，它可接受任何组合的标准髋臼的聚乙烯垫或金属衬垫。CTAC 骨界面，包括翼，采用具有多孔涂层表面以促进骨长入。目前 CTAC 设计考虑到手术时更容易植入，并提供假体后方空间骨移植的方便。重要的设计特点是创造一个中央穹顶，以与残余的髂骨上部接触，可减少三个固定翼的剪应力。

手术技术

通过扩大的后外侧入路，伴或不伴大转子截骨是植入 CTAC 最好的方式。当将臀中肌和臀小肌从髂骨翼剥离时，必须仔细保护臀上动脉和神经。在髋臼假体严重凸入的患者，可能需要经腹膜后途径仔细游离髂血管使其与突入的假体分离，再通过另外的扩大外侧或经转子的手术方法翻修髋（图 51-3）。保护坐骨神经，可延长髋切口，这时可将腘绳肌的起点从坐骨结节切断。

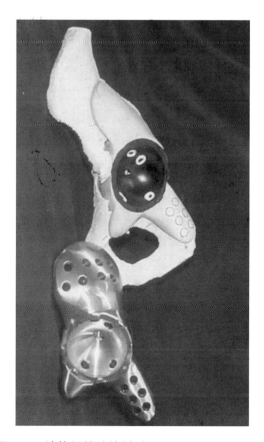

■ 图 51-2 计算机辅助绘图（computer-aided drafting，CAD），显示患者的半骨盆模型照片（将定制的 CTAC 黏土模型放在髋臼原位），以及将要植入的 CTAC 的最终设计

经过气体消毒，应将三维骨盆模型放在消毒野，为适当的假体位置做参考。术中去除的骨应

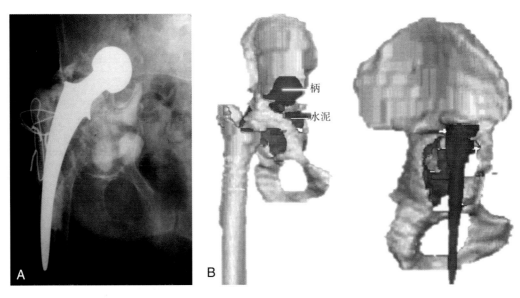

图 51-3 术前正位 X 线片（A）和照片（B）患者的髋关节三维重建，可见松动的有严重骨盆内移位的髋臼假体，首先通过腹膜后入路将髂血管从突入的髋臼假体上游离

与术前确定骨盆模型的切除的骨匹配。经典的是切除围绕着存留髋臼部分薄薄的一层骨。

可从插入坐骨或髂骨翼开始植入 CTAC。开始为了容易插入髂骨翼，将髋关节向近端移位，屈髋以松弛外展肌，然后将髋伸直，将坐骨和耻骨翼旋入其位置。应从坐骨翼开始固定螺钉，此处骨是典型的最薄弱和溶骨常见的位置。然后用螺钉固定髂骨翼，注意保护臀上神经和血管结构。此时可植入试模或髋臼衬垫组件。在骨盆不连续的情况下，手术医生有两种选择：可能会将植入物原位放置在骨盆，或准备有计划的骨盆复位。当选择在原位放置时，计划植入物及其杯的位置，固定缺损区而不复位。如果采用计划复位，将带杯的 CTAC 放在复位的位置。在此方法中首先放置髂骨螺钉以便牵拉，使其与骨紧密接触，从而将不连接且旋转的下半骨盆放置在相对上半骨盆的正确朝向。对骨盆不连续者用附加的后柱钢板固定，应在植入 CTAC 最初计划时考虑。

骨移植是用来填补 CTAC 内侧的空洞缺损，通常在安置 CTAC 前后，通过存留在髋臼周边和假体的间隙植入。在严重的坐骨溶骨患者，可能需要采用骨水泥增强的坐骨螺钉。术后，患者进行护性负重，直到放射学检查显示植骨融合。

定制三翼髋臼假体的结果

两个大的系列研究报告了定制三翼髋臼组件用于患者的结果。第一个是我们的报告，在翻修全髋置换术的 26 例，所有患者均有大的髋臼周围骨溶解（Paprosky ⅢB 型；AAOS Ⅲ 型或 Ⅳ 型）[3]。3 例患者术前被确定为半骨盆分离。这一回顾性分析平均随访时间为 54 个月（范围：24 ~ 85 个月）。患者的平均年龄为 69.2 岁（范围：44 ~ 82 岁），包括 18 位女性及 8 位男性。26 例手术，23 例（88.5%）获得临床成功（图 51-4）。如果患者不用麻醉性镇痛药能独立走动，CTAC 稳定，没有放射学上的移位，手术被认为是成功的。Harris 评分从 39 分（范围：29 ~ 54 分）提高到 78 分（范围：68 ~ 89 分）。26 例中术前需要步行辅助的有 23 例（88.5%），26 例患者术后 18 例（69.2%）放弃了步行辅助器，5 例患者使用手杖，2 例患者使用步行车。

在 26 例 CTAC 中，23 例（88.5%）被认为是固定稳定且没有放射学上的移动。三个假体显示螺钉从坐骨脱出，并有假体移位。未观察到有螺钉断裂。在其中 CTAC 被判定为 X 线稳定的所有患者中异体松质骨呈现融合。假体失败发生的主要原因是坐骨固定失效，临床和放射学检查在术后 18 个月明显出现。所有这三例失败都继发假体松动，其中 2 例患者存在术前骨盆不连续（图 51-5）。骨盆不连续的前两个失败的案例都没有使

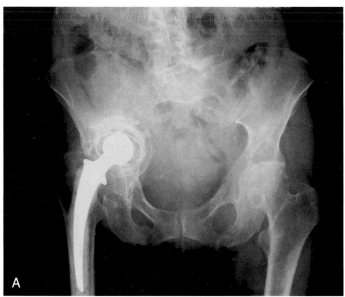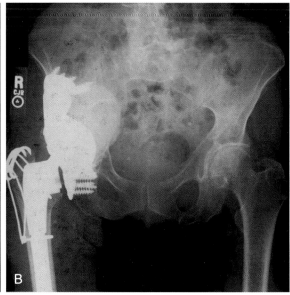

■ 图 51-4　A．患者术前正位 X 线片显示髋臼假体松动和大量髋臼骨质丢失。B．术后正位 X 线片，CTAC 重建和腔隙异体骨植入后。注意，采用大转子截骨用以防止在植入假体时对臀上神经的过度牵拉

用附加的柱钢板。在术前骨盆不连续的第三例患者使用附加的后柱钢板，临床结果显示成功，不连续处融合。其他并发症包括术后脱位 2 例，非手术治疗成功；2 例患者明显跛行，Trendelenburg 征阳性。对这 2 例患者使用扩大的后外侧手术入路但未行转子截骨。在怀疑这 2 例患者在显露髂骨的过程中损伤了臀上神经。无感染病例。

虽然此报告的随访时间（54 个月）有限，但与 Christie 等应用 CTAC 的系列研究结果可比拟[4]。在 65 例 67 髋患者中，平均随访 53 个月（范围：24 ~ 107 个月），进行评估研究。患者的平均年龄为 59 岁（范围：29 ~ 87）。术前骨缺损 AAOS Ⅲ 型（联合缺损）39 髋，39 髋为 AAOS Ⅳ 型（骨盆不连续）。临床结果表明有相当的功能改善。Harris 评分从术前平均 33.3 分（范围：0 ~ 68 分）到术后平均 82.1 分（范围：59 ~ 100 分），得到改善。术前，所有患者的需要步行器辅助，或不能行走。术后，30 例（46.2%）不需要步行辅助，18 例（27.7%）部分或所有的时间需要辅助，7 例（10.8%）使用单拐或双拐，9 例（13.8%）使用学步车。X 线检查结果表明，所有的假体表现稳定，没有证据显示假体移位。术前骨盆不连续的 2 个髋在不连续处有不完全愈合，1 例患者表现为未完全愈合的骨折线，另 1 例患者表现为坐骨螺钉松动。对这些患者均在 3 年和 4 年后进行随访评估，没有杯移位的影像学证据或髂螺钉松动，患者都无症状，在这些患者中的基本诊断是骨关节炎和类风湿性关节炎。在余下的 30 髋，在骨盆部不连续处呈现融合。67 例中的 42 例（62.7%）内侧壁出现倾向正常的盆腔解剖的骨重塑。总体而言，78 例中 13 例（17%）需要再次手术，主要是转换或更换为限制性衬垫。12 例 12 髋（15.6%）在此关节置换术后脱位，其中 6 例（7.8%）因复发性脱位而置换。有 1 例浅表感染，无深部感染。5 髋发生坐骨神经部分麻痹。两髋发生在分离神经致密瘢痕时，3 髋发生在术后形成的急性血肿压迫。及时减压后改善了神经功能。所有患者获得明显或完全恢复，没有因坐骨翼的位置或大小发生麻痹。

讨论

有多种选择可用于大的髋臼周围缺损的髋关节翻修术。这些选择基于预见骨丢失的数量和类型，获得坚强稳定的置入假体并与骨整合的能力，以及长期可预见的假体存留。较不理想的选择包括：用标准假体建立一个高位髋关节中心、双极人工股骨头置换术、打压植骨和大的结构异体骨[3]。

用标准压配髋臼杯重建高的髋关节中心改变了髋关节中心和外展肌生物力学，造成肢体不等

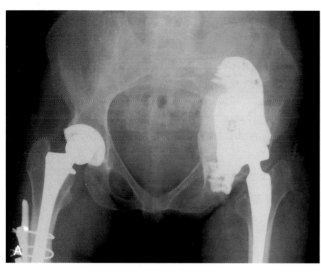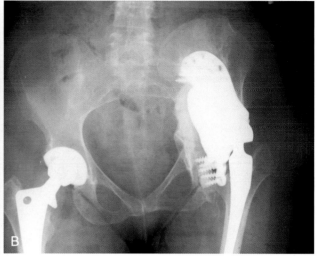

■ 图 51-5　**A**，早期骨盆正位 X 线片显示定制三翼髋臼假体的放置。**B**，术后 13 个月正位骨盆 X 线片显示松动伴坐骨固定失败

长和脱位率增加的不良结果。虽然这种技术采用将杯放置在剩余髋顶部且跨越了骨盆不连续处，但它并没有真正解决骨盆不连续的问题。双极人工股骨头置换术因为假体移位和移植骨吸收的早期失效，故已基本放弃。虽然打压植骨的存留率为 85% ~ 94%，但它主要用于Ⅰ型和Ⅱ型缺损。在前柱和后柱主要部分的髋臼缺损的情况下，这种重建方法还不足以获得稳定骨盆的连续性，通常不提供足够的髋臼假体稳定性[5]。即刻髋臼周围骨量的恢复，植入的结构性异体骨支撑髋臼假体，是结构性髋臼骨移植的早期优点。不幸的是，多项研究报告了异体骨的失败，原因是假体的松动和后期的异体骨吸收或塌陷。将结构性异体骨与柱钢板或抗凸入环（笼）联合应用使结果改善[6,7]。

巨型半球形杯、椭圆形髋臼假体和重建笼在髋臼翻修手术中修复大的缺损获得较大成功。当假体获得宿主骨支持时，使用巨型髋臼杯总可有不错的结果。巨型杯的结果虽然是优秀的，但这种技术在骨盆不连续，或非常大且几何形状复杂的缺损病例，结果不能令人满意。已报告椭圆形的髋臼假体有良好的中期结果[8]，但治疗大量缺损的价值仍值得商榷，因为它们需要一个完整的后柱支持。这些植入物更适合 Paprosky 型Ⅰ~ⅢA 和 AAOS Ⅰ型和Ⅱ型缺损。

由于半球形巨型髋假体不能在髋臼周围存在骨溶解而失败的全髋置换术中获得稳定的固定，目前使用的非定制抗凸入的重建环是主要的治疗方法[9]。这种假体能在远端的剩余髋臼周围骨（髂骨和坐骨）上获得固定，同时保护重建的骨移植。失败率差异很大，主要是因为后期环移位或折断、髋臼假体松动或环变位引起脱位。与 CTAC 对比，这些装置没有供骨长入的多孔涂层，其可延展的翼使植入物易于失败。非定制抗凸入环的新变化，包括组装的重建笼（Zimmer，Biomet，Warsaw，IN），可将其置入抗凸入环内，同时用其对加强翼提供额外的稳定，目前尚无这些设备的临床效果报告。

处理大的髋臼缺损的另一项新技术，是采用非定制重建笼（"杯-笼"）与骨小梁金属加强块联合组装。Hanssen 等报告 16 例，平均随访 31 个月，使用这些设备[2]，虽然早期结果满意，但数据是初步的，不能得出任何实质性的结论。这项技术的缺陷包括组件中加强块的尺寸受限，需要用骨水泥粘连，以增加组件的尺寸，从而降低适当填补大的髋臼缺损的功效。

短到中期的 CTAC 经验是可喜的。它可被坚固固定在残存的宿主骨（髂骨、坐骨和耻骨）上，为骨长入多孔涂层表面提供了一个稳定的环境。与多孔涂层的半球形假体相比，这些多孔涂层植入物骨长入机制和放射学表现是相同的。定制设计增加了匹配精度。从生物力学讲，定制的设备较传统的非定制抗凸入装置要强得多。这种强度反映在报告的病例中无植入物折断。这种设计与组装的聚乙烯（半球形、延长缘、外移的或限制性的）或金属内衬合用，将增加手术医生获得术中髋关节稳定的能力。

　　CTAC 的缺点包括假体定制的费用高和费时（通常为 4 ~ 6 周）。成本增加（约 5500 美元）可能会使一些机构望而却步。需要充分显露髂骨来确定假体髂骨翼的准确放置，此举有损伤臀上神经的风险。出于此原因，建议行股骨大转子截骨以减轻臀上血管和神经在植入 CTAC 时的张力。

　　使用此装置治疗骨盆不连续也有疑问，除非再另加柱钢板。建议在严重的坐骨溶骨情况下使用水泥增强坐骨螺钉。理想的情况下，CTAC 应设计髂骨翼两排 3 ~ 4 个螺钉（共 6 ~ 8 个）和至少 4 个或 5 个坐骨螺钉。假体的中央穹顶的设计应接触到残留的髂骨，以减少髂骨、坐骨、耻骨翼固定的剪切应力。在这一章中提出的结果证明，建立在宿主骨上即刻的稳定，可恢复正常的髋关节中心，并允许恢复骨量。CTAC 在治疗严重髋臼周围骨缺损患者时是一个实用的方案。

（刘朝晖 译　孙　伟、李子荣 校）

推荐阅读

D'Antonio JA, Capello WN, Borden LS, et al: Classification and management of acetabular abnormalities in total hip arthroplasty. Clin Orthop Relat Res 243:126-137, 1989.

Paprosky WG, Perona PG, Lawrence JM: Acetabular defect classification and surgical reconstruction in revision arthroplasty: A 6-year follow-up evaluation. J Arthroplasty 9:33-44, 1994.

Peters CL, Curtain M, Samuleson KM: Acetabular revision with the Burch Schneider antiprotrusio cage and cancellous allograft bone. J Arthroplasty 10:307-312, 1995.

Saleh KJ, Jaroszynski G, Woodgate I, et al: Revision total hip arthroplasty with the use of structural acetabular allograft and reconstruction ring: A case series with a 10-year average follow-up. J Arthroplasty 15:951-958, 2000.

Whaley AL, Berry DJ, Hanssen WS: Extra-large uncemented hemispherical acetabular components for revision total hip arthroplasty. J Bone Joint Surg Am 83:1352 1357, 2001.

参考文献

1. Paprosky WG, O'Rourke M, Sporer SM: The treatment of acetabular bone defects with an associated pelvic discontinuity. Clin Orthop Relat Res 441:216-220, 2005.

2. Nehme A, Lewallen DG, Hanssen AD: Modular porous metal augments for treatment of severe acetabular bone loss during revision hip arthroplasty. Clin Orthop Relat Res 429:201-208, 2004.

3. Holt GE, Dennis DA: Use of a custom triflanged acetabular component in revision total hip arthroplasty. Clin Orthop Relat Res 429:209-214, 2004.

4. Christie MJ, Barrington SA, Brinson MF, et al: Bridging massive acetabular defects with the triflanged cup: 2 to 9 year results. Clin Orthop Relat Res 393:216-227, 2001.

5. Schreurs BW, Busch VJ, Welten ML, et al: Acetabular reconstruction with impaction bone-grafting and a cemented cup in patients younger than fifty years old. J Bone Joint Surg Am 86:2385-2892, 2004.

6. Gross AE, Goodman S: The current role of structural grafts and cages in revision arthroplasty of the hip [review]. Clin Orthop Relat Res 429:193-200, 2004.

7. Piriou P, Sagnet F, Norton MR, et al: Acetabular component revision with frozen massive structural pelvic allograft: Average 5-year follow-up. J Arthroplasty 18:562-569, 2003.

8. Moskal JT, Shen FH: The use of bilobed porous-coated acetabular components without structural bone graft for type III acetabular defects in revision total hip arthroplasty: A prospective study with a minimum 2-year follow-up. J Arthroplasty 19:867-873, 2004.

9. Berry DJ: Antiprotrusio cages for acetabular revision. Clin Orthop Relat Res 420.106-112, 2004.

第**52**章

骨溶解的病灶治疗

John C. Clohisy, R. Stephen J. Burnett

要点提示

- 假体碎屑微粒诱发的髋臼骨溶解是髋关节翻修术常见的适应证。
- 固定良好、位置好的髋臼合并进行性骨溶解是病灶治疗的适应证。
- 术前计划包括确定需要置换的股骨头和内衬,需要改变重建技术的设备。
- 手术应充分显露髋臼以供有效移植和更换组装部件。
- 应强调植入大直径的股骨头及低磨损的承重面以减少术后脱位及复发性骨溶解的危险。

骨长入非骨水泥固定的假体的导入极大地改善了初期全髋关节置换术固定的耐久性,许多第一代非骨水泥杯获得了可靠的骨整合和固定。而导致长期失败的确定机制是由于不恰当的内衬锁定装置和聚乙烯磨损。如固定良好的髋臼杯合并明显的聚乙烯磨损,则产生颗粒碎屑而造成在稳定假体存在时发生髋臼周围骨溶解的环境。在这种情况下,假体碎屑沿杯周缘经螺钉孔或沿固定髋臼的螺钉接近邻近的宿主骨。尽管骨长入柱以维持假体的结构整合性,此生物学过程能导致较大的膨胀性溶骨性病灶,但在临床上常呈隐匿性。非骨水泥固定的髋臼骨溶解是当前髋关节翻修术的最常见原因之一[1]。髋关节翻修技术已用于解决特殊临床情况,如固定良好的髋臼杯合并较大的聚乙烯磨损和骨溶解,以及髋臼假体即将失效或髋臼内衬发生灾难性失效。当施行髋臼周围骨溶解的病灶治疗时,现代手术的策略是常用于维持固定良好的髋臼杯,同时更换假体关节的承重面。此手术策略能获得骨溶解缺损的局部治疗,允许更换假体承重面,使髋臼周围骨量丢失最小,而骨溶解是取出骨已整合的非骨水泥杯必然遇到的[2~4]。

Rubash 等[4]对非骨水泥固定髋臼失效提出分类系统,分为三种不同类型(表 52-1)。1 型髋臼杯有稳定的骨整合,能维持,可考虑行单纯的髋臼内衬更换,或用骨水泥将内衬粘固在固定良好的髋臼杯内;2 型包括固定良好的髋臼杯,存在除了髋臼杯固定状态外的其他理由,例如需取出和

表 52-1 非骨水泥髋臼假体分类系统
Ⅰ型:稳定,功能良好
骨长入髋臼杯
聚乙烯磨损
局灶性破坏
可替换聚乙烯内衬
Ⅱ型:稳定,功能受损
过度磨损导致髋臼杯无功能
锁扣机制破坏
非组件假体
Ⅲ型:不稳定
松动的假体塌入病灶内

数据来自:Rubash HE,Sinha RK,Paprosky W,et al. A new classification system for the management of acetabular osteolysis after total hip arthroplasty. Instr Course Lect,1999,48:37-42;和 Maloney WJ,Paprosky W,Engh CA,Rubash H. Surgical treatment of pelvic osteolysis. Clin Orthop Relat Res,2001,393:78-84

翻修固定良好但位置不好的假体；3 型包括不稳定的髋臼杯，因而需做全部髋臼翻修。

本章将集中叙述 I 型的手术治疗。具体地讲，髋臼杯固定良好，髋臼内衬能更换或用骨水泥粘固，合并的溶骨性病灶能用局限骨移植治疗。本章将详述骨溶解伴有固定良好、位置佳的髋臼杯的手术技术。

适应证和禁忌证

髋臼杯周围骨溶解的病灶治疗的主要适应证是进行性骨溶解，或固定良好的髋臼杯周有较大的溶骨性病灶（图 52-1）[2-4]。对加速的聚乙烯磨损或在缺乏较大骨溶解的灾难性髋臼内衬失效时，股骨头和髋臼内衬更换也是适应证。在这些临床

情况下，手术医生能试图沿髋臼杯作骨移植（如骨溶解存在），以保留髋臼杯，更换关节面，包括髋臼内衬和股骨头。髋臼骨溶解的病灶治疗有特殊适应证，在开展重建手术前可能会碰到的。最重要的是，拟保留髋臼假体必须与宿主骨有坚固的骨整合，并且必须有适当的位置能提供稳定的髋关节重建。应能接触到病灶，以便沿髋臼杯进行手术刮除及植骨。

这种翻修技术有几种相对禁忌证[2~4]。如果髋臼杯未达骨整合、杯的位置不良、内衬不能更换或杯已损坏至内衬无法嵌入或用骨水泥粘固，则必须翻修髋臼杯。如溶骨性病灶大且不能进入，或病灶呈进展性，则必须全部翻修髋臼假体。此做法将允许改善进路，对缺损植骨，只要骨盆骨量在杯再植入时不是明显受损。如果髋臼杯有不良

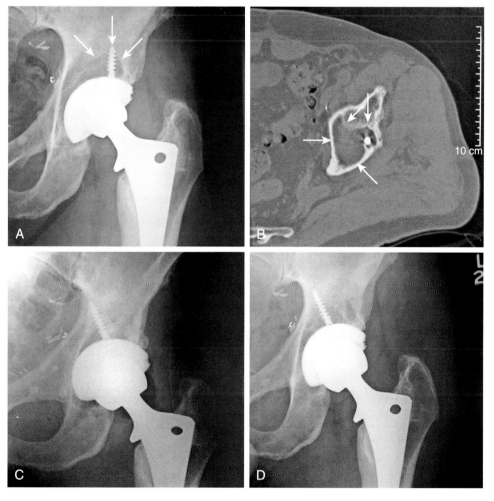

■ 图 52-1　**A**，62 岁活跃男性，轻度髋关节痛，左髋正位 X 线片显示髋臼上部骨溶解；**B**，术前 CT 显示病灶外形及特定部位。对患者采用更换髋臼内衬和股骨头治疗。将股骨头直径大小增加至 36mm，并放置高交联聚乙烯内衬；**C**，对髋臼上部病灶用同种异体颗粒骨移植；**D**，2 年随访，患者无症状和体征，活动不受限，髋关节正位 X 线片显示骨溶解缺损部分已解决，白色箭头显示正位 X 线片及 CT 扫描的溶骨性病灶

跟踪记录或不理想的骨表面固定而不是三维骨长入面，则必须仔细评估稳定性，然后试图作假体全部翻修，特别是年轻患者，不理想的骨表面固定的例子包括钛等离子喷涂和羟基磷灰石涂层粗面交织杯。其他禁忌证包括较小的、无症状的溶骨性病灶或较小的溶骨性病灶长期不进展。较大的内科并存病使患者有出现难以承受的手术并发症的风险。同时发生假体感染是髋臼缺损的局灶性治疗较少见的禁忌证。

术前计划

术前计划是假体周围骨溶解手术治疗非常重要的部分。医生应制订具体的术前计划，并应预备替代的重建方案。为使手术最优化，应准备适当的手术设备、髋关节假体、拔出器械和移植骨材料。即使计划做局部骨溶解手术，也应准备全部翻修的替代方案。手术设备包括取出固定良好髋臼杯的器械、髋臼重建装置及移植材料等。

作为术前计划的一部分，应复习患者的病史及体检情况。对髋关节外展功能丢失者，植入限制性的髋臼内衬或大直径股骨头可增加髋关节稳定性。翻修术前，应排除假体周围感染。我们常规用红细胞沉降率和C反应蛋白监测假体感染，如其中之一或两者均升高，应作髋关节穿刺，以吸取关节液作细胞计数及细菌培养。

术前影像检查确定植入物的固定状态、聚乙烯磨损的程度及骨溶解病灶的大小和位置。常规获得骨盆正位及受累髋的穿桌侧位X线片以便评估髋臼假体。骨盆正位片显示股骨头偏心，这提示聚乙烯内衬磨损。如计划保留原假体，则必须评估髋臼杯的位置。还应注意骨溶解病变是否存在，其大小及位置。穿桌侧位片显示髋臼的前后倾情况、骨量及后柱完整性、骨溶解病灶的大小与位置。如考虑前后柱内是否存在骨溶解及其范围，则宜选择拍摄闭孔斜位或髂骨斜位X线片。骨盆的闭孔斜位片可显示前壁的完整性，髂骨斜位片显示后柱。组合这些X线片的信息可准确评估宿主骨的完整性及寻找假体周围骨溶解。X线片分析能获知已存假体类型及固定状态。如为手术医生不熟悉的特殊假体，则应获得原实施手术的医院及手术记录，以确保在翻修手术时可用适合的假体。

为了补充普通平片，减影的CT扫描对检测可疑病灶较敏感，对定位和估计已记载的溶骨区大小较好（图52-1）。CT扫描也能较精确地勾画出前后柱和内壁的完整性，故此，如考虑拔除髋臼杯时，可提供用于髋臼重建的宿主骨有用的信息。

如术前X线片显示髋臼杯固定良好、位置佳，但合并进行性或较大的溶骨性病灶，则可作局部治疗，我们的初期治疗计划应包括保留髋臼假体。用放射线评估髋臼的骨整合情况，还应在术中证实。应确定髋臼杯的大小，搞清可能选择的内衬尺寸。调整偏心距、外倾角及加高内衬边缘均可增加稳定性。翻修术时增加股骨头假体直径将增加髋关节稳定性，但髋臼杯必须与适当厚度和较大内径的聚乙烯的内衬相匹配。内衬锁扣机制的原始记录也为术前计划的内容。必须估计内衬的大小。应确定能与内衬相匹配的股骨头的相对大小，所有选择的假体在手术时均应获得。现在我们较喜欢用较大的股骨头，原因在于已知股骨头和内衬替换术后脱位风险较高[5]。通常，当用32mm和36mm直径的股骨头可用于病灶治疗时，我们倾向避免使用较小的和带裙边的股骨头。我们常规用高交联聚乙烯内衬，对用骨水泥将内衬粘固在原存髋臼中，我们准入的门槛低，尽可能不保留有问题的内衬扣锁装置。手术医生始终要准备全部髋臼翻修并在需要时作骨移植。除了对髋臼侧作模板，也须鉴别股骨侧假体，适当选择股骨头以方便使用。骨移植的选择可能包括同种异体碎骨块、大块的异体骨或各种市售便利的骨替代材料，增大的假体对提供结构支撑是首选。对假体周围骨溶解病灶治疗的器械也能在进入病灶、清创及适当的移植等提供帮助。高速磨钻头可用于内衬及表面粗糙的髋臼杯，以增加杯-骨水泥或内衬-骨水泥界面的机械稳定性。髋关节取出器械及供翻修用的髋臼杯都应准备。

术前计划的描述将为手术医生对手术治疗、确保使用便利的适当髋关节假体、拔出器械、骨移植及加强装置等提供特殊策略。

手术技术

多种手术入路可用于髋关节显露及髋臼骨溶解的病灶治疗。入路选择依赖于手术医生的喜好及特殊翻修操作的需要。经后外侧、前外侧及转子截骨术入路均能恰当显露髋臼。每一种入路均有其优、缺点。通常，我们喜用后外侧入路行髋臼翻修（图 52-2），因为此入路沿不损伤外展肌的间隙进入，且可广泛延长。患者取侧卧位，应垫好所有的周围神经及骨突部。切皮前按常规应用预防性抗生素。临床测量肢体长度，切口以近中段股骨及大转子中间为基准，在大转子尖端稍向髂后上棘呈弧形。尽可能将原有切口与新的手术切口结合在一起。切口长度取决于患者体型及重建的细节。皮肤切口经皮下组织达其下的阔筋膜

和臀大肌筋膜。鉴别阔筋膜，从伤口远端切开以建立软组织平面，形成阔筋膜层的前后瓣，然后继续向近端分离。当向近端解剖时，在前上伤口中仍要仔细在臀中肌纤维外层解剖。向近端劈开臀大肌肌腹。一旦建立整个伤口的前后瓣，可触及坐骨神经，在整个手术过程中注意保护坐骨神经。如不能触及坐骨神经，因顾虑神经位置，则宜作软组织解剖以确定坐骨神经，如需要广泛显露，则切断附着在近端股骨的臀大肌。将假性关节囊和外旋肌的软组织瓣从大转子的后侧抬高，沿臀中肌后侧向近端、沿股外侧肌后外侧向远端

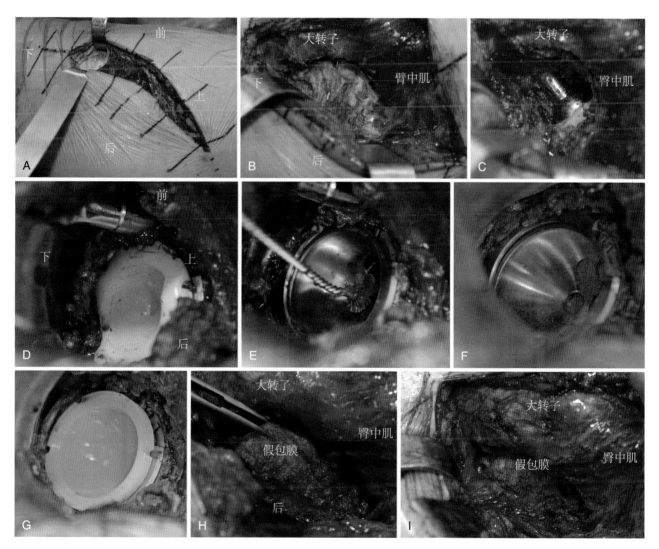

■ **图 52-2** **A**，髋臼内衬和股骨头更换伴溶骨性缺损治疗的手术技术。患者 62 岁，男性，髋臼杯固定好、位置佳且合并髋臼骨溶解（见图 52-1）。显示通过后外侧入路进入关节。切口以股骨近端及大转子为基准，在伤口的远端找到筋膜层并向近端延伸；**B**，将假关节囊和外旋肌的软组织瓣从大转子处剥离；**C**，此举可允许关节极好的进路和显露；**D**，髋关节脱位，取出股骨头，在前方做成袋状后将股骨颈向前放置；**E** 和 **F**，对溶骨性病变作局部治疗；**G**，在扣锁装置功能保存时更换髋臼内衬。直径内衬为 36mm，植入高交联聚乙烯内衬以获得最适宜的髋稳定性，可使将来的磨损最小。**H** 和 **I**，将后关节囊和外旋肌瓣经大转子钻孔用不吸收线缝合

扩展。将后侧软组织袖向上外侧和后下侧松解以造成一不规则的四边形瓣，可将瓣向后翻转以便进入关节。为了随后的闭合，在整个手术过程应维持此瓣。在关节内切断上、下假关节囊组织，使髋关节脱位。移动股骨近端拔出股骨头，评估股骨柄假体的固定及倾角。如股骨柄固定良好，且在适当位置，则将注意力转向髋臼显露。将股骨拉向前方，以方便进入髋臼窝。特别要注意切除另外的假关节组织，以建立前上侧袋。可用Cobb抬高器抬高髋臼的前上部分软组织以提供放置股骨颈的空间。将股骨颈前移，将手术侧肢体稍屈曲及外旋，使股骨颈从前上方露出。将一把眼镜蛇拉钩放在前侧以牵开股骨近端，在下方及

后方各放置一把牵开器以使整个髋臼显露。评估髋臼内衬并取出。观察内衬扣锁装置以确定能否继续使用。观察髋臼假体的位置并决定是否要对假体作适当定位。沿周缘和经杯的螺孔鉴别髋臼周围溶骨性病灶，并作出保留还是拔出假体的确定的手术决定（图52-3）。如髋臼杯固定好、位置佳，则选择溶骨病灶植骨，更换髋臼内衬和股骨头。对拔除和插入新的髋臼内衬、沿髋臼杯周缘植骨等均须广泛显露髋臼。

髋臼一经显露，取出髋臼内衬。通常用1cm弧形骨刀即可，也可用3.2mm钻头在内衬上钻孔，插入6.5mm松质骨螺钉并顶出。在多数情况下，内衬被松动。取出内衬后，应评估髋臼周缘的骨

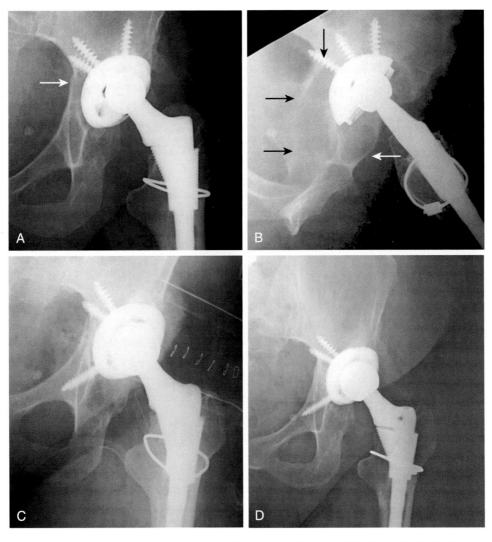

■ **图 52-3** 对巨大的溶骨性病变局部手术治疗的病例。患者 36 岁，女性，初次行复杂的全髋关节置换术后 10 年，左髋出现急性疼痛。正位 X 线片显示髋臼内侧壁骨折（白色箭头）（**A**），髂骨斜位片显示后柱和坐骨有巨大的髋臼骨溶解病变（黑色箭头和白色箭头）（**B**）。考虑到假体取出后骨质受损，对患者行股骨头和内衬更换及骨移植手术（**C**）。**D**，术后 4 年内侧壁骨折已经愈合，症状消失，X 线显示髋臼假体固定良好

质。如髋臼杯有螺丝孔，它们可用于检查髋臼后方骨溶解。如病灶为周缘性，可沿假体周缘进入。偶尔有大的病灶不容易经假体或沿假体周缘进入，则需作小的皮质开窗。这时可用 1cm 骨刀，定位后开窗可直接进入溶骨区。对病灶清创，刮除所有的肉芽组织和溶骨膜。然后，手术医生选择骨或骨替代材料移植以充填骨盆空隙。须强调的是，在骨移植前，必须广泛显露髋臼。应清除所有环绕髋臼的软组织，将移植材料用手压紧，或用特殊器械打压（图 52-4）。此器械被设计成用于放置移植骨替代材料并在溶骨区植骨。移植完成后，我们用内衬试模及股骨头复位法检测髋的稳定性。在这种情况下，试模复位非常有帮助。我们倾向使用 32mm 或 36mm 直径的股骨头。髋关节试复位后，检测前后稳定性、下肢长度、平衡、软组织张力及撞击。适当重建后，如髋臼内衬扣锁装置仍完整，放置内衬，如不完整，则最好用骨水泥粘固。通常，约 3mm 厚的骨水泥鞘已足够。髋臼内衬的背面常常是光滑的，应用高速磨钻造成粗糙面以增加生物力学稳定性[6]。类似的，如髋臼杯内面是光滑的且没有螺钉孔，也可用金属切割钻头打磨。注意内衬骨水泥技术，不要使内衬边缘超出髋臼杯。安放不良的内衬会有移位及失效的危险。髋臼内衬不应被骨水泥抬高突起，此乃常见错误，如用太多的骨水泥易造成此错误。不要通过内衬变位去改变髋臼的倾角，因为这会增加股骨颈与内衬的撞击，从而削减内衬的机械稳

定性。应注意内衬骨水泥固定是良好的手术技术，它能如同多数市售的扣锁装置一样稳固。最终骨水泥变硬后，放置股骨头或股骨柄，将髋关节再次试复位以确保稳定性。

围术期管理

髋关节翻修术患者围术期的管理取决于关节重建特性和手术的复杂性。对采用保留假体通过骨溶解病灶手术治疗的翻修术患者，康复计划很简单。如存在已知的术后脱位的风险[5]，术后患者需用外展支具固定 6 周。将支具维持 15° 外展中立位，允许髋关节保持 30° ～ 70° 屈曲的活动范围。6 周后除去支具，3 个月内警惕髋关节后脱位。对于股骨头和衬垫更换的患者负重不受限制。如果对股骨侧旋行更大的翻修术，负重不能太匆忙和过度。术后第二天就可以进行等长的肌肉练习，术后 6 周开始更积极的力量练习和步态训练。患者最好采用脊髓麻醉，术后疼痛管理包括根据需要选择口服麻醉剂、抗炎药和静脉注射麻醉剂。对于更复杂的翻修术，如股骨侧翻修或延长转子截骨术，患者 6 ～ 12 周后才能恢复完全负重。完全负重往往伴随更加积极的力量训练计划。

并发症

有多种并发症，取决于重建术的大小及难度。与骨溶解的病灶治疗关联最大的并发症为脱位。脱位的发生率很高，尤其是在采用后外侧髋关节入路时高发[5]。在更换股骨头和髋臼内衬后，我们强烈推荐对假性关节囊仔细闭合并应用支具。髋关节脱位以及内衬移位可经常发生在位置良好的假体上，当然也可发生在不恰当的水泥或水泥抬高的情况。髋臼内衬边缘和股骨颈边缘的撞击常可造成水泥固定的内衬移位。除此之外，血栓、感染、神经和血管问题、内科并存病、术中牵引都可以造成很多术后问题。这些并发症可以通过术前对患者评估及对手术过程进行计划而减到最少。完备的设备、假体、骨移植材料都会有利于手术成功，使术中及术后并发症的危险降到最低。

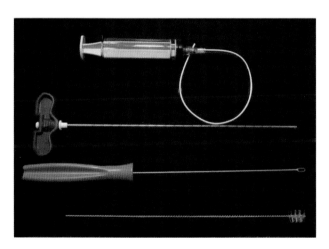

■ 图 52-4　用于治疗假体周围骨溶解病变区的刮除和移植器械

（程立明 译　李子荣　孙　伟 校）

参考文献

1. Clohisy JC, Calvert G, Tull F, et al: Reasons for revision hip surgery: A retrospective review. Clin Orthop Relat Res 429:188-192, 2004.
2. Maloney WJ, Herzwurm P, Paprosky W, et al: Treatment of pelvic osteolysis associated with a stable acetabular component inserted without cement as part of a total hip replacement. J Bone Joint Surg Am 79:1628-1634, 1997.
3. Maloney WJ, Paprosky W, Engh CA, Rubash H: Surgical treatment of pelvic osteolysis. Clin Orthop Relat Res 393:78-84, 2001.
4. Rubash HE, Sinha RK, Paprosky W, et al: A new classification system for the management of acetabular osteolysis after total hip arthroplasty. Instr Course Lect 48:37-42, 1999.
5. Boucher HR, Lynch C, Young AM, et al: Dislocation after polyethylene liner exchange in total hip arthroplasty. J Arthroplasty 18:654-657, 2003.
6. Haft GF, Heiner AD, Dorr LD, et al: A biomechanical analysis of polyethylene liner cementation into a fixed metal acetabular shell. J Bone Joint Surg Am 85:1100-1110, 2003.

第53章

全髋关节置换术后的静脉血栓栓塞性疾病

Frank A. Petrigliano, Jay R. Lieberman

> **要点提示**
>
> - 接受 THA 的患者发生静脉血栓及栓塞的风险很高，需要积极预防。
> - 精确剂量的华法林、低分子肝素以及磺达肝癸钠都能在一定程度上降低 THA 后血栓形成的风险。
> - 尽管药物干预的具体时限还不是很清楚，但现有的数据显示最好在 10～14 天以上。
> - 对于具有发生血栓栓塞高风险的患者，应该更加积极地延长干预时间。

在北美，THA 是最普遍的手术之一，它能够很好地缓解疼痛、恢复功能以及改善生活质量。但是，接受 THA 的患者术后发生静脉血栓栓塞性疾病的风险会增加，这种伴随下肢关节置换的并发症有时甚至可以是致命的。尽管骨科医生普遍意识到对于这种潜在的风险需要进行预防深静脉血栓的治疗，但目前尚没有一种最佳的预防手段。一般来说，对于预防措施的选择主要涉及平衡功效和安全性，尤其是出血。这一章的内容是，对目前针对 THA 后预防静脉血栓栓塞性疾病的药物预防及物理手段进行综述及评估。

发病机制

有多种围术期的因素导致接受 THA 的患者发生下肢静脉血栓的风险增高。血栓形成往往与静脉淤滞 Virchow 三联征、血管内皮损伤、血液的高凝状态等有关。这些因素都会在 THA 整个阶段出现。髋脱位、手术时下肢体位以及扩髓和假体柄的插入都会造成股静脉血流受阻，继而造成下肢静脉的淤滞。术后局部水肿以及患者下肢活动减少也可能减少静脉回流。手术时患肢的极度内旋有可能压迫股静脉从而继发血管内皮损伤，而使用骨水泥时的产热又会对血管内皮造成进一步的损害。最终，这些因素在 THA 过程中导致了血液的高凝状态 [1a]。术中失血会导致血清中的凝血因子 III 的减少以及纤溶蛋白途径的抑制。此外，研究显示，扩髓和假体柄的植入都会导致血清中反映血栓形成的标志物升高，包括凝血酶原 F1.2、凝血酶 - 抗凝血酶、纤维蛋白肽 A 以及 D- 二聚体 [2]。这些数据显示 THA 中一些刺激血栓形成的因素被激活，因此任何预防措施的真正目的都应该是阻止血凝块的进一步形成和扩散。

流行病学

血栓栓塞性疾病是 THA 后最常见的并发症，占术后死亡原因的 50% 以上。如果不加以预防，THA 后 40%～60% 的患者会发生无症状的深静脉血栓，其中近端血栓形成的患者占 10%～40% [4,5]（表 53-1）。这些患者大部分没有临床症状，并且最终不会被发现，也不会留下后遗症。但是，少数接受 THA 的患者（2%～5%）会出现血栓栓塞性疾病的症状 [4]。没有进行干预的血栓很可能向近心端迁移，并有可能造成肺栓塞。随着平均住院时间的缩短，很多有症状的血栓栓塞都是在术后解除心电监护后出现的。在我们的研究中，在

表 53-1　主要骨科手术后的静脉血栓栓塞疾病				
	深静脉血栓			
	形成（%）		肺栓塞（%）	
手术	总数	近端	总数	致死性
THA	42～57	18～36	0.9～28	0.1～2.0
全膝关节置换术	41～85	5～22	1.5～10	0.1～1.7
髋部骨折手术	46～60	23～30	3～11	2.5～7.5

摘自：Geerts WH，Pineo GF，Heit JA，*et al.* Prevention of venous thromboembolism：The Seventh ACCP Conference on Antithrombotic and Thrombolytic Therapy. Chest，2004，126：338S-400S

接受大关节手术的患者中，大约有 20% 的术后静脉造影没有发现血栓，而在接下来的 3 周里发生了静脉血栓。其他一些研究显示，尽管 THA 术后有症状的静脉血栓累积发生率不高，但大部分（76%）都发生在出院后（图 53-1）[2,7]。

目前尚无可靠的方法评估接受关节置换的患者是否会发生下肢深静脉血栓。接受 THA 后发生血栓栓塞的患者，将近 50% 并没有相关的危险因素，这使得确定易感人群相当困难。然而，仍有一些因素已被确定和接受（表 53-2）。其中最重要的一些因素包括：既往有发生血栓栓塞的病史、肥胖（体质指数＞25）、术后下床活动过迟以及

女性[7]。在一些患者中，因子 V Leiden 突变、抗磷脂抗体综合征、蛋白 C 和 S 不足以及纤维蛋白溶解系统的受损都会增加 THA 术后血栓形成的风险。目前相关的基因多态性研究显示，凝血酶原 G20210A 和抗凝血酶Ⅲ和 THA 术后血栓发生最为相关[9]。但是血栓形成疾病在人群中的总体发病率比较低，所以并不推荐对接受 TIIA 的患者进行术前的基因筛查。

全髋关节置换术后的预防措施

THA 术后血栓栓塞性疾病的风险显著增加，使针对此并发症的围术期预防势在必行。尽管相关的药物及物理干预在临床已经进行了三十余年，但至今尚无一种理想的预防程序可供推荐。随机对比临床试验是评估各种药物效果的金标准，已经有很多相关的高质量临床研究对各种预防手段

表 53-2　THA 术后静脉血栓栓塞性疾病相关的临床危险因素
危险因素
既往有血栓栓塞性疾病
肥胖
女性
术后延迟活动
高龄
瘫痪
恶性肿瘤
心血管疾病
骨盆、髋部、股骨或胫骨骨折
高凝状态
抗凝血酶Ⅲ缺乏
蛋白 C 或 S 缺乏
凝血因子 V Leiden 缺乏
抗磷脂抗体综合征
纤维蛋白原异常血症

摘自：White RH，Henderson MC. Risk factors for venous thromboembolism after total hip and knee replacement surgery. Curr Opin Pulm Med，2002，8：365-371；和 Westrich GH，Weksler BB，Glueck CJ，*et al.* Correlation of thrombophilia and hypofibrinolysis with pulmonary embolism following total hip arthroplasty：An analysis of genetic factors. J Bone Joint Surg Am，2002，84：2161-2167

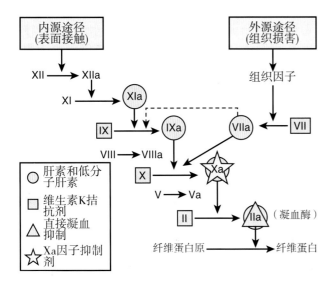

■ 图 53-1　抗凝药物的靶标。LMWH，低分子肝素（law-molecular-weight haparin）。[经作者允许，复制并修改自：Petitou M，Lormeau JC，Choay J. Chemical synthesis of glycosaminoglycans：New approaches to antithrombotic drugs. Nature，1991，350（Suppl）：30-33.]

进行了评估。从总体上看，这些研究都使用了静脉造影作为评估手段。然而那些没有症状的小腿静脉的血凝块是否具有临床相关性还值得怀疑。用更多的出血来换取降低相对较低的小腿远端无症状的静脉血凝形成的发生率是否值得？理想的情况是应将注意力集中到避免近心端血凝块的形成、有症状的深静脉血栓以及肺栓塞上。

药物预防

抗凝药物的各个靶标概括于图 53-2。

华法林

在北美，华法林仍是 THA 术后最常用的药物。华法林通过抑制凝血因子 Ⅱ、Ⅶ、Ⅸ 和 Ⅹ 的维生素 K 依赖羟化途径发挥抗凝作用。相比未进行预防措施的患者，华法林被认为能够降低 THA 术后 60% 的深静脉血栓形成以及 70% 的近心端静脉血栓形成。华法林最主要的优势是价格低廉并能口服给药。但也存在一些缺点，如起效迟缓，使应用华法林的患者在术后服药早期并不能够得到相应的保护，而这段时期又恰恰是血栓形成的最危险的时期。而且，必须频繁地检测凝血酶原时间和国际标准化率（international normalized ratio，INR）来调整给药剂量。此外，华法林由于在肝的细胞色素 P450 系统中代谢，所以容易和其他的药物包括中草药，以及食物相互作用，影响功效。众所周知，华法林和非甾体类抗炎药的相互作用，会使老年患者出血性溃疡的患病率增加 13 倍[1a]。并且，华法林与 1% ~ 5% 的 THA 术后大出血有关[2,5]。

华法林的功效已有病例对照研究，随机临床试验将其和其他预防措施进行了对比（表 53-3）[12 ~ 16]。最近一篇关于华法林的 Meta 分析，是对 1966—1998 年间的所有随机对照试验进行评估，文章对比了低分子肝素、华法林、阿司匹林、小剂量肝素和一些加压装置[2,5]。结果显示，服用华法林的患者近心端深静脉血栓和有症状的肺栓塞的发生率最低（分别为 6.3% 和 0.16%）。而发生术后大出血的危险与服用安慰剂组的患者相比并没有显著差别。在一些多中心随机临床试验中还将华法林和低分子肝素进行了直接对比。结果显示，接受低分子肝素治疗的患者相对于服用华

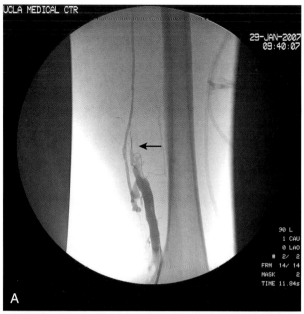

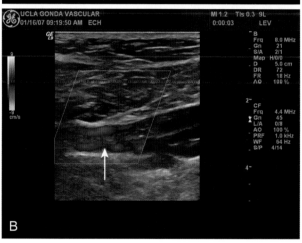

图 53-2　A，静脉造影显示股深静脉血栓形成（箭头）。**B**，彩色多普勒超声的矢状影显示股动脉血流，但未能显示股总静脉血流（箭头）

法林的患者，无症状的深静脉血栓的发生率相似或者更低。但是，其中有一项研究显示，接受低分子肝素治疗的患者，术后大出血的风险更高[2,4,5]。

通常在手术前一天或者手术当天的傍晚开始华法林治疗，剂量为 5mg、7.5mg 或者 10mg。随后的剂量依赖于凝血酶原时间和 INR。接受关节置换的患者，应将其 INR 水平控制在 2.0[2]。有研究表明，如果 INR 维持在一个较高的水平会增加出血。因此，一般在术后第三天 INR 才会达到目标范围。一些外科医生宁可将 INR 水平控制在 2.0 以下以便降低出血的风险[4]。但是，较低的 INR 并不能理想地防止血栓的形成，同时也未必就能减

少出血的风险。在一个大样本的病例研究中，与根据医师经验调整华法林的剂量相比，使用调节曲线更能够有效和安全地将 THA 术后患者的 INR 维持在治疗水平，并能更好地防止血栓形成[17]。总的来说，华法林是一个针对 THA 术后血栓栓塞性疾病安全有效的预防药物。但是，由于需要实时监测以及多种复杂的药物之间相互作用使得其用法很难很好地掌握。尽管华法林可能在防止静脉血栓形成方面并没有低分子肝素那么有效，但是其发生大出血等并发症的风险也相对较低[4]。

普通肝素

标准的普通肝素是分子量在 3 000 ~ 50 000 的葡糖氨基聚糖的异质混合物。肝素通过与抗凝血酶Ⅲ上一个特殊的戊多糖结构特异性结合而发挥作用。这种相互作用加速了凝血酶、Ⅸ因子和Ⅹa 因子的抑制，它是通过同时结合凝血酶和抗凝血酶Ⅲ介导。这种结合需要一条最少 18 个糖类长度的糖链来形成三元络合物。标准的小剂量肝素（5000U，皮下，每日两次）目前已经逐渐不被推荐用于 THA 术后血栓形成的预防，因为其对抗近心端的血栓形成的作用十分有限。调整量的肝素则被证明对置换术后限制血栓形成更有效[2]。肝素的抗凝作用需要通过激活部分促凝血酶原激活时间（activated partial thromboplastin time, aPTT）来监测。尽管调整量的肝素能在 THA 术后提供有效的预防作用，但是对 aPTT 的常规监测也是相当繁琐的，所以普通肝素现已很少用于术后抗凝。

低分子肝素

低分子肝素是一类不需要监测就能够达到很好治疗效果的抗凝药。其来源于普通肝素的化学或酶的解聚，产出分子量在 1000 ~ 10 000 的节段[18,19]。尽管低分子肝素也能提高抗凝血酶的活性，但与普通肝素不同的是对凝血酶以及Ⅹa 因子的抑制上。肝素介导Ⅹa 因子的失活依赖于一个独特的戊多糖序列，这个序列能够促进抗凝血酶与Ⅹa 因子的结合[19a]。因为低分子肝素和普通肝素都

表 53-3	THA 术后华法林和低分子肝素随机化临床对照研究结果					
研究	患者	成功的静脉造影	全部 DVT（%）	近端 DVT（%）	肺栓塞（%）	主要出血（%）
Hull 等[12]						
华法林	388	363	10.7	1.0	未使用	4.2
法安明	388	354	24	3.0	未使用	5.1
The RD Heparin 关节成形组[14]						
华法林	218	174	11.0	6.0	0	4.0
RD 肝素	211	178	7.0	3.0	0	4.0
Francis 等[15]						
华法林	279	190	26.0	8.0	未使用	1.0
达肝素钠	271	192	15.0	5.0	未使用	4.0
Colwell 等[13]						
华法林	1495	NA*	3.7	NA	0.6	0.8
依诺肝素	156	NA*	3.6	NA	0.4	1.2
Hamulyak 等[16]						
华法林	342	257	20.0	5.8	未使用	2.8
那屈肝素	330	260	17.0	6.5	未使用	1.5

DVT，深静脉血栓（deep venous thrombosis）

* 有症状的深静脉血栓，未经放射学评估。

摘自：Lieberman JR，Hsu WK. Prevention of venous thromboembolic disease after total hip and knee arthroplasty. J Bone Joint Surg Am 87：2097-2112，2005；Conduah A，Lieberman JR. Venous thromboembolic prophylaxis after elective total hip arthroplasty. Clin Orthop Relat Res 441：274-284，2005.

包含这个序列，所以低分子肝素同样具有普通肝素所具有的抑制 Xa 因子的作用。然而，低分子肝素链没有足够的长度去和抗凝血酶及凝血酶形成三元络合物，它们之间的相互作用需要凝血酶的失活。普通肝素具有同时抑制凝血酶和 Xa 因子的作用，低分子肝素则主要通过抑制因子 Xa 起抗凝作用。与普通肝素类似的是，低分子肝素也是通过诱导内皮细胞分泌组织因子通路抑制剂，从而达到抗凝作用。

与普通肝素 30% ～ 40% 的生物活性相比，低分子肝素的生物活性大约在 90%，在血浆中的半衰期是普通肝素的 4 倍[18]。这些特点使低分子肝素的抗凝作用更加可靠，并且能够通过皮下固定剂量给药，而不需要实验室监测。低分子肝素主要是通过肾清除，所以在肾功能不全患者的半衰期会延长。因此，肾功能不全的患者应慎用此药。此外，低分子肝素会引起血小板减少症，因此建议在治疗过程中定期监测血小板的数量。

有研究表明，相对于安慰剂组，低分子肝素能够降低至少 70% 的深静脉血栓的发生率[18]。正如之前提到的，很多随机对照试验的结果显示，相对于华法林，低分子肝素能够更加有效地防止血栓形成，但同时也增加了术后大出血的风险。大部分相关研究都采用静脉造影的结果来说明其功效，但正如之前提到的，这种方法的临床相关性还有待商榷。一项多中心随机对照临床试验将调整量的华法林和低分子肝素作比较，结果显示住院期间接受低分子肝素治疗的患者发生有症状的静脉血栓栓塞性疾病的比率（0.3%）低于接受华法林治疗的患者（1.1%）。但是出院后 3 个月内的发病率则没有差别（低分子肝素组 2.6%，华法林组 3.4%）。接受低分子肝素治疗的患者，大出血的发生率（1.2%）高于华法林组（0.5%），尤其是在术后 12 小时内接受第一次剂量的低分子肝素的患者[2,5]。

尽管存在前述低分子肝素在防止无症状和有症状住院患者的临床优点，但也应关注其导致的出血风险增加。在北美，目前有两种低分子肝素应用于临床，它们的给药方案不同。达肝素在术后 4 ～ 8 小时，使用一半剂量（2500IU），之后每天给予标准剂量（5000IU）。依诺肝素在术后最初 12 小时使用全剂量（30mg），之后一日两次。值得注意的是这两种药方式并没有任何随机对照临床试验。

使用低分子肝素有可能导致硬膜外血肿。美国区域麻醉和疼痛医学会（the American Society of Regional Anesthesia and Pain Medicine）对此给出的建议如下：① 围术期仅用起作用的最小剂量的低分子肝素；② 应在脊髓穿刺或放置硬膜外导管 24 小时后再给药；③ 如需要一日两次给药，则应在拔除留置导管后，首次给药应在拔除导管 2 小时后；④ 如低分子肝素一日一次给药，则可以继续留置导管，但应在最后一次给药后 10 ～ 12 个小时拔除导管[5]。

依诺肝素和达肝素都通过了 FDA 认证，可以用于 THA 术后深静脉血栓预防，但是它们的成分不完全一样。低分子肝素加工处理过程的不同会导致规格的差异，继而影响生物活性。由于它们都有各自的药代动力学和抗凝效果，所以不同的低分子肝素效果肯定不一样[18,19]。

总体来说，在降低 THA 术后血栓栓塞性疾病发生率方面，低分子肝素是一种安全有效的药物。由于各种品牌的低分子肝素药代动力学、给药方案、安全性以及价格的不同，今后应该作更多的对照研究，以更好地指导这些药物在骨科临床的应用。

磺达肝癸钠

磺达肝癸钠是一种人工合成的硫酸五糖，选择性抑制因子 Xa[20]。磺达肝癸钠的结构包含可结合抗凝血活酶Ⅲ的肝素分子糖基序列。与肝素本身的五糖序列相比，它对抗凝血活酶Ⅲ的亲和力更强，增加 Xa 因子的基础中和率从而更有效抗凝[21]。因子 Xa 的灭活会抑制凝血酶，从而抑制纤维蛋白的形成。磺达肝癸钠显示最少的非特异性结合其他血浆蛋白，导致可预测剂量反应及批次之间的变异少[5,21]。此外，磺达肝癸钠对血小板活性没有影响，不会增加纤维蛋白溶解的通路活性。作为单一的每日皮下注射（2.5mg），管理容易，不需要根据性别、体重或年龄进行调整。然而，因为磺达肝癸钠经过肾代谢，从尿中排出，严重肾功能不全是禁忌证。目前磺达肝癸钠是北美和欧洲标准的 THA 后短期预防药物[21]。

一些研究比较了磺达肝癸钠与低分子肝素依诺肝素的疗效。在一项随机、双盲、多中心的临床试验中，2275 例 THA 术后患者接受了磺达肝癸钠或依诺肝素治疗。两组病例预防用药时间平均 7 天。磺达肝癸钠组有 5.6% 的患者出现下肢深静脉血栓形成，而依诺肝素组的发生率为 8.2%（$P = 0.099$）。但有人指出近端凝块或有症状的肺动脉栓塞率没有显著性差异（图 53-1B）。此外，这两组患者大出血的发生率颇为相似（依诺肝素组 0.7%，磺达肝癸钠组 2.0%）。由于术后早期应用磺达肝癸钠担心继发大出血[22]，Colwell 和同事研究了 THA 术后延期给药的效果[23]。作者报道，术后 8 小时或术后的第一天晨给药，症状性血栓栓塞性疾病的发病率没有显著性差异（分别为 2.0% 和 1.9%，$P = 0.89$）。大出血发生率两组分别为（1.2% 和 0.7%，$P = 0.19$）。作者的结论是，延期使用磺达肝癸钠并未改变这种预防性疗法的疗效或安全性。

磺达肝癸钠的副作用小。血小板减少和出血很少见。已经注意到，术后 6 小时应用磺达肝癸钠会造成出血增加[22]。在应用磺达肝癸钠预防的过程中应定期观察患者的血细胞比容、血小板和肌酐水平。总体而言，磺达肝癸钠似乎是一种安全有效的预防 THA 后深静脉血栓形成的药物。

阿司匹林

阿司匹林通过抑制血栓素 A_2 而抑制血小板功能及血栓形成。它是 THA 后的选择性预防药物，因为它是口服剂，无须实验室监测，与其他预防性措施相比价格低廉。虽然阿司匹林可降低 THA 术后深静脉血栓的发生率，有数据表明，在防止症状性的血栓栓塞性疾病中，术者并不认为阿司匹林比低分子肝素或华法林有效。对于肺栓塞的预防，4088 例 THA 后的患者随机服用阿司匹林或安慰剂 35 天。阿司匹林组的静脉血栓栓塞的发生率和安慰剂组分别为 1.1% 和 1.3%。两组肺栓塞和出血率相似[25]。应该指出，在对照组中多个患者违反协议（多个患者接受阿司匹林、非类固醇消炎药物或低分子肝素），导致对阿司匹林疗效的结论有缺陷。另一项最近的 Meta 分析采取了 52 项随机试验比较阿司匹林与其他药物预防的相对有效性。在这一 Meta 分析中，阿司匹林预防组的远端深静脉血栓形成率为 19.7%，近端深静脉血栓形成率为 11.4%，肺栓塞发生率为 1.3%[24]，与之相比，华法林预防组发生率分别为 17.1%、6.3% 和 0.16%，低分子肝素组分别为 9.6%、7.7% 和 0.36%。在肺栓塞率方面几组没有显著性差异。

总的来说，这些数据表明，阿司匹林有可能降低 THA 后的血栓栓塞性疾病的风险，然而，没有华法林或低分子量肝素的疗效好。

尽管有了这些调查结果，出于其卓越的安全性和相对方便的给药途径，一些医生仍然喜欢把阿司匹林作为预防药物。重要的是随机临床试验的测量结果证明使用阿司匹林后，与其他试剂相比，阿司匹林是必不可少的。

物理性预防

THA 后的物理性预防与预防药物相比有优势，前者没有出血并发症和相关的治疗，不需要实验室监测。设备包括充气加压靴和间歇足底加压装置。虽然这些方法在北美广泛使用，但很少有研究评估这些预防性方法的疗效，从而产生了不同的结果。此外，很多研究缺乏多中心临床试验，限制了从收集到的数据得出结论的合理性。因此，这些设备通常不会作为唯一的预防手段，而是与化疗药物联合使用。虽然在实践中常见，联合使用的疗效尚未见报道。物理方法的一个主要缺点是，THA 患者住院时间的缩短导致物理性预防在出院时停止。如不定期穿戴这些设备是不能奏效的，而且在一些研究所，患者的耐受性也被证明有问题[26]。

充气加压靴

间歇充气加压靴是通过减少下肢静脉淤滞，提高静脉回流速度，并刺激局部内源性纤溶活性而抑制血小板凝聚[2,5]。这些设备的使用不会影响全身的纤维蛋白溶解[26]。随机试验表明，气动加压装置能有效地减少远端静脉血栓的形成。然而，一些证据表明，这些器械也具有防止 THA 后近端血栓形成的能力[2,5]。大部分充气加压靴的研究仍是单中心少量患者的评估，往往依赖造影外的其他方法确定血栓存在[26a,b]。难与评估低分子肝素、华法林或磺达肝癸钠的大的随机多中心临床试验结果相比拟。三组小的随机试验显示，THA 后单独应用充气加压靴（4% ～ 12%）与接受华法林预防（0 ～ 3%）相比，前者的近端血栓的发生率高[2]。根据这些数据，间歇充气加压对近端血凝块形成的预防效果有限。由于近端血栓有引起症状性肺栓塞的风险，充气加压靴能否作为 THA 后唯一预防手段需要进一步的随机试验评估。

间歇性足底加压

静脉造影研究揭示，行走时跖弓受压，使大的足底静脉丛可迅速排空。间歇性足底压缩提供机械压力，类似行走时静脉回流刺激。它的预防效果类似间歇压缩靴，但这些设备都较小，容易实施，一般患者能耐受。然而，这些设备的局限性与间歇压缩靴类似，包括缺乏支持其使用和无法提供出院后的监测预防的随机试验。一项前瞻性研究对 THA 后 290 例患者连续使用脚底泵和低分子肝素的疗效作了对比。静脉造影术的评估显示，足底加压（13%）与低分子肝素治疗的患者（13%）比较无差异[2]，间歇性足底加压能否作为唯一的预防手段，需要进一步疗效评估研究。此外，虽然间歇性足底加压常与预防药物一起应用，没有研究评估联合预防的好处。

加压袜

加压袜本身并不能减少血栓栓塞性疾病的风险，不应用作 THA 患者的唯一预防手段。

区域性麻醉对血栓形成的影响

THA 使用腰椎麻醉和硬膜外麻醉可以降低深静脉血栓发生，尤其是在没有其他预防措施的情况下[2,4,27]。推测系区域性麻醉时交感神经阻断使局部血管扩张，增加流向下肢的血流。同时区域性硬外麻醉也可以减少 THA 术中失血，这可能是暂时阻断系统性凝血连锁反应，导致深静脉血栓形成。局部麻醉技术由于可实现长时间的疼痛缓解，因此在近十年越来越流行[28]。但尚无随机研究比较区域性麻醉和全身麻醉下 THA 手术接受抗凝药物预防的深静脉血栓形成的发生率。

Sharrock 及同事对用低血压硬膜外麻醉下的 THA 患者评估深静脉血栓形成的发生率和血清凝血因子。在跨越 15 年的系列研究中，作者证明使用此种麻醉，近端血栓和症状性肺栓塞发生率低[29-31]。失血和输血需求也较全身麻醉明显减少。尽管如此，常规使用低血压硬膜外麻醉并未获得广泛的实践，原因是此项技术需要相当丰富的经验并需要有创血流动力学监测，这将费时并增加成本。

血栓预防的时限

THA 术后血栓预防的最佳时限仍存争议。虽然血栓形成的引发因子常发生在围术期，但临床可检测的血栓多在术后。一项前瞻性研究评估了 THA 后接受华法林预防的患者临床可检测的下肢深静脉血栓的发病情况，显示 125 例患者中 19 例（15%）发生血栓。这 19 例患者中，有 6 例（32%）发生在手术后 1 周，而 13 例（68%）发生在 1 个月后[2]。White 和同事[2,5]研究了术后血栓发生率和发作时间，这些患者接受华法林或皮下注射肝素预防。在这项研究中，有症状的下肢深静脉血栓诊断的平均时间是 17 天，76% 出院后有症状血栓。在 5607 例接受低分子肝素患者的回顾性研究中，Bjornara 和他的同事证明，THA 后，深静脉血栓和肺栓塞发生分别在平均 21 和 34 天。此外，髋关节术后静脉血栓的累积风险持续可长达 3 个月[6]。

观察到临床明显的深静脉血栓形成的延迟，促使延长血栓预防的持续时间。一项前瞻性随机对照试验研究了 THA 术后延长口服抗凝药和深静脉血栓发生的关系[32]，接受华法林预防的患者在出院时被随机分为出院时停药（平均 5 天）或持续用药 4 周两组。两组间对比有症状和无症状的静脉血栓栓塞事件（以超声显示近端静脉受压）的发生率，这项研究在列入第 360 例患者后被提前终止，因为延长预防时间组在统计学上明显优于短时间预防组，客观证实的静脉血栓栓塞并发症记录为 10 例：9 例（5.1%）在 176 例对照组，1 例（0.5%）在 184 例华法林持续预防组，在延长预防组 1 例患者出现了严重出血；然而，INR 检查显示在这例患者用药过量（5.9）。作者认为，延长预防持续时间后 THA 术后患者有症状和无症状的下肢深静脉血栓形成率显著下降。

依诺肝素的临床试验组进行了一项随机对照试验，以比较短期及延长依诺肝素治疗 THA 术后血栓情况。患者被随机分为 7 天或 3 周治疗组。静脉造影显示短期治疗组（26.6%）与延长治疗组（8.0%）的血栓栓塞性疾病的发生率有显著性差异[33]。

一项 Meta 分析评估了全髋或膝关节置换术后延长预防时间对血栓形成的作用。对 9 项研究进行了回顾：8 项为使用低分子肝素，1 项为普通肝素。在这项研究中，延长预防持续时间（30～42天）显著降低了症状性静脉血栓栓塞性疾病（1.3% *vs.* 3.3%）以及无症状的下肢深静脉血栓形成（9.6% *vs.* 19.6%）[34]。

虽然数据支持延长预防用药物持续时间，进行进一步的研究以确定适当的预防时间是必要的。大多数研究以有症状远端血凝块形成作为应用终点。此外，大多数研究与住院期间的预防（5天）作比较。而更好的比较应该是将延长28或35天预防与2～3周，而不是与5天（在出院时药物即停止）作比较，并应把有症状的肺栓塞或深静脉血栓形成作为终点。随机试验和队列研究结果表明，10～14天的预防对大多数患者已足够[2,4,5]。最后，应持续关注出院后的监测、药物副作用、成本-效益比和患者对延长用药的耐受性等。评估症状事件的进一步研究是必要的，以确定各种预防性治疗的最佳时间。最终目标是以症状性静脉血栓病发生相对危险为基础。

高危患者的预防

临床数据表明，有症状性深静脉血栓或肺栓塞史患者的THA术后深静脉血栓风险增加[2,5,8]。当计划围术期预防方案时，应作特殊考虑。很少有研究去指导临床医生处理这些患者；当然，可以勾画一个常用路径。术前采用多普勒超声以确定是先前存在的血栓还是术后形成的血栓。如果用华法林预防，这些患者可能会在术后即刻得不到保护。因此低分子量肝素应在手术后立即与华法林一起使用，直到连续2天INR达到2.0。虽然文献中没有随机研究支持这种做法，现有数据表明此类患者需要更积极的预防。同时也须对这些患者解释，通过这种积极的预防，术后出血并发症的风险会增加。建议在高风险患者中延长预防时间至6周。

对于其他因内科疾病用华法林预防的患者（如心房颤动），一般建议手术前5天停止用药。在某些情况下低分子量肝素直到手术前12～24小时停用。一般情况下，最好与患者的内科或心脏病专家协商，以确定血栓栓塞性疾病的发生风险，并制订个体化预防方案。术后的INR应维持在2.0，直到出血的危险降低。如为高危患者，手术后立即应用华法林和低分子量肝素。一旦INR达到2.0，即停止使用低分子量肝素。

深静脉血栓形成的术后监测

THA术后住院时间缩短的趋势，促使术后静脉血栓检测筛查方案得到了发展。虽然静脉超声能可靠地检测出症状性近端静脉的血栓，但因检测无症状患者血栓的准确度降低，故从疗效和成本-效益角度，用它作为筛选工具仍存争议[2,4,5,35]。Robinson和其同事[35a]在一项超过1000名患者的随机前瞻性研究中，评估了THA术后多普勒超声的筛查功效，他们发现在监测组肺动脉栓塞率并未明显减少。Pellegrini和他的同事们对1984—2003年1972名THA患者术前和术后进行了静脉造影对比[35]。确诊下肢深静脉血栓或肺栓塞的患者接受华法林治疗，而对那些阴性静脉造影患者未作进一步抗凝。在再入院患者中，深静脉血栓或肺栓塞的发生率在接受华法林治疗组为0.27%，未作进一步抗凝的阴性静脉造影组为2.2%。3例（0.15%）阴性静脉造影且并未接受任何预防药物的患者发生致命的肺栓塞。作者的结论是，静脉造影不是确定血栓患者是否用药的一个良好的指征，建议所有THA术后患者接受延长的预防性抗凝治疗。总的来说，这些研究的数据表明，出院后继续持续预防血栓是比定期筛查血栓更安全、更经济且有效的措施。

建议

THA是一种解除髋关节疾病患者疼痛和恢复运动的干预措施。然而，成功的手术后血栓栓塞性疾病成为潜在的灾难性并发症。共识认为，对于减少术后发病率，预防是必要的。预防性治疗方案的选择取决于手术医生的经验、执业环境和患者个体因素。目前最有效的化学预防药物为剂量可调整的华法林、低分子量肝素和磺达肝癸钠，所有这一切都在随机试验中证明可在THA术后安全地减少血栓栓塞性疾病的风险。近日，国家质量论坛（National Quality Forum）和医疗保险及医疗补助服务中心（Center for Medicare and Medicaid Service，CMS）已编写了THA术后预防性使用这些药物的指南[36]。此外，THA术后预防性用药的类型将被用于对治疗质量的评估，它最终会列入付费范畴。

虽然阿司匹林和物理预防措施可降低静脉血栓栓塞事件的发生，开展大的随机试验进一步评估是必要的，以确定它们的真实疗效。预防的理想时限尚未知，但大多数临床研究表明，至少 10～14 天的预防是安全有效的。认为是高风险的血栓栓塞并发症的患者应采取积极的延长持续时间的预防。最终将根据遗传筛选，确定患者所处的风险级别，然后将根据这些数据进行个体化药物应用和预防持续时间的选择。

（程立明 译 李子荣、孙 伟 校）

参考文献

1. Sculco TP, Colwell CW, Pellegrini VD Jr, et al: Prophylaxis against venous thrombosis in patients having total hip or knee arthroplasty. J Bone Joint Surg Am 84:466-477, 2002.
1a. Binns M, Pho R: Femoral vein occlusion during hip arthroplasty. Clinical Orthop Relat Res 255:168-172, 1990.
2. Lieberman JR, Hsu WK: Prevention of venous thromboembolic disease after total hip and knee arthroplasty. J Bone Joint Surg Am 87:2097-2112, 2005.
3. Harkess JW: Arthroplasty of the hip. In Canale ST (ed): Campbell's Operative Orthopaedics, ed 10. Philadelphia, Mosby, 2003, pp 314-482.
4. Geerts WH, Pineo GF, Heit JA, et al: Prevention of venous thromboembolism: The Seventh ACCP Conference on Antithrombotic and Thrombolytic Therapy. Chest 126:338S-400S, 2004.
5. Conduah A, Lieberman JR: Venous thromboembolic prophylaxis after elective total hip arthroplasty. Clin Orthop Relat Res 441:274-284, 2005.
6. Bjornara BT, Gudmundsen TE, Dahl OE: Frequency and timing of clinical venous thromboembolism after major joint surgery. J Bone Joint Surg Br 88:386-391, 2006.
7. White RH, Henderson MC: Risk factors for venous thromboembolism after total hip and knee replacement surgery. Curr Opin Pulm Med 8:365-371, 2002.
8. Beksac B, Della Valle AG, Salvati EA: Thromboembolic disease after total hip arthroplasty: Who is at risk? Clin Orthop Relat Res 453:211-224, 2006.
9. Westrich GH, Weksler BB, Glueck CJ, et al: Correlation of thrombophilia and hypofibrinolysis with pulmonary embolism following total hip arthroplasty: An analysis of genetic factors. J Bone Joint Surg Am 84:2161-2167, 2002.
10. Mont MA, Jones LC, Rajadhyaksha AD, et al: Risk factors for pulmonary emboli after total hip or knee arthroplasty. Clin Orthop Relat Res 422:154-163, 2004.
11. Wahlander K, Larson G, Lindahl TL, et al: Factor V Leiden (G1691A) and prothrombin gene G20210A mutations as potential risk factors for venous thromboembolism after total hip or total knee replacement surgery. Thromb Haemost 87:580-585, 2002.
11a. Shorr RI, Ray WA, Daugherty JR, Griggin MR: Concurrent use of non-steroidal anti-inflammatory drugs and oral anticoagulants places elderly persons at high risk for hemorrhagic peptic ulcer disease. Arch Intern Med 153:1665-1670, 1993.
12. Hull RD, Pineo GF, Francis C, et al: Low-molecular-weight heparin prophylaxis using dalteparin extended out-of-hospital vs in-hospital warfarin/out-of-hospital placebo in hip arthroplasty patients: A double blind, randomized comparison. North American Fragmin Trial Investigators. Arch Intern Med 160:2208-2215, 2000.
13. Colwell CW Jr, Collis DK, Paulson R, et al: Comparison of enoxaparin and warfarin for the prevention of venous thromboembolic disease after total hip arthroplasty. Evaluation during hospitalization and three months after discharge. J Bone Joint Surg Am 81:932-940, 1999.
14. The RD Heparin Arthroplasty Group: RD heparin compared with warfarin for prevention of venous thromboembolic disease following total hip or knee arthroplasty. J Bone Joint Surg Am 76:1174-1185, 1994.
15. Francis CW, Pellegrini VD Jr, Totterman S, et al: Prevention of deep-vein thrombosis after total hip arthroplasty. Comparison of warfarin and dalteparin. J Bone Joint Surg Am 79:1365-1372, 1997.
16. Hamulyak K, Lensing AW, van der Meer J, et al: Subcutaneous low-molecular weight heparin or oral anticoagulants for the prevention of deep-vein thrombosis in elective hip and knee replacement? Fraxiparine Oral Anticoagulant Study Group. Thromb Haemost 74:1428-1431, 1995.
17. Anderson DR, Wilson SJ, Blundell J, et al: Comparison of a nomogram and physician-adjusted dosage of warfarin for prophylaxis against deep-vein thrombosis after arthroplasty. J Bone Joint Surg Am 84:1992-1997, 2002.
18. Whang PG, Lieberman JR: Low-molecular-weight heparin. J Am Acad Orthop Surg 10:299-302, 2002.
19. Whang PG, Lieberman JR: Extended-duration low-molecular-weight heparin prophylaxis following total joint arthroplasty. Am J Orthop 31:31-36, 2002.
19a. Morris TA: Low molecular weight heparins: background and pharmacology. Semin Respir Crit Care 21(6):537-546, 2000.
20. Bauer KA: Fondaparinux: Basic properties and efficacy and safety in venous thromboembolism prophylaxis. Am J Orthop 31:4-10, 2002.
21. Turpie AG, Eriksson BI, Bauer KA, Lassen MR: Fondaparinux. J Am Acad Orthop Surg 12:371-375, 2004.
22. Turpie AG, Bauer KA, Eriksson BI, Lassen MR: Postoperative fondaparinux versus postoperative enoxaparin for prevention of venous thromboembolism after elective hip-replacement surgery: A randomised double-blind trial. Lancet 359:1721-1726, 2002.
23. Colwell CW Jr, Kwong LM, Turpie AG, Davidson BL: Flexibility in administration of fondaparinux for prevention of symptomatic venous thromboembolism in orthopaedic surgery. J Arthroplasty 21:36-45, 2006.
24. Freedman KB, Brookenthal KR, Fitzgerald RH Jr, et al: A meta-analysis of thromboembolic prophylaxis following elective total hip arthroplasty. J Bone Joint Surg Am 82:929-938, 2000.
25. Prevention of pulmonary embolism and deep vein thrombosis with low dose aspirin: Pulmonary Embolism Prevention (PEP) trial. Lancet 355:1295-1302, 2000.
26. Macaulay W, Westrich G, Sharrock N, et al: Effect of pneumatic compression on fibrinolysis after total hip arthroplasty. Clin Orthop Relat Res 399:168-176, 2002.
26a. Bailey JP, Kruger MP, Solano FX, Zajko AB, Rubash HE: Prospective randomized trial of sequential compression devices versus low-dose warfarin for deep venous thrombosis prophylaxis in total hip arthroplasty. J Arthroplasty 6(Suppl):S29-S35, 1991.
26b. Pellegrini CW, Marder VJ, et al: Comparison of warfarin and external pneumatic compression in prevention of venous thrombosis after total hip replacement. JAMA 267:2911-2915, 1992.
27. Salvati EA: Multimodal prophylaxis of venous thrombosis. Am J Orthop 31:4-11, 2002.
28. Anderson FA Jr, Hirsh J, White K, Fitzgerald RH Jr: Temporal trends in prevention of venous thromboembolism following primary total hip or knee arthroplasty 1996-2001: Findings from the Hip and Knee Registry. Chest 124:349S-356S, 2003.
29. Sharrock NF, Ranawat CS, Urquhart B, et al: Factors influencing deep vein thrombosis following total hip arthroplasty under epidural anesthesia. Anesth Analg 76:765-771, 1993.
30. Sharrock NE, Go G, Mineo R, et al: The hemodynamic and fibrinolytic response to low dose epinephrine and phenylephrine infusions during total hip replacement under epidural anesthesia. Thromb Haemost 68:436-441, 1992.
31. Lieberman JR, Huo MM, Hanway J, et al: The prevalence of deep venous thrombosis after total hip arthroplasty with hypotensive epidural anesthesia. J Bone Joint Surg Am 76(3):341-348, 1994.
32. Prandoni P, Bruchi O, Sabbion P, et al: Prolonged thromboprophylaxis with oral anticoagulants after total hip arthroplasty: A prospective controlled randomized study. Arch Intern Med 162:1966-1971, 2002.
33. Comp PC, Spiro TE, Friedman RJ, et al: Prolonged enoxaparin therapy to prevent venous thromboembolism after primary hip or knee replacement. Enoxaparin Clinical Trial Group. J Bone Joint Surg Am 83:336-345, 2001.
34. Eikelboom JW, Quinlan DJ, Douketis JD: Extended-duration prophylaxis against venous thromboembolism after total hip or knee replacement: A meta-analysis of the randomised trials. Lancet 358:9-15, 2001.
35. Pellegrini VD Jr, Donaldson CT, Farber DC, et al: The John Charnley Award: Prevention of readmission for venous thromboembolic disease after total hip arthroplasty. Clin Orthop Relat Res 441:56-62, 2005.
35a. Robinson KS, Anderson DR, Gross M, et al: Ultrasonographic screening before hospital discharge for deep venous thrombosis after arthroplasty: the post-arthroplasty screening study. A randomized, controlled trial. Ann Intern Med 127:439-445, 1997.
36. Deep vein thrombosis/pulmonary embolism. Fed Regist 2008;73(161):48480-48482. http://edocket.access.gpo.gov/2008/pdf/E8-17914.pdf. Accessed April 3, 2009.

第54章

假体周围感染

Mark J. Spangehl, Arlen D. Hanssen

　　THA 后其他方面都很成功，最可怕且具有挑战性的并发症之一仍是假体周围感染。深部感染可导致患者明显且长期的功能障碍。治疗不当常导致病期延长，永久性残疾的风险也会增加。当然，如采用适当的手术及内科治疗，患者的感染可控制，最终也可从功能良好的假体获益。

　　假体周围的处理依赖于许多因素，一个重要因素是表现的形式。深部感染可表现为急性或慢性，急性感染既可在术后早期（术后 1 ～ 3 周）呈现，也可以急性感染的方式呈现在以前未感染且功能良好的置换关节，此为经血源扩散的感染。慢性感染多半因手术而被怀疑，但由于多为低毒力细菌所致，缺乏明显感染的症状和体征，疼痛可能是唯一存在的症状（表 54-1）。此外，慢性感染也包括遗漏或延缓诊断的急性感染。急性感染患者的诊断被延缓或遗漏时应按慢性感染处理，而不再按急性感染治疗。确定治疗和结果的其他因素常缺乏清楚的资料也颇为重要，包括患者并存病、关节周围软组织状况及微生物毒性等（表54-2）。

适应证和禁忌证

　　髋关节假体周围感染的手术处理依赖于表现形式、植入物的状态（固定良好或松动）、骨质条件（常与植入物的状态有关，松动的假体多半有骨床问题）以及患者内科并存病。

　　手术方式的选择包括：保留假体的清创术、假体取出后一期或二期再置换，以及假体永久去

表 54-1　深部假体周围感染的分类

感染分类	出现时间[*]	治疗[*]
急性术后感染	术后 1 ～ 3 周	清创并保留假体
急性血源性感染	突然发作功能良好的关节疼痛	清创并保留假体
慢性迟发性感染	漏诊的急性感染或术后超过 1 个月的低毒力慢性感染	取出假体和再置换

[*] 详见正文。

表 54-2　治疗的影响因素和方法选择

治疗的影响因素	治疗选择
感染深度	抗生素
术后出现症状的时间	切除术
假体状态——固定和位置	关节融合
软组织状况	离断或截肢
患者状况（内科并存疾病）	清创和保留假体
病原体（致病力）	一期或二期再置换
手术医生的能力	
患者的期望	

除（切除、关节融合和截肢术）。目前临床上最常用的是保留假体的清理术和二期假体再置换。对假体永久去除（切除、关节融合、离断或截肢术）不作详细讨论。

保留假体的清创术

　　开放清创适用于术后急性感染或以前关节功

能良好的急性血源性感染。适用于此方法的标准包括症状持续时间短（理想的是少于 2～3 周）、假体固定及位置良好、周围软组织状态良好、伴既往手术留下的瘢痕较少。禁忌证包括：症状长（＞1 个月）、较差的软组织覆盖和松动或位置不当的假体需要翻修的病例。

虽然很多因素影响清创术的整体效果，但是由于这些因素相互影响，因此很难找到某一重要的单一因素，而且研究往往受小样本量的局限。然而得到文献支持的一个重要的影响因素是症状持续时间[2]。症状的持续时间和清创的成功率呈负相关。哪一种清创术最少获得成功的分界线尚未清楚确定，然而，有些报道表明，症状＞2 周，结果往往失败[2]。很可能但尚未证明的是：随症状持续时间的延长，其他因素如患者的并存病、局部软组织状况、微生物的毒力在确定结果中起到越来越重要的作用。因此，一位症状出现 3 周、身体状况很好、软组织状况良好并有较低毒力的微生物感染（如链球菌种）的患者会比一位出现症状 10 天、存在多种内科并存病、关节周围瘢痕、感染较高毒力的细菌（如金黄色葡萄球菌）的患者手术成功率高。在决定最适宜于患者的治疗方法时，所有这些因素都必须考虑到。

二期假体再置换

切除并延缓假体再植入，是用于治疗大多数慢性深部感染的首选方法。该方法消除感染的整体成功率高于一期假体（直接）再置换，但低于永久的关节切除成形术。假体再置换较"挽救手术"具有明显的优势，因为它可以最大限度地保留关节功能。

二期假体再置换术的适应证是慢性深部感染，也适用于急性感染的一些罕见情况，如假体松动或位置不佳、磨损或骨溶解。对于较大的溶骨性缺损导致的急性感染，很难通过单独的清创和保留移植物治愈，因为难以彻底清除这些区域的病灶，因此对于这些病例取出假体和再置换是更好的选择。一般可接受的禁忌证包括：严重的局部组织损伤、全身状况易于再感染（例如，继发于辐射的广泛的难以处理的软组织瘢痕或活跃的经静脉吸毒）和不具备多次重建手术的医疗条件。

一期假体再置换（直接）

一期假体再置换因其只需要一次手术、并发症少、花费低的优点而备受关注。对治疗感染，一些报道其结果好，接近或等同于二期假体再置换，但多数报道其结果不如二期假体再置换[3,4]。造成成功结果的最常见因素是应用直接针对微生物的负载抗生素的骨水泥。因此如果选择一期假体再置换，重建时必须选择骨水泥固定的股骨假体。但应用骨水泥的股骨重建很少适合于大多数翻修术的需求。

对一般健康状况尚可但预期寿命有限的患者，可考虑一期假体再置换，此时采用骨水泥固定非常合适（有限寿命的低需求和足够的骨量支持骨水泥移植）。一期假体再置换的另一个条件是微生物对负载的抗生素敏感并对口服抗生素耐受性好，因为可能需要长期或终身的抗生素治疗。

术前计划

急性术后感染

急性术后感染期的患者通常有感染的症状和体征，诊断有临床证据。此类患者发热，通常白细胞增多，并有疼痛。伤口可能会持续渗液、红肿。偶尔，伤口唯一的表现是皮温比预期的要高。升高的炎症标记如红细胞沉降率和 C 反应蛋白可能难以解释，因为近期的手术也可导致这些炎症标记升高。然而，C 反应蛋白水平显著升高则应高度怀疑感染，因为此数值通常在术后大约 3 周恢复正常。少数情况下疼痛是唯一的症状。对初始很好处理的疼痛，但术后明显增加的患者，应更多地对感染进行监测。

有明显感染症状和体征的患者先用内科方法稳定，并应开始紧急手术处理。适当的 X 线片和假体信息应方便获得。也应采用髋关节穿刺培养和细胞计数，如果有任何存在延误手术开始的因素，应使用抗生素。如果患者可以立即手术，穿刺不是必须的，而应推迟到术中获得培养结果时再使用抗生素。

当患者怀疑有感染而诊断并不明确时，应采用髋关节穿刺培养、革兰染色和细胞计数。炎症标志物监测可作为以后比较的基线。脓性液体或革兰染色阳性或细胞计数足以明确诊断，应紧急安排手术。

急性血源性感染

急性血源性感染患者的典型表现是以前功能良好的关节疼痛突然发作。症状发作前，无明显的细菌侵入证据。应获得 X 线片以寻找急性疼痛的其他原因（如骨折、聚乙烯脱位）。在罕见情况下，如在症状出现 24 小时内检测，显示炎症标志物并不升高，应行髋关节穿刺培养、革兰染色、细胞计数和结晶检测。在极少数情况下，急性结晶性关节病可类似急性感染。一旦确诊，X 线片显示假体位置良好且固定牢靠，则应获取假体信息，并将患者送往手术室行紧急清创术。

慢性迟发性感染

慢性感染通常诊断较困难。如为处理不完善或遗漏的急性感染，诊断可能会容易些。然而，在多数病例中，疼痛是唯一主诉。应询问患者是否有伤口愈合不佳、渗液时间延长及使用抗生素情况，但上述各项因素往往不存在。炎症标志物升高应怀疑感染，要靠髋关节穿刺确诊[5]。穿刺之前，必须询问患者目前是否使用抗生素，如有，则应在适当的时候停用。停用抗生素至少 2 周（最好 3 ～ 4 周）再穿刺，以减少产生假阴性的培养结果。长时间使用抗生素还可能导致炎症标志呈正常结果。对于可疑病例，锝 - 铟 - 硫胶体连续的骨扫描可以协助诊断。

术前进行的各种检测是为了确定病原菌。明确感染细菌有助于围术期适当选择抗生素，包括骨水泥负载的抗生素。如果初步的检查不能明确感染细菌的种类，而仍怀疑感染则应重复检测。

当推测患者为无菌失败或感染怀疑度很低时，不需要常规进行真菌和分枝杆菌培养。但如仍怀疑感染或免疫抑制的患者，则应做真菌和分枝杆菌培养，还须做需氧菌和厌氧菌培养及细胞计数。

手术技术

清创和灌洗

急性感染的处理原则是彻底清创及挽救假体。

手术技术

术前已开始用的抗生素可继续使用，因急性感染的患者多有菌血症。病原菌尚未在术前确定的患者例外，在这种情况下抗生素被推迟使用，以利于改善培养结果。

采取适当的麻醉和体位，显露后对髋关节彻底清创，包括脱位髋关节，取出所有的假体组件包括螺钉。清创后，需更换新的螺钉固定髋臼。即使术前已穿刺鉴定细菌，术中也应取标本做细菌培养。因为某些细菌在植入物上形成生物膜，所以应该用海绵在移植物所有暴露区行"完全擦尽"式清创，该方法能机械地清除所有暴露的异物。再用最少 6 升灌洗液彻底冲洗髋关节和创口。常使用加入橄榄香皂的灌洗液，肥皂是一种表面活化剂，灌洗时起机械清创作用。然后更换新的组装部件，放置引流后关闭创口。

二期假体再置换

二期假体再置换是处理慢性感染最常用的方法。允许外科医生观察患者对治疗的反应，并评估停用抗生素后假体再植入前感染复发的可能性。

第一阶段的手术处理包括取出假体和所有的植入物，关节彻底清创，使用含高剂量抗生素的骨水泥块（使用固定的或可作关节的间隔块）。术后合理使用恰当的抗生素，给予护理和营养支持。最好停用所有抗生素一段时间，确定感染被控制后再行二期再置换手术。二期重建的原则是要确保无菌翻修。确定患者无感染时再植入假体，可获得长期良好的关节功能结果[6,7]。如仍怀疑感染，则不能贸然行二期重建，而应重新清创并插入间隔块。

手术技术

由于慢性感染患者不太可能发生菌血症，为了提高手术中细菌培养的阳性检出率，患者应于术前约 2 周停用过去使用的抗生素。这个推荐是即使术前穿刺已检出一种细菌，偶尔在术中也会检出不同的细菌和抗生素敏感谱。

采取适当的麻醉和体位，显露髋关节，采用延长转子截骨术入路更理想。如同无菌翻修术，先取出假体，此处不详述，重要的是取出所有的异物包括骨水泥，因为清除不彻底会增加感染治愈的失败率。术中 X 线片有助于寻找残存的骨水泥，另外，也可使用关节镜探查髓腔的骨水泥。如果通过髋臼内侧缺损区不能轻柔、仔细地取出骨盆内的骨水泥，则需要通过单独的腹膜后显露取出骨水泥，必须警惕骨水泥与骨盆内结构粘着。如果大量的骨水泥位于髋臼底部内侧，则需要通过术前 CT 扫描定位，明确骨水泥的位置，对髋臼和股骨髓腔彻底清创。髋臼锉及可折弯的股骨扩髓器的使用有助于进一步的清理，但应避免除去过多的骨。然后将负载高剂量抗生素的形状合适的骨水泥间隔块放置到髋关节中。

添加抗生素的骨水泥作为感染的辅助治疗已被很好确立[8]，各种技术均已叙述，主要原则是骨水泥负载高剂量的抗生素达到局部高浓度，这样使间隔块不成为异物。技术应用较为广泛的是每 40g 骨水泥加 6 ~ 8g 抗生素。我们所用典型的混合物配比是：庆大霉素或妥布霉素 3.6g，万古霉素 3g，头孢唑啉 2g。很多研究表明，Palacos 骨水泥较其他骨水泥有更优的析出率。如果需要两种以上抗生素混合，患者肾功能损害（血清肌酐＞1.5），则剂量减少到庆大霉素（或妥布霉素）2.4g、万古霉素 2g，头孢唑啉 2g。

除了负载抗生素，间隔块还起到充填髋臼和近端股骨死腔的作用，如有明显的股骨近端骨丢失，在再植入时，间隔块可帮助维持软组织平面并降低神经血管损伤。固定间隔块和活动性间隔块都能发挥这些功能。

固定的间隔块

负载抗生素的混合骨水泥通常足以充填髋臼。当骨水泥部分聚合但仍处于面团期，可以将其塑型填充髋臼。将再次混合的骨水泥做成锥形水泥状股骨髓腔。用骨水泥枪的喷嘴制成的骨水泥件可非常合适地与股骨髓腔匹配（图 54-1）。还有一些其他的方法，如将骨水泥包裹螺纹施氏针，要点是再移植时易于取出塑型成锥形的水泥杆。

可活动的间隔块

安置活动性间隔块是可用于改善两期间功能的方法[9,10]。一系列模具可用于制造适当大小和长度的股骨组件（图 54-2）。通常用负载抗生素的骨水泥，将骨水泥固化成型后插入股骨髓腔。在多数情况下可获得一个稳定合适的楔形结构。如果股骨近端骨丢失明显，无法得到稳定的适配，需要再次混合骨水泥以稳定假体。将移植物插入骨髓腔适当的位置后，然后用面团期的骨水泥包裹在植入物周围以稳定。在聚合的后期阶段，将薄

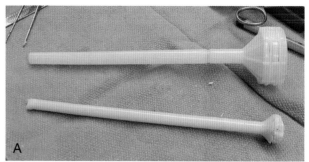

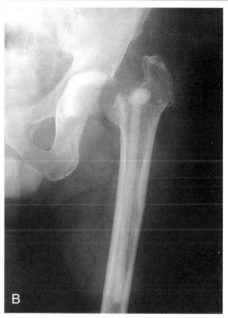

■ 图 54-1　使用抗生素骨水泥制作的用于股骨髓腔和髋臼填充的固定间隔体样品。**A**，骨水泥枪喷嘴，**B**，髋关节正位片显示在股骨近端的骨水泥杆和在髋臼的间隔块

的聚乙烯内衬用骨水泥在聚合末期填入髋臼。股骨组件在模具中变硬时准备髋臼。将组装股骨头放置在股骨组件上，髋关节复位、放置引流后，逐层常规关闭伤口（图 54-3 和 54-4）。

一期假体再置换（直接）

一期再置换的原则是取出被感染的假体和所有异物，彻底清创，重新安置假体，所有操作一次手术完成（图 54-5）。股骨重建可应用负载抗生素的骨水泥。用于一期和二期再置换的最大区别是骨水泥中抗生素的含量。高剂量的抗生素降低骨水泥的机械性能，因此不能用于需要长期固定的假体。长期固定假体使用的抗生素剂量为每 40g 骨水泥不应超过 2g。通常情况下，1.2g 庆大霉素或妥布霉素，和 1g 万古霉素加入 40g 骨水泥可用于一期再置换的固定。此外，与二期置换的抗生

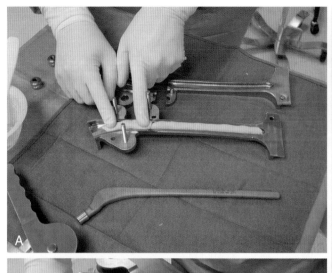
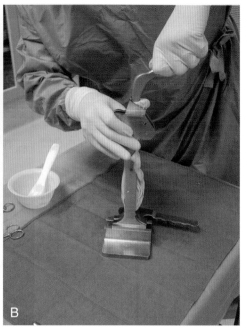
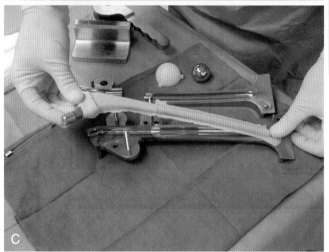

■ 图 54-2 制备活动性抗生素间隔块的模具。由于严重的股骨近端缺损，该例子使用 240mm 长的杆。**A**，将含有抗生素的 Palacos 骨水泥放入模具。**B**，模具封闭和植入。**C**，塑型固化成功的间隔块

素骨水泥制备不同，一期再置换万古霉素晶体完全被研碎，因为大的晶体会显著削弱骨水泥的性能，而二期用的骨水泥中大部分万古霉素晶体保持完整。

围术期管理

所有患者的围术期管理包括适当的医疗支持、营养支持、选择合适的抗生素以治疗感染。抗生素的最佳给药途径及使用时限仍存争议。大多数学者建议抗生素静脉注射使用 6 周，也有人凭经验使用 4 周。据文献报道，抗生素使用时间极其多样，从 0 到 9 周静脉注射治疗，从 0 到超过 2 年口服抗生素都有报道。

清创、灌洗和一期假体再置换

患者的负重和活动可以按非感染病例的方法处理。通常，除非有严重的软组织问题（如手术时修复了离断的外展肌或可能存在潜在伤口），如能忍受，即可负重，在这些情况下需要限制负重或者佩戴支具。

虽然有多种抗生素治疗方案，我们倾向于使用直接针对病原菌的抗生素 6 周。通常采用静脉注射，除非口服时抗生素有相同的生物利用度。尚未能回答的课题是，6 周以后是否需要口服抗生素延长用药时间。对于老年患者，如预期寿命短于 5 年，可考虑终身低剂量口服抗生素。对有明显并发病或者毒力较强的细菌感染，建议延长治疗 6 ~ 24 个月。剩余的病例，3 ~ 6 个月的短程

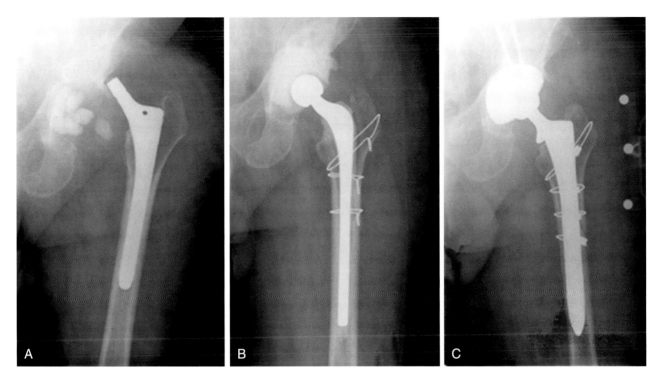

■ 图 54-3　活动性抗生素间隔块处理髋关节深部感染的临床病例。**A**，X 线片显示髋臼假体取出和抗生素骨水泥珠在髋臼窝内。**B**，取出股骨假体，通过延长股骨粗隆截骨放置水泥珠，插入活动性间隔块。**C**，使用非骨水泥重建术后 X 线片显示完全多孔涂层的股骨组件

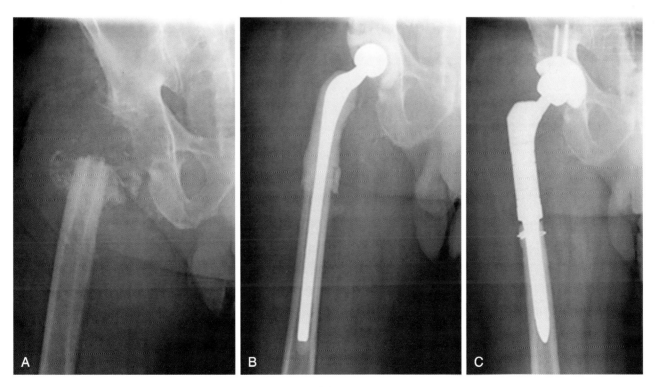

■ 图 54-4　活动性抗生素间隔块处理的慢性感染持续渗液合并股骨近端严重骨缺损的临床病例。**A**，术前正位片显示股骨近端骨缺损和感染导致异位骨形成。**B**，清创和插入长杆抗生素间隔块后的正位片。将较多的骨水泥用于稳定宿主 - 移植物交界处。**C**，使用非骨水泥重建肿瘤切除术后 X 线片显示多孔涂层的股骨组件

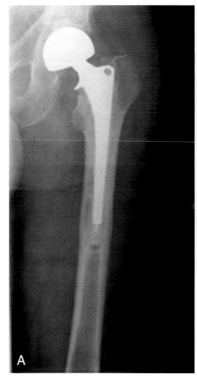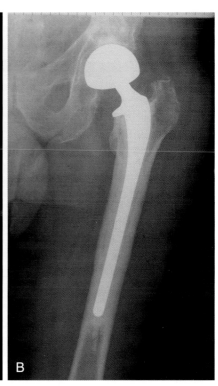

■图 54-5　一期再置换适用于深部感染的病例。**A**，正位片显示骨 - 水泥界面处被感染的双极假体伴骨溶解。仍有相当好的骨质安置水泥。**B**，术后正位 X 线片显示长柄骨水泥股骨假体

治疗即可。术后监测红细胞沉降率和 C 反应蛋白有助于指导治疗。如果决定停用抗生素，应于停药时至 3 ~ 4 个月每隔 6 周监测炎症标志物。如果发现持续升高，应再做关节穿刺培养，并重新使用抗生素。

二期假体再置换

术后活动和负重取决于使用的间隔块类型。如果使用固定块，患者保持触地式负重直到再植手术。如果使用活动性间隔块，假体稳定性能好，患者开始触地式负重 6 周，然后 50% 的体重负重 4 ~ 6 周。如患者关节功能好，症状很轻，X 线片显示植入物位置稳定，如能耐受，可允许负重至假体再植入时。

合理使用针对病原菌的抗生素持续 6 周，然后停用抗生素，检测炎症标志物，多数显示正常。如仍升高，我们也倾向停用抗生素，密切观察患者的临床表现。每隔 4 周监测炎症标志物，如果它们恢复正常且患者无感染的临床表现，可以在安置间隔块 3 ~ 4 个月后计划实施再置换手术。如果 3 个月后炎症标志物仍然升高，按以下的方法处理：①继续观察患者的临床表现，如果活动性间隔块功能良好，准备计划再置换前作关节穿刺细胞计数以再评估，或②重复清创，并重新安装一个新的间隔物。如在计划再置换时有任何即将感染的征象，则放弃再置换，重新插入一个新的间隔物。应避免仅依据升高的炎性标记在短时间内反复清创。此外，我们发现再置换前常规行穿刺培养意义不大，穿刺细胞计数可能更有意义，但成为常规建议目前尚缺乏足够的证据。

并发症

假体周围感染处理具有挑战性。并发症可分为内科并发症，如血栓栓塞、心肌缺血、肠胀气；局部并发症，如骨折、假体取出伴骨缺损、神经血管并发症；直接与感染和提到的处理有关的并发症。内科并发症和局部并发症如同其他翻修术，此处不作详述。深部感染有关的并发症包括未能治愈的感染、抗生素的毒副作用、固定或活动间隔块的限制。

虽然有关治疗感染的各种技术的成功率在文献中有不同，但普遍的结论是：二期再置换的成功率为 90% ~ 93%，一期再置换为 80% ~ 83%，保留假体的清创和灌洗仅为 40% ~ 60%。影响感染治愈率涉及的因素很多，有些受医生控制，有

些却不是。手术医生能够影响的获得的阳性结论因素包括：明确鉴别感染的病原菌，彻底清创，对于选择清创和保留假体的病例应早诊断、早处理，对于一期再置换应使用负载抗生素的骨水泥，当选择安置间隔物时采用高剂量的抗生素骨水泥。适当的医疗和营养支持也是有益的，但很难评估和量化。根据抗生素的选择，需要密切监测血清水平，以避免毒性。此外，如同前面章节所述，肾功能不全患者应减少骨水泥中抗生素的含量，因为在应用间隔物时也可吸收至全身。

应用固定的间隔物，除患者的功能问题外，因为软组织过度短缩和挛缩使再置换时暴露困难，使双下肢等长的重建变得更困难。虽然使用活动性间隔物的患者在两期之间有较好的功能，但也依赖软组织和骨条件，髋关节不稳时有发生。卡扣式聚乙烯内衬的使用能显著降低这种并发症的发生。活动性间隔块也可能导致骨质硬化或骨内膜的光滑，使再植入手术时骨水泥安置效果不好。然而，非骨水泥重建与感染治愈的高失败率无关联，对于年轻或活动较多的患者在机械性能方面可能有一个更好的长期随访结果。

（程立明　译　孙　伟、李子荣　校）

推荐阅读

Hanssen AD, Osmon DR: Assessment of patient selection criteria for treatment of the infected hip arthroplasty. Clin Orthop Relat Res 381:91-100, 2000.

Masri BA, Duncan CP, Beauchamp CP: Long-term elution of antibiotics from bone-cement: An in vivo study using the prosthesis of antibiotic-loaded acrylic cement (PROSTALAC) system. J Arthroplasty 13:331-338, 1998.

Mitchell PA, Masri BA, Garbuz DS, et al: Cementless revision for infection following total hip arthroplasty. Instr Course Lect 52:323-330, 2003.

Tsukayama DT, Estrada R, Gustilo RB: Infection after total hip arthroplasty. A study of the treatment of one hundred and six infections. J Bone Joint Surg Am 78:512-523, 1996.

Volin SJ, Hinrichs SH, Garvin KL: Two-stage reimplantation of total joint infections: A comparison of resistant and non-resistant organisms. Clin Orthop Relat Res 427:94-100, 2004.

参考文献

1. Hanssen AD, Osmon DR: Evaluation of a staging system for infected hip arthroplasty. Clin Orthop Relat Res 403:16-22, 2002.
2. Crockarell JR, Hanssen AD, Osmon DR, Morrey BF: Treatment of infection with débridement and retention of the components following hip arthroplasty. J Bone Joint Surg Am 80:1306-1313, 1998.
3. Jackson WO, Schmalzried TP: Limited role of direct exchange arthroplasty in the treatment of infected total hip replacements. Clin Orthop Relat Res 381:101-105, 2000.
4. Raut VV, Siney PD, Wroblewski BM: One-stage revision of total hip arthroplasty for deep infection. Long-term followup. Clin Orthop Relat Res 321:202-207, 1995.
5. Spangehl MJ, Younger AS, Masri BA, Duncan CP: Diagnosis of infection following total hip arthroplasty. Instr Course Lect 47:285-295, 1998.
6. Fehring TK, Calton TF, Griffin WL: Cementless fixation in 2-stage reimplantation for periprosthetic sepsis. J Arthroplasty 14:175-181, 1999.
7. Haddad FS, Muirhead-Allwood SK, Manktelow AR, Bacarese-Hamilton I: Two-stage uncemented revision hip arthroplasty for infection. J Bone Joint Surg Br 82:689-694, 2000.
8. Hanssen AD, Spangehl MJ: Treatment of the infected hip replacement. Clin Orthop Relat Res 420:63-71, 2004.
9. Duncan CP, Masri BA: The role of antibiotic-loaded cement in the treatment of an infection after a hip replacement. J Bone Joint Surg Am 76:1742-1751, 1994.
10. Hsieh PH, Shih CH, Chang YH, et al: Two-stage revision hip arthroplasty for infection: Comparison between the interim use of antibiotic-loaded cement beads and a spacer prosthesis. J Bone Joint Surg Am 86:1989-1997, 2004.

第 **55** 章

神经和血管损伤

Kevin L. Garvin

THA 已经成为一种并发症很少且远期疗效优良的可预见性手术。在众多并发症中最严重的是神经损伤。在 THA 中，这些少见并发症的发生率为 0.08%～7.6%，在髋关节翻修术中多一些[1-29]。Schmalzried 和他的同事们报道在髋关节翻修术中的发生率为 3.2%，而早期报道的发生率更高[21,30,31]。

解剖

在髋关节手术中，坐骨神经损伤最为常见，占所有周围神经损伤的 79%[30,32]。单纯的股神经损伤较少见（13%），闭孔神经的损伤最少见（1.6%）。坐骨神经损伤多见，使研究兴趣大增，损伤多见可能与其解剖位置及其自身特点有关。坐骨神经是由 L4 至 L5 神经根及 S1～3 骶神经根的前支组成。通常坐骨神经干横截面为 15～20mm，呈大致扁平带状，经过坐骨大切迹出骨盆。出骨盆后坐骨神经经梨状肌下方并且继续在上孖肌肌腹上方走行。在 10% 的病例，胫神经和腓神经是两个独立的分支，并被梨状肌隔开。坐骨神经或是继续跨过其他的外旋肌走行，或是位于臀大肌深面走行。神经在坐骨结节稍偏外侧发出分支，支配股方肌、闭孔内肌、孖肌群及大收肌。坐骨神经从这一点进入大腿[33]。

THA 相关的周围神经损伤

腓总神经的损伤比胫神经的损伤更为常见是有案可查的。并且，一旦发生损伤，损伤越重恢复的可能性越小。Sunderland 对腓总神经损伤概率较大且较严重原因作出的解释被广为接受[33]。他的解剖研究发现，与胫神经相比，腓总神经含有高比例的神经组织与结缔组织比。腓总神经也包含较少但较粗大的神经束或神经索。因此，与较小且较少神经束的胫神经相比，较紧及较粗大的神经束易遭受机械性损伤（图 55-1）[34]。

股神经损伤的发生率仅次于坐骨神经。股神经在骨盆中被腰大肌和髂肌很好地保护，它从腹股沟韧带下方出骨盆。出骨盆后股神经分为两根终末支。在股三角，股神经位于股动脉外侧，走行 4cm 后分为前支和后支。前支较短，分出一个运动支和两个感觉支。后支分为隐神经和运动支。隐神经穿过大腿发出髌骨下支支配膝关节，隐神经继续向远端走行并分成两支，分别到达踝部和足部。股神经的运动支支配股四头肌、髋关节及膝关节[35]。闭孔神经位于腰大肌表面并越过骨盆边缘到达闭孔。当它越过骨盆时，它的起始部分位于闭孔内肌表面，但在进入闭孔时前支可能紧贴骨盆。进入闭孔后，闭孔神经分为前支和后支，分别支配内收肌、股薄肌（前支）、耻骨肌（前支）及闭孔外肌（后支）。闭孔神经前支继续走行于缝匠肌下方，而后支则作为关节支支配膝关节[36]。

THA 周围神经损伤的原因

髋关节周围神经的损伤可能是由多种机制之一引起的。神经损伤的并发症主要可分为：牵拉损伤、直接损伤、挤压损伤或缺血性损伤。确定

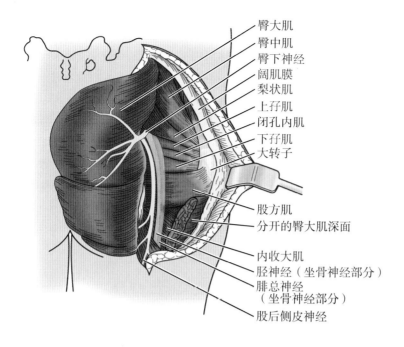

臀大肌
臀中肌
臀下神经
阔肌膜
梨状肌
上孖肌
闭孔内肌
下孖肌
大转子

股方肌
分开的臀大肌深面

内收大肌
胫神经（坐骨神经部分）
腓总神经
（坐骨神经部分）
股后侧皮神经

■ 图 55-1　坐骨神经解剖（摘自：Sunderland S. The sciatic nerve and its tibial and common peroneal divisions：Anatomical and physiological features. //Sunderland S (ed). Nerves and Nerve Injuries. New York，Churchill Livingstone，1978，925-966）

神经损伤的原因非常重要，因为当有适应证时，采取适当的处理可改善肢体的长期功能[1,21,30,37]。对神经损伤的分类比较理想化，但手术医师对于大部分的患者并不能确定损伤的原因[32,38]。

Weber 和他的同事回顾性研究了 28 例 30 侧 THA。在术前 24 小时和术后 18 ~ 28 天进行了肌电图检查[26]。术后有 21 名 THA 患者（70%）有肌电图受累的证据，而 9 名患者没有肌电图异常。没有患者主诉有神经损伤，只有 2 名患者在检查中发现有轻度的肌肉力量减弱。Weber 的研究是当 THA 还是一种较新技术时进行的，尽管如此，这项研究还是强调了 THA 时周围神经损伤的易感性。无明显临床表现的肌电图改变的特定普遍性也非常重要，揭示了神经损伤比既往报道更为常见。

神经损伤的危险因素包括先天性髋部手术、翻修或既往手术史、女性、肢体延长超过 4cm，或超过肢体总长的 6%[9,19,26]。据报道，先天性髋关节疾病的患者，THA 神经损伤的发生率为 5.2% ~ 13%[11,21,39]。这组患者有两个显著的神经损伤的危险因素。第一，该类患者中女性较多；第二，患者在术中常有肢体延长；第三个潜在的危险因素是这些患者常存在髋关节解剖畸形，而这可能增加神经损伤的可能性，尽管很难计算其数值。

肢体延长是第二个显著的危险因素，肢体可

被延长多少尚不清楚。Farrell 和他的同事们报道了他们的初次 THA 运动神经麻痹的经验[40]。出现神经麻痹的患者，肢体延长的平均值是 1.7cm（-0.1 ~ 4.4cm）。将这组患者与另一组在年龄、性别、诊断、手术入路及手术时年龄上匹配后相对比，发现肢体平均延长 1.1cm（-0.2 ~ 3.7cm）后并未出现神经麻痹。

如果患者肢体被延长，术后在恢复室或早期下地后出现神经损伤（股神经或坐骨神经）似乎是合理的，更换更短的股骨头假体可能会改善结果。此曾有报道[40,41]，必须对每位患者仔细研究，以确定可能的益处，以及再次手术可能引起的软组织松弛及关节不稳定。*

神经损伤的第二种原因是直接损伤。神经损伤可发生在手术进入关节时、放置牵开器时、使用手术器械以确保植入物时或其他可能损伤神经的操作。*Smith 和他的同事们[47]报道侧卧位髋关节手术时对侧肢体出现相近的神经损伤。手术入路是否会合并有特定的神经损伤仍存争论。例如，在髋关节前侧入路时将牵开器置于前侧可能会增加股神经损伤的危险，而后侧入路可能会伴有坐骨神经损伤[21,22]。另外，对侧肢体也可能出现直接神经损伤。Smith 和他的同事们报道了 6 例出现

---

* （参考文献：11，18，32，38，40，42，43）

对侧肢体并发症的患者，其中 5 例是暂时性麻痹。他们解释原因与已存血管病或肥胖有关，侧卧位及低血压麻醉使对侧肢体的神经和血管受压[46]。他们提倡几种技术，包括在术前及持续时间较长的手术中检查股三角的支撑垫。此手术入路并不伴有更高的神经麻痹发生率，并已被众多作者研究过[18,20]。在前方放置牵开器会增加股神经损伤的风险。

臀上神经损伤在临床上也很常见且和手术入路有关。髋关节前外侧入路、改良前外侧入路及 Hardinge 入路涉及松解臀中肌，或在大转子上松解臀中肌和股外侧肌连续体。臀上神经出坐骨切迹并且支配臀中肌、臀小肌及阔筋膜。Jacobs 和他的同事们[47]解剖了 10 个大体标本，以确定在髋关节 Hardinge 手术入路时臀上神经的易损伤性。他们发现两种类型的神经分布，20 例中 18 例神经呈小树枝型，神经在梨状肌上缘近端 1～2mm 分成许多分支。这些分支在坐骨大结节前侧略远端，平均有 7 支在臀中肌，1～3 支在臀小肌，1 支在阔筋膜。他们还发现，大转子中点至臀上神经分支的平均距离为 6.6cm（从前方至中线）及 8.3cm（后方至中线）（表 55-1）[47,48]。第二种类型是横行神经干型，仅在剩下的 2 个标本发现，均为两个标本中的左髋。这种类型包括以较短的分支支配臀中肌和臀小肌，而终支支配阔筋膜。当采用这种手术入路时，透彻理解解剖结构并且进行有限的分离，以确保不影响神经支配外展肌是非常重要的。

钢丝、缆线、缝合、线锯甚至骨水泥所造成的神经嵌压或损伤都可发生且已被报道[49,51]。非骨

水泥杯或金属笼的应用日渐增多，当钻孔、攻丝或拧螺钉时也可伴直接神经损伤。现已开展减少因使用这些器械及螺钉固定相关神经损伤的方法（图 55-2）[51,52]。

最后，挤压或缺血也可损伤神经功能。邻近神经的骨水泥的聚合作用可潜在地引起坏死，或也可引起挤压效应。已报道一位患者发生继发于骨水泥块的股神经病变。液态骨水泥从髋臼流向深层至髂腰肌。骨水泥聚合后可对股神经产生挤压效应，在 THA 后 6 个月去除了骨水泥，患者症状得到了改善。THA 后出现的出血或血肿形成导致的神经损伤也有报道[53-56]。Fleming 和他的同事们理论上认为，出血可导致筋膜下受压，使整个肢体缺氧及坐骨神经内血管血栓形成。对出现这种并发症的患者应及时诊断，并行手术减压，清除血肿后可取得较好的疗效。发生这种并发症的患者多数接受抗凝治疗，手术医师必须警觉并对患者及其用药进行监视。

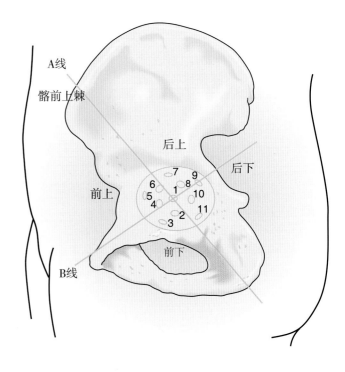

图 55-2 数据来源于大体标本上穿髋臼的螺钉位置，使用血管造影。图示髋臼的螺钉（从 1 根至 11 根）。ASIS：髂前上棘（anterior superior iliac spine）。（摘自：Wasielewski RC, Cooperstein LA, Kruger MP, Rubash HE. Acetabular anatomy and the transacetabular fixation of screws in total hip arthroplasty. J Bone Joint Surg Am, 1990，72：501-508）

表 55-1 臀上神经分支在大转子中点至进入点的距离		
	距离（cm）	
神经束	**平均值**	**范围**
前部至外侧中线	6.6	4.9～8.3
后部至外侧中线	8.3	5.0～12.4

摘自：Jacobs LG, Buxton RA. The course of the superior gluteal nerve in the laterl approach to the hip, J Bone Joint Surg Am, 1989，71：1239-1243

（* 引自 26，32，38，40，44，45）

术中监测、诊断及治疗

全髋关节置换术中皮质诱发电位监测（somatosensory evoked potential，SEP）神经功能并不常用。在理想情况下，手术医师在术中监测神经功能，如果术中发现 SEP 改变或缺失，手术方式会改变，手术医生会给予相应处理。在特定的情况，包括复杂的翻修术，有潜在效应。因为在这种手术中，肢体延长常为计划手术操作的一部分，有损伤神经的危险[37,57-60]。不幸的是，进行术中监测以减少神经损伤的理想情况并未得到确切的效果，也未获得临床广泛接受。Blacek 和他的同事们[57]注意到，与未应用监测患者相比，应用 SEP 的患者，坐骨神经麻痹的发生率并未降低。

THA 后神经损伤的诊断是通过受累神经的运动及感觉功能检查而确诊。应用麻醉药或行椎管内或硬膜外麻醉的患者，在术后几个小时内很难评估。如果手术医师怀疑患者有神经缺失，并注意到危险因素，则应停用麻醉药并对患者重新检查。必须检查腓总神经及胫神经的功能，嘱患者背屈、跖屈踝关节并检查足的感觉功能。通过患者收缩股四头肌，或将膝关节压向床面来检查股神经的运动支。闭孔神经的运动或感觉功能缺失更难评估。如确诊神经损伤，手术医师必须辨别损伤的原因，并确定损伤能否逆转。

对于已发表的相关文献，多数读者认同两种合理的手术治疗适应证：对有损伤呈进行性进展的患者探查其髋关节，对神经受不断增大血肿压迫危险的患者进行治疗。通过更换股骨头假体来缩短肢体的方法也有报道。同样的，神经嵌压或横断也需要早期探查并修复。很清楚，这些方法并不能使所有患者的全部神经功能完全恢复。

THA 的多数损伤患者的神经恢复结果被监测。预后较好的因素包括不完全性神经麻痹。例如，单纯腓总神经损伤的患者比完全性坐骨神经麻痹患者的预后好。股神经麻痹的患者预后也较好。另一个损伤恢复较好的预后因素是恢复早（术后 2 周内恢复）。2 周后痛性感觉迟钝和运动及感觉功能完全丧失是预后不良的信号[21,30,37]。

血管损伤

THA 合并血管损伤极为罕见。Nachbur 和他的同事们[44]报道了 15 例有严重动脉损伤的患者，占 8 年来所有重建手术的 0.2% ~ 0.3%。自这篇报道后，几个因素可能增加了损伤的病例数，但是否发生率就有明显改变尚不清楚。Nachbur 发现了在髋关节手术过程中邻近大血管损伤的 5 个机制：Hohmann 拉钩尖端使较大动脉穿孔；硬化动脉过度伸张；内膜断裂继发血栓形成；放置髋关节假体时大动脉撕裂；骨水泥聚合时热力损伤所造成的大动脉栓塞；假性动脉瘤——动静脉瘤[44,61-71]。这 5 种机制也可以分为急性或慢性、出血性或血栓性。大血管穿孔是造成血管损伤的最常见原因。穿孔是由于锐利的牵开器、钻、螺钉、钢丝、刮匙、骨刀甚至是髋臼磨削器放置不当引起（图 55-3）。Mallory 也描述了在为一类风湿性关节炎患者准备髋臼时血管损伤的病例[72]。内侧壁前部钻孔穿透可引起髂总静脉撕裂。对于这种并发症需要打开后腹膜结扎血管。这位患者最终在出现并发症 2 周后成功地进行了 THA。

另一种手术并发症是患者侧卧位时对侧肢体的损伤[46]。已推定，这种并发症是为了确保骨盆在侧卧位稳定，应用前侧垫压迫腹股沟和股三角所致。腹股沟受压导致血管损伤。

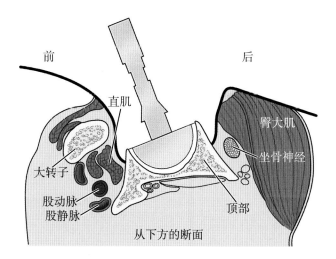

图 55-3　髋臼的横断面解剖，将牵开器放在前侧及后侧以保护神经和血管结构（摘自：Barrack RL，Butler RA. Avoidance and management of neurovascular injuries in total hip arthroplasty. Instr Course Lect，2003，52：267-274）

血管损伤的原因及危险因素

髋关节可预知的解剖以及保护盆腔内血管的骨盆结构可以解释初次 THA 血管并发症如此少的原因。髋关节翻修手术的复杂特征，特别是髋臼翻修时须用螺钉固定假体，要求对有损伤危险的解剖结构作全面了解。髋关节置换时动脉损伤的其他危险因素包括左髋及女性患者。对左髋危险性较大的解释是主动脉分叉部及髂血管偏左。患者如果有周围血管疾病或有动脉硬化疾病也增加了出血性并发症的危险。

预防

熟悉手术区域的解剖结构，在问题出现之前作出预测，是手术医师的职责所在。这在将髋臼假体用螺钉固定时尤显重要。髋臼螺钉固定须对骨钻孔，测量深度，偶尔还需要对密质骨攻丝，最后放置螺钉。每个步骤都可能造成血管或神经损伤。Wasielewski 和他的同事们[51] 及 Keating 和他的同事们[45] 描述了最易损伤的结构，并且划定了这些神经和血管结构与骨性髋臼的关系，并提出了四象限系统：通过从髂前上棘经过髋臼中点向髋臼窝画线，第二条线经过髋臼中点作第一条线的垂线，从而形成四个象限（图 55-4）。Wasielewski 的结论是，后象限有最好的骨质，经此部位穿过髋臼的螺钉相对安全。况且，将螺钉放置此处能被触及，从而使神经和血管损伤的危险性降到最低。相反，应避免前部象限，因为螺钉放置不当会造成髂外动静脉及闭孔神经、闭孔血管损伤。根据此知识，也必须促使手术医生注意其他细节，有必要注意到血管受损。最明显的相关血管受损是内侧或骨盆内的假体位置及骨盆内的硬件。这些患者需要在术前检查骨盆内结构，包括但不应局限于血管解剖。如果血管的走行被骨盆内假体改变，手术医师应选择首先进行骨盆内手术[73]。有周围血管疾病的患者同样有发生术中并发症的危险。放置牵开器或扭转肢体可能造成肢体血管血栓或血管受损，这些肢体术前处于灌注危象边缘。最后，有过髋关节手术史的患者出现并发症的风险更大，因为其有解剖改变和瘢痕形成[33,53,67]。

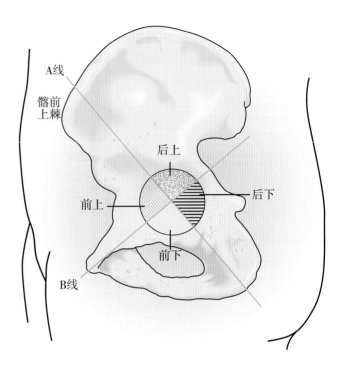

■ **图 55-4** 髋臼四象限系统。四个象限由直线 A 和直线 B 相交形成。直线 A 从髂前上棘（ASIS）经过髋臼中心至髋臼窝后侧，将髋臼分成两半。直线 B 与直线 A 在髋臼中点相垂直，将髋臼分成四个象限：前上象限、前内侧象限、后上象限及后内象限（摘自：Wasielewski RC, Cooperstein LA, Kruger MP, Rubash HE. Acetabular anatomy and the transacetabular fixation of screws in total hip arthroplasty. J Bone Joint Surg Am, 1990，72：501-508）

治疗

一旦发现血管损伤，确定损伤的范围及位置对确定治疗至关重要。骨盆内及腹膜后损伤需要立即手术干预。这些损伤的手术入路是通过 Eftekhar 和 Nercessian 所叙述的低位腹膜后切口[73]。关节置换的手术医师必须准备此入路，以用于控制出血。治疗这种罕见的并发症需要准备宽大的手术视野和无菌包裹，而不是单纯的髋关节外侧区域。备皮、铺单的原则是从前正中线至后正中线，近端至下位肋骨边缘。

迟发性、隐匿性出血允许手术医师行诊断性检查以确定血管位置。选择性动脉造影、数字 CT 扫描及血液检查很有效。一旦确定出血部位，直接手术结扎或选择性栓塞治疗均可获成功。

小结

THA 并发的神经和血管损伤可危及患者生命，手术医师有责任减少这些并发症。术前对患者特别是那些有高危因素的患者进行全面检查，是使此并发症降到最低的方法之一。手术医师必须知晓各种危险因素及损伤的原因，并熟悉髋关节及其周围神经和血管结构的解剖。患者告知及早期发现并发症并采取适当措施，可改善患者的长期预后。

（程立明 译　孙　伟、李子荣 校）

参考文献

1. Nercessian OA, Macaulay W, Stinchfield FE: Peripheral neuropathies following total hip arthroplasty. J Arthroplasty 9:645-651, 1994.
2. Solheim LF, Hagen R: Femoral and sciatic neuropathies after total hip arthroplasty. Acta Orthop Scand 51:531-534, 1980.
3. Ahlgren SA, Elmqvist D, Ljung P: Nerve lesions after total hip replacement. Acta Orthop Scand 55:152-155, 1984.
4. Andrew TA, Berridge D, Thomas A, Duke RN: Long-term review of ring total hip arthroplasty. Clin Orthop Relat Res 201:111-122, 1985.
5. Beckenbaugh RD, Ilstrup DM: Total hip arthroplasty. J Bone Joint Surg Am 60:306-313, 1978.
6. Buchholz HW, Noack G: Results of the total hip prosthesis design "St. George." Clin Orthop Relat Res 95:201-210, 1973.
7. Charnley J, Cupic Z: The nine and ten year results of the low-friction arthroplasty of the hip. Clin Orthop Relat Res 95:9 25, 1973.
8. Dhillon MS, Nagi ON: Sciatic nerve palsy associated with total hip arthroplasty. Ital J Orthop Traumatol 18:521-526, 1992.
9. Edwards BN, Tullos HS, Noble PC: Contributory factors and etiology of sciatic nerve palsy in total hip arthroplasty. Clin Orthop Relat Res 218:136-141, 1987.
10. Eftekhar NS, Stinchfield FE: Experience with low-friction arthroplasty. A statistical review of early results and complications. Clin Orthop Relat Res 95:60-68, 1973.
11. Johanson NA, et al: Nerve injury in total hip arthroplasty. Clin Orthop Relat Res 179:214-222, 1983.
12. Langenskiold A, Paavilainen T: Total replacement of 116 hips by the McKee-Farrar prosthesis. A preliminary report. Clin Orthop Relat Res 95:143-150, 1973.
13. Lazansky MG: Complications revisited. The debit side of total hip replacement. Clin Orthop Relat Res 95:96-103, 1973.
14. Lubinus HH: Total hip replacement using the "Brunswik-system." Clin Orthop Relat Res 95:211-212, 1973.
15. Moczynski G, Abraham E, Barmada R, Ray RD: Evaluation of total hip replacement arthroplasties. Clin Orthop Relat Res 95:213-216, 1973.
16. Mok DW, Bryant KM: Ring uncemented plastic on metal hip replacements—Results from an independent unit. J R Soc Med 82:142-144, 1989.
17. Murray WR: Results in patients with total hip replacement arthroplasty. Clin Orthop Relat Res 95:80-90, 1973.
18. Navarro RA, Schmalzried TP, Amstutz HC, Dorey FJ: Surgical approach and nerve palsy in total hip arthroplasty. J Arthroplasty 10:1-5, 1995.
19. Nercessian OA, Piccoluga F, Eftekhar NS: Postoperative sciatic and femoral nerve palsy with reference to leg lengthening and medialization/lateralization of the hip joint following total hip arthroplasty. Clin Orthop Relat Res 304:165-171, 1994.
20. Robinson RP, Robinson HJ Jr, Salvati EA: Comparison of the transtrochanteric and posterior approaches for total hip replacement. Clin Orthop Relat Res 147:143-147, 1980.
21. Schmalzried TP, Amstutz HC, Dorey FJ: Nerve palsy associated with total hip replacement. Risk factors and prognosis. J Bone Joint Surg Am 73:1074-1080, 1991.
22. Simmons C Jr, Izant TH, Rothman RH, et al: Femoral neuropathy following total hip arthroplasty. Anatomic study, case reports, and literature review. J Arthroplasty 6(Suppl):S57-S66, 1991.
23. Søballe K, Olsen NJ, Ejsted R, et al: Revision of the uncemented hip prosthesis. Acta Orthop Scand 58:630-633, 1987.
24. Stern MB, Grant SS: Fifty total hip replacements: An initial experience. Clin Orthop Relat Res 86:79-84, 1972.
25. Tillberg B: Total hip arthroplasty using the McKee and Watson-Farrar prosthesis: A prospective follow-up study of 327 arthroplasties. Acta Orthop Scand 53:103-107, 1982.
26. Weber ER, Daube JR, Coventry MB: Peripheral neuropathies associated with total hip arthroplasty. J Bone Joint Surg Am 58:66-69, 1976.
27. Wilson JN, Scales JT: The Stanmore metal on metal total hip prosthesis using a three pin type cup. A follow-up of 100 arthroplasties over nine years. Clin Orthop Relat Res 95:239-249, 1973.
28. Evarts CM, DeHaven KE, Nelson CL, et al: Interim results of Charnley-Muller total hip arthroplasty. Clin Orthop Relat Res 95:193-200, 1973.
29. Linclau L, Dokter G, Gutwirth P: Postoperative dropfoot after cementless total hip arthroplasty. Acta Orthop Belg 61:271-277, 1995.
30. Schmalzried TP, Noordin S, Amstutz HC: Update on nerve palsy associated with total hip replacement. Clin Orthop Relat Res 344:188-206, 1997.
31. Amstutz HC, Ma SM, Jinnah RH, Mai L: Revision of aseptic loose total hip arthroplasties. Clin Orthop Relat Res 170:21-33, 1982.
32. Barrack RL, Butler RA: Avoidance and management of neurovascular injuries in total hip arthroplasty. Instr Course Lect 52:267-274, 2003.
33. Sunderland S: The sciatic nerve and its tibial and common peroneal divisions: Anatomical and physiological features. In Sunderland S (ed): Nerves and Nerve Injuries, 1978, Churchill Livingstone: New York. pp 925-966.
34. Sunderland S: Sciatic, tibial and common peroneal nerve lesions. In Sunderland S (ed): Nerves and Nerve Injuries, 1978, Churchill Livingstone: New York. pp 967-991.
35. Sunderland S: Femoral nerve. In Sunderland S (ed): Nerves and Nerve Injuries, 1978, Churchill Livingstone: New York. pp 999-1006.
36. Sunderland S: Obturator nerve. In Sunderland S (ed): Nerves and Nerve Injuries, 1978, Churchill Livingstone: New York. pp 992-998.
37. Lewallen DG: Neurovascular injury associated with hip arthroplasty. Instr Course Lect 47:275-283, 1998.
38. Barrack RL: Neurovascular injury: Avoiding catastrophe. J Arthroplasty 19(4 Suppl 1):104-107, 2004.
39. Shaughnessy W, Kavanaugh B, Fitzgerald R Jr: Long-term results of total hip arthroplasty in patients with high congenital dislocation of the hip. Orthop Trans 13:510, 1989.
40. Farrell CM, Springer BD, Haidukewych GJ, Morrey BF: Motor nerve palsy following primary total hip arthroplasty. J Bone Joint Surg Am 87:2619-2625, 2005.
41. Silbey MB, Callaghan JJ: Sciatic nerve palsy after total hip arthroplasty: Treatment by modular neck shortening. Orthopedics 14:351-352, 1991.
42. Sutherland CJ, Miller DH, Owen JH: Use of spontaneous electromyography during revision and complex total hip arthroplasty. J Arthroplasty 11:206-209, 1996.
43. Weale AE, Newman P, Ferguson IT, Bannister GC: Nerve injury after posterior and direct lateral approaches for hip replacement. A clinical and electrophysiological study. J Bone Joint Surg Br 78:899-902, 1996.
44. Nachbur B, Meyer RP, Verkkala K, Zürcher R: The mechanisms of severe arterial injury in surgery of the hip joint. Clin Orthop Relat Res 141:122-133, 1979.
45. Keating EM, Ritter MA, Faris PM: Structures at risk from medially placed acetabular screws. J Bone Joint Surg Am 72:509-511, 1990.
46. Smith JW, Pellicci PM, Sharrock N, et al: Complications after total hip replacement. The contralateral limb. J Bone Joint Surg Am 71:528-535, 1989.

47. Jacobs LG, Buxton RA: The course of the superior gluteal nerve in the lateral approach to the hip. J Bone Joint Surg Am 71:1239-1243, 1989.

48. Hardinge K: The direct lateral approach to the hip. J Bone Joint Surg Br 64:17-19, 1982.

49. Pess GM, Lusskin R, Waugh TR, Battista AE: Femoral neuropathy secondary to pressurized cement in total hip replacement: Treatment by decompression and neurolysis. Report of a case. J Bone Joint Surg Am, 69:623-625, 1987.

50. Siliski JM, Scott RD: Obturator-nerve palsy resulting from intrapelvic extrusion of cement during total hip replacement. Report of four cases. J Bone Joint Surg Am 67:1225-1228, 1985.

51. Wasielewski RC, Cooperstein LA, Kruger MP, Rubash HE: Acetabular anatomy and the transacetabular fixation of screws in total hip arthroplasty. J Bone Joint Surg Am 72:501-508, 1990.

52. Wasielewski RC, Galat DD, Sheridan KC, Rubash HE: Acetabular anatomy and transacetabular screw fixation at the high hip center. Clin Orthop Relat Res 438:171-176, 2005.

53. Matos MH, Amstutz HC, Machleder HI: Ischemia of the lower extremity after total hip replacement. J Bone Joint Surg Am 61:24-27.1979.

54. Wooten SL, McLaughlin RE: Iliacus hematoma and subsequent femoral nerve palsy after penetration of the medical acetabular wall during total hip arthroplasty. Report of a case. Clin Orthop Relat Res 191:221-223, 1984.

55. Fleming RE Jr, Michelsen CB, Stinchfield FE: Sciatic paralysis. A complication of bleeding following hip surgery. J Bone Joint Surg Am 61:37-39, 1979.

56. Sorensen JV, Christensen KS: Wound hematoma induced sciatic nerve palsy after total hip arthroplasty. J Arthroplasty 7:551, 1992.

57. Black DL, Reckling FW, Porter SS: Somatosensory-evoked potential monitored during total hip arthroplasty. Clin Orthop Relat Res 262:170-177, 1991.

58. Kennedy WF, Byrne TF, Majid HA, Pavlak LL: Sciatic nerve monitoring during revision total hip arthroplasty. Clin Orthop Relat Res 264:223-227, 1991.

59. Nercessian OA, Gonzalez EG, Stinchfield FE: The use of somatosensory evoked potential during revision or reoperation for total hip arthroplasty. Clin Orthop Relat Res 243:138-142, 1989.

60. Porter SS, Black DL, Reckling FW, Mason J: Intraoperative cortical somatosensory evoked potentials for detection of sciatic neuropathy during total hip arthroplasty. J Clin Anesth 1:170-176, 1989.

61. Brentlinger A, Hunter JR: Perforation of the external iliac artery and ureter presenting as acute hemorrhagic cystitis after total hip replacement. Report of a case. J Bone Joint Surg Am 69:620-622, 1987.

62. Reiley MA, Bond D, Branick RI, Wilson EH: Vascular complications following total hip arthroplasty. A review of the literature and a report of two cases. Clin Orthop Relat Res 186:23-28, 1984.

63. Bergqvist, D, Carlsson AS, Ericsson BF: Vascular complications after total hip arthroplasty. Acta Orthop Scand 54:157-163, 1983.

64. Scullin JP, Nelson CL, Beven EG: False aneurysm of the left external iliac artery following total hip arthroplasty. Clin Orthop Relat Res 113:145-149, 1975.

65. Salama R, Stavorovsky MM, Iellin A, Weissman SL: Femoral artery injury complicating total hip replacement. Clin Orthop Relat Res 89:143-144, 1972.

66. Hopkins NF, Vanhegan JA, Jamieson CW: Iliac aneurysm after total hip arthroplasty. Surgical management. J Bone Joint Surg Br 65:359-361, 1983.

67. Parfenchuck TA, Young TR: Intraoperative arterial occlusion in total joint arthroplasty. J Arthroplasty 9:217-220, 1994.

68. Stubbs DH, Dorner DB, Johnston RC: Thrombosis of the iliofemoral artery during revision of a total hip replacement. A case report. J Bone Joint Surg Am 68:454-455, 1986.

69. al-Salman M, Taylor DC, Beauchamp CP, Duncan CP: Prevention of vascular injuries in revision total hip replacement. Can J Surg 35:261-264, 1992.

70. Aust JC, Bredenberg CE, Murray DG: Mechanisms of arterial injuries associated with total hip replacement. Arch Surg 116:345-349, 1981.

71. Ratliff AH: Arterial injuries after total hip replacement. J Bone Joint Surg Br 67:517-518, 1985.

72. Mallory TH: Rupture of the common iliac vein from reaming the acetabulum during total hip replacement. A case report. J Bone Joint Surg Am 54:276-277, 1972.

73. Eftekhar NS, Nercessian O: Intrapelvic migration of total hip prostheses. Operative treatment. J Bone Joint Surg Am 71:1480-1486, 1989.

第56章

术后血肿的处理

Fabio R. Orozco, Alvin Ong, Richard H. Rothman

血肿形成是全髋关节置换术后常见的并发症之一，发生率为 0.8% ～ 1.7%，多数发生在术后最初 2 周[1]。由于伤口张力的增加，组织的血流减少，血肿会损害伤口愈合。引流缓慢的血肿会成为良好的培养基，从而导致深部感染的可能。而且，大的张力性血肿可能因为对周围神经的压迫而导致神经功能受损。这是引起全髋关节置换患者早期神经受损、晚期持续性神经功能障碍的重要原因之一。因此对血肿诊断与处理，早期警觉是很重要的。

病因学

导致血肿形成的原因较多，可归结于患者和手术因素两大类。患者因素包括肥胖、既往手术史以及凝血功能异常等。手术因素有操作技巧、术后抗凝等。

解剖技巧

对组织的小心保护以及快速有效的外科技术无须过分强调。充分的显露对于成功的 THA 是必要的，但应当避免过度的不必要的剥离。术中以及关闭伤口前仔细的止血可减少术后血肿或血清肿的形成。

闭合伤口引流

术后伤口引流程序一经标准化就存在争议。常规使用的吸引引流理论上可减少血肿的形成，从而减少术后引流和潜在感染的发生率。但是很多研究显示术后引流并没有明显的优点。Walmsley 和其同事对 552 例（577 髋）THA 患者行术后引流 24 小时或不引流作随机对照研究，发现未引流组有一例出现血肿，但不需要引流或输血。而引流组的输血率大大超过未引流组（$P < 0.042$）。作者的结论是引流对 THA 患者未提供明显的优点，反而增加了额外的费用，并使患者处于更高的输血危险之中[2]。Parker 和同事们进行了 18 项研究的 Meta 分析，对 3495 例患者 3689 髋进行了数据分析，得出了相似的结果。引流组的血肿发生率为 1.7%，而未引流组为 0.8%。引流组 40.0% 的患者需要输血，而未引流组的输血率为 28.1%。这些研究表明，研究者的结论是对于选择性的 THA 患者，术后引流增加了输血的需要而没有明显的好处[1]。

抗凝

抗凝在血肿的形成中扮演了重要的角色。为防止深静脉血栓及肺栓塞，THA 术后需要抗凝。但不幸的是，仍有可能发生明显的出血，即使抗凝治疗应用得恰当。术后须仔细监测红细胞压积和凝血指标以防血肿的形成。伤口疼痛、臀部及大腿的肿胀、合并低红细胞压积及凝血功能异常等提示膨胀性血肿的存在。在有术后伤口并发症以及随后的假体周围感染的患者中普遍存在平均 INR 增高超过 1.5。适度抗凝以防止血肿形成和

（或）切口引流对预防假体周围感染及其严重的后果有着决定性的意义[3]。

诊断

伤口血肿通常发生在术后最初 2 周。症状和体征包括不能解释的加重性疼痛、低热、烦躁以及虚弱等。伤口检查有饱满感。肿胀可局限，但通常累及整个髋部，边界不清。皮肤有张力且发亮，有渗出。此外，皮肤可能发红，往往使诊断困难。

仔细的神经系统检查很重要，因为血肿可能导致神经损伤，包括股神经、坐骨神经及闭孔神经。髋部手术出血导致的坐骨神经麻痹是一种较为少见的并发症，但文献已有报道[4,5]。Weil 及同事报道了应用溶栓药及全剂量肝素治疗肺栓塞增加了大出血的危险。在他们的研究中，对一例 THA 术后肺栓塞患者应用溶栓剂治疗后并发了大腿血肿扩大导致坐骨神经麻痹。他们建议迅速发现并立即减压可达到理想的治疗效果[4]。

实验室检查显示血色素下降可能与出血的严重程度有关。要严密监测出血因子，特别是对采取了预防性抗凝治疗的患者。

如果某一患者术后 2 周内出现突发疼痛，伤口血肿的鉴别诊断包括髋关节脱位、假体周围骨折等。影像学检查对于排除这类并发症是必要的。

MRI 检查对于偶发的没有明显症状的深部血肿有用，已用于 THA 术后导致股神经麻痹的髂部血肿的诊断[6]。血肿在 MRI 上表现为 T1 加权和 T2 加权自旋 - 回声影像高信号，在钆增强 T1 加权影像上显示为血肿边缘的明显增强信号。如果没有 MRI，CT 扫描和超声检查对证实血肿的存在可能有用。

处理

非手术治疗

伤口血肿处理的选择首先取决于血肿是否是闭合的，其次看血肿是否大到可出现神经受损及不可控的疼痛或软组织受损等。

如没有神经功能受损、疼痛可忍受、血肿仍保持闭合且未持续扩大的患者，非手术治疗的措施如下。

■ 停止抗凝。
■ 如果实验室指标超过正常，应对抗抗凝。如果 INR > 3.0，应用维生素 K。
■ 伤口局部冷敷。
■ 卧床休息或制动。
■ 输血以纠正明显的贫血。

手术治疗

如果血肿开始渗出并持续超过 48 小时，笔者认为这是手术清除的指征。患者发生迟发性深部感染的常见潜在因素是对引流血肿未采用手术清除[7]。

如果出现下肢神经受压，多见于坐骨神经和股神经，立即急诊清除血肿有助于最大可能地恢复功能。Butt 和同事报道了 6 例初次 THA 术后坐骨神经麻痹的患者（发病率 1.69%），均因术后血肿压迫坐骨神经区域所致。如早期识别血肿，且及时行手术清除，患者均早期且完全恢复。如诊断延迟且处理不及时，则很少恢复甚至不恢复[8]。

手术干预指征包括：

■ 渗出超过 48 小时。
■ 皮缘即将坏死。
■ 血肿持续增大。
■ 神经功能受损。
■ 不能控制的疼痛。

血肿清除手术要像初次 THA 术一样严格要求细节和无菌操作。伤口要全长开放，长度与深度与伤口一致。要做培养。医生要注意皮下及切口深层的显露。有限切开以及仅仅探查伤口浅层可能导致血肿部分残留。需要彻底清除所有的坏死组织及全部血肿。往往不会发现特别明显的出血点。除了手术清创，脉冲冲洗有助于清除小的残余血肿。通常，局部引流有助于防止复发。

小结

预防伤口血肿需要术中仔细止血和控制抗凝。当然，不管医师如何警觉，血肿仍可发生。早期诊断和有效干预有助于防止并发症的发生。

文献资料已显示选择性 THA 术后闭合引流增加了输血需求，常规应用并没有明显的益处。

血肿手术清除的指征包括持续引流超过 48 小时、皮缘即将坏死、血肿持续增大、严重的疼痛以及神经功能损害。

对存在于坐骨神经或股神经功能受损的患者，立即急诊清除血肿有助于最大可能地恢复功能。

早期诊断和干预是处理 THA 术后血肿的基石。

（陈　瀛　译　孙　伟　校）

参考文献

1. Parker MJ, Roberts CP, Hay D: Closed suction drainage for hip and knee arthroplasty. A meta-analysis. J Bone Joint Surg Am 86:1146-1152, 2004.
2. Walmsley PJ, Kelly MB, Hill RM, Brenkel I: A prospective, randomised, controlled trial of the use of drains in total hip arthroplasty. J Bone Joint Surg Br 87:1397-1401, 2005.
3. Parvizi J, Ghanem E, Joshi A, et al: Does "excessive" anticoagulation predispose to periprosthetic infection? J Arthroplasty 22(6 Suppl 2):24-28, 2007.
4. Weil Y, Mattan Y, Goldman V, Liebergall M: Sciatic nerve palsy due to hematoma after thrombolysis therapy for acute pulmonary embolism after total hip arthroplasty. J Arthroplasty 21:456-459, 2006.
5. Austin MS, Klein GR, Sharkey PF, et al: Late sciatic nerve palsy caused by hematoma after primary total hip arthroplasty. J Arthroplasty 19:790-792, .2004.
6. Ha YC, Ahn IO, Jeong ST, et al: Iliacus hematoma and femoral nerve palsy after revision hip arthroplasty: A case report. Clin Orthop Relat Res 385:100-103, 2001.
7. Saleh K, Olson M, Resig S, et al: Predictors of wound infection in hip and knee joint replacement: Results from a 20 year surveillance program. J Orthop Res 20:506-515, 2002.
8. Butt AJ, McCarthy T, Kelly IP, et al: Sciatic nerve palsy secondary to postoperative haematoma in primary total hip replacement. J Bone Joint Surg Br 87:1465-1467, 2005.

第 **57** 章

假体周围骨折

Ernesto Guerra, Pablo Corona, CarlesAmat, Xavier Flores

假体周围骨折是 THA 一种严重的并发症。手术治疗具有挑战性，因为其常合并粉碎性骨折、骨缺损、股骨假体松动等。根据瑞典国家登记资料，在 1049 例股骨假体周围骨折病例中，23% 需要再手术，18% 发生术后并发症[1]。假体周围骨折功能结局较差，致残率增高，并有较高的死亡率，同时也使经济负担增加。

假体周围骨折发生率有增高的趋势。在初次非骨水泥 THA 中发生率为 0.1% ～ 3.2%，而在骨水泥或非骨水泥型翻修中，达到了 3% ～ 12%。导致增高的因素包括 THA 指征的扩大、接受 THA 的人群增加、非水泥型假体应用增多以及翻修手术增多等。大约有 5% 的翻修手术是因为假体周围骨折，占初次 THA 翻修原因的第三位。在导致翻修的原因中，假体周围骨折低于无菌性松动及感染，与脱位所占比例相同[2]。

危险因素

术中骨折的危险因素有骨质疏松、骨量减少（如类风湿性关节炎）、骨形态变形或畸形（如 Paget 病）、髋关节发育不良、陈旧性股骨近端骨折等[3]。局部危险因素包括非骨水泥组件（特别是翻修假体）、翻修过程中打压植骨、微创技术、股骨皮质下扩髓、使用大直径的股骨假体、骨皮质厚度对髓腔直径比值低等[4]。术后假体周围骨折的危险因素有骨质疏松、骨溶解、骨皮质穿孔、股骨假体松动、同侧髋膝关节翻修导致股骨干峡部应力增高等（图 57-1）。

股骨假体骨折的分型

文献报道了许多假体周围骨折的分型方法。分型可提供骨折部位的信息，有助于治疗的选择。由 Duncan 和 Masri[6] 制订的 Vancouver 术中及术后分型是目前最广泛使用的分类。该方法简单有效，

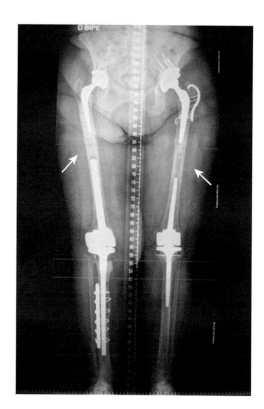

■ **图 57-1** 81 岁女性，右膝 3 次翻修，同侧初次 THA，左膝 2 次翻修，左髋 2 次翻修。右膝和左髋假体周围骨折后进行了手术。她仍有再次发生假体周围骨折的高风险。白色箭头表示双侧股骨干应力集中部位[5]

可重复性好，在治疗方案的制订中非常有用。它考虑了骨折的部位、假体的稳定性以及周边骨量的情况，这些都是决定如何进行最佳治疗的重要因素。Vancouver 术中分型可指导术中骨折的处理，虽然它的可靠性及有效性尚未得到广泛的验证。

Vancouver 术中骨折分型

Vancouver 系统根据骨折的部位、类型以及稳定性分为三型。A 型累及近端干骺端（转子部）；B 型累及骨干部（柄的尖端）；C 型位于柄的远端，不影响长翻修柄的插入。每一型又分为三个亚型：1，仅皮质穿孔；2，骨折无移位；3，骨折移位且不稳定（图 57-2）[4]。

Vancouver 术后骨折分型

骨折的部位、假体的稳定性、骨量的情况决定了骨折的严重性（图 57-3）。在 A 型中，大、小转子受累，B 型骨折位于或稍远于假体尖端，有三个亚型：B1，假体稳定；B2，假体松动但骨量足够；B3，假体松动且有明显的近端骨量丢失或损害，因而不能使用标准的翻修假体。C 型骨折则远离假体柄。

治疗选择

股骨术中骨折

治疗目的：

1．获得 THA 假体及骨折的稳定。
2．避免骨折扩展。
3．维持假体的位置及排列。

A1 型：干骺端皮质穿孔

A1 型通常是稳定的，可仅通过骨移植治疗，往往用取自髋臼的扩髓骨。

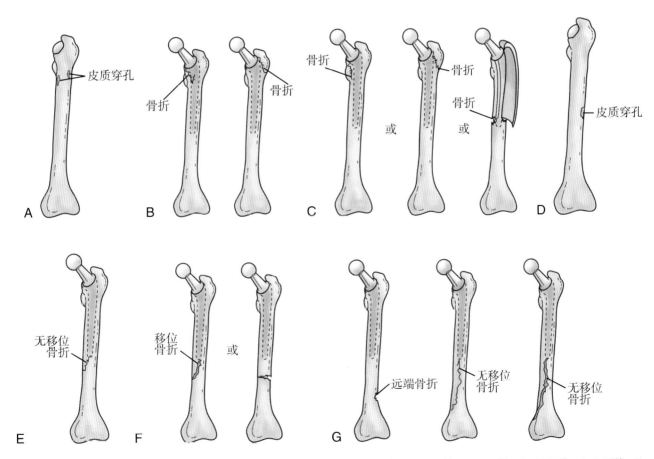

■ 图 57-2　Vancouver 术中股骨假体周围骨折分型，**A**，A1 型，**B**，A2 型，**C**，A3 型，**D**，B1 型，**E**，B2 型，**F**，B3 型，**G**，C1 型（左），C2 型（中），和 C3 型（右）（摘自：Greidanus NV，Mitchell PA，Masri BA，*et al*. Principles of management and results of treating the fractured femur during and after total hip arthroplasty. Instr Course Lect，2003，52：309-322）

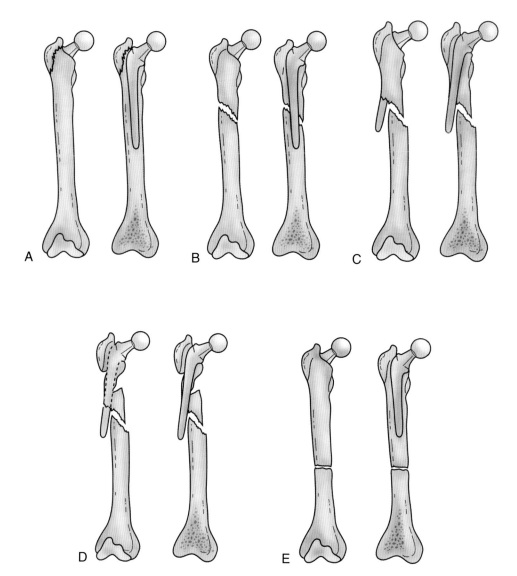

■ **图 57-3** THA 股骨假体周围骨折 Vancouver 分型示意图。**A**，A 型：位于股骨近端，大、小转子移位；**B**，B1 型，位于固定良好的股骨假体柄的尖端或稍远；**C**，B2 型，位置同 B1，假体松动但骨量好；**D**，B3 型，位置同 B1，假体松动，骨量差；**E**，C 型，位于假体柄尖端以远（摘自：Parvizi J，Rapuri VR，Purtill JJ，*et al*. Treatment protocol for proximal femoral periprosthetic fractures. J Bone Joint Surg Am，2004，86[Suppl 2]：8-16）

A2 型：无移位的线性骨折

大转子部的骨折通常需要固定，即使没有移位，骨折看起来也比较稳定。此种推荐尽管无确切的证据，但因为操作简单，对预后似乎有利，故推荐这种方法是理所当然的。处理包括环扎钢丝、用 2 枚螺钉固定或钩板固定等。在柄插入前如此固定是有效的，当使用近端涂层的假体柄时可预防骨折扩展。显露小转子部的骨折以判断骨折的程度很重要。使用骨水泥型假体时，要在放入骨水泥前固定骨折，以防止骨水泥进入骨折线。

使用非骨水泥型假体时，如果骨折线延伸至小转子以下，也需要捆扎。

A3 型：股骨近端或大转子部的移位或不稳定型骨折

对 A3 型骨折最好采用非水泥型假体治疗，因为在加压时骨水泥会通过裂隙溢出，而降低骨水泥鞘的质量。骨水泥溢出除了有潜在的血管、神经损伤的风险外，还可在骨折间形成屏障，影响骨折愈合。如果假体远端和近端旋转稳定，通常可通过简单的钢丝或钢缆捆扎对此类骨折进行固定。如果假体不能提供内在的稳定，则必须通过骨板移植、钢缆加钢板或爪形钢板等来获得外稳定。另一种选择是将骨折解剖复位、固定，使用水泥型的长柄假体。

B1 型：骨干皮质穿孔

骨干皮质穿孔通常发生在取出骨水泥或准备髓腔不够小心时[7]。当觉察有骨干皮质穿孔时，应使用两倍于皮质直径的长柄假体绕过穿孔。插入柄前，应当考虑在穿孔部位或以下行环扎固定，以防止劈裂加长。如果穿孔位于最长柄的尖端，应当行皮质骨板或钢板跨越固定，这种穿孔在皮质骨重建或钢板固定时应当行松质骨移植（图 57-4）。

B2 型：无移位线性骨折

B2 型骨折通常是因为髓腔锉或假体进入髓腔时环形压力增加所致。此型骨折往往在术中容易忽视，在术后复查影像时才发现。如术中发现 B2 型骨折，可用钢丝环扎固定直至假体稳定。如果假体的稳定性受到影响，如有可能，术者应尽量绕过缺损区。如果骨量较差或骨折不能绕过假体柄，可行皮质骨移植。钢板螺钉可代替皮质骨或两者联合应用。如果术后才发现此型骨折，患者应保护性负重 6 周到 3 个月，直到骨折愈合。

B3：股骨中段移位骨折

股骨中段的移位骨折多发生于股骨脱位或假体复位时，经过骨的薄弱区域，也可发生于股骨水泥取出、股骨准备或柄植入时。骨折发生后，需要良好的暴露、复位，并用钢丝、钢缆（斜行或螺旋骨折）、或两块皮质骨重建（横行骨折）固定。一旦重建了髓腔的完整性，可放入股骨假体，假体至少应绕过骨折线 2 倍的股骨直径。Wagner 侧方凹槽锥形柄（Zimmer GmbH, Winterthur, Switzerland）对于治疗此类骨折是一种好的选择。该柄由钛 - 铝 - 铌合金制成，其粗糙表面可提供轴向及旋转的初始稳定性，骨相容性好，偶尔情况下需要行皮质骨移植。

如果骨折发生在匹配良好的股骨柄的远端，而且难以在不损伤骨量的情况下安全取出柄，则应当保留柄，采取髓外骨板、钢缆等稳定骨折。

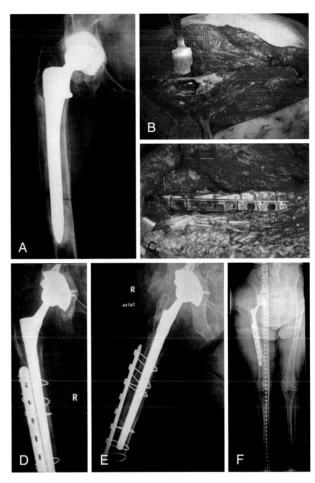

图 57-4　A，患者女，77 岁，股骨假体松动，股骨近端骨溶解，衬垫磨损；**B**，进行股骨准备时皮质穿孔，也可能继发于初次手术时柄内翻（B1 型假体周围术中骨折）；**C**，在使用长柄翻修及松质骨植骨后应用钢缆 - 钢板系统处理皮质骨穿孔；**D** 和 **E**，翻修术后 3 个月的前后位及轴位像，应用锥形带凹槽单块柄治疗皮质穿孔，用钢缆 - 钢板系统稳定骨折，可接受的松质骨移植融合；**F**，翻修术后 14 个月下肢全长像，骨折已愈合，未行皮质骨移植。

C1 型：皮质穿孔

皮质穿孔虽然罕见，但它仍可发生于取出骨水泥或准备髓腔时。如果发生皮质穿孔，应当行骨移植，使用更长的皮质骨板绕过，以避免显著的应力升高而导致术后骨折的风险。

C2 型：无移位裂开骨折

如果术中发生 C2 型骨折，如外科医生认为骨折有潜在不稳定，则需行钢丝环扎固定，加或不加皮质骨移植。如果是长螺旋形、无移位的裂纹

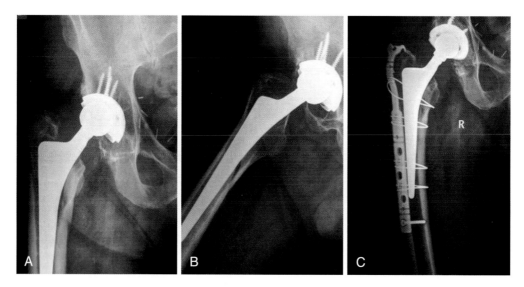

■ 图 57-5　A 和 B，正位和轴位像显示初次 THA 术后 5 年，股骨柄稳定的假体周围 AG-AL 型骨折，骨折不稳定；也可见明显的衬垫磨损；C，骨折通过一个长的钢缆 - 钢板系统得到牢固的固定。X 线显示，术后 8 个月骨折坚固愈合

骨折，可能其内在的稳定性足够，则不需要骨移植重建。

C3 型：不能用股骨柄绕过的移位的股骨远端骨折

发生 C3 型骨折时，应当切开复位，使用诸如钢板或钢板结合同种异体皮质骨移植进行髓外固定。除非有必要，我们不建议使用异体骨移植，以避免另一种罕见但可能的感染源。

股骨术后骨折

A 型骨折

A 型骨折最常见于合并股骨近端骨溶解或骨量减少者，包括累及大转子（AG 型）和小转子（AL 型）（图 57-5）。

AG 型：大转子

当骨折稳定时，如无骨溶解的无移位转子骨折或患者的一般状态不允许手术，仅需非手术治疗。如骨折有移位，则推荐内固定，应用钢丝环扎，或必要时行钢板螺钉固定。如果存在相当大的骨溶解，可行节段性股骨近端骨移植。如果使用的是近端匹配的柄而其稳定性不好，可使用广泛多孔涂层的假体进行翻修（图 57-6）。

AL 型：小转子

如果柄固定良好，即使患者有骨质疏松，AL型骨折仍可用非手术治疗。如果骨折线累及股骨矩，影响了内植物的稳定性，则需要钢丝环扎固定。

B 型：

B1 型：骨折位于或稍低于固定良好的假体柄下端

B1 型骨折是最常见的类型。在所有的骨折类

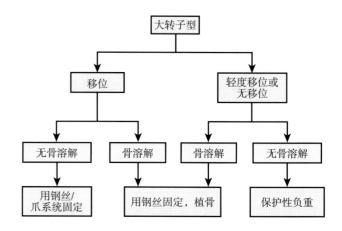

■ 图 57-6　Vancouver A 型假体周围骨折的治疗流程（引自：Parvizi J，Rapuri VR，Purtill JJ，et al. Treatment protocol for proximal femoral periprosthetic fractures. J Bone Joint Surg Am，2004，86[Suppl 2]：8-16）

型中，B1 型最终失败的风险很高。失败的主要原因包括松动、再骨折、感染和骨折不愈合。可能导致预后不好的主要原因是医生判断有误，错误地将 B2 型骨折当做 B1 型，从而尝试钢板固定而没有进行柄翻修[8]。因此强调要仔细阅读放射学资料，当对假体的状态有疑问时，应当考虑松动并按此处理。

已报道的多种手术处理方法反映了对此类损伤的治疗缺乏一致性意见。至今尚无前瞻性随机治疗研究。治疗选择应包括对无移位或微小移位骨折进行保守治疗，如保护负重至少 6 周，应用带大腿部分的较长髋部支具等[9]。但由于对此类骨折行保守治疗时，不愈合及畸形愈合的比例较高（25% ~ 42%）[10]，所以对于高危患者要限用这种方法。

手术治疗包括切开复位内固定、假体翻修或两者联合应用。一致的意见是对于多数柄固定良好的骨折可单纯采用内固定[7]。但是，对有些类型的骨折应视为相对禁忌证，如柄尖端部位的横行骨折（很难单独采用钢板固定）。对于此类骨折，即便它看上去是稳定的，翻修假体柄也许更好[11]。

手术治疗包括切开复位内固定，已有不同类型的钢板、单纯异体骨块移植或与钢板联合应用。

至今，对于这些骨折最好的选择是使用 Ogden 结构型钢缆 - 钢板装置，合并 1 或 2 块冻干异体皮质骨移植[12]。应用这种方法，可达到双平面或多平面的固定，已经证实了这种方式可更好地对抗轴向、侧方弯曲及扭转应力[10]。辅助应用异体皮质骨移植可提供即时力学稳定，促进骨折愈合，增加骨量[13]。不论采用何种固定方法，对骨折线应采用松质骨移植（图 57-7）[7]。

随着新技术如锁定加压钢板系统的出现，外科医生的选择也增加了。应用锁定钢板治疗此类骨折的优点并未形成共识，文献报道结果亦不相同[14,15]。但对于骨质疏松骨的固定，与传统钢板相比，生物力学更有优势，使此装置很有吸引力[15]。最近报道了治疗 B1 型骨折的优良结果，采取间接复位钢板固定技术，未行骨移植，也获得了满意的结果[16]（图 57-8）。

B2 型：骨折位于或稍低于松动的假体柄远端，近端股骨骨质良好

对于这种骨折一致的意见是使用长柄股骨假体翻修，必要时加行骨折内固定[17]。关键点在于翻修假体的选择，包括水泥柄、近端涂层的非水泥柄、远端带锁定螺钉的非水泥柄、广泛多孔涂

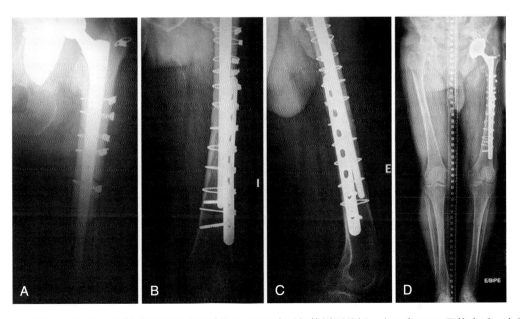

■ 图 57-7 **A**，患者男，79 岁。正位片显示髋关节脱位和 B1 型术后假体周围骨折，在二次 THA 翻修术后 3 个月，行翻修术进行了转子间截骨；**B** 和 **C**，对骨折行切开复位，并用钢缆 - 钢板系统固定，没有行异体皮质骨移植，术后 7 个月的正位和侧位片显示骨折愈合，脱位通过附加的髋矫形器进行处理；**D**，假体周围骨折术后 2 年长腿像，显示脱位没有再发，功能良好

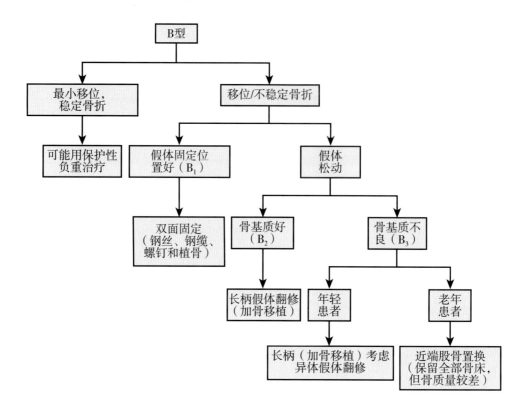

■ 图 57-8　Vancouver B 型假体周围骨折的治疗流程图（引自：Parvizi J，Rapuri VR，Purtill JJ，*et al*. Treatment protocol for proximal femoral periprosthetic fractures. J Bone Joint Surg Am，2004，86[Suppl 2]：8-16）

层的非水泥柄等。所列的假体显示了治疗这种骨折当前的发展，最佳选择为广泛多孔涂层非水泥柄[18]。这种假体柄可对骨折以远好的骨干提供初始和远期固定，同时对多数骨干骨折提供髓内固定。充分的远端固定是很必要的，它通过紧密的骨干接触来获得，从而可跨过骨折区及皮质缺损区。因此要保证足够的骨干接触，要超过骨缺损最远端至少 5cm，或者股骨干直径的 2 倍[19]。

使用水泥假体翻修时，如果不能达到解剖复位，水泥将会溢出，进入骨折线，影响复位及愈合[20]。在取出原始假体后，可能股骨近端并不是再行骨水泥固定或近端多孔长入假体的理想环境。对于骨量差、骨折类型不是很复杂的老年患者，应用长柄水泥假体也是一种选择[18]。

应用皮质骨移植增强的必要性是讨论的焦点。对于不稳定的横行骨折，有报道行翻修髓内固定辅助髓外异体皮质骨移植，钢丝或钢缆捆扎增加了股骨的旋转稳定，也改变了生物环境。对于斜行或螺旋形骨折，可环扎固定，皮质骨移植可能不必要。应用钢缆 - 钢板装置也是一种选择。

B3 型：骨折位于或稍低于松动的假体柄远端，但股骨近端骨量不足

B3 型骨折接近或稍低于假体柄远端。假体松动，股骨近端有明显骨量丢失或骨溶解，某种程度上标准的翻修柄难以支撑。对内科情况允许的患者非手术治疗也不是好的选择。这种类型骨折最难处理，需要有丰富经验的外科医生。挑战在于同时获得假体和骨折的稳定。对于年轻患者需优先考虑重建骨量。手术治疗有着较高的并发症，功能结果差，较无菌性松动 THA 翻修有更高的死亡率[21]。必须记住，任何时候对假体周围骨折行人工髋关节翻修，都有发生感染的可能。

翻修技术和假体的选择依外科医生的喜好而定。没有哪一种单一技术是最理想的。解决这种困难且富有挑战性的问题，可用的选择有水泥型柄、近端多孔涂层非水泥柄、广泛多孔涂层非水泥柄、带凹槽锥形柄、带远端锁定螺钉的非水泥柄、异体骨移植 - 假体组件、巨型假体的股骨近端置换以及切除关节成形术。

在骨水泥技术中，骨水泥可远端固定，假体

跨过近端股骨缺损，组配式的长柄可有较大的水泥固定范围。股骨假体可在近端骨吸收区行异体松质骨打压植骨后进行水泥固定，结合异体皮质骨覆盖移植。这需要时间较长的翻修操作，术中并发症高。异体骨移植的有效性也是一个问题，对近端骨缺损的年轻患者，这种高手术技术可提供骨量重建的好处[20,22]。

近端多孔涂层柄有较高的下沉率，结果往往令人失望，这是因为硬化的股骨近端缺乏适合骨长入的环境。

广泛多孔涂层组配柄或单体柄可在骨折远端有保留良好的骨干提供初始稳定的远端固定，柄至少要有2倍骨干直径或5cm的远端固定。骨折的稳定性可通过异体骨覆盖移植来增强，有资料显示应用这种方法取得了良好的长期疗效。Wagner带槽锥形柄（Zimmer GmbH，Winterthur，Switzerland）就是一种广泛多孔涂层柄。因为其独特的远端初始髓内轴向及旋转固定，各种时候我们都可应用它来治疗 Vancouver B3 型骨折（图57-9）。本技术要求不高，费时短。远期可提供可靠的生物稳定性。皮质骨和松质骨移植可用于稳定骨折和增加骨量[2,23]。

当远端初始稳定不可靠时，远端带锁非水泥柄也是一种选择。它是一种可接受的治疗方法，许多欧洲中心在应用，但仍需要有关该技术新的报道。

异体骨移植-假体组配是一种复杂的技术，但结果满意。它可提供骨量重建、骨组织重新与假体接触，以及宿主大转子骨性愈合的可能。不足之处在于需要两个手术队伍，3～6个月不能负重。机械和医学并发症也是关注点[24]。

应用假体行股骨近端置换在某些情况下是有效的，特别是老年患者。除了相对较高的并发症率，对于严重近端骨缺损、需求较低的患者，这是一种可行的选择。在最近的研究中，对股骨近端横行截骨后，采用远端水泥、近端涂层的股骨柄。植入假体后，保留股骨近端并围绕假体包裹。最常见的并发症是脱位，因此术中要仔细评估稳定性，如果稳定性可疑，可采用限制型髋臼衬垫和较大的股骨头[25]。

C 型：骨折位于假体柄尖端以远

有关最佳的固定方法仍存争议。治疗的挑战是既要对骨量减少的骨质进行稳定的固定，又要

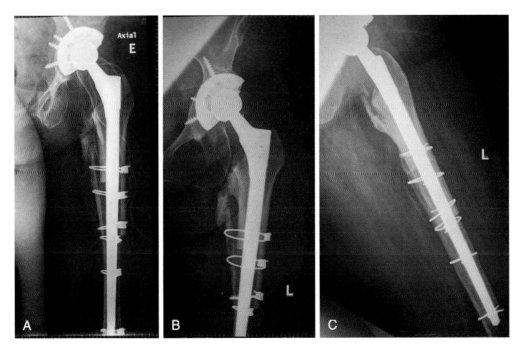

图57-9　A，B3型术后假体周围骨折，应用异体骨移植-假体组合治疗的术后X线片。对技术进行了改良，保留股骨近端内侧皮质，异体骨远端成L形。使用了一个广泛涂层锥形凹槽柄，用环扎钢缆固定自体和异体骨以保护股骨干。将松质骨植于宿主骨和近端异体移植骨周围。B和C，术后8个月正位和轴位X线片显示松质骨吸收，但很容易看见可接受的重建保护

获得足够的近端稳定而不影响骨水泥或水泥 - 骨的界面[26]。

现有的一些治疗方法有：

1．Mennen 钳夹，曾经广泛使用，但由于结果差现今已不用。

2．也可选用单纯异体皮质骨移植或结合钢板内固定。异体骨移植有传染疾病的缺点，许多医生有限地选用。

3．Dall-Miles 钢板使用"Ogden 技术"，近端使用钢缆固定，钢缆不影响骨水泥壳。此技术已有良好结果的报道。其失败主要与股骨柄的内翻有关。

4．锁定加压钢板系统（Locking Compression Plate，LCP）和微创稳定系统（Less Invasive Stabilization System，LISS；Synthes GmbH and Co. KG，Paoli，PA）用的是"外固定内置"方法。这种方法的好处在于微创操作和有限接触，可保护软组织和血运。结合孔的设计可使用传统的 4.5mm 螺钉或者角稳定螺钉，单皮质或双皮质固定均可选择。在 LISS 中，对远端干骺端可使用 7 枚角稳定螺钉（图 57-10）。不需要经常使用异体皮质骨移植。实际上应用这些器械可有许多选择。

该方法需要准确的骨折间接复位、有效的骨折桥接以及良好的手术技巧。报告结果令人鼓舞，本章作者认为锁定钢板螺钉系统是治疗 C 型骨折的最佳治疗选择[27]。

髋臼骨折

假体周围髋臼骨折分型

假体周围髋臼骨折可发生在髋臼假体加压嵌入时或术后。术中骨折可根据是否累及髋臼壁或柱，分为稳定或不稳定骨折[28]。

术后骨折可分为两型。1 型髋臼假体在临床和影像学上均稳定，2 型则不稳定[29]。

术中骨折

术中骨折少见，但也可能是未被发现。术中骨折最常发生在非水泥杯，特别是椭圆形的单体组件，有些是术后才诊断出来的。

导致此类骨折的患者因素有髋臼骨溶解、骨量降低以及代谢性骨病等。手术因素有过度锉磨、髋臼杯暴力植入、使用较大的髋臼杯以获得假体的压配稳定等。骨折通常发生在杯嵌入时，这是

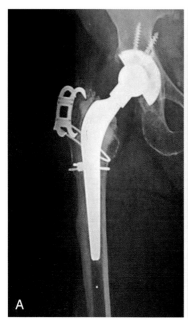
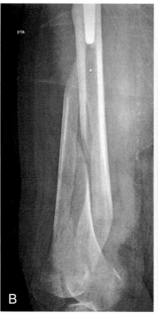
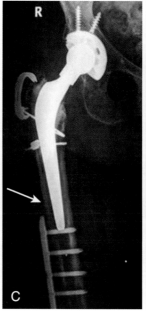
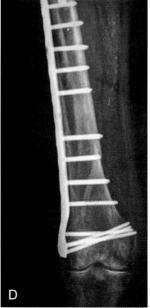

■ 图 57-10　**A** 和 **B**，患者男性，81 岁，髋及股骨远端正位片显示了一个以前的 AG 型术后假体周围骨折和急性的 C 型骨折。转子间骨折已经用钢缆 - 钳夹系统治疗。**C** 和 **D**，术后 5 个月，对远端骨折用 LISS 进行微创固定，已进行了可接受的间接复位、稳定和力线重建。注意 C 图中的技术错误（白箭头），柄的尖端应力集中，一枚近端的螺钉损坏了水泥袖套

磨挫不够而又需获得初次非骨水泥杯稳定的结果。为了避免此种骨折，已揭示假体杯不要超过磨挫的 2mm[30]。当怀疑有骨折时，为了明确诊断，有必要行术中 X 线检查。

治疗的目的包括稳定骨折、防止骨折扩展、维持髋臼杯的位置和稳定以及促进骨折愈合等[7,36]，如果一个不稳定型骨折没有得到稳定的固定，失败在所难免。

目前对于髋臼骨折的治疗仍缺乏经得起考验的统一程序。Helfet 提供的程序临床效果很好，我们也赞同（图 57-11）[32]。但仍有一些治疗术中骨折的建议[33]：

1．假体稳定的无移位骨折　保守治疗和标准功能康复训练即可。

2．假体不稳定　需进行前后柱的完整性评估，如有必要，加用螺钉固定。

3．严重的不稳和髋臼骨缺损　应用翻修杯，对骨缺损必须行松质骨移植。

4．明显的骨折移位，骨盆分离　对骨折行复位内固定进行重建，并使用标准或翻修技术行后

路植入。

如果翻修时没有可靠的固定，骨小梁金属翻修杯（Zimmer，Warsaw，IN）或 Procotil-e 翻修杯（Wright Medical Technology，Arlington，TN）是最佳的挽救选择。一些严重的病例可能需要用重建笼和骨移植。骨盆不连续的治疗面临很多问题，骨小梁金属假体（钽）似乎为骨移植和金属笼的较好替代选择，所谓的"杯 - 网笼重建技术"可能是最后的解决方案[1]。

术后骨折

术后髋臼假体周围骨折的报道很少。治疗的选择取决于骨折的移位和髋臼杯的稳定性。对有较大的横行骨折，且假体移位明显的患者，进行后柱钢板重建、骨移植、重新放置一个用螺钉加强固定的非水泥杯等都是需要的。

对于骨吸收的水泥型假体周围骨折，在进行骨移植和非水泥翻修前，要小心谨慎地等待骨折愈合。如果是高能损伤，移位明显，要排除潜在的血管损伤，并尽快处理。对于骨盆不连续的骨

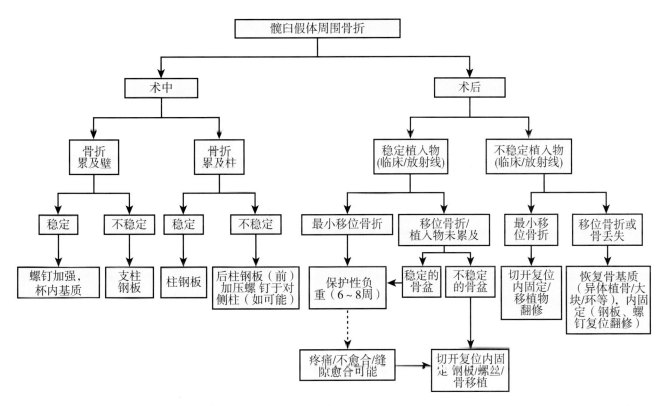

图 57-11　Helfet 推荐的治疗髋臼假体周围骨折的流程图（Helfet DL，Ali A．Periprosthetic fractures of the acetabulum. Instr Course Lect，2004，53：93-98）

折，可能需要髋臼重建笼或骨小梁金属假体[1,35,36]。

小结

THA 的指征将继续扩大，因此假体周围骨折也将会增多。处理这些复杂的骨折需要具备创伤及关节翻修术丰富经验的医师。国家登记处应当记录治疗方案并公布治疗结果。未来的研究应当着眼于骨吸收的作用及新的承重面组合对随后的骨折是否有影响。总的来说，最好的处理就是预防骨折的发生。对将要行 THA 的患者术前进行骨密度的测定，有助于判断骨密度低是否是一个明显的危险因素。如果是，骨质疏松的治疗可减少假体周围骨折的发生。预防也应当由手术医生进行，对关节置换的患者进行严密的随访，可对可能即将发生的骨折早期发现和处理[11]。

骨折的处理需要切开复位内固定，对有些 B1型和 C 型骨折，Dall-Miles 是最常报道的治疗技术，是在所有钢缆 - 钢板系统中最可靠的固定技术。微创钢板固定和锁定钢板技术对治疗此类骨折可能显示了最好的结果。

对于复杂骨折和骨缺损的病例，异体骨移植是必要的。

在将来，随着分子生物学和组织工程的发展，有可能应用细胞和骨形成蛋白促进异体骨移植达到自体骨移植的水平，因而可使假体周围骨折获得可预期的愈合[36]。在翻修系统中，广泛多孔涂层的凹槽锥形柄等都是理想的选择。B3 型骨折结局最差，并发症的发生率、再手术率和死亡率较高。将来生物活性表面涂层的非水泥假体将帮助医生使患者获得更好的结果。

为了确定这些复杂骨折的理想处理技术，进一步的对照研究是必须的。

（陈　瀛译　孙　伟　李子荣　校）

参考文献

1. Lindahl H, Malchau H, Herberts P, Garellick G: Periprosthetic femoral fractures classification and demographics of 1049 periprosthetic femoral fractures from the Swedish National Hip Arthroplasty Register. J Arthroplasty 20:857-865, 2005.
2. O'Shea K, Quinlan JF, Kutty S, et al: The use of uncemented extensively porous-coated femoral components in the management of Vancouver B2 and B3 periprosthetic femoral fractures. J Bone Joint Surg Br 87:1617-1621, 2005.
3. Tsiridis E, Haddad FS, Gie GA: The management of periprosthetic femoral fractures around hip replacements (review). Injury 34:95-105, 2003.
4. Davidson D, Pike J, Garbuz D, et al: Intraoperative periprosthetic fractures during total hip arthroplasty. Evaluation and management (review). J Bone Joint Surg Am 90:2000-2012, 2008.
5. Rosenberg AG: Managing periprosthetic femoral stem fractures. J Arthroplasty 21(4 Suppl 1):101-104, 2006.
6. Duncan CP, Masri BA: Fractures of the femur after hip replacement. Instr Course Lect 44:293-304, 1995.
7. Masri BA, Meek RM, Duncan CP: Periprosthetic fractures evaluation and treatment (review). Clin Orthop Relat Res 420:80-95, 2004.
8. Lindahl H, Malchau H, Odén A, Garellick G: Risk factors for failure after treatment of a periprosthetic fracture of the femur. J Bone Joint Surg Br 88:26-30, 2006.
9. Liebermann JR, Berry DJ: Advance Reconstruction Hip. AAOS, Washington, DC 2005.
10. Zdero R, Walker R, Waddell JP, Schemitsch EH: Biomechanical evaluation of periprosthetic femoral fracture fixation. J Bone Joint Surg Am 90:1068-1077, 2008.
11. Tsiridis E, Krikler S, Giannoudis PV: Periprosthetic femoral fractures: Current aspects of management. Injury 38:649-650, 2007.
12. Parvizi J, Rapuri VR, Purtill JJ, et al: Treatment protocol for proximal femoral periprosthetic fractures. J Bone Joint Surg Am 86(Suppl 2):8-16, 2004.
13. Haddad FS, Duncan CP, Berry DJ, et al: Periprosthetic femoral fractures around well-fixed implants: Use of cortical onlay allografts with or without a plate. J Bone Joint Surg Am 84:945-950, 2002.
14. Buttaro MA, Farfalli G, Paredes Núñez M, et al: Locking compression plate fixation of Vancouver type-B1 periprosthetic femoral fractures. J Bone Joint Surg Am 89:1964-1969, 2007.
15. Anakwe RE, Aitken SA, Khan LA: Osteoporotic periprosthetic fractures of the femur in elderly patients: Outcome after fixation with the LISS plate. Injury 39:1191-1197, 2008.
16. Ricci WM, Bolhofner BR, Loftus T, et al: Indirect reduction and plate fixation, without grafting, for periprosthetic femoral shaft fractures about a stable intramedullary implant. J Bone Joint Surg Am 87:2240-2245, 2005.
17. Sledge JB 3rd, Abiri A: An algorithm for the treatment of Vancouver type B2 periprosthetic proximal femoral fractures. J Arthroplasty 17:887-892, 2002.
18. Springer BD, Berry DJ, Lewallen DG: Treatment of periprosthetic femoral fractures following total hip arthroplasty with femoral component revision. J Bone Joint Surg Am 85:2156-2162, 2003.
19. Learmonth ID: The management of periprosthetic fractures around the femoral stem (review). J Bone Joint Surg Br 86:13-19, 2004.
20. Tsiridis E, Narvani AA, Haddad FS, et al: Impaction femoral allografting and cemented revision for periprosthetic femoral fractures. J Bone Joint Surg Br 86:1124-1132, 2004.
21. Barden B, Ding Y, Fitzek JG, Löeract F: Strut allografts for failed treatment of periprosthetic femoral fractures. Acta Orthop Scand 74:146-153, 2003.
22. Zaki SH, Sadiq S, Purbach B, Wroblewski BM: Periprosthetic femoral fractures treated with a modular distally cemented stem. J Orthop Surg (Hong Kong) 15:163-166, 2007.
23. Berry DJ: Treatment of Vancouver B3 periprosthetic femur fractures with a fluted tapered stem. Clin Orthop Relat Res 417:224-231, 2003.

24. Maury AC, Pressman A, Cayen B, et al: Proximal femoral allograft treatment of Vancouver type-B3 periprosthetic femoral fractures after total hip arthroplasty. J Bone Joint Surg Am 88:953 958, 2006.

25. Klein GR, Parvizi J, Rapuri V, et al: Proximal femoral replacement for the treatment of periprosthetic fractures. J Bone Joint Surg Am 87:1777-1781, 2005.

26. Chakravarthy J, Bansal R, Cooper J: Locking plate osteosynthesis for Vancouver type B1 and type C periprosthetic fractures of femur: A report on 12 patients. Injury 38:725-733, 2007.

27. Giannoudis PV, Kanakaris NK, Tsiridis E: Principles of internal fixation and selection of implants for periprosthetic femoral fractures. Injury 38:669-687, 2007.

28. Callaghan JJ: Periprosthetic fractures of the acetabulum during and following total hip arthroplasty. Instr Course Lect 47:231-235, 1998.

29. Peterson CA, Lewallen DG: Periprosthetic fracture of the acetabulum after total hip arthroplasty. J Bone Joint Surg Am 78:1206-1213, 1996.

30. Sharkey PF, Hozack WJ, Callaghan JJ, et al: Acetabular fracture associated with cementless acetabular component insertion: A report of 13 cases. J Arthroplasty 14:426-431, 1999.

31. Mitchell PA, Greidanus NV, Masri BA, et al: The prevention of periprosthetic fractures of the femur during and after total hip arthroplasty (review). Instr Course Lect 52:301-308, 2003.

32. Helfet DL, Ali A: Periprosthetic fractures of the acetabulum. Instr Course Lect 53:93-98, 2004.

33. Della Valle CJ, Momberger NG, Paprosky WG: Periprosthetic fractures of the acetabulum associated with a total hip arthroplasty (review). Instr Course Lect 52:281-290, 2003.

34. Sporer SM, Paprosky WG: Acetabular revision using a trabecular metal acetabular component for severe acetabular bone loss associated with a pelvic discontinuity. J Arthroplasty 21(6 Suppl 2):87-90, 2006.

35. Flecher X, Sporer S, Paprosky W: Management of severe bone loss in acetabular revision using a trabecular metal shell. J Arthroplasty 23:949-955, 2008.

36. Tsiridis E, Spence G, Gamie Z, et al: Grafting for periprosthetic femoral fractures: Strut, impaction or femoral replacement (review). Injury 38:688-697, 2007.

第**58**章

脱　位

Paul F. Lachiewicz

　　不论初次或翻修髋置换术，髋关节脱位都是常见且影响功能的并发症[1]。在最近一组对1995—1996年医疗保险的回顾性研究中，手术后的前26周，初次髋置换的脱位发生率为3.9%，翻修髋为14.4%[2]。而且，一项Charnley全髋置换的长期随访显示，髋脱位的患者在第一年后每年以0.2%的比例稳定增加，到术后25年可达到7%[3]。对于初次全髋置换，有人认为脱位率与手术入路有关，采取直接外侧或前外侧入路，脱位率小于1%[4]。但是最近的研究报道，对现代的假体即便采取后入路，如果很好地修复后关节囊和短外旋肌腱，脱位率也可小于1%[5,6]。

　　导致脱位率增高的因素有女性、年龄超过70或75岁、术前诊断为骨坏死和急性股骨颈骨折[7]，其他还有"脑功能障碍"、酗酒史以至平衡能力失调等[1,7]。另一项研究认为脱位高发与住院时间缩短有关[8]。手术因素也非常重要，包括患者的体重、医生的经验[9]、髋臼杯的位置、带领的组配式股骨头、大直径髋臼杯（≥62mm）、配用小的股骨头（22mm和28mm）等[10]。

　　全髋关节置换翻修术后脱位是较常见的，发生率为10%～25%[11]。所牵涉的因素包括软组织缺损、大转子骨折不愈合、下肢不等长，和使用大的、长锥形的翻修股骨假体等[11]。有学者报道单纯髋臼翻修，更换磨损的聚乙烯内衬，脱位率非常高（表58-1）。后侧入路衬垫更换的脱位率为18%～25%[12,13]，前外侧和外侧入路的脱位率为0～28%[14-16]。在这些情况下脱位是多因素的，包括暴露所需的软组织剥离、下肢不等长、滑膜炎导致的关节囊拉伸、头/颈比例异常保留的股骨组件偏移。在某些特定的翻修操作后[17]，建议使用预防性的髋关节矫形器限制术后的活动范围，包括经后侧入路的单独髋臼翻修、磨损和骨溶解的衬垫更换、感染的全髋关节置换再植入等，但至今尚无数据证明此装置有效[18]。

初次脱位的处理

　　不论初次THA还是全髋翻修术，术后早期脱位的处理应是闭合复位。尽可能早期复位是很重要的。虽然有时在急诊室进行复位，没有麻醉和静脉镇静，有报道由于强力复位导致组配式假体分离（股骨头从柄上脱落）或固定假体受到破坏（包括股骨和髋臼）。因此为了避免此类并发症，复位要在腰麻或静脉全麻后肌肉放松的情况下进

表 58-1　聚乙烯衬垫更换后不稳定			
作者和发表日期	髋数	手术入路	平均随访年限（年）	脱位率（%）
Boucher 等（2003）	24	后侧	4.6	25
Griffin 等（2004）	55	后侧	2.5	18
Wade 等（2004）	35	前外侧	2.6	6
O'Brien 等（2004）	24	直接外侧	3	0（8.3%需再次手术）
Blom 等（2005）	38	Omega 侧路	4.8	29

行。复位后要进行髋活动的检查以确定活动的安全区和预后。虽然没有证实制动可降低再脱位的危险，将患者行髋矫形器或支具保护可使软组织得到制动，避免早期复发脱位[17]。不过这种制动并没有得到前瞻性随机研究的证实[18]。如果复位后髋关节有极度的不稳定而且脱位的原因很明确，应当向患者说明可能需要早期进行翻修。一些研究显示，早期脱位后再脱位率将近 33% ~ 40%。一般很少需要行切开复位，除非全麻下复位也失败或是为限制型假体脱位。

有些患者在术后 5 年甚至更长的时间才发生脱位，这种迟发性脱位的危险因素有女性、既往半脱位、大的外伤，以及新发的感觉运动功能障碍。这种脱位的影像学表现有聚乙烯磨损 > 2mm、假体松动、移动或位置改变以及原始髋臼假体位置不好。在一份迟发性脱位的资料中，7% 的髋在闭合复位失败后需要切开复位[19]，55% 的髋迟发性脱位会复发，61% 的复发性脱位进行了再手术。尽管有这种预后可能，第一次迟发性脱位后仍建议闭合复位并用髋关节矫形器制动。应忠告患者有可能会需要翻修手术。

复发性脱位的评估和处理

在对复发性脱位再手术前，要对患者和关节假体的情况进行仔细的临床和影像学评估。如果可能的话，患者应进行认知功能障碍或神经系统运动障碍的评估和治疗。应仔细检查腿的长度、髋关节活动范围和外展肌功能。如有可能，应对序列 X 线片进行对比，评估假体的松动或移动。应在骨盆正位 X 线片测量髋臼的外展角。髋臼前倾角可使用穿桌位 X 线片，或 Ghelman 或 Ackland 和他的同事描述的方法分别进行估计[17]。当怀疑股骨假体位置欠佳的时候，比较置换髋和自然髋的偏心距及股骨假体前倾角可能会有帮助。

只有约三分之二的患者可明确早期脱位的病因，这包括髋臼假体位置欠佳、股骨假体位置欠佳、腿的长度差异（缩短）、股骨转子撕脱或骨不连、关节囊损伤或缺失、股骨偏心距不足、骨或假体撞击等。对于晚期脱位的研究，只有 25% 的患者有可被确定的临床因素，只有 34% 的患者有可确定的影像学因素[19]。

假体翻修

再手术治疗复发性脱位是困难的，应解决与脱位相关的临床、放射以及假体等因素。治疗复发性脱位的髋臼翻修术的适应证是髋臼位置不正 [外展角 > 55°，前倾角 0° 或后倾导致后脱位（图 58-1），前倾角 > 20° 导致前脱位]、假体松动或角度位移，以及严重的聚乙烯磨损。复发性脱位的股骨翻修指征为：股骨假体位置不正，有或无下沉的股骨假体松动。是否应保留一个稳定性好的大锥度股骨假体，是否需要用带衬的组配股骨头颈来平衡腿的长度是有争议的，需要术中仔细判断有关的运动和撞击范围。对合并急性大转子截骨撕脱或急性大转子骨折的脱位，应经闭合复位手术修复或进一步治疗。然而，应用常规的钢丝或钢缆 - 钢板技术修复股骨大转子的慢性不愈合，通常不会获得成功。在这些困难的情况下，已有尝试将外展肌从髂骨翼重建到股骨大转子的骨小梁金属套。行单或双部位假体的翻修手术治疗复发性的髋关节脱位，整体的治疗效果差，应对患者进行多方面的术前忠告。在一项研究中，企图手术矫正髋关节不稳定的失败率达到 31.1%[1]。

组配式翻修

组配式髋臼和股骨假体的出现为复发性脱位的处理提供了另一种可能。这包括保留稳定性和位置均良好的假体，更换髋臼衬垫和组配的股骨头颈。该方法的指征尚未确立，仍在持续演变。若要行组配翻修，必须将假体固定良好，位置处于可接受的范围内，并且预知有良好的远期效果。假体应有多种尺寸的股骨头和衬垫供选择以匹配。禁忌证包括假体位置不正导致的脱位、单或双部件松动、外展肌无力或股骨大转子的慢性不愈合、神经功能异常病史（如痴呆）或其他疾患（如卒中、帕金森病等），以及术中稳定性不足。可通过后侧入路或前外侧入路来进行组件更换。通过这个方法，通常可将中立位髋臼衬垫更换为脱位方向斜行或边缘抬高（10° ~ 20°）的衬垫。股骨头的大小通常从 22mm、26mm 或 28mm 增加至 32mm 或更大（36mm、38mm 或 40mm）（图 58-2）。可轻度增加颈的长度以提高软组织张力，这样做不需

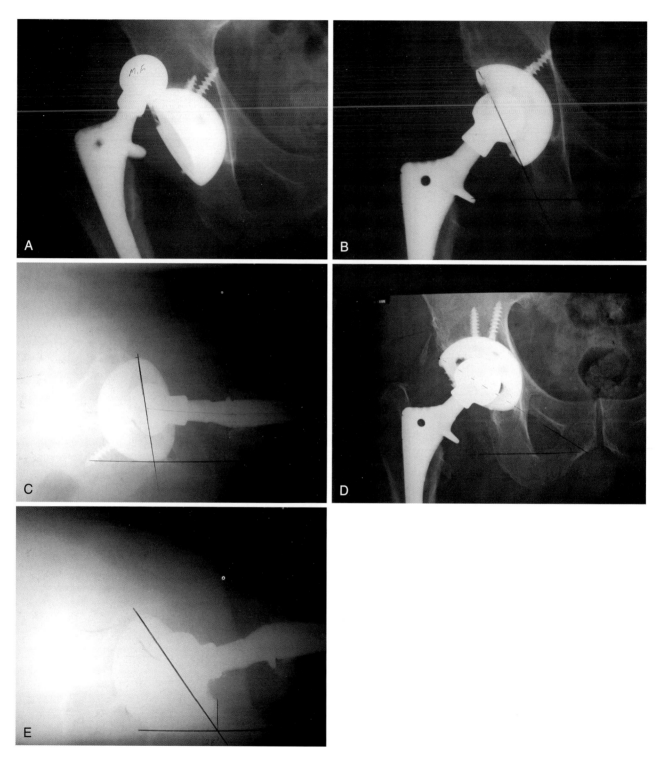

图 58-1　**A**，62 岁男性正位片，右侧非水泥全髋置换术后反复脱位。**B**，骨盆正位片测量髋臼外展为 62°。**C**，穿桌侧位 X 线测量髋臼显示前倾 8°。**D**，对位置不好的髋臼假体进行翻修。新的假体外展 35°。**E**，穿桌侧位 X 线测量髋臼显示前倾 28°，8 年随访没有再脱位 [1]

要使用带领的假体。仟何限制活动范围的软组织或骨性撞击都要去除。装上新的组配件（或实验性假体）后，术中应在各方向检查活动范围：最大屈曲、外旋下全伸，至少内旋45°下屈髋90°以及最大内收。如有可能应修复或增强后关节囊。术后佩戴合适的限制屈髋70°的髋矫形具6个星期。

有4篇关于应用组配件更换治疗复发性脱位的报道（表58-2）。在2项研究中，13例中10例（77%）[20]、17例中14例（82%）[21]没有再脱位。但在另一项此类研究中，29例中有16例（55%）脱位[22]。组件更换治疗复发性脱位要审慎，仅在当假体位置良好时候才可用。一个特例是患者髋臼假体较大（≥62mm），而股骨头假体较小（22mm、26mm或28mm）[10,21]，应用很大的股骨头假体（36mm或40mm）匹配高交链聚乙烯衬垫叮提高组配式假体更换治疗复发性脱位的成功率[23-25]。

软组织增强

另一个治疗假体位置良好但发生复发性后脱位的方法是使用异体跟腱 - 骨移植来取代或增强缺失的后关节囊[26]。对某些患者，这一方法可同时采用组配式假体更换或使用限制性衬垫。该方法的适应证尚未确定，但应包括后关节囊 - 短外旋肌群缺失或不可修复，而位置良好的假体反复发生脱位（图58-3）。禁忌证与组件翻修相同。该技术通过后入路进行。修整骨腱部分后应用 2 枚 3.5mm 钛松质骨钉固定于髋臼的后上方，将异体腱用铆钉或软组织钢缆装置附着在低于大转子的股骨上。

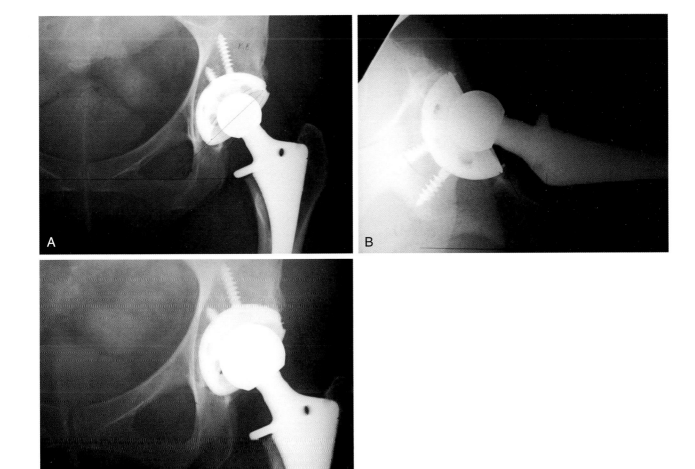

■图58-2 **A**，47 岁女性，经后入路行 26mm 股骨头和标准衬垫的非水泥全髋关节置换。术后 3 年发生创伤性后脱位。复位后没有制动，3 个月发生了 3 次再脱位。骨盆正位显示外展角 40°；**B**，侧位显示前倾 26°；**C**，患者行 32mm 股骨头和 10° 边缘增高臼杯的组配翻修，2 年半未再脱位

表 58-2	组配件更换治疗不稳定				
作者和发表年限	髋数	植入物类型	患者平均年龄（范围）	平均随访日期（范围）	结果
Toomey 等（2001）	14	10 DePuy* AML 4 其他	59.3 岁（26 ~ 79 岁）	5.8 年（2.8 ~ 11.8 年）	10 例无脱位 2 例初次脱位 1 例复发性脱位 1 例失随访
Earll 等（2002）	29	17 DePuy* 3 Biomet† 5 Osteonics‡ 1 Howmedica§ 2 Zimmer‖ 1 Wright¶	61 岁（22 ~ 90 岁）	55 个月（34 ~ 122 个月）	13 例无脱位 16 例复位 （9 例复发）
Lachiewicz 等（2004）	23	全部 Zimmer	初次 59.5 岁（32 ~ 80 岁） 翻修 54 年（40 ~ 64 岁）	初次 4 年（2 ~ 7 年） 翻修 3 年（2 ~ 5 年）	初次 14 例无脱位 1 例初次脱位 2 例复发性脱位翻修 3 例无脱位 2 例复发性脱位
Meneghini 等（2006）	17	未注明 36 ~ 46mm 股骨头	69 岁（未注明）	2 ~ 8 年	13 例无脱位 4 例复发性脱位

*DePuy, Warsaw, IN.
†Biomet, Warsaw, IN.
‡Osteonics, Allendale, NJ.
§Howmedica, Rutherford, NJ.
‖iZimmer, Warsaw, IN.
¶Wright, Arlington, TN.

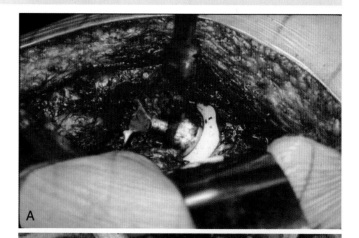

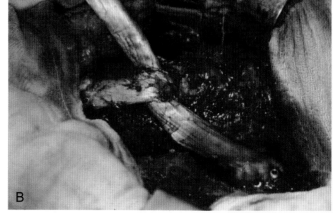

图 58-3　**A**，47 岁女性，左髋因聚乙烯磨损更换后反复发生后脱位。翻修时发现后关节囊和短外旋肌均不存在。**B**，翻修时使用了一个边缘增高的衬垫，行异体跟腱骨移植以代替缺失的关节囊。将骨块附着在髂骨后缘，肌腱部分在最大外旋位穿过并附着在股外侧肌

或者将肌腱编织后附着在股外侧肌上。锁紧移植物以防止任何内旋。常规关闭切口。术后，应用适当的髋矫形器 6 周，限制屈髋 70°。一项该方法的研究结果显示 10 例中 6 例成功，另一研究中全部 3 例均成功 [17,26]。

改为双极头假体置换

对于复发性脱位可使用双极头假体翻修髋臼。这一方法的适应证有限，如非常衰弱的老年患者、髋臼假体松动而且反复脱位、髋臼骨尚不足以安装限制型髋臼假体和衬垫等。对于活跃健康、髋臼骨结构正常的患者，这种方法是禁忌的。虽然该方法要去除固定良好的髋臼假体，但对于稳定性来说，结果一直很好，在一个小的病例资料中没有脱位发生。然而，这些患者中有很多有不同程度的腹股沟疼痛和功能障碍，髋关节评分较低。这些假体随着时间的推移可能会游入骨盆。

限制型假体

有两种限制型全髋关节置换假体是经过美国 FDA 批准的，有很多治疗结果报道 [27]。它们 是 S-ROM 限 制 型 衬 垫（Stryker Howmedica Osteonics，Rutherford，NJ）和"三极"型衬垫。S-ROM 假体是由边缘处额外的聚乙烯来提供约束，更充分地抓住股骨头。金属锁紧环提供了进一步约束。另一个限制假体是三极装置：一个聚乙烯内衬覆盖着铬钴壳，再与另一个聚乙烯内衬相关节，将其插入到一个标准的髋臼壳。内衬接受 22mm、26mm 或 28mm 的股骨头，用锁紧环套在双极假体上。因为有双重限制，活动范围会小得多，髋关节的受力会转移到髋臼与股骨的界面。一种新的限制型衬垫（Epsilon；Zimmer，Warsaw，IN）由 一个高交联聚乙烯内衬（Durasul；Zimmer，Warsaw，IN）组成，它的边缘被削除一块，可防止撞击和允许更多的屈伸，也有一个增强锁定坏 [28]。另一种新的限制型装置在 36mm 股骨头和新的限制性衬垫之间有吸引效应，此衬垫有一个赤道扁平断面，可增加运动范围（Freedom；Biomet，Warsaw，IN）[29]。

任何限制型髋臼假体的适应证包括：由于软组织缺陷不能修复或加强，而导致的经常性脱位（关节囊或外展肌肌肉）；长期不愈合的大转子截骨；严重和无法弥补的外展肌功能的损失 [27]；认知障碍或痴呆；神经运动障碍（以前有卒中或帕金森病）；晚期脱位而无假体松动或位置不佳；以及组配式组件更换或后关节囊异体移植失败等。限制型假体特殊的禁忌证是髋臼假体松动或位置不佳。在这种情况下必须翻修髋臼假体。为了术中的稳定性，可将限制性衬垫置入到新的髋臼假体。在现存的、固定良好且位置良好的髋臼外杯，使用限制性衬垫的技术，包括应用骨水泥将聚乙烯内衬纳入现有的外杯（图 58-4）。为减少由于使用限制型髋臼组件引起的并发症，在①髋臼金属外杯位置不佳；②骨盆广泛骨溶解；③髋臼杯的固定不确定时避免将这些装置安放到髋臼金属外杯内。限制型假体脱位通常需要切开复位或另一次翻修，应告知患者这种可能的并发症。

限制型假体的结果为装置特异性（表 58-3）。在最近的研究中，S-ROM 限制型假体的再脱位率范围是 16% ～ 17.5% [30,31]。失败往往是因为发生髋臼假体松动、衬垫脱离、金属制约环破损或脱离，或者组装的股骨头从颈部分离 [27]。三极型限制假体的再脱位率为 2.4% ～ 8.6%，但整体再次手术率为 8.2% ～ 22% [32-34]。在一组最多的三极型假体研究中，患者主要是老年且衰弱的女性，医生愿意接受增加磨损、骨溶解和装置松动的风险，以便获得一个稳定的髋关节 [34]。现仅有两个新的限制假体的短期结果 [28-29]。将来，限制型髋臼衬垫的新的和改进的设计可增加使用这种治疗复发性脱位的方法。

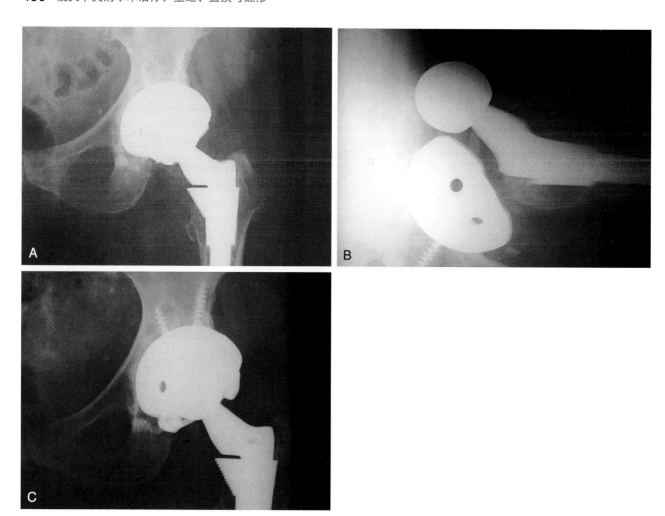

■ 图 58-4 **A**，一位 76 岁的女性的正位 X 线片，她经历了三次全髋关节置换术，36mm 股骨头出现复发性前脱位。最近的
手术是一个经常性后脱位的髋臼翻修。**B**，侧位片显示 36mm 股骨头前脱位。**C**，术后正位 X 线片显示，Epsilon 型限制
性衬垫经骨水泥固定在骨小梁金属髋臼假体。术中不能拆卸该 S-ROM 股骨部分的近端锥。患者在一年内没有发生进一
步的脱位

■ 表 58-3 限制性假体治疗不稳定

作者和发表年限	髋数	植入物类型	患者平均年龄	平均随访年限	结果：脱位率（%）	结果：再手术率（%）
Cooke 等（2003）	58	Osteonics tripolar	65 岁（35～86 岁）	2～3.6 年	8.60%	13.80%
Bremner 等（2003）	101	Osteonics tripolar	71 岁（31～92 岁）	50 髋存活：103 年（6～13.6 年）50 髋死亡：4.7 年（0.1～11.5 年）	6%	22%
Shapiro 等（2003）	85	Osteonics tripolar	75 岁（未有注明年龄范围）	最少 3 年	2.40%	8.20%
Della Valle 等（2005）	55	Duraloc 限制型	62 岁（26～87 岁）	最少 2 年	16%	未注明
Berend 等（2005）	667	S-ROM 652（Poly-Dial）其他 15	67 岁（21～98 岁）	10.7 年（未注明范围）	17.50%	42.1%

（陈　瀛译　孙　伟　李子荣校）

参考文献

1. Morrey BF: Instability after total hip arthroplasty. Orthop Clin North Am 23:237-238, 1992.
2. Phillips C, Barrett J, Losina E, et al: Incidence rates of dislocation, pulmonary embolism, and deep infection during the first six months after elective total hip replacement. J Bone Joint Surg Am 85:20-26, 2003.
3. Berry DJ, Von Knoch M, Schleck CD, et al: The cumulative long-term risk of dislocation after primary Charnley total hip replacement. J Bone Joint Surg Am 86:9-14, 2004.
4. Talbot NJ, Brown JHM, Teblele NJ: Early dislocation after total hip arthroplasty. J Arthroplasty 17:1006-1008, 2002.
5. Weeden SH, Paprosky WG, Bowling JW: The early dislocation rate in primary total hip arthroplasty following the posterior approach with posterior soft-tissue repair. J Arthroplasty 18:709-713, 2003.
6. Kwon MS, Kuskowski M, Mulhall KJ, et al: Does surgical approach affect total hip arthroplasty dislocation rates? Clin Orthop Relat Res 447:34-38, 2006.
7. Paterno SA, Lachiewicz PF, Kelley SS: The influence of patient related factors and the position of the acetabular component on the rate of dislocation after total hip replacement. J Bone Joint Surg Am 79:1202-1210, 1997.
8. Mauerhan DR, Lonergan RP, Mokris JG, Kiebzak GM: Relationship between length of stay and dislocation rate after total hip arthroplasty. J Arthroplasty 18:963-966, 2003.
9. Katz JN, Losina E, Barrett J, et al: Association between hospital and surgeon procedure volume and outcome of total hip replacement in the United States Medicare population. J Bone Joint Surg Am 83:1622-1629, 2001.
10. Kelley SS, Lachiewicz PF, Hickman JM, Paterno SM: Relationship of femoral head and acetabular size to the prevalence of dislocation. Clin Orthop Relat Res 360:169-173, 1999.
11. Alberton GM, High WA, Morrey BF: Dislocation after revision total hp arthroplasty: An analysis of risk factors and treatment options. J Bone Joint Surg Am 84:1788-1792, 2002.
12. Griffin WL, Fehring TK, Mason JB, et al: Early morbidity of modular exchange for polyethylene wear and osteolysis. J Arthroplasty 19(Suppl):61-66, 2004.
13. Boucher HR, Lynch C, Young AM, et al: Dislocation after polyethylene liner exchange in total hip arthroplasty. J Arthroplasty 18:654-657, 2003.
14. O'Brien JJ, Burnett SJ, McCalden RW, et al: Isolated liner exchange in revision total hip arthroplasty. J Arthroplasty 19:414-423, 2004.
15. Wade FA, Rapuri WR, Parvizi J, Hozack WJ: Isolated acetabular polyethylene exchange through the anterolateral approach. J Arthroplasty 19:498-500, 2004.
16. Blom AW, Astle L, Loveridge J, Learmoth ID: Revision of an acetabular liner has a high risk of dislocation. J Bone Joint Surg Br 87:1636-1638, 2005.
17. Lachiewicz, PF: Management of the unstable total hip arthroplasty. In Lieberman JR, Berry DJ (eds): Advanced Reconstruction Hip, Rosemont, IL, American Academy of Orthopedic Surgeons, 2005, pp 223-231.
18. DeWal H, Maurer SL, Tsai P, et al: Efficacy of abduction bracing in the management of total hip arthroplasty dislocation. J Arthroplasty 19:733-738, 2004.
19. Von Knoch M, Berry DJ, Harmsen WS, Morrey BF: Late dislocation after total hip arthroplasty. J Bone Joint Surg Am 84:1949-1953, 2002.
20. Toomey SD, Hopper RH Jr, McAuley JP, Engh CA: Modular component exchange for treatment of recurrent dislocation of a total hip replacement in selected patients. J Bone Joint Surg Am 83:1529-1537, 2001.
21. Lachiewicz PF, Soileau ES, Ellis JN: Modular revision for recurrent dislocation of primary and revision total hip arthroplasty. J Arthroplasty 19:424-429, 2004.
22. Earll MD, Fehring TK, Griffin WL, et al: Success rate for modular component exchange for the treatment of an unstable total hip arthroplasty. J Arthroplasty 17:864-869, 2002.
23. Meneghini RM, Berend ME, Keating EM, et al: Large-diameter femoral heads for the treatment of recurrent dislocation after total hip arthroplasty. J Arthroplasty 21:306, 2006.
24. Beaulé P, Schmalzried T, Udomkiat P, Amsututz H: Jumbo femoral head for the treatment of recurrent dislocation following total hip replacement. J Bone Joint Surg Am 84:256-263, 2002.
25. Amstutz HC, LeDuff MJ, Beaulé PE: Prevention and treatment of dislocations after total hip replacement using large diameter balls. Clin Orthop Relat Res 429:102-107, 2004.
26. Lavigne MJF, Sanchez AA, Coutts RD: Recurrent dislocation after total hip arthroplasty. Treatment with an Achilles tendon allograft. J Arthroplasty 16(Suppl):31-36, 2001.
27. Lachiewicz PF, Kelley SS: The use of constrained components in total hip arthroplasty. J Am Acad Orthop Surg 10:233-238, 2002.
28. Burroughs BR, Golladay GJ, Hallstom B, et al: A novel constrained acetabular liner design with increased range of motion. J Arthroplasty 16(Suppl):31-36, 2001.
29. Berend KR, Lombardi AV Jr, Welch M, et al: A constrained device with increased range of motion prevents early dislocation. Clin Orthop Relat Res 447:70-75, 2006.
30. Della Valle CJ, Change D, Sporer S, et al: The long-term outcome of 755 consecutive constrained acetabular components in total hip arthroplasty. J Arthroplasty 20 (Suppl):93-102, 2005.
31. Berend KR, Lombardi AV Jr, Mallory TH, et al: The long-term outcome of 755 consecutive constrained acetabular components in total hip arthroplasty. J Arthroplasty 20 (Suppl):93-102, 2005.
32. Cooke CC, Hozack W, Lavernia C, et al: Early failure mechanism of constrained tripolar acetabular sockets used in revision total hip arthroplasty. J Arthroplasty 18:827-833, 2003.
33. Shapiro GHS, Weiland DE, Markel DC, et al: The use of a constrained acetabular component for recurrent dislocation. J Arthroplasty 18:250-259, 2003.
34. Bremner BRB, Goetz DD, Callaghan JJ, et al: Use of constrained acetabular components for hip instability. An average 10-year follow-up study. J Arthroplasty 18(Suppl):131-137, 2003.

第59章

全髋关节置换术下肢不等长的治疗

Fabio R. Orozco, William J. Hozack

术后早期患者感觉腿的长度不相等是较常见的。幸运的是，大多数患者可随着时间和物理治疗而解决此症状。然而，少数患者，主要是那些有明显腿长度不等的，可能由于持续的疼痛和功能障碍造成重大残疾[1]。这种情况对于手术医生和患者都是令人不安的问题。虽然翻修手术通常被认为是最后的手段，但可能需要手术干预持续的反复不稳定、明显的功能障碍（外展肌无力、功能失调性步态或下腰痛）和保守治疗失败。此外，重要的是要认识到，全髋关节置换术后下肢不等长导致的患者不满意是诉讼骨科医生最常见的原因[2,3]。

患病率

真正的术后肢体不等长的发生率很难量化，仍然未知，原因在于不等长的定义、测量方法以及临床表现的解释等都各不相同。在一项研究中[4]，85例髋置换患者中有14例术后出现肢体不等长（17%）。在另一个研究中，150髋中144髋（96%）平均过长（和标准差）达到15.9mm±9.54mm[5]。

病因学

在大多数情况下，全髋关节置换术后肢体不等长患者的症状可归因于"功能性"的原因，并不是真正的肢体延长[6]。在这种情况下，明显的不等长是继发于髋关节屈曲或外展挛缩导致的骨盆倾斜。"功能性"肢体不等长的预后是极好的，大多数情况下，情况会随着时间的推移和物理治疗而改善[6,7]。

真正的下肢不等长多与患肢过度延长有关。在这种情况下，主要原因是假体的位置不理想。导致假体位置不正确的常见原因包括髋臼假体位于泪滴以下，股骨假体出现股骨头的旋转中心位于大转子尖端以近。其他更隐蔽但明显的可能原因是髋臼假体反倾造成术中不稳定，迫使手术医生为改善软组织的限制，增加股骨颈的长度或股骨柄的偏心距来稳定髋关节，从而造成下肢不等长。

临床表现

大多数有轻微下肢不等长的患者的症状很少，大多数中度下肢不等长的患者有较易处理的症状。然而，少数患者，主要是那些有明显的下肢不等长的患者，可能由于疼痛和功能障碍造成实质性残疾[1]。常见的症状包括疼痛、感觉异常和步态不稳（图59-1）。

全髋置换术后下肢不等长的并发症包括股神经、坐骨神经和腓总神经麻痹，以及下腰痛[6,8,9]和步态不正常[10-14]。神经损伤是下肢不等长最严重的并发症之一[15]。在一篇23例THA后出现腓总神经和坐骨神经麻痹的研究中，Edwards和同事们[16]注意到平均延长2.7 cm（1.9～3.7cm）出现腓总神经麻痹，平均延长4.4cm（4.0～5.1cm）出现坐骨神经麻痹。Pritchett[17]报道THA术后延长1.3～

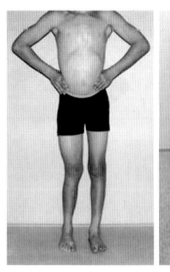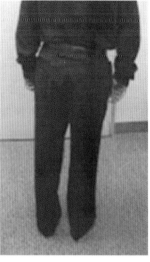

■ 图 59-1　明显的下肢不等长的患者由于疼痛和功能损害造成残疾

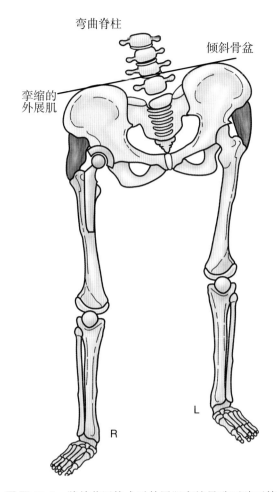

■ 图 59-2　髋关节置换术后外展肌挛缩导致下肢不等长

4.1cm 即可出现严重的神经功能缺失和持续的钝性疼痛。虽然有些作者[12,16,18]认为肢体长度较休息时延长 15% ～ 20% 对坐骨神经可能是安全的，但神经性疼痛和神经麻痹可在任何程度的延长下发生[19,20]。

治疗

保守治疗

功能性下肢不等长

对于功能性下肢不等长，对患者的教育和信心鼓励、等待和物理治疗等都可改善症状。反对在全髋关节置换术后头 6 个月使用鞋垫垫高，因为这可能伤害了外展肌恢复的可能性。Ranawat 和 Rodriguez 研究了系列肢体功能性不等长的患者，显示尽管初期发病率很高，但所有的患者都在 6 个月内通过适当的理疗而恢复（图 59-2）。

真性肢体不等长

与功能性肢体不等长的治疗一样，早期的治疗包括患者教育和物理治疗。多数患者在术后 6 个月内不应使用鞋垫垫高，以防止永久性软组织挛缩和确定觉察性下肢不等长是否消失。

对真性肢体不等长的开始治疗是给短的肢体使用鞋垫。Friberg[21] 报道了超过 1000 例应用鞋垫纠正下肢不等长的病例，结果显示可减轻下腰痛

症状（图 59-3）。

手术治疗

翻修股骨和（或）髋臼假体的手术干预是处理肢体不等长最后的解决办法，仅应在使用过所

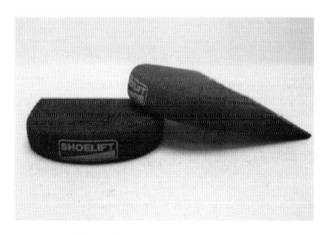

■ 图 59-3　鞋垫示意图

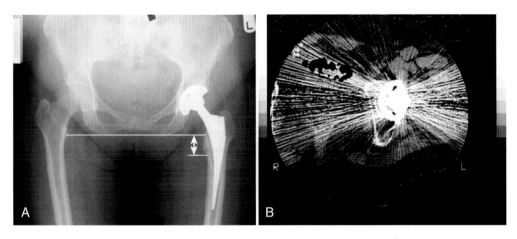

■图 59-4　45 岁患者，髋臼假体后倾 25° 导致肢体延长 3.5cm，持续性后侧不稳定。**A**，正位片；**B**，CT 扫描

有的保守治疗后才谨慎考虑手术治疗。最重要的是，必须在手术干预前确定下肢不等长的原因，与患者讨论成本 - 效益比是必要的，因为不能保证获得优良的结果。

要严格地评估影像学资料，注意髋臼假体与泪滴的关系以及方向（前倾和外展）。也应当确定股骨假体的位置，即偏心距及股骨头中心与大转子尖端的位置关系。在有些病例，CT 扫描有助于评价髋臼假体的方向。

根据不同的发现采取不同的手术处理。手术处理包括单独的髋臼假体或股骨假体翻修，或两者均翻修。

特殊情况

以下是 THA 中导致肢体不等长的特殊原因的影像改变。

髋臼后倾

见图 59-4 和 59-5。

髋臼假体位置低

见图 59-6 和 59-7。

股骨头的近端位置

见图 59-8 和 59-9。

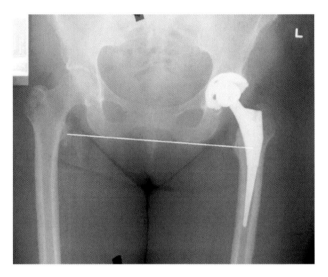

■图 59-5　翻修后髋臼假体矫正，同时解决了不稳定和肢体不等长

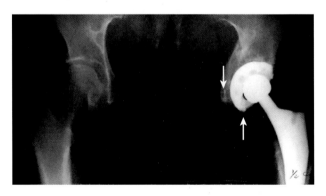

■图 59-6　54 岁患者正位片，髋臼假体低于解剖位置（泪滴），向下的箭头所指为理想的髋臼假体位置（泪滴），向上的箭头表示实际的髋臼假体位置

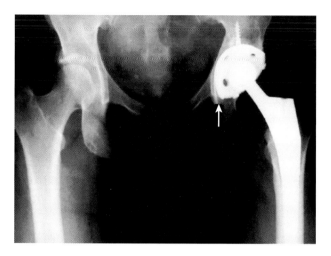

■图 59-7 翻修后影像学显示髋臼杯位置良好，没有肢体不等长。箭头表示髋臼杯的下部正好毗邻泪滴

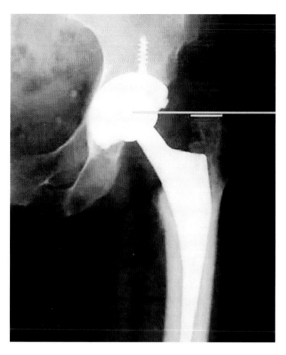

■图 59-9 股骨假体的翻修解决了症状性的肢体不等长。也对髋臼假体的后倾也进行了翻修。黄线表示大转子尖端与股骨头的中心处于同一水平，预示具有足够长度的肢体长度

小结

详细的术前计划和患者教育是 THA 后取得包括肢体长度在内的积极成果的重要因素。在大多数情况下延迟约 6 个月使用鞋垫是可取的，以确定感觉性肢体不等长能否解决。只有在少数情况下，包括教育、恢复时间、物理治疗、鞋垫等保守治疗都未能得到满意解决的情况下，才考虑手术干预来处理肢体不等长。一部分选择性患者可受益于 THA 假体位置的翻修。

（陈　瀛译　孙　伟　李子荣校）

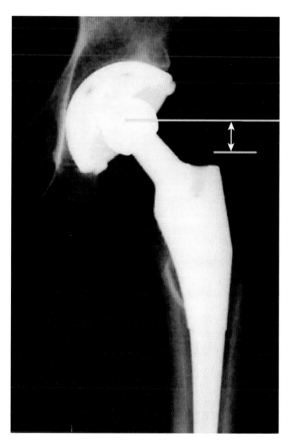

■图 59-8　62 岁患者正位片，有症状性的肢体不等长。股骨头的中心可见位于大转子尖端的近端，箭头所示的间距表明了肢体延长的程度

参考文献

1. Parvizi J, Sharkey PF, Bissett GA, et al: Surgical treatment of limb-length discrepancy following total hip arthroplasty. J Bone Joint Surg Am 85:2310-2317, 2003.
2. Hofmann AA, Skrzynski MC: Leg-length inequality and nerve palsy in total hip arthroplasty. A lawyer awaits! Orthopedics 23:943-944, 2000.
3. White AB: American Academy of Orthopaedic Surgeons (AAOS) Committee on Professional Liability: Study of 119 closed malpractice claims involving hip replacement. AAOS Bulletin, Rosemont, IL, AAOS, 1994.
4. Jasty M, Webster W, Harris W: Management of limb length inequality during total hip replacement. Clin Orthop Relat Res 333:165-171, 1996.
5. Williamson JA, Reckling FW: Limb length discrepancy and related problems following total hip joint replacement. Clin Orthop Relat Res 134:135-138, 1978.
6. Abraham WD, Dimon JH III: Leg length discrepancy in total hip arthroplasty. Orthop Clin North Am 23:201-209, 1992.
7. Ranawat CS, Rodriguez JA: Functional leg-length inequality following total hip arthroplasty. J Arthroplasty 12:359-364, 1997.
8. Cummings G, Scholz JP, Barnes K: The effect of imposed leg length difference on pelvic bone symmetry. Spine 18:368-373, 1993.
9. Giles LG, Taylor JR: Low-back pain associated with leg length inequality. Spine 6:510-521, 1981.
10. Gurney B, Mermier C, Robergs R, et al: Effects of limb-length discrepancy on gait economy and lower-extremity muscle activity in older adults. J Bone Joint Surg Am 83:907-915, 2001.
11. Mihalko WM, Phillips MJ, Krackow KA: Acute sciatic and femoral neuritis following total hip arthroplasty. A case report. J Bone Joint Surg Am 83:589-592, 2001.
12. Nercessian OA, Piccoluga F, Eftekhar NS: Postoperative sciatic and femoral nerve palsy with reference to leg lengthening and medialization/lateralization of the hip joint following total hip arthroplasty. Clin Orthop Relat Res 304:165-171, 1994.
13. Stone RG, Weeks LE, Hajdu M, Stinchfield FE: Evaluation of sciatic nerve compromise during total hip arthroplasty. Clin Orthop Relat Res 201:26-31, 1985.
14. Weber ER, Daube JR, Coventry MB: Peripheral neuropathies associated with total hip arthroplasty. J Bone Joint Surg Am 58:66-69, 1976.
15. Nogueira MP, Paley D, Bhave A, et al: Nerve lesions associated with limb-lengthening. J Bone Joint Surg Am 85:1502-1510, 2003.
16. Edwards BN, Tullos HS, Noble PC: Contributory factors and etiology of sciatic nerve palsy in total hip arthroplasty. Clin Orthop Relat Res 218:136-141, 1987.
17. Pritchett JW: Nerve injury and limb lengthening after hip replacement: treatment by shortening. Clin Orthop Relat Res 418:168-171, 2004.
18. Cameron HU, Eren OT, Solomon M: Nerve injury in the prosthetic management of the dysplastic hip. Orthopedics 21:980-981, 1998.
19. Goel A: Meralgia paresthetica secondary to limb length discrepancy: case report. Arch Phys Med Rehabil 80:348-349, 1999.
20. Silbey MB, Callaghan JJ: Sciatic nerve palsy after total hip arthroplasty: Treatment by modular neck shortening. Orthopedics 14:351-352, 1991.
21. Friberg O: Clinical symptoms and biomechanics of lumbar spine and hip joint in leg length inequality. Spine 8:643-651, 1983.

当前的争论

本部分概要

第 60 章

髋部手术的计算机导航

Simon Pickering, Bill Donnelly, Ross Crawford

全关节置换术中计算机导航技术是一种相对较新的工具，并越来越多地被国际上的骨科医生接受。由于性能的提高和个人电脑的体积减小，以及红外立体照相机准确性得到发展，此工具得以被引入手术室。导航辅助下全膝关节置换术已变得相当普遍。一些研究报告显示，与传统的机械校准模具相比[1]，导航可更好地获得机械对线。导航辅助全髋关节置换术应用显得略慢，因为包涵了另外的复杂性因素，如患者注册和对系统功能的要求越来越高。在放置髋臼和股骨假体上缺乏持续性识别靶向位置，进一步使此问题变得复杂化。

早期髋关节导航系统是以影像为基础，须术前 CT 扫描或术中透视作解剖标记注册与定位。现代的系统趋向无影像，由手术医师参考固定的骨示踪器指针来完成。将示踪器分别放置在骨盆和股骨处，形成两个固定但相互参照的支架。

准确评估全髋关节置换术假体的放置是困难的。传统上，标准化平面 X 线研究已被用于测量髋臼与股骨假体的位置[2]。不幸的是，临床上尚无放射线测量可精确地验证假体的位置，特别难以测量的是杯和柄的前倾角。重要的是要记住，评估髋关节导航系统的价值时，它给出的参数是近似的。

然而，随着不同的导航系统发展，CT 规划软件包变得越来越复杂。尽管在轴向、冠状位、矢状位和三维重建设计定位虚拟假体，在对植入假体位置上，它们都是测量精确的方法[3]。通过适当大小的虚拟模板放置髋臼或柄的假体，计算机就

可很容易计算出髋臼杯的外展角和前倾角，以及股骨柄的前倾、屈曲和内翻。

Saxler 和同事总结了 105 例徒手进行的全髋关节置换术[4]。术后 CT 扫描使用髋关节 SurgiGATE 系统规划模块（Medivision，Oberdorf，瑞士）进行扫描分析。研究发现，髋臼假体的平均外展角是 45.8°±10.1°，平均前倾角是 27.3°±15.0°。如何使假体放置在良好的位置，在前几章已讨论过，但此研究结论认为，只有 27 例髋臼杯在所谓的 Lewinnek 安全区域里[5]。更重要的是，此研究证实产生了极端的离群值，髋臼杯前倾角从 23.5° 到 59.0°，外展角从 23.0° 到 71.5°。为使导航带来益处，系统必须能提供放置假体的靶向位置，以消除这些误差。

假体位置对髋关节置换短期和长期的影响被广泛地讨论，涉及髋关节脱位、撞击、关节面边缘载荷等方面。髋部导航在优化髋臼杯位置放置方面有潜在的好处，可降低早期脱位率、颈部撞击和早期磨损。其不仅可优化股骨柄的放置，还可评估偏心距，从而精确地控制下肢长度的改变。

本章的目的是要勾画出无影像髋导航理论及其目前的临床应用，并对当代研究结果进行概述，探讨该领域未来发展的可能方向。

理论

在常规髋关节置换，外科医生需通过直观和触摸骨盆和下肢的骨性标志来获得反馈定位。当进行假体植入时，利用机械力线导向装置设定角

度以引导髋臼和股骨假体的植入。这个方法通常依赖于对患者的准确定位，如果患者初始位置发生移动，就可能出现导向错误。

计算机髋导航系统提供了固定在骨盆和股骨上的示踪信息，以及附着示踪器器械或假体位置上的实时信息。电脑屏幕面对医生，在假体植入时提供准确的假体位置的实时信息。

髋部导航系统分为两类：影像引导导航和非影像导航。影像导航系统要求术前进行 CT 扫描或术中透视。

第一组，术前作 CT 扫描。用规划软件，将虚拟模板与轴位、矢状位、冠状位骨盆影像重叠，即可基本确定髋臼杯的最佳位置。所有测量都与前骨盆平面相关，双侧髂前上棘与耻骨联合中心组成此平面，此可用 CT 三维重建划定。然而，骨盆冠状面和身体的重力轴之间的显著变化有详细记载。目前的一些系统采用的程序可使外科医生估计重力或功能平面以及骨盆额状面。此仍留给医生去决定髋臼杯安放的合适位置。

另一个关键组件是光学示踪相机，配备发光二极管的装置可追踪光学目标，即所谓"示踪器"。将示踪器牢固固定在骨盆上。使用连接在光学示踪器上的指针对骨盆关键点注册。进行表面几何外形注册并与术前 CT 扫描相匹配。髋臼磨钻和髋臼杯把持器能连接到示踪器上，在计算机可视化下引导髋臼打磨、扩髓和真正假体的植入。

然而，大多数医生发现很难准确判定在 CT 扫描为基础的系统中，每位患者扫描需要接受的额外辐射照射、计划花费时间和扫描费用。于是引入透视辅助髋关节导航并作为替代。

当实施透视辅助髋关节导航时，患者的设置与标准的人工髋关节置换无差别，虽然注意力转到影像增强 C 形臂。将示踪器固定连接在骨盆和股骨上。使用一个带有整合示踪器的指针，用透视鉴定双耻骨结节的几何中心，确定髂前上棘，从而界定前骨盆平面。通过影像增强，确定股骨参考点，包括股骨头中心、股骨髓腔轴线、膝关节中心、内外股骨髁的后方。股骨的参考平面是由髓腔轴和连接股骨内外髁的后方的切线构成。髋臼锉和臼杯放入器、扩髓器、股骨柄导入器能与示踪器连接，它们的位置可用于对已确定的前骨盆平面和股骨平面作参考，并实时叠加到存储的透视图像上。

除了髋关节置换术前所有外科医生需要的 X 线平片外，无影像髋导航系统不需要术前、术中扫描或透视。手术时，将身体固定，将示踪器附着在髂骨翼和股骨远端。同前所述，这些示踪器对操作至关重要，所有后续的假体定位都参照这些固定点。它们或者是被动的，反射阵列，被安装在计算机头上的红外传感器所识别；或者是自主的，通过激发微处理将信号发送到头端的相机（图 60-1）。

这个装置有一个激活的示踪器。有时，示踪装置会因为示踪器上的血液使红外摄像机信号反折变得模糊。传感器或相机通过一个小的架子连接到导航电脑和屏幕，这个小架子为锚式移动单元（图 60-1）。

如前所述，前骨盆参照支架由带有完整示踪器的指针确定（图 60-2）。

股骨平面或股骨的参考平面是通过腘窝中点、跟腱与梨状肌窝连接的面。该平面与股骨的解剖轴连接并垂直于冠状面。此平面被指针界定；医生不必依靠影像增强的骨标志。该点也可被用于追踪髋臼缘，确定关节面，并确定真正的髋臼底边。

对于髋臼锉、扩髓器及植入物导入把手，指针的长度是固定的，由计算机软件自动地合并执行计算。就像所知的与相对坚硬的示踪器相关移

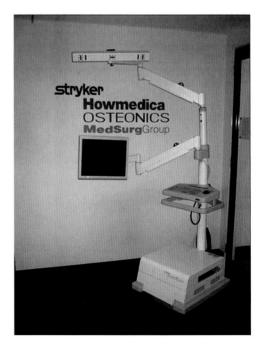

■ 图 60-1　带有不可或缺的头端传感器的计算机导航系统，可用于对假体位置进行外科反馈

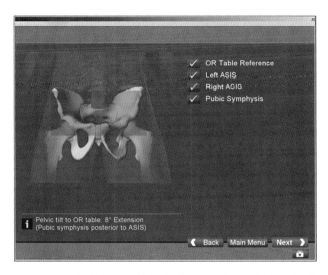

图 60-2 阴影部显示前骨盆平面，此由两个髂前上棘确定

动设备示踪器的位置，由软件计算出与髋臼、骨盆和股骨的间接位置。

证据

一些研究已实施了 CT 为基础的导航系统的评价。Jolles、Genoud 和 Hoffmeyer[6] 招募了 10 名外科医生，使用标准机械导向器和 CT 依赖 Medivision 系统（Medivision，Oberdorf，瑞士），在塑料泡沫模型上各插入 15 个非骨水泥杯试模。结果非常明显，臼杯的外展角和前倾角最大误差减少了 60%，平均误差减少了 50%。Widmer 和 Grutzner[7] 评估了由两名外科医生使用的 CT 依赖导航设置（SurgiGATE，Medivision，Oberdorf，瑞士）的 14 个髋关节置换。在此研究中，髋臼杯的位置最适合（即杯的外展角和前倾角的范围窄）。Leenders 和同事的研究也显示，在 150 例髋关节置换的对照研究中，基于 CT 的导航有更高的精确度，缩小了髋臼杯的外展角和前倾角的可变范围[8]。

X 线透视导航技术也显示了可喜的结果。Grutzner[9] 和同事连线完成了 236 髋置换，应用 X 线透视影像与导航注册连接，应用 CT 规划软件评估最初的 50 例髋臼杯的位置。平均外展角为 42°（37° ～ 49°），平均前倾角是 21°（10° ～ 28°）。术中估算杯位置和术后实测位置之间的差异度分别为：外展角 1.5°[标准差（SD）1.1°] 和前倾角

为 2.4°（SD 1.3°）。Zheng 和同事[10] 还评估了应用透视导航技术进行的 10 例手术，病例虽少，但除髋臼导航外，对股骨假体的偏心距、前倾、内外翻力线和下肢长度进行导航。在 8 例患者中，外科医生对导航的股骨假体位置满意，另外 2 例是因为导航技术问题而放弃。

但是，现在呈现的结果与无影像导航最相关，因为此乃最新开发的髋导航的倾向。Nogler 和同事[11] 应用了 Stryker 髋关节导航系统（Stryker Leibinger，Freiburg，德国）。经前外侧臀肌入路，应用压配、非骨水泥杯对 12 具尸体进行了双侧髋臼杯植入。一侧是导航，将另一侧作对照。两组中位的外倾角和前倾角相似，但第 90 百分位范围，对照组的外倾角和前倾角分别为 15.7° 和 18.5°，导航组分别为 4.3° 和 7.1°。Kiefer[12] 用 OrthoPilot 髋导航系统（B. Braun Aesculap，Tuttlingen，德国）引导髋臼杯的放置，共进行了 156 例骨水泥型人工全髋关节置换。术后用平面 X 线测量杯位置，用 Pradhan 的技术来计算臼杯的前倾角[2]。导航放置的髋臼杯平均外展角为 41°（SD 5°），X 线片实测为 42°（SD 5°）。髋臼杯前倾角不太准确，平均前倾角为 15.9°（SD 4.5°），术后放射评估平均为 10.9°（SD 4.8°）。Wixson 和同事[13] 用 Stryker Leibinger 髋导航系统（Stryker Leibinger，Freiberg，德国）辅助连续进行了 82 例髋关节置换，与 50 例标准髋关节置换的髋臼杯位置对比，并用数字化 X 线研究。外展角的目标范围是 40° ～ 45°，前倾角的目标范围是 17° ～ 23°。对照组只有 6 例在目标范围内，与导航组在此范围内的 30 例比较，差异显著（$P < 0.001$）。

大多数研究都集中在髋臼假体定位，所有病例都存在不足。用平面 X 线研究评估存在局限性，前面的一些研究中使用的是该方法。缺乏对照组或恰当的统计降低了其他价值。也许最重要的是，将假体置于何种位置是最佳的。许多已发表的论文均参考 Lewinnek 最佳杯位置导向。这是一个采用平面 X 线影像测量杯的位置的小数字的回顾性研究[5]。

我们前瞻性评估了 Stryker 髋导航系统（Stryker Leibinger，Freiberg，德国）的结果，此是随机对照研究的一部分[14]。用 Stryker CT 导航软件对高清晰度 CT 扫描并精确三维测量髋臼和股骨头的位置，评估术后杯和柄的位置。我们发现这个系统

有很高的精度，组内和组间误差都很低。此研究的目标已证明髋关节导航系统的精确性，即髋导航系统对植入假体的定位是否准确，关系到术后的位置。对照组的髋关节手术，我们询问手术医生根据他们想象估计已获得的位置，并将此与三维 CT 测量联系。我们已完成了 80 例髋关节置换，39 例使用导航。在导航组，我们研究了两个亚组：一组，骨盆定位采用平卧位注册，另一组，采用侧卧位注册。对这两种技术都进行了准确性的评估，42 髋为非骨水泥型，38 髋为骨水泥型。各组之间无病理学、年龄、性别、体重指数或植入假体类型的差异。导航组和对照组的预测及术后位置的差异均为正常分布。导航组的髋臼杯外展角、前倾角、股骨柄的角度变化范围均较小（$P < 0.05$）。

如图 60-3 所示，在我们的研究中，仰卧位注册比侧卧位注册更准确。但侧卧位注册的准确度仍显著超过对照组。在对照组有 1 髋感染，两组中各有 1 例脱位。

我们还评估了 17 例导航病例中下肢长度估计的准确性。在大多数病例，术者测量值与导航装置的预测值接近，差别不到 5mm。很难说预测的改变有多准，但我们的经验显示，用导航不可能有不可接受的下肢不等长发生。

由于缺乏 CT 扫描依赖导航的资料，因此有

一些疑问存在，即无影像导航能否与 CT 依赖导航一样准确？Kalteis 和同事 [15] 比较了 30 例常规髋关节置换、30 例 CT 依赖导航髋关节置换，和 30 例无影像导航髋关节置换。与常规徒手关节置换相比，后两种方式的导航显著改善了杯安置的准确性，但这两种导航技术之间无显著差异。

适应证和局限性

髋关节导航系统可用于骨水泥和非骨水泥人工髋关节置换，唯一的限制就是特定制造商的软件与特定假体的兼容性。大多数髋导航系统可用作开放式架构系统（任何类型的假体都可使用这个单位导航）或封闭式架构系统（只能用一种特定类型的假体）。一般来说，封闭式架构系统的软件是为特定假体定制的，相比于开放式架构系统，它能够提供显著的功能优势。我们对后侧入路手术的导航有特别的经验，但该技术也可很容易地用于前外侧入路手术。已证实其对预计有较多骨赘的髋臼有用，特别是在定位很困难及肥胖患者中，此时术中常难以确认骨盆和股骨的位置。由于准备和植入时的持续反馈，作为培训更多初级外科医生的工具，导航显示出巨大的潜力。

不能将无影像的髋部导航推荐在有骨盆解剖异常和先前有骨盆手术史的患者中应用，因为这些患者示踪固定不可靠。然而，CT 依赖的系统可用于这些患者的髋臼导航，异常的解剖结构可在术前 CT 扫描和计划中作出关联。同样，股骨解剖变异或以前做过膝关节手术，如带柄的膝关节置换，可能会妨碍导航的应用。

导航下关节置换术花费时间与非导航手术几乎相同。然而，由于示踪器安装和术前标志的注册明显延长了手术过程。Widmer 和同事发现，手术时间平均增加 46 分钟。在我们的研究中，在某些病例，延长高达 50%，虽然有学习曲线的原因，但后期整个程序变得更有效。

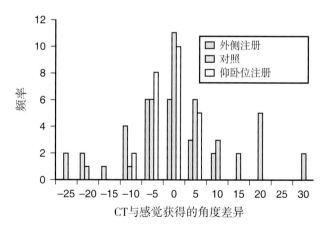

■ 图 60-3 绘图显示髋臼杯前倾角的准确性最接近 5°。精确度是指对照组中外科医生在术中感觉获得的角度和术后 CT 测量的角度之间的差异。在导航病例，精确度是指计算机导航系统术中预测值与术后实测值之间的差异。所有导航病例均侧位注册。在其他仰卧位注册的患者中，导航系统允许显示这两种类型的前倾角的数值

手术室设置

由于有许多托盘供放置器械和试模，手术室的空间很有限。对手术室的空间规划非常重要，将可移动导航的机架及传感器放在层流室外，可在手术中不间断地观察肢体和示踪标志。我们通

过后侧入路进行全髋关节置换，使用无影像导航，患者取侧卧位，将骨盆前后固定。将导航设备和辅助设备放在手术医师对面，比较适用。将工具托盘车放在手术台下部，并在手术医师的后面。刷手护士站在手术台的尾端。助手可轻易地改变位置，以不阻挡示踪红外线和头端传感器为宜（图 60-4）。在大多数情况下，助手需要间断地倾斜或者靠近手术台的边缘，因为是将传感器直接放置在主刀医生的对面。

采用前外侧入路手术时，患者仰卧，将导航设备放置在医生的后方，并在患者的同侧。此入路有额外的优点，可使注册更容易、更准确。在 X 线透视辅助导航时，在层流内 C 形臂仍须用无菌单覆盖，不使用时则将 C 形臂放在患者上部。

手术技术

患者注册前，必须牢固安放骨盆和股骨示踪器。如前所述，可用两种方式中的一种进行手术。第一种，患者用固定支托保持侧卧位，常规术前准备和铺巾，安放骨盆示踪器，完成注册。已讨论对侧髂前上棘和耻骨联合注册存在的困难，这可能是导致错误的根源。一些经验丰富的外科医生用此技术没有问题。其他技术也在发展，可将患者放置在一个松的侧卧位，从而更容易接近相关的骨性标志，或注册后再放置一个无菌的前支托。

第二种技术需要小块髂骨翼作窗口供示踪器和注册用。完成这些后，将支架用无菌巾覆盖保护，患者变为侧卧位，进行皮肤准备和铺巾。我们用无菌膜覆盖到膝关节水平，将股骨示踪器放置在膝关节的外侧干骺区，恰在股四头肌肌腱和阔筋膜之间的位置。

必须牢固固定骨盆和股骨的示踪器，维持绝对稳定的固定结构是关键。一旦确定相对两个示踪器的骨盆和股骨的参考平面，任何松动或移动都可能引起导航定位上的明显失误。利用数字模式，在手术过程中将示踪器安放位置偏差 5mm 能影响导航偏心距的准确性，或可将安放髋臼的深度改变 10mm。在最近的尸体研究中，Mayr 和同事[16]证明使用一针或两钉结构固定的示踪器存在明显移动。用人工骨和猪的尸体的骨盆和股骨作试验，我们证实提拉和折弯时，双皮质骨的固定比单皮质骨的固定要牢靠。如果是用于单皮质骨的固定，三针结构可提供更强的固定。我们用三针 OrthoLock 系统（Stryker Navigation，Kalamazoo，MI）（图 60-5）。

该设备依靠两个单皮质 3mm 的自攻针（Stryker，Geneva，Switzerland）固定 OrthoLock。第三个 3mm 的针是通过偏心的第三孔钻到位，确保第三针在不同平面上把持在髂棘上。放好这三根针后，能通过螺纹机制将装置锁定在适当位置。每个 OrthoLock 都有一个整合桩，允许应用示踪器的快速松开附着。

在髂峰上，我们将目标放在背侧 5cm 处，这可避免示踪器和针部位太接近骨盆支托而影响髂前上棘区。经皮做三个切口，与 OrthoLock 装置

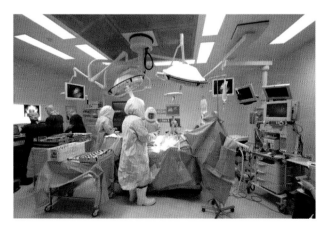

■ 图 60-4 全髋关节置换导航的标准手术室设置。关键点是给助手自由度，当需要时可灵活地移动，抬腿或拉钩时不阻挡来自连头感受器的传感器

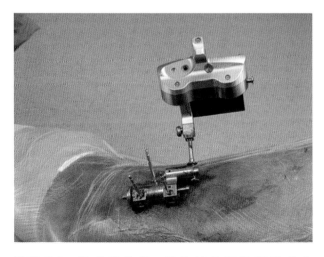

■ 图 60-5 股骨示踪器。将快速松开装置附着在 OrthoLock 上，它由 3 根 3mm 针连接于股骨外侧远端

的三个孔对应。OrthoLock 可被用于直接放置针的导引。在髂嵴处，三针后部最难定位，因为它开始斜向骶骨。首先放置第一针，可获得很好的把持，可将 OrthoLock 固定在位置上，但此位置不能妨碍其他针的容易放置。任何时候都要注意将示踪器安置正确。如果示踪器没有来自头顶部传感器的信号，则导航会有很大的麻烦。

如前所述，在股骨远端做三个经皮切口，离胫股关节线近端约有一手掌的宽度。重要的是要确保膝关节不被穿入，针不会向后移动，否则有损伤腓总神经和腘血管的风险。我们已发现，患者术后很少有进针部位不适感，仅用无菌胶条即能愈合。虽然可将示踪器放置在股骨的任何地方，由于软组织覆盖的问题，股内侧置针在技术上存在困难。通过这条入路可放置口述式示踪器。对于后侧入路，必须将手术示踪器固定在股骨远端外侧，将前外侧入路的示踪器固定于内侧。

当放置骨盆示踪器时，应密切关注股骨示踪器将要固定的位置，这一点对成功导航非常重要。手术医生必须牢记，当髋关节脱位时，极度内旋、内收或极端的外旋、外展时示踪器可能被传感器遮挡。在冠状面上向后倾斜 45° 固定示踪器。患者取侧卧位，将确保过头传感器获得信号接受线。然而，在股骨髓腔准备用导航时，需要示踪器有一定程度的灵活性。这可能意味着将不能将股骨放置在垂直于地面的传统位置上，在应用的最初数次医生可能会转向。

还需要警惕耻骨前脂肪垫导致耻骨联合错误定位的可能，将耻骨联合的脂肪垫从下往上推即可。

很难确切地知道侧卧位时每一例患者骨盆注册的错误程度。然而，如果使用规划软件有可能规范潜在的错误。低位髂前上棘注册点太靠前仅引起髋臼杯前倾角减少和外展角轻度减小。仅用耻骨联合注册点，由于太靠前可导致髋臼杯前倾角在测量时增加、外展角小幅度增加。如耻骨联合和低位髂前上棘注册点都太靠前，则外展角小幅度增加，前倾角小幅度地减少。

我们暂时的结果显示，铺无菌单，患者取侧卧位，当用术后 CT 测量，患者固定侧卧位时注册的准确性较仰卧位注册要小。现在我们已改为仰卧位对骨盆的解剖平面注册。

患者仰卧，在术侧臀部放置沙袋垫高。髂嵴备皮，并应用一块大的孔巾。示踪器连接同前述。移除沙袋，注册骨盆标志。然后用无菌单折叠覆盖在示踪器上，患者取侧卧位，将骨盆垫顶住，确保患者体位固定可靠，孔单可拉上以覆盖示踪器而不会干扰无菌操作。在髋部，包括 OrthoLock，用常规方法重新备皮及铺单。股骨示踪器如前所述放置。

股骨标志包括大转子中点、梨状肌窝、股骨内外上髁、腘窝中点和跟腱中点。有些标志注册须在切开髋部后进行，为了使注册方便，最好在定位所有的标志前开始手术。

导航下髋臼准备与髋臼杯植入

将髋关节脱位，行标准的股骨颈切断，暴露髋臼，必要时切除髋臼盂唇和骨赘，特别是内侧骨赘，它可能遮挡住真臼底部。髋臼扩磨前，必须注册。虽然骨盆的参考平面已被确定，以此可计算出外展角和前倾角，同等重要的是确定髋臼的位置。如无此信息，就不可能知道打入髋臼杯时是相对于髋关节中心偏中央还是偏内侧，也不知道是否存在扩磨器穿入骨盆内板的风险，更不知道髋关节中心是否改变。当使用 CT 依赖导航时，位置已由术前 CT 扫描提供，这与骨盆上的注册点是匹配的；使用荧光透视辅助导航时，髋臼的位置是由荧光屏图像获得的。

用无影像导航确定髋臼缘和关节面，确定真实的底部。由计算机多点捕获，然后可计算出最接近的解剖。良好的暴露对操作过程顺利进行很重要。当对髋臼边缘和关节面示踪时，我们建议用示指控制示踪器尖端，因为它会很容易被不规整的表面勾住。同样重要的是，从关节面的所有部位和真实底部捕获的点才能获得对解剖的最佳估计（图 60-6）。

非常容易把注意点放在髋臼面的小部分，此可能不准确反映全髋臼。

通过注册点，计算机可计算出髋臼直径。将小于计算出髋臼直径 1mm 的扩髓器头部放入髋臼，与扩髓器及示踪器连接。记录髋关节的旋转中心，并在导航髋关节手术的整个过程中进一步参考。以标准的方式开始扩髓。

在扩髓过程中，可获得扩髓器连续的外展角

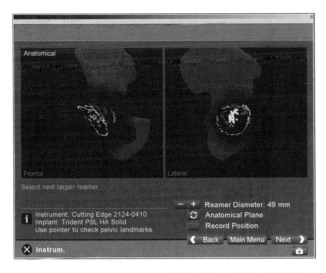

图 60-6　注册后自然髋臼的虚拟图像。白色环代表髋臼缘，蓝点代表髋臼关节面，黄点代表真实的底边

和前倾角的反馈信息，以及与髋关节中心和髋臼的真实底边相对的位置。在绝对依赖此信息前，重要的是将已用的扩髓器正确尺寸输入导航计算机，更重要的是，不要忘记在每次改变扩髓器尺寸时的再次输入。例如，如已连接了较大的扩髓器头，但电脑编程仍用的是较小尺寸，计算机给出与真实底边距离的数据将是错误的，可能导致会无意地磨透内侧骨盆壁。如未将示踪器牢固固定在扩髓器上，也会出现类似问题。重要的是监控扩髓，作为一个标准的髋置换程序，不要盲目地相信对错误原因没有警觉性的屏幕。

　　当髋臼已准备妥当，无论是非骨水泥的还是骨水泥杯都可在导航引导下放在想要的位置。这一位置由电脑记录，应反映最终假体获得的位置。除示踪器与持杯杆连接外，臼杯植入方法与标准的非导航髋关节置换术一样，允许精确复制试模杯的准确位置。同样，必须将扩髓器、臼杯和试模杯的适当大小编程入计算机。从目前结果看，大部分病例计算机再植入试模杯的位置误差控制在 3 度范围之内。然而，有几例非骨水泥杯的植入存在较大的偏差。

　　问题在于植入的方法[17]。骨水泥型杯非常简单，在水泥硬化前的最后一分钟都可调整臼杯的位置。而对非骨水泥臼杯必须用力打击，在用力捶打击时绝对控制打入杆是非常困难的，使臼杯嵌入髋臼的最后一次重击，可能会导致偏移欲获的理想位置。

股骨柄插入

　　一旦植入臼杯，就不需要下一步的注册。盒式开髓器在股骨髓腔开口，然后用锥形开髓器打开髓腔。用套管放置示踪器，注册股骨髓腔力线，标记出股骨解剖轴。这将在后面讨论。扩髓器的柄可连接到示踪器上，因此，准备股骨髓腔时，内翻和外翻、屈和伸翻转以及下肢长度的改变都可被控制（图 60-7）。

　　当达到适当的大小时，可用扩髓器进行试模复位。为了获得复位后最终下肢长度和偏心距变化的信息，必须重新界定髋关节中心。这需要将髋关节轻柔地环形活动数次才能获得。根据股骨示踪器，计算机建立一个在旋转中心带有顶端的虚拟锥形，此即为试模的股骨头中心。由预测的偏心距及下肢长度改变（图 60-8），可试用不同大小的股骨头试模，可选择不同角度的颈，或用增加偏心距的扩髓器。

　　插入扩髓器是非骨水泥股骨柄的最关键部分。我们使用 Secur-Fit 柄（Stryker，Kalamazoo，MI）。一旦确定了扩髓器的位置，在最终植入股骨柄时，改变会很小。前文已提及对脱位的下肢完全内收和内旋时，股骨示踪器的可视性存在困难。我们通过减少内旋使示踪器与过头的传感器成一直线。插入非骨水泥股骨柄时，要核对位置，以完成股骨柄的植入。

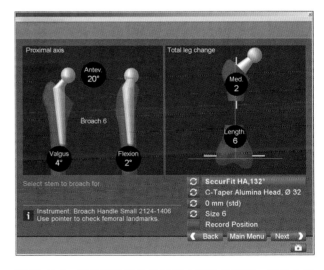

图 60-7　股骨髓腔准备的过程中采取的截图。相关力线是由数字和绘图表示。可选择扩髓器大小和一些型号的试模编目，如颈部角度和头部的大小

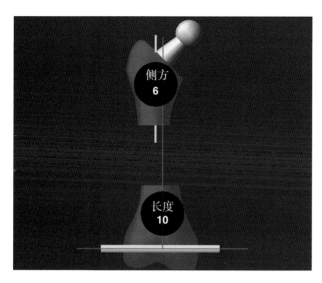

■ 图 60-8　界定髋关节中心后，用扩髓器和试模头实验截图。偏心距增加 6mm，下肢长度增加 10mm

段改变位置，而使示踪器在视野内，该建议仍未被提倡。助手配合移动下肢，同时要防止股骨柄的前倾角不理想，这可能非常困难，并可能损害股骨柄插入的质量。

一旦已将股骨柄插入适当位置，用合适的试模头复位髋关节，通过环形运动再次认定髋关节中心。偏心距和下肢长度的任何微小变化都可用加头或减头来矫正。例如，一个 +4mm 的头一般会增加偏心距 2mm 和下肢的长度 2mm。

该导航系统提供植入假体位置的详细信息。但是，它不能提供关于髋关节临床稳定性方面的绝对信息，尽管它可由假体的位置推断。Stryker 髋关节导航软件将确定髋关节脱位的危险位置和提供活动范围。在所有的准备阶段，一定要将注意力放在髋关节的稳定性上（图 60-10）。

未来

软件开发

随着软件包的开发，导航软件得以不断更新。所有这些更新都是针对外科医生用最简洁的方法获得关键信息的方式。当前主要的课题是确定髋臼和股骨假体的理想位置。在文献中有许多不同的技术已被描述，对于髋臼外展角和前倾角的理想数值，有许多不同的数值报道。然而，髋臼假体的理想位置必须考虑到股骨假体位置和两者之间的理想关系。此外，多数已出版的著作叙述髋臼假体是以骨盆为参照系，因为骨盆是固定的结构，可进行精确的测量。或许更重要的是，髋臼

骨水泥柄的情况正好相反。我们使用 Exeter 柄（Stryker，Kalamazoo，MI）。虽然应将注意力集中于扩髓器，与其他任何人工髋关节置换相同，当将假体插入骨水泥中时，有可能需要调节假体位置以获得最佳位置（图 60-9）。

对非导航髋关节置换术，许多外科医生依靠保持小腿与地面垂直，作为股骨柄定位的一个参照导向。如前所述，这样会妨碍股骨示踪器可视化。但是，要保持示踪器在视野内，意味着定位股骨柄时，股骨处于较小的内旋位。如果传感器失去示踪，在股骨柄插入的关键阶段会突然给术者一个不熟悉的下肢摆放位置。尽管如此，通过将股骨放在常规位置下插入股骨柄以及在最后阶

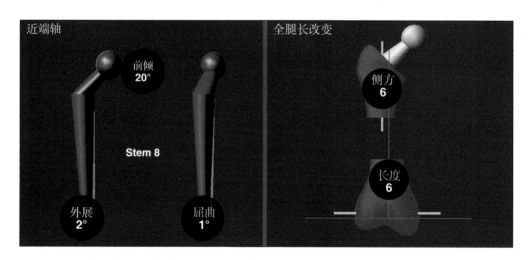

■ 图 60-9　插入股骨柄时的截图。关键信息是，在标准病例，矫正变量可由外科医生控制

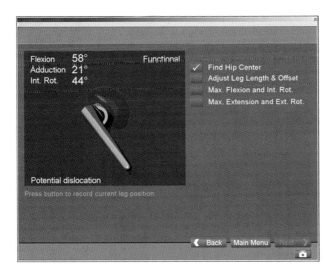

■ 图 60-10 人工全髋关节置换最终复位时的屏幕。当在撞击位时，假体在此位置会脱位，臼杯从蓝色变为红色。记录这种极端的髋关节位置，外科医生可量化评估髋关节功能的安全范围

杯位置将考虑患者自身理想的功能或重力平面，以及考虑患者个体化骨盆的相关活动，如坐和行走。第一代髋导航器械允许信息采集以达到以前所没有的精确性，并提出比答案更多的问题。

注册

如前所述，骨盆冠状面对引导髋臼杯安装的重要性已受质疑，很多作者提出更多的功能解决方案。另外，鉴于骨盆解剖标志注册的难度，更多以功能为基础路径的发展变得更具吸引力。

注册的替代方法，包括超声波和其他技术已被探讨，但就目前来说，这些技术被认为是不可行的。

示踪器的稳定性

对于骨科手术，所有形式的电脑导航技术的主要限制因素之一是，在整个手术过程需要将示踪器稳定地牢固附着在其下的骨质上，并在整个手术过程保持稳定。第一代的单针固定装置已被经皮的多针装置取代。将多针装置经皮固定可减少组织损伤并增加示踪器的稳定性。一直强调将示踪器固定在骨盆和股骨上对成功导航是多么的重要。体积大的示踪装置很容易被碰撞或倾倒。如同本章前面讨论所述，骨的固定点上会产生很大的力，因此需要多针固定。较小的示踪装置对固定骨需要较小的集聚力，因而节省时间。

困难在于缩小示踪器的大小，然而又要确保其几何信号能被准确地界定，能使该软件准确地计算出三维坐标。小型电磁示踪器已被开发使用，将两个单皮质小螺钉直接固定在骨质上（Zimmer，Warsaw，IN）。由于它们的面积为 1cm× 0.6cm，可紧贴骨固定，没有因反复扭矩而松动的危险。依靠电磁拾波器替代过头传感器，可检测出示踪器的位置。它们提供了具有吸引力的解决方案，虽然目前的设备需要连接导线和不含铁的设备，此为明显的缺陷。信号不会被助手阻挡，但可被示踪器区的任何金属干扰。

功能性骨盆平面

一个通常的假设是认为骨盆的解剖平面与身体的功能冠状面是平行的。在无腰背和髋部疼痛体征的健康患者这可能是真的。然而，应考虑到屈伸骨盆的位置可能改变[18]。个体化骨盆功能位置，在有的患者伸展位可延长几度，而在另外的患者，可能屈曲位可延长几度。使用导航系统，可将数值放在骨盆屈曲或伸展度上。当解剖性骨盆被注册时，手术台可根据示踪器的位置进行调高或降低。导航软件就可计算出骨盆参考支架相对于垂直轴的相互关系。此外，骨盆的位置随着站立、坐卧的活动范围而不同。在 10 例患者，我们另外将膝关节屈曲 90°，当手术台升高和降低时，用骨盆示踪器记录垂直轴。我们发现当腿屈曲至 90° 时，骨盆屈曲和伸展的数值呈现很大范围（图 60-11）。

手术医生的目标应真正将髋臼假体放置在相对每位患者骨盆位置的最佳功能位。也有可能去

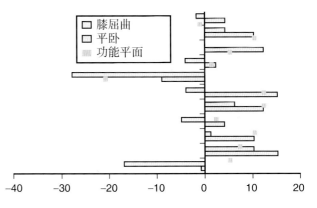

■ 图 60-11 将患者的双下肢完全伸直和髋关节屈曲至 90° 时，骨盆注册期测量骨盆屈曲的范围

注册冠状位或"功能"平面。患者取标准侧位，通过无菌洞巾，沿腋中线，注册大转子的中点。当取站立时，此平面与冠状平面最相近。用此平面作参照，髋臼杯在理论上的位置将会是使用寿命和稳定性的最佳位置。很容易想象一种情况，即患者的骨盆活动范围，在取坐位和站立位时在术前作出分析。对于新的髋关节假体的最佳位置需要在个体化的基础上确定，导航可用于实现这一目标。

新的应用

髋关节导航的真正好处是将其使用在困难的初次髋置换和翻修术。髋关节表面置换的数量增加，这是满足了伴有严重的髋关节病理改变且信息灵通的年轻患者的需求。在我们部门，我们用 Birmingham 表面髋（Smith and Nephew, London, UK）和 Durom 表面髋（Zimmer, Warsaw, IN）已有丰富的经验。髋臼准备和杯植入与其他非骨水泥髋无不同，除了入路更为困难。然而，与许多非骨水泥杯不同，它没有螺钉孔和中央孔。这些孔是对嵌入其下的髋臼及评估杯是否放置最佳非常有用。在髋表面置换手术中，对臼杯导航不仅提供了前倾角和外展角的信息，也对臼杯如何安放最佳提供了有价值的信息。将 Stryker 轴向导向器连接到示踪装置上，我们已能对几种髋表面置换导航。可将这种沟槽式导向器连接在不同臼杯打入器的柄上，并可测量前倾角和外展角。髋导航真正的益处为简化髋表面置换的程序。所有系统都有相当复杂的导向器，有几个步骤需要外科医生目测以获得股骨颈内完美的导针位置。现有可方便用于 Birmingham 表面髋（Smith and Nephew, BrainLab London, UK）和解剖表面置换的导航（Johnson & Johnson, New Brunswick, NJ）的特殊软件髋臼放置与标准的髋导航相同。将股骨的示踪器放在小转子处。股骨的参考平面界定同前，即用股骨头 - 颈交界处。然后对股骨颈的所有表面取多个点，要特别注意股骨颈的上表面，此处常造成凹槽。所有这些信息允许沿股骨颈导针准确定位，之后操作就会很简单。目前尚无评估此新发展的临床研究。

髋翻修的常见原因之一复发性脱位。在许多系统，CT 规划软件为导航包的一部分。采用用高分辨 CT 扫描骨盆和股骨，以此为基础，可用导航获得臼杯和股骨柄的精确位置。对于复发性脱位的髋关节，再次在术前确定假体位置的角度。术中，一旦髋关节脱位，就可注册臼杯，这与导航初次髋关节置换术的髋臼注册相反。在少数病例，导航已用于解决此问题，臼杯的位置用 CT 测量和导航测量，二者具有良好的一致性。拔出旧杯，在导航下打入新臼杯，以获得适当的前倾角和外展角。

Seel 和其同事深化了此概念，并用 CT 规划软件评估失败髋，不仅包括臼杯位置不良，也包括撞击、骨丢失和螺钉完整性。计划假体的位置，实施活动的虚拟范围，去观察如何在术中解决这些问题。De la Fuente 和同事[20] 用有限的多平面成像，在取出远端水泥时建立一个三维影像，它可进入导航计算机并允许准确地清除骨水泥而不使骨皮质穿孔。

没有透视辅助，使用现在的软件包，对返修股骨柄进行正规股骨注册存在困难。然而，如前所述，对无示踪下肢长度进行测量是返修方案极好的运用。下肢不等长是翻修术后常见问题，对选择性病例进行导航可能非常有用。

小结

髋关节置换术是一种非常成功的手术，存留率的研究证实了这一点。大多数外科医生可施行良好的髋关节置换手术。然而，正如我们所述，仍然会有问题发生。髋导航不能提高植入良好的假体效果，但它可减少小部分操作不良手术的数目，这些手术可导致假体位置不良。

髋导航应被看作是一个"额外罗盘"，当有疑问或手术遭遇挑战时，它能为手术医生提供额外的信息。结果是令人鼓舞的，但目前尚无定论，而仍有许多课题亟待解决。尽管如此，髋关节导航在许多方面是一个有用的辅助，并将成为主流。

（郭万首 译　李子荣 校）

参考文献

1. Haaker RG, Stockheim M, Kamp M, et al: Computer-assisted navigation increases precision of component placement in total knee arthroplasty. Clin Orthop Relat Res 433:152-159, 2005.
2. Pradhan R: Planar anteversion of the acetabular cup as determined from plain anteroposterior radiographs. J Bone Joint Surg Br 81:431-435, 1999.
3. Pickering SAW, Deep K, Whitehouse S, et al: CT measurement of component position in hip arthroplasty. An evaluation of two techniques. 2005 (unpublished).
4. Saxler G, Marx A, Vandevelde D, et al: The accuracy of free-hand cup positioning—a CT based measurement of cup placement in 105 total hip arthroplasties. International Orthopaedics 28:198-201, 2004.
5. Lewinnek GE, Lewis JL, Tarr R, et al: Dislocations after total hip-replacement arthroplasties. J Bone Joint Surg Am 60:217-220, 1978.
6. Jolles BM, Genoud P, Hoffmeyer P: Computer-assisted cup placement techniques in total hip arthroplasty improve accuracy of placement. Clin Orthop Relat Res 426:174-179, 2004.
7. Widmer KH, Grutzner PA: Joint replacement—total hip replacement with CT-based navigation. Injury 35(Suppl 1):S-A84-A89, 2004.
8. Leenders T, Vandevelde D, Mahieu G, Nuyts R: Reduction in variability of acetabular cup abduction using computer assisted surgery: A prospective and randomized study. Comput Aided Surg 7:99-106, 2002.
9. Grutzner PA, Zheng G, Langlotz U, et al: C-arm based navigation in total hip arthroplasty—background and clinical experience. Injury 35:S-A90-A95, 2004.
10. Zheng G, Marx A, Langlotz U, et al: A hybrid CT-free navigation system for total hip arthroplasty. Comput Aided Surg 7:129-145, 2002.
11. Nogler M, Kessler O, Prassl A, et al: Reduced variability of acetabular cup positioning with use of an imageless navigation system. Clin Orthop Relat Res 426:159-163, 2004.
12. Kiefer H: OrthoPilot cup navigation—how to optimise cup positioning? Int Orthop 27(Suppl 1):537-542, 2003.
13. Wixson RL, MacDonald MA: Total hip arthroplasty through a minimal posterior approach using imageless computer-assisted hip navigation. J Arthroplasty 20(7 Supp 3):51-56, 2005.
14. Pickering SAW, Deep K, Whitehouse S, et al: Case control CT study evaluating the accuracy of component positioning in imageless navigated total hip replacement. 2006 (unpublished).
15. Kalteis T, Handel M, Herold T, et al: Position of the acetabular cup—accuracy of radiographic calculation compared to CT based measurement. Eur J Radiol 58:294-300, 2006.
16. Mayr E, de la Barrera JL, Eller G, et al: The effect of fixation and location on the stability of the markers in navigated total hip arthroplasty. J Bone Joint Surg Br 88:162-172, 2006.
17. Chawda M, Hucker P, Whitehouse S, et al: Comparison of cemented versus uncemented acetabular component positioning using an image-less navigation system. J Arthroplasty 2008 (In Press).
18. Lembeck B, Mueller O, Reize P, Wuelker N: Pelvic tilt makes acetabular cup navigation inaccurate. Acta Orthop 76:517-523, 2005.
19. Seel MJ, Hafez MA, Eckman K, et al: Three-dimensional planning and virtual radiographs in revision total hip arthroplasty for instability. Clin Orthop Relat Res 442:35-38, 2006.
20. De la Fuente M, Ohnsorge JA, Schkommodau E, et al: Fluoroscopy-based 3-D reconstruction of femoral bone cement: A new approach for revision total hip replacement. IEEE Trans Biomed Eng 52:664-675, 2005.

第 61 章

高交联聚乙烯

Steven Kurtz, Michael Manley

在 20 世纪 90 年代后期的美国，高交联的和热处理超高分子量聚乙烯（ultra-high-molecular-weight polyethylene，UHMWPE，即后面所说的交联聚乙烯）在全髋关节置换中得到应用。从那时起，交联聚乙烯在髋关节置换中逐渐代替了传统聚乙烯[1]。通过最近的调查，美国大约 70% 的髋关节置换使用的是交联聚乙烯衬垫[2]。至 2006 年，美国每年大约有 250 000 例初次及翻修全髋关节置换术[3]。因此，目前在美国每年大约有 175 000 例全髋关节置换患者可从交联聚乙烯技术中获益。考虑到自 1998 年临床引进交联聚乙烯后其应用的历史性增长[2]，以及髋关节置换术的计划性增长[3]，至 2007 年美国大约有 100 万例患者会使用高交联聚乙烯衬垫。

交联聚乙烯作为替代硬对硬的承重面的假体用以改善髋关节置换的耐磨损性已被外科医师广泛接受[4]。我们可从后面的章节看到，使用高交联聚乙烯的科学依据得到了临床评估的保证。20 世纪 90 年代，聚乙烯磨损、微粒介导的骨溶解和无菌性松动被认为是限制髋关节置换寿命最重要的临床问题[5,6]。Dumbleton 等人[7]通过回顾文献证明骨溶解可能发生在股骨头假体穿透速度大于 0.1 毫米 / 年的患者，而不易发生在速率小于 0.05 毫米 / 年的患者。因此，迫切需要开发新的假体来减少磨损及继发的骨溶解，从而改善关节置换的长期存留率。

在 20 世纪 90 年代中期，回顾性研究发现，γ 线灭菌、存放时间过长或体内氧化反应都可引起多聚体的氧化[8-11]。关于聚乙烯的氧化和髋关节置换效果间的关系，目前并不完全清楚[12]。然而，研究经验显示，假体设计材料要求不仅需要耐磨损，还需抗氧化[13,14]。需要提醒大家的是，我们本文所说的"高交联聚乙烯"实际上需要下列两步来制作：第一步设计用来改善耐磨损性，而第二步设计用来达到耐氧化性和机械性能的结合。

因为高交联及热处理会对机械性能产生不利影响，比如对断裂的抵抗力、蠕变以及极限强度，过去 8 年中制造步骤中的细节成为很多科学辩论和争论的议题。高交联聚乙烯的多聚体的制造理论和技术在相应专著中有所描述概括[15]。因此本节中我们仅为大家概述一下髋关节置换高交联聚乙烯的当前概念。对于高交联聚乙烯技术感兴趣的读者，可参考 UHMWPE 手册[15]或登陆在线资源（www.uhmwpe.org）获取更详细的资料。

自 1998 年问世以来，交联聚乙烯在美国某种程度上成为髋关节置换的标准，当然同时也存在许多不同的假体技术在研究和商业化运用，如金属对金属和陶瓷对陶瓷。从规范的角度，交联聚乙烯的获准使用相对有效率 510（k）进程以直接的方式完成，而其他的髋关节假体技术如陶瓷对陶瓷需要器械获准研究（investigational device exemption，IDE），需要至少 2 年的前瞻随机性临床试验。虽然，后面也讲到，交联聚乙烯也进行了前瞻性临床试验，但这并非是其得到临床应用的必需条件。

因为提高了耐磨损性能，交联聚乙烯目前是髋关节面的理想技术。高交联聚乙烯在全膝关节置换中的应用却不像在髋关节置换中这样肯定，人们担心材料性能降低会影响临床效果[16]。在本章，我们重点讨论交联聚乙烯在髋关节中的应用。首先，我们讲述了交联聚乙烯的基本理论概念和术语，以及两种主要的热处理技术，即交联之后多聚体的退火和再熔。其次，我们对过去关于交联聚乙烯股骨头的穿透和磨损的临床研究作客观评价。

基础理论

本节主要讲述当前交联聚乙烯设计相关的理论概念。首先讨论分子量、晶体度、交联及体内的氧化。其次，我们还要讨论退火和再熔照射后的热处理，以及两种方法的优缺点。对聚乙烯基本理论很熟悉的读者可能希望进入下一节，即对交联材料的临床性能进行概括。

化学结构及分子量

聚乙烯是乙烯的多聚体，化学结构为由碳原子组成的碳链骨架和修饰氢原子组成。它是化学上最简单的多聚体分子，但随着多聚体链长度的增加，材料的复杂性随之增加。当多聚体的分子量达到大约 40 000 时（低密度聚乙烯），材料就有了柔韧、可延展的特性，可用于制作诸如垃圾袋等产品。自 1962 年，UHMWPE 开始用于骨科髋及膝关节置换，分子量在 2 百万到 6 百万。由于其分子量大，UHMWPE 拥有关节假体材料所需的属性：抗磨损、抗挤压以及一定韧度和强度。这些属性使 UHMWPE 非常适合作假体的材料。

既往对关节置换术的报道中有一些混乱，其中大部分由 Charnley[17] 所写，UHMWPE 的材料过去曾被称为高密度聚乙烯（high-density polyethylene，HDPE）或聚乙烯。目前，高密度聚乙烯指分子量为 100 ~ 250 000 的材料，它适用于制作奶瓶，而不是人工关节。在髋关节模拟实验中，HDPE 的磨损速率是 UHMWPE 的 4 倍[18]。因此，我们今天所称的 HDPE 的原料从未被应用于临床。

这里，我们不再详细论述 UHMWPE 过去 40 年的应用，因为这些话题已在之前的专著中[15]讨论过，网上也有相关论述。本章我们主要讨论现代 UHMWPE。为了方便，我们仍继续简单地称之为"聚乙烯"。

结晶

结晶是包括交联聚乙烯在内的所有聚乙烯的一个重要属性。任何时候，聚乙烯的分子链都有自我折叠的自然趋势（由热力学驱使），但当分子堆积、邻近分子冲挤时，自我折叠的趋势就会被抑制阻碍。多聚体的折叠形成"微晶体"。聚乙烯中单个的微晶体是微观的，典型的微晶体只有在染色后使用电子显微镜才能看到，如图 61-1 所示。肉眼看，结晶区可分散可视光线，使聚乙烯看起来是白色的。在透视电子显微镜下（图 61-A），结晶区看起来像粗的白线，而随机取向的多聚体链区域，也称为非结晶区，看起来是暗灰色的。

在聚乙烯中，微晶体有一个特殊的"板层"形状。如果我们溶解掉非结晶区，聚乙烯中的结晶板层看起来像是拧转的、相互连接的纸片，就像在图 61-B 显示的那样。结晶板层的放大情况在图 61-C 中显示。分子链与板层的水平面垂直排列，并可能与周围的板层相连。这些连接性的多聚体链（未显示）归为系带分子。在特殊情况下系带分子，或称为周围缠绕物，使聚乙烯有巨大的内在耐磨特性。

由于分子大小、排列和连接（通过板层的系带分子）在材料的机械性能方面起着主要作用，结晶是聚乙烯一种重要的结构属性。晶体较非晶体硬度高，因此聚乙烯的弹性模量及屈服应力随晶体数目增加而增加。正如我们所看到的一样，临床上聚乙烯的许多加工过程都需要特殊制作，使其晶体结构最优化，从而提高材料的特性。

通常，聚乙烯含有大约 50% 的晶体。通过提高大块材料的温度超过其熔化温度，大约为 137℃，分子链有过多的热能来保持折叠，因此板层结构分解并"熔化"。在熔化状态下，聚乙烯的分子量足够大，使其保持在虽然是半透明但依然为黏稠的固态。室温下聚乙烯晶体的大小及数量，以及大块原料的性质，取决于冷却过程中冷却的速率及所用压力的大小。因此，在市售规模中，聚乙烯（棒材）的晶体含量及机械性质可由热处理过程来调整。不同的聚乙烯制造商使用压力、温度及时间的综合特性以使其产品最优化。

总的来说，热处理通过修改晶体的大小及形状来改变聚乙烯中分子链的基本结构。然而，即使是在压力存在下，加热和冷却的目的并非改变多聚体的化学结构，因为材料中的共价键既未破

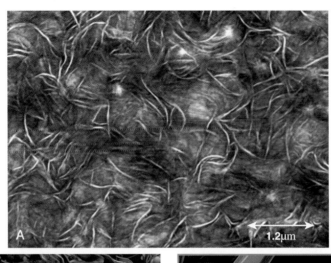

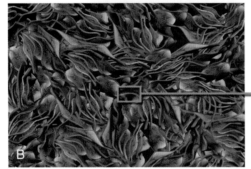
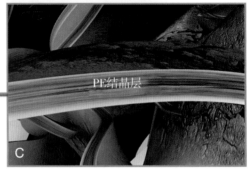

图 61-1 聚乙烯微结构。A，透视电镜显示多聚体结晶相（呈现为厚的白线）在无定性相内（灰色基质）；B，显微照相的示意图，图示多聚体结晶的三维网状系统，归为板层，已将无定性物质去除；C，一个聚乙烯结晶板层的放大图。分子链与板层呈垂直排列，能显示与邻近板层相连。这些相接的多聚体链归于系带分子

坏也未生成。相反，像即将在下面两节中讨论的那样，聚乙烯的化学性质将不可逆地被交联（有益的）或降解（有害的）改变。

交联

交联是所有现代聚乙烯全髋承重面的基础，它是一个复杂的课题，也是许多专利材料的基础。简单地说，交联在根本上改变了聚乙烯的化学结构，它的定义是通过一个化学共价键将两个独立的多聚体连接。聚乙烯的交联可通过过氧化物、消泡化学物以及高能照射获得。其中，只有照射交联被骨科器械商商业化。

照射交联的机制如图 61-2 所示。第一步包括聚乙烯分子的照射（图 61-1A）。接着，照射产生一个氢基，在聚乙烯分子上保留一个所谓的自由基（图 61-1B）。实际上，多聚链上的自由基有极度限制的活动度，且被邻近分子阻碍。也许称之为巨自由基更合适。为了形成交联，巨自由基必须出现在邻近的聚乙烯分子上，并且这些分子必

须是活动的（图 61-1B）。当邻近的自由基起作用时，一个共价键或交联就在两个聚乙烯分子间形成了（图 61-1D）。

聚乙烯中交联的范围与吸收射线的剂量成正比。历史上，利用 γ 线为聚乙烯承重体灭菌时的剂量为 25 ～ 40kGy。这个剂量可导致一些交联形成。只有在吸收接近 100kGy 剂量的射线时才能达到交联的饱和。目前，交联聚乙烯利用范围为 50 ～ 105kGy 的射线处理，剂量取决于制造商[15]。总的来说，增加照射剂量可成比例地改良耐磨特性，这在髋仿真实验中得到了定量验证。据观测在剂量高于 100kGy 时这种益处会减少[19,20]。交联可改善耐磨特性的准确原因仍未完全为人们所知，但认为主要是改善了伴随交联的单轴定向的阻力[21,22]。髋关节聚乙烯磨损的主要机制包括优先定向，随后由交错剪切形成的碎屑[23]。因为交联使材料的优先定向变得困难，髋关节置换中常见的磨损机制被破坏。

假体设计者需要作出的一个决定就是交联的

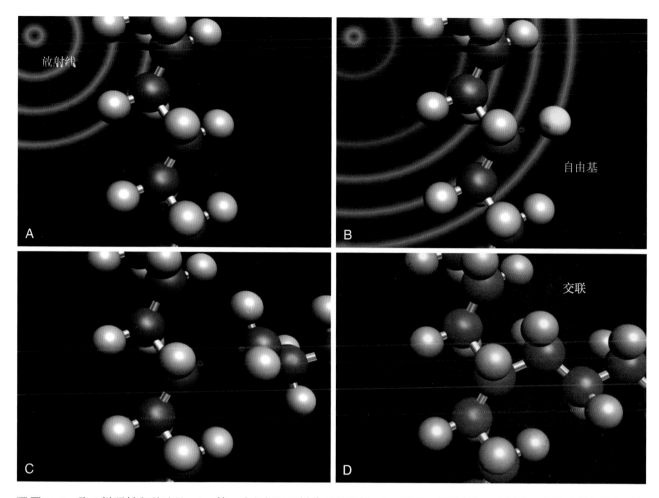

放射线

自由基

交联

A

B

C

D

图 61-2 聚乙烯照射交联过程。**A**，第一步包括聚乙烯分子的照射。**B**，接着，照射产生一个氢基，在聚乙烯分子上保留自由基。**C**，交联需要自由基存在于邻近的聚乙烯分子上。**D**，邻近的自由基相互作用在两个聚乙烯分子间形成一个共价键或交联

方法（如 γ 线与电子束照射）。如果使用电子束照射，设计者需要考虑照射温度的另外一个因素[20]，因为能量耗散的速度使温度升高并高于熔解温度。在目前制造交联聚乙烯假体的五大制造商中，一家选用电子束照射，而其他四家选择 γ 线。

　　在髋关节应用中，虽然抵抗多轴形变对于耐磨特性是合乎需要的，但交联降低了延展性以及聚乙烯对单轴张力的抵抗力。随着剂量增加，聚乙烯对于疲劳的抵抗力也下降[24-26]。因此交联材料剂量的选择不仅要考虑耐磨特性，也要考虑剂量对于其他需要的机械性质的作用，如延展性及抗折断性。因为交联在改善一些性能的同时牺牲了另外一些性能，骨科假体的开发者必须在交联和保持机械性质和（或）抗氧化性的需要之间取得平衡。

热处理：退火及再熔

　　在生产高交联 UHMWPE 时，原料需经过热

处理步骤来通过进一步交联反应降低自由基水平。在更高的温度下多聚体分子增加了活动度，从而增加了邻近链上自由基相互反应并形成交联的可能性。为使热处理有效地消除所有的自由基，须在高于原料熔化温度的 150℃下实施。高于熔解温度的加热会破坏原料的晶体区域，从而使存在于晶体中的自由基可用于交联。熔化的缺点是当原料回归室温时，造成聚体晶体大小及机械属性（如材料产率及极限强度）的降低。

　　折中的解决方法是加热原料至 130 ～ 135℃，稍低于熔解温度。这个解决方法保留了固有的晶体结构，保留了机械属性，并且与未进行热处理相比有更多的自由基可用于交联。一些自由基被保留在晶体区内，但由于温度升高数量大大减少。当热处理在低于熔化温度的低限 135℃下实施时，则称作退火，高于熔化低限时，称为再熔。

　　概括来说，热处理是交联聚乙烯最终的调整

步骤，但它并不是偶然的事后才有的想法。热处理的选择对于交联聚乙烯的结晶度和机械性能有重要影响[27]。它也会影响材料在体内的抗氧化性。虽然有文献质疑退火及再熔的优点[20,28]，但交联聚乙烯材料的总体临床表现最终决定了它的成功。

交联聚乙烯及传统聚乙烯对比临床研究

目前，有许多形式的交联聚乙烯可用于临床（如 Crossfire、Longevity、Marathon、XLPE、Durasul、X3、ArCom XL、AcuMatch XL 和 ArCom E）。在这些交联聚乙烯中，已出版的临床数据显示仅其中四种可用（Crossfire，Stryker Orthopedics，Mahwah，NJ；Durasul，Zimmer，Warsaw，IN；Marathon，DePuy Orthopedics，Warsaw，IN；Longevity，Zimmer，Warsaw，IN），这些都在表 61-1 中列出。因为我们这节的目的是概括当前报道的交联聚乙烯对比传统聚乙烯的临床证据，我们从讨论中排除了那些在同行评审科学文献中无随访数据的种类。现给出 Crossfire、Durasul、Marathon 和 Longevity 已发表的临床研究（按字母顺序）。

Crossfire

Crossfire 是退火处理的高交联聚乙烯，由 Stryker Orthopedics（Mahwah，NJ）开发[15]。Crossfire 在 1998 年秋为 Omnifit 髋臼杯设计上的 Series Ⅱ 衬垫引进临床。在 1999 年 Osteonics 兼并 Howmedica 组成 Stryker Howmedica Osteonics 后，Crossfire 应用的范围扩大到 12 系统和 Trident 髋臼杯设计。关于 Crossfire 的更多信息可在 UHMWPE 手册（UHMWPE Handbook）[15] 中找到。

在 Crossfire 加工过程中，对挤出的棒材用 75 kGy 的较小剂量照射，然后在 130℃退火[28]。然后机器用经过处理的坯料制造髋臼原件，利用液氮进行防潮包装，用 30kGy 的较小剂量的 γ 线灭菌。最终，经过 Crossfire 处理的原件接受总剂量为 105 kGy 的照射。

目前已经有 4 篇发表的 Crossfire[29-32] 的临床研究（表 61-2），包括一个 2 年的多中心随机性前瞻试验[29]。这 4 项研究报道 Crossfire 可减少股骨头穿透达 42%～85%（表 61-2）。所有这些研究都使用了直径 28mm 的钴铬合金股骨头假体。

随访时间最长的研究时间达 5.8 年（平均 4.9 年），这是一个多中心的回顾性试验，包括 56 例 Crossfire 型假体和 53 例对照假体（共 109 髋）。D'Antonio[30] 报道 Crossfire 衬垫较对照组可减少总的二维股骨头穿透达 72%。据观察，37.7% 的对照组髋臼假体周围出现透亮线，而 Crossfire 型髋臼假体仅为 8%。对照组中，有 14 髋（14 例患者）发生股骨骨溶解，而 Crossfire 组仅有 2 髋（1 例患者）。

Durasul

Durasul 在 1998 年在 Converge 髋臼杯设计中被引入临床，目前由 Zimmer 生产（Warsaw，IN）[15]。在 Durasul 制作过程中，聚乙烯片或块首先由机器制作为预制体，之后将其放置于恒温箱中的一个转送带上，恒温箱保持温度恰好低于多聚体的熔化温度（125℃左右）。加热后的聚乙烯暴露于 10 兆电子伏的 Rhodotron 电子加速器中，其可在数秒内积累到 95kGy 的剂量[33]。剂量率足够高（大

表 61-1 临床可用于全髋关节置换的交联聚乙烯种类及已发表的临床数据

	Crossfire	Durasul	Marathon	Longevity
制造商	Stryker Orthopedics	Zimmer	DePuy Orthopedics	Zimmer
引入临床时间	1998	1998	1998	1999
照射剂量（kGy）	105	95	50	100
热处理	退火	再熔	再熔	再熔
灭菌方法	氮中 γ 线	环氧乙烷	等离子气	等离子气
是否检测到自由基？	是	否	否	否
最长平均随访时间	4.9 年[30]	5 年[37]	5.7 年[44]	3.3 年[38]

数据来自：Kurtz SM. The UHMWPE Handbook：Ultra-high molecular weight polyethylene in total joint replacement. New York：Academic Press，2004.

表 61-2　关于交联聚乙烯的主要同行评审研究的临床详述（Stryker Orthopedics，Mahwah，NJ）

	Martell 等 （2003）[29]	Rohrl 等 （2005）[32]	Krushell 等 （2005）[31]	D'Antonio 等 （2005）[30]
研究类型	RCT	Pcoh	Hcoh	Hcoh
研究机构数量	5	1	1	1
髋臼杯设计	Secur-Fit HA	Osteonics	Microstructured PSL	Microstructured PSL
髋臼杯固定类型	非骨水泥	骨水泥	非骨水泥	骨水泥
股骨头大小	28mm	28mm	28mm	28mm
股骨头原料	CoCr L-Fit	CoCr	CoCr L-Fit	CoCr L-Fit
平均年龄	60	58	69	57.4
年龄范围	28 ～ 76	49 ～ 79	45 ～ 83	—
髋的数量	46（24 Crossfire）	50（10 Crossfire）	80（40 Crossfire）	109（56 Crossfire）
随访时间（年）	2.3	3	4	4.9
随访时间范围（年）	1.8 ～ 3.2	3	2.6 ～ 4.7	4 ～ 5.8
假体失败数量	无	无	无	无
磨损方法学	Martell	UmRSA	Ramakrishnan	Ramakrishnan
二维衬垫穿透（毫米 / 年）* ——交联	0.12±0.05	0.02	0.05±0.02	0.06±0.02
二维衬垫穿透（毫米 / 年）* ——对照	0.20±0.10	0.16	0.12±0.06	0.14±0.07
减少百分比	42	85	58	72
影像学评估的骨溶解	无	无	无	有

* 列出了二维衬垫磨损的最长随访时间，并包括了最初的嵌入期。

Hcoh，回顾性队列研究（retrospective cohort study，Ⅲ级证据）；L-Fit，低摩擦离子处理（low-friction ion treatment）；Pcoh，前瞻性队列研究（prospective cohort study）；RCT，随机对照试验（randomized controlled trial，Ⅰ级证据）。

约 10kGy/sec）以至于聚乙烯可加热，但不高于熔化的临界。照射后将聚乙烯保持在 150℃以保持自由基的稳定性。机器利用 Durasul 原料制作成假体部件，使用密闭可透气的包装，利用环氧乙烷气体灭菌[33,34]。更多关于 Durasul 的信息请参阅 UHMWPE 手册。

已有四篇 Durasul[35～38] 的临床研究发表（表 61-3），包括一个 3 年的前瞻性随机研究[35]。这些研究中的 3 篇比较了 Durasul 和对照组衬垫，股骨头穿透的下降可达 20% ～ 94%（表 61-3）。其中的 3 项研究使用了直径 28mm 的钴铬股骨头，而 Geller 等人[38] 的一项研究则研究了 38mm 钴铬股骨头的临床表现（表 61-3）。

Dorr 等人[37] 已报道了 Durasul 假体的 5 年随访，这是目前最长时间的随访。虽然 Durasul 组

的 37 例的数据是前瞻性收集的，但对照组的数据是回顾性地从植入 Durasul 假体 6 个月前的一组患者中收集的。对照组除了使用的是传统的衬垫外（在液氮中经 γ 线灭菌），其他所用假体与 Durasul 组相同。据 Dorr 等人[37] 报道，与对照组比较，Durasul 衬垫可降低总的二维股骨头穿透达 45%。

Marathon

Marathon 由 DePuy Orthopedics（Warsaw，IN）在 1998 年引入临床[15]。Marathon 目前可用于 Pinnacle 和 Duraloc 髋臼原件系统，挤压的棒材用剂量为 50kGy 的射线照射，然后在 150℃ 再熔[39]。再熔后，聚乙烯棒在 120℃退火 24 小时[40]。机器用经过处理的坯料制造髋臼组件，利用可透气的包装密封，用等离子气灭菌。UHMWPE 手册中[15]

表 61-3　交联聚乙烯的主要的同行评审研究的临床详述（Zimmer，Warsaw，IN）

	Digas 等（2004）[35]	Manning 等（2005）[36]	Dorr 等（2005）[37]	Geller 等（2006）[38]
研究类型	RCT	PCoh	PCoh	PCoh
研究机构数量	1	2	1	1
髋臼杯设计	Inter-Op	Inter-Op	Inter-Op	Inter-Op
髋臼杯固定类型	骨水泥	非骨水泥	非骨水泥	非骨水泥
股骨头大小	28	28	28	38
股骨头原料	CoCr	CoCr	CoCr	CoCr
平均年龄	55	60.9±11.1[*]		62.5[*]
年龄范围	42～64		—	28～86[*]
髋的数量	49（23 Durasul）	160（49 Durasul）	74（37 Durasul）	45（13 Durasul）[†]
随访年限	3	2.6[*]	5	3.3
随访时间范围	—	2～3.7[*]	—	—
假体失败数量	无	无	无病例发生聚乙烯磨损[‡]	无病例发生聚乙烯磨损[‡]
磨损方法学	RSA	Martell	Martell	Martell
二维衬垫穿透（毫米/年）[*]——交联	0.08	0.010±0.009[§]	0.029±0.02	-0.08±0.26[§]
二维衬垫穿透（毫米/年）[*]——对照	0.10	0.176±0.054[§]	0.065±0.026	无[#]
减少百分比	20%	94%	55%	—
骨溶解的影像学评估	无	无	否	是

[*] 搜集高交联假体寿命的数据。
[†] 因为影像学质量差，15 例中患者的 2 例未做影像学磨损分析。
[‡] 患者因为与聚乙烯磨损无关的假体失败对原来的假体系列进行了翻修。
[§] 列出了二维沉淀磨损的最长随访时间，包括最初的嵌入时间。
[#] 仰卧位检查；这篇研究仅报道了三维穿透的结果，在表中转换为穿透率。
Hcoh，回顾性队列研究（retrospective cohort study，Ⅲ级证据）；L-Fit，低摩擦离子处理（low friction treatment）；Pcoh，前瞻性队列研究（prospective cohort study）；RCT，随机对照试验（randomized controlled trial，Ⅰ级证据）

有 Marathon 进一步的叙述。

四个 Marathon 的临床研究在表 61-4 中进行了概述[41-44]。据报道，Marathon 可降低股骨头穿透达 56%～95%（表 61-4）。所有这些研究都使用了 28mm 的钴铬合金股骨头。然而，Heisel 等人[40]的一项研究也包括了 7 例股骨头直径为 32mm 的 Marathon 假体（表 61-4）。而且，Heisel 研究[42]的 34 髋中的 3 髋的股骨头为陶瓷头［大部分，也就是 34 例中有 31 例（91%）为钴铬合金假体］。

在一项可能是目前发表的最广泛的交联聚乙烯的研究中，Engh 等人[44]在其研究机构实行了一项 Marathon 的前瞻性随机试验，并进行了最长 7.2 年的随访（平均 5.6 年）。9% 的患者失去

了随访。对照的材料为非交联的、等离子气灭菌的聚乙烯。Engh[44] 报道与对照组聚乙烯衬垫相比，Marathon 衬垫可降低总的二维股骨头穿透达 95%。尽管在 Marathon 组以及对照组均无翻修或松动的病例，但有学者发现两组之间的骨溶解发生率有显著差异。在对照组患者中，57.8% 的患者表现出骨盆或股骨的骨溶解影像学证据，Marathon 组骨溶解的发生率为 24.0%（$P < 0.001$）。然而，须注意在最长时间随访时，患者的满意度是非常好的，Marathon 组（96.2% 的患者对结果满意）与对照组（99%）间无显著差异。

这项研究也独特地对当代的非交联聚乙烯的早期临床表现提供了Ⅰ级的临床数据。这是一个

表 61-4 关于交联聚乙烯的主要同行评审研究的临床详述（Depuy Orthopedics，Warsaw，IN）

	Hopper 等（2003）[41]	Heisel 等（2004）[42]	Heisel 等（2005）[43]	Engh 等（2006）[44]
研究类型	Hcoh	Hcoh	Hcoh	Hcoh
研究机构数量	1	1	1	1
髋臼杯设计	Duraloc 100	Duraloc 或 Pinnacle	Duraloc	Duraloc 100
髋臼杯固定类型	非水泥	非水泥	非水泥	非水泥
股骨头大小	28mm	28mm（27）或 32mm（7）	28mm	28mm
股骨头原料	CoCr	CoCr（31）或陶瓷（3）	CoCr	CoCr
平均年龄	60.3	60	59.7	62.5
年龄范围	26～80	26～83	39～79	26～87
髋数量	98（48 Marathon）	58（34 Marathon）	6（3 Marathon）	209（105 Marathon）
随访年限	2.9	2.8	3.2	5.7
随访时间范围	2.0～3.7	2.0～4.4	2～4	4.1～7.2
假体失败数量	无	无	无	无
磨损方法学	Martell	Martell	Martell	Martell
二维衬垫穿透（毫米/年）*——交联	0.08±0.24	0.02±0.1	0.06±0.02	0.0±0.07
二维衬垫穿透（毫米/年）*——对照	0.18±0.20	0.13±0.1	0.27±0.02	0.20±0.13
减少百分比	56%	81%	78%	95%
骨溶解的影像学评估	无	无	无	无

Hcoh，回顾性队列研究（retrospective cohort study）；RCT，随机对照试验（randomized controlled trial）（Ⅰ级证据）。

* 列出了二维的衬垫磨损的最长随访时间并包括了最初的嵌入期。

重要的成果，因为以前的非交联聚乙烯的磨损及骨溶解研究局限于回顾性研究[45] 或使用的是传统的聚乙烯[46]，这些均引起了关于当代髋关节成形术可否应用的问题。然而，就像下面要讨论的一样，使用高磨损、非交联的聚乙烯作为对照比较 Engh 来自其他研究的交联聚乙烯（使用 γ 射线灭菌的衬垫作为对照）的发现变得复杂。

Longevity

Longevity 由 Zimmer（Warsaw，IN）开发，并在 1999 年在 Trilogy 髋臼杯设计中引入临床[15]。进行 Longevity 处理时，UHMWPE 棒被加热，并被放置于传送带上，接受总剂量为 100 kGy 的电子束的照射。UHMWPE 在交联时并未加热到熔化临界温度之上。在照射后 UHMWPE 被加热到高于熔化温度（135℃）以稳定自由基。将假体用 Longevity 原料机械加工成髋臼配件，利用可透气的包装密封，用等离子气灭菌。更多关于

Longevity 的信息请查阅 UHMWPE 手册[15]。

表 61-5 中概述了 3 个 Longevity 的临床研究[35,36,38]。其中两项研究[35,36] 分别报道股骨头穿透率减少了 31% 和 90%（表 61-5）。2 项研究[35,36] 使用了直径 28mm 的钴铬合金股骨头，而第三个使用的是 36mm 和 40 mm 的钴铬合金股骨头[38]。

Manning 等[36] 已经发表了时间最长的 Longevity 与传统的 γ 射线灭菌的聚乙烯的影像学磨损比较研究，最长随访时间达 3.7 年（平均 2.6 年）。Manning[36] 报道与对照组聚乙烯衬垫相比，Longevity 衬垫可减少二维股骨头穿透达 90%。

目前的争论

由于目前可用于髋关节置换的交联材料范围较广，争论主要围绕体内氧化与边缘撞击损伤和折裂的相关性。围绕体内氧化和边缘折裂的主要争论仍在科学界进行，促使新的"二代"交联聚乙烯

表 61-5 关于 Longevity 交联聚乙烯主要同行评审研究的临床详述（Zimmer，Warsaw，IN）

	Digas 等（2004）[35]	Manning 等（2005）[36]	Geller 等（2006）[38]
研究类型	RCT	Pcoh	Pcoh
研究机构数量	1	2	1
髋臼杯设计	Trilogy	Trilogy	Trilogy
髋臼杯固定类型	非水泥	非水泥	非水泥
股骨头大小	28	28	36mm（15）或 40mm（3）
股骨头原料	CoCr	CoCr	CoCr
平均年龄	48	60.9 ± 11.1[*]	62.5[*]
年龄范围	29 ~ 70	—	28 ~ 86[*]
假体数量	54（27 Longevity）	132（21 Longevity）	45（18 Longevity）[†]
随访年限	2	2.6	3.3
随访时间范围		2 ~ 3.7[*]	
假体失败数量	无	无	无病例发生聚乙烯磨损[‡]
磨损方法学	RSA	Martell	Martell
二维衬垫穿透（毫米/年）[*] ——交联	0.11[§]	0.018 ± 0.022[‖]	-0.12 ± 0.22[‖]（36 mm） 0.11 ± 0.20[‖]（40 mm）
二维衬垫穿透（毫米/年）[*] ——对照	0.16[§]	0.176 ± 0.054[‖]	无
减少百分比	31%	90%	—
骨溶解的影像学评估	无	无	无

Hcoh，回顾性队列研究（retrospective cohort study，Ⅲ级证据）；Pcoh，前瞻性队列研究（prospective cohort study）；RCT，随机对照试验（randomized controlled trial，Ⅰ级证据）。

[*] 与 Durasul 高交联假体共用的数据。

[†] 30 例患者中的 12 例因缺少影像学资料被排除。

[‡] 患者因为与聚乙烯磨损无关的假体失败对原来的假体系列进行了翻修。

[§] 仅报道了三维衬垫穿透率。

[‖] 列出了二维沉淀磨损的最长随访时间，包括最初的嵌入时间。

的发展。关于目前正研究的新交联材料的更多信息，读者可参考关于改变承重面的章节。接下来的内容会对这两个争论性话题的临床进行观察。

体内氧化

至少在理论上，体内氧化与聚乙烯材料中残留的自由基有关[47-49]。不是所有由照射产生的自由基都合并形成交联。一些自由基仍被包裹在聚乙烯晶体态。随着时间的推移，这些残留的自由基可迁移到晶体表面。在植入人体后，这些残存的自由基与便利的氧源内的氧反应，导致进一步的时间依赖性的化学分解。

然而，在实际临床应用中，体内氧化的程度不仅取决于假体的寿命，还取决于自由基与氧源的接近程度。在传统全髋关节置换术中，人们发现体内氧化发生于假体边缘，而非假体界面或聚乙烯髋臼植入物有闭锁机制[48,49]。而且，γ线-等离子气灭菌的髋关节假体的长期研究[50,51]显示，随着植入时间延长磨损速率会下降，这意味着体内的氧化不一定导致髋假体的磨损加速。

退火的交联聚乙烯保持了它的机械及疲劳特性，也保留了自由基（如 Crossfire）。由于非磨损或失败原因取出的 Crossfire 衬垫显示在非功能区有氧化的证据，比如暴露于体液的假体边缘[49]。诸如假体表面的功能区由于球头或髋臼壳的保护而免于氧化[49,52]。因此，理论上不需要的体内氧化，在髋关节置换的交联聚乙烯衬垫短期植入期（达5年）[49]基本无临床意义，这与表61-2中的临床结果一致。然而，体内氧化在含有自由基的退火交联聚乙烯的长期随访结果中是否重要还须进一步观察；目前有研究正在探究这个问题。

边缘或衬垫断裂

交联材料是在直径28mm的股骨头广泛应用时被引入临床的，然而现在髋关节置换需要更大直径的假体。随着高交联UHMWPE加入新的大直径髋臼杯的设计，除了磨损外的临床失败模式，例如与边缘负载和衬垫过薄有关的假体断裂[53,54]，以及由于假体位置不良引起的撞击相关损伤[55]，可能成为新的限制交联聚乙烯远期临床表现的因素。薄的髋臼内衬结合高交联UHMWPE引入临床产生了新的关于这些薄内衬经受结构疲劳负载的能力问题。

在过去8年中，文献中[56]以及美国FDA生产商和使用者机构器械使用数据库（manufactarer and User Facility Device Experience Database，MAUDE）的报告（见www.accessdata.fda.gov/scripts/cdrh/cfdocs/cfMAUDE/search. CFM）中出现了再熔交联衬垫边缘断裂的一些新报道。一篇有关边缘断裂的病例研究详细报道了将带帽的髋臼内衬垂直植入一位患者体内后频繁发生脱位[56]。随后由制造商进行的衬垫-髋臼杯相互作用的生物力学分析揭示将髋臼杯垂直或高度外展放置会促使聚乙烯内部应力增加，从而可能导致假体失败[57]。

由于到目前为止文献中报道此类并发症极少，对需要翻修的交联聚乙烯的边缘断裂的发生率还了解甚微。表61-3中列出的众多再熔聚乙烯临床研究中，没有一项研究报道边缘断裂是临床上相关假体失败的类型。然而，罕见的边缘断裂的病例报道推动了改善交联聚乙烯机械行为研究，特别是对薄的衬垫。

小结

虽然体内氧化和边缘断裂的问题还未完全被人们所知，但现存的文献提供了足够的信息以解决交联聚乙烯在髋关节置换中适用性相关的三个关键临床问题：

交联聚乙烯会降低体内股骨头的穿透率吗？

目前发表的关于四种市售材料的临床研究有

力地支持了下列假设：交联聚乙烯可降低患者的临床股骨头穿透率。这个发现几乎全部基于使用直径28mm的钴铬合金股骨头的临床研究，但是，如同表61-2 ~ 61-5显示的，大头假体的早期临床研究也是可用的。我们没有在文献中发现支持下列假设的数据：陶瓷股骨头可进一步减少交联聚乙烯的股骨头穿透率。

然而，如图61-2 ~ 61-5所示，即使在使用相同材料的研究中，穿透率的降低幅度也大不相同。使用相同材料的研究，磨损率的差异可能部分是由于报道的影像学测量磨损的技术的差异，以及研究间变化的差异。这些差异在表61-2至61-5已提到。

另外一个难题是穿透率的大小，特别是在短期随访及应用交联聚乙烯，这个数据是极小的且接近数字化X线片的观察极限。因此，在交联聚乙烯的短期磨损研究中有时观察到"阴性的磨损率"的情况并不少见，相当于股骨头偏离而未进入聚乙烯窝。这些人工假象使交联聚乙烯的低磨损率测量复杂。

标准化测量及报道影像学测量股骨头穿透的方法会对未来交联聚乙烯间的比较有帮助。ASTM国际（ASTM International）正在尝试标准化影像学磨损测量的程序，为此目的，2003年F04.22关节置换委员会组成一个工作组。然而，迄今尚未发表有关的标准。

某种交联聚乙烯会比其他类型的交联聚乙烯减少体内股骨头穿透率吗？

在不同的聚乙烯中，能比较穿透力的报道依然极其有限。除了上面概括的原因，内衬的初期穿透力依赖于设计，某些髋臼杯在聚乙烯内衬的"坐入"适用性方面较其他为优。另外，再熔及退火交联聚乙烯有明显不同的时间依赖的机械特性，这将影响内衬在杯内的早期蠕变性能。不同研究组用不同的"对照"聚乙烯材料作比较穿透力的研究几乎是不可能的。例如，应用非交联气体灭菌的内衬作研究，当与用γ线灭菌的内衬作对照的比较研究时，会过分强调交联与对照组的差异，而实际上气体灭菌的内衬的磨损率是γ线灭菌的内衬的2倍。

因此，我们还无法用至今发现的资料去找到证据支持下列假设：某家制造商制造的交联聚乙烯较另一家可显著降低影像学上的股骨头穿透率。

充其量，我们有理由相信这些发表的数据有力地支持了下列假设：交联聚乙烯较传统对照材料可降低影像学上的股骨头穿透率，不管其是在惰性环境中由 γ 线灭菌或气体消毒（如等离子气或环氧乙烷）。特殊材料减少股骨头穿透的精确数值目前还是科学界争论的主题，因为它依赖于许多技术因素，有些因素在前面已提到，其他的则超出本章的范围。

交联聚乙烯会降低体内的磨损率吗？

仅根据短期影像学穿透研究来得出上面的结论是困难的，因为交联聚乙烯不仅可降低穿透，它们也可降低体内的磨损。然而，随着时间推移，对于交联聚乙烯可"减少磨损"的假设的支持反映在穿透研究的历史中。与传统聚乙烯相比，交联聚乙烯穿透速率可随时间减慢，持续性地降低体内的磨损率。进一步的支持来自于发表的退火[49,52]及再熔[58]的交联聚乙烯的短期使用后取出的研究，它证实了一个相似的黏着-腐蚀磨损机制，但显示了较低的磨损量，这是在传统材料上常出现的。

最近的中期临床研究为减少磨损的假设提供了更有力的支持[30,44]，研究显示退火及再熔交联聚乙烯都可降低骨溶解的发生率。当然，骨溶解与磨损颗粒有关，还与其他因素，如局部液压和因为不同的假体固定技术颗粒进入骨的途径有关[59,60]。迄今仅有一篇研究[44]发表，这是一篇前瞻性随机试验，其中仅对衬垫的材料替换提供了Ⅰ级临床证据，表明在植入最长达 7.2 年的交联聚乙烯衬垫骨溶解减少。这一发现令人鼓舞，因为 Engh 的研究使用了 Marathon，此为最低量，因此本章提及的为市售可用的交联聚乙烯中交联的最低水平。

因此，目前可查文献为下列假设提供了令人鼓舞的支持，即交联聚乙烯可减少体内磨损，并至少可减少直径 28mm 钴铬合金股骨头的穿透。鉴于中期随访（此时磨损的降低可预期防止翻修及骨溶解）的临床研究数量较少，需要更长时间的随访数据才能得出更为确定的结论。

（郭万首 译 李子荣 校）

参考文献

1. Kurtz SM, Muratoglu OK, Evans M, et al: Advances in the processing, sterilization, and crosslinking of ultra-high molecular weight polyethylene for total joint arthroplasty. Biomaterials 20(18):1659-1688, 1999.
2. Mendenhall S: Hip and knee implant prices rise 6.3%. Orthop Netw News. 17(1):1-7, 2006.
3. Kurtz SM, Lau E, Zhao K, et al: The future burden of hip and knee revisions: U.S. projections from 2005 to 2030. *73rd Annual Meeting of the American Academy of Orthopaedic Surgeons*, Chicago, 2006.
4. Jasty M, Rubash HE, Muratoglu O: Highly cross-linked polyethylene: The debate is over—in the affirmative. J Arthroplasty 20(4 Suppl 2):55-58, 2005.
5. Harris WH: The problem is osteolysis. Clin Orthop 311:46-53, 1995.
6. Willert HG, Bertram H, Buchhorn GH: Osteolysis in alloarthroplasty of the hip. The role of ultra-high molecular weight polyethylene wear particles. Clin Orthop 258:95-107, 1990.
7. Dumbleton JH, Manley MT, Edidin AA: A literature review of the association between wear rate and osteolysis in total hip arthroplasty. J Arthroplasty 17:649-661, 2002.
8. Sutula LC, Collier JP, Saum KA, et al: Impact of gamma sterilization on clinical performance of polyethylene in the hip. Clin Orthop 319:28-40, 1995.
9. Collier JP, Sperling DK, Currier JH, et al: Impact of gamma sterilization on clinical performance of polyethylene in the knee. J Arthroplasty 11:377-389, 1996.
10. Rimnac CM, Klein RW, Betts F, et al: Post-irradiation aging of ultra-high molecular weight polyethylene. J Bone Joint Surg Am 76:1052-1056, 1994.
11. Bostrom MP, Bennett AP, Rimnac CM, et al: The natural history of ultra high molecular weight polyethylene. Clin Orthop 309:20-28, 1994.
12. Gomez-Barrena E, Li S, Furman BS, et al: Role of polyethylene oxidation and consolidation defects in cup performance. Clin Orthop 352:105-117, 1998.
13. McKellop H, Shen FW, Lu B, et al: Development of an extremely wear-resistant ultra high molecular weight polyethylene for total hip replacements. J Orthop Res 17:157-167, 1999.
14. Muratoglu OK, Bragdon CR, O'Connor DO, et al: A novel method of cross-linking ultra-high-molecular-weight polyethylene to improve wear, reduce oxidation, and retain mechanical properties. Recipient of the 1999 HAP Paul Award. J Arthroplasty 16:149-160, 2001.
15. Kurtz SM: *The UHMWPE Handbook: Ultra-High Molecular Weight Polyethylene in Total Joint Replacement.* New York, Academic Press, 2004.
16. Ries MD: Highly cross-linked polyethylene: The debate is over—in opposition. J Arthroplasty 20(4 Suppl 2):59-62, 2005.
17. Charnley J: Low friction principle. In Charnley J (ed): Low Friction Arthroplasty of the Hip: Theory and Practice. Berlin, Springer-Verlag, 1979, pp 3-16.
18. Edidin AA, Kurtz SM: The influence of mechanical behavior on the wear of four clinically relevant polymeric biomaterials in a hip simulator. J Arthroplasty 15:321-331, 2000.
19. Wang A, Essner A, Polineni VK, et al: Lubrication and wear of ultra-high molecular weight polyethylene in total joint replacements. Tribology Int 31:17-33, 1998.
20. Muratoglu OK, Kurtz SM: Alternative bearing surfaces in hip replacement. In Sinha R (ed): Hip Replacement: Current Trends and Controversies. New York, Marcel Dekker, 2002, pp 1-46.
21. Edidin AA, Pruitt L, Jewett CW, et al: Plasticity-induced damage layer is a precursor to wear in radiation–cross-linked UHMWPE acetabular components for total hip replacement. Ultra-high-molecular-weight polyethylene. J Arthroplasty 14:616-627, 1999.
22. Kurtz SM, Pruitt LA, Jewett CW, et al: Radiation and chemical crosslinking promote strain hardening behavior and molecular alignment in ultra high molecular weight polyethylene during multi-axial loading conditions. Biomaterials 20:1449-1462, 1999.
23. Wang A, Sun DC, Yau S-S, et al: Orientation softening in the deformation and wear of ultra-high molecular weight polyethylene. Wear 204:230-241, 1997.

24. Gencur SJ, Rimnac CM, Kurtz SM: Failure micromechanisms during uniaxial tensile fracture of conventional and highly crosslinked ultra-high molecular weight polyethylenes used in total joint replacements. Biomaterials 24:3947-3954, 2003.

25. Bergström JS, Rimnac CM, Kurtz SM: Molecular chain stretch is a multi-axial failure criterion for conventional and highly crosslinked UHMWPE. J Orthop Res 23:267-375, 2005.

26. Gencur SJ, Rimnac CM, Kurtz SM: Fatigue crack propagation resistance of virgin and highly crosslinked, thermally treated ultra-high molecular weight polyethylene. Biomaterials 27:1550-1557, 2006.

27. Kurtz SM, Villarraga ML, Herr MP, et al: Thermomechanical behavior of virgin and highly crosslinked ultra-high molecular weight polyethylene used in total joint replacements. Biomaterials 23:3681-3697, 2002.

28. Kurtz SM, Manley M, Wang A, et al: Comparison of the properties of annealed crosslinked (Crossfire) and conventional polyethylene as hip bearing materials. Bull Hosp Joint Dis 61:17-26, 2002-2003.

29. Martell JM, Verner JJ, Incavo SJ: Clinical performance of a highly cross-linked polyethylene at two years in total hip arthroplasty: A randomized prospective trial. J Arthroplasty 18(7 Suppl 1):55-59, 2003.

30. D'Antonio JA, Manley MT, Capello WN, et al: Five-year experience with Crossfire highly cross-linked polyethylene. Clin Orthop Relat Res 441:143-150, 2005.

31. Krushell RJ, Fingeroth RH, Cushing MC: Early femoral head penetration of a highly crosslinked polyethylene liner vs a conventional polyethylene liner. J Arthroplasty 20(7 Suppl):73-76, 2005.

32. Rohrl S, Nivbrant B, Mingguo L, et al: In vivo wear and migration of highly cross-linked polyethylene cups: A radiostereometry analysis study. J Arthroplasty 20:409-413, 2005.

33. Abt NA, Schneider W: Influence of irradiation on the properties of UHMWPE. In Kurtz SM, Gsell R, Martell J (eds): Highly Crosslinked and Thermally Treated Ultra-High Molecular Weight Polyethylene for Joint Replacements. vol ASTM STP 1445. West Conshohocken, PA, ASTM International; 2003.

34. Muratoglu OK, Bragdon CR, O'Connor DO, et al: Markedly improved adhesive wear and delamination resistance with a highly crosslinked UHMWPE for use in total knee arthroplasty. Transactions of the 27th Annual Meeting of the Society for Biomaterials 24:29, 2001.

35. Digas G, Karrholm J, Thanner J, et al: Highly cross-linked polyethylene in total hip arthroplasty: Randomized evaluation of penetration rate in cemented and uncemented sockets using radiosteriometric analysis. Clin Orthop Relat Res 429:6-16, 2004.

36. Manning DW, Chiang PP, Martell JM, et al: In vivo comparative wear study of traditional and highly cross-linked polyethylene in total hip arthroplasty. J Arthroplasty 20:880-886, 2005.

37. Dorr LD, Wan Z, Shahrdar C, et al: Clinical performance of a Durasul highly cross-linked polyethylene acetabular liner for total hip arthroplasty at five years. J Bone Joint Surg Am 87:1816-1821, 2005.

38. Geller JA, Malchau H, Bragdon C, et al: Large diameter femoral heads on highly cross-linked polyethylene: Minimum 3-year results. Clin Orthop Relat Res 447:53-59, 2006.

39. McKellop H, Shen FW, Salovey R: Extremely low wear of gamma-crosslinked/remelted UHMW polyethylene acetabular cups. Transactions of the 44th Orthopedic Research Society. New Orleans, LA, 1998, p 98.

40. Greer K, King R, Chan FW: Effects of raw material, irradiation dose, and irradiation source on crosslinking of UHMWPE. In Kurtz SM, Gsell R, Martell J (eds): Highly Crosslinked and Thermally Treated Ultra-High Molecular Weight Polyethylene for Joint Replacements. vol ASTM STP 1445. West Conshohocken, PA, ASTM International, 2003.

41. Hopper RH Jr, Young AM, Orishimo KF, et al: Correlation between early and late wear rates in total hip arthroplasty with application to the performance of marathon cross-linked polyethylene liners. J Arthroplasty 18(7 Suppl 1):60-67, 2003.

42. Heisel C, Silva M, dela Rosa MA, et al: Short term in vivo wear of cross-linked polyethylene. J Bone Joint Surg Am 86:748-751, 2004.

43. Heisel C, Silva M, Schmalzried TP: In vivo wear of bilateral total hip replacements: Conventional versus crosslinked polyethylene. Arch Orthop Trauma Surg 125:555-557, 2005.

44. Engh CA Jr, Stepniewski AS, Ginn SD, et al: A randomized prospective evaluation of outcomes after total hip arthroplasty using cross-linked Marathon and non-cross-linked Enduron polyethylene liners. J Arthroplasty 21(6 Suppl 2):17-25, 2006.

45. Hopper RH Jr, Young AM, Orishimo KF, et al: Effect of terminal sterilization with gas plasma or gamma radiation on wear of polyethylene liners. J Bone Joint Surg Am 85:464-468, 2003.

46. Claus A, Sychterz C, Hopper RH, et al: Pattern of osteolysis around two different cementless metal-backed cups. J Arthroplasty 16(Suppl):177-182, 2001.

47. Kurtz SM, Hozack W, Marcolongo M, et al: Degradation of mechanical properties of UHMWPE acetabular liners following long-term implantation. J Arthroplasty 18(7 Suppl 1):68-78, 2003.

48. Kurtz SM, Rimnac CM, Hozack WJ, et al: In vivo degradation of polyethylene liners after gamma sterilization in air. J Bone Joint Surg Am 87:815-823, 2005.

49. Kurtz SM, Hozack W, Purtill J, et al: 2006 Otto Aufranc Award Paper: Significance of in vivo degradation for polyethylene in total hip arthroplasty. Clin Orthop Relat Res 453:47-57, 2006.

50. Charnley J, Halley DK: Rate of wear in total hip replacement. Clin Orthop Relat Res 112:170-179, 1975.

51. Wright TM, Goodman SB: How should wear-related implant surveillance be carried out and what methods are indicated to diagnose wear-related problems? In Wright TM, Goodman SB (eds): Implant Wear. Rosemont, IL, American Academy of Orthopedic Surgeons, 2001.

52. Kurtz SM, Hozack W, Turner J, et al: Mechanical properties of retrieved highly cross-linked Crossfire liners after short-term implantation. J Arthroplasty 20:840-849, 2005.

53. Suh KT, Chang JW, Suh YH, et al: Catastrophic progression of the disassembly of a modular acetabular component. J Arthroplasty 13:950-952, 1998.

54. Bono JV, Sanford L, Toussaint JT: Severe polyethylene wear in total hip arthroplasty. Observations from retrieved AML PLUS hip implants with an ACS polyethylene liner. J Arthroplasty 9:119-125, 1994.

55. Barrack RL, Schmalzried TP: Impingement and rim wear associated with early osteolysis after a total hip replacement: A case report. J Bone Joint Surg Am 84:1218-1220, 2002.

56. Halley D, Glassman A, Crowninshield RD: Recurrent dislocation after revision total hip replacement with a large prosthetic femoral head. A case report. J Bone Joint Surg Am 86:827-830, 2004.

57. Crowninshield RD, Maloney WJ, Wentz DH, et al: Biomechanics of large femoral heads: What they do and don't do. Clin Orthop Relat Res 429:102-107, 2004.

58. Muratoglu OK, Greenbaum ES, Bragdon CR, et al: Surface analysis of early retrieved acetabular polyethylene liners: A comparison of conventional and highly crosslinked polyethylenes. J Arthroplasty 19:68-77, 2004.

59. Manley MT, D'Antonio JA, Capello WN, et al: Osteolysis: A disease of access to fixation interfaces. Clin Orthop 405:129-137, 2002.

60. Kurtz SM, Harrigan T, Herr M, et al: An in vitro model for fluid pressurization of screw holes in metal-backed total joint components. J Arthroplasty 20:932-938, 2005.

第**62**章

承重面：金属对金属

Paul E. Beaulé , Isabelle Catelas, John B. Medley

最近二十年来，人们重新对改变承重面产生兴趣，如金属股骨头对金属臼杯（metal-on-metal，MM），因为较金属对传统聚乙烯（metal-on-polythylene，MPE）内衬有较低的容积性磨损，因此，人们假设它会降低骨溶解及无菌性松动。然而，尽管金属对金属相关的容积性磨损率远低于金属对聚乙烯界面，磨损仍然存在，并且磨损产物的释放已引起人们关注，这些产物大多来源于磨损颗粒，这可能会有超敏反应的风险及遗传毒性和致癌性相关的风险，虽然后面两项还未被验证。因此理解金属对金属界面的磨损性质是重要的，因为磨损性能会影响假体的临床功能。本章复习了决定金属对金属界面摩擦学的关键因素、临床结果、当前应用、金属颗粒的作用，以及金属离子和金属超敏在组织答应和假体功能中的作用。

关节摩擦学

摩擦学的三个支柱——摩擦、润滑和磨损——是容许负荷在体内通过在相对运动中的相互作用的界面上传递的不可避免的结果。钴合金仅用于金属对金属髋假体，而金属对金属假体仅在髋关节表面置换中应用（图 62-1）。这些合金的主要组分是钴、铬和钼，但它们可分为高碳型（含碳 0.20% ~ 0.25%）或低碳型（0.05% ~ 0.08%），前者被证明在人体内磨损率低。金属对金属界面假体通过以下四种经典机制的联合作用产生磨损颗粒：黏着、磨损、腐蚀以及表面软化，磨损及表面软化起主要作用[3]。体内容积性磨损已

经通过对取出的假体研究得到估计[45]，磨损随假体植入时间而增加。润滑的类型影响摩擦和磨损的严重性。在仿真研究中，在负荷、速度及黏滞度的平均操作条件下，稳定状态的磨损率及"坐入"初始磨损量与弹性流体润滑膜的厚度、每个假体应用金属的弹性特性及表面粗糙度相关。[6-9]利用其他研究者的数据，Paré 及其同事[4]提出只要不发生脱位及松动，体内初始磨损较 18 个月以后的稳定状态的磨损高。

最近人们关注金属对金属髋表面置换相关的磨损，这大多由磨损颗粒的原位腐蚀引起，包括患者血液中金属离子水平的升高，以及金属离子和磨损颗粒可能会引起生物学反应[10]。与压力和摩擦力相关的固定组织[16]、合金的冶炼[17]以及来自微分离的磨损水平增高引起了人们进一步的关注[18]。本章的目的是鉴别会明显影响摩擦学表现的金属对金属承重面假体的基本特点以及说明假体选择的策略。

润滑和几何学

最终，临床行为必须提供证据表明关节置换手术是有效的，植入的假体是最佳的。然而，假体的性能可以利用可靠的方法，并在临床结果确定前的很长时间使用磨损仿真器测试。然而，需要记住，磨损仿真器评估髋假体的情况仅代表临床状态的某些方面。因此，磨损仿真器不一定对所有的临床状态都能提供高的精确度。特别是，包括假体的力线、韧带张力以及固定在内的手术细节可能无法包括在此种模拟状态中。然而，可

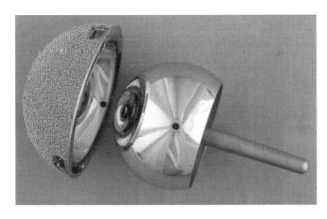

■ 图 62-1　髋关节表面假体（Conserve Plus；Wright Medical Technology，Arlington，TN）

能与韧带张力相关的微分离损伤已在仿真实验中证明[18]，显示会显著增加磨损。

磨损仿真器可满足人们的预期，它们仍然是一种重要的研究途径。例如，Chan 及其同事[6] 和 Paré 及其同事[4] 已先后证明，随着理论弹性流体动力润滑膜厚度对测定的初始联合表面粗糙度的平方根（称为 λ）增加，金属对金属髋假体的仿真磨损会下降。这样的表现与通常磨损学对于 λ 比的解释是一致的。λ ≤ 1 时，边界润滑对表面有较弱化学附着作用的润滑分子提供的保护，而 λ ≥ 3 时，液体膜润滑作用倾向于利用依赖液体流变学特性的界面间的物理夹带起作用。对于金属对金属髋假体（以及其他应用），液体膜润滑也依赖于表面变形，因此被称作弹流润滑。在仿真试验中，液膜润滑方法较边界润滑可更有效地减少磨损[46]。

为将此液膜润滑特点与临床实践相结合，一种被称为有效半径（R）的几何变量由 Medley 及其同事[19] 描述为 $R=R_H(R_H+C)/C \approx R_{H2}/C$，此处 $C=R_c-R_H$，R_H 为股骨头的曲率半径，R_c 为髋臼杯的曲率半径。有效半径将假体尺寸（R_H）及半径间隙（C）结合为一个单独参数。因为 λ 几乎随 R 成正比增加，在仿真器以及体内取出假体中都可将稳态容积磨损率（V_R 的单位是立方厘米每年）与有效半径相联系（图 62-2），假设仿真器中 2 百万次循环的数值等同于体内一年。Dowson[23] 描述了与图 62-2 中相似的关系，但包括了初始及稳态仿真磨损与理论润滑膜厚度的关系。目前的研究没有通过区分初始以及稳态磨损，而是通过联系磨损和 R 而不是理论膜厚度简化了此种方法，但仍然有一些相似的合理性。

图 62-2 中将磨损假定为 McKellop 及其同事[20] 的数据确定的股骨头磨损的 1.5 倍，他们已测量了大部分直径为 34.9 ～ 41.3mm 的 McKee-Farrar 假体股骨头磨损（V_H），这些假体的植入体内的年限为 1 ～ 24 年。Rieker 及其同事[22] 测量了大部分植入体内达 10 年的直径 28mm 假体的线性磨损（股骨头及髋臼杯磨损穿透最大深度的总和）。为将图 62-2 中 Rieke 及其同事的数据包括在内，利用公式 $V = 0.0466L^{1.47}$（图 62-3），将单位为毫米的线性磨损（L）转化为单位为立方毫米的容量磨损（V），此公式由以下得出：

- Medley 及其同事[7,24] 由仿真 V 计算出 L。
- Willert 及其同事[25] 由测量的取出假体的 L 计算出 V。
- McKellop 及其同事[20] 的经过测量的取出假体磨损，包括 L 及股骨头容量磨损（V_H），假设 $V = 1.5V_H$。

然后 V 除以植入时间可得到容积磨损速率（V_R）。

来自磨损仿真器的数据值也包括在图 62-2 中。利用一个 MATCO 髋仿真器，Medley 及其同事[7,24] 不断改进了测量仿真磨损的精确度，Chan 及

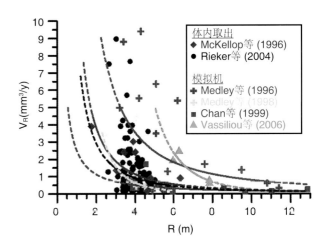

■ 图 62-2　容积性磨损速率与有效半径的关系显示无论在体内还是仿真实验，对于金属对金属髋假体，R 值增高可降低磨损速率。假体大小为从直径 20 ～ 50mm（去除了不典型的数据：3 组来自于 McKellop 及其同事[20]，一组来自于 Vassiliou 及其同事[21]，一组来自于 Chan 及其同事[6]，三组来自于 Medley 及其同事[7]，七组来自于 Rieke 及其同事[22]）

同事[6]应用高 R 值测量了直径 28mm 假体的仿真磨损；所有这些研究的数据都包含在了图 62-2 中。他们在一个 Durham 髋仿真器中进行了 5 百万次循环，测量出了直径 50mm 的 Birmingham 髋关节表面置换假体的磨损（由英国 Smith and Nephew 旗下的米德兰医疗科技公司提供）。

有效半径（R）并不是影响润滑膜形成和减少磨损的唯一因素，但如图 62-2 所示，它对于仿真磨损速率及估计的体内磨损速率都是一个有力的影响因素。R 值可基于优化设计目的，特别是髋表面置换假体[26]。高的 R 值可确保润滑剂进入表面并逐渐趋同界面，并且它可保证存在直接接触时正常的压力保持相对低的水平[13,14,19]。可将假体元件研磨为波动范围较小的特定曲率半径，从而产生低的径向间隙和大的 R 值。间隙不能太窄，因为中央区域的间隙需要同时避免润滑剂缺失及直接表面接触，否则将导致高的摩擦力转矩[15]以及假体咬死，导致过度表面损伤及固定失败。在确定将径向间隙设计成多低时，也需要考虑髋臼杯的变形[12,14,16]。然而，假设咬死现象可避免，一个低水平的间隙和高的有效半径通常可以提供厚的润滑膜，并当直接接触确实存在时，接触应力也降低。R 值可由制造商设定，并在体内保持相对不变，因此是控制金属对金属髋假体磨损最有效的方法之一。一个有益的较大的 R 值可通过大的股骨头和在制造容许范围内尽可能降低缝隙来实现。

如果应用大直径、低间隙精确研磨的假体，图 62-2 显示体积磨损可几乎降低为零，从而减少了大部分磨损相关的问题。而且，对于金属对金属髋假体，表面几何结构的轻微变化可有助于在远期保持有益的润滑作用[13]。然而，对于额外的保险——比如运动量大的患者[27]或万一发生微分离损伤[18]——另外增加的这一保护层在其远期仍存在的前提下会非常有益，尤其是在减少血液金属离子水平方面[11,18]。

合金微结构

即使在保护性表面涂层的帮助下，润滑作用及几何学也无法解决所有金属对金属假体磨损的问题，因为在人体停止 - 滞留 - 启动的动作时肯定会发生界面间的直接接触[4]。在直接接触的情况下，边界润滑及表面微结构成为影响磨损的重要因素。边界润滑不易为人们所理解[28]，而且在任何情况下都难以改变。表面微结构的影响在制造商的控制之下，然而它与远期磨损的关系仍未被较好地理解。需重点提及的是金属对金属承重面假体可以由锻造或浇铸的材料制造。虽然这两种材料有相似的化学组成，但其微结构是迥然不同的。

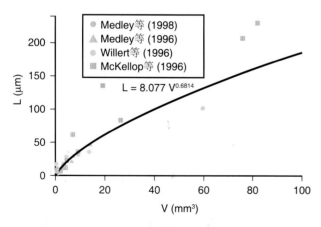

■ 图 62-3 将线性磨损（L）转化为容积磨损（V）的改进公式。假定在 L 较在 V 更为分散，因此可绘制出最适合的 L 与 V 关系的曲线，从而得到 $L = 8.077 V^{0.6814}$。然后将此表达转化，从而得到 $V = 0.0466 L^{1.47}$，将 L 转化为 V

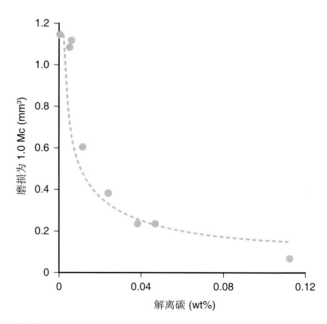

■ 图 62-4 线性追踪中发现，重复试验 1 百万次循环，磨损随解离碳含量的增加而减少（摘自：Varano R，Bobyn JD，Medley JB，Yue S：effect of microstructure on the wear of cobalt-based alloys used in metal on-metal hip implants proclnst mesh Eng，2006，220、105-159）

锻造的材料晶粒度较小，细小的碳化物呈精细的同质性分布，而浇铸的材料晶粒度较大，碳化物分布粗细不均。为制造出沿颗粒界面分布更一致的碳化物，一些假体制造商将其假体进行了高温加热处理[1]。

针对钴为基础的合金（只用于金属对金属髋假体）的磨损研究已利用线性追踪在 25% 血清溶液中进行，将往复式针放在板状装置上来检测微结构对于磨损的影响。Varano 及其同事[2]发现解离态的碳（稳定溶液，而非碳化物形式）可有效稳定钴为基础合金面中心立体相，进而可抑制应力诱导改变（strain-induced transformation，SIT）为六角柱形密集相，从而可获得较低磨损。Varano 及其同事[2]同时发现与固熔退火铸造的钴合金相比，毛胚铸件磨损水平要低一些（这是一个可引起工业及商业兴趣的话题）。此发现可能与锚定于铸造器械上的不同形态的碳的形态有关，临床上可能没有显著意义，因为 Bowsher 及其同事[27]的仿真研究并未发现这个材料的处理效应。然而 McMinn 和 Daniel[29]仍相信溶液退火会导致磨损增加，并可在髋关节表面置换术中引起临床问题。

摩擦学的结论性评语

综上所述，所提及的结果（图 62-2 和 62-4）揭示，拥有大的有效半径（R）和高解离碳水平的假体将有益于改善润滑和减少 SIT，从而获得较低磨损。较低的接触应力合并人的有效半径将进一步阻碍 SIT。有效半径以及溶解碳含量是两个参数，均在制造商控制之下并在体内都保持相对恒定。因此，一个对制造商简单而可能有效的策略已被鉴定，一些关键的摩擦学问题也可沿此方向探讨。最近，Medley 对金属对金属髋假体的摩擦学进行了详细说明。[30]

特别是，在好的制作精确度下大直径假体有机会达到高 R 值进而达到低磨损。表面微结构对于减少远期磨损可能是重要的，而且高水平的解离碳可能是有益的。尽力引入保护层可能会有效减少磨损[11,18]。摩擦扭矩及长期固定可能仍存在问题，但不必担忧 Rieker 及其同事[22]报道的返修率。

临床表现

虽然金属对金属全髋关节假体与低摩擦扭矩的金属对聚乙烯假体几乎同时开始应用，设计欠佳的金属对金属全髋假体如 Stanmore，它们的早期失败帮助了 Charnley 金属对聚乙烯承重面概念的普及。然而，对其他假体，诸如 McKee-Farrar 假体的长期随访，发现 20 年总存留率为 77%，而 Charnley 假体为 73%[31]。这些结果加上对 McKee-Farrar 假体良好行为的观察，促使 Müller 和 Weber 在 1984 年重新探索金属对金属假体[22,32]。在 Sulzer 矫形外科（目前是 Zimmer 的一部分）的帮助下，他们开发出了 Metasul 承重面，这是一种由含有高碳水平（0.2% ~ 0.3%）的锻造的钴铬钼合金的金属对金属髋关节假体[22]。

虽然许多最初的设计为全骨水泥固定假体[32]，全髋关节置换以及更多的髋关节表面置换的长期结果显示放射透亮线的发生率较高[33,34]，骨水泥固定的髋臼假体失败率较高，使大多数假体制造商选择非骨水泥髋臼固定[35-38]。据估计，全世界目前有超过 300 000 这样的二代或现代假体被植入患者体内，使用的是非骨水泥固定或混合设计，无论在髋关节表面置换或柄型髋关节置换中都显示了良好的存留率[34~42]。

按照体内实际磨损的方法，来自于取出的 McKee-Farrar 假体的早期数据显示，股骨头及髋臼杯的线性磨损率分别是 0.003mm/y 和 0.004mm/y[20]。学者十分有趣地注意到，大直径股骨头假体（42mm vs. 35mm）容积性磨损速率要低一半，分别为 0.7mm³/y 以及 1.4mm³/y[20]。在一篇重要文章中，Rieker 及其同事[22]报道了最大一组取出失败的现代金属对金属假体（高碳、精炼钴铬钼合金）的分析。他们分析了 608 例取出的假体［从 337 例翻修术中取出的股骨头和（或）髋臼杯］，绝大多数假体直径为 28mm。第一年体内线性磨损速率平均为每年 27.8μm/y，主要是因为脱位而返修。第二年后体内平均磨损率为 6.2μm/y，股骨头普遍比髋臼杯表现出更高的磨损率。径向间隙与磨损率之间也存在正相关。相反，Reinisch 及其同事[43]报道取出的假体中低碳钴铬合金假体平均线性磨损可高达 7.6μm/y，即使使用 Rieker 及其同事报道的有相同直径和径向间隙的假体。

大直径金属对金属假体减少磨损的明显特性已使人们重新引入髋关节表面置换，并在柄型全髋关节置换中，初期和翻修均使用大直径股骨头。

金属对金属髋关节表面置换

髋表面置换不再停留在评估阶段，已常规成为年轻及活跃患者全髋关节置换的替代方法[44,45]。如同其他形式的保守髋关节手术[46]，患者的选择可使并发症和失败风险降至最低[41]。当金属对金属承重再次引入髋关节时，表面置换经历了各种设计，包括全骨水泥及全非骨水泥。短期及长期结果显示，骨水泥固定的髋臼存留率低。Beaule 及同事[33] 报道 7 年的留存率为 66%。现在，混合型固定积累了大量的临床数据，4 个主要的临床系列研究报道 4 ~ 5 年的存留率为 97% ~ 99%[39,41,42,47]。除一项外[39]，所有的研究都应用了形式不同的前瞻性选择患者，即包括但不限于骨关节炎的诊断，缺乏骨量减少及大的股骨头囊形变。失败的两种主要模式为股骨假体松动和股骨颈骨折[48,49]。以现代金属对金属表面髋置换取出的股骨头分析为基础，Campbell 及同事[48] 注意到股骨头内骨水泥穿透差异极大，在一些病例高达 89%，且合并有骨坏死病灶。谈及引入任何新技术，骨水泥技术[48] 及假体定位两者影响存留率及临床功能最大[44]。对髋关节表面置换独特的技术是股骨头颈偏心距的最优化，以便将撞击危险降至最低，而此又常发生在原始金属对聚乙烯表面置换的髋[50]。此与金属对金属承重面特别相关，因为撞击能导致异常磨损形式及持续性腹股沟痛[51,52]。因此，虽然金属对金属承重面允许用于髋表面置换，以保留股骨头和髋臼两者的骨量[53]。

金属对金属初期及翻修髋关节手术

如前所述，现代金属对金属承重的中期表现极好，并发症罕见。当然，撞击仍是初次全髋关节置换术金属对金属承重面失败的主要原因[54,55]。由于钛合金柄和钴合金头的硬度不同，撞击可导致异常磨损类型和骨溶解[54]，报道强调了骨溶解的不同原因，即不直接与关节承重面产生金属碎屑有关[56]。一些中心已报道继发于对金属碎屑迟发型超敏反应的金属对金属全髋置换术的骨溶解相关的失败[57]。最详细的报道之一是由 Milsov 及同事

的论文[57]，此文报告 640 例因无菌性松动和疼痛而行翻修术中的 25 髋，其中 16 髋（64%）有骨溶解病变。17 髋行组织学检查，13 髋有超敏样反应的证据，表现为无菌性炎症改变伴中度至广泛弥散及淋巴细胞的血管浸润。在另一篇文献，Park 等[58] 报道金属对金属承重的 169 髋中的 9 髋有骨溶解。他们的结论是此骨溶解继发于迟发型超敏反应，依据是仅可利用的 2 例组织学标本及 9 髋中 8 髋的阳性贴片试验。这些结论仍需待前瞻性研究，因为仅 2 例有组织学检查，剩余的有皮肤贴片试验，虽然结论有明显局限[59]。当然，两项研究中的假体伴有较大数量的磨损颗粒，此会影响免疫反应和骨溶解危险[60]。例如，Park 及同事 [研究的股骨假体为组配式（S-ROM，DePuty Johnson Sj Johnson，Warsaw，I10）[58]、Miloser 及同事][57]（低碳对低碳）、Park 等[58]（低碳对高碳）在承重面配对髋关节模拟器试验中显示低碳对低碳的磨损率高于高碳组合[1]。在此领域需作进一步研究，因为超敏反应已在高碳合金假体中报道[25]。而且，我们尚不知相对其他承重面组合它们发生率如何。

由于全金属内衬相对薄（如 40mm 头用 46mm 臼），大的股骨头磨损少，多数假体商现已提供了此重建选择以使脱位及撞击的风险降到最低。这对翻修术特别有用，因为脱位仍是此种手术的明显难题[61]。金属内衬可用骨水泥固定在固定良好的髋臼杯或金属笼中[62]（图 62-5、62-6）。另外，与高交联聚乙烯相比，内衬的疲劳折断的危险不复存在。大直径金属对金属初次全髋关节置

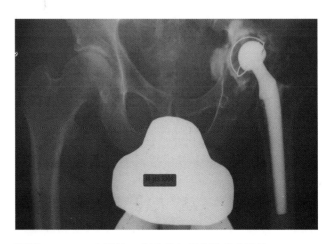

图 62-5 60 岁男性，失败的左侧全髋关节置换

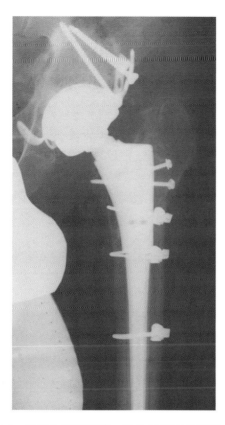

■ 图 62-6　利用金属笼重建，异体骨填充的翻修术（Gap Cup；Stryker，Allendale，NJ）。与匹配的大直径股骨头（外径 40mm）利用组配式股骨翻修柄（Pro-Femur R；Wright Medical Technology，Arlington，TN）行骨水泥固定的全金属内衬（外径 46mm）

换报告较少[35]，当 Cuckler 等[37] 比较大与小直径金属对金属初次髋关节置换时，他们发现大直径股骨头脱位发生率降低（38mm，0；28mm，2.5%），他们未报告用大直径股骨头的相反结果，但此仅为短期随访。

金属离子

用全血、血清及红细胞中检测金属离子水平。因为报道中金属离子所使用的单位不同，有些可相互替换而有些需转换，有时会引起混淆[63]。可相互替换的单位包括 μg/L 和每十亿的颗粒（ppb）。当报道中金属离子单位为 μmol/L 时，乘以原子量就得到单位为 μg/L 的数值。髋关节假体原料中金属离子各自的原子量如下：钛（47.867g/mol）、钒（50.942g/mol）、铬（51.996g/mol）、钴（58.993g/mol）、钼（95.94g/mol）[63]。

报道尿中金属离子浓度时，为达最大精确度

及尽可能减少一天中水合作用水平的变化，应收集 24 小时尿。这就既可以以浓度单位（μg/L 或 μmol/L）又可以以尿清除率的方式（μg/d）报道离子水平[63]。

因为与金属离子分析相关的问题比较复杂，比如说样本采集和统计学方法，不同的研究者使用的方法有很大的不同，缺乏统一性，使结果比较很困难[63]。目前测量微量金属有 2 种方法：电感耦合等离子体质谱法（inductively coupled plasma mass spectroscopy，ICP-MS）和石墨炉原子吸收分光光度法（graphite furnate atomic absorption spectrophotometry，GFAAS），前一种方法比较常用，因为它有较高的灵敏度，可发现低水平的金属离子，允许进行多元素检测[63]。

很多研究者报道金属对金属置换患者血清、尿液及全血中金属离子水平升高。然而，血清/血浆中钴和铬离子的水平似乎高于其在红细胞中的水平[64,65]，意味着当用血液来估量系统离子水平时，血清可更好地反映真实的离子水平。MacDonald 及其同事也建议仅报告血清中离子水平，因为它不仅易于测量，还和其他水平成比例[63]。在一项专门研究金属对金属全髋关节置换术后 5 年内血清钴离子水平的调查中，Brodner 等人[66] 发现一年时浓度为 1μg/L，5 年时浓度为 0.7μg/L。他们发现 3～12 个月离子水平没有明显变化，在之后的测量中也未发现明显变化。因此，他们得出结论，血清钴浓度不能反映金属对金属假体较高的初始磨损。在现代金属对金属表面置换，Skipor[67] 等报道术后 3、6、12 个月血清铬浓度分别是术前的 22 倍、23 倍、21 倍。对应的血清钴浓度分别是术前的 8 倍、7 倍、6 倍，作者报道当前一代的表面假体的血清离子值与传统的金属对金属承重面在相同范围。一项研究将金属对金属髋置换患者血液中二价钴和三价铬离子离子水平分别与金属对聚乙烯承重面[68] 和陶瓷对陶瓷承重面[69] 对比，显示金属对金属假体患者体内离子水平高于后两者。Cuckler 等人[70] 也报道与对照组相比，金属对金属全髋关节置换患者体内的金属离子水平要高 3～5 倍。在一项 68 名患者全血中二价钴和三价铬离子离子水平的研究中，Hart 等人[71] 也报道，相比金属对聚乙烯承重面（钴 2.48ng/ml，铬 0.28ng/ml），金属对金属承重面患者的全血钴（4.18 ng/ml）及铬离子水平（1.78 ng/ml）要高，而且细胞毒性 CD8

T 淋巴细胞也有所下降，这些细胞在抵抗细胞内病原体及肿瘤细胞方面发挥作用。在另外一项比较金属对金属表面置换与金属对金属全髋置换的患者血清二价钴和三价铬离子水平的研究中，Clarke 等人[72] 发现金属对金属表面置换患者血清二价钴和三价铬离子平均水平分别为 38 nmol/L 和 53 nmol/L。这远高于金属对金属全髋关节置换患者的水平（钴 22 nmol/L，铬 19 nmol/L）。然而，在一篇回顾性分析中，表面置换组有 2 种不同的假体设计，随访时间较全髋关节置换组短。在一项关于 Birmingham 髋表面置换系统（Smith and Nephew，Memphis，TN）的研究中，Back 等人[73] 报道平均血清钴和铬离子水平分别是 31.83 nmol/L 和 67.92 nmol/L。出于兴趣，Back 等人注意到钴离子水平在术后 2 年时较 6 个月时明显下降，同时术后 2 年时铬离子水平也较 9 个月时下降。同时，他们发现术前二价钴和三价铬离子水平有显著差异，钴离子水平范围为 2 ~ 9nmol/L，铬为 3 ~ 17 nmol/L。在最近的一项研究中，Antoniou 等比较了髋关节表面置换（ASR，DePuy）患者与直径 28mm 或 36mm 金属对金属全髋关节置换患者血液离子水平[74]。作者发现，在 1 年时，髋表面置换组与全髋关节置换组血液金属离子水平相似。当研究股骨头大小及髋臼组件的方位对于金属对金属髋关节表面置换患者全血中金属离子浓度的影响时，Langton 等报道当使用较小原件及倾斜角大于 45°、前倾角超过 20°时金属离子浓度较高[75]。

最后，在一篇共识中，Jacobs 等人[76] 探讨了利用全血、血清和（或）尿金属离子水平检测金属对金属假体表现的前景。他们提议，准确监测全髋关节置换患者血清及尿液中金属离子浓度有望帮助理解假体功能丧失的机制。然而，监测方法富有挑战性，对结果的解释需要一个有相关临床信息的庞大的数据库[76]。

生物学反应

虽然围绕金属对金属全髋关节置换的假体周围组织反应类似金属对聚乙烯全髋关节置换周围典型的组织学特点，但据报道前者强度较弱，组织中的组织细胞也较少[77]。尚不能肯定这种不同是否系颗粒浓度、大小、形状或成分的不同而有差别。然而，原位磨损颗粒的特征有助于理解假体磨损机制，也有助于研究和预测组织答应。

Catelas 等人[78-80] 对金属对金属假体产生的微粒行体内和体外研究，证实微粒为纳米级，大部分为圆形到椭圆形，但也存在某些针状微粒，主要取决于运动周期的次数（对体外微粒）和植入时间（对于体内微粒）。而且，作者发现大部分的微粒都含有铬和氧，但不含钴，因此可能是铬的氧化物。因此，除了重点研究钴铬钼微粒，未来在体外及体内的生物学研究中应对氧化铬颗粒予以注意。最后，由于它们只有纳米大小，因此这些微粒有大的表面积，易于腐蚀，向周围区域释放金属离子，因此也应注意对金属离子的生物学应答。

炎性反应与免疫学反应相对比

因为金属离子是人们对于临床广泛应用金属对金属假体担忧的主要原因，人们已对金属离子的作用进行了体外研究。已证明二价钴和三价铬离子可诱导肿瘤坏死因子[83] 的分泌，以及细胞死亡，尤其是 J774 巨噬细胞的凋亡[81-82]。在一项利用人 U937 巨噬细胞的研究中，Petit 等人报道二价钴和三价铬离子诱导巨噬细胞凋亡可能涉及来自 Bcl-2 和天冬氨酸特异性半胱氨酸蛋白酶家族调节的蛋白质表达。在一篇更新的研究中，Petit 等人[84] 检查了二价钴和三价铬离子在 U937 巨噬细胞中对于蛋白质氧化的作用，表明二价钴和三价铬离子诱导了时间及剂量依赖性的蛋白质氧化，72 小时后分别达到对照组水平的 6.5 和 2.9 倍。

一项由 Campbell 等人[77] 完成的关于金属对聚乙烯及金属对金属全髋关节置换周围组织的组织学研究中，发现金属对金属全髋关节置换周围组织中的巨噬细胞少于金属对聚乙烯全髋关节置换。然而，Campbell 等人[77] 也发现失败的金属对金属全髋关节置换周围组织中存在白介素 IL-1、IL-6 和肿瘤坏死因子，说明这些组织可诱导骨丢失。在研究了细胞因子的产生与金属微粒在这些在组织中的数量时，Catelas 等人证明包绕失败的金属对金属全髋关节置换术周围组织中含有低到中度金属微粒时可诱导出潜在的骨溶解细胞因子的产生。

除了磨损产物会像在传统金属对聚乙烯假体上所观测到的经炎症反应来诱导骨溶解，人们还担心特异性免疫反应的作用。这些免疫学反应可能是由于释放的金属离子与体内蛋白形成有机金属复合体，此复合体作为抗原，激发超敏反应。超敏反应可由抗体介导（Ⅰ，Ⅱ或Ⅲ型）或由细胞介导（Ⅳ型，如迟发型超敏反应）。针对金属离子的Ⅳ型反应包括金属离子特异性Ⅱ型主要组织相容性复合体（major histocompatibility complex，MHC）的激发和克隆表达通过专职抗原呈递细胞（antigen-presenting cells，APC）限制 CD4+ T 细胞[10]。除了通常的肽抗原，T 细胞可直接与金属离子反应[86]。除了这些机制，结局是金属离子致敏的 CD4+ T 细胞会释放细胞因子，包括干扰素，它会吸引并激发更多的巨噬细胞，引起更多的溶骨性细胞因子释放，可能导致 T 细胞介导的假体周围骨溶解。Antony 等人[87]报道与正常人群相比，植入金属对金属假体的患者金属过敏的发病率升高。然而，在一项回顾性研究中，Gawkrodger 等人[88]认为，虽然早期的金属对金属假体表现出高的过敏反应的发生率，但不能得出新一代金属对金属假体也是这种情况的结论。最后，仍不清楚假体松动是否与淋巴细胞对金属颗粒或离子反应性升高有关。Hallab 等人[60]研究了淋巴细胞对于溶解态钴、铬、镍、钛（也就是金属对金属集体中发现的产物）的反应的发病率。作者比较了金属对金属假体或金属对聚乙烯假体患者同健康对照者和骨关节炎的淋巴细胞反应性的程度。当与组合金属对聚乙烯假体病例对照时，金属对金属组发现显著升高的血清钴和铬浓度与淋巴细胞对钴和镍的反应性呈正相关。然而，虽然作者证明了体内对金属的暴露与淋巴细胞反应性的直接关系，但他们未得出淋巴细胞反应性和假体性能差之间的因果关系。

当比较金属对聚乙烯与金属对金属全髋关节置换假体周围组织时，Campbel 等人[77]发现金属对金属全髋关节置换假体周围组织有更多的淋巴细胞。相似的，Willert 等人也报道来自失败的现代金属对金属全髋关节置换的组织中血管周围有淋巴细胞聚集[25]。虽然这种血管周围淋巴细胞浸润表明是由于对金属磨损产物的延迟型超敏反应和典型免疫反应的发展，Willert 等人[25]也报道了浆细胞、B 淋巴细胞及大量纤维渗出的存在，这些并非为Ⅳ型延迟型超敏反应的特点。这些学者将此反应称为无菌性淋巴细胞主导的血管炎相关病变（aseptic lymphocyte-dominated vosculitis-associated lesion，ALVAL）或淋巴细胞主导的免疫答应

（lymphocyte-dominated immunologic，LYDIA）。也有其他学者报道了失败的现代金属对金属假体周围的淋巴细胞浸润的个案[89-91]。在比较了从金属对金属及金属对聚乙烯假体中取出的假体周围组织的组织学表现后，Davies 等人[91]发现从植入金属对聚乙烯假体的髋关节中取出的组织学标本并未表现出淋巴细胞浸润的特点，而从植入金属对金属假体的髋关节中取出的组织学标本中则发现了上述特点。同样的，从金属对聚乙烯假体中取出的组织主要的组织学表现是炎症，而较少有表面溃疡和组织层次间的差异，无浆细胞出现。另一方面，表面溃疡及主要的血管周围淋巴细胞套袖现象似乎与金属 对金属假体有关，而并不与此类假体的特殊设计有关。这些也与当代的某些金属对金属假体的无菌性松动有关。这些学者得出结论，来自金属对金属和金属对聚乙烯假体周围组织的炎症反应的特点和类型不同，揭示金属对金属假体周围组织的组织学表现即表面溃疡和血管周围淋巴细胞浸润可能代表着一种新型的假体失败模式。最近，Pandit 等人报道金属对金属表面置换周围假瘤的存在[92]。这些假瘤的特点是致密结缔组织的广泛坏死、病灶内大量巨噬细胞和淋巴细胞浸润，在一些病例还有浆细胞及嗜酸性粒细胞的存在。所观察到的反应与 Willert 等[25]报道的 ALVAL 相似，但可能有更广泛的淋巴细胞浸润和广泛的结缔组织坏死存在。然而，这种假瘤是否为金属对金属假体特有需要进一步确定。无论如何，虽然这种免疫反应可能造成金属对金属关节置换过早失败的概率可能较低，但其概率具体为多少还未知。

最后，人们担心由金属对金属全髋关节置换产生的金属磨损颗粒可通过全身扩散产生细胞毒性反应。金属对金属磨损粒的潜在有害反应主要是由于它们在局部及全身的分布以及释放腐蚀产物的能力，尤其是在体内存在数十年时。对于可溶性、微粒腐蚀产物的全身播散已有描述，包括在肝和脾中金属颗粒的存在[93]，以及可能会引起遗传毒性等问题。

潜在遗传毒性

虽未被证实，所报道的金属对金属承重面升高的金属离子在理论上有致癌性及其他生物学问题（例如基因突变）的危险。虽然钴和铬在中性

pH 中为最稳定的 Co^{2+} 及 Cr^{3+}，主要关注的是可溶性的 Cr^{6+}，相比 Cr^{3+} 它可很容易穿透细胞膜，而 Cr^{3+} 无法自由穿过液态细胞膜，因此无法轻易进入细胞。Cr^{6+} 通过细胞膜后，在细胞内进行还原变化，这可引起一系列不同的基因损害。一些损害表现为对 DNA 复制和转录设立屏障，促使细胞生命终止如凋亡或终期生长停滞。其他的一些表现可能为基因突变前的表现，如三元 DNA 加合物。例如，有研究显示 Cr^{6+} 暴露可诱导细胞内典型的 DNA 损伤应答，包括 p53 信号旁路的激活和细胞循环停滞或凋亡[94]。在另外一项研究中，Quievryn 等人[95] 报道 Cr^{6+} 的降低可引起人体成纤维细胞中一个剂量依赖性的基因突变型和复制阻止型 DNA 损伤形成。然而，Massè 等人[96] 的研究显示淋巴细胞中染色体损伤的标记物的发生率与植入 Metasul 假体的患者血液及尿液中测得的任何金属离子（钴、铬、镍和钼）水平都不相关。另一方面，Ladon 等人[97] 在研究了接受金属对金属全髋关节置换术 2 年内患者体内金属离子的变化及染色体畸变，显示在术后 6、12、24 个月，染色体易位及非整倍的周围血细胞有统计学意义的显著增长，但在二次分析时，在染色体易位指数和周围血中钴或铬浓度无统计学显著关联。

更重要的是，慢性炎症反应本身也可以提供恶性肿瘤生长的必需条件[98]。然而，这个公认的假设似乎不适用于假体磨损颗粒诱导的慢性炎症反应的情况。细胞因子相关的免疫系统和金属离子诱导的细胞凋亡可在早期消除假体周围生长的肿瘤细胞。在最近的一篇关于金属对金属假体肿瘤发生率的综述中，Visuri 等人[99] 报道白血病是唯一表现出患病风险增高的癌症，但这仅是在 5～14 年的随访中的情况。更长的随访时间并未显示造血系统肿瘤风险的增高。更为重要的是，在 20 年的随访中，金属对金属全髋关节置换与金属对聚乙烯全髋关节置换术的死亡率并无差异。

生物学反应的结论性评论

在最近一项研究中，Brown 等人[10] 报道临床上金属对金属假体引起不良反应的可能性取决于磨损速率；因为金属对金属假体的磨损主要取决于假体的设计，特别是合金的碳含量、径向间隙和股骨头直径。Brown 等人认为金属对金属承重面相关的不良生物学反应可通过选用设计恰当的假体来减轻。然而，当比较分离自植入时间相似的不同设计（旧的设计对比新一代的设计）的假体的金属微粒时，Catelas 等人[80] 并未证明微粒特点（大小、形状及成分）有明显不同。然而，植入时间似乎对微粒起最重要的作用，意味着不同假体设计（特别是最初的和更新的假体设计）间的任何差异最可能由总的假体生存时间而非微粒本身特点的不同而决定。因此，如果我们想更好地理解患者及假体（如设计、股骨头大小、合金冶炼的技术、碳含量、径向间隙）对由金属微粒及其腐蚀产物诱导的总的生物学反应的影响，进一步研究是必须的，因为还未确定金属对金属承重面患者安全的金属离子水平[63]。这些研究是极其重要的，因为金属对金属假体会增加患者的活动度，并且会将术后脱位的风险降至最低（术后脱位对医疗系统造成巨大的花费[100]），这些都将使金属对金属承重面得到更广泛的应用。

（郭万首 译　李子荣 校）

参考文献

1. Dowson D, Hardaker C, Flett M, Isaac GH: A hip joint simulator study of the performance of metal-on-metal joints. Part I: The role of materials. J Arthroplasty 19(Suppl 3):118-123, 2004.

2. Varano R, Bobyn JD, Medley JB, Yue S: The effect of microstructure on the wear of cobalt-based alloys used in metal-on-metal hip implants. Proc Inst Mech Eng [H] 220:145-159, 2006.

3. Wang A, Yue S, Bobyn JD, et al: Surface characterization of metal-on-metal hip implants tested in a hip simulator. Wear 225-229:708-715, 1999.

4. Paré P, Medley JB, Chan F, et al: The role of the lambda parameter on the simulator wear of metal-metal hip implants. Trib Ser 41, Elsevier, 281-290, 2003.

5. Rieker CB, Kottig P, Rieder V, Shen M: In-vivo volumetric wear rate of modern metal-metal bearings. Transactions of the 30th Annual Meeting of the Society for Biomaterials, p. 84, Memphis TN. 2005.

6. Chan F, Bobyn JD, Medley JB, et al: Wear and lubrication of metal-on-metal hip implants. Clin Orthop Relat Res 369:10-24, 1999.

7. Medley J, Chan F, Krygier J, Bobyn J: Comparison of alloys and designs in a hip simulator study of metal on metal implants. Clin Orthop Relat Res 329S:S148-S159, 1996.

8. Jin ZM, Medley JB, Dowson D: Fluid film lubrication in artificial hip joints. Presented at the 29th Leeds-Lyon Symposium on Tribology, Leeds, UK, September 3-6, 2002. Published in "Tribology Series 41", Elsevier, 237-256, 2003.

9. Schey J: Systems view of optimizing metal on metal bearings. Clin Orthop Relat Res 329S:S115-S127, 1996.

10. Brown C, Fisher J, Ingham E: Biological effects of clinically relevant wear particles from metal-on-metal hip prostheses. Proc Inst Mech Eng [H] 220:355-369, 2006.

11. Isaac GH, Thompson J, Williams S, Fisher J: Metal-on-metal bearing surfaces: materials, manufacture, design optimization and alternatives. Proc Inst Mech Eng [H] Special Issue 220:119-133, 2006.

12. Jin ZM, Meakins S, Morlock MM, et al: Deformation of press-fitted metallic resurfacing cups. Part 1: Experimental simulation. Proc Inst Mech Eng [H] 220:299-309, 2006.

13. Liu F, Jin ZM, Hirt F, et al: Effect of wear of bearings surface on elastohydrodynamic lubrication of metal-on-metal hip implants. Proc Inst Mech Eng [H] 220:319-328, 2005.

14. Liu F, Jin ZM, Roberts P, Grigoris P: Importance of head diameter, clearance, and cup wall thickness in elastohydrodynamic lubrication analysis of metal-on-metal hip resurfacing prostheses. Proc Inst Mech Eng [H] 220:695-704, 2006.

15. Shen MC, Rieker CB, Gnepf P, et al: Effect of clearance on frictional torque characteristics of metal-on-metal THA. Proceedings of the 51st Annual Meeting of the Orthopedic Research Society, Washington DC, 2005.

16. Yew A, Jin ZM, Donn A, et al: Deformation of press-fitted metallic resurfacing cup. Part 2: Finite element simulation. Proc Inst Mech Eng [H] 220:311-319, 2006.

17. McMinn D, Band T: Hip resurfacing: How metal on metal articulations have come full circle. IMechE Conference: Engineers and Surgeons—Joined at the Hip, London, 2002.

18. Williams S, Isaac G, Hatto P, et al: Comparative wear under different conditions of surface-engineered metal-on-metal bearings for total hip arthroplasty. J Arthroplasty 19:12-117, 2004.

19. Medley JB, Bobyn JD, Krygier J, et al: Elastohydrodynamic lubrication and wear of metal-metal hip implants. World Tribology Forum in Arthroplasty, Hans Huber, Bern, Switzerland, pp 125-136, 2001.

20. McKellop H, Park S, Chiesa R, et al: In vivo wear of three types of metal on metal hip prostheses during two decades of use. Clin Orthop Relat Res 329S:128-140, 1996.

21. Vassiliou K, Elfick APD, Scholes SC, Unsworth A: The effect of "running-in" on the tribology and surface morphology of metal-on-metal Birmingham Hip Resurfacing device in simulator studies. Proc Inst Mech Eng [H] 220: 269-277, 2006.

22. Rieker CB, Schön R, Köttig P: Development and validation of second-generation metal-on-metal bearing—laboratory studies and analysis of retrievals. J Arthroplasty 19:5-11, 2004.

23. Dowson D: Tribological principles in metal-on-metal hip joint design. Proc Inst Mech Eng [H] 220:161-171, 2006.

24. Medley JB, Dowling JM, Poggie RA, et al: Simulator wear of some commercially available metal-on-metal hip implants. In *Alternative Bearing Surfaces in Total Joint Replacement.* pp 92-110. Edited by J. J. Jacobs and T. L. Craig. Fredericksburg, VA, American Society for Testing and Materials, 1998.

25. Willert HG, Buchhorn GH, Fayyazi A, et al: Metal-on-metal bearings and hypersensitivity in patients with artificial hip joints. A clinical and histomorphological study. J Bone Joint Surg Am 87:28-36, 2005.

26. Medley JB, Paré PE, Bobyn JD, et al: Can metal-metal surface replacement implants generate thick enough elastohydrodynamic films to protect the surfaces effectively? Fourth International Biotribology Forum and 24th Biotribology Symposium: Compliant and Hard Bearing Surfaces for Artificial Joints—Alternative Solutions and Future Directions, Fukuoka, Japan, 2003.

27. Browsher JG, Nevelos J, Pickard J, Shelton JC: Do heat treatments influence the wear of large diameter metal-on-metal hip joints? An in vitro study under normal and adverse gait conditions. 29th Annual Meeting of the Orthopaedic Research Society. New Orleans, LA, 2003.

28. Scholes SC, Unsworth A: The effects of proteins on the friction and lubrication of artificial joints. Proc Inst Mech Eng [H] 220:687-693, 2006.

29. McMinn D, Daniel J: History and modern concepts in surface replacement. Proc Inst Mech Eng [H] 220:239-251, 2006.

30. Medley JB: Tribology of bearing materials. Chapter 4 in "Hip Resurfacing: Principles, Indications, Technique and Results", by HC Amstutz, Saunders Elsevier, 33-44, 2008.

31. Jacobsson SA, Djerf K, Wahlstrom O: Twenty-year results of McKee-Farrar versus Charnley prosthesis. Clin Orthop Relat Res S60-S68, 1996.

32. Weber B: Experience with the Metasul total hip bearing system. Clin Orthop Relat Res 329S:S69-S77, 1996.

33. Beaulé PE, LeDuff M, Campbell P, et al: Metal-on-metal surface arthroplasty with a cemented femoral component: A 7-10 year follow-up study. J Arthroplasty 19(Suppl 3):17-22, 2004.

34. Howie DW, McGee MA, Costi K, Graves SE: Metal-on-metal resurfacing versus total hip replacement—the value of a randomized clinical trial. Orthop Clin North Am 36:195-201, 2005.

35. Amstutz HC, Le Duff MJ, Beaulé PE: Prevention and treatment of dislocation after total hip replacement using large diameter balls. Clin Orthop Relat Res 429:108-116, 2004.

36. Beaulé PE: Surface arthroplasty of the hip: A review and current indications. Semin Arthroplasty 16:70-76, 2005.

37. Cuckler JM, Moore KD, Lombardi AVJ, et al: Large versus small femoral heads in metal-on-metal total hip arthroplasty. J Arthroplasty 19(Suppl 3):41-44, 2004.

38. Dorr LD, Long WT: Metal-on-metal: Articulations for the new millennium. Instr Course Lect 54:177-182, 2005.

39. Amstutz HC, Beaulé PE, Dorey FJ, et al: Metal-on-metal hybrid surface arthroplasty: Two to six year follow-up. J Bone Joint Surg Am 86:28-39, 2004.

40. Back DL, Dalziel R, Young D, Shimmin A: Early results of primary Birmingham Hip Resurfacings. An independent prospective study of the first 230 hips. J Bone Joint Surg Br 87: 324-329, 2005.

41. Daniel J, Pynsent PB, McMinn DJW: Metal-on-metal resurfacing of the hip in patients under the age of 55 years with osteoarthritis. J Bone Joint Surg Br 86:177-184, 2004.

42. Treacy R, Pynsent P: Birmingham Hip Resurfacing arthroplasty. A minimum follow-up of five years. J Bone Joint Surg Br 87:167-170, 2005.

43. Reinisch G, Judmann KP, Lhotke C, et al: Retrieval study of uncemented metal-metal hip prostheses revised for early loosening. Biomaterials 24:1081-1091, 2003.

44. Beaulé PE, Antoniades J: Patient selection and surgical technique for surface arthroplasty of the hip. Orthop Clin North Am 36:177-185, 2005.

45. Grigoris P, Roberts P, Panousis K, Bosch H: The evolution of hip resurfacing arthroplasty. Orthop Clin North Am 36:125-134, 2005.

46. Beaulé PE, Amstutz HC: Surface arthroplasty of the hip revisited: Current indications and surgical technique. In *Hip Replacement: Current Trends and Controversies.*, pp 261-297. Edited by R. J. Sinha. New York, Marcel Dekker, 2002.

47. Black DL, Dalziel R, Young D, Shimmin A: Early results of primary Birmingham Hip Resurfacings. An independent prospective study of the first 230 hips. J Bone Joint Surg Br 87: 324-329, 2005.

48. Campbell PA, Beaulé PE, Ebramzadeh E, et al: The John Charnley Award. A study of implant failure in metal-on-metal surface arthroplasties. Clin Orthop Relat Res 453:35-46, 2006.

49. Little CP, Ruiz AL, Harding IJ, et al: Osteonecrosis in retrieved femoral heads after failed resurfacing arthroplasty of the hip. J Bone Joint Surg Br 87:320-323, 2005.

50. Wiadrowski TP, McGee M, Cornish BL, Howie DW: Peripheral wear of Wagner resurfacing hip arthroplasty acetabular components. J Arthroplasty 6:103-107, 1991.

51. Howie DW, McCalden R, Nawana RW, et al: The long-term wear of retrieved McKee-Farrar metal-on-metal total hip prostheses. J Arthroplasty 20:350-357, 2005.

52. Schmalzried T, Silva M, de la Rosa MA, et al: Optimizing patient selection and outcomes with total hip resurfacing. Clin Orthop Relat Res 441:200-204, 2005.

53. Vendittoli PA, Lavigne M, Girard J, Roy A: A randomised study comparing resection of acetabular bone at resurfacing and total hip replacement. J Bone Joint Surg Br 88:997-1002, 2006.

54. Delaunay C: Metal-on-metal bearings in cementless primary total hip arthroplasty. J Arthroplasty 19(Suppl 3):35-40, 2004.

55. Iida H, Kaneda E, Takada H, et al: Metallosis due to impingement between the socket and the femoral neck in a metal-on-metal bearing total hip prosthesis. A case report. J. Bone Joint Surg Am 81:400-403, 1999.

56. Beaulé PE, Campbell PA, Mirra J, et al: Osteolysis in a cementless, second generation metal-on-metal hip replacement. Clin Orthop Rel Res 386:159-165, 2001.

57. Milosev I, Trebse R, Kovac S, et al: Survivorship and retrieval analysis of Sikomet metal-on-metal total hip replacements at a mean of seven years. J Bone Joint Surg Am 88:1173-1182, 2006.

58. Park YS, Moon YW, Lim SL, et al: Early osteolysis following second-generation metal-on-metal hip replacement. J Bone Joint Surg Am 1515-1521, 2005.

59. Hallab NJ, Merritt K, Jacobs JJ: Metal sensitivity in patients with orthopaedic implants. J Bone Joint Surg Am 83:428-436, 2001.

60. Hallab NJ, Anderson S, Caicedo M, et al: Immune responses correlate with serum-metal in metal-on-metal hip arthroplasty. J Arthroplasty 19(Suppl 3):88-93, 2004.

61. Beaulé PE, LeDuff MJ, Dorey FJ, Amstutz HC: Fate of cementless acetabular components retained during revision total hip arthroplasty. J Bone Joint Surg Am 85A:2288-2293, 2003.

62. Beaulé PE, Ebramzadeh E, Le Duff MJ, et al: Cementing a liner into a stable cementless acetabular shell in revision hip surgery: The double socket technique. J Bone Joint Surg Am 86A:929-934, 2004.

63. MacDonald SJ, Brodner W, Jacobs JJ: A consensus paper on metal ions in metal-on-metal hip arthroplasties. J Arthroplasty 19:12-16, 2004.

64. Walter LR, Marel E, Harbury R, Wearne J: Distribution of chromium and cobalt ions in various blood fractions after resurfacing hip arthroplasty. J Arthroplasty 23(6):814-821, 2008.

65. Engh CA Jr, MacDonald SJ, Sritulanondha S, Thompson A, Naudie D, Engh CA: 2008 John Charnley award: metal ion levels after metal-on-metal total hip arthroplasty: a randomized trial. Clin Orthop Relat Res 467(1):101-111, 2009.

66. Brodner W, Bitzan P, Meisinger V, et al: Serum cobalt levels after metal-on-metal total hip arthroplasty. J Bone Joint Surg Am 85:2168-2173, 2003.

67. Skipor AK, Campbell PA, Patterson LM, et al: Serum and urine metal levels in patients with metal-on-metal surface arthroplasty. J Mater Sci Mater Med 13:1227-1234, 2002.

68. Savarino L, Granchi D, Ciapetti G, et al: Ion release in patients with metal-on-metal hip bearings in total joint replacement: A comparison with metal-on-polyethylene bearings. J Biomed Mater Res 63:467-474, 2002.

69. Savarino L, Greco M, Cenni E, et al: Differences in ion release after ceramic-on-ceramic and metal-on-metal total hip replacement. J Bone Joint Surg Br 88:472-476, 2006.

70. Cuckler JM: The rationale for metal-on-metal total hip arthroplasty. Clin Orthop Rel Res 441:132-136, 2005.

71. Hart AJ, Hester T, Sinclair K, et al: The association between metal ions from hip resurfacing and reduced T-cell counts. J Bone Joint Surg Br 88:449-454, 2006.

72. Clarke MT, Lee PT, Arora A, Villar RN: Levels of metal ions after small- and large-diameter metal-on-metal hip arthroplasty. J Bone Joint Surg Br 85:913-917, 2003.

73. Back D, Young DA, Shimmin AJ: How do serum cobalt and chromium levels change after metal-on-metal hip resurfacing? Clin Orthop Relat Res 438:177-181, 2005.

74. Antoniou J, Zukor DJ, Mwale F, Minarik W, Petit A, Huk OL: Metal ion levels in the blood of patients after hip resurfacing: A comparison between twenty-eight and thirty-six-millimeter-head metal-on-metal prostheses. J Bone Joint Surg [Am] 90A(Suppl 3):142-148, 2008.

75. Langton DJ, Jameson SS, Joyce TJ, Webb J, Nargol AV: The effect of component size and orientation on the concentrations of metal ions after resurfacing arthroplasty of the hip. J Bone Joint Surg [Br] 90B(9):1143-1151, 2008.

76. Jacobs J, Skipor AK, Campbell PA, et al: Can metal levels be used to monitor metal-on-metal hip arthroplasties? J Arthroplasty 19:59-65, 2004.

77. Campbell PA, Wang M, Amstutz HC, Goodman SB: Positive cytokine production in failed metal-on-metal hip replacements. Acta Orthop Scand 73(5):506-512, 2002.

78. Catelas I, Bobyn JD, Medley JB, et al: Size, shape and composition of wear particles from metal-metal hip simulator testing: Effects of alloy and cycle time. J Biomed Mater Res 67:312-327, 2003.

79. Catelas I, Campbell PA, Bobyn JD, et al: Wear particles from metal-on-metal total hip replacements: Effects of implant design and implantation time. Proc Inst Mech Eng [H] 220:195-208, 2006.

80. Catelas I, Medley JB, Campbell PA, et al: Comparison of in vitro with in vivo characteristics of wear particles from metal-metal hip implants. J Biomed Mater Res B Appl Biomater 70:167-178, 2004.

81. Catelas I, Petit A, Vali H, et al: Quantitative analysis of macrophage apoptosis vs. necrosis induced by cobalt and chromium ions in vitro. Biomaterials 26:2441-2453, 2005.

82. Catelas I, Petit A, Zukor DJ, et al: TNF-alpha secretion and macrophage mortality induced by cobalt and chromium ions in vitro—qualitative analysis of apoptosis. Biomaterials 24:383-391, 2003.

83. Petit A, Mwale F, Zukor DJ, et al: Effect of cobalt and chromium ions on bcl-2, bax, caspase-3, and caspase-8 expression in human U937 macrophages. Biomaterials 25:2013-2018, 2004.

84. Petit A, Mwale F, Tkaczyk C, et al: Induction of protein oxidation by cobalt and chromium ions in human U937 macrophages. Biomaterials 26:4416-4422, 2005.

85. Catelas I, Campbell PA, Dorey F, et al: Semi-quantitative analysis of cytokines in MM THR tissues and their relationship to metal particles. Biomaterials 24:4785-4797, 2003.

86. Martin ST: Lymphocyte-mediated immune responses to chemical haptens and metal ions: Implications for allergic and autoimmune disease. Int Arch Allergy Immunol 134:186-198, 2004.

87. Antony F, Holden CA: Metal allergy resurfaces in failed hip endoprostheses. Contact Dermatitis 48:49-50, 2003.

88. Gawkrodger DJ: Metal sensitivities and orthopaedic implants revisited: The potential for metal allergy with the new metal-on-metal joint prostheses. Br J Dermatol 148:1089-1093, 2003.

89. Al-Saffar N: Early clinical failure of total joint replacement in association with follicular proliferation of B-lymphocytes: A report of two cases. J Bone Joint Surg Am 84:2270-2273, 2002.

90. Bohler M, Kanz F, Schwarz B, et al: Adverse tissue reactions to wear particles from Co-alloy articulations, increased by alumina-blasting particle contamination from cementless Ti-based total hip implants. A report of seven revisions with early failure. J Bone Joint Surg Br 84:128-136, 2002.

91. Davies AP, Willert HG, Campbell PA, et al: An unusual lymphocytic perivascular infiltration in tissues around contemporary metal-on-metal joint replacements. J Bone Joint Surg Am 87:18-27, 2005.

92. Pandit H, Glyn-Jones S, McLardy-Smith P, Gundle R, Whitwell D, Gibbons CLM, Ostlere S, Athanasou N, Gill HS, Murray DW: Pseudo-tumours associated with metal-on-metal hip resurfacings. J Bone Joint Surg [Br] 90B(7):847-851, 2008.

93. Urban R, Tomlinson M, Hall DJ, Jacobs JJ: Accumulation in liver and spleen of metal particles generated at nonbearing surfaces in hip arthroplasty. J Arthroplasty 19:94-101, 2004.

94. O'Brien TJ, Ceryak S, Patierno SR: Complexities of chromium carcinogenesis: Role of cellular response, repair and recovery mechanisms. Mutat Res 533:3-36, 2003.

95. Quievryn G, Peterson E, Messer J, Zhitkovich A: Genotoxicity and mutagenicity of chromium VI/ascorbate-generated DNA adducts in human and bacterial cells. Biochemistry 42:1062-1070, 2003.

96. Massè A, Bosetti M, Buratti C, et al: Ion release and chromosomal damage from total hip prostheses with metal-on-metal articulation. J Biomed Mater Res B Appl Biomater 67:750-757, 2003.

97. Ladon D, Doherty A, Newson R, et al: Changes in metal levels and chromosome aberrations in the peripheral blood of patients after metal-on-metal hip arthroplasty. J Arthroplasty 19:78-83, 2004.

98. O'Byrne KJ, Dalgleish AG: Chronic immune activation and inflammation as the cause of malignancy. Br J Cancer 85:473-483, 2001.

99. Visuri T, Pukkala E, Pulkkinen P, Paavolainen P: Cancer incidence and causes of death among total hip replacement patients: A review on Nordic cohorts with a special emphasis on metal-on-metal bearings. Proc Inst Mech Eng 220:399-407, 2006.

100. Mahomed NN, Barrett JA, Katz JN, et al: Rates and outcomes of primary and revision total hip replacement in the United States Medicare population. J.Bone Joint Surg Am 85:27-32, 2003.

第63章

全髋关节置换术的陶瓷对陶瓷承重面

Peter F. Sharkey

全髋关节置换术的标准承重面——金属头与聚乙烯臼相关节，已为数百万关节炎患者提供了疼痛缓解和功能恢复。然而，由于聚乙烯磨损碎屑和相关骨溶解的产生，使这种关节的长期耐用性有限。骨溶解是值得注意的问题，它是导致关节置换术失败和需要进行关节翻修手术的主要原因[1-3]。试图解决此问题就必须努力去改进承重面的金属头对聚乙烯衬的磨损特点。借助改进交联聚乙烯技术和引进陶瓷头替代金属头，这两种技术实质改进了关节磨损特性[4,5]。交联技术在20世纪90年代后期得到了广泛的临床应用，尽管缺乏支持它初期应用的临床研究，但此技术还是很快地被广泛接受。早期临床研究表明，交联聚乙烯在磨损方面有了可量化的进展，然而，并未根本解决磨损和骨溶解。大多数研究表明，无论金属股骨头还是陶瓷股骨头，采用交联聚乙烯技术可减少50%的磨损[6-8]。此临床磨损降低率比髋关节的机器测试预测的数值降低90%更恰如其分[9]。另外，研究表明交联技术会减弱聚乙烯的牢固性，聚乙烯衬里或边缘的断裂引发灾难性的聚乙烯失败事件已有报道[10-12]。

氧化铝对氧化铝承重面被认为是标准的陶瓷对陶瓷关节。氧化铝陶瓷承重面在临床上已使用了超过30年，重要的基础科学和临床研究支持它们的使用[13]。体外和临床取出的假体研究已很方便，研究显示陶瓷对陶瓷关节显著降低内衬磨损率，实际上，它比金属对聚乙烯承重面的磨损要少几千倍[14-18]。另外，据报道，小量的陶瓷微粒或碎片要比金属或聚乙烯颗粒产生的生物学反应小

得多[19-23]。最重要的是，使用陶瓷对陶瓷承重面骨溶解的发生率最小或不存在[24]。Hamadouche和同事[25]对陶瓷对陶瓷承重面患者进行了至少18.5年的临床随访，结果表明，没有任何患者出现关节骨溶解。现在美国有很多针对陶瓷对陶瓷的患者中期随访，5～8年临床研究结果非常好。

强调未在此类关节发现骨溶解是非常重要的[7,26]。然而，理解陶瓷对陶瓷承重面在全髋关节置换术中的潜在危害也同等重要。对陶瓷材料最重要的关注是陶瓷易碎的特性以及缺少断裂韧性。尽管改进工艺和产品制作降低了陶瓷碎断的风险，但这种并发症并没有完全根除[17,28,33-35]。另外，报道还涉及陶瓷对陶瓷关节的其他问题，包括条形磨损、有限的可用库存、撞击及与活动相关的噪声。

本章复习了陶瓷对陶瓷承重面在全髋关节置换术中的基础科学，也包括对这种关节利弊的权衡。最后，总结了全髋关节置换术中陶瓷对陶瓷假体的相关临床研究。

基础科学

制作概述

氧化铝陶瓷的制造技术复杂，涉及严格质量控制的多种步骤。最终产品的机械性能完全依赖于这些制作步骤的实施[13]。氧化铝部件制造是从将水、氧化铝颗粒和有机粘合剂混合开始的。将此混合物放入设计的产品形状的模具里。成形的部件经过干燥，蒸发水分，有机粘合剂在热处理的过程中被除去。在超高的温度下烧结产品，这

样烧结出的合成部分会变得密度非常大。最终产品的微结构完全取决于特定的热处理过程以及热处理步骤中能达到的最高温度。所有这些因素决定着陶瓷假体的化学结构和机械性能。另外，机械和摩擦性能进一步受颗粒尺寸及纯粉末应用的影响。目前有四家公司生产医学等级陶瓷，没有一家设在美国。这些公司分别是法国的 Ceraver Osteal、德国的 CeramTec Ag、英国的 Morgan Matroc 和日本的 Kyocera。

灾难性的陶瓷碎裂通常由制作过程中的缺陷引起，这个缺陷可能极小，或许只是一些矾土颗粒尺寸的问题[36]。然而，这个缺陷可导致裂纹扩展和灾难性的碎裂。生产方面的诸多改进已降低了碎裂的风险。包括在组装假体中使用更小尺寸的颗粒。30 年前当陶瓷首先被引入时，矾土颗粒的平均尺寸是 50nm。今天的陶瓷制品由接近或少于 4nm 的颗粒制造而成，发生灾难性碎裂的风险也随之急转直降[34]。矾土是定义明确的具有特定特性的标准化物质［国际标准化组织（International Organization for Standardization，ISO）6474］。氧化铝陶瓷被分级为坚固、质硬和易脆的材料。

机械性能

由于氧化铝陶瓷被高度氧化，材料处于低能量和高热动力稳定性状态。这种氧化的化学结构使氧化铝具备生物学惰性，并阻止其进一步氧化[36]。氧化铝产品的坚固性使其具有显著的对抗表面损伤的作用，因而陶瓷比其他物质更多地被用于骨科手术中。氧化铝的坚固性也使其具有很高的抗侵蚀和抗磨损性[9,13,16,37]。另外，氧化铝的坚固性使其增加了抗刮伤能力，它的刮伤发生率远低于钛或钴铬合金。实际上，唯一能和氧化铝抗刮伤相媲美的物质是钻石。在临床上这一点是非常重要的，因为氧化铝可对抗第三体磨损，并且不会被残留的骨水泥颗粒或骨刮伤。

尽管氧化铝陶瓷的弯曲性能不好，但它具有较强的抗压作用。目前弯曲强度不良限制了氧化铝陶瓷在全髋关节置换术中作为股骨头和髋臼内衬的使用。由于氧化铝非常坚固，在高负荷下也不会发生变形。因此需要非常精准的生产工艺去保证股骨头和髋臼的适配。如果初期在股骨头周围有很小的不完整，聚乙烯能围绕股骨头塑形，用

陶瓷则不行，低质量的工艺会导致高磨损率[14,38]。如果陶瓷股骨头和髋臼的间隙不超过 50nm，陶瓷颗粒就会分离，第三体磨损就会发生[39]。陶瓷很少发生变形，使陶瓷股骨头和关节窝之间的接触面比合金对聚乙烯的接触面小得多。为了使接头表面区域最大化，间隙必须最优化。从 1993 年开始，制作技术发展到好到制作者不必到工厂去匹配股骨头和关节窝，可方便地取得替换的部件。

氧化铝陶瓷比松质骨硬 300 倍，几乎是骨水泥硬度的 200 倍。由于明显的弹性模量不匹配，骨水泥的陶瓷假体的骨水泥断裂和松动率比合金材料或全聚乙烯假体要高得多。氧化铝非常脆，在压力下呈线性变形损伤直到发生断裂。发生断裂前没有出现可塑性变形。根据定义，这种断裂韧性被认为是其抗断裂的能力。材料的初始缺陷决定了陶瓷断裂的风险，而这些缺陷涉及陶瓷的纯度和密度等方面。更小的颗粒尺寸、更少的杂质、激光蚀刻和安全试验等技术的联合改进，使陶瓷断裂的发生率降低了很多。氧化铝部件的爆裂强度从 1977 年的 38 千牛顿上升至 1998 年的 98 千牛顿（FDA 建议爆裂强度 ≥ 46 千牛顿）。

研究表明，施加负荷、小直径股骨头的使用以及手术技术等都影响着断裂风险。已有数例报告为应用小直径股骨头碎裂的报告，骨水泥或碎骨陷入关节窝和股骨头之间以及股骨头在嵌入过程中受到过度敲击等[40]。研究报道了明显外伤后发生的碎裂，如车祸[30]。现在，不建议将小于 26mm 的股骨头以及带领的股骨头用于临床。患者也应被告知在全髋关节置换术后过度剧烈运动的危险。

摩擦学性能

体外磨损实验证明，陶瓷对陶瓷是低摩擦组合，磨损也明显减少。陶瓷关节显著的摩擦学性能取决于它的表面光滑度（次于小颗粒尺寸）、硬度、增强的可湿性以及液体膜润滑。体外实验表明有两个磨损阶段。"入窝"阶段是第一个阶段，涉及第一个百万周期。在入窝阶段，陶瓷对陶瓷承重面在此入窝期的体积磨损率是 0.1 ~ 0.2 mm³/每百万周期。第二个阶段被称为"稳定态"阶段。在这个阶段，体积磨损率降低至小于 0.02 mm³/每百万周期。与合金对聚乙烯的组合相比，入窝和

稳定态阶段的磨损率减少达 5000 倍[41,42]。

在一定的临床状态下，可能发生陶瓷对陶瓷组合的加速磨损。当加速磨损出现在分散的区域时，就会发生"条形磨损"现象。条形磨损可能与股骨头从关节窝分离（如步态摆动期）有关，或者与股骨头在外力撞击下被撬离关节窝有关。体外实验表明，股骨头从关节窝分离的状态导致体积磨损增加。报道称，在分离和条形磨损的结果下，体积磨损将高达 1.24 mm^3/ 每百万周期。这个研究还提到陶瓷颗粒尺寸的双相分布，纳米级颗粒（1 ～ 35nm）可能与关节的抛光度相关，微米颗粒（0.05 ～ 10μm）可源自条形磨损和氧化铝陶瓷的经颗粒碎裂[16,33]。

对手术取出的陶瓷承重面材料已有许多研究，结果非常有趣。一项研究检查了植入后平均 11 年的无菌松动的氧化铝陶瓷配件[14]。组件分为三组：①低磨损组：没有可视的材料损耗；②条形磨损组：股骨头上有可见的椭圆形磨损区，穿透率低于 10nm/yr；③严重磨损组：股骨头及关节窝均出现可视的材料损耗，最大穿透率高于 150nm。对这 11 个组件的评估显示两个组件有广泛严重磨损，其余 9 个组件的关节衬垫磨损率低于 15nm/yr。作者总结出与陶瓷对陶瓷组合相关的两种磨损类型：一种类型是作用有限，对假体的长期影响可以忽略不计；另一种类型是灾难性的，可导致假体表面的快速破坏。根据临床报道，陶瓷对陶瓷假体表面磨损率在每年 0.3μm 到 5.0mm[39,41-44]。变量可能与植入材料、假体、设计问题、手术技术，以及患者因素有关。然而，值得一提的是，报道中大部分发生灾难性磨损的产品是 1990 年之前生产的。近年来，低于每年 15nm 的磨损率持续被报道。大多数研究者相信，严重磨损与临床特殊情况有关，在适宜的假体负重面的情况下，灾难性磨损基本上是不存在的。

磨损碎屑及组织反应

体内外的研究表明，氧化铝磨损碎屑具有生物惰性，且机体对其耐受性良好。氧化铝颗粒很少会造成细胞反应和形成肉芽肿组织。大多数陶瓷对陶瓷假体的磨损颗粒很小，小体积的颗粒介导的生物活性较低[19,21-24]。与氧化铝磨损碎屑接触时未发现巨细胞。将氧化铝颗粒与聚乙烯或金属颗粒作为对照，定期观察异物反应。Lerouge 及其同事[45]在修复陶瓷对陶瓷组合的无菌组件松动过程中，比较了 12 位患者的假体薄膜。然后又将其与在金属对聚乙烯假体修复术中获得的一系列薄膜相比。在陶瓷对陶瓷承重面组，细胞反应一般较轻，主要是对作为显影剂加入骨水泥中的氧化锆陶瓷颗粒的反应。没有提及针对氧化铝颗粒的细胞反应。相比之下，金属对聚乙烯组针对聚乙烯碎片的细胞反应比较显著。

很少有氧化铝对氧化铝全髋关节置换术相关的骨溶解报道。在一项研究中[38]，应用大颗粒度低密度及高孔隙率的陶瓷假体，导致磨损碎屑大量产生以及发生骨溶解。用从失败的氧化铝对氧化铝组合中取得的髋部组织，与从失败的金属对聚乙烯组合中取的组织对比，前者前列腺素 E_2（PGE_2）的水平显著低于后者[21]。氧化铝和聚乙烯碎屑均刺激细胞释放肿瘤坏死因子（tumor necrosis factor，TNF）-α。然而，聚乙烯碎屑引起更多的肿瘤坏死因子的释放，实际上可能比氧化铝碎屑高 8 ～ 10 倍[22]。重要的是，氧化铝诱导巨噬细胞凋亡，从而导致巨噬细胞活性下降。这种诱导凋亡可以解释与氧化铝碎片相关的肿瘤坏死因子水平下降，也可以用来解释与陶瓷碎片相关的骨溶解为什么很少[23]。

陶瓷的优势

在全髋关节置换术中使用陶瓷对陶瓷关节面的潜在优势可简单地被总结为降低磨损和消除骨溶解[13,34,37,46]。磨损碎屑引起的骨溶解被视为置换后髋关节寿命长短的最主要阻碍。由于全髋关节置换术已经扩展到更年轻、更有活力、更健康的预期寿命更长的患者中，消除磨损和骨溶解的需求就被扩大了。

减少氧化铝磨损的潜力源于其固有的摩擦学性能。氧化铝可被高度抛光。随着颗粒尺寸越来越小以及抛光技术的改进，极大降低了陶瓷组件表面的粗糙度。氧化铝也非常坚固，这一特性增强了其抗刮伤和煅烧的能力。氧化铝的硬度使来源于包绕骨、聚甲基丙烯酸甲酯，或来源于手术器械的金属碎片或假体磨损的第三体磨损降到最低。

氧化铝具有离子特性，因此能与体液结合，与镀铬钴相比，氧化铝具有较好的可湿性。在陶瓷表面形成的液体薄膜减少了摩擦阻力和粘着磨损。已证实，现代陶瓷对陶瓷关节磨损率低于 4 nm/y，即大约一个氧化铝微晶的厚度[37]。氧化铝的低磨损率与低生物活性结合，将骨溶解发生的可能性降到最低。随着当代植入设计的应用，报导随访 18.5 年没有骨溶解[25]。

有关陶瓷的问题

碎裂

最初引进陶瓷时，由于技术的局限和知识的缺乏，导致氧化铝产品质量低劣，从而导致陶瓷组件的碎裂发生率高。随着材料加工技术的改进，采用了较小的颗粒尺寸、更少的杂质、激光蚀刻和证据试验，在极大程度上降低了体内灾难性碎裂发生的风险。在过去的 20 年中，陶瓷假体的碎裂风险降低了将近 100 倍。1990 年，碎裂风险接近 0.8%，今天则可能在 0.004% ~ 0.010%[28]。虽然如此，这个并发症仍是破坏性的并且一直存在[29,30]。本章关注的是氧化铝陶瓷，然而，意识到部件碎裂也发生于氧化锆陶瓷，这是同样重要的[31]。实际上，氧化锆陶瓷的碎裂风险可能要超过氧化铝陶瓷。据报道，氧化锆陶瓷在体内发生结构性变化（相变），从而使其机械性能发生明显改变。

尽管有证据试验，但因碎裂造成的失败多半是不能根除的。尽管理论上的体外试验淘汰了不合格的组件，但有瑕疵的产品不太可能一直被淘汰。理论上体外试验被设计用于严格的淘汰不合格产品，但在临床上可能行不通。而且，试验必须是非破坏性的，不会对受测试的零件产生损害，但目前的体外试验没有 100% 有效的。

此外，要必须记住的是，虽然 FDA 有仔细监测医疗设备制造商的设施，产品失误仍然存在。1998 年一个制造业的变化导致陶瓷股骨头高碎裂率。大约三分之一的组件在临床应用中失败，尽管所有碎裂的部件在体外试验时没有问题[31]。陶瓷假体的生产要求远远高于金属和聚乙烯部件，但陶瓷灾难性事故的发生率将会一直高于其他材料。

陶瓷部件碎裂可能继发于糟糕的手术技术。部件安放不当容易发生植入时碎裂。应确保同心放置后才能压紧股骨头[27,29]。股骨头不在同心位置或者不正确的清洗或干燥都会导致股骨头的应力集中。另外，将陶瓷股骨头放置在已损坏的股骨颈轴上也会导致应力集中，并会显著降低潜在碎裂处的抗裂强度。也有可能在将陶瓷衬垫放入金属髋臼杯时不能保证同心位。然而，这种失误的不利影响和长期结果尚未报道。

陶瓷组件碎裂是一把双刃剑。在碎裂后患者面临着立即的痛苦，需要即刻进行翻修手术。其次，翻修已碎裂的陶瓷组件带来了结局不理想的危险[32]。由于股骨颈轴的破坏，用陶瓷股骨头作翻修通常是不可能的。陶瓷碎裂的碎片嵌入周围软组织可导致第三体磨损，如在翻修术时使用金属对聚乙烯的关节将会因磨损加速而导致早期失败。在碎裂陶瓷部件翻修的过程中，建议进行细致的滑膜切除术和清创术，清除尽可能多的爆裂碎片[32]。

条形磨损

全髋关节置换术患者的股骨头从关节窝中分离可发生在步态摆动期，或由于股骨颈轴在臼缘撞击导致股骨头从关节窝中撬出[33,47]。当发生这种分离时，股骨头与髋臼内衬的接触面积变小，可导致条形磨损。条形磨损受到人们的关注是因为与此现象相关的容积磨损很高。一项研究表明，条形磨损导致的容积磨损平均为 1.24 mm³/每百万周期[33]。同样关注的是，形成了增强生物活性的纳米和微米尺寸粒子的双模式。陶瓷对陶瓷髋关节的分离最可能发生在组织松弛或极好的活动范围的患者。生活方式活跃的患者及需要将髋关节放置在危险的活动范围的患者，可能更易于受到撞击并发生条形磨损。对存在这些危险因素的患者，应考虑选择其他的髋关节承重面。当然，任何关节组件的位置不正都会增加撞击的危险。

与活动相关的噪声

硬对硬承重面产生的噪声足以使患者感到不安和恼怒，因而促使患者提出翻修手术的要求。具体来说，在采用氧化铝对氧化铝承重面的患者，患者会把这种噪声描述为"吱吱"声。Ranawat 及其同事研究发现，在 159 例陶瓷对陶瓷关节面置换的患者中有 10 例出现这种"吱吱"的噪声，这种现象都是由患者自身描述的[48]。"吱吱"的噪声通常发生于活动范围的中段，被普遍认为是患者显著关注的问题。Walter 及其同事指出，在髋关节置换术后发生"吱吱"噪声的患者的特征与那些未发生此现象患者的特征有着显著的不同[49]（表63-1）。

在此研究中，理想的髋臼位置被描述为25°±10°的前倾角和45°±10°的外倾。显而易见，数据表明"吱吱"异响与髋臼杯的位置相关。

然而，与之相反的是，Parvizi 及其同事[35]研究了 1056 例陶瓷对陶瓷全髋关节置换患者的术后异响发生率，33 例患者报告有异响。有髋关节异响的患者组与对照组均使用 CT 仔细确定髋臼杯位置，结果显示两组的髋臼杯位置无显著差异。

翻修有噪声的陶瓷承重面的回收研究至今尚无结论，由于缺乏对照组，对此现象的解释有限。回收的有噪声的假体常发现有小区域的条形磨损和金属褪色，可能与股骨头半脱位，以及髋臼杯环绕陶瓷的金属保护缘接触有关。再一次强调的是，由于缺乏对照组，对这些现象不要过分强调。

对异响的处理，最初就应使患者知情，否则即使采取功能良好的关节置换术，噪声的发生也会使患者感到极度不安。如患者认为系关节功能故障，会迅速将医师告到法庭。在一些病例，异响是暂时的。但无论如何，消除患者疑虑是适宜的，因为没有证据表明此刻的噪声可说明置换后的关节正在恶化。当然，患者应避免有危险的运动，因为这项建议看起来是合乎逻辑的。经验证明，噪声的发生与"干燥"的关节有关，在我的临床实践中发现口服水合剂或注射黏性的补给物可以缓解噪声。如果患者因为噪声而情绪失控，应建议其接受翻修术。即使是存在损害不明显的情况，我也建议同时对股骨头和髋臼衬垫翻修。应该仔细检查关节窝和股骨柄以保证它们的位置是正确的，并且有很好的固定。因为颈部轴有可能被破坏，最好用金属头和聚乙烯关节窝翻修，也有报道称金属对金属的关节偶尔也会发出噪声。如果使用金属关节也发生噪声，则不太可能被患者接受。

陶瓷的其他关注问题

使用陶瓷关节时，可供手术医生选择的股骨头尺寸和股骨颈长度是有限的。一般来说，每个髋臼组件只有一个内衬尺寸和头围去匹配。另外，不再制造带领的股骨头，这也显著减少了股骨颈长度选择的便利性。厂家也不生产偏心的和带高缘的内衬，因为它们可能导致撞击和碎片的产生。这些限制使一些专家推测，使用陶瓷对陶瓷承重面时的关节不稳定和脱位将更加普遍。然而，临床应用并没有证明这是一个问题。Stryker 骨科（Arlington，TN）和 Wright 医疗技术（Kalamazoo，MI）设备豁免调查（investigational device exemption，IDE）均发现髋关节的不稳发生率很低[7,26]。或许脱位的低风险与手术医生在陶瓷对陶瓷全髋关节置换术中一般会选用比较大直径的股骨头有关。

陶瓷股骨头颈部轴撞击陶瓷内衬的边缘也是一个受关注的区域。这种撞击可导致陶瓷内衬形成碎片或股骨头组件的划痕[7,28]。制造商（Stryker 骨科）已经为陶瓷衬壳里加了保护性的金属边。当然，依然会发生撞击，然而这个保护金属边似乎能防止陶瓷损伤的发生。不管怎样，对保护性金属边的撞击仍然会造成股骨颈划痕并产生金属碎屑。此种类型的撞击后果是未知的，然而，金属碎屑的产生理论上归因于噪声和"吱吱"声的问题。

临床研究

全髋关节置换术中陶瓷对陶瓷承重面组合在20 世纪 70 年代早期被引进。从那时起，在关节置换术中选择使用陶瓷承重面的患者超过 150 000人，大部分是欧洲和日本的患者[13]。在早期，质

表 63-1　活动相关噪声		
患者特征	发生"吱吱"噪声的患者	未发生"吱吱"噪声的患者
年龄（岁）	56	65
身高（cm）	179	169
体重（kg）	90	76
理想的髋臼位置（%）	35	94

数据摘自：Walter WL, O'toole GC, Walter WK, Ellis A, Zicat BA：Squeaking in ceramic-oncerami chips：the importance of acetabular component orientation. J Arthroplasty, 2007, 22（4）：496-503.

量低下的氧化铝以及生产技术的问题导致这些产品失败率很高，碎裂占失败病例中的大部分。另外，陶瓷对陶瓷关节常常与设计不佳的股骨柄和髋臼杯组件配合使用，使很多手术医生感到沮丧。发现骨水泥固定的全陶髋臼杯会有很高的无菌松动率，这是非常重要的[25,50]。这样或那样的问题使手术医生对陶瓷对陶瓷技术有很陡峭的学习曲线。陶瓷质量和生产的改进，以及假体设计和固定方法的完善极大地推动了陶瓷对陶瓷承重面组合的发展。

在缓解疼痛和持久耐用性等方面，现代化陶瓷对陶瓷植入物的结果非常出色。目前陶瓷碎裂的风险非常低，远远低于其他与植入物相关问题的风险。

Hamadouche 及其同事最近报道了法国手术医生 Pierre Boutin 治疗的陶瓷对陶瓷全髋关节置换术患者的系列历史。在 1979—1980 年，他对 106 名患者进行了 118 例连续的关节置换术。这些病例全部使用 32mm 的氧化铝股骨头与全氧化铝髋臼组合。假体固定方法见表 63-2[25]。

在 20 年的随访报告中，45 位患者（51 例关节置换术）仍存活，均无须翻修。25 例患者进行了 25 侧髋关节翻修术。27 例患者（30 例髋）已死亡，还有 9 例患者（12 例髋）失访。

最近的后续 Merle d'Aubigné 评分的平均分值是 16.2±1.8，20 年中组件的存留率见表 63-3。

更为重要的是无假体碎裂的报道。对于放射检查不能发现假体的磨损，118 髋中只有 3 髋有骨溶解迹象。作者认为低骨溶解发生率与低磨损率有关。

最近同一组法国手术医生报道了一组全髋关节置换术的结果，此组患者更年轻，年龄在 55 岁以下，使用对陶瓷对陶瓷承重面[46]。全部患者为混合固定的全髋关节置换术，采用骨水泥股骨柄及

表 63-2	假体固定
固定方法	关节置换术的数量
两种组件均用骨水泥	85
两种组件均用非骨水泥	29
骨水泥股骨柄，非骨水泥髋臼杯	4

数据来自：Hamadouche M，Boutin P，Daussange J，et al. Alumina-on-alumina total hip arthroplasty：A minimum 18.5-year follow-up study. J Bone Joint Surg Am，2002，84：69.

表 63-3	20 年存留率
组件	20 年存留率
非骨水泥臼杯	85.6%
骨水泥臼杯	61.2%
非骨水泥股骨柄	84.9%
骨水泥股骨柄	87.3%

非骨水泥髋臼杯。在至少 9 年随访中无论任何原因的翻修，假体存留率为 93%。本组中只有 2 例轻微的骨溶解，X 线上无可测出的磨损，并且无假体碎裂。

20 世纪 90 年代后期，美国对陶瓷对陶瓷关节逐渐关注，一些植入物制造商开始引进产品，并展开 IDE 的研究。现在这些研究中的两个已经出来了中期结果。Stryker 骨科和 Wright 医疗技术的研究者都已经发表了陶瓷关节的全髋关节置换术至少 5 年的临床结果。

最近，研究人员发表文章评估将 Stryker 骨科的产品用于髋关节置换术后至少 5 年的随访数据，随访的平均时间是 6 年（5～8 年）。研究者将使用金属对聚乙烯关节的患者设为对照组，与使用陶瓷对陶瓷关节的患者进行比较。此项研究中的患者比较年轻，接受全髋关节置换术的平均年龄是 54 岁。在缓解疼痛和功能活动方面，两者是等效的，Harris 髋关节的评分（Harris Hip Score，HHS）平均为 97。重要的是，在中期随访中，陶瓷对陶瓷组的股骨近端骨溶解的发生率是 0.6%。相反地，金属对聚乙烯组 X 线片上发现有 22.1% 的骨溶解。陶瓷对陶瓷组只有 1.8% 的患者进行了翻修术，而金属对聚乙烯组有 7.4% 的患者进行了翻修术。陶瓷对陶瓷组有 9 个植入碎片破裂，但没有发生灾难性陶瓷失败。由于植入陶瓷碎片破裂的问题，Stryker 骨科后来在陶瓷髋臼的植入处加了钛袖套。这似乎缓解了碎片破裂问题，但是对金属袖套撞击产生的后果、金属沉着病及相关的噪声以其他问题尚未确定。

Wright 医疗技术公司也报道了他们的陶瓷对陶瓷 IDE 研究的中期结果[26]。在 Wright 医疗技术公司研究中，1709 例全髋关节置换术使用了陶瓷对陶瓷承重面。患者年龄一般较轻（平均年龄 52.1 岁，其中 76% 的年龄低于 60 岁）且要求高（62% 为男性，其中大部分是骨性关节炎、股骨头

组件	8 年存留
髋臼	99.9%
股骨	98.0%
假体表面	99.0%

表 63-4　8 年存留比例

缺血性坏死或创伤后骨关节炎）。各种部件无翻修的存留见表 63-4。

本组中灾难性碎裂的发生率为 0.2%，其中三个是内衬碎裂及一个股骨头碎裂。不幸的是，此项研究的致命弱点是缺乏全面随访。1709 例患者中随访超过 5 年的只有 633 例。显然这种假体结果需从此角度判断。

小结

随着对全髋关节置换术耐久性的期望增加，以及手术适应证的扩展，很明显，承重面将是存留率的最终决定因素。与其他任何假体承重面不同的是，陶瓷对陶瓷关节置换术最大限度地减少了磨损，可能会从根本上消火骨溶解并发症。陶瓷对陶瓷关节早到中期的研究结果表明，其缓解疼痛和恢复功能的作用在一定程度上等同于标准全髋关节置换术。然而，当手术医生选择陶瓷对陶瓷关节时，必须意识到陶瓷对陶瓷假体组合其他方面的缺点有可能会压倒其潜在的优势。其组件的灾难性碎裂是毁灭性的并发症，并且需要进行紧急外科翻修术。关节噪声对某些患者在情绪上是不可忍受的，可能会用其他功能良好的假体来翻修。这些并发症可能发生在术后的很短时期内，并且这些问题的性质很可能会导致与手术有关的诉讼。条形磨损和撞击的长期结果尚不确定。手术医生应该只给年轻及高要求的患者植入陶瓷对陶瓷关节，因为这些人如果使用其他假体会因为磨损和骨溶解使植入物注定失败。手术必须获得患者的知情同意，并使患者知道并理解使用陶瓷对陶瓷关节的潜在风险。

（史振才 译　李子荣 校）

参考文献

1. Harris W: Wear and periprosthetic osteolysis: The problem. Clin Orthop Relat Res 393:66, 2001.
2. Soto Mo, Rodriguez JA, Ranawat CS: Clinical and radiograph evaluation of the Harris-Galante cup: Incidence of wear and osteolysis at 7 to 9 years follow-up. J Arthroplasty 2:139-145, 2000.
3. Kurtz S, Mowat F, Ong K, et al: Prevalence of primary and revision total hip and knee arthroplasty in the United States from 1990 through 2002. J Bone Joint Surg Am 87:1487-1497, 2005.
4. Geller JA, Malchau H, Bragdon C, et al: Large diameter femoral heads on highly cross-linked polyethylene: Minimum 3-year results. Clin Orthop Relat Res 447:53-59, 2006.
5. Harris WH: Cross-linked polyethylene: Why the enthusiasm? Instr Course Lect 50:181-184, 2001.
6. Harris WH, Muratogulu OK: A review of current cross-linked polyethylenes used in total joint arthroplasty. Clin Orthop Relat Res 430:46-52, 2005.
7. D'Antonio J, Capello W, Manley M, et al: Alumina ceramic bearings for total hip arthroplasty: Five-year results of a prospective randomized study. Clin Orthop Relat Res 436:164-171, 2005.
8. Dorlot JM, Christel P, Meunier A: Wear analysis of retrieved alumina heads and sockets of hip prostheses. J Biomed Mater Res 23(Suppl):299-310, 1989.
9. Endo MM, Barbour PS, Barton DC, et al: Comparative wear and wear debris under three different counter face conditions of cross linked and non-cross linked ultra high molecular weight polyethylene. Biomed Mater Eng 11:23-35, 2004.
10. Bradford L, Baker D, Ries MD, Pruitt LA: Fatigue crack propagation resistance of highly cross linked polyethylene. Clin Orthop Relat Res 429:68-72, 2004.
11. Bradford L, Kurland R, Sankaran M, et al: Early linked ultra-high molecular weight polyethylene: A case report. J Bone Joint Surg Am 86:1051-1056, 2004.
12. Birman MV, Noble PC, Conditt MA, et al: Cracking and impingement in ultra-high-molecular-weight polyethylene acetabular liners. J Arthroplasty 20(Suppl 3):87-92, 2005.
13. Hannouche D, Hamadoubhe M, Nizard R, et al: Ceramics in total hip replacement. Clin Orthop Relat Res 430:62-71, 2005.
14. Prudhommeaux F, Hamadouche M, Nevelos J, et al: Wear of alumina-on-alumina total hip arthroplasties at mean 11-year follow-up. Clin Orthop Relat Res 379:113-122, 2000.
15. Isaac GH, Wroblewski BM, Atkinson JR, et al: A tribological study of retrieved hip prosthesis. Clin Orthop Relat Res 276:115-125, 1992.
16. Oonishi H, Nishida M, Kawanabe K, et al: In-vitro wear of A1203/A1203 implant combination with over 10 million cycles. Proceedings of the 45th Annual Meeting of the Orthopaedic Research Society, Los Angeles, CA 1999.
17. Yamamoto T, Saito M, Ueno M, et al: Wear analysis of retrieved ceramic-on-ceramic articulations in total hip arthroplasty: Femoral head makes contact with the rim of the socket outside of the bearing surface. J Biomed Mater Res B Appl Biomater 73:301-307, 2005.
18. Fruh HJ, Willmann G: Tribological investigations of wear couple alumina-CFRP for total hip replacement. Biomaterials 19:1145-1150, 1998.
19. Archibeck MJ, Jacobs JJ, Black J: Alternate bearing surfaces in total join arthroplasty: Biologic considerations. Clin Orthop Relat Res 379:12-21, 2000.
20. Harms J, Mausle E: Tissue reaction to ceramic implant material. J Biomed Mater Res 13:67-87, 1979.
21. Sedel L, Simeon J, Meunier A, et al: Prostaglandin E2 level in tissue surrounding aseptic failed total hips. Effects of Materials. Arch Orthop Trauma Surg 111(5):255-258, 1992.
22. Catelas I, Petit A, Marchand R, et al: Cytotoxicity and macrophage cytokine release induced by ceramic and polyethylene particles in vitro. J Bone Joint Surg Br 81:516-521, 1999.
23. Petit A, Catelas I, Antoniou J, et al: Differential apoptotic response of J774 macrophages to alumina and ultra-high-molecular-weight polyethylene particles. J Orthop Res 20:9-15, 2002.
24. Bizot P, Nizard R, Hamadouche M, et al: Prevention of wear and osteolysis: Alumina-on-alumina bearing. Clin Orthop Relat Res 393:85-93, 2001.
25. Hamadouche M, Boutin P, Daussange J, et al: Alumina-on-alumina total hip arthroplasty: A minimum 18.5-year follow-up study. J Bone Joint Surg Am 84:69, 2002.

26. Murphy S, Ecker T, Tannast M, et al: Experience in the United States with alumina ceramic-ceramic total hip arthroplasty. Semin Arthroplasty 17:120-124, 2006.

27. Hannouche D, Nich C, Bizot P, et al: Fractures of ceramic bearings: History and present status. Clin Orthop Relat Res 417:19-26, 2003.

28. Barrack RL, Burak C, Skinner HB: Concerns about ceramics in THA. Clin Orthop Relat Res 429:73-79, 2004.

29. Michaud RJ, Rashad SY: Spontaneous fracture of the ceramic ball in a ceramic polyethylene total hip arthroplasty. J Arthroplasty 10:863-867, 1995.

30. McLean CR, Dabis H, Mok D: Delayed fracture of the ceramic femoral head after trauma. J Arthroplasty 17:503-504, 2002.

31. Masuis JL, Bourne RB, Ries MD, et al: Zirconia femoral head fractures: A clinical and retrieval analysis. J Arthroplasty 19:898-905, 2004.

32. Allain J, Roudot-Thoraval F, Delecrin J, et al: Revision total hip arthroplasty performed after fracture of a ceramic femoral head: A multicenter survivorship study. J Bone Joint Surg Am 85:825-830, 2003.

33. Nevelos JE, Ingham E, Doyle C, et al: Microseparation of the centers of alumina-alumina artificial hip joints during simulator testing produces clinically relevant wear rates and patterns. J Arthroplasty 15:793-795, 2000.

34. Sedel L, Nizard R, Bizot P, Meunier A: Perspective on a 20-year experience with ceramic-on-ceramic articulation in hip replacement. Semin Arthroplasty 9:123-134, 1998.

35. Restrepo C, Parvizi J, Kurtz SM, et al: The noisy ceramic hip: is component malpositioning the cause? J Arthroplasty 23(5):643-649, 2008.

36. Skinner HB: Ceramic bearing surfaces. Clin Orthop Rel Res 369:83-91, 1999.

37. Clark IC, Good V, Williams P, et al: Ultra-low wear rates for rigid-on-rigid bearings in total hip replacements. Proc Inst Mech Eng [H] 214:331-347, 2000.

38. O'Leary JF, Mallory TH, Kraus TJ, et al: Mittelmeier ceramic total hip arthroplasty: a retrospective study. J Arthroplasty 3:87-96, 1988.

39. Sedel L: The tribology of hip replacement. In Kenwright J, Fulford DJ (eds): European Instructional Course Lectures, vol 3, London. British Editorial Society of Bone and Joint Surgery, 1997, pp 25-33.

40. Fritsch EW, Gleitz M: Ceramic femoral head fractures in total hip arthroplasty. Clin Orthop Relat Res 328:129-136, 1996.

41. Cooper J, Dowson D, Fisher J, et al: Ceramic bearing surfaces in total artificial joints: Resistance to third body wear damage from bone cement particles. J Med Eng 15:63-67, 1991.

42. Davidson JA, Poggie RA, Mishra AK: Abrasive wear of ceramic, metal and UHMWPE bearing surfaces from third-body bone, PMMA bone cemented and titanium debris. Biomed Mater Eng 4:213-229, 1994.

43. Breval E, Breznak J, MacMillian NH: Sliding friction and wear of structural ceramics. J Mater Sci 21:931-935, 1988.

44. Clarke IC, Good V, Williams P, et al: Ultra-law wear rates for rigid-on-rigid bearing in total hip replacements. Proc Inst Mech Eng 214:331-347, 2000.

45. Lerouge S, Huk O, Yahia L, et al: Ceramic-ceramic and metal-polyethylene total hip replacements: comparison of pseudomembranes after loosening. J Bone Joint Surg Br 79:135-139, 1997.

46. Bizot P, Hannouche D, Nizard R, et al: Hybrid alumina total hip arthroplasty using a press-fit metal-backed socket in patients younger than 55 years: A 6 to 11 year evaluation. J Bone Joint Surg Br 86:190-194, 2004.

47. Komistek R, Northcut E, Bizot P, et al: In vivo determination of hip joint separation in subjects having either an alumina-on-alumina or alumina-on-polyethylene total hip arthroplasty. Proceedings of the 69th Annual Meeting of the American Academy of Orthopaedic Surgeons, Dallas, TX 2002.

48. Jarrett CA, Ranawat A, Bruzzone M, et al: The squeaking hip: an under-reported phenomenon of ceramic-on-ceramic total hip arthroplasty. J Arthroplasty 22(2):302, 2007.

49. Walter WL, O'toole GC, Walter WK, et al: Squeaking in ceramic-on-ceramic hips: the importance of acetabular component orientation. J Arthroplasty 22(4):496-503, 2007.

50. Nizard RS, Sedel L, Christel P, et al: Ten-year survivorship of cemented ceramic-ceramic total hip prosthesis. Clin Orthop Relat Res 282:53-63, 1992.

第 64 章

髋关节承重面替换的新进展

John Dumbleton, Michael Manley, Aiguo Wang, Eric Jones, Kate Sutton

现代髋关节承重面组合包括聚乙烯、陶瓷和金属材料。临床上，大部分的承重面组合包括钴铬（cobalt-chromiam，CoCr）合金或陶瓷股骨头与高交联超高分子聚乙烯（high-molecular weight polyethylene，HXPE）髋臼关节。氧化铝对氧化铝陶瓷关节和钴铬合金对钴铬合金关节被用于年轻且更活跃的患者。每种假体承重面组合都有自身的优势和劣势。氧化铝对氧化铝陶瓷是继钴铬合金对钴铬合金承重面之后磨损率最低的。第一代HXPE的磨损率比氧化铝对氧化铝或铬合金对钴铬合金高，但比传统的聚乙烯材料要低，仍需对HXPE的骨质溶解关注。氧化铝对氧化铝关节可能会发生碎裂，需翻修，并且关节可能会产生噪声。钴铬合金对钴铬合金承重面会释放金属离子，有可能导致局部和全身的生物学损害。对这些承重面组合的研究还在继续。第二代的HXPE材料已经问世。具有高断裂韧性的陶瓷复合材料正在进行临床研究，将被用于陶瓷对钴铬合金关节。

除了承重面发展主要领域之外，有两种截然不同的材料，其研究工作已经进行了约二十年。这两种类型的材料是碳纤维高分子复合材料和弹性体材料。前者的一个例子是碳纤维聚醚醚酮（carbon fiber polyether ether ketone，CFPEEK），由于其有由石墨前身生产的碳纤维的存在，所以磨损率低。聚氨酯和弹性体材料提供了符合要求的全膜润滑表面，其具有易可折性，并伴低摩擦和承重面的低磨损。这些供替换的承重材料在某些设计中得到特殊应用。

碳纤维聚乙烯材料

碳纤维超高分子量聚乙烯复合材料（ultra-high-molecular weight polythylene，UHMWPE）已于20世纪80年代初应用于胫骨承重面（Poly-2；Zimmer，Warsaw，IN）。然而，临床效果很差，很多需要翻修。图64-1A所示的是碳纤维增强的超高分子量聚乙烯复合材料的断裂表面。碳纤维和聚乙烯基质之间没有交叉界面，平滑的纤维可作为证据。负荷只能借助纤维和基质之间的压缩力来传导，从而导致构架的低效。

碳纤维增强环氧树脂复合材料（carbon fiber-reinforced epoxy composites，CFRP）作为髋臼组成部分与氧化铝股骨头相关节，于20世纪80年代末被引入欧洲，其研究结果已在别处描述[1,2]。模拟器的研究报告显示磨损率为 1 ~ 3μm/ 每百万周期。用CFRP做成的髋臼杯被植入6只狗体内并观察5.5年，无不良结果。在始于1989年的一份临床研究中，101例患者接受了碳纤维复合材料髋臼。在翻修术的病例中，组织中有少许的颗粒，生物反应是良性的。回收的髋臼磨损率是每年 6.1 ~ 6.3μm，与可见到的HXPE材料的磨损率差不多。

环氧树脂是热固形材料，一旦它们通过化学反应"定型"，除了加工外则没其他办法塑形。许多热塑性复合材料可通过加热和加压然后"定型"。聚醚醚酮（poly-ether ether ketone，PEEK）是一种热塑性的高性能聚合物，由于其强度、韧性、稳定性和生物相容性被认为是富有吸引力的

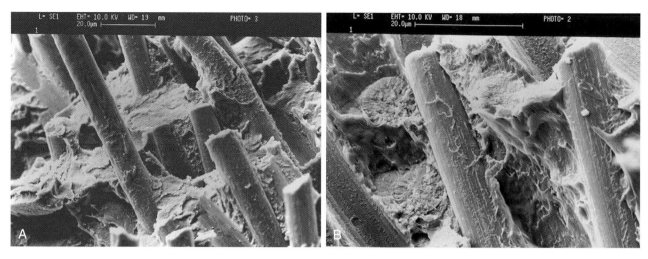

■ 图 64-1　**A**，碳纤维超高分子量聚乙烯复合材料的碎裂表面。纤维没有附着在聚乙烯基质上。**B**，一个 CFPEEK 复合材料的断裂面。该纤维是由聚醚醚酮基质润湿，从而造成碳纤维和聚合物基体的粘接

复合基质材料。聚醚醚酮椎间盘垫片被广泛用于脊柱融合术[3]。图 64-1B 显示了 CFPEEK 复合材料的断裂面。纤维和基质之间的连结由聚合物卷曲联系，可使负荷像压力一样在拉力和剪力状态下传递，从而借助纤维导致聚合物的有效加强。

碳纤维聚醚醚酮的磨损研究

磨损研究定义了碳纤维的类型和碳纤维的复合加载水平[4,5]。沥青基和聚丙烯腈（polyacrylonitrile，PAN）基碳纤维（Amoco）均被研究。纤维的平均直径为 11nm，平均长度为 200nm。使用碾磨的碳纤维与 PEEK 聚合物（Victrex，grade 150G；West Conshohocken，PA）制备复合共混物。通过注塑复合颗粒制备髋臼组件。初步成型研究表明，体积上装载超过 20% 的碳纤维是必要的，可以取得理想的球形耐力。表 64-1 给出了 PEEK、沥青基和聚丙烯腈基碳纤维以及加入 30% 碳纤维承载复合物的属性。研究也调查了将几何形状不一致的 CFPEEK 用于膝关节胫骨假体的可能性[5]。然而，在这种不一致性的应用中，磨损率高，这种复合物不适合膝关节置换。

在 MTS 机器上进行在其他地方描述的髋关节模拟器评估（MTS 系统公司，Eden Prairie，MN）[4,6]。将髋臼单件假体与 32mm 直径内衬组装，并在塑形条件下测试。使用钴铬合金、氧化铝和氧化锆股骨头研究股骨头材料的效果。所有组件在空气中经过 γ 射线灭菌，剂量为 25 千戈瑞。模拟水平

表 64-1　超高分子量聚乙烯、聚醚醚酮、碳纤维以及 30% 沥青基碳纤维复合物的属性

材料	密度（g/cm³）	拉伸模量（GPa）	拉伸强度（MPa）
高分子量聚乙烯	0.935	0.80	61
聚醚醚酮	1.30	3.80	240
聚丙烯腈基纤维	1.76	231	3450
沥青基纤维	2.00	170	1400
30% 沥青基碳纤维复合物	1.51	12.0（最低）	125（最低）

行走达 2 百万周期，至 2 百万周期时作重量丢失的周期测定。图 64-2 显示了关节对氧化铝股骨头的容积磨损率。PEEK 聚合物的磨损高于传统的 HXPE。然而，加入碳纤维的 PEEK 聚合物的磨损大幅下降。30% 承载复合物比 20% 承载复合物磨损率低，但 40% 承载复合物的磨损没有多大改进。图 64-3 示不同股骨头材料和加入两种不同类型碳纤维的 30% 纤维承载复合物的体积磨损率。由于碳纤维的研磨特性，钴铬合金股骨头不适合用于 CFPEEK 复合材料关节。沥青基纤维比聚丙烯腈基纤维的磨蚀少，因为它们含有较高的石墨成分。使用沥青基纤维的髋臼和氧化锆股骨头的磨损率最低。

经过筛选研究，使用 28mm 的组件进行 1000 万周期模拟器的评估。对准备成型的髋臼内衬使

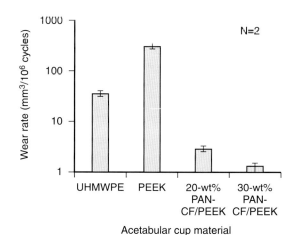

图 64-2　向超高分子量聚乙烯、UHMWPE、PEEK 加入 20% 纤维及 30% 纤维的 CFPEEK 的髋关节模拟器对直径为 32mm 的氧化铝股骨头的体积磨损率

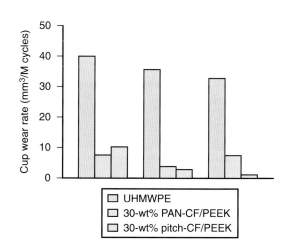

图 64-3　加入 30% 沥青基碳纤维或 30% 聚丙烯腈基碳纤维的 HXPE 和 CFPEEK 髋关节模拟器的体积磨损率。关节为分别对应 32mm 直径的钴铬合金、氧化铝和氧化锆股骨头

用 PEEK 锁紧环固定在系列 12 髋臼杯上（Stryker Orthopaedics，Mahwah，NJ）（图 64-4）。使用氧化锆股骨头。γ 射线空气灭菌的 HXPE 组件的磨损率为 35mm³/ 每百万周期，而加入 30% 沥青基碳纤维的碳纤维聚醚醚酮的磨损率为 0.39mm³/ 每百万周期。复合材料的磨损率可与 HXPE 相媲美。

碳纤维聚醚醚酮的临床研究

　　欧洲于 2001 年 4 月 开始临床研究使用 CFPEEK 内衬（加入 30% 沥青基纤维）。在此项

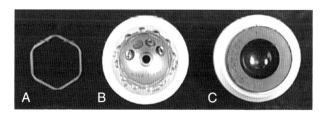

图 64-4　**A**，聚醚醚酮锁紧环，**B**，钴铬合金系列 12 髋臼壳，**C**，锁定在外壳的 CFPEEK 内衬，用于髋关节模拟器评估 10 万周期的磨损率

研究中，髋臼成形后制作内衬是必要的，目的是达到足够的周缘，内衬厚度大于 6mm，为 ABG II（Stryker Orthopaedics，Herouville，法国）设计的组件。臼杯采用类似用于髋部模拟器研究的锁定机制。在模拟器测试的过渡期后，临床经验表明氧化锆股骨头在体内受转换相的支配，增加了表面粗糙度，产生磨蚀磨损。因此，此研究使用氧化铝股骨头。研究于 2003 年 10 月结束，共入选了 121 例患者。绝大多数患者为骨性关节炎（109/121）。截至 2006 年 11 月，这些患者中有 5 例再手术（其中 2 例因感染，1 例因假体周围骨折，2 例因假体松动）。研究结果不明显，下一步计划进行影像学研究，用 Martel 方法测量磨损。

作为承重面 CFPEEK 的应用前景

　　迄今为止，CFPEEK 髋臼的临床表现很好。但是，第二代的 HXPEs 可能会占据传统全髋关节置换的主导地位。CFPEEK 的出现可用于大直径表面置换设计，设计的基础是剑桥髋臼杯（Cambridge cup）。

　　剑桥髋臼杯是为了避免传统假体在髋臼上因应力遮挡产生的潜在问题而发展起来的，图 64-5A 显示了这个马蹄形设计，由 30% 碳纤维承载，加入聚对苯二甲酸丁二酯的常规 μHMPWE 的固态形状过度塑型而成。复合物的外表面喷涂羟基磷灰石。有一项针对 50 名无移位头下型股骨颈骨折妇女的临床研究。股骨柄假体为汤普森型半髋设计，股骨头表面光洁度与全髋关节置换中的股骨头光洁度相等，此结果在别处报道过[7]。

　　图 64-5B 显示的是基于剑桥髋臼置换表面的设计。假体表面由 CFPEEK 复合物注塑成型。然后在羟基磷灰石后接着钛等离子喷涂表面用于非骨水泥固定。与氧化铝股骨头互成关节。髋关节

模拟器评估使用 42mm 内径的组件，在模拟 1000 万往返步行水平下进行[8]。其磨损率是 0.06mm³/百万周期，低于第二代的 HXPE[9]。在润滑液中无法看到复合物的磨损颗粒（图 64- 6A）。复合物的接触面呈抛光状，没有材料脱落的迹象（图 64- 6B）。放大观察复合物接触面，只显示轻微的破坏（图 64- 6C）。

小结

与陶瓷股骨头匹配成关节时，CFPEEK 复合材料显示低磨损。磨损率与对 HXPE 对金属或金属对金属假体的磨损率相当。CFPEEK 复合材料有可能替代目前使用的传统全髋关节置换承重面，对于大直径髋臼组件来说，CFPEEK 是最有前景的材料。

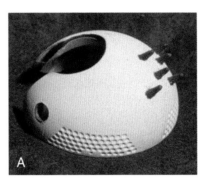
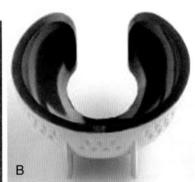

■ **图 64-5** **A**，剑桥髋臼杯显示连接固定的刃和羟基磷灰石涂层。聚乙烯承重表面和复合物的背面可以在假体的边缘看到。**B**，CFPEEK 承重面的髋臼假体和羟基磷灰石涂层的钛合金髋臼背面

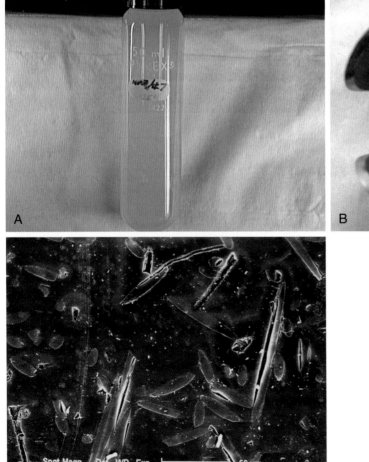
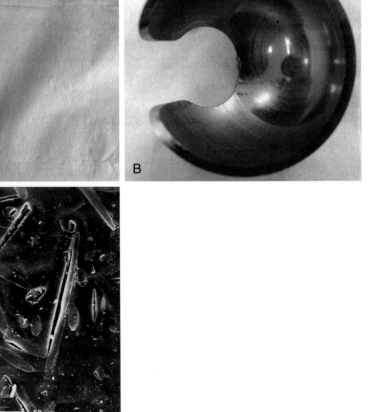

■ **图 64-6** **A**，CFPEEK 表面的髋关节模拟置换术后的牛小腿血清。**B**，经过 1000 千万周期后的 CFPEEK 表面髋关节假体表面研究。**C**，扫描电子显微镜（scanning electron microscopy，SEM）下，复合物接触区域显示有轻微的复合物结构损伤

顺应性承重面

长期以来，人们一直关注发展中的假体材料与关节软骨类似的摩擦和磨损行为[10]。软骨是顺应性承重面的一个例子，它具有低弹性模量但能在大的变形时不失效。含有滑液的关节软骨表面之间摩擦系数小于 0.01，这种低摩擦是通过三种润滑机制实现的：流体弹性动力学（elastohydrodynamic，EHD）、微流体弹性动力学（μEHD）和挤压膜润滑。负重情况下关节表面的弹性变形协助关节液使固 - 固接触面分离，以避免随之而来的磨损。μEHD 有局限于软骨表面粗糙面（粗糙度）相似的效果，当压力在滑液中由关节表面间的轨道运动产生时，EHD 和 μEHD 在行走时的站立相占主导地位。足跟着地时挤压膜作用呈主导，当两块软骨面相互朝向活动，挤压来自关节面之间的滑液。关节软骨变形可帮助维持滑液膜。

股骨头和髋臼健康软骨厚 2～4mm，弹性模量为 10～50MPa，泊松比（横向变形系数）为 0.42～0.47，表面粗糙度约为 2μm[11]。聚氨酯为合成聚合物，有类似关节软骨的特性（表 64-2）。用作承重面，已有广泛的研究确定聚氨酯的适用性。兴趣在于找到一种承重材料，其表面可被发生在关节液受压及关节面变形而分离，导致低摩擦和低磨损。此乃与来自应用 μHMPWE、CoCr 或氧化铝承重面等不同途径的用高摩擦系数和固体 - 固体接触的混合性润滑状态下的制作[11]。

聚氨酯

与多聚体（如聚乙烯或聚甲基丙烯酸甲酯）相比，聚氨酯有更复杂的结构。典型的聚氨酯由三个反应部件构成：二异氰酸酯、多元醇（低聚高分子）以及扩展链。聚氨酯弹性体的微观结构通常为一个两相的结构，其中的硬段微区（50～500nm）的大小分散在软段的基质内。硬段微区含甲烷二异氰酸酯和扩展链。软微区主要含有多元醇组。作为植入材料，软段的主要链是用作识别聚氨酯的类型。聚酯聚氨酯与酯链结合，聚醚聚氨酯与醚链结合，聚碳酸酯聚氨酸与碳酸盐结合。聚氨酯已广泛被用于心血管和整形外科植入物。在聚氨酯的三种类型中，聚碳酸酯聚氨酯的稳定性最高。Corethane 80A，现称为 Bionate 80A（Polymer Fechnology Croup，Irvine，CA），是一种 Shore A 硬度为 80 的聚碳酸酯聚氨酯，可与关节软骨相媲美。将该材料作为顺应性承重面关节材料与硬的承重面作匹配已作了广泛研究。

聚氨酯可经水解降解，可在环境应力下开裂，或因金属离子的氧化降解。分子的变化包括断链、解聚、形成双键、侧链改性和交联。也可能发生聚氨酯的矿化（钙化）。所有这些变化可能导致化学和机械性能的变化。在加速老化条件下对 Corethane 80A 对前述降解模式的对抗进行了研究[12]。Corethane 80A 显示了极好的稳定性，然而，预测的使用寿命有限，因为实时和加速老化之间的关系尚未界定。它也可能由于细胞作用而发生氧化降解[13]。

Corethane 80A 体内稳定性的研究在绵羊模型上进行[14]。骨水泥型人工全髋关节置换在绵羊身上进行，使用的是 Exeter 股骨组件。Corethane 80A 被用作髋臼承重面，外杯用的是 Corethane 75D[15]。Corethane 75D 现在被称为 Bionate 75D（Polymer Fechnology Croup，Irvine，CA）。Corethane 75D 是一个聚碳酸酯聚氨酯，含有较高比率的硬段到软段，导致邵氏 D 的硬度为 75。这种更硬、更坚固的聚氨酯被用作髋臼的外杯。从用坏的髋臼中取出内衬，分析其表面、化学、显微结构和力学改变。将样本与从未做移植的髋臼中取出的内衬相比较，后者被存储在 37℃空气中或存储在磷酸缓冲盐溶液中。图 64-7A 显示了一个使用 3 年组件的扫描电子显微镜图像。除了接触区域，其表面特性与未移植髋臼相似。接触表面粗糙，呈扁平状或磨损（图 64- 7B），没有物理或化学降解的迹象。使用衰减全反射傅立叶变换红外光谱（attenuated total reflection Fourier transform inflared spectroscopy，ATR-FTIR 的）测定碳酸盐含量，与长达 3 年的对照组相比，碳酸盐含量没有改变（图 64-8）。在植入 1、2、3 年后，分别测定纳米

表 64-2　聚合物与关节软骨的模量和拉伸性能的比较		
材料	拉伸强度（MPa）	拉伸模数（MPa）
关节软骨	10～30	10～100
聚氨酯	20～60	10～100
硅橡胶	3～12	3～6
聚烯烃纤维	10～16	140～1600

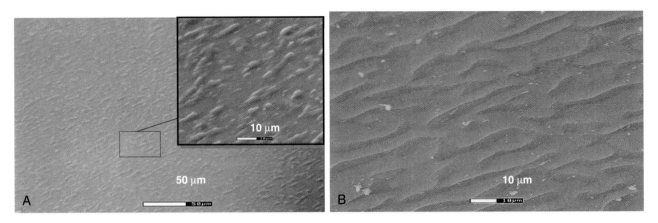

■ 图 64-7 **A**，对从远离接触面外取出的承重面的环境扫描电子显微镜照片。**B**，环境扫描电子显微镜照片，回收组件的接触面

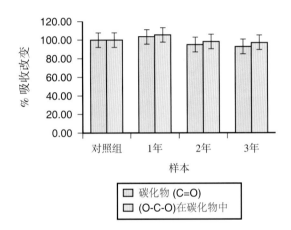

■ 图 64-8 与对照组相比，在植入后 1、2、3 年用 ATR - FTIR 测定的碳酸盐含量

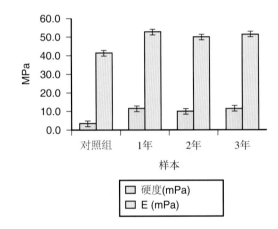

■ 图 64-9 与对照组相比，在植入 1、2、3 年后硬度和弹性模量的变化

压痕和弹性模量，并与对照组相比较。植入 1 年后硬度和弹性模量增加（图 64-9）。然而，在这之后弹性模量和硬度并没有改变。需要植入后 4 年进一步取出标本以证实 Corethane 80A 的稳定性。

承重面设计

关于顺应性承重面的一系列调查研究包括不同的参数，如聚氨酯类承重面、承重面的厚度及间隙等[16-18]。研究中所用的润滑液的黏度范围为 0.001 ~ 0.150 帕。将用第一次注塑的 Corethane 75D 外壳制造髋臼（内径 = 股骨头大小 + 屈从层厚度间隙）。然后将 Corethane 80A 承重层经钻在外壳极上的一个洞注塑成型（内径 = 径向间隙 + 股骨头大小）（图 64-10）。除了硬段到软段的比例，因为这两个聚氨酯聚合物有类似的化学结构，

聚合物接触时发生混合，产生具有优异强度的弥散层界面。

研究发现，屈从层的最佳厚度为 2mm。对于 32mm 内径的组合髋臼杯，0.08mm 的径向间隙过小，而 0.10 ~ 0.25mm 的间隙提供低摩擦。圆度不良在较大的间隙时能较好地耐受。将嵌入物的周径半径张开可预防承重面的夹紧和间隙缩小。股骨头的大小不是最重要的，直径 22mm、28mm、32mm 和 46mm 的承重面顺应性表现良好。行走时移动摩擦为 0.01 或更小，与滑膜关节相当。在没有润滑剂的情况下摩擦系数是 1，如果在这样的条件下接触关节，承重面顺应性会受到不可逆的损坏。在润滑条件下，固 - 固接触的发生率仅为 1%，从而导致 0.01 的低摩擦率以及低磨损率。

一个值得关注的问题是，在关节活动的起始

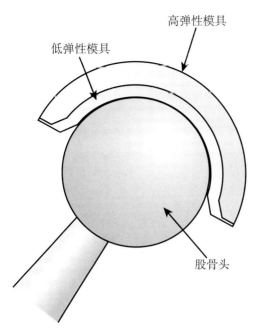

低弹性模具　　　高弹性模具

股骨头

■ 图 64-10　髋臼组件设计示意图：Corethane 75D 的外壳和 Corethane 80A 内部的标准承载层

阶段可能会产生高摩擦。静止一段时间后，关节液可在有限的时间内润滑关节面。然而，在移动负重的不同时间摩擦研究表明，全膜润滑液承重面起作用的时间，在不到半个步行周期。

顺应性承重面的其他应用

在全膝关节置换术中，顺应性承重面是很有前景的胫骨组件[19,20]。与钴铬合金股骨组件成关节，用 Corethane 75D 作背衬的 Corethane A 胫骨承重面在全液体膜下活动，从而保证了低摩擦、低磨损。承重面之间骨水泥颗粒的进入使摩擦力适度增加，但摩擦力又迅速恢复到颗粒进入前的数值。这些颗粒之所以能够从关节中游离出是因为聚氨酯的顺应特性。在含有 UHMWPE 的胫骨部件，骨水泥颗粒的导入会使摩擦极大提高，随着关节活动摩擦慢慢降低。因为颗粒往往会嵌在聚乙烯表面，造成广泛的损害。

结论

聚氨酯提供了顺应的表面，使人工关节像自然关节一样在全膜润滑下工作。Corethane 80A 是一种聚碳酸酯聚氨酯，已被广泛用于研究体内生物稳定性，历经 4 年的体外加速老化试验和绵羊模型的植入试验显示，该材料似乎是稳定的，虽然需进一步确定长期的植入是否会受到来自液体吸收或细胞作用而发生改变，并未发生体内关节液吸收或细胞作用所产生的不良作用。理论和实验研究已确定髋臼假体组件的顺应层厚度和间隙。Corethane 80A 是一个有前景的顺应性良好的胫骨承重面。

小结

由于金属对聚乙烯、金属对金属、陶瓷对陶瓷承重面极好的跟踪记录、抗损坏能力以及生产和使用的便利性，它们仍将继续是人工全髋关节置换术中主流的承重面材料。摩擦研究表明这些承重面是在混合润滑方案下工作的[11]，粗糙面接触估计占表面的 50%。低磨损是由于承重面材料的内在属性[18]。同样的情况也适用于陶瓷对 CFPEEK 髋关节承重面，复合物髋臼组件耐磨损的原因是低承重面磨损。CFPEEK 最有吸引力的地方似乎是大直径表面置换设计。比较而言，顺应性承重面提供的低摩擦仅为粗糙接触的 1% 左右。顺应性承重面的低磨损率主要是因为承重面轨迹的润滑液而不是来自承重面材料的抗磨特性。在干燥或不良的润滑条件下，顺应性承重面出现高磨损。CFPEEK 在使用不适合时会出现高磨损，与 CFPEEK 不同，Corethane 80A 是有前景的全髋关节置换的承重材料，可用于与钴铬合金或氧化铝匹配。Corethane 80A 也是一种有前景的胫骨承重面材料。虽然 CFPEEK 复合材料和聚氨酯弹性材料都表现出良好的生物相容性、生物稳定性和摩擦特性，但无论在广泛使用哪种材料之前，都需进行广泛的临床研究。低磨损和低噪声的潜在优势揭示应采用这种临床评估。

（史振才 译　李子荣 校）

参考文献

1. Fruh H-J, Willmann G: Tribological investigations of the wear couple alumina-CFRP for total hip replacement. Biomaterials 19:1145-1150, 1998.
2. Scheller G, Schwarz M, Fruh H-J, Jani L: Simulator trials to determine the wear of the combination aluminium oxide ceramic-carbon fibre reinforced plastic (CFRP) used as an insert in a hip socket. Arch Orthop Trauma Surg 119:13-17, 1999.
3. Cutler AR, Siddiqui S, Mohan AL, et al: Comparison of polyetheretherketone cages with femoral cortical bone allograft as a single-piece interbody spacer in transforaminal lumbar spinal fusion. J Neurosurg Spine 5:534-539, 2006.
4. Wang A, Lin R, Polineni VK, et al: Carbon fiber reinforced polyether ether ketone composite as a bearing surface for total hip replacement. Tribology Int 31:661-667, 1999.
5. Wang A, Lin R, Stark C, Dumbleton JH: Suitability and limitations of carbon fiber reinforced PEEK composite as bearing surfaces for total joint replacement. Wear 225-229:724-727, 1999.
6. Mejia LC, Brierley TJ: A hip wear simulator for the evaluation of biomaterials in hip-arthroplasty components. Biomed Mater Eng 4:259-271, 1994.
7. Field RE, Rushton N: Five-year clinical, radiological and post-mortem results of the Cambridge cup in patients with displaced fractures of the neck of the femur. J Bone Joint Surg Br 87:1344-1351, 2005.
8. Essner A, Jones E, Wang A: A flexible CF-PEEK composite cup: An option for acetabular resurfacing. 53rd Annual Meeting of the Orthopaedic Research Society, San Diego, CA, February 11-14, 2007.
9. Herrera L, Lee R, Essner A, et al: Hip simulator evaluation of the effect of femoral head size and liner thickness on the wear of sequentially crosslinked acetabular liners. 53rd Annual Meeting of the Orthopaedic Research Society, San Diego, CA, February 11-14, 2007.
10. Unsworth A: Tribology of human and artificial joints. Proc Inst Mech Eng [H] 205:163-172, 1991.
11. Scholes SC, Unsworth A: Comparison of friction and lubrication of different hip prostheses. Proc Inst Mech Eng [H] 214:49-57, 2000.
12. Khan I, Smith N, Jones E, et al: Analysis and evaluation of a biomedical polycarbonate urethane tested in an in vitro and an ovine arthroplasty model. Part I: Materials selection and evaluation. Biomaterials 26:621-631, 2005.
13. Christenson EM, Dadsetan M, Wiggins M, et al: Poly(carbonate urethane) and poly(ether urethane) biodegradation: In vivo studies. J Biomed Mater Res 69:407-416, 2004.
14. Khan I, Smith N, Jones E, et al: Analysis and evaluation of a biomedical polycarbonate urethane tested in an in vitro study and ovine arthroplasty model. Part II: In vivo investigation. Biomaterials 26:633-643, 2005.
15. Carbone A, Howie DW, McGee M: Aging performance of a compliant layer bearing acetabular prosthesis in an ovine hip arthroplasty model. J. Arthroplasty 21:899-906, 2006.
16. Scholes SC, Unsworth A, Blamey JM, et al: Design aspects of compliant, soft layer bearings for an experimental hip prosthesis. Proc Inst Mech Eng [H] 219:79-87, 2005.
17. Scholes SC, Burgess IC, Marsden HR, et al: Compliant layer acetabular cups: Friction testing of a range of materials and designs for a new generation of prosthesis that mimics the natural joint. Proc Inst Mech Eng [H] 220:583-596, 2006.
18. Jones TE, Smith NG: Prosthesis bearing element and method of manufacture. US Patent 5,879,397: 1999.
19. Ash HE, Scholes SC, Unsworth A, et al: The effect of bone cement particles on the friction of polyethylene and polyurethane knee bearings. Phys Med Biol 49:3413-3425, 2004.
20. Scholes SC, Unsworth A, Jones E: Polyurethane unicondylar knee prostheses: Simulator wear tests and lubrication studies. Phys Med Biol 52:197-212, 2007.

第65章

微创全髋关节置换术

Mark W. Pagnano, Mir Ali

在过去的十年中，人们对微创骨科手术的兴趣大增，特别是选择性骨科手术，如 THA。患者强烈的兴趣促使手术医生和骨科制造业发展了利于微创手术入路的许多技术和器械。微创 THA 的定义仍在争论中；然而，应用 10cm 或更小的皮肤切口的一些技术可很方便施行骨科手术。

虽然一些研究显示微创 THA 给患者带来一些好处，但许多手术医生仍持批评态度，认为手术技术的这些改变仅在术后早期观察到功能改变。在同一时间段，出现了各种微创手术支架，手术医生用各种技术对术前、术中、术后进行改进，使整个围手术过程获得更新。对接受 THA 手术者，更多的手术过程及期望康复的术前教育，使患者与手术医生期望同步，可以实现较十年前更迅速的康复[1]。围术期实质性进展是在更有效的麻醉及多模式镇痛方案实施后获得的[2]。方案使疼痛最小化，由于使用麻醉药的副反应，如嗜睡、尿潴留、恶心、呕吐、术后肠胀气降到最低而允许更快的康复。由于止痛药的进步，术后患者疼痛轻，因而可尽早行理疗，较快速地出院。这些进步与微创手术技术同步引入，因此很难客观准确地评价哪些因素对患者功能改善起作用。而且，一些手术医生仅选择性对较年轻或不肥胖患者进行微创手术，故结果很好。因此，并于微创手术技术的好处仍不清楚。本章目的是复习最常用于微创 THA 的手术入路，这些技术的各自优、缺点以及可用的临床资料。

入路

后侧微创手术（后外侧微创手术）

在美国，由于超过 60% 的 THA 经后侧入路实施，许多骨科医生使用某些改良的后侧入路作微创 THA 的尝试是符合逻辑的。由于微创后侧入路能满足大多数患者的要求，许多手术医生可能不需要去学习其他的微创手术入路行 THA。

后侧微创 THA 的一种常用的技术是由 Dorr 和他的同事描述的[3]。简单地说，将患者放置在侧卧位，沿转子后缘做约 8cm 长的皮肤切口，即将大转子顶点至股骨肌结节水平切开。切开筋膜后将臀大肌纤维平行向近端分开（图 65-1）。然后用手指分离以确定臀中肌和臀小肌间的平面。平行臀小肌下缘至梨状肌窝，然后转向远端自大转子切断外旋肌止点至股方肌上缘，显露关节囊，作 L 形切口。然后，将髋关节脱位，依据术前计划锯断股骨颈。微创将前关节囊切开，显露髋臼。弧形扩髓器（或）计算机导航可用于髋臼扩髓，安放髋臼杯。将截骨的股骨端从切口露出，然后将特殊的抬高器放置在股骨颈下，以便于股骨髓腔准备和插入股骨柄试模及随后的股骨柄假体。经大转子钻孔修复后侧关节囊和外旋肌，或应用外旋肌和关节囊与臀中靠近的软组织修复。然后切除上部关节囊的边缘。闭合外层的筋膜和皮肤。

后侧微创入路的显著优点为多数医生熟悉。如证明显露不理想或发生并发症，此入路很容易转成标准后外侧入路。该入路需剥离的肌肉较标准后侧入路少，从而可减少术中出血和术后疼痛，

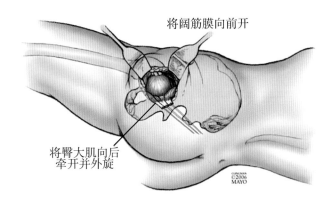

将阔筋膜向前开

将臀大肌向后
牵开并外旋

■ 图 65-1　髋关节后侧微创入路术。切开阔筋膜张肌（tensor fasciate late，TFL）和臀大肌之间的筋膜，显露外旋肌，然后切开外旋肌至髋关节后方的关节囊（Clingman © 2006 Mayo。经允许使用）

使患者更快恢复和出院。最近的尸检研究显示髋关节置换时，后侧微创入路造成的肌肉损伤较双切口微创入路小[4]。

后侧微创入路的主要缺点是假体位置不理想。Woolson 及其同事在比较研究中显示，与标准后侧入路相比，微创后侧入路髋臼假体被放置不良是前者的两倍，而股骨假体位置不良是前者的三倍[5]。髋臼假体易被放置在过度垂直位。因试图避免损伤切口边缘的皮肤而使进点偏后侧，使股骨假体易被放置在屈曲位。由 Sculco 及其同事[6,7] 以及其他人的随后研究显示较低的位置不良发生率应归功于 Woolson 对手术医生学习曲线的早期发现。第二个缺点是切口近端皮肤在股骨扩髓过程中有挫伤的危险，手术医生团队必须仔细保护此处的皮肤。Woolson 比较了后侧微创入路与标准后侧入路的切口，发现前者伤口并发症的发生率增加。

最近的随机研究比较了标准后侧入路和微创后侧入路，Chimento 及其同事显示，后侧微创技术对体重指数低于 30 的患者有优势[8]。这些患者术中失血较少，总失血量也较少，且术后 6 周跛行较少。但是，术后 1 年和 2 年的功能结果无区别。大量的研究表明，后侧微创入路与标准后侧入路相比益处不大。Ogonda 及其同事研究了随机分配的标准后侧切口和后侧微创入路两组患者，比较了术后血细胞比容、输血需求、疼痛指数及镇痛剂的用量，结果发现两者无显著性差异[9]。此外，早期行走能力或住院时间长短均无差异，术后 6 周的功能结果评分相同。这组调查者还做了

一个全面步态分析研究，结果发现后侧微创入路和标准后侧入路两组患者之间没有差异[10,11]。具体来说，在步速、便于移动、爬楼梯、术后 2 天及 6 周助行器的使用等无差异。

Wenz 及其同事将后侧微创入路患者的结果与传统直接外侧入路的全髋关节置换术患者结果进行了回顾性比较[17]，发现后侧微创切口组患者的手术时间短，术中出血少，术中输血较少。术中和术后并发症的发生率方面两组没有显著性差异。后侧微创切口组术后很少需要输血。X 线分析显示两组的假体位置和骨水泥层都是合适的。唯一的区别是后侧微创切口组中较为肥胖的患者出现轻微的股骨柄外翻倾向。后侧微创切口组的早期功能结果较好，较多的患者能在术后 1 天行走，且较少患者需要物理治疗辅助。后侧微创切口患者出院后对护理的熟练度要求不高，但并未缩短住院时间。

前外侧微创手术

为了使脱位危险降到最低，很多医生提倡在全髋关节置换术中使用前外侧入路。改良的前外侧入路发展为微创全髋关节置换术[13]。简言之，患者取侧卧位，切口长度为 8cm，从后上到前下方向，并与股骨成 25°～30°，中点在股骨大转子顶点远端 2cm。切开筋膜，然后在转子前部和上部交界处分离臀中肌的前 25%。然而以 L 形切口横切臀小肌（图 65-2）。将小腿轻度外旋，将前部外展肌从转子上切断。显露前髋关节囊并切开。这时髋关节就可以在不破坏剩余外展肌的情况下慢慢脱位。暂时截断股骨颈可以更好地显露小转子，然后根据术前模板行最终股骨颈截骨。

使用特殊牵开器并小心移动小腿，髋臼可获良好的显露。用特殊低切迹的髋臼锉准备髋臼，随后安放髋臼假体。将股骨抬出手术切口位置进行扩髓，通过屈曲、外展和外旋髋关节完成，在前方需要将无菌袋放置小腿处。除了股骨周围的牵开器外，使用 Hohmann 牵开器以预防外展肌的损伤。股骨扩髓，临时假体试模成功后安放真的股骨假体。放置最终的假体后，通过大转子上钻孔修复臀小肌和臀中肌。

与标准后方入路相比，微创前外侧入路主要的理论优势是脱位风险较低。微创前外侧入路的

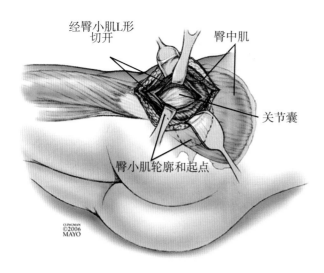

■ 图 65-2 髋关节微创前外侧入路。切开臀中肌前部 33% 后,以 L 形切口切开臀小肌,牵开臀小肌以显露前方的髋关节囊(Clingman © 2006 Mayo。经允许后使用)

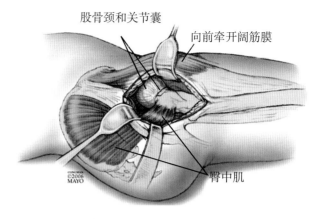

■ 图 65-3 髋关节微创 Watson-Jones 入路。分开筋膜后,钝性分离阔筋膜张肌和臀中肌,可触及股骨颈的前部和后部以及覆盖其上的髋关节囊(Clingman © 2006 Mayo。经允许后使用)

支持者认为,与传统的前外侧入路相比,它横切的肌肉和肌腱较少,导致住院时间短,恢复较快,外观更好 [13]。这些论点缺乏任何前瞻性或回顾性对照研究支持。

微创 Watson–Jones 切口

经典的 Watson-Jones 前方入路比经典的后方入路有更好的髋关节稳定性,但代价是增加了因外展肌无力所致的术后跛行的可能性,这是该入路损伤臀中肌和臀小肌的结果。微创 Watson-Jones 前方入路是此经典入路的改良 [14]。

使切口越过大转子前结节,向髂前上棘延伸 6 ~ 7cm。沿皮肤切口方向分离皮下组织和筋膜,将阔筋膜张肌和臀中肌之间的肌间隙钝性分开,可触及股骨颈的前部和上部(图 65-3)。将 Hohmann 牵开器置于股骨颈的上方和下方,U 形切开髋关节囊。外旋髋关节,通过两次截骨术取出股骨头。第一次截骨于股骨头 - 颈交界处,此后的第二次截骨参照大转子。按术前计划一旦完成两次截骨后,就可以取出股骨颈断片和股骨头,从而显露髋臼。

用 2 ~ 3 个 Hohmann 牵开器可满意地显露髋臼;在髋臼打磨和准备前,切除髋关节囊和其间所有的软组织。一旦安放髋臼假体后,将注意力转至股骨。将小腿置于后方的口袋中,要求腿位于伸展位(图 65-4)。用一抬高牵开器如髋防滑牵

开器,与 Hohmann 牵开器联用,使股骨牵开,可使对外展肌的损害降到最低。准备股骨,在插入真的股骨假体前行假体试模测试。放置好最终的假体后,关闭伤口,包括直接修复切开的髋关节囊和外展肌。

与标准后方入路相比,微创 Watson-Jones 入路的优点是较低的脱位风险 [15]。缺点包括臀上神经损伤危险(短暂或永久),以及外展肌与转子缝合后不完全愈合,导致 Trendelenburg 跛行。此入路的提倡者认为臀上神经损伤的风险在下降,因为大多数的显露位于股骨大转子上方 3 ~ 5cm 的"安全区"。此外,他们认为康复较快且不会发生 Trendelenburg 跛行,因为于只对臀中肌和阔筋膜张肌间作钝性分离,而未切断外展肌,所以没有修复这些肌肉的必要 [14]。早期的观测研究表明,微创 Watson-Jones 入路可使髋臼和股骨假体妥善安放,对大多数患者是安全的 [16]。但是,至今没有比较研究的资料肯定这些假设。

直接外侧入路微创手术

另一个常用于初次全髋关节置换术和人工双极股骨头置换术的入路是改良的 Hardinge 入路,该方法采用直接的外侧平面入路。这种微创入路也被改良并应用于微创全髋关节置换术中 [17]。这种入路有几点不同于传统的方法。首先,切口定位非常精确,常使用切口测量尺,股骨参考点位于近端股骨大转子顶点以远 2cm 处。切口长 10cm,与参考点近端向后成角约 30°,与参考点远端向前

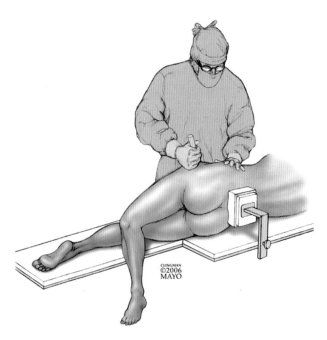

图 65-4 微创 Watson-Jones 入路，准备股骨时术侧下肢位置（Clingman © 2006 Mayo。经允许后使用）

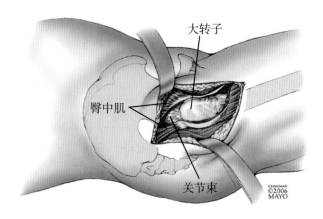

大转子

臀中肌

关节束

图 65-5 髋关节微创直接外侧入路。从股骨大转子上剥离外展肌，与股直肌形成连续肌腱袖，以造成移动窗，显露髋关节（Clingman © 2006 Mayo。经允许后使用）

方成角约 30°。通过分离皮肤切口近端和远端 3cm 筋膜的皮下脂肪创建移动窗（图 65-5）。第二个不同之处是股骨颈截骨较低，允许深层组织更多的移动及减少软组织的张力。如需要，可使股骨假体稍外露，以维持下肢的长度，以补偿过度的股骨截骨。微创手术的其余部分与改良的 Hardinge 入路全髋关节置换术完全相同。

O'Brien 和 Rorabeck[17] 对 34 例患者回顾性分析证明，无假体位置不良，无伤口或神经系统并发症，无脱位。但是，这些技术没有功能性结果的比较。

微创直接外侧入路有两个被公认的优势。首先是熟悉，因为微创直接外侧入路与 Hardinge 入路非常相似，而 Hardinge 入路是许多骨科医生临床中常用的入路。其次，不需要任何特殊微创器械及牵开器，就可安全和有效地进行手术[18]。缺点包括直接外侧入路易犯的错误，主要是外展肌无力和跛行，缺乏前瞻性的数据表明这些患者的长期功能结果。在一份导向队列研究中，de Beer 及其同事比较了标准外侧入路与微创直接外侧入路，发现在手术失血量、住院时间及功能评分等方面无差异[19]。他们的结论是微创外侧入路技术的益处尚不足以抵销手术过程中的技术困难。在大多数骨科医生有信心普遍使用此方法前，需要作更多

的研究。

前侧入路微创手术

微创前侧入路由 Matta[20] 描述，它使用与 Smith-Peterson 入路相同的间隙，一些医生将此入路用于全髋关节置换术。此入路试图保留后方结构的稳定性，防止脱位，同时也避免损伤外展肌。此入路的支持者也主张保留所谓的"髋关节三角肌"，即臀大肌和阔筋膜张肌，呼吁关注这些肌肉在髋关节稳定和外展中的重要作用。

简单地说，将患者仰卧于专门的骨折手术床上（图 65-6）。切口自髂前上棘后方 2cm 及稍远处开始，向远及后方延伸，至大转子前方 2 ~ 3cm 处。与皮肤切口平行切开筋膜，向近端和远端延伸。然后将阔筋膜向内侧抬高，确定阔筋膜张肌和缝匠肌间隙，向后侧及近端钝性剥离分开。触及髋关节囊，将 Cobra 牵开器置于髋关节囊外侧（向外侧牵开阔筋膜张肌），将 Hibbs 牵开器置于内侧并牵开缝匠肌和股直肌（图 65-7）。在关节囊前内侧可以看到股直肌返折头，使用骨膜剥离器将其和髂腰肌的连结与髋关节前方关节囊分离。然后将第二把 Cobra 牵开器置于内侧。电凝旋股外侧血管，L 形切开髋关节前方的关节囊，显露髋关节。

随后将 Hohmann 牵开器置于髋臼的前外侧缘，切除盂唇及骨赘，使髋关节前脱位。脱位后，通过切除内侧关节囊显露小转子。将髋关节再复位，行股骨颈截骨，取出股骨头。此时可看到髋臼并对其准备。用 X 线透视检查髋臼打磨，以妥

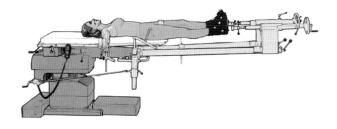

■ 图 65-6　髋关节直接前方入路的专用骨折手术台

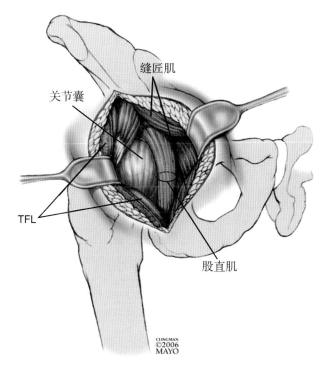

■ 图 65-7　髋关节直接前方入路。向外牵开阔筋膜张肌及向内牵开缝匠肌及股直肌，以显露髋关节囊（Clingman © 2006 Mayo。经允许后使用）

善安放髋臼假体。一旦打入髋臼假体，通过过伸、外旋 90° 及内收以方便股骨的显露。用股骨钩将股骨抬出伤口。某些情况下需要切开后方关节囊和外旋肌，以便将股骨向前方充分地抬起。当需要时使用术中透视作股骨扩髓，放置假体试模。将股骨颈长度和偏心距与对侧髋关节 X 线片比较。在手术台上活动关节以检查肢体长度、撞击及髋关节稳定性和活动范围。随后将置换的股骨假体打入，逐层关闭伤口。

　　髋关节微创前方入路的最大优势是：首先，手术医生避免了对髋关节后部结构的损伤，从而降低了术后脱位的发生率。其次，手术医生没有损伤臀中肌或臀小肌，显著降低了 Trendelenburg

跛行的风险。再次，容易将股骨颈长度和偏心距与对侧比较，从而更可靠地恢复患者的解剖结构。

　　缺点有几点：首先，此技术需要专门的骨折手术床，而这种手术床不便被大多数地区医院的骨科医生使用。ProFx 手术床的价格为 10 万～ 13 万美元。其次，用此改良的 Smith-Peterson 入路使股骨颈截骨更加困难。为了保证精准的股骨颈截骨，需要更周密的术前计划及选择参考点。再次，术中进行撞击及髋关节稳定性测试，不仅需要无菌的手术助手来移动下肢，还需要与巡回护士或手术台调节者精心协作，因为下肢远端被固定在骨折手术台上。因此，与其他入路相比，操作肢体确定软组织平衡和稳定性会更加困难。

　　在一项随机选定 437 例患者的研究中，96% 的患者髋臼位置良好，93% 的患者股骨前倾角良好[20]。微创前侧入路相关的严重并发症为：2 例髋关节前脱位，3 例股骨大转子骨折，2 例股骨干骨折，4 例股骨矩骨折及 3 例踝关节骨折。这些骨折与术中为了显露髋臼和股骨而旋转小腿有关。因此，医源性骨折是此入路的重大风险。

　　Siguier 及其同事[21] 开展的一项回顾性研究分析了 1037 例接受髋关节微创前侧入路的全髋关节置换术患者，指出脱位率达 0.96%，只出现 1 例踝关节骨折。该系列患者使用 22mm 股骨头的单体型股骨柄假体（骨水泥）。对微创 Smith-Peterson 入路的结果及并发症缺乏明确的随机对照研究。

　　一项尸检研究评估了肌肉和肌腱损伤，以比较微创前方入路和微创后方入路[22]。这项研究在 6 具尸体上进行了全髋关节置换术。一侧髋关节使用 Smith-Peterson 入路，对侧髋关节使用后方入路。Smith-Peterson 入路侧臀小肌的肌肉及肌腱损伤较小。但是，采用 Smith-Peterson 入路时阔筋膜张肌及股直肌直头的肌肉受到损害。在微创前方入路中，为了使股骨活动，50% 的梨状肌或联合肌腱被切断。后方入路为有计划地分离梨状肌和联合肌腱，在每个标本观察到外展肌和臀小肌受到的适度的损伤。肌肉损伤的临床意义尚不清楚，需要进一步的功能研究来确定这些差异是否影响患者的行走和满意度。

　　Kennon 及其同事[23] 倡导改良微创前方入路。此入路使用与前面讨论相同的前方间隙，对选择性患者在准备髋臼和股骨时做一些改良。首先，对这种入路不需要专门的骨折手术床。其次，对较壮或较高的患者在远端作一皮肤切口，使其能插入髋臼打磨锉的手柄，以确保髋臼适当准备和髋臼杯的妥善安放。再次，做与梨状肌窝平行的后侧切口，以便于插入非骨水泥股骨扩髓锉。但通过前方切口放置股骨柄假体。

Kennon 的数据回顾了 10 年以上使用此入路超过 2000 例的全髋关节置换术。这些数据被细分成骨水泥型与非骨水泥型、复杂与非复杂。总体来看，与其他入路相比，所有骨折的发生率为4.2%，1.3% 的患者发生脱位（40% 发生在 72 小时内），0.8% 的患者出现血栓栓塞并发症，只有0.22% 的患者出现股外侧皮神经损伤。

双切口技术

也许主流媒体讨论最多的微创全髋关节置换术入路是由 Berger 推广的双切口技术。虽然该技术要求高，但最初 100 名接受此入路患者的结果表明，对选择性患者行门诊全髋关节置换术是可能的。所以近年对此入路兴趣大增。

采用双切口技术时，患者仰卧于可透 X 线的手术台上[25]。在 X 线透视下定位股骨颈，于股骨头基底部的远端做切口。在缝匠肌外侧行筋膜切开，以免损伤股外侧皮神经。使用牵开器向内侧牵开缝匠肌（沿股直肌）和向外侧牵开阔筋膜张肌。烧灼旋股外血管，切开覆盖髋关节囊上的小脂肪垫。用带灯的 Hohmann 牵开器显露股骨颈，从髋臼到转子间线切开髋关节囊。垂直股骨颈轴线行股骨颈的高位截骨，随后的二次股骨颈截骨位于远端 1cm。第二次颈截骨可满足确切的颈截骨的要求，然后移除骨片，取出股骨头（图 65-8）。一旦取出股骨头，旋转下肢并检查股骨颈截骨。

随后将注意力移至髋臼。使用三把带灯的Hohmann 牵开器使髋臼很好地显露。协调地移动牵开器，建立移动窗，使整个髋臼充分显露在视野中（图 65-9）。用低切迹花篮锉准备髋臼。在直视和 X 线透视指导下打磨。一旦适当准备好髋臼，用特制打入器安放髋臼杯假体，并在 X 线透视引导下将其压紧在最终位置。

股骨器械需要另外的切口。此切口经皮下对应后外侧臀部梨状肌窝。在 X 线透视下，将Charley 锥置于梨状肌前及外展肌后开髓。在 X 线透视下，使髓腔锉通过相同的通道，在逐渐增大型号时使其外移。切口需延长至约 3cm，当需要时允许用软钻、直钻及扩髓器插入。在内侧股骨矩上标记检查前倾，通过前切口放入假体试模。评估髋关节稳定性和软组织张力并检查是否存在撞击后，移除假体试模，通过后侧切口安放置换的股骨柄假体。手术医生确保髋臼内没有软组织阻挡后，置入股骨头，并将其复位至髋臼内衬中。关闭阔筋膜张肌和缝匠肌的筋膜，缝合髋关节囊并逐层关闭伤口。关闭后侧的臀大肌筋膜缺损，将剩下的伤口按层闭合。

Berger 2003 年报告的第一批短期随访患者的临床结果非常好[24]。这些患者无并发症（除 1 例术中股骨近端骨折外），无脱位，无再次手术及感染。其中的 30 名患者在术后 1 年进行了 X 线随访，结果表明 91% 的患者股骨柄假体在中立和 3°外翻且有骨长入。这些患者的康复速度也非常快[26]。所有患者在术后 23 小时符合出院标准。该研究中最后的 88 例患者在门诊进行手术，75% 的患者在手

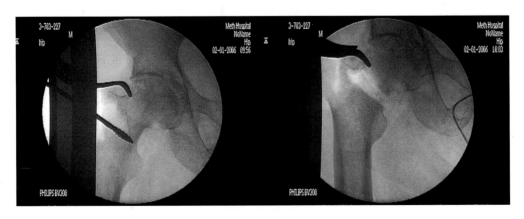

■ 图 65-8　双切口全髋关节置换术。在透视引导下进行股骨颈截骨

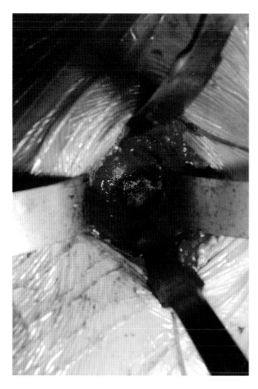

图 65-9　双切口全髋关节置换术。用照明的 Hohmann 牵开器创建移动窗准备髋臼

术当晚成功出院。没有患者再次入院，这些患者在家中也没有发生任何并发症。

由非开创者实施的双切口全髋关节置换术的后续研究的结果较为可靠。Bal 及其同事[27]对 89 例双切口微创全髋关节置换术进行了研究，结果表明：双切口组的并发症发生率为 42%（相比单切口组为 6%）。并发症主要为 10% 的再手术率，其中的 2 例患者术后出现股骨骨折，5 例患者术中出现股骨骨折，4 例患者出现股骨假体下沉和松动，1 例患者出现复发性脱位。其他患者的并发症大多较轻，最常见的主诉是大腿麻木（25% 的患者）。作者认为，显著的高并发症发生率不能证明双切口入路是合理的。

有趣的是，这项研究还评估了有经验的医生降低并发症发生率的能力。研究者对前 40 例患者与后 49 例患者进行了对比。整体的并发症发生率从 55% 降至 31%，主要的并发症发生率从 33% 降至 4%。但是，大腿麻木患者的比例保持稳定，第一组为 23%，第二组为 27%。因此，手术医生的经验可降低主要并发症的发生率。但尽管手术医生的经验丰富，发生轻微并发症的风险仍然存在（最明显的是大腿麻木）。

我们这组回顾性分析了 Mayo 诊所接受双切口微创全髋关节置换术的 80 例的系列患者[28]。这些患者与标准后方入路的患者相比，需要更长的平均手术时间。有经验的手术医生也不能缩短长的手术时间，因为此组患者后期进行手术的手术时间与早期患者所需时间相似。双切口组的并发症发生率也大大升高，其严重的并发症发生率为 14%（相比标准后方入路组为 5%）。这些并发症包括：4 例患者术中股骨矩骨折，3 例患者术后股骨骨折，2 例患者股神经麻痹，1 例患者股骨柄假体下沉及 1 例患者复发性脱位。值得注意的是，这些并发症并不仅限于此系列中早期接受手术的患者，而是见于整个系列中的 80 例患者。高龄、肥胖的女性患者（体重指数 > 30kg/m^2）发生严重并发症的风险肯定比一般患者及标准后方入路的患者要高。然而，这种风险似乎并不随手术医生经验的增加而有所下降。双切口组再手术的发生率也较高（双切口组为 5%，标准后方入路组为 1%）。

我们也研究了 26 例分期双侧全髋关节置换术的患者，一侧进行微创双切口入路，另一侧进行微创后侧入路[29]。第二侧全髋关节置换术后 6 个月对这些患者进行研究。26 例患者中有 16 例患者（62%）更愿意接受微创后方入路，而不是双切口入路。具体来说，在首选微创后方入路的患者中，8 名患者归因于康复快，4 名患者因为其更好的外形，另外 4 名由于康复快及外形原因。首选双切口入路的 8 名患者，全部由于康复快的考虑；没有人因外形原因而选择此方法。

关于减少手术时间及术中失血的说法并未在多种研究中得到持续体现。事实上，大多数研究的结果都与其相反，表明双切口技术会增加术中失血和手术时间[27,28,30]。尽管研究证实，手术医生的经验与手术时间和失血量成反比，但改进技术后观察到的手术时间接近其他标准髋关节置换入路所需的时间，因此没有临床或统计学意义（表 65-1）。

我们最近进行了一项前瞻性随机临床试验，从康复时间和功能结果方面比较了双切口（Mears/Berger 技术）与微创后侧入路全髋关节置换术（Pagnano 及其同事，J Bone Joint Surg，May 2008[31]）。设计此研究的目的是充分确保早期功能恢复的测量，哪怕是很小的（5 天）差异。计算

表 65-1 双切口全髋关节置换术报告的比较结果

研究	并发症的总发病率	严重并发症发病率	轻微并发症发病率	再手术率	平均估计失血量（ml）	平均手术时间（min）	相关研究结果
Berger（2003）	1%	1%	0%	0%	未报道	106	3 天内患者出院率 100%。在后期 88 例患者中，85% 当天回家，15% 术后 1 天回家
Mears（2003）	11.2%	3.2%	8%	0.4%	未报道	78.5	82% 的患者 24 小时内出院
Archibeck（2004）	12.5%	10%	2%	1%	496	148	每年进行 450 例 THAs 手术医生的手术并发症发病率降低
Pagnano（2005）	39%	14%	25%	5%	未报道	68	平均住院时间为 2.8 天，90% 患者出院
Bal（2005）	42%	13%	29%	10%	545	127	有经验手术医生操作的严重并发症发病率降低。轻微并发症发生率无改变
Pagnano（2008）	2.8%	0	2.8	0	未报道	95	在此项随机试验中，微创后侧入路患者比双切口患者恢复快

机随机程序按照年龄、性别、种族和体重指数动态平衡 72 例患者。早期功能由一个有里程碑意义的日志决定。记录术前及术后随访的 2 个月和 1 年的 SF-12 评分。所有全髋关节置换术均由对这两种技术有经验的手术医生完成。

微创后侧入路患者的助步器停用、恢复日常活动和爬楼梯的平均时间比双切口全髋关节置换术患者要短。其停用麻醉药的平均时间也比双切口全髋关节置换术患者短。这个前瞻性随机试验消除了双切口技术可显著改进全髋关节置换术患者术后短期康复的概念。与之相反的是，在大多数的分类测量中，微创后侧入路全髋关节置换术患者的术后康复更快。

我们最近还完成了一项前瞻性随机临床研究，比较了双切口全髋关节置换术（X 线透视协助下的 Mears/Berger 技术）和微创后侧入路全髋关节置换术的步态研究和强度测试。对每组中的 10 例患者进行全面的术前和术后（8 周和 1 年）的步态分析和强度测试。记录的步态参数包括步长、速度、节奏、步幅和步宽，都是在平地上行走和爬楼梯时测量的。用 Biodex 仪器进行强度测试。

术后 8 周的测试显示，两组在步速、步幅、步宽方面均表现出明显改善。然而，两组在步态参数或 Biodex 强度测试方面没有显著性差异。这次全面的步态分析和强度测试研究反驳了双切口全髋关节置换术技术显著改善术后短期康复的论点。

已在尸体的髋关节上研究了双切口微创全髋关节置换术技术导致更少的肌肉和肌腱损伤的可能性 [4]。评估表明，与微创后侧入路相比，双切口微创技术对臀中肌和臀小肌的损害更大。双切口微创全髋关节置换术患者需要长期的步态功能分析，以确定这种肌肉损伤的临床影响。无论如何，双切口技术显然不能减少髋部肌肉的损伤。

小结

显然，对大多数需要进行全髋关节置换术的患者来说，目前的整体手术水平与 10 年前相比大有改善。麻醉技术和疼痛管理的改进显著减少了围术期疼痛。快速的康复程序使现在的患者比以往更早地进行负重和日常功能活动。患者教育的进步使患者成为自身康复过程的合作伙伴。从手术技术的角度来看，很明显可以用各种微创技术为很多患者成功地进行全髋关节置换术。但是，当前微创技术的明显优势仍难以确定，还需进行更多的工作，应详细描述微创全髋关节置换术术后患者和手术医生的期望值、疼痛管理、康复制度及手术技术的功能结果之间的相互作用。随着用精密的调查设备去判断患者的满意度，随越来越多的手术医生用现代的步态确定术后的功能效果，将会有更多关于微创全髋关节置换科学价值的明确陈述。

（史振才 译 李子荣 校）

参考文献

1. Stomberg MW, Oman UB: Patients undergoing total hip arthroplasty: A perioperative pain experience. J Clin Nurs 15(4):451-458, 2006.
2. Hebl JR, Kopp SL, Ali MH, et al: A comprehensive anesthesia protocol that emphasizes peripheral nerve blockade for total knee and total hip arthroplasty. J Bone Joint Surg Am 87(Suppl 2):63-70, 2005.
3. Dorr LD: The mini-incision hip: Building a ship in a bottle. Orthopedics 27:192, 2004.
4. Mardones R, Pagnano MW, Nemanich JP, Trousdale RT: The Frank Stinchfield Award: Muscle damage after total hip arthroplasty done with the two-incision and mini-posterior techniques. Clin Orthop Relat Res 441:63-67, 2005.
5. Woolson ST, Mow CS, Syquia JF, et al: Comparison of primary total hip replacements performed with a standard incision or a mini-incision. J Bone Joint Surg Am 86:1353-1358, 2004.
6. Sculco TP, Boettner F: Minimally invasive total hip arthroplasty: The posterior approach. Instr Course Lect 55:205-214, 2006.
7. Swanson TV: Early results of 1000 consecutive, posterior, single-incision minimally invasive surgery total hip arthroplasties. J Arthroplasty 20(7 Suppl 3):26-32, 2005.
8. Chimento GF, Pavone V, Sharrock N, et al: Minimally invasive total hip arthroplasty: A prospective randomized study. J Arthroplasty 20:139-144, 2005.
9. Ogonda L, Wilson R, Archbold P, et al: A minimal-incision technique in total hip arthroplasty does not improve early postoperative outcomes. A prospective, randomized, controlled trial. J Bone Joint Surg Am 87:701-710, 2005.
10. Bennett D, Ogonda L, Elliott D, et al: Comparison of gait kinematics in patients receiving minimally invasive and traditional hip replacement surgery: A prospective blinded study. Gait Posture 23:374-382, 2006.
11. Lawlor M, Humphreys P, Morrow E, et al: Comparison of early postoperative functional levels following total hip replacement using minimally invasive versus standard incisions. A prospective randomized blinded trial. Clin Rehabil 19:465-474, 2005.
12. Wenz JF, Gurkan I, Jibodh SR: Mini-incision total hip arthroplasty: A comparative assessment of perioperative outcomes. Orthopedics 25:1031-1043, 2002.
13. Berger RA: Mini-incision total hip replacement using an anterolateral approach: Technique and results. Orthop Clin North Am 35:143-151, 2004.
14. Bertin KC, Rottinger H: Anterolateral mini-incision hip replacement surgery: A modified Watson-Jones approach. Clin Orthop Relat Res 429:248-255, 2004.
15. Toms A, Duncan CP: The limited incision, anterolateral, intermuscular technique for total hip arthroplasty. Instr Course Lect 55:199-203, 2006.
16. Jerosch J, Theising C, Fadel ME: Antero-lateral minimal invasive (ALMI) approach for total hip arthroplasty technique and early results. Arch Orthop Trauma Surg 126:164-173, 2006.
17. O'Brien DA, Rorabeck CH: The mini-incision direct lateral approach in primary total hip arthroplasty. Clin Orthop Relat Res 441:99-103, 2005.
18. Ilizaliturri VM Jr, Chaidez PA, Valero FS, Aguilera JM: Small incision total hip replacement by the lateral approach using standard instruments. Orthopedics 27:377-381, 2004.
19. de Beer J, Petruccelli D, Zalzal P, Winemaker MJ: Single-incision, minimally invasive total hip arthroplasty: Length doesn't matter. J Arthroplasty 19:945-950, 2004.
20. Matta JM, Shahrdar C, Ferguson T: Single-incision anterior approach for total hip arthroplasty on an orthopaedic table. Clin Orthop Relat Res 441:115-124, 2005.
21. Siguier T, Siguier M, Brumpt B: Mini-incision anterior approach does not increase dislocation rate: A study of 1037 total hip replacements. Clin Orthop Relat Res 426:164-173, 2004.
22. Meneghini RM, Pagnano MW, Trousdale RT, Hozack WJ: Muscle damage during MIS total hip arthroplasty: Smith-Peterson versus posterior approach. Clin Orthop Relat Res 453:293-298, 2006.
23. Kennon RE, Keggi JM, Wetmore RS, et al: Total hip arthroplasty through a minimally invasive anterior surgical approach. J Bone Joint Surg Am 85(Suppl 4):39-48, 2003.
24. Berger RA: Total hip arthroplasty using the minimally invasive two-incision approach. Clin Orthop Relat Res 417:232-241, 2003.
25. Berger RA, Duwelius PJ: The technique of minimally invasive total hip arthroplasty using the two-incision approach. The two-incision minimally invasive total hip arthroplasty: Technique and results. Instr Course Lect 53:149-155, 2004.
26. Berger RA, Jacobs JJ, Meneghini RM, et al: Rapid rehabilitation and recovery with minimally invasive total hip arthroplasty. Clin Orthop Relat Res 53:239-247, 2004.
27. Bal BS, Haltom D, Aleto T, Barrett M: Early complications of primary total hip replacement performed with a two-incision minimally invasive technique. Surgical technique. J Bone Joint Surg Am 88(Suppl 1 Pt 2):221-233, 2006.
28. Pagnano MW, Leone J, Lewallen DG, et al: Two-incision THA had modest outcomes and some substantial complications. The Frank Stinchfield Award: Muscle damage after total hip arthroplasty done with the two-incision and mini-posterior techniques. Clin Orthop Relat Res 441:86-90, 2005.
29. Pagnano MW, Trousdale RT, Meneghini RM, Hanssen AD: Patients preferred a mini-posterior THA to a contralateral two-incision THA. Clin Orthop Relat Res 453:156-159, 2006.
30. Archibeck MJ, White RE Jr: Learning curve for the two-incision total hip replacement. Clin Orthop Relat Res 429:232-238, 2004.
31. Pagnano MW, Trousdale RT, Meneghini RM, et al: Slower recovery after two-incision than mini-posterior-incision total hip arthroplasty. A randomized clinical trial. J Bone Joint Surg Am 90(5):1000-1006, 2008.

第66章

当前的争论：人工全髋关节置换术的机器人技术

M.A. Hafez, B. Jaramaz, A.M. DiGioia III

要点提示

- 机器人技术在全髋关节置换术中的使用仍处于起步阶段，其实用性尚未确定。
- 机器人手术的临床应用面临很多挑战，如监管部门的批准、成本-效益、复杂性和法律问题。
- 机器人装置或者是主动的，自动实施部分手术操作；或是半主动的，可作为定位工具或增强手术医生的动作。
- 尽管已证明机器人手术是精准的，手术医生仍需要意识到相关的局限性、易犯的错误和可能出现并发症的高风险。
- 目前新一代更小、更轻、更便宜的机器人正在开发中。

机器人手术技术已成为现实，其临床应用扩大至许多外科专业。除骨科外，机器人技术临床已经被用于心胸外科、泌尿外科、胃肠外科、肿瘤科、小儿外科、妇科及其他科室。一些作者（Hashizume）[1]设想机器人技术在未来可用于几乎所有的外科手术。正在使用和处于开发阶段的手术机器人数量相当大。Pott及其同事[2]鉴定有159种不同机制和功能的手术机器人。可根据其任务、作用机制、自由度和活动水平对这些手术机器人进行分类。简而言之，骨科机器人可划分为工业式（大）、手持式或骨安装式。

骨科机器人和其他外科手术机器人之间有明显的差异。外科手术机器人的主要类型是主人-奴隶机制，机器人将手术医生的手部动作转换为外科器械操纵的机械臂，如DaVinci机器人（Intuitive Surgical，Sunnyvale，CA）。手术机器人的主要功能是消除震颤和运动的矫正［精细化和（或）增强］，从而提高准确性和精密度。与之相反，骨科机器人直接在骨骼上进行机械操作，进行如铣、钻、切割等机械动作。一个外科手术机器人的平均价格可能会超过100万美元，其每年的维护费用达10万美元[3,4]。在骨科手术中，Honl及其同事[5]估计每例使用ROBODOC机器人（Integrated Surgical Systems Sacramento，CA）在人工全髋关节置换术中的额外费用达700美元，还不包括另外的手术室时间成本。

骨科中能使用计算机技术的并不局限于机器人。计算机辅助骨科手术（computer-assisted orthopedic surgery，CAOS）已成为研究、开发、临床试验的活跃领域，这个领域涉及许多工具的使用和行为，如术前设计、仿真、机器人手术、术中指导、远程手术及培训等。Hafez及其同事[6]将CAOS设备在功能和临床应用的基础上分为六大类（机器人、导航、混合、模板、模拟器和远程手术），随后再将它们按技术基础细分。机器人和导航已经在许多不同的临床领域使用。机器人和导航系统的主要区别是动作模式：机器人系统涉及机器人设备，这个设备可执行部分或所有的外科手术。机器人从20世纪90年代初开始用于骨科，在全髋关节置换术中ROBODOC机器人被用于股骨髓腔的准备（扩髓）[6a]。已对骨科使用的其他很少的机器人系统进行了开发和临床测试，最著名的是CASPAR[7]和Acrobot[8]。经典的机器人系统术前需 CT 扫描，术中需注册以使患者解剖与术前影像相关联。它们也需对肢体和机器人牢固固定。另一方面，导航系统是被动的，它是为手术医生提供指导的信息系统，并为之提供必要的信息以控制和施行手术操作。

虽然电脑辅助技术首先被用于神经外科，但目前骨科处于领先地位，是辅助全膝关节置换术的最常见操作。其临床应用也扩展至各亚专科，尤其是关节置换、创伤和脊柱外科。但是，总的来说，由于它的费用、复杂性和过长的手术时间，电脑辅助技术的使用总体仍处于争论中。目前的导航技术需要将示踪器插入骨中，机器人技术要求严格的肢体固定，这些都增加了侵入性和风险。所有这些考虑有助于在采用这些新技术时增加谨慎性。在这些新兴技术被广泛接受前可能需要全面的成本 - 效益分析。

原理和适应证

骨科计算机辅助技术的广泛发展和应用归因于骨骼系统的特性。因为其相对坚硬，骨骼结构在术前、术中和术后保持相同形状，可使用术前影像、精密的手术规划及注册。骨科手术本质上是重建的操作，涉及如切割、钻孔、扩髓及固定等机械动作。传统技术不能总满足高准确性和高重复性的要求，这也为 CAOS 的应用铺平了道路。

全髋关节置换术是 20 世纪最重要的骨科手术之一。仅在美国，每年有超过 17 万台全髋关节置换术，并呈稳步上升趋势。这是一个高要求的手术，技术错误可影响假体功能和存留期，仍会发生技术错误和偏差，可能危及假体的存留和功能。假体力线不正是发生脱位的主要原因[9,10]。另外，髋臼杯假体位置不佳增加了撞击和脱位的发生率，从而使运动范围缩小，磨损和失败的危险增加。

目前全髋关节置换术技术的局限性

目前手术技术缺乏定量的术前规划，缺乏灵敏的工具去测量术中手术进程和患者的结果。目前的技术不能将术前规划与手术任务的执行联系，或不能将手术进程和术后结果联系[10]。传统工具在手术期间不提供实时反馈或精准信息。

大多数医生仍依赖徒手技术或机械引导去定位全髋关节置换术的假体（特别是髋臼）。然而这些技术的精准度有限。Saxler 及其同事[9] 使用 CT 为基础的导航系统，评估了 105 例全髋关节置换术徒手放置髋臼位置的精准度。105 例中仅有 27 例的髋臼被放置在由 Lewinnek 及其同事[11] 定义的安全区域内。术中骨盆的移动也是造成髋臼放置欠佳的一个可能原因[9]。迄今为止，标准工具不能在实际操作过程中准确地测量出这些变量，传统 X 线透视测量假体力线的精准度仍存疑问。此外，微创手术技术发展的趋势使手术操作更遭遇挑战，也增加了额外失误的风险[12]。另外，新技术的引进（如表面关节置换术）对精准度和技术提出了更高的要求。人们越来越重视对技术技能的训练和评估，然而目前传统的训练方法跟不上新技术的步伐。

机器人技术的临床应用

Bargar 及其同事[13] 报道了在初次和翻修全髋关节置换术中使用机器人技术的初期结果，结果是乐观的。用于全髋关节置换术的机器人技术文献报道很少，临床结果各异[5,13-18]。Nishihara 及其同事[14] 比较了徒手磨锉患者组（78 个髋关节）和用 ROBODOC 系统进行的机器人磨锉患者组（78 个髋关节）。放射线检查结果表明，机器人组在假体适配方面优于徒手组，且没有术中股骨骨折。导致徒手组的假体适配较差有几个原因，即股骨柄小、较高的垂直安置和股骨过分前倾。徒手组术中股骨骨折的可能性也更高。Siebel 及其同事[15] 进行的一项前瞻性试验中，比较了传统磨锉组（35 个髋关节）和使用 CASPAR 在系统的机器人磨锉组（36 个髋关节）的临床结果。传统组的手术时间为 51.5 分钟，机器人组为 100.6 分钟。传统组平均的血红蛋白损失率为 3.3 mg/dl，机器人组为 4.5 mg/dl。两组 Harris 髋关节评分的改善相同，但机器人组的并发症发生率较高。

Honl 及其同事[5] 在一项随机试验中，比较了 154 例全髋关节置换术中传统植入与使用 ROBODOC 系统的机器人辅助植入（图 66-1）。在术前计划和术中操作精准度方面，机器人辅助技术有优势。机器人提供了假体在骨中非常精确的适配，具有良好的初期稳定性，允许所有患者早期承重。在 6 个月和 12 个月时，机器人组患者的

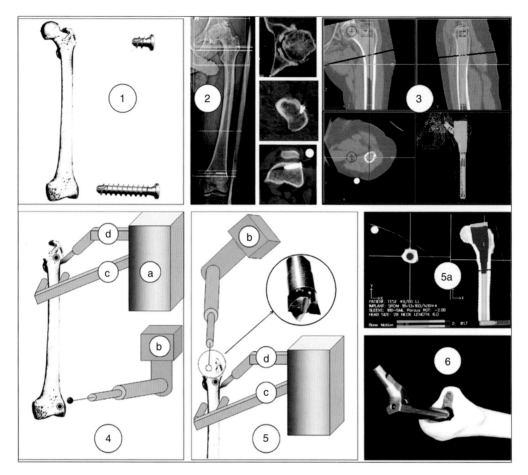

图 66-1 用 ROBODOC 系统进行的全髋关节置换术流程图。1，钉（螺钉）植入；2，CT 数据采集；3，将数据传输转换成一个三维模型，以及螺钉在一个虚拟草图的定位；4，用机器人底座上的骨固定器固定股骨，附着骨移动探测器，用机器人手臂操作螺钉的参考点；5，扩髓过程，5a，术中监视器显示的扩髓器和骨移动的位置；6，假体插入（摘自：Honl M，Dierk O，Gauck C，*et al*. Comparison of robotic-assisted and manual implantation of a primary total hip replacement. A prospective study. J Bone Joint Surg Am，2003，85：1470-1478.）

髋部评分显著改善。机器人组的肢体长度调整更好。机器人技术组的手术时间比传统组长 25 分钟。仅磨锉股骨就用了大约 30 分钟。然而，机器人组还有几个缺点，如更高的翻修率、更多的脱位，以及更长的手术时间。作者称："这项技术必须在广泛应用之前得到进一步的发展，这才是合理的。"

术前计划

经典的机器人全髋关节置换术的术前计划基于 CT 扫描图像，有些类似基于图像导航技术的术前计划。该软件可在三个平面上进行手术计划、假体的选择与放置。手术模拟和结果评价允许手术医生认识和纠正错误，并预测每个病例中的特

殊难点（图 66-2）。

机器人技术

所有全髋关节置换机器人技术的主要技术步骤相同，即注册、机械操作（如钻、磨锉或切割）及术中手术操作的显示。一些技术添加了术中跟踪。

■ 注册：是为了把患者手术台上的解剖与术前影像联系起来。起初，在采集图像之前使用和插入基准标记。这个系统随后被更普通的表面注册技术取代。用表面注册的金标准，手术医生通过跟踪探头接触骨表面以收集云点。这个云点唯一匹配在术前用作计划的图像中患者骨的外形。

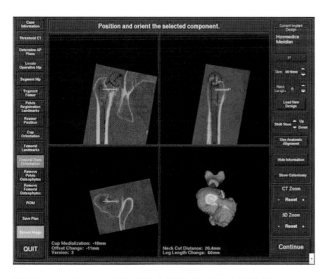

图 66-2　以 CT 为基础的全髋关节置换术前计划

- 跟踪（图 66-3）：是指实时更新骨和装置的位置和方向。目前使用的大多数跟踪设备是光学型（主动和被动）。光学跟踪组件是追踪摄像机和追踪标记仪（追踪系统），它需要坚固地附着在手术器械或导向器或骨上。追踪设备的作用与用于汽车导航的全球定位系统的局部定位系统相同。最近推出的电磁追踪仍处于实验阶段。临床上它更容易使用，因为它不需要任何的追踪摄像机或视线。
- 手术操作包括计划程序的实施，如扩髓、磨锉、钻或骨切割（图 66-4）。手术操作的连续性和实时信息通常在一台计算机显示器上显

示。机器人的技术描述超出了本章范围，但图 66-5 是一个 ROBODOC 系统的照片，显示了机器人的主要组成部分。

并发症

早期的机器人应用可出现相当的残疾度。并发症可归因于学习曲线或技术本身。Börner 及其同事[17] 报道在机器人全髋关节置换术中有明显的学习曲线。在一项随机对照试验中，Honl 及其同事[5] 报道了一些与学习曲线不相关的并发症。作者报道了 18% 的转换率（13/74）。在这些病例中，在完成扩髓之前就停用机器人，手术必须手动完成。这是因为扩髓锥接触了硬化骨。机器人全髋关节置换术组的 2 年翻修率（15%）也高于常规全髋关节置换术组（3%）。机器人组的神经损伤率为 7%，这可能与股骨固定夹具有关。股骨固定夹具附着于小转子远端，可直接损伤坐骨神经。其他原因可能与术中股骨固定的位置有关，这会减少神经的血液供应。

尽管机器人全髋关节置换术组的髋臼和股骨组件的定位很好，但其脱位率较高（18%）[5]。作者解释了这种高脱位率，宣称，"使用机器人扩髓率要求切除其起点周围的所有的软组织。此外，扩髓本身也会切割数层外展肌的肌腱基底部。在 9 例机器人植入的翻修时发现，臀中肌和臀大肌肌肉与大转子没有任何的附着。就此问题解剖型假体有显著的优势。"机器人全髋关节置换术组的另外主诉是膝关节疼痛，这与插入螺钉有关。

未来的发展方向

最初引入骨科手术的机器人是为了适合手术的大型工业机器人。尽管它们具有高骨形态精准性，但仍被导航系统超越，因为导航系统更便宜，并且由于它的安全性和方便使用性而为大部分普通手术医生接受。然而，更小的新一代专门为手术设计的机器人目前正在开发和测试阶段。由于骨科手术处理最坚硬的结构（骨），需要进行切削和加工，独特的机器人设备已经以骨安装的形式开发。骨安装机器人的例子是 MINARO2[19]，它被用于在全髋关节置换术翻修术期间测试水泥的取出。迷你骨连接机器人系统（mini-bone-attached

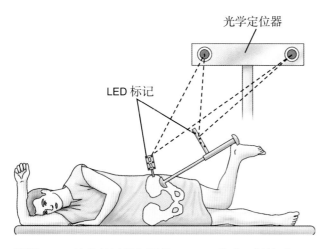

图 66-3　追踪的过程和原理。LED，发光二极管（light-emitting diode）

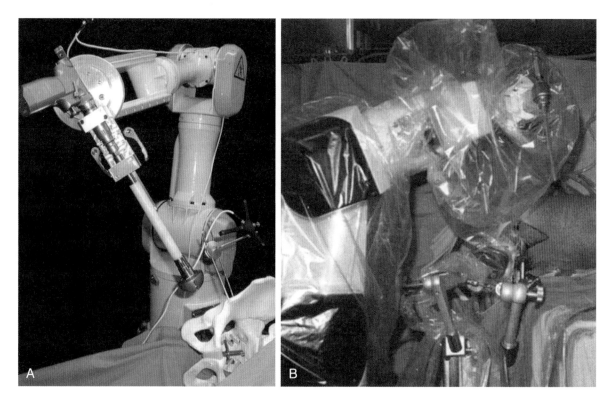

■ 图66-4　机器人全髋关节置换术的照片。**A**，在一个塑料的骨头上操作；**B**，在患者身上操作。A 和 B 图片来源于 Stiehl JB，Konermann WH，Haaker RG Eds. Navigation and robotics in total joint and spine surgery. Chapter 19（p. 148）and Chapter 23（p. 169），Springer，Berlin，2004.

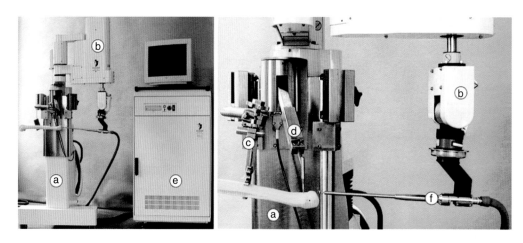

■ 图66-5　ROBODOC 手术机器人。**A**，机器人基座；**B**，自由度为 5 的机器人手臂；**C**，股骨固定架；**D**，骨运动探测器；**E**，进行控制的计算机；**F**，气动涡轮钻孔器轴承套（摘自：Honl M，Dierk O，Gauck C，*et al.* Comparison of robotic-assisted and manual implantation of a primary total hip replacement. A prospective study. J Bone Joint Surg Am，2003，85：1470-1478.）

robotic system，MBARS）[20] 是为髋骨关节置换术中股骨床的准备而开发的。也有半自动骨安装机器人，它为手术医生用锯（PiGalileo）[21] 和钻（Praxiteles）[22] 作骨切割提供了适当对线的平台。另一种新型的手术机器人属于"智能工具"型，为小而轻便的半自动设备，增强了手术医生的操作。Brisson 及其同事 [23] 描述了一个名为精密徒手雕刻家（Precision Freehand Sculptor，PFS）的手持式机器人。手术医生可以在工作（旋转钻）结束时一手持机器人进行外科手术，使其与术前规划相一致。当手术医生移动尖端超出指定的切削量时，切割钻就会缩回。该装置在实验室条件下进行测试，用于为单间室关节置换术（unicompartmental arthroplasty，UKA）准备。

现进行的研究是直接朝向用不同的CAOS工具联合，尤其是机器人和导航。这方面的发展能拓宽这些系统的应用范围，并使更小创伤的手术操作成为现实。目前，骨科手术中有几个混合技术，正在进行临床试验或等待临床开发。期望在未来，这些系统将逐渐演变成为更人性化、创伤更小、更便宜的系统，最终这些辅助技术将使目前由于手术局限不能进行的手术发展出新一代的手术程序[24]。

小结

CAOS技术有能力去改善准确性和可重复性，随之也会对手术结果产生积极的影响。CAOS工具可完成更高的手术需求和更小创伤的操作。借助手术操作实时评估的模拟结合，CAOS工具可为未来作手术训练，CAOS还可在外科手术实践中通过测量技术和直接与患者预后相关的手术技术来"关闭循环"。

尽管骨科计算机辅助手术是以机器人应用起始，但目前导航技术更为流行。骨科CAOS技术最初聚焦于全髋关节置换术，而现在全膝关节置换术成为使用CAOS技术最多的手术，特别是导航技术的使用。全髋关节置换术CAOS的使用始终处于争论阶段，局限于专门研究中心的资深手术医生。CAOS的广泛应用受到复杂性、成本、设置时间和较长学习曲线的限制，特别是机器人技术。CAOS系统需要进行验证和标准化。手术医生在临床上应用这些系统时，应意识到其潜在的失误和缺陷。应在临床实践前进行仪器结构训练，以便于手术医生的应用。临床结果的改善必须记录在案，这样的系统在普遍用于临床实践之前要对其进行成本-效益分析。随着技术和方法的不断发展，未来将带来可被广泛接受的新CAOS系统。

（史振才 译 李子荣 校）

参考文献

1. Hashizume M, Tsugawa K: Robotic surgery and cancer: The present state, problems and future vision. Jpn J Clin Oncol 34:227-237, 2004.
2. Pott PP, Scharf HP, Schwarz ML: Today's state of the art in surgical robotics. Comput Aided Surg 10(2):101-132, 2005.
3. Lotan Y, Cadeddu JA, Gettman MT: The new economics of radical prostatectomy: cost comparison of open, laparoscopic and robot assisted techniques. J Urol 172:1431-1435, 2004.
4. Morgan JA, Thornton BA, Peacock JC, et al: Does robotic technology make minimally invasive cardiac surgery too expensive? A hospital cost analysis of robotic and conventional techniques. J Card Surg 20:246-251, 2005.
5. Honl M, Dierk O, Gauck C, et al: Comparison of robotic-assisted and manual implantation of a primary total hip replacement: a prospective study. J Bone Joint Surg Am 85:1470-1478, 2003.
6. Hafez MA, Jaramaz B, DiGioia AM: Alternatives to navigation. In Stiehl JB, Konermann WH, Haaker RG, DiGioia AM III (eds): Navigation and MIS in orthopaedics. Springer-Verlag, 2006, pp 574-581.
6a. Paul HA, Bargar WL, Mittlestadt B, et al: Development of a surgical robot for cementless total hip arthroplasty. Clin Orthop Relat Res 285:57-66, 1992.
7. Siebert W, Mai S, Kober R, et al: Technique and first clinical results of robot-assisted total knee replacement. Knee 9:173-180, 2002.
8. Jakopec M, Harris SJ, et al: The first clinical application of a "hands-on" robotic knee surgery system. Computer Aided Surger 6:329-339, 2001.
9. Saxler G, Marx A, Vandevelde D, et al: The accuracy of free-hand cup positioning—a CT based measurement of cup placement in 105 THAs. Int Orthop 28:198-201, 2004.
10. DiGioia AM III, Jaramaz B, Blackwell M, et al: The Otto Aufranc Award. Image guided navigation system to measure intraoperatively acetabular implant alignment. Clin Orthop Relat Res 355:8-22, 1998.
11. Lewinnek GE, Lewis JL, Tarr R, et al: Dislocations after total hip-replacement arthroplasties. J Bone Joint Surg [Am] 60:217-220, 1978.
12. DiGioia AM III, Plakseychuk AY, Levison TJ, et al: Mini-incision technique for total hip arthroplasty with navigation. J Arthroplasty 18:123-128, 2003.
13. Bargar WL, Baucer A, Borner M: Primary and revision total hip replacement using the robodoc system. Clin Orthop 354:82-91, 1998.
14. Nishihara S, Sugano N, Nishii T, et al: Comparison between hand rasping and robotic milling for stem implantation in cementless total hip arthroplasty. J Arthroplasty 21:957-966, 2006.
15. Siebel T, Kafer W: Clinical outcome following robotic assisted versus conventional total hip arthroplasty: A controlled and prospective study of seventy-one patients. Z Orthop Ihre Grenzgeb 143:391-398, 2005.
16. Nogler M, Polikeit A, Wimmer C, et al: Primary stability of a robodoc implanted anatomical stem versus manual implantation. Clin Biomech (Bristol, Avon) 19:123-129, 2004.
17. Börner M, Bauer A, Lahmer A: Computer-guided robot-assisted hip endoprosthesis. Orthopäde 26:251-257, 1997.
18. Bach CM, Winter P, Nogler M, et al: No functional impairment after robodoc total hip arthroplasty: gait analysis in 25 patients. Acta Orthop Scand 73:86-91, 2002.
19. De-La-Fuente MOJ, Bast P, Wirtz DC, et al: Minaro-new approaches for minimally invasive roentgen image based hip prosthesis revision. Biomed Tech (Berl) 47(Suppl 1):44-46, 2002.
20. Wolf A, Jaramaz B, DiGioia AM III: MBARS: mini bone-attached robotic system for joint arthroplasty. Int J Medical Robotics and Computer Assisted Surgery 1:101-121, 2005.
21. Ritschl P, Jun FM, Fuiko R, et al: The galileo system for implantation of total knee arthroplasty. In Stiehl JB, Konermann WH, Haaker RG (eds): Navigation and Robotics in Total Joint and Spine Surgery. Springer-Verlag, 2003, pp 282-286.
22. Plaskos CSE, Cinquin P, Hodgson AJ, et al: PRAXITELES: a universal bone mounted robot for image free knee surgery—report on first cadaver trials. In CAOS International. Chicago, 2004, pp 67-68.
23. Brisson G, Kanade T, DiGioia AM: Precision handheld sculpting of bone. In CAOS International. Marbella, Spain, 2003, pp 36-37.
24. Hafez MA, DiGioia AM: Computer assisted total hip arthroplasty: the present and the future. Future Rheumatology 1:121-131, 2006.